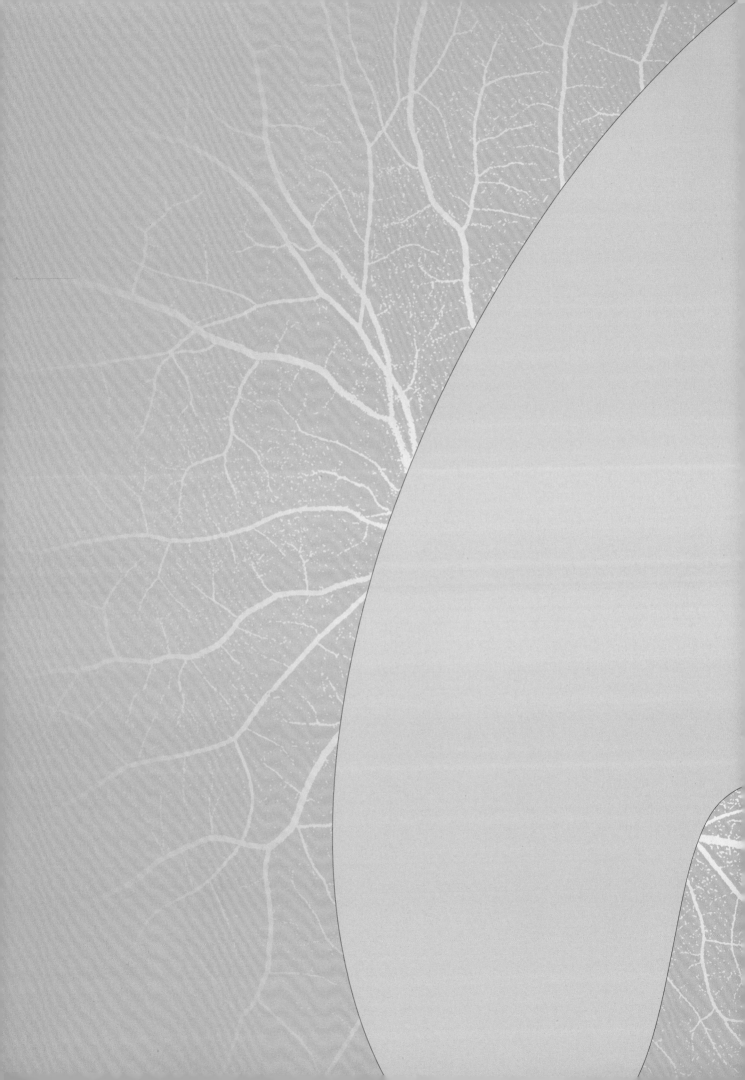

儿童
眼底病
图谱

Atlas of Pediatric Retinal Disease

主　编　丁小燕

副主编　孙立梅

编　者　（以姓氏汉语拼音为序）

陈晓卿（中山大学中山眼科中心）

丁小燕（中山大学中山眼科中心）

高　阳（中山大学中山眼科中心）

黄　莉（中山大学中山眼科中心）

蒋招信（中山大学中山眼科中心）

李松珊（中山大学中山眼科中心）

梁　丹（中山大学中山眼科中心）

卢　蓉（中山大学中山眼科中心）

孙立梅（中山大学中山眼科中心）

杨　晖（中山大学中山眼科中心）

张　婷（中山大学中山眼科中心）

张钊填（中山大学中山眼科中心）

人民卫生出版社
·北京·

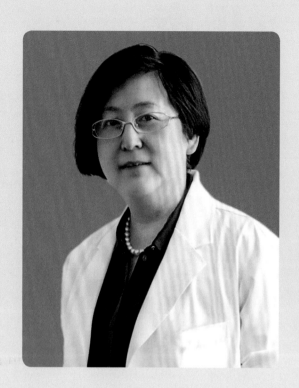

序一

《儿童眼底病图谱》是目前国内收录儿童眼底病图像资料最全面的一部专著，内容涵盖了从儿童眼底病的影像检查手段、视神经疾病到各种类型视网膜疾病、葡萄膜疾病、脉络膜视网膜病、相关系统性疾病等共十五章。具有儿童眼底病特色的母斑病、眼弓蛔虫病、弓形虫感染、猫抓病、摇晃婴儿综合征、幼年特发性关节炎相关葡萄膜炎和儿童常见的良性肿瘤及恶性肿瘤、儿童牵拉性视网膜脱离和渗出性视网膜脱离等都已收录入此书。这部书有助于我们较系统、全面地学习与认识儿童眼底病的图像表现。

　　图谱不仅囊括了我们熟悉的视野、B超、电生理、窄视角的眼底彩照、光学相干断层扫描（optical coherence tomography，OCT）、自发荧光（autofluorescence，AF）和红外光眼底像等检查技术，还给我们展示了广角眼底像、广角荧光素眼底血管造影（fundus fluorescein angiography，FFA）和广角光学相干断层扫描血管成像（optical coherence tomography angiography，OCTA）的图像资料，使得我们对儿童眼底病的认识更加全面。

　　因为患儿不能很好地合作，儿童眼底病的影像采集一直是难点，这也是多年制约儿童眼底病诊断的主要问题。但是这本图谱显示的图像很清晰、分辨率高，而且都是我们国内自己患儿的图片，可见作者团队为图谱的采集付出了大量时间和耐心。

　　该图谱中对疾病的解释也超越了一般的图谱，除了图片描述，还有概述、临床表现、诊断和治疗栏目，方便我们学习并有助于我们快速掌握疾病的特点。

　　主编丁小燕教授从事儿童眼底病十余年，积累了大量的素材和资料，带领整个团队编写了这部高水平的图谱，部分图片也得到了国内一些知名专家的捐赠。我很荣幸能够为《儿童眼底病图谱》写序。当我翻阅这部书稿时，内心充满了惊喜，爱不释手。我相信这部图谱有助于提高我国儿童眼底病的诊疗水平。

黎晓新

北京大学医学部眼科教授 / 厦门大学医学部眼科教授

2024 年 3 月于北京

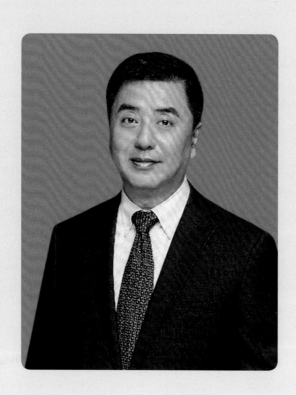

序二

由衷祝贺小燕教授《儿童眼底病图谱》一书问世。这本书标志着我国眼科学在儿童眼底病领域的重要进展，填补了国内儿童眼底病领域的知识空白。眼底病是一个不断变化但又富有挑战性的领域，涉及眼球后段复杂的结构，包括视网膜、玻璃体、脉络膜和视神经等组织。由于涉及的组织众多，眼底病的发病机制和临床表现常常变化多端，使得其诊断和治疗一直备受挑战。

儿童眼底病更是眼科中"土地贫瘠又荆棘丛生"的领域。除了具备与成人眼底病类似的复杂性外，儿童眼底病还呈现出独特的疾病谱。儿童患者的特殊性使得眼科医生常常难以获得清晰的检查图像和准确的诊断结果，这增加了诊疗的复杂性和困难程度。儿童眼底病的发病机制更为复杂且未知，很多患者携带异常致病基因，甚至合并系统性疾病或综合征。因此，儿童眼底病作为一个专业性极强的领域，对眼科医师来说一直是一项挑战。在眼底疾病诊断方面，良好的影像图谱胜过千言万语的描述，因此，《儿童眼底病图谱》对于眼底病医师来说是一本宝贵的参考书。

小燕教授在儿童眼底病方面的专业造诣是有目共睹的。她近年来在临床中接诊了大量眼底病患儿，积累了宝贵的影像资料和丰富的实践经验。此外，她一直致力于儿童眼底病的研究，包括家族性玻璃体视网膜病变的临床和基础研究、胚胎期血管残留新分型的提出，以及眼弓蛔虫病的诊断和治疗等。她的贡献对于深化我们对儿童眼底病的认识和挑战这一领域的重要问题起到了至关重要的作用。

《儿童眼底病图谱》一书以其精美的图像、翔实的疾病介绍和病例分析，为广大眼科医师提供了珍贵的学习材料。本书以其系统性和实用性为特色，全面呈现了儿童眼底病领域的丰富知识，为读者提供了清晰的指导，帮助读者更好地理解儿童视网膜疾病的发病机制、诊断方法和治疗策略。不论是初涉儿童眼科领域的医生还是经验丰富的专家，都能从本书中汲取学科知识和临床技巧。这不仅有助于提高医疗从业者对儿童眼底病的诊断水平，还为实际临床工作提供了宝贵的参考依据。

愿此书为世间更多孩子带来光明与希望。

许迅

国家眼部疾病临床医学研究中心主任
中华医学会眼科学分会副主委
中华医学会眼科学分会眼底病学组组长
国家儿童青少年视力健康管理专家咨询委员会副主委
2024 年 3 月

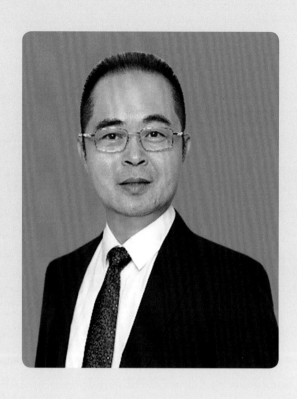

序三

打开小燕教授的新书《儿童眼底病图谱》，我深感欣慰，因此非常愿意为其写序。这本书的诞生为我国儿童眼底病领域的发展历史书写了宝贵的一笔。在我认识小燕教授的二十多年间，我深刻体会到她对儿童眼底病探索的热情和执着。她深入的开拓研究和丰富的临床实践经验，为儿童眼底病领域的进步提供了坚实的支撑。

在过去的二十年里，我们见证了眼科领域的不断突破和进步，对于儿童眼底疾病的理解也一直在不断发展更新。在这本图谱中，作者通过精心挑选的病例和精美的图谱，展示了其对于儿童眼底病的精准把握和独到见解。这本图谱将复杂的医学概念以图谱形式直接呈现，使得一直以来以罕见、复杂、疑难等著称的儿童眼底病变得通俗易懂、直观、具体。不论是初学者还是经验丰富的专业人士，都能从中有所收获。

此外，小燕教授在行文中所表现出的对患儿和其家庭的深切关怀也值得我们称赞。她的研究不仅仅是冰冷的医学数据，更是对患者命运温情的关切。这本图谱不仅是一本学术专著，更是给患者和其家庭的一份温暖。

希望这本图谱能够成为未来儿童眼底病研究领域的经典之作，为一代代眼科医务工作者和研究人员提供可靠的参考。期盼这本书能够被广大读者广泛传阅，以促进对儿童眼底病的更大兴趣和更深入的理解。

衷心期盼此书能成为儿童眼底病领域的璀璨明珠，为该领域的发展做出积极的贡献。期待看到小燕教授未来研究道路上的更多辉煌成就。

爱尔眼科医院集团
爱尔眼科研究所
2024 年 3 月

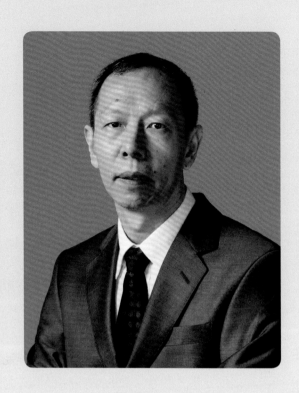

序四

特别感谢我院丁小燕教授在儿童眼底病领域所做出的卓越贡献。自从 2018 年我院小儿眼病平台成立以来，短短 6 年时间，其在儿童眼底病临床和科研中取得的卓越成就我们有目共睹。

2018 年丁教授作为主要负责人参与我院小儿眼病平台搭建和管理，在小儿眼底病的诊疗方面做出了很多创新和改良，如推行适用于婴幼儿的口服荧光素钠眼底血管造影检查方法；建立了 10 岁以下眼健康儿童视觉电生理正常值参考数据库；利用颌托式和卧位 OCT 设备为婴幼儿行眼底检查等。针对小儿配合度差、病情复杂以及儿童眼底病的特点，本书中对各项眼部专科检查操作做了详细的要点说明，并指导相应参数的解读，这也是本书中大量精美图片来源的基础。

我从事眼底疾病诊疗多年，深知儿童眼底病的复杂性和多样性。拜读完丁教授的著作，我对全书丰富的儿童眼底病病例种类和精美图片深感震撼！儿童眼底疾病是眼科领域的一个复杂而独特的领域，本书以其全面的视角，涵盖了各种儿童眼底疾病的多模式影像，特别难得的是还涵盖了治疗及长期随访资料，在同类书籍中也是非常少见的，里面不乏丁教授基于临床科研及大量临床实践后对疾病的理解。这是一本包罗万象和客观辩证的《儿童眼底病图谱》，共计十五章，涉及遗传、发育、外伤以及全身系统疾病等相关性儿童眼底病，每一章节都精心涵盖了相应领域的最新研究和临床实践，书中每一种疾病都首先通过"精要"简明扼要地向读者传递该疾病最典型、最关键的信息，然后按照"概述－临床表现－影像学表现－诊断－治疗"依次进行深入剖析撰写，图文搭配、通俗易懂，易于理解和掌握，很值得眼科临床医生特别是眼底病医生学习和参考。

中山大学中山眼科中心

2024 年 3 月

蓦然回首，发现自己在儿童眼底病领域中已行走了近十年。这十年，是我和我的团队成长与蜕变的岁月，是充满挑战和收获的十年。这十年，经历了无数次令人困惑的时刻和豁然开朗的顿悟，每一个瞬间都震撼着心灵。这十年，逐渐领悟到了儿童眼底病的独特之美，每一次对病例的寻踪溯源，为我带来了一次次的心灵洗礼和启迪。

我开始理解，这不仅是一份工作，更是一段探索生命奥秘的旅程，一种与疾病斗争的、与时间赛跑的责任。在无数次的夜深人静中，我翻阅着一个个宝贵的病例，它们不仅仅是数据和记录，更是生命故事的见证，是医者、家长和患儿并肩与病魔斗争的见证。

于是，我们将十年亲历的病例集结于此。本书共分为十五章，涵盖了儿童眼底病常见检查方法、视神经疾病、遗传性视网膜病变、视网膜血管疾病、炎症疾病、高度近视、脉络膜新生血管、黄斑前膜、视网膜脱离、肿瘤与母斑病、眼缺损、外伤性眼底病变与全身系统性疾病等。同时也介绍了一些罕见病案例和影像资料，旨在帮助医护人员在临床工作中更好地应对这些复杂挑战。我相信，这本书不仅仅是一个资料集合，它更是一个有益的起点，能为同道对儿童眼底病更深入广泛的实践与研究提供必要帮助和宝贵参考。

非常感谢首都医科大学附属北京同仁医院彭晓燕教授、姜利斌教授，北京大学人民医院曲进锋教授，复旦大学附属眼耳鼻喉科医院王克岩教授，四川大学华西医院张美霞教授，浙江大学医学院附属第二医院陈芝清教授，西安市人民医院王海燕教授，吉林大学第二医院肖骏教授，华中科技大学同济医学院附属同济医院杨红教授，赣州市人民医院吴红云教授，无锡市儿童医院虞瑛青教授，邯郸市人民医院张树军教授，中山大学孙逸仙纪念医院肖剑晖教授，中山大学中山眼科中心梁丹教授、卢蓉教授、黄晶晶教授、杨晖

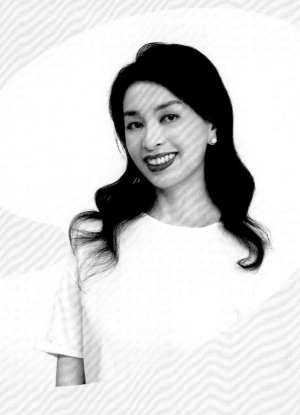

十年
——代前言

教授、林英教授和赵秀娟、练苹、陈晓卿、高阳、李金苗、陈奕嘉、潘媛、聂时淮医生等众多专家和医生对本书撰写的鼎力帮助。感谢本人课题组的博士研究生王友、周小迪、刘心瑀、金以利、王琼、鄢闻嘉、程奕喆、陆经琳，硕士研究生张林燕、侯幕涵、郑舒心、赖彦亭，技术员罗晓玲、余碧琳、曹丽明、柯淑雅、曾珺、覃娇蓉等团队成员为本书病例资料收集和整理的辛勤付出。由于编者自身认知水平和资源有限，书中部分图像资料种类和数量可能仍有欠缺，一些病例的诊疗策略可能未能全面覆盖。我们真诚地期待您的宝贵意见和指正，不断完善这本图谱，使其成为更有益的工具和参考书。

　　谨以此书，献给我的小小患者们！他们不仅是我的患者，更是我的灵感源泉，他们的纯真、坚强和笑容，是我医疗生涯中最珍贵的礼物，赋予了我无尽力量与前进勇气。

　　在孩子们灿烂的笑容里，我们一起，看到了生命的顽强、医学的力量和希望的光芒。

2024 年 3 月
于广州中山大学中山眼科中心

目录

第三章
遗传性脉络膜视网膜营养不良
119—308

第四章
视网膜血管病
309—360

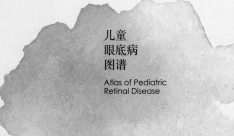

儿童
眼底病
图谱

Atlas of Pediatric
Retinal Disease

第一章

儿童眼底病多模式影像

第一节　儿童眼底彩照及超广角眼底彩照检查

【概述】

　　儿童眼底疾病种类多样且表现复杂，如果不能及早识别和诊断，极有可能导致视觉功能的严重受损，从而对患儿的身心健康产生不良影响，并为家庭和社会增加沉痛的负担。由于儿童自身缺乏足够的主观能动性，常常难以在眼科门诊中与医生有效合作，特别是在进行裂隙灯下前置镜或间接检眼镜检查时。此外，这两种检查方法本身学习曲线较为陡峭，且难以获取客观清晰的眼底图像，这无疑加大了疾病观察和医学教学的困难程度。

　　眼底照相是最基本、最快捷和有效的辅助诊疗检查手段，不仅可以客观记录、采集患儿玻璃体和视网膜病灶图像，有利于后续疗效及随访的对比观察，还可以用于教学、学术交流及会诊。近年来，随着眼科影像设备的快速发展，广角、超广角眼底照相设备相继出现，采集速度快、范围广，对受检者的瞳孔大小、配合度的要求大大降低，对儿童十分友好，能更高效、全面显示儿童的眼底病灶。

【设备和原理】

　　眼底照相设备在不断更新迭代，厂家、品牌琳琅满目。根据其成像原理及成像视野范围主要分为传统光学眼底照相（color fundus photography，CFP）、超广角眼底照相两大类。

　　1. 传统光学眼底照相　　CFP 主要利用远心光学系统，通过无赤光、蓝光、紫外、红外滤光片获得彩照、无赤光、自发荧光等眼底影像，单次拍摄眼底视野范围为 30°～60°。患者坐位、非接触、自主配合检查，主要适用于 5 岁以上儿童及成人。

　　2. 超广角眼底照相　　超广角眼底照相的单次拍摄眼底视野范围≥100°。目前临床上使用最多的是超广角扫描激光检眼镜（scanning laser ophthalmoscope，SLO）和接触式眼科广域成像系统。

　　（1）扫描激光检眼镜：利用红、绿激光或连续光谱发光二极管（lighting emitting diode，LED）激光进行分层扫描成像，非接触、单次扫描可获得 200° 眼底图像，通过眼位引导可实现 220°～240° 范围成像，免散瞳，瞳孔直径≥2mm 即可成像，自动或手动拍摄成像，单张成像时间小于 0.4 秒。需要患者坐位、自主配合检查，适用于 3 岁以上儿童及成人。

　　（2）眼科广域成像系统：利用卤素灯或 LED 等光源原色成像，单次拍摄眼底视野为 130°。主要适用于无自主行为能力不能配合眼位者，包括早产儿、新生儿、6 个月以下头位容易固定的婴儿，6 个月～3 岁儿童须全麻下进行检查。该检查需受检者仰卧位，探头接触角膜进行拍摄。

【检查方法】

　　1. 检查前准备　　检查者根据患者眼底病灶位置及范围指导患者散瞳药物应用。与成人相比，儿童散瞳通常需更长时间、更多点眼次数,通常需要检查前至少 30 分钟进行复方托吡卡胺点眼散瞳,间隔 10 分钟一次,至少点眼 3 次。

　　需要进行眼科广域成像系统检查的婴幼儿,还须提前 2～4 小时禁食、禁饮,以防止检查时患儿哭闹导致胃内容物反流误吸;明确患儿是否存在易引起缺血、缺氧、窒息的系统性疾病或近期手术史,尤其是矫正胎龄或体重较轻的早产儿,备齐抢救设备,必要时请麻醉师床旁监护。

　　2. 操作规范　坐位或卧位眼底检查,均需要明确眼底病灶位置、大小、方位,对焦清楚后再进行图片采集;眼底照相须兼顾眼底九方位及病灶分布进行图片采集。对于眼底周边部病灶进行拍摄时,对患者进行眼位引导,最大程度地呈现病灶大小、范围或轮廓。

　　进行眼科广域成像系统检查时,由于探头需要接触角膜,角膜表面予以眼用凝胶进行润滑和保护,避免探头用力压迫眼球,按顺时针方向对整个眼底周边部进行检查和图像采集。

　　3. 检查后宣教和注意事项　散瞳后患者存在视近模糊,须予以解释安抚;眼科广域成像系统在检查后少数患儿可能会存在结膜充血或轻微出血情况,及时向患儿父母解释说明,避免引起恐慌。

【常见儿童眼底病的眼底照相示例】(图 1-1-1～图 1-1-3)

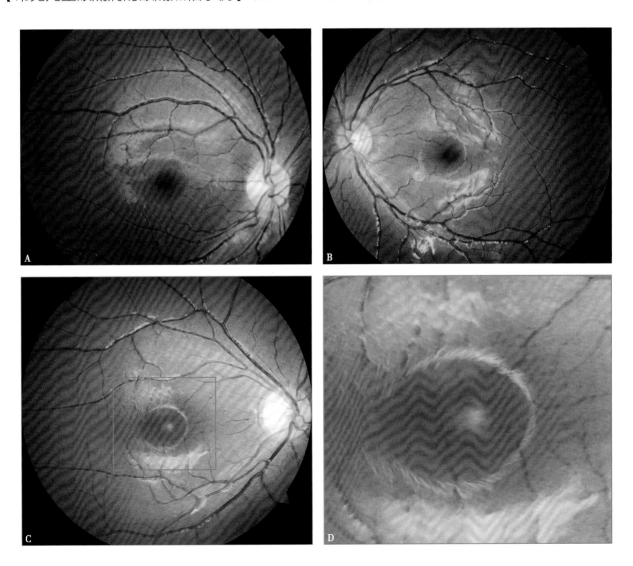

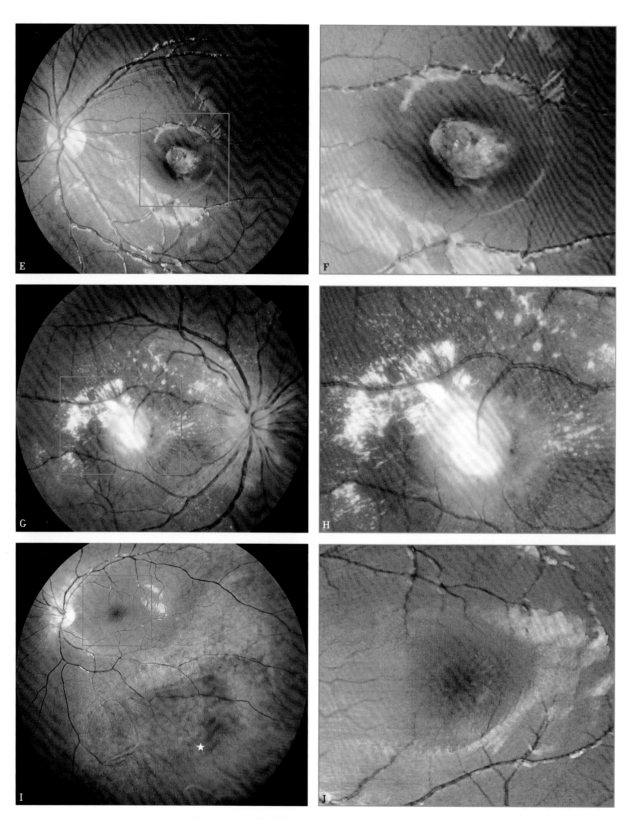

图 1-1-1　婴幼儿常见眼底病（光学眼底照相显示）

A. 男童，8 岁，右眼正常眼底照相；B. 男童，5 岁，左眼正常眼底照相；C、D. 男童，4 岁，确诊为卵黄状黄斑营养不良（Best病），右眼黄斑中心凹可见卵黄样病变（框示）；E、F. 女童，4 岁，既往带状疱疹病毒感染，左眼黄斑萎缩伴色素增殖（框示）；G、H. 男童，7 岁，确诊为 Coats 病，右眼后极部视网膜下可见黄白色渗出，黄斑区渗出厚重（框示）；I、J. 男童，10 岁，双眼先天性视网膜劈裂，左眼黄斑可见"轮辐"样改变（框示），颞下方中周部视网膜可见薄纱样视网膜劈裂（五角星）。

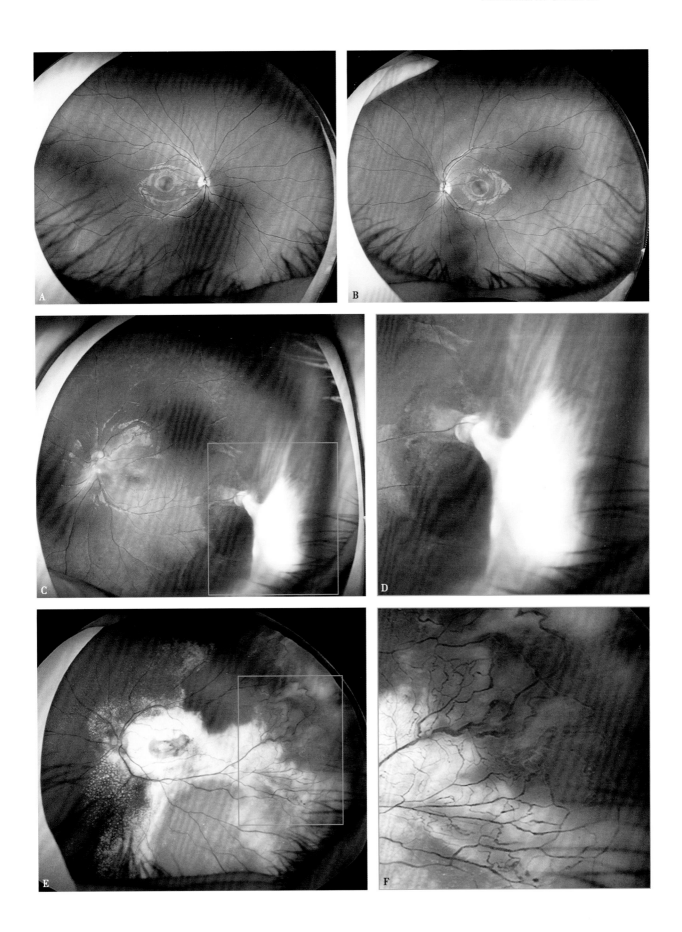

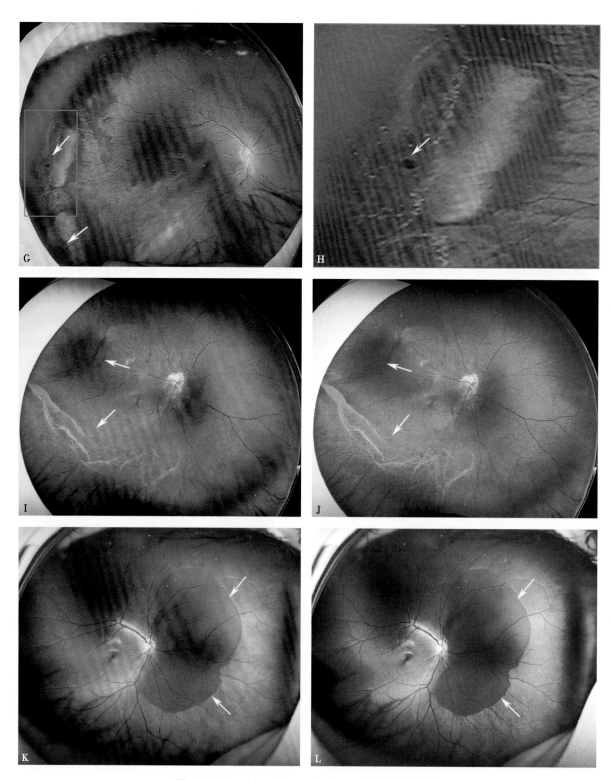

图 1-1-2 婴幼儿常见眼底病（扫描激光检眼镜显示）

A、B. 男童，3 岁，正常双眼眼底影像；C、D. 男童，7 岁，左眼眼弓蛔虫病，左眼可见颞侧周边部黄白色致密纤维增殖
条索及周边部肉芽肿（框示）；E、F. 男童，6 岁，左眼 Coats 病，左眼后极部及颞侧为主的大片视网膜下黄白色渗出，颞
侧周边可见大量视网膜血管瘤样扩张（框示）；G、H. 男童，7 岁，双眼家族性渗出性玻璃体视网膜病变，右眼颞侧可见
无血管区，其内可见格子样变性（框示）及圆形萎缩孔（箭头示）；I、J. 男童，11 岁，双眼 Stickler 综合征，右眼连续光谱
和绿通道可见颞侧及颞下方视网膜前玻璃体"幕纱样"改变（箭头示）；K、L. 女童，10 岁，双眼正常眼底影像，右眼连
续光谱和绿激光视盘鼻侧大片灰暗色区域（非压迫黑）（箭头示）。

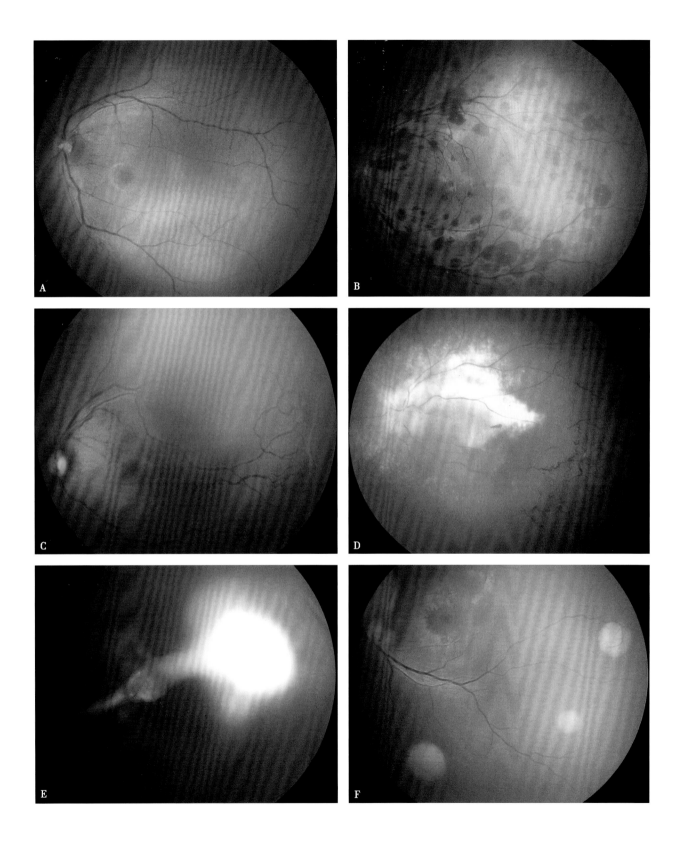

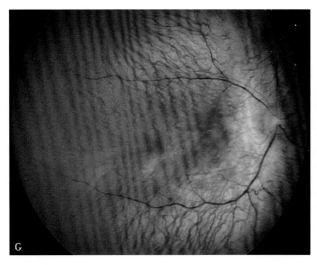
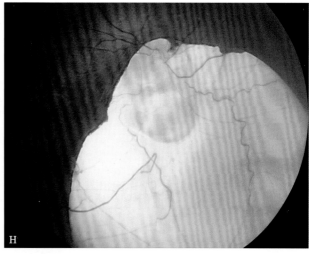

图 1-1-3　婴幼儿常见眼底病（广域成像系统影像显示）

A. 正常左眼眼底照相；B. 男童，41 周产，眼科广域成像系统示左眼新生儿视网膜出血及类 Roth 斑（中央白点出血灶）；C. 25 周⁺³ 出生，出生体重 625g，矫正胎龄 36 周，Panocam 示左眼颞侧嵴样改变伴嵴上新生血管产生［早产儿视网膜病变（retinopathy of prematurity，ROP），Ⅱ区 3 期］；D. 男童，2 岁，左眼 Coats 病，眼科广域成像系统示左眼后极部视盘周视网膜大量黄白色渗出累及黄斑，颞侧周边大量视网膜血管呈瘤样扩张；E. 男童，2 岁，左眼永存胚胎血管，眼科广域成像系统示左眼视网膜皱襞形成，纤维条索与晶状体后囊相连；F. 男童，3 岁，左眼视网膜母细胞瘤，眼科广域成像系统示左眼视盘旁、中周部视网膜下多个乳白色、大小不等的圆形实性肿物；G. 男童，1.5 岁，双眼眼白化病，眼科广域成像系统示右眼底橙红色，视网膜色素上皮缺失，可见脉络膜血管；H. 女童，2 岁，左眼脉络膜缺损，眼科广域成像系统示左眼下方，盘周及颞下方大片脉络膜缺失累及黄斑，透见瓷白色巩膜。

参考文献

[1] 中华医学会眼科学分会眼底病学组. 中国早产儿视网膜病变筛查指南（2014 年）. 中华眼科杂志，2014，50（12）：933-935.

[2] CHEN C，XIAO H，DING X. Persistent fetal vasculature. Asia Pac J Ophthalmol（Phila），2019，8（1）：86-95.

[3] KHANDHADIA S，MADHUSUDHANA K C，KOSTAKOU A，et al. Use of Optomap for retinal screening within an eye casualty setting. Br J Ophthalmol，2009，93（1）：52-55.

[4] CHIANG M F，QUINN G E，FIELDER A R，et al. International classification of retinopathy of prematurity.3rd ed. Ophthalmology，2021，128（10）：e51-e68.

[5] ZHAO Q，ZHANG Y，YANG Y，et al. Birth-related retinal hemorrhages in healthy full-term newborns and their relationship to maternal，obstetric，and neonatal risk factors. Graefes Arch Clin Exp Ophthalmol，2015，253（7）：1021-1025.

[6] CALLAWAY N F，LUDWIG C A，BLUMENKRANZ M S，et al. Retinal and optic nerve hemorrhages in the newborn infant：One-year results of the newborn eye screen test（NEST）study. Ophthalmology，2016，123（5）：1043-1052.

[7] AREVALO J F，ESPINOZA J V，AREVALO F A. Ocular toxocariasis. J Pediatr Ophthalmol Strabismus，2013，50（2）：76-86.

[8] TSANG S，SHARMA T. Best vitelliform macular dystrophy. Advances in Experimental Medicine and Biology，2018，1085：79-90.

第二节　儿童相干光断层成像

【概述】

相干光断层成像（optical coherence tomography，OCT）是一种实时、高分辨率、高速率的活体、非接触、非侵入的三维断层成像技术。OCT是基于低相干光干涉原理，探测生物组织中不同深度的反射或者散射信号，扫描时对生物结构进行三维重建，其分辨率可达几微米，分辨效果接近组织病理切片水平。

对于儿童眼底疾病的诊断和管理而言，OCT提供了一种精准直观的方式。由于其非侵入性，检查过程相对容易进行，甚至在年幼的儿童身上也能实施，这对于解决儿童缺乏主观能动性和配合性的问题至关重要。OCT能提供详尽的层面信息，有助于医生更准确地诊断和评估疾病状态，从而制订更个性化的治疗方案。

1991年，美国麻省理工学院Huang等首次利用OCT对离体人视网膜和视盘进行了观察并报道了OCT技术。该技术自问世以来，几经革新，经历了时域OCT（time domain，TD-OCT）、频域OCT（spectral domain OCT，SD-OCT）、扫频OCT（swept source OCT，SS-OCT）几次更新迭代。目前，SS-OCT普遍的成像速度为100～200kHz，最高可达400kHz，线扫描长度可在2～26mm之间，三维成像范围在（3mm×3mm）～（26mm×21mm）不等。

【OCT和OCT血管成像性能及作用】

OCT与OCT血管成像（OCT angiography，OCTA）作为全新的眼底视网膜检查工具，无创、高分辨、高速率，OCTA相对于荧光素眼底血管造影（fundus fluorescein angiography，FFA），不需要注射造影剂，无绝对禁忌证，尤其适合于儿童、孕妇、哺乳期妇女或对造影剂过敏的患者。两者联合不仅能实现视网膜、脉络膜形态学的精密采集（图1-2-1），还能以快捷、无创的三维分层浏览视网膜血管层次，定性、定量分析视盘、黄斑区视网膜及脉络膜的血管参数。近年来被迅速且广泛地应用于各级医院临床诊疗。

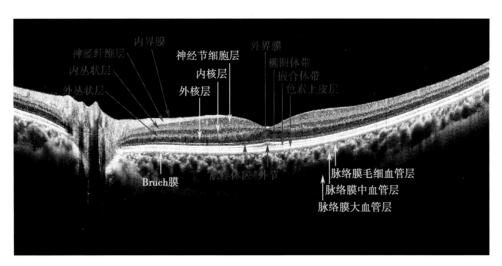

图1-2-1　正常OCT视网膜及脉络膜断层

　　随着遗传基因测序技术和基因治疗领域的飞速进展,儿童眼底疾病——尤其是遗传性视网膜病变、黄斑病变以及黄斑发育不良等问题——现已有了潜在的治疗方案。这无疑对其临床诊断设定了更高的标准,使得 OCT 成为不可或缺且日益重要的检查工具。然而,现阶段国内 OCT 检查主要适用于 3 岁以上、具备良好固视和配合能力的儿童和成人,因为检查通常需要患者能坐稳并具有稳定的固视能力,特别是在进行 OCTA(optical coherence tomography angiography,相干光层析血管成像术)时。

　　根据笔者临床经验,对于 1 岁以下的婴幼儿,可考虑使用水合氯醛进行镇静,然后采用侧卧位进行检查(图 1-2-2)。尽管这种方法耗时较长,但通常能获得满意的成像效果。然而,对于 2～3 岁的幼儿,由于镇静效果可能不尽理想,可能会面临需要多次镇静和成像质量不佳的问题,但大多数情况下仍能获取有助于诊断和治疗的有效图像。值得一提的是,目前国内外已有多个研究团队正在研发手持或卧位状态下使用的 OCT 设备。这些创新有望在不远的将来为婴幼儿眼底检查提供更加广泛和便捷的应用。

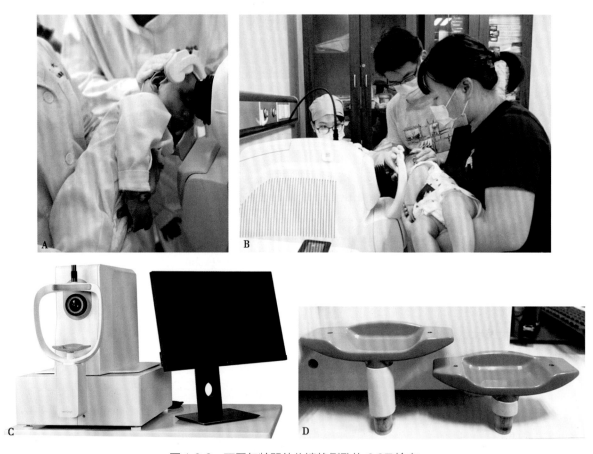

图 1-2-2　不同年龄婴幼儿镇静侧卧位 OCT 检查
A、B. 不同婴幼儿镇静侧卧位 OCT 检查(Cirrus HD-OCT 5000);C、D. 适用于儿童检查的改良下颌托(VG200I)。

【检查方法】

　　1. 检查前准备　　OCT 检查对瞳孔大小和屈光介质透明度有明确要求,最小瞳孔须达到 2mm。在检查前,医师需要评估患者这些方面的适应性,并根据眼底病变制订散瞳方案。一般来说,应提前 30 分钟使用复方托吡卡胺点眼散瞳,每 10 分钟一次,至少 3 次。

对于需要镇静的婴幼儿，除了要评估全身状况和排除药物禁忌或过敏，还须先进行散瞳。家属需要协助保持患儿侧卧和头部稳定以确保成像质量。对于有特殊风险如易引发缺血、缺氧或窒息风险的患儿，或有近期手术史、矫正胎龄小或体重低的早产儿时，必须确保所有急救设备就绪，必要时请麻醉师床旁监护。

2. 操作规范　　根据患者眼底病变的位置和范围，选择适当的 OCT 扫描模式。如有疑问，检查者应与主诊医生沟通以明确可疑诊断，确保扫描结果精准而全面，有助于进一步诊疗决策。

3. 检查后宣教和注意事项　　散瞳后，患者会出现近视模糊，须对此进行解释并安抚患者。对于经镇静检查的婴幼儿，检查结束后必须留院观察，直至完全清醒和经过评估后方可离院。与家长明确沟通好各项注意事项。

【不同年龄段正常 OCT 检查及视网膜脉络膜断层成像示例】

黄斑区的成熟一般在出生后约 4 个月完成。值得注意的是，新生儿的黄斑区结构与成人存在显著差异。具体来说，黄斑的中心区域常常会有不同程度的内层细胞残留，而外层的光感受器细胞层则尚未完全发育。因此，在不同年龄段的儿童群体中，OCT 检查显示黄斑区视网膜的分层数量和反射性各有不同（图 1-2-3）。了解此规律有助于医生更准确地解读检查结果，从而更有效地进行诊断和治疗。

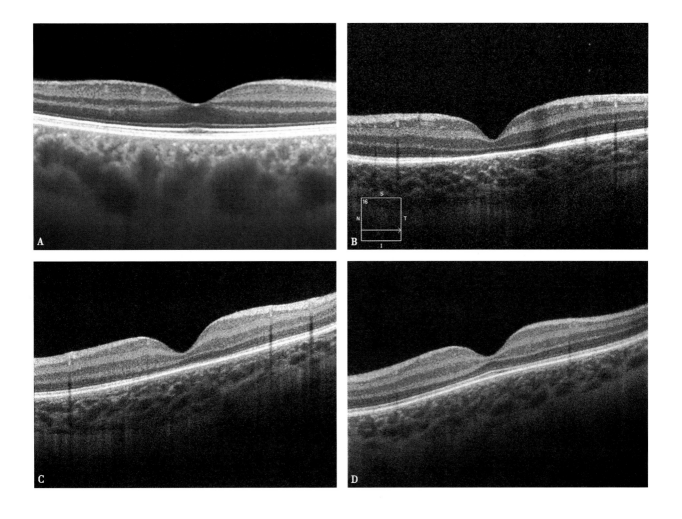

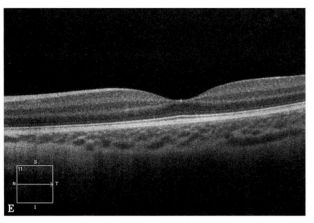
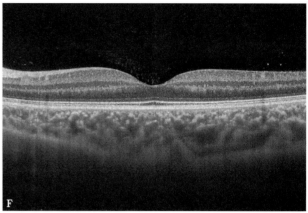

图 1-2-3　不同年龄黄斑区 OCT 视网膜脉络膜断层成像

A. 正常成人黄斑区 OCT 视网膜脉络膜断层成像对照图，可见中心凹处无内层视网膜，外核层增宽，外界膜、椭圆体带、外节、嵌合体带反射光滑清晰；B. 男童，足月新生儿，42 周 $^{+5}$，OCT 示左眼黄斑中心凹处内丛状层、内核层、外丛状层反射，外核层较薄，尚未见外界膜、椭圆体带、嵌合体带反射；C. 男童，2 月龄，OCT 示右眼黄斑中心凹处内丛状层、内核层、外丛状层反射，外核层较薄，外界膜、椭圆体带、外节至嵌合体带反射均不可见；D. 男童，4 月龄，OCT 示左眼黄斑中心凹处内丛状层、内核层、外丛状层反射，外核层增宽，外界膜、椭圆体带、外节反射可见，嵌合体带欠清晰；E. 男童，8 月龄，OCT 示左眼黄斑中心凹处内层视网膜消失，见外核层增宽，外界膜、椭圆体带、外节、嵌合体带反射清晰，与成人相似；F. 男童，3 岁，OCT 示左眼黄斑微结构与成人一致。

【常见儿童黄斑病变的 OCT 影像示例】（图 1-2-4）

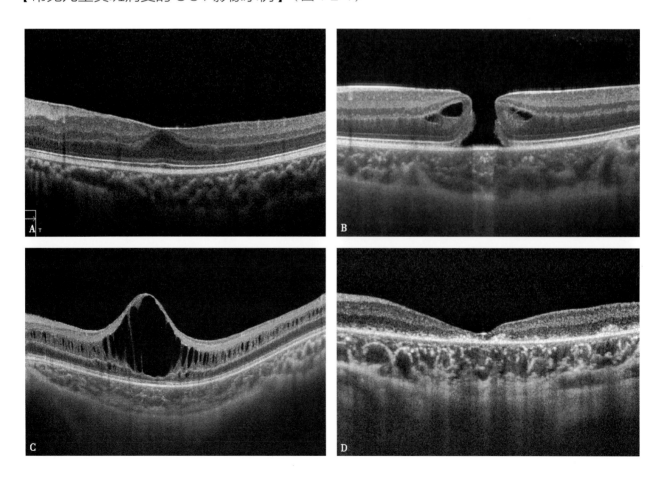

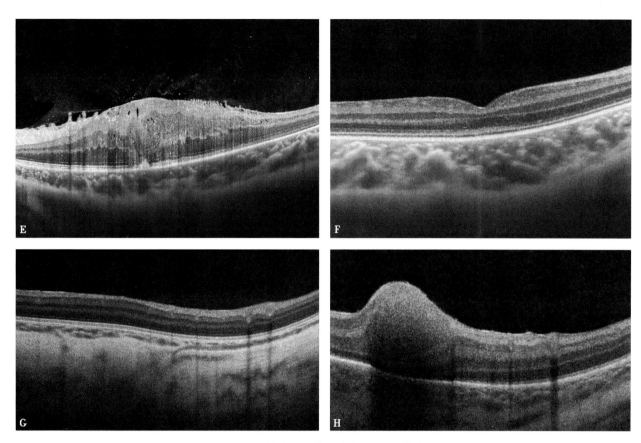

图 1-2-4　儿童不同黄斑疾病 OCT 影像表现

A. 男童，8 岁，左眼继发性黄斑前膜；OCT 示左眼黄斑前增殖膜呈高反射，牵拉中心凹结构变浅、变平；B. 女童，8 岁，左眼黄斑裂孔，OCT 示左眼黄斑区全层缺损，孔周视网膜层间可见囊腔，视网膜前可见高反射致密增殖膜；C. 男童，6 岁，双眼先天性视网膜劈裂症；OCT 示左眼以内核层为主的视网膜层间劈裂，累及外核层；D. 男童，8 岁，双眼 Stargardt 病，OCT 示左眼黄斑区视网膜外层萎缩变薄，伴色素增殖；E. 男童，11 岁，左眼视网膜与视网膜色素上皮联合错构瘤（combined hamartoma of the retina and retinal pigment epithelium，CHRRPE），OCT 示左眼视网膜厚度增加、结构紊乱伴视网膜色素上皮细胞增殖；F. 女童，9 岁，右眼视锥细胞营养不良，OCT 示右眼黄斑中心凹处节细胞层、内丛状层、内核层（黄斑发育不良）、外丛状层残留，外界膜、椭圆体带、外节结构模糊；G. 男童，2 岁，白化病患者，OCT 示左眼后极部视网膜未见黄斑结构形成；H. 男童，1 月龄，右眼黄斑中心凹出血，OCT 示右眼黄斑中心凹视网膜内界膜下出血，呈均匀中反射。

参考文献

[1] MALDONADO R S，O'CONNELL R V，SARIN N，et al. Dynamics of human foveal development after premature birth. Ophthalmology，2011，118（12）：2315-2325.

[2] SARAH TICK F R，ITEBEDDINE GHORBEL，ALAIN GAUDRIC，et al. Foveal shape and structure in a normal population. Investigative Ophthalmology & Visual Science，2011，52（8）：5105-5110.

[3] VAJZOVIC L，HENDRICKSON A E，O'CONNELL R V，et al. Maturation of the human fovea：Correlation of spectral-domain optical coherence tomography findings with histology. American Journal of Ophthalmology，2012，154（5）：779-789.

[4] GURSOY H，BILGEC M D，EROL N，et al. The macular findings on spectral-domain optical coherence tomography in premature infants with or without retinopathy of prematurity. International Ophthalmology，2016，36（4）：591-600.

第三节　儿童相干光层析血管成像术

【概述】

OCTA 是基于相干光断层成像技术的扩展应用,是一项基于运动对比度呈现视网膜血管的新技术。它的作用原理是在视网膜同一位置完成快速连续序列 B 扫描,通过红细胞运动对比使视网膜和脉络膜任一层的血管结构可视化。

近些年,OCTA 作为一种新型、无创、快捷的血管成像方法,在眼底血管类疾病中具有广泛应用。相较荧光素眼底血管造影(fluorescein fundus angiography,FFA)而言,其无创、快捷、无需造影剂、可自动量化等特点都非常方便患者,尤其是儿童患者的诊断及随访。虽然同为血管成像,但在应用上,OCTA 与 FFA 仍有不同侧重点:① OCTA 可对视网膜血管进行自动分层量化,可分层观察视网膜浅层、中层、深层毛细血管的形态及脉络膜血流分析,而 FFA 多用于显示视网膜浅层血管和大血管,如急性黄斑旁中心中层视网膜病变(paracentral acute middle maculopathy,PAMM)等局限于视网膜中层及深层毛细血管的疾病,其血管损伤特征是在近些年 OCTA 广泛应用后才被逐渐阐述;② OCTA 局限于单纯的血管形态分析,而 FFA 由于染料的特性,可观察到血管渗漏、染色等多种影像特征,用于推断血管功能,因此在部分疾病,尤其是炎症性疾病上,FFA 尚不可替代;③ OCTA 分辨率更高,可观察到更细节的血管形态,但多数局限于后极部。虽然近些年广域 OCTA 被研发并逐渐应用于临床,但是广域 OCTA 需要牺牲成像时间进行多部位成像后的图片拼接,在周边视网膜的成像也容易出现分层错误,因此周边视网膜的血管疾病,FFA 是临床医生的第一选择。既往认为,儿童黄斑发育在 4 岁之前就已完成。然而笔者近年研究通过对大样本正常儿童 OCTA 图像分析发现,虽然不同年龄组儿童黄斑区无血管区面积基本不变,但是视网膜浅层毛细血管密度和年龄正相关。同时,黄斑无血管区的 AI 指数(描述形状规律性的指标)也随年龄增长而增大,提示在 4~12 岁儿童中,视网膜血管及黄斑仍持续发育。这些进展不仅丰富了我们对视网膜和黄斑发育的认识,也为 OCTA 在儿科眼科中的应用开辟了新的路径(图 1-3-1)。

【设备和原理】

OCTA 的技术原理主要是在静止的眼球里,眼底唯一运动的结构是血管里流动的血细胞。通过在视网膜同一位置完成快速连续序列 B 扫描,利用信号振幅的去相关等计算方法,实现血流与非血流区域的分辨。这一方法允许对视网膜和脉络膜的血管结构进行三维可视化和定量化,无须使用造影剂。

OCTA 因其高分辨率和精确的层次分析,在诸多视网膜脉络膜疾病、血管异常,以及青光眼等方面的临床应用中,已经得到广泛的认可和应用。然而,需要指出的是,OCTA 主要局限于对血管形态的分析,而 FFA 由于其能观察到血管渗漏和染色等特性,在某些炎症性或血管功能性疾病的诊断上仍具有不可替代的作用。这一技术在近年来已被广泛应用于各级医院的临床诊断和治疗,特别是在视盘、黄斑、玻璃体视网膜交界以及视网膜脉络膜疾病或血管异常等方面。

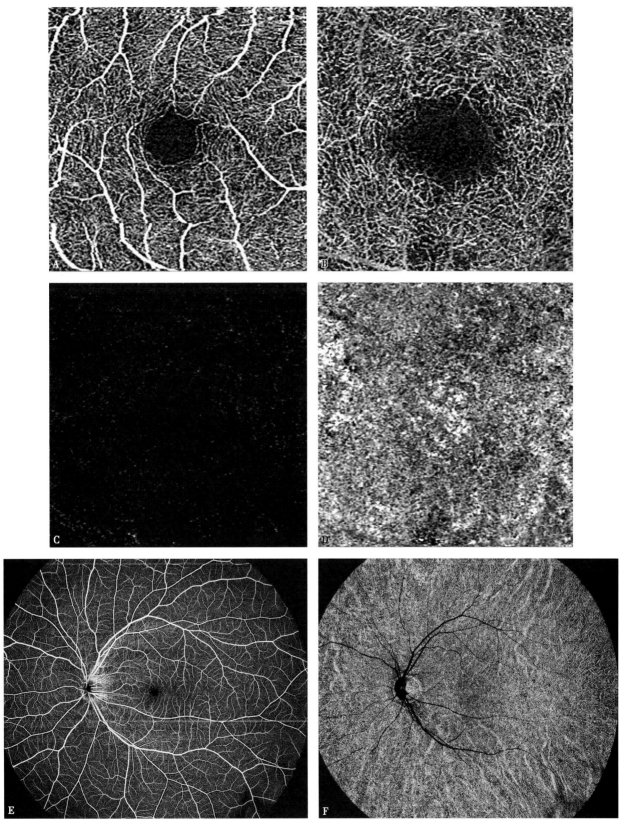

图 1-3-1　正常眼底 OCTA
A. 视网膜浅层血管；B. 视网膜深层血管；C. 视网膜无血管层；D. 脉络膜毛细血管层；E. 广域视网膜浅层血管；
F. 广域脉络膜毛细血管。

【检查方法】

目前国内临床上的 OCT 检查均需要患者坐位且具有良好的内/外固视，尤其 OCTA 需要更高的固视稳定性。对于婴幼儿，虽然 OCT 可尝试镇静后侧卧位进行检查，然而 OCTA 需要更长的固视时间，镇静下检查多无法获得满意的结果。所以该类设备主要适用于 3 岁以上具有良好固视和配合能力的儿童。

1. 检查前准备　检查前准备同 OCT 检查。示教患者放松坐在设备前，下颌放置在下颌托上，额头向前紧靠额靠，调整颌托高度，使患者外眦高度位于眼位标志线水平，嘱咐患者注视设备镜头内部固视光标或外固视光标。

2. 操作规范　调整目标屈光度数，扫描头对准患者瞳孔中心，然后逐渐推进，直至显示屏上出现清晰的眼底图像，调节眼底图像至最清晰（包括边缘）。

对焦方式可选择自动对焦或手动对焦调节，虹膜对焦、瞳孔位置、眼底图像对焦以及 OCT 影像居中。如果扫描框覆盖的眼底范围与临床所需检查的部位不一致，可以通过调整将所需要检查的部位放置到扫描框内。

确保扫描的视网膜光带清晰，位居显示屏观察窗的中间位置，信号强度高，亮度均匀。根据患者眼底病灶位置和范围，选择合理的扫描模式进行扫描，必要时检查者需要与主诊医生确认患者的可疑诊断以确定扫描模式，从而保证相对精准而全面地获得有助于疾病诊疗的病灶参数和指标（图 1-3-2）。

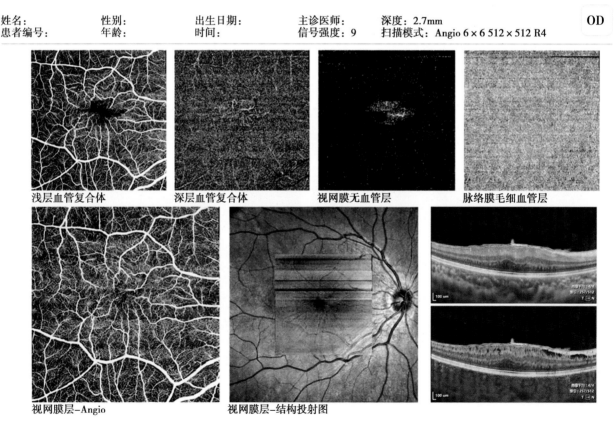

图 1-3-2　常见 OCTA 报告呈现模式

报告上方为患者个人信息、拍摄模式、图片信号强度、眼别等基本信息，下方根据不同病种的不同观察需要，选择重点层次的 en face/B scan 模式图进行展示，本例中依次呈现了浅层血管复合体、深层血管复合体、视网膜无血管层、脉络膜毛细血管层、视网膜层 Angio、视网膜-结构投射图 6 种 en face 模式图及 2 张 B scan（有无血流信号展示）模式图。

　　部分 OCTA 设备拥有自动眼球跟踪功能，以帮助减少 OCTA 特定的移动性伪影。开启此功能时患者在扫描期间可正常眨眼，然而，值得注意的是，如果患者的固视稳定性不佳，开启自动眼球跟踪功能可能导致扫描时间明显延长。这可能不仅影响流程效率，还可能增加患者的不适。因此，在实际的临床应用中，检查者需要根据患者的具体状况（如固视能力、扫描区域的重要性等）权衡是否开启此功能。

　　3. 检查后宣教和注意事项　散瞳后患者会存在视近模糊，予以解释安抚。儿童受试者进行 OCTA 检查，常会因配合情况，需要重复检测。须和患儿父母解释说明。

【常见儿童眼底病 OCTA 示例】（图 1-3-3）

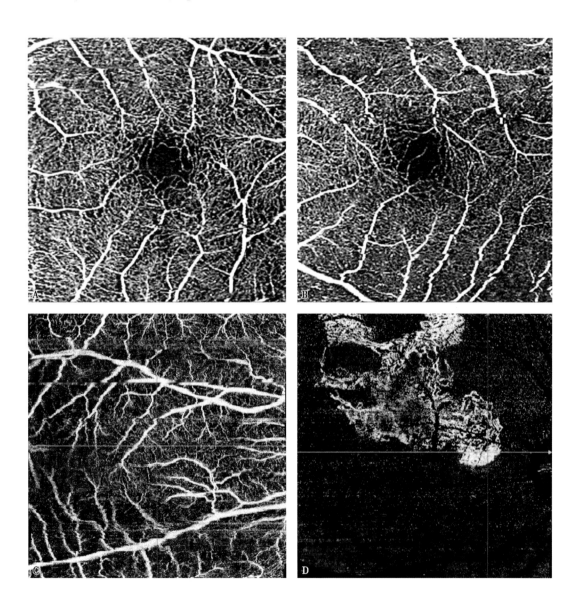

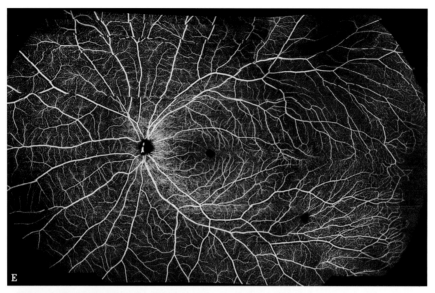

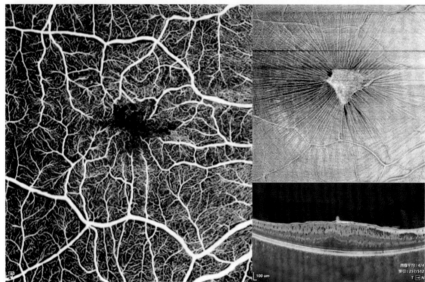

浅层血管复合体

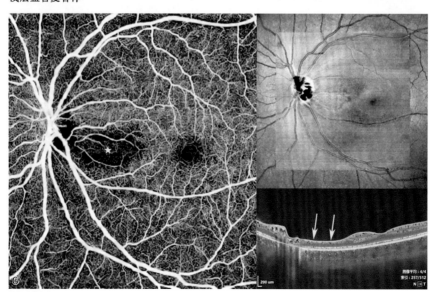

视网膜层-Angio

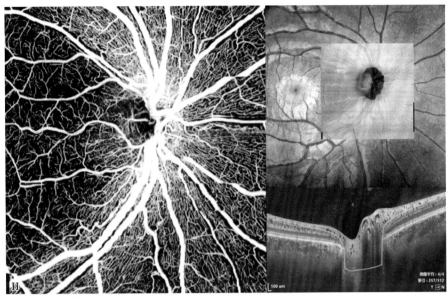

放射状毛细血管网-Angio

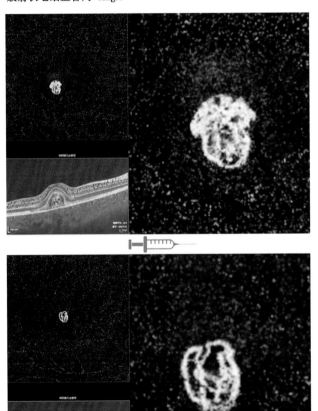

图 1-3-3　不同疾病的 OCTA 影像

A. 正常黄斑中心凹无血管区（foveal avascular zone，FAZ）；B. 黄斑中心凹见异常血管穿过；C. 黄斑发育不良（眼白化病）：黄斑部无 FAZ，无黄斑结构形成；D. 脉络膜新生血管（choroidal neovascularization，CNV）；E. 家族性渗出性玻璃体视网膜病变：OCTA 见视网膜血管走行僵直、血管分支增多，可见颞侧周边存在无血管区；F. 黄斑前膜：OCTA 浅层血管复合体 en face 图可见黄斑拱环破坏，黄斑中心凹周边血管受前膜牵拉走行异常，中心凹结构消失；G. 睫状视网膜动脉阻塞：OCTA 视网膜层 en face 图见视盘颞侧横椭圆形约 2PD 大小的视网膜毛细血管信号减低区（星号示），B scan 图见对应区域内层视网膜萎缩变薄（箭头示），无血流信号；H. Leber 遗传性视神经病变：OCTA 放射状毛细血管网 en face 图见视盘颞侧毛细血管网密度较上、下、鼻侧显著降低，B scan 图见视盘颞侧神经纤维层变薄；I. 儿童 CNV：上图为患者首诊时脉络膜新生血管的 OCTA 图像，B scan 图见病灶丰富的血流信号及病灶周边视网膜水肿，en face 图见新生血管呈毛线团状；下图为患眼经玻璃体腔抗血管内皮生长因子（vascular endothelial growth factor，VEGF）治疗后的复查 OCTA 图像，B scan 图较治疗前血流信号减少、病灶周围视网膜水肿消退，en face 图见新生血管团中细小血管分支退化，仅残留成熟度高的大血管，提示病灶活动性降低。

参考文献

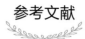

[1] LI S, YANG X, LI M, et al. Developmental changes in retinal microvasculature in children: A quantitative analysis using optical coherence tomography angiography. American Journal of Ophthalmology, 2020, 219: 231-239.

[2] ZHANG Z, HUANG X, MENG X, et al. In vivo assessment of macula in eyes of healthy children 8 to 16 years old using optical coherence tomography angiography. Scientific Reports, 2017, 7(1): 8936.

[3] YILMAZ I, OCAK O B, YILMAZ B S, et al. Comparison of quantitative measurement of foveal avascular zone and macular vessel density in eyes of children with amblyopia and healthy controls: An optical coherence tomography angiography study. J AAPOS, 2017, 21(3): 224-228.

[4] HSU S T, NGO H T, STINNETT S S, et al. Assessment of macular microvasculature in healthy eyes of infants and children using OCT angiography. Ophthalmology, 2019, 126(12): 1703-1711.

[5] CHEUNG C Y, LI J, YUAN N, et al. Quantitative retinal microvasculature in children using swept-source optical coherence tomography: The Hong Kong children eye study. Br J Ophthalmol, 2018, 7(28): bjophthalmol-2018-312413.

第四节　儿童荧光素眼底血管造影

【概述】

荧光素眼底血管造影（fluorescein fundus angiography，FFA）是临床诊治眼底病的常用检查技术。利用荧光素钠进入视网膜血管受激发产生黄绿色光的特点，在活体眼中反映视网膜血管的生理与病理情况，对眼底病的诊断、疾病严重程度、疾病随访等具有重要价值。

【原理与设备】

荧光素钠（sodium fluorescein）：分子式 $C_{20}H_{12}O_5Na$，分子量 376.27Da，是中性、橘红色结晶。其激发光波长为 465～490nm，发出的荧光波长为 520～530nm。荧光素钠进入血液后有 60% 与血浆蛋白结合，在体内不参与机体代谢，大部分经肾脏随尿液排出，小部分经肝脏从胆汁排出，24 小时基本排尽。

荧光素眼底血管造影的基本原理是将荧光物质快速注入静脉内，利用蓝色光照射，使眼内血液循环中的荧光素被激发发出荧光，用高速敏感的照相机进行拍摄或录像，记录眼内充盈荧光的血管、荧光素的渗漏和组织染色、缺乏荧光素的无灌注区等。荧光只有持续激发才能维持，当激发停止时荧光立即停止，故荧光没有余晖。

FFA 检查需要依赖眼底照相设备。根据其成像原理及成像视野范围主要分为传统光学眼底照相、广角眼底照相两大类。详细分类请见本章第一节。儿童的检查配合度欠佳，FFA 采用广角眼底彩照设备具有优势。

【检查方法】

检查前准备　无散瞳禁忌证患者常规散瞳（如复方托吡卡胺滴眼液 10 分钟 1 次，共 3 次；一般要求瞳孔大于 6mm）。造影前半小时口服抗过敏（氯苯那敏 4mg 或氯雷他定 10mg）和止吐性预防药物（维生素 B$_6$ 20mg 或甲氧氯普胺 2.5mg）。尤其是婴幼儿，还须提前 2～4 小时禁食、禁饮，以防止检查时哭闹导致胃内容物反流误吸；明确患儿是否存在易引起缺血、缺氧、窒息的系统疾病或近期手术史，尤其是矫正胎龄或体重较轻的早产儿，备齐抢救设备，必要时请麻醉师床旁监护。

（1）静脉给药眼底血管造影：与成人的操作流程相似，简述如下。

给药剂量：静脉注射按体重为 10～20mg/kg，常用 20% 的荧光素钠 3～5mL，于 4～5 秒内注射完毕。

1）皮试观察无阳性反应，确认肘静脉通道通畅，更换为造影剂原液注射器，嘱患儿放松，特别是肩肘部位；快速注入造影剂，同时开始计时。

2）成人 FFA 在计时至 8 秒左右开始摄影，分早（1 分钟内）、中（1～10 分钟）、晚（10～15 分钟）三个时段拍摄图片至计时 15 分钟左右。儿童体循环较快，在注射造影剂当时即刻开始摄影，1～2 秒的频率连续拍摄至主照眼视网膜静脉完全回流。

3）45°、50°或55°镜头拍摄范围应尽可能包含后极部和周边八方位；可根据需要变化方位，如以病灶为圆心拍摄，或向更周边部移动。对配合度不佳的患儿，首选超广角镜头，拍摄范围应尽可能涵盖全视网膜（图1-4-1，图1-4-2）。

4）黄斑区病变、细小或局部病灶可选用小角度镜头拍摄获取细节。对于血流或血管壁搏动等动态观察可拍摄录像。

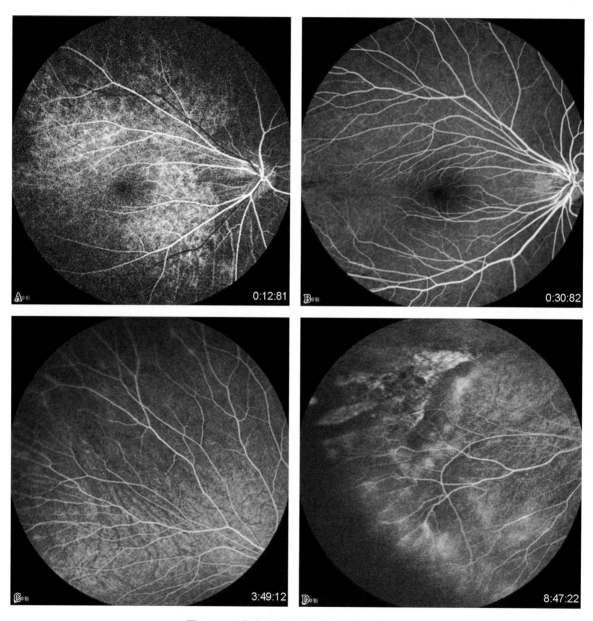

图1-4-1　荧光素眼底血管造影（静脉给药）

女童，6岁，确诊为家族性渗出性玻璃体视网膜病变（familial exudative vitreoretinopathy，FEVR）；A～D. 右眼FFA
显示颞侧血管牵拉变直、分支增多；因患儿配合度欠佳，其余方位难以获得清晰照片。

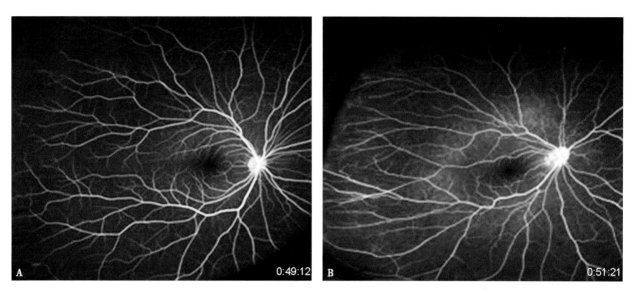

图 1-4-2　广域荧光素眼底血管造影（静脉给药）

A. 女童，7 岁，右眼眼底未见明显异常；B. 女童，9 岁，确诊为 FEVR，右眼 FFA 显示颞侧血管牵拉变直、分支增多。

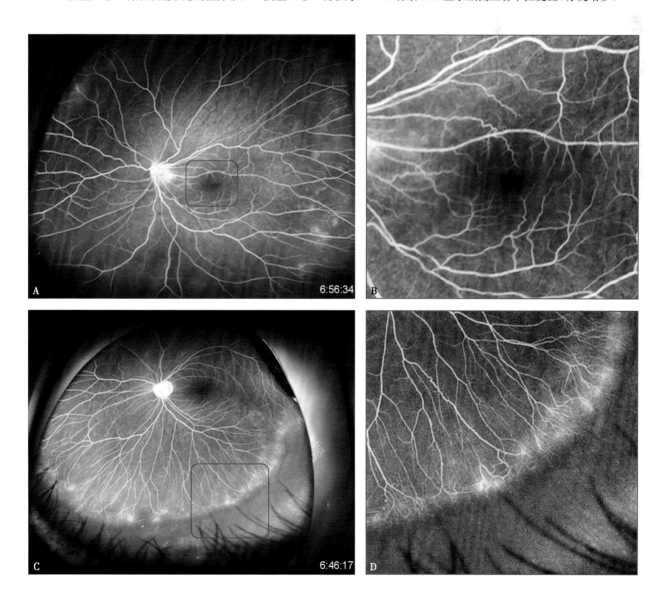

（2）口服给药眼底血管造影（图 1-4-3）：在现实操作环境下，儿童通常对于静脉注射方式难以适应，同时头部和眼睛的位置也不易稳定。针对这些问题，我们研究团队进行了改进，采用口服给药方式进行 FFA 检查。口服药物不仅避免了静脉注射，也减轻了儿童对注射针头的恐惧，从而提高了他们在检查过程中的合作性。同时，通过使用超广角眼底相机，我们能快速、广泛且高质量地完成眼底血管造影。这一系列改进显著提升了儿童眼底检查的可行性和效果。

1）适用年龄：4 岁以上儿童（女童通常 3 岁以上即可），如能配合完成广域眼底照相者多能完成口服造影。特别是对惧怕静脉给药、难以完成静脉注射与针筒固定者，可首选口服给药。

小于 6 个月婴儿，较容易固定体位，可首选口服给药，由家长协助固定头位，利用眼科广域成像系统中的 FFA 模块完成 FFA 检查。

6 个月～4 岁的小龄儿童，广域眼底照相难以配合，可选全身麻醉下行静脉给药 FFA。

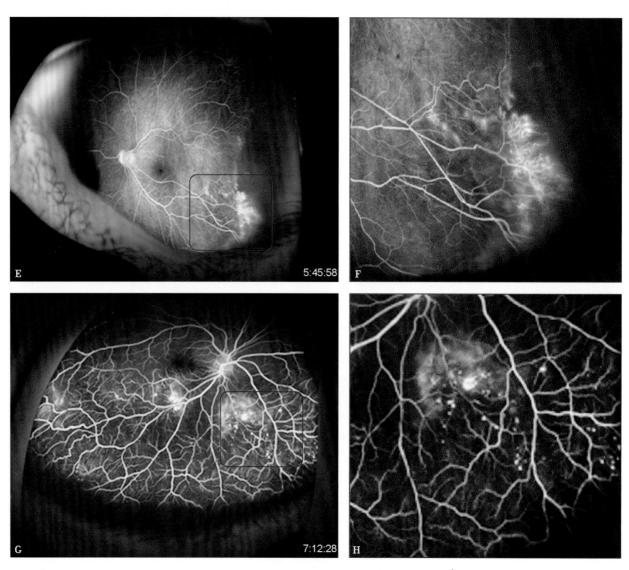

图 1-4-3　口服眼底血管造影的典型示例

A、B. 女童，6 岁，口服 FFA 的黄斑无血管区；C、D. 男童，7 岁，确诊为 FEVR，口服 FFA 的周边部无灌注区；E、F. 男童，5 岁，确诊为 FEVR，口服 FFA 显示无灌注区域与新生血管形成；G、H. 女童，10 岁，确诊为先天性血管发育畸形，口服 FFA 显示微动脉瘤和局部渗漏。

2）给药剂量：注射用水配置浓度为 25mg/mL 的荧光素钠口服溶液，根据体重，按 25mg/kg 给药。具体操作为 0.5g∶5mL（10%）荧光素钠原液，用灭菌注射用水稀释至 20mL。根据笔者的临床观察及实践，对于体重＞40kg 的儿童由于口服药物剂量较大，成像效果欠佳，排除禁忌证后可首选静脉给药造影。

3）具体流程与注意事项

a. 口服给药前：交代患儿须禁饮禁食 4～6 小时，空腹可避免口服药液时哭闹导致的胃内容物反流误吸，空腹也有利于药液的快速吸收，增强显影效果。

b. 尽量快速喝完（1 分钟内），避免呕吐或药液外溢。若呕吐或外溢药量较多，对造影图像质量影响较大。

c. 自服药开始记录时间，3～5 分钟开始眼底观察及拍摄，视网膜出现强荧光定义为开始显影，如果无血管显影，则以 5 分钟为单位间断观察，截至服药后 50 分钟。

d. 利用广角眼底照相机，拍摄尽量涵盖视盘、视网膜血管、黄斑结构；血管充盈状态及轮廓；病灶位置、大小、荧光素渗漏情况；可根据需要变动方位，如以病灶为圆心拍摄，或向更周边部移动。

e. 造影报告：结合患者病史和眼底彩照，阅读造影图片，描述造影所见，如有可能给出参考诊断；选择有代表性的图片出具图文报告，并签署报告者姓名。

【检查相关宣教和注意事项】

荧光素钠是一种无毒染料，大部分患者均可耐受，少数可感觉恶心。若出现明显呕吐、皮疹或晕厥，应立即停止造影，予抗过敏、抗休克等治疗。检查完成后建议患者留观 20 分钟。

荧光素钠不参与机体代谢，大部分经肾脏随尿液排出，告知患儿检查后适当多饮水。儿童检查后出现皮肤对光的瘙痒、皮肤色黄、尿液黄染等，须及时跟患儿父母解释说明，避免引起恐慌或纠纷。

参考文献

[1] HAYREH S S. Recent advances in fluorescein fundus angiography. Br J Ophthalmol，1974，58（4）：391-412.

[2] JIANG Z，SUN L，HOU A，et al. Oral fluorescein angiography with ultra-wide-field scanning laser ophthalmoscopy in pediatric patients precis: Oral fluorescein angiography in children. J Clin Med，2022，11（18）：5421.

[3] YAMAO S，TSUJIOKA T，TAKADA R，et al. Utility of oral fluorescein angiography with ultra-wide field imaging system for evaluation of various retinal disorders. Retina，2021，41（6）：1338-1345.

[4] GARCIA C R，RIVERO M E，BARTSCH D U，et al. Oral fluorescein angiography with the confocal scanning laser ophthalmoscope. Ophthalmology，1999，106（6）：1114-1118.

[5] KORNBLAU I S，EL-ANNAN J F. Adverse reactions to fluorescein angiography: A comprehensive review of the literature. Surv Ophthalmol，2019，64（5）：679-693.

第五节　儿童眼部 A/B 型超声检查

【概述】

　　眼科超声检查是一项成本效益高、应用极为广泛的附加诊断手段。特别是 A/B 型眼部超声，这两种方式常用于检测各种眼底异常。

　　A 型超声能生成一维影像，并在组织识别上具有较高的精准度，是诊断眼内肿瘤和眼眶问题的有力工具。借助其高轴向分辨率，能够测量前房的深度、晶状体的厚度、玻璃体腔的长度以及整个眼轴的长度。这些数据不仅能用于生物结构的测量，还能自动转换为人工晶状体所需的准确度数。A 型超声也用于角膜厚度的测量，其精度可达到 5μm，通常用于角膜屈光手术前的评估，也适用于角膜厚度与眼压的相关分析。

　　B 型超声则通过光点来表示回声，这些光点在屏幕上组成二维图像。光点的亮度代表回声的强度：回声越强，光点越亮。当屈光间质不透明时，B 型超声探测是了解眼内情况的方法之一，可检查白瞳症、屈光间质不清、视网膜和脉络膜脱离、眼底隆起物、眼球萎缩、原因不明的视力减退和高眼压、可疑眼内寄生虫和后巩膜炎、术后浅前房、玻璃体混浊或积血；各种原因引起的眼球突出，如肿瘤、炎症、血管病及假性眼球突出；可疑眼球筋膜炎、原因不明的视力减退及眼球运动障碍；泪囊区、眼睑和眶缘肿物及眼肌和视神经的测量；眼球穿通伤及后部破裂伤、异物定性和磁性试验、可疑眶内血肿或气肿；可疑炎症、肿瘤、囊肿、血管畸形等。

　　针对儿童患者，由于他们通常难以很好地配合检查，特别是 4 岁以下的幼儿，建议在使用镇静剂后进行超声检查。这样做能提高成像质量，并降低检查过程中可能导致的伤害风险。

【设备和原理】

　　尽管市面上有各式各样的眼科 A/B 超声检测设备，其基础工作原理实际上相当一致。超声波，一种高于人类听力范围的高频声波，已在医学界广泛应用，其独特的传播方式和生物效应为疾病诊断提供了强有力的工具。在医学超声检查中，纵波是最常见的波形，其特点是介质内部质点的振动方向与声波的传播方向一致。这种超声检查利用声波在不同组织内的反射原理，捕捉病变的形态、结构和尺寸。因为超声波在介质中的传播产生不同程度的声能反射、吸收和透射，因此，不同的信号会被记录并在超声设备上转化为可解读的图像。目前最新的眼部全频超声平台支持多达 7 种不同功能的超声探头，实现了一机多用的优势。这包括标准化 A 超，用于生物测量和人工晶状体（intraocular lens, IOL）的度数计算，以及 B 超（10MHz、20MHz）、超声生物显微镜（ultrasound biomicroscopy, UBM, 25MHz 和 50MHz）。

【检查方法】

　　1. 检查前准备　成人患者检查前应询问有无全身其他系统疾病，评估检查耐受性。

对不能配合检查的小儿患者,常在检查前应用镇静剂,待患儿熟睡后行 A/B 超检查。检查时应备齐抢救用具,在至少一名医生与护士的监护下进行。

2. 操作规范　B 型超声检查时,患者取舒适卧位,双眼轻闭,在眼睑皮肤面涂上耦合剂,将探头置于眼睑表面,使声束垂直于被检测界面。选择不同的切线方向进行图片采集,并准确记录钟点位置。先检查眼球正面,当看到眼球壁后视神经的 V 形阴影时,做经过黄斑部的水平和垂直扫描;然后嘱患者转动眼球或者检查者转动探头,依次从眼球上方、鼻上、鼻侧、鼻下、下方、颞下、颞侧、颞上完成 9 个方位的全面扫查。关注病变位置、形状、大小、内部及边界回声、活动度、透声性、有无声衰减、有无压缩性及与周围组织关系。

A 型超声检查时,患者取舒适卧位,双眼应用局麻药物麻醉角膜。探头预先使用消毒剂进行清洗后晾干。探头直接、平滑地放置于角膜中心,待系统自动记录数据完成后拿开,注意操作不要刮伤角膜。检查完毕后滴用抗生素眼药水。

3. 检查后宣教和注意事项　A 超检查后嘱患者半小时内不要揉眼,防止在麻醉药物作用下损伤角膜。

【 常见儿童的 A 超报告示例 】

1. 正常不同年龄段 A 超检查眼轴长度值　新生儿的眼轴长度约为 16.5mm,出生后 3 月龄时约为 19mm,9 月龄时约为 20mm;在 3 岁之内增长较快,共约增长 5mm。3～15 岁一般增长较为缓慢。

眼轴长度 6 岁时约为 22.46mm,随后每年平均以 0.09mm 的速度增长,7～8 岁时增长幅度最为明显(0.22mm),15 岁时约为 23.39mm。6 岁时眼轴长度的参考区间为 20.93～23.98mm,其跨度超 3mm;15 岁时眼轴长度的参考区间为 22.10～24.68mm,跨度为 2.58mm(表 1-5-1)。

表 1-5-1　6～15 岁学龄儿童眼轴长度的参考区间

年龄 / 岁	均值 /mm	参考区间 /mm
6	22.46	20.93～23.98
7	22.56	21.07～24.04
8	22.78	21.30～24.27
9	22.95	21.45～24.46
10	23.13	21.60～24.67
11	23.26	21.71～24.80
12	23.32	21.79～24.84
13	23.36	22.07～24.65
14	23.37	21.92～24.82
15	23.39	22.10～24.68

2. 常见儿童 A 超异常报告(图 1-5-1)

眼别：右眼 　　　　　　　　　　　　　　　　眼别：左眼

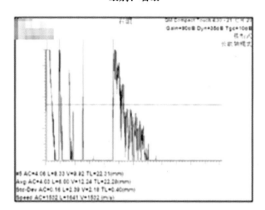
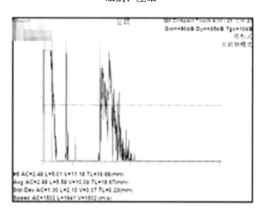

接触式	长眼轴模式	正常眼

选择的测量	前房(mm)	晶体(mm)	玻璃体(mm)	眼轴长(mm)
m/s	1532	1641	1532	
#1	4.29	3.77	14.44	22.50
#2	4.02	8.45	10.11	22.58
#3	3.83	3.69	14.17	21.69
#4	4.02	8.33	9.88	22.23
#5	**4.06**	**8.33**	**9.92**	**22.31**
#6	4.02	3.57	14.48	22.07
#7	3.79	8.45	9.88	22.12
#8	3.91	3.53	14.59	22.03
#9	4.14	3.49	14.40	22.02
#10	4.25	8.41	10.57	23.23
Avg	4.03	6.00	12.24	22.28
Stat-2	4.25	8.41	9.88	22.54
Std-Dev	0.16	2.39	2.18	0.40

接触式	长眼轴模式	正常眼

选择的测量	前房(mm)	晶体(mm)	玻璃体(mm)	眼轴长(mm)
m/s	1532	1641	1532	
#1	2.53	5.09	11.07	18.68
#2	2.11	5.05	10.88	18.03
#3	2.49	4.84	11.26	18.59
#4	2.68	4.76	11.34	18.78
#5	2.60	4.84	11.34	18.78
#6	**2.49**	**5.01**	**11.18**	**18.68**
#7	6.86	11.98	0.00	18.84
#8	2.87	4.64	11.18	18.69
#9	2.72	4.76	11.45	18.93
#10	2.57	4.96	11.22	18.75
Avg	2.99	5.59	10.09	18.67
Stat-2	6.86	11.98	0.00	18.84
Std-Dev	1.30	2.13	3.37	0.23

A

眼别：右眼 　　　　　　　　　　　　　　　　眼别：左眼

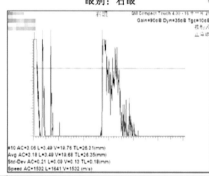
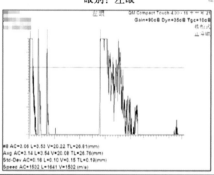

接触式	正常眼	正常眼

选择的测量	前房(mm)	晶体(mm)	玻璃体(mm)	眼轴长(mm)
m/s	1532	1641	1532	
#1	2.91	3.53	19.76	26.20
#2	2.99	3.45	19.61	26.04
#3	3.49	3.53	19.42	26.43
#4	3.37	3.41	19.53	26.31
#5	3.41	3.45	19.76	26.62
#6	3.41	3.41	19.80	26.61
#7	2.99	3.49	19.72	26.20
#8	3.14	3.73	19.61	26.48
#9	2.99	3.45	19.84	26.27
#10	**3.06**	**3.49**	**19.76**	**26.31**
Avg	3.18	3.49	19.68	26.35
Stat-2	3.49	3.53	19.42	26.43
Std-Dev	0.21	0.09	0.13	0.18

接触式	正常眼	正常眼

选择的测量	前房(mm)	晶体(mm)	玻璃体(mm)	眼轴长(mm)
m/s	1532	1641	1532	
#1	3.41	3.61	20.15	27.16
#2	3.06	3.41	20.07	26.54
#3	3.29	3.69	19.88	26.86
#4	3.22	3.45	20.03	26.69
#5	3.33	3.69	19.80	26.83
#6	2.87	3.49	20.07	26.43
#7	3.06	3.53	20.30	26.89
#8	**3.06**	**3.53**	**20.22**	**26.81**
#9	2.99	3.45	20.26	26.69
#10	3.10	3.61	19.99	26.71
Avg	3.14	3.54	20.08	26.76
Stat-2	3.33	3.69	19.80	26.83
Std-Dev	0.16	0.10	0.15	0.19

B

图 1-5-1　儿童眼部 A 超异常报告

A. 男童，4 岁，左眼眼轴<20mm，诊断左眼真性小眼球；B. 男童，5 岁，双眼眼轴>26mm，诊断双眼高度近视。

【常见儿童眼底病 B 超图像】（图 1-5-2）

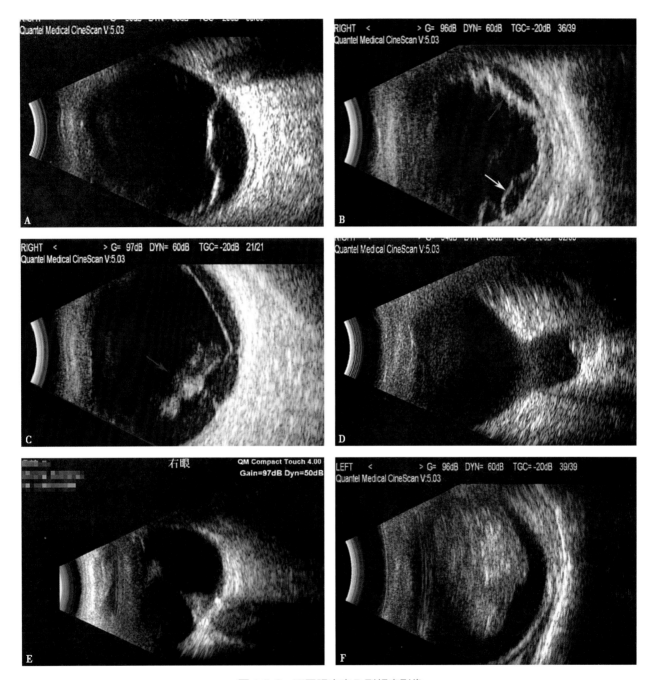

图 1-5-2　不同眼底病 B 型超声影像

A. B 超示视盘前与视盘相连条形光带，诊断视网膜脱离；B. B 超示与视盘相连上侧粗光带，为脉络膜脱离（红色箭头示），下侧略细光带，为视网膜脱离（黄色箭头示），诊断视网膜脱离合并脉络膜脱离；C. B 超示玻璃体腔内局部高回声（红色箭头示），条索状细光带，诊断为玻璃体混浊伴增殖；D. B 超示视盘前凹陷暗区，诊断牵牛花综合征；E. B 超示视盘与晶状体相连条形回声，诊断永存原始玻璃体动脉；F. B 超示左眼玻璃体腔内球壁前实性光团，边界尚清，内见强光斑，后方声影，诊断视网膜母细胞瘤。

参考文献

[1] 中华预防医学会公共卫生眼科分会. 中国学龄儿童眼球远视储备、眼轴长度、角膜曲率参考区间及相关遗传因素专家共识(2022 年). 中华眼科杂志, 2022, 58(02): 96-102.

[2] LAHHAM S, SHNITER I, THOMPSON M, et al. Point-of-care ultrasonography in the diagnosis of retinal detachment, vitreous hemorrhage, and vitreous detachment in the emergency department. JAMA Network Open, 2019, 2(4): e192162.

[3] SILVERA V M, GUERIN J B, BRINJIKJI W, et al. Retinoblastoma: What the neuroradiologist needs to know. AJNR Am J Neuroradiol, 2021, 42(4): 618-626.

第六节　儿童视网膜电图检查

【概述】

儿童眼底病种类繁多，表现多样，如若眼底疾病不能及时被发现，延误诊断和治疗，可能会造成严重视功能损害，影响患儿身心健康发育，给其家庭和社会造成沉重负担。然而儿童的视功能评价却十分困难。临床常用的视力和视野检查，均为主观方法，均需受检者的高度配合。视觉电生理检查作为客观的视功能检查，对于儿童眼底病评估，显得尤其重要。

临床常用的视觉电生理检查项目包括：视网膜电图（electroretinogram，ERG）、多局部视网膜电图（multifocal electroretinogram，mf ERG）、视觉诱发电位（visual evoked potential，VEP）和眼电图（electro-oculography，EOG）。其中 ERG 检查根据刺激类型不同又可分为全视野 ERG（也称闪光 ERG，fERG）和图形 ERG（pERG），前者用于记录全视网膜的总和反应，后者则可反映黄斑区视网膜及神经节细胞功能。而 mf ERG 技术是记录后极部视网膜局部电生理反应的一种方法。VEP 也分为闪光 VEP（FVEP）和图形 VEP（PVEP）。PERG、mf ERG 和 PVEP 均需受检者固视，在儿童中使用不多。本节中重点介绍 fERG 和 FVEP。

儿童的视功能处于快速发展期，因此，视觉电生理检查从检查流程到结果解读，都须结合年龄及发育特点、配合程度进行综合分析，才能更好地进行儿童视功能评估。

【设备和原理】

常用于儿童 ERG 检查的设备有台式的（如罗兰眼电生理检查设备）和手持的（如 Reteval），两者原理类似。

1. 罗兰眼电生理检查设备　罗兰电生理分为 fERG、pERG 和 mf ERG 检查。PVEP 要求患者视力 0.1 以上，FVEP 可以检查视力小于 0.1 的患者。Ganzfeld 闪光刺激器采用 LED 即发光二极管闪光光源，记录电极（红色）为接触角膜、球结膜的电极，参考电极（蓝色）连接双眼外眦，接地电极（黑色）放置在前额正中（图 1-6-1）。患者坐位、非接触、自主配合检查，主要适用于大龄儿童及成人。

2. Reteval 电生理检查设备　Reteval 是一种小型手持式免散瞳 fERG 记录系统，由于其记录电极为皮肤电极，不直接接触角膜，可用于任何年龄段受检者，无法自主配合的儿童（4 岁以下常见）须全麻下进行检查。由一个直径为 60mm 的小圆顶对全视野发出闪光刺激，通过 3 种颜色的发光二极管（红色，621nm；绿色，530nm；蓝色，470nm）的组合来呈现可见的"白色"刺激，仪器可实时测量瞳孔大小，通过调整亮度补偿瞳孔面积的变化，对视网膜提供恒定照度刺激，并通过放置在下眼睑特定位置的皮肤电极接受视网膜电信号，记录全视野闪光 ERG。其测试程序、结果解释简单，可即时提供定量结果，较传统 ERG 记录系统更适合大规模筛查和小龄儿童的检查和评估。

【检查方法】

此处以 Reteval 手持电生理检查仪为例。

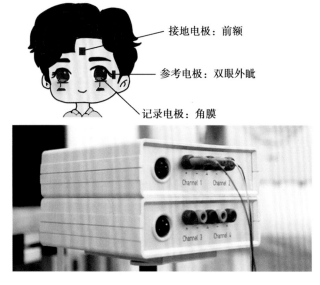

接地电极：前额

参考电极：双眼外眦

记录电极：角膜

图 1-6-1　罗兰电生理检查仪电极连接示意图

1. 检查前准备

（1）患儿如须进行暗适应 ERG 检查，在检查前 2 小时内避免眼底强光刺激；

（2）做好患儿电极连接处的皮肤清洁工作，减少电极阻抗；

（3）向患儿及陪同家长讲述检查中所需注意事项，减少因配合不佳所导致的误差。

2. 操作规范

（1）电极连接：取出皮肤电极按照电极说明书图示贴合。电极贴粘贴位置为下眼睑处，使顶端（小头）位于瞳孔正下方，距眼球 2mm；另一顶端沿眼眶达太阳穴附近使电极贴集束电路端（导线夹连接处）垂直朝下。

（2）患者检查时眼部置于闪光刺激器内，平视前方，注视刺激器内的红色固视灯。操作人员观察屏幕使得患者瞳孔在绿色检查圈内并被捕捉。

（3）做完单项检查后，该次结果图形会出现在设备显示屏上，如果对该次结果存在质疑，可选择"重复"光标进行复检，勾选满意曲线。

3. 检查后宣教和注意事项

（1）环境要求：检查所处环境尽量做到安静无噪声；因某些检查项目要求背景光亮度为 0cd，故测试时需要提供黑暗环境。

（2）患者叮嘱：测试过程中患者放松，并注视固视灯，尽量不眨眼。切忌检查过程中咳嗽说话、晃动身体。

【FERG 结果解读和儿童正常值的建立】

FERG 是一种可通过测量视网膜对光刺激所引发的电位反应来评估全视网膜功能的检查设备。国际临床视觉电生理学会（the International Society for Clinical Electrophysiology of Vision，ISCEV）制定的标准全视野 ERG 至少记录 5 个波形，分别为暗适应 0.01ERG（又称视杆细胞反应）、暗适应 3.0ERG（又称最大反应或混合反应）、暗适应 3.0 震荡电位（又称震荡电位）、明适应 3.0ERG（又称视锥细胞反应）、明适应 3.0 闪烁光 ERG（又称 30Hz 闪烁光反应）。其中，a 波主要反映光感受器的电活动，b 波主要起源于视网膜内层双极细胞及 Müller 细胞的共同电活动，OPs 波被认为与视网膜微循环有关。图 1-6-2 展示了正常 ISCEV 五步法标准 fERG 图。

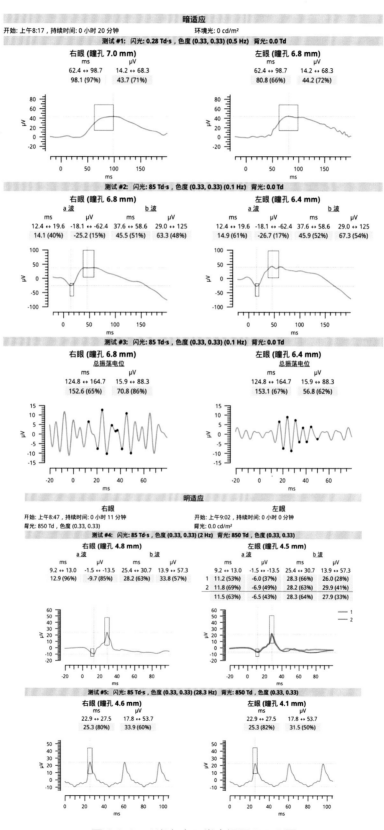

图 1-6-2　4 岁女童正常全视野 fERG 图

笔者团队建立了18岁以下儿童皮肤电极明适应3.0fERG的正常值参考数据（表1-6-1）。

表1-6-1　0～18岁健康儿童明适应3.0fERG正常值（30Hz闪烁光反应）

年龄/岁	潜伏时间/ms					振幅/μV				
	最小值	5分位数	50分位数	95分位数	最大值	最小值	5分位数	50分位数	95分位数	最大值
1	25.66	27.26	28.66	30.56	32.76	−0.68	6.32	18.32	35.32	58.32
2	24.22	25.82	27.22	29.12	31.32	2.22	9.22	21.22	38.22	61.22
3	23.26	24.86	26.26	28.16	30.36	4.48	11.48	23.48	40.48	63.48
4	22.62	24.22	25.62	27.52	29.72	6.23	13.23	25.23	42.23	65.23
5	22.20	23.80	25.20	27.10	29.30	7.58	14.58	26.58	43.58	66.58
6	21.92	23.52	24.92	26.82	29.02	8.63	15.63	27.63	44.63	67.63
7	21.75	23.35	24.75	26.65	28.85	9.43	16.43	28.43	45.43	68.43
8	21.64	23.24	24.64	26.54	28.74	10.04	17.04	29.04	46.04	69.04
9	21.58	23.18	24.58	26.48	28.68	10.51	17.51	29.51	46.51	69.51
10	21.54	23.14	24.54	26.44	28.64	10.85	17.85	29.85	46.85	69.85
11	21.53	23.13	24.53	26.43	28.63	11.10	18.10	30.10	47.10	70.10
12	21.54	23.14	24.54	26.44	28.64	11.29	18.29	30.29	47.29	70.29
13	21.55	23.15	24.55	26.45	28.65	11.41	18.41	30.41	47.41	70.41
14	21.57	23.17	24.57	26.47	28.67	11.49	18.49	30.49	47.49	70.49
15	21.59	23.19	24.59	26.49	28.69	11.54	18.54	30.54	47.54	70.54
16	21.61	23.21	24.61	26.51	28.71	11.55	18.55	30.55	47.55	70.55
17	21.64	23.24	24.64	26.54	28.74	11.55	18.55	30.55	47.55	70.55
18	21.67	23.27	24.67	26.57	28.77	11.53	18.53	30.53	47.53	70.53

【常见儿童眼底病的 fERG 示例】（图 1-6-3）

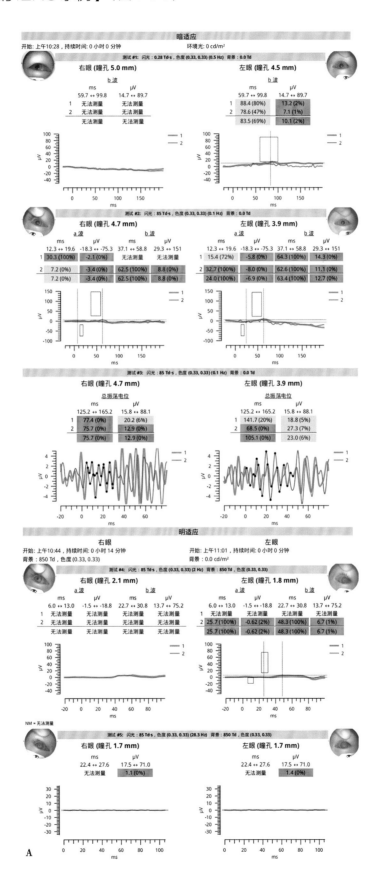

A

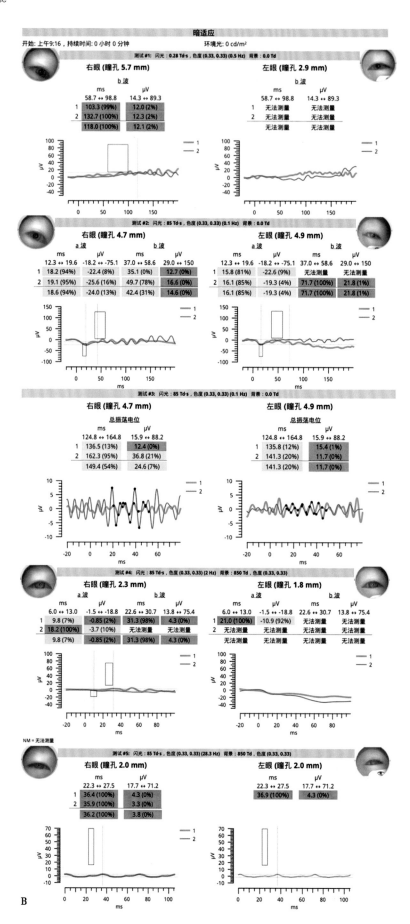

B

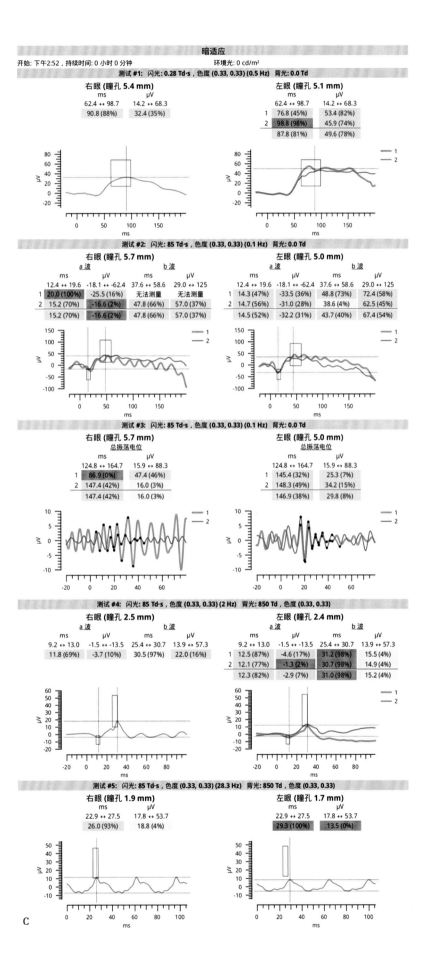

c

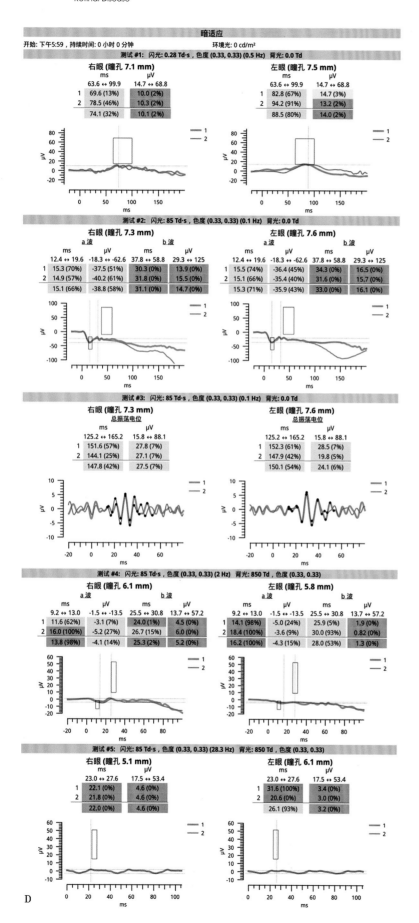

图 1-6-3　各种眼底病 ERG 表现

A. 女童，7 岁，发现双眼夜盲 3 年余；既往运动功能障碍，日常易摔跤，视力：右眼 +0.25DS/-0.75DC×10，矫正至 0.7，左眼 +1.5DS/-1.50DC×180，矫正至 0.4，临床诊断为双眼视网膜色素变性（retinitis pigmentosa，RP），fERG 显示双眼视杆及视锥细胞均熄灭；后经基因检测确认 PANK2 复合杂合突变所致 RP；B. 男童，4 岁，体检发现双眼视力差 1 个月余；最佳矫正视力（best corrected visual acuity，BCVA）右眼 0.3，左眼 0.2，临床诊断为青少年性视网膜劈裂症，fERG 显示双眼暗适应 3.0ERG 的 a、b 波倒置（b/a < 1），视杆及视锥细胞反应均显著延迟、振幅均显著降低；基因检测确认 RS1 基因致病性突变存在；C. 男童，4 岁，体检发现双眼眼底异常；BCVA 右眼 0.8，左眼 0.6，双眼 fERG 除左眼视锥反应轻度延迟、振幅轻度降低外其余反应均正常；基因检测发现 OPA1 基因突变，确诊为双眼常染色体显性视神经萎缩；D. 男童，6 岁，发现双眼近视 1 个月；双眼 -4.25D，BCVA 0.3（右眼）、0.2（左眼），fERG 显示双眼暗适应 3.0ERG 的 a、b 波倒置（b/a < 1），双眼视杆细胞反应轻度降低，双眼视锥细胞反应显著降低；高度疑诊为双眼先天性静止性夜盲；后经基因检测确诊为 CACNA1F 基因突变引起的不完全型双眼先天性静止性夜盲。

参考文献

[1]　李世迎，王刚. 重视临床视觉电生理检查的规范应用. 第三军医大学学报，2015，37（12）：1174-1177.

[2]　DAVIS C Q，HAMILTON R. Reference ranges for clinical electrophysiology of vision. Doc Ophthalmol，2021，143（2）：155-170.

[3]　ZHANG T，LU J，JIANG Z, et al. The development of electroretinographic oscillatory potentials in healthy young children. J Clin Med，2022，11（19）：5967.

[4]　WAN W，CHEN Z，LEI B. Increase in electroretinogram rod-driven peak frequency of oscillatory potentials and dark-adapted responses in a cohort of myopia patients. Doc Ophthalmol，2020，140（2）：189-199.

[5]　ZHANG T，LU J，SUN L, et al. Mydriasis-free flicker electroretinograms in 204 healthy children aged 0-18 years：Reference data from two cohorts. Transl Vis Sci Technol，2021，10（13）：7.

第七节　儿童视觉诱发电位检查

【概述】

视觉诱发电位（visual evoked potential，VEP）是评估整个视路，特别是视网膜皮质通路功能的电生理手段。须注意视觉系统中的任何缺陷都可导致 VEP 异常，只有整个视觉通路无病变，方可获得正常 VEP。与磁共振成像（magnetic resonance imaging，MRI）等检查解剖学和结构基础不同，VEP 使我们能够评估视觉通路的功能完整性，是记录视觉通路隐匿性病变的宝贵工具，可用于辅助诊断视神经纤维中的错误传导、毒性或营养性视神经功能障碍、视神经炎症、脑膜炎或缺氧引起的皮质盲等。

【设备和原理】

常用于儿童 VEP 检查的设备有罗兰眼电生理检查设备和 Reteval。

1. 罗兰眼电生理检查设备　罗兰电生理分为闪光 VEP（flash-VEP，FVEP）检查和图形 VEP（pattern-VEP，PVEP）检查。PVEP 要求被检者视力在 0.1 以上，FVEP 可检查视力 0.1 以下的患者。Ganzfeld 闪光刺激器采用 LED 即发光二极管闪光光源。患者坐位、非接触、自主配合检查，主要适用于大龄儿童及成人。

2. LKC Reteval 电生理设备　LKC Reteval 是一种手持便携式的电生理检查设备，是 FVEP，由于其检查电极不直接接触角膜，可用于任何年龄段受检者的检测。

【检查方法】

以 Reteval 手持电生理为例。

1. 检查前准备　患者检查前半小时内不能进行暗适应；做好患者电极连接处的皮肤清洁工作，减少电极阻抗；向患者讲述检查中所需注意事项，减少患者因配合所导致的误差。

2. 操作规范

（1）电极连接：正确连接 VEP 检查所需电极。

记录电极（红色）——脑后枕骨隆凸上方 2.5cm；

参考电极（黑色）——前额正中；

接地电极（绿色）——耳垂。

（2）患者检查时眼部置于闪光刺激器内，平视前方，注视刺激器内的红色固视灯。操作人员观察屏幕使得患者瞳孔在绿色检查圈内并被捕捉（内置瞳孔计在捕捉到瞳孔后会出现红色小圆圈，孔径大小为瞳孔实时大小。注：只有在捕捉到瞳孔后光标才移至"开始测试"处）。选择 VEP 模式，可以根据患者散瞳的情况，选择散瞳下做还是小瞳下做。

（3）做完单项检查后，该次结果图形会出现在设备显示屏上，如果对该次结果存在质疑（患者该项检查是有说话、咳嗽或闪光过程中多次闭上眼睛），可选择"重复"光标进行复检，勾选满意曲线。

（4）各项测试完成后，要保存检查结果。只有当结果保存完毕后才能进行充电或数据导出工作，否则会丢失该次检查数据。

【注意事项】

1．环境要求　行 VEP 检查时所处环境应尽量做到安静无噪声。

2．患者叮嘱　测试过程中患者放松，并注视固视灯，尽量不眨眼。切忌检查过程中咳嗽说话、晃动身体。

3．操作注意点　VEP 检查要求操作 2 次以上，观察 2 条曲线的重合度（操作者在检查过程中要观察患者状态，如在该次过程中患者出现打喷嚏、咳嗽等类似动作须在结束后重复测试或中断测试重新开始）。

【常见手持 VEP 检查结果示例】（图 1-7-1～图 1-7-3）

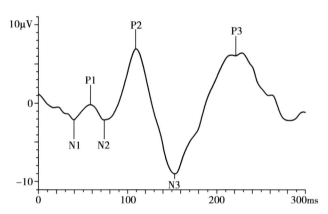

图 1-7-1　罗兰电生理检查仪的 FVEP 典型波形示意图

以 P2 波的振幅和潜伏期作为读图要点，振幅降低反应常见于视神经轴索变性类病变，
潜伏期延长反应则常见于视神经传导异常类疾病，如多发性硬化。

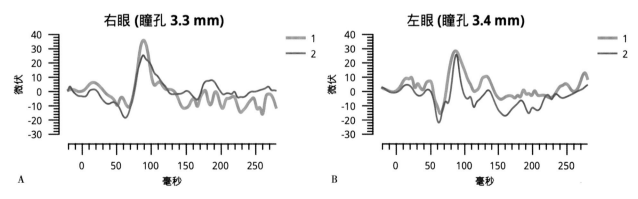

图 1-7-2　Reteval 电生理检查仪 FVEP 正常示意图

男童，6 岁，因发现左眼视力不佳就诊，右眼 +2.25D，矫正视力 0.6，左眼 −7.75D，最佳矫正视力 0.1；VEP 显示 P2 波潜伏期
100 毫秒左右，无延迟；双眼 P2 波振幅位于正常值范围，且双眼对称。

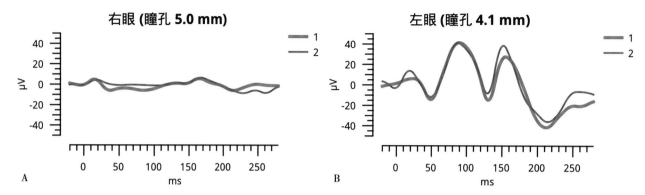

图 1-7-3　右眼外伤性视神经损伤患儿的 FVEP

男童，7 岁，因为右眼外伤后视力下降 5 年余就诊；患者 5 年前从高 3 米的楼上摔下，右侧面部着地；右眼外斜，右眼最佳矫正视力 0.05，左眼最佳矫正视力 1.0。A. VEP 显示右眼未见明显 P2 波形；B. 左眼 P2 波潜伏期和振幅正常；图片显示为两次重复测量的结果；绿色和黄色分别代表第一次和第二次测量。

参考文献

[1] ODOM J V，HOYT C S，MARG E. Eye patching and visual evoked potential acuity in children four months to eight years old. Am J Optom Physiol Opt，1982，59（9）：706-717.

[2] APKARIAN P，BOUR L J，BARTH P G，et al. Non-decussating retinal-fugal fibre syndrome. An inborn achiasmatic malformation associated with visuotopic misrouting，visual evoked potential ipsilateral asymmetry and nystagmus. Brain，1995，118（Pt 5）：1195-1216.

[3] GOOD W V，HOU C. Sweep visual evoked potential grating acuity thresholds paradoxically improve in low-luminance conditions in children with cortical visual impairment. Invest Ophthalmol Vis Sci，2006，47（7）：3220-3224.

[4] LI L，SU Y，CHEN C Z，et al. Sweep pattern visual evoked potential acuity in children during their periods of visual development. Ophthalmologica，2011，226（4）：220-227.

[5] HALFELD FURTADO DE MENDONCA R，ABBRUZZESE S，BAGOLINI B，et al. Visual evoked potential importance in the complex mechanism of amblyopia. Int Ophthalmol，2013，33（5）：515-519.

[6] EL-SHAZLY A A，EBEID W M，ELKITKAT R S，et al. Electroretinographic and visual-evoked potential changes in relation to chelation modality in children with thalassemia. Retina，2017，37（6）：1168-1175.

[7] MAHAJAN Y，CHING A，WATSON T，et al. Effect of sustained selective attention on steady-state visual evoked potentials. Exp Brain Res，2022，240（1）：249-261.

第八节　儿童眼电图检查

【概述】

眼电图（electrooculography，EOG）是一种测定在明、暗适应条件或药物诱导下眼静息电位发生变化的技术，反映了视网膜色素上皮和光感受器复合体的功能。EOG 检测的是持续存在的眼静息电位随光适应改变而产生缓慢变化的一种客观定量的视网膜功能检查。通常需要被检者配合眼球转动。产生 EOG 的重要前提是光感受器细胞与色素上皮的接触及离子交换。EOG 异常可反映视网膜色素上皮疾病、光感受器疾病、中毒性视网膜病变及脉络膜疾病等，如 Best 病、脉络膜肿瘤等。

儿童中 EOG 检测可靠与否，取决于其依从性和配合度。EOG 对于儿童来说，相对难实现但也并非完全不能克服。我们的实践证明，年龄在 5～6 岁及以上的许多儿童经训练后能够较好配合，从而记录到有效信息。

【设备和原理】

静息电位（resting potential）在眼球周围形成一个电场。眼球运动时，在其前后两端可测到一个约 6mV 的眼静息电位，角膜端为正极，眼底端为负极。记录 EOG 时，将两个记录电极分别安置在靠近内、外眦的皮肤上。当眼轴位于正位时，两记录电极间的电位相等，即不存在电位差；当眼球向内或向外转动时，就可产生电位差。当眼球向外眦方向转动时，外眦部电极靠近角膜，显示为正电位，内眦部电极靠近球后，显示负电位。当眼球由外眦转向内眦时，则相反。这个因眼球左右转动而形成的两个电极之间的电位差，就构成了 EOG。EOG 随明暗适应状态改变而发生明显变化。暗适应过程中电位值缓慢下降，随后又稍上升，下降至最低位时称为暗谷（dark trough）。明适应过程中电位值慢慢上升，随后稍下降，升至最高的电位值称为光峰（light peak）。光峰和暗谷的变化与视网膜色素上皮 - 光感受器复合体功能状态相关。

【检查方法】

1. 检查前准备　在进行检查之前，患儿应当在自然光环境中适应至少 30 分钟，以确保最佳的测试条件。避免在检查前进行任何形式的荧光素眼底血管造影或眼底摄影。瞳孔须扩大到最大程度，无须进行视力矫正。须嘱咐患者，检查期间头部须保持固定，通过转动眼球以追踪左侧或右侧的固定光源。建议在正式检查前进行简单的练习，以确保能够获取稳定、高质量的波形数据。

电极配置要求：电极材质可以选用氯化银或金杯。在 EOG 测试中，每只眼都需要两个记录电极，并且无须特别区分作用电极和参考电极。右眼的两个电极应连接至放大器的通道 1，并分别放置在右眼的外侧和内侧眦角。同样地，左眼的电极应连接至放大器的通道 2，置于左眼的外侧和内侧眦角。两电极之间的距离须等距放置，位于鼻子两侧（图 1-8-1）。所有电极共用一个接地电极，该接地电极可以选择放置在前额、头顶、耳垂或乳突上。

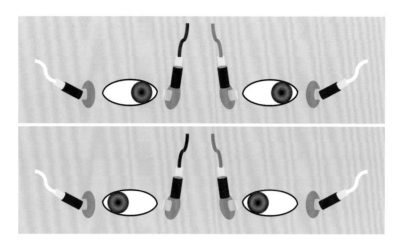

图 1-8-1　EOG 电极连接示意图
记录电极位置于每只眼睛的内、外眦附近；当眼睛进行快速水平方向扫视时：
从左到右，静电位的振幅在活动电极上被记录下来。

2．操作规范　在暗室环境下，确保患者有足够的时间适应暗环境（大约 5 分钟），之后开始暗适应检查。该检查总时长为 15 分钟，其中，每分钟内将进行 10 秒的数据记录，随后有 50 秒的间隔休息时间。完成暗适应检查后，系统将自动转入明适应检查，此时将打开刺激器的背景光。明适应检查的总时长和间隔时间与暗适应检查相同。如果在明适应检查过程中观察到了光峰波形，检查可提前终止。需要特别注意的是，无法配合固视视标的儿童不适宜进行 EOG 检查。

3．检查后宣教和注意事项　散瞳操作完成后，患者可能会经历临时的视近模糊，这是正常的现象。务必对患者进行适当的解释和安抚。另外，如果有部分儿童因配合度不佳而获得了不可靠的数据，应及时与其父母进行沟通和解释。

【EOG 主要测量指标及参考值】

暗谷电位（dark trough potential，DTP）：在暗适应过程中测得的眼静息电位的最小值。

光峰电位（light peak potential，LPP）：在明适应过程中测得的眼静息电位的最大值。

Arden 比（LPP/DTP）：Arden 比 =（光峰电位 / 暗谷电位）。

目前 EOG 还没有一个标准的正常参考值。在上述 EOG 检测指标中，Arden 比是应用最多且最有价值的一个指标。一般认为，Arden 比 ≤1.5 为异常降低，≥2.0 为正常，介于 1.5 和 2.0 之间为临界值（图 1-8-2）。建议 EOG 使用者在检测过程中建立自己的 EOG 标准。

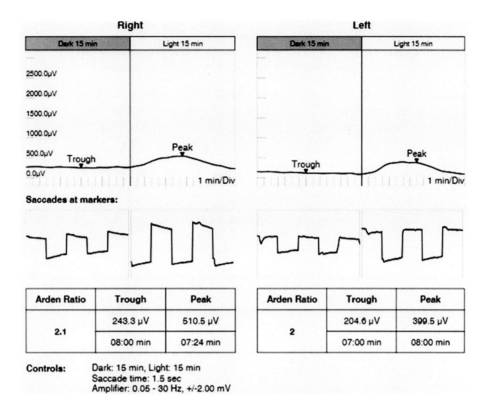

图 1-8-2　正常 EOG 图

EOG 示右眼 Arden 比为 2.1，左眼为 2.0。

【常见儿童眼底病的 EOG 示例】（图 1-8-3）

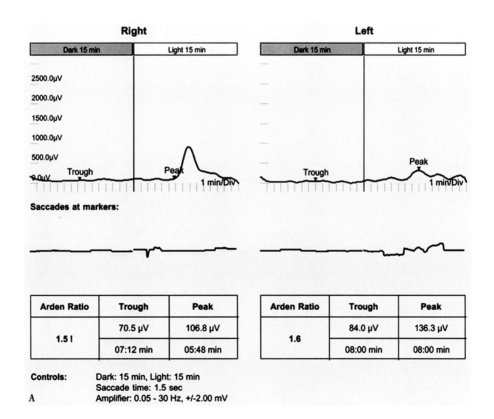

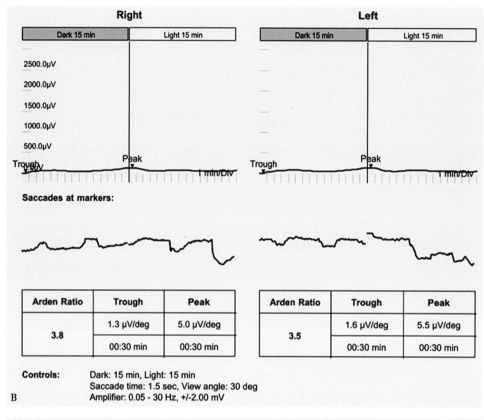

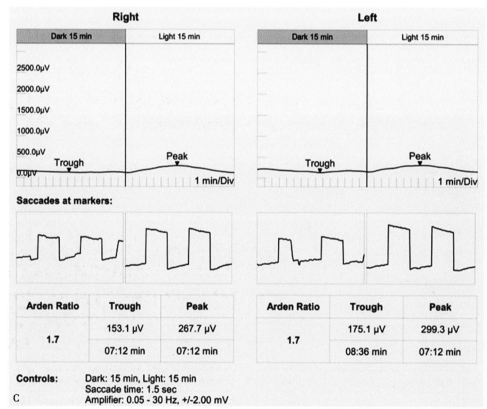

图 1-8-3　不同眼底疾病 EOG 示例

A. 女童，6 岁，确诊为卵黄样黄斑营养不良，DTP、LPP 振幅下降，Arden 比下降；B. 男童，11 岁，确诊为常染色体隐性卵黄样黄斑营养不良，DTP、LPP 振幅下降，Arden 比正常；C. 男童，9 岁，脉络膜骨瘤，DTP、LPP 振幅下降，Arden 比下降。

参考文献

[1] BROWN M，MARMOR M，VAEGAN，et al. ISCEV standard for clinical electro-oculography（EOG）2006. Doc Ophthalmol，2006，113（3）：205-212.

[2] MARMOR M F，BRIGELL M G，MCCULLOCH D L，et al. ISCEV standard for clinical electro-oculography（2010 update）. Doc Ophthalmol，2011，122（1）：1-7.

[3] CONSTABLE P A，BACH M，FRISHMAN L J，et al. ISCEV standard for clinical electro-oculography（2017 update）. Doc Ophthalmol，2017，134（1）：1-9.

第九节　儿童视野检查

【概述】

与成人类似,视野评估在儿童视神经疾病、视路疾病、大脑皮层性视损伤、青光眼等疾病中具有至关重要的作用。视野检查可以发现包括偏盲、视野狭窄等在内的视野缺损,从而协助诊断,有助于疾病随访和疗效观察。

视野检查是心理物理学检查的一个分支,其结果受到认知水平和患者配合度的直接影响。在儿童群体中,由于他们的理解能力有限、注意力容易分散,并且易受环境干扰,进行可靠的视野检查具有相当的挑战性。此外,现行的视野检查依赖于针对成人制定的正常值数据库,尚未建立适用于不同年龄段儿童的正常值范围。这进一步限制了检查结果的准确性。据 2015 年 Dipesh EP 等人的研究,5～6 岁儿童 Humphrey 24-2 视野的平均偏差值日(mean deviation,MD)值约为 -3.22 ± 1.16,之后每年增长约 0.3,在 12 岁左右达到成人水平(-0.58 ± 1.05)。

近年来,一些针对儿童特点设计的专用视野计,如矢量扫视动态视野(saccadic vector optokinetic perimetry,SVOP)等,已逐渐出现在市面上。然而,目前临床应用最广泛的视野计仍然是基于成人需求设计的。尽管如此,这些设备在检查策略和算法方面已经进行了一系列针对儿童的优化尝试。例如,Humphrey 视野计的 SITA 算法、Octopus 视野计的 TOP 算法,以及 Oculus Easyfield 视野计的 SPARK 算法等,都致力于更有效地吸引儿童的注意力、减少检查所需时间,以提高儿童在视野检查中的配合度。

【设备和原理】

目前临床上常用的视野计主要为各种类型的全自动静态视野计(automated static perimetry,ASP)。这类检查须在矫正屈光状态后进行,受试者在保持中心注视的状态下,用余光观察光标,并通过手中按钮进行记录。受试者首次检查前须进行学习,检查的配合程度可根据假阴性/假阳性率进行判读。

【检查方法】

1. 检查前准备　受检者须保持瞳孔自然散大状态,避免缩瞳或散瞳。进行中心视野(30°或更小)检测时,须根据验光结果矫正屈光度。周边视野检测可不矫正屈光度,因为使用眼镜反而可能因为眼镜框架的阻挡影响周边视野检查。

检查前应在视野计的背景光下进行亮度适应,一般需 5 分钟,使得受检者的视网膜能充分适应视野计亮度。受检者在检查前需要进行学习,一般儿童检查需学习的时间相较成人更久,需要检查者更多的耐心与讲解。如可能,儿童受试者第一次使用预检程序行预检查,让受检者更好地理解检查过程获得其配合。然后再进行二次正式检查。但须注意预检查不宜持续过久,否则正式检查时儿童注意力可能难以集中。如果出现儿童注意力欠集中的情况,可分次分别完成两眼检查。

2. 操作规范　检查过程中，须注意受检者要时刻保持清醒、固视，并保持视轴、额头、矫正镜片在正确的位置。如出现固视点漂移，须及时提示受检者注意。另外儿童受检者常出现头位的改变，比如转头、晃动等。可由医护或者家属帮助受试者固定头位。如受试者注意力无法集中，应适当中断、休息，进一步指导。

3. 检查后宣教和注意事项　儿童受试者进行视野检查，常会因配合情况，需要重复检测。须和患儿父母解释说明。

【Easyfield 视野结果报告解读】（图1-9-1）

Easyfield 视野结果报告，主要含以下信息：①患者信息；②可靠性评价指标；③阈值图；④灰度图；⑤阈值总偏差图；⑥模式偏差图；⑦总偏差概率图；⑧模式偏差概率图；⑨视功能评估指标（图1-9-1A）。可靠性评价指标包括假阳性率（% error, false positive）：患者在没有光标刺激存在时却表示能看见，记录为假阳性反应；固视丢失率（% losses, fixation check）：检查过程中，视野计不时在生理盲点中央呈现高刺激强度的光标，如果受检者有反应，则记录一次固视丢失；以及检查持续时间（duration）等（图1-9-1B）。阈值图反映测量得到的原始数据，即每个位点的光敏感度，单位为dB，0dB为最强，100dB为最弱，数值越大表示光敏感度越佳（图1-9-1C）。灰度图根据阈值图生成，用不同的色阶直观地表示不同的视敏度（图1-9-1D）。阈值总偏差图表示每一个位点的阈值和同年龄组的正常值进行比较后的差值，偏差绝对值越大代表差异越大，正值表示该部位阈值高于同年龄组，负值表示该部位阈值低于同年龄组（图1-9-1E）。模式偏差图是由E图经过模式矫正后得出，比如老年人眼睑下垂、屈光间质混浊、瞳孔散大等导致视野敏感度下降的因素，结果更加可靠（图1-9-1F）。总偏差概率图（图1-9-1G）与E图对应，即A图中⑦与⑤对应，分别表示E图中对应部位的异常在正常人群中出现的概率（P），P值低于5%、2%、1%、0.5%用相应的符号标记出来，如黑色方框$P<0.5$%可以理解为正常人群中只有小于0.5%的人会出现该点所对应的值，所以该点异常的可能性很大，通常$P<0.5$%才是应关注的。模式偏差概率图（图1-9-1H）与F图对应，即A图中⑧与⑥对应，分别表示F图中对应部位的异常在正常人群中出现的概率（P），对于结果判断最有意义，其忽略掉正常范围的变化，使细小的极有可能被忽视的变化突出出来，一些早期缺损可以较灰度图更早反映出来。视功能评价指标（图1-9-1I）主要包括：MD（mean deviation）反映由各种因素导致的平均视敏度下降，可以来源于屈光间质的混浊，也可以来源于视神经受损，正常人在0dB左右；PSD（pattern standard deviation）能够滤过那些由屈光间质混浊引起的视敏度下降。两者的绝对值分别代表整体和局部视野缺失。

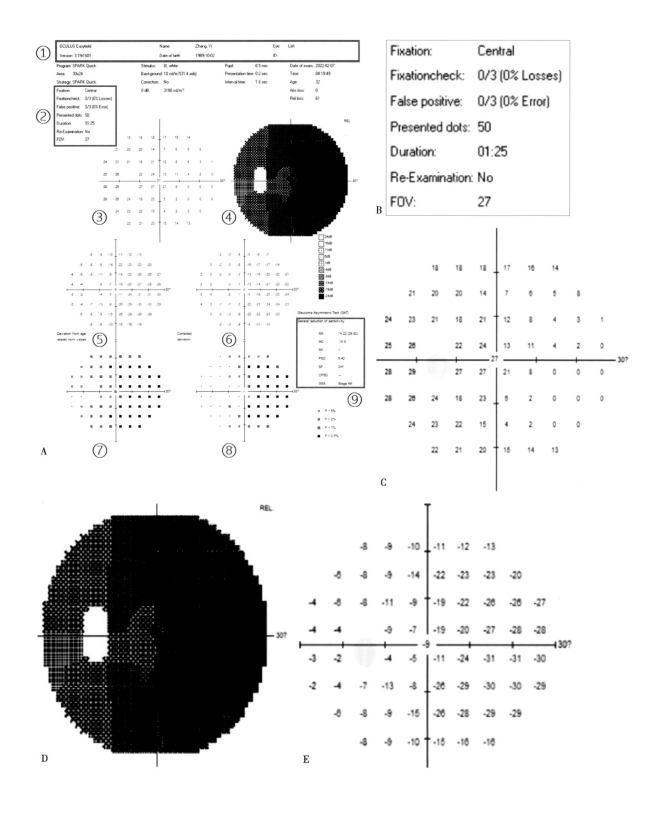

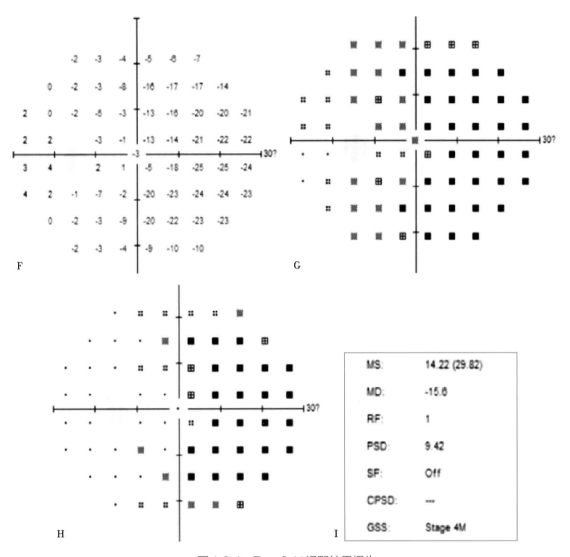

图 1-9-1　Easyfield 视野结果报告

A. Easyfield 视野计结果报告；B. 可靠性评价指标；C. 阈值图；D. 灰度图；E. 阈值总偏差图；
F. 模式偏差图；G. 总偏差概率图；H. 模式偏差概率图；I. 视功能评估指标。

【常见儿童眼底病视野示例】（图1-9-2）

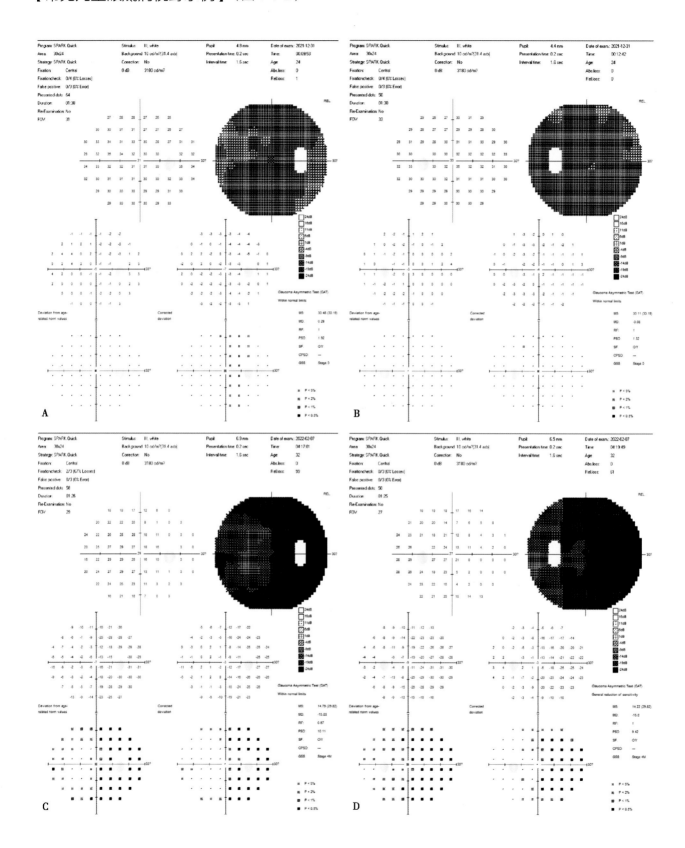

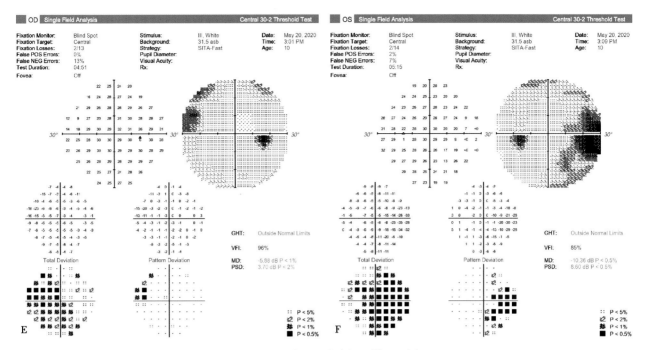

图 1-9-2　常见眼底病视野结果示例

A、B. 儿童双眼正常视野（Easyfield）：灰度图可见双眼存在部分视野缺损，但须注意，灰度图是直接把测得的视敏度用不同的色阶表示，只是一个粗略的定性表达；实际上，实测的视敏度受年龄影响很多；该检查结果中重点在于总偏差概率图和模式偏差概率图均显示，与同年龄正常者相比，无明显视敏度下降或视野缺损；C、D. 颅脑外伤年轻患者，双眼同侧偏盲：右眼颞侧、左眼鼻侧偏盲（Easyfield）；E、F. 男童，10 岁，双眼青光眼视野改变：右眼鼻侧阶梯状暗点，左眼上下方鼻侧视野缺损（Humphrey）。

参考文献

[1] SEAN P D, AARON P. SITA visual field testing in children. J Pediatr Ophthalmol Strabismus，2001，5（2）：114-117.

[2] DIPESH E P, PHILIPPA M C, BRONWEN C W, et al. Study of optimal perimetric testing in children（OPTIC）：Normative visual field values in children. Ophthalmology，2015，122（8）：1711-1717.

[3] TSCHOPP C, SAFRAN A B, VIVIANI P, et al. Automated visual field examination in children aged 5-8 years. Part Ⅰ：Experimental validation of a testing procedure. Vision Res，1998，38（14）：2203-2210.

[4] Cummings M F，van Hof-van Duin J，Mayer D L，et al. Visual fields of young children. Behavioural Brain Research，1988，29（1-2）：7-16.

[5] VONTHEIN R, RAUSCHER S, PAETZOLD J, et al. The normal age-corrected and reaction time-corrected isopter derived by semi-automated kinetic perimetry. Ophthalmology，2007，114（6）：1065-1072.

第十节　儿童微视野检查

【概述】

　　微视野检查是近几年新兴的将视网膜形态和功能相结合的心理物理学检查方法。不同于视力、对比敏感度、阿姆斯勒方格等其他的黄斑功能检查,微视野可以对后极部固定位置的视功能和注视稳定性予以精确评估,并可进行量化分析。

　　微视野检查在一次检查中包含后极部扫描激光眼底照相、视敏度图和固视分析三部分结果。主要应用于黄斑功能和注视性质的评估。但同视野检查类似,微视野也同样为主观检查,受认知因素和配合程度的影响。儿童患者由于配合度差、理解能力有限、注意力集中时间短、容易被环境因素影响等特征,较难获得可靠的视野检查结果。另外,作为新兴的检查方法,目前儿童微视野检查的数据还比较有限,缺乏基于不同年龄段儿童的正常值。

　　目前微视野计在儿童患者的常见应用包括:弱视患者黄斑功能和注视性质评估,低视力患者定位新注视中心和固视训练,黄斑病患者如脉络膜新生血管(choroidal neovascularization,CNV)等的黄斑区功能的评估和治疗效果随访,黄斑病患者手术前视功能评估及手术设计优化。

【设备和原理】

　　微视野检查是一种利用刺激光斑投射在黄斑区,实时观察投射点的检查,既可以检测患者的固视点,又可以测量视网膜的光敏感度。因刺激光斑直接投射在视网膜上,因此受试者无须矫正屈光状态,也无须散瞳。微视野计可以检查黄斑为中心约10°范围内的视网膜功能。

　　与10°中心视野相比,10°中心视野检查虽也可对黄斑区视功能进行量化分析,却无法和结构一一对应,并且无法应用于固视差的患者,也无法评估患者的注视性质如偏中心注视等。

　　目前临床上常用的微视野计主要为 MP-1 和 MP-3 两种类型。MP-3 相较于 MP-1,具有更宽的检测范围,可以测量 0～34dB 之间的视敏度。

　　微视野检查的常用参数包括:①视敏度(visual sensitivity)为检测范围内的平均视物敏感度。微视野检测结果中各个检测点标注的数值为该点的平均视敏度。此外还可计算总检测范围内的总平均视敏度,一般标注为 mean sensitivity in polygon。②注视点性质,可以实时监测注视点的位置及范围,找到黄斑病患者的优选视网膜注视点(preferred retinal locus)。③固视率(fixation),为第一注视点 2° 和 4° 范围内 N 个时间周期内注视点的集中程度,可反映注视点的稳定性,结果表示为稳定(stable)、相对不稳定(rel.unstable)和不稳定(unstable)。④双曲线椭圆面积(BCEA),为包含 68.2%(±1SD)、95.4%(±2SD)、99.7%(±3SD)的注视点的椭圆区域的面积,面积越大代表固视越不稳定。

【检查方法】

　　1.检查前准备　受检者无须散瞳,但散瞳状态不影响检测。无须矫正屈光度。受检者在检查前需要进行学习，一般儿童检查需学习的时间较成人更久，需要检查者更多的耐心与讲解。如可能，儿童受试者可进行 2 次检查，第一次为预检查。预检查的程序可让受检者更好地理解检查过程。但要注意预检查不宜持续过久，否则正式检查时儿童的注意力可能难以集中。如果出现儿童注意力欠集中的情况，可分次分别完成两眼的检查。

2. 操作规范　检查过程中，须注意受检者要时刻保持清醒、固视，并保持视轴、额头在正确的位置，眼睛正视前方。微视野计会在检测中自动追踪受试者眼位的情况。固视状态不稳定时不发射测试点测量。但仍须注意受检者眼位变化不可太大，以免超出追踪范围。

对于儿童受检者，由于他们常有头部动作如转头或摇晃，医护人员或家属可能需要协助他们稳定头部位置。如果受检者显示固视不稳或注意力难以集中，检测时间将相应增加。在这种情况下，应适当中断检查，并给予进一步的指导和休息时间。

3. 检查后宣教和注意事项　对于儿童受检者，由于配合度可能存在问题，微视野检查有时需要重复进行。医护人员应提前与患儿的家长进行详细沟通和解释，以确保他们充分了解检查过程和可能的复检需求。

【常见儿童眼底病的视野示例】（图 1-10-1）

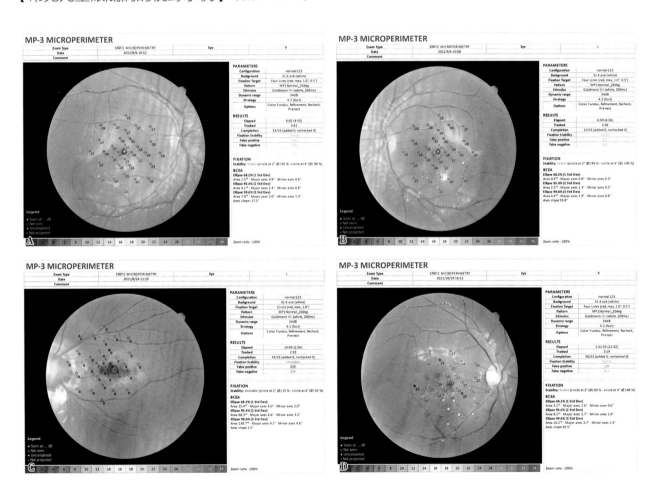

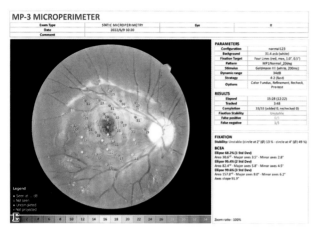
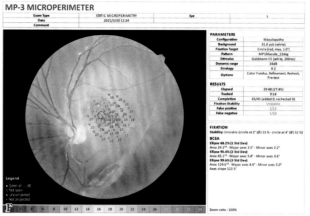

图 1-10-1　不同疾病 MP-3 微视野检查

A、B. 正常微视野，可见双眼均为中心注视，注视性质稳定；C. 牵牛花综合征，可见 BCEA 范围明显增大，注视性质为不稳定注视，黄斑区视敏度下降；D. 弱视偏中心注视，该患者为斜视性弱视患者，可见该患者虽为稳定注视，但注视点偏离黄斑中心凹，BCEA 轻度增大；E. 视网膜色素上皮错构瘤，可见 BCEA 范围明显增大，注视性质为不稳定注视，黄斑区下方视敏度受损；F. 视网膜劈裂，该患者虽视敏度基本正常，然而 BCEA 范围明显增大，注视性质不稳定，为偏中心注视，注视点位于黄斑区鼻上方。

参考文献

[1] PFAU M，LINDNER M，FLECKENSTEIN M，et al. Test-retest reliability of scotopic and mesopic fundus-controlled perimetry using a modified MAIA（macular integrity assessment）in normal eyes. Ophthalmologica, 2017, 237（1）: 42-54.

[2] SIMUNOVIC M P，XUE K，JOLLY JK，et al. Structural and functional recovery following limited iatrogenic macular detachment for retinal gene therapy. JAMA Ophthalmol, 2017, 135（3）: 234-241.

[3] LIU H，BITTENCOURT M G，WANG J，et al. Assessment of central retinal sensitivity employing two types of microperimetry devices. Transl Vis Sci Technol, 2014, 3（5）: 3.

[4] ACTON J H，GREENSTEIN V C. Fundus-driven perimetry（microperimetry）compared to conventional static automated perimetry: similarities, differences, and clinical applications. Can J Ophthalmol, 2013, 48（5）: 358-363.

第二章

视神经疾病

视神经疾病是一类严重威胁视力的眼科疾病,其病因多而复杂,明确病因对指导治疗具有重要意义。在临床中,儿童罹患视神经疾病并不少见。儿童及青少年视神经疾病病因分布与成人有较大的不同。除遗传性视神经疾病和炎症性视神经疾病外,先天性视盘发育异常是儿童视神经疾病中占比较高的一组疾病,如先天性视盘凹陷性异常(congenital cavitary optic disc anomalies,CCODA)、视神经发育不良、节段性视神经发育不良、视盘倾斜综合征和视盘玻璃疣等。其中CCODA又包括牵牛花综合征、视盘缺损、盘周葡萄肿、视盘小凹和大视盘。先天性视盘发育异常可伴有中枢神经系统异常,在临床上应引起足够重视。

为了统一本文中所使用的视神经发育异常性疾病的相关术语及命名,特做以下说明。英文文献中,视神经发育异常性疾病常用dysplasia和hypoplasia来描述,dysplasia是指组织在发育过程中出现的病理状态;而hypoplasia是指组织未发育完全或称发育低下。两者含义不同。而中文文献中,会将"发育异常"和"发育不良"进行混用。在笔者团队看来,以发育异常(dysplasia)统称先天性视盘发育异常性疾病更合适。但考虑到用语习惯,本文中将dysplasia译为发育异常,hypoplasia则译为发育不良。

OCT对于发现视网膜微小病变、隐匿性视路相关神经系统疾病等有一定的提示作用,可帮助早期诊断及治疗随访。近年来,SS-OCT的临床应用使临床医师在观察和诊断先天性视盘发育异常疾病时更加精准和深刻。

先天性视盘凹陷性异常(CCODA)是一组造成视力损害的先天性视神经发育异常性疾病,包括牵牛花综合征、盘周葡萄肿、视盘缺损和视盘小凹等。CCODA对患者视力影响多种多样,从无症状到无光感都有可能。这组疾病眼底表现类似,需要仔细辨别其不同点。

第一节　牵牛花综合征

精要

○ 牵牛花综合征（morning glory syndrome，MGS）是一种先天性视盘发育异常疾病，因眼底表现形似牵牛花而命名。

○ MGS 在儿童中的发病率为 2.6/100 000。

○ MGS 眼部可伴胚胎期血管残留（persistent fetal vasculature，PFV）和白内障，眼外常合并神经系统和内分泌系统异常。

○ 视网膜下腔和蛛网膜下腔的异常沟通是 MGS 发生渗出性视网膜脱离的重要机制。

○ MGS 需要治疗并发的屈光不正、弱视和斜视，在审慎评估视网膜脱离风险后，可行视网膜激光光凝术。MGS 并发视网膜脱离的手术效果不理想。

【概述】

　　MGS 是一种先天性视盘发育异常，因眼底表现形似牵牛花而得名。MGS 在临床中少见，儿童的发病率为 2.6/100 000。本病发病机制尚不清楚，目前的观点认为，胚胎的中胚层发育异常，导致后极部巩膜和筛板闭合不全，进而使视盘及周围视网膜组织向后凹陷形成。MGS 可合并 PFV、白内障等眼部病变，且常伴有神经系统和内分泌系统异常。MGS 需要治疗并发的屈光不正、弱视和斜视，在审慎评估视网膜脱离风险后，可行视网膜激光光凝术。

　　MGS 最严重的并发症是视网膜脱离，主流观点认为是由视网膜下腔和蛛网膜下腔存在异常沟通而引起，玻璃体液化和脑脊液是视网膜下积液的来源。MGS 可通过视网膜激光光凝封闭异常的盘周，预防视网膜脱离。在出现视网膜脱离后需要通过玻璃体切除手术治疗，但手术效果往往不理想。

【临床特征】

　　MGS 单眼多见，患儿可出现屈光不正、弱视和斜视。MGS 可合并 PFV，两者究竟是一种疾病的不同表现还是分属两种独立疾病尚未定论。MGS 的眼底表现为视盘呈漏斗样凹陷，视盘中央可见灰白色胶样组织；盘周血管数目增多，走行僵直呈轮辐状；视盘边缘见色素环（图 2-1-1～图 2-1-4）。OCT 可以观察到视网膜下腔和蛛网膜下腔存在异常沟通，这是 MGS 并发渗出性视网膜脱离的主要原因；视盘边缘的微小裂孔也可能导致孔源性视网膜脱离（见图 2-1-1C）。MGS 可伴有神经系统异常（如基底脑膨出、烟雾病、胼胝体发育不良、垂体功能减退等）和内分泌系统异常（如腺垂体相关的各种激素异常）。

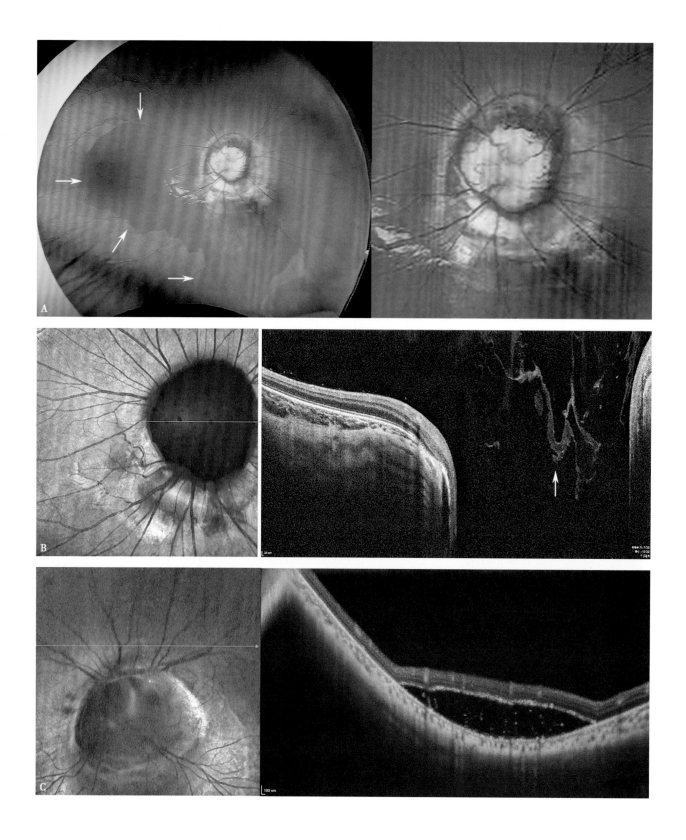

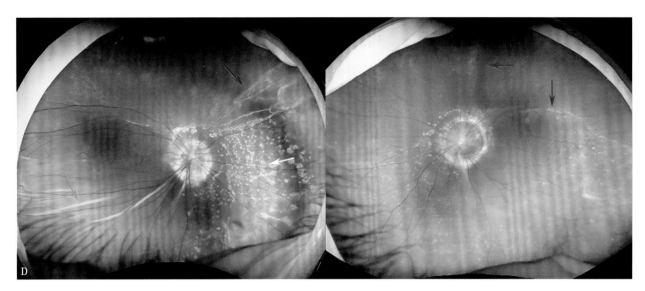

图2-1-1　MGS的眼底表现

A. 右眼视盘中央含白色胶样物质，面积明显增大，血管数目增多，走行僵直，后极部可见大片非压迫黑区域（白色箭头示）；
B. 右眼 OCT 见视盘明显凹陷，上方胶样物质呈高反射改变（白色箭头示）；C. OCT 见 MGS 异常视盘的周边视网膜神经上皮层脱离，为渗出性视网膜脱离；OCT 密扫未能查见视网膜裂孔；D. 双眼 MGS 伴陈旧性视网膜脱离，可见到视网膜散在黄白色渗出（白色箭头示）、纤维增殖条索（蓝色箭头示）和水渍线（红色箭头示）。

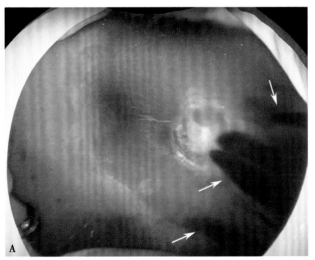

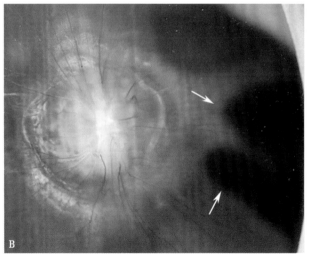

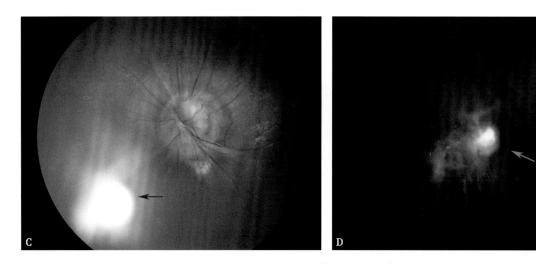

图 2-1-2　MGS 伴 PFV 的眼底表现

A、B. 右眼视盘中央含白色胶样物质,中央可见纤细纤维条索;右眼视盘较正常视盘明显增大,盘周血管数目增多,呈放射样;鼻侧黑影遮挡是鼻侧睫状突向中央移位所致(白色箭头示),未见黄斑结构;C. 另一患者,左眼见视盘面积增大,中央可见白色胶样物质,血管呈轮辐样走行,视盘表面见纤维条索与前段晶状体相连,下方高亮白点为不在焦面过度曝光的晶状体后囊附着点、混浊(红色箭头示);D. 与 C 为同一眼,眼科广域成像系统拍摄聚焦于晶状体后囊,可见 PFV 条索与晶状体的附着点及混浊(蓝色箭头示),其后隐约可见模糊失焦的异常 MGS 视盘。

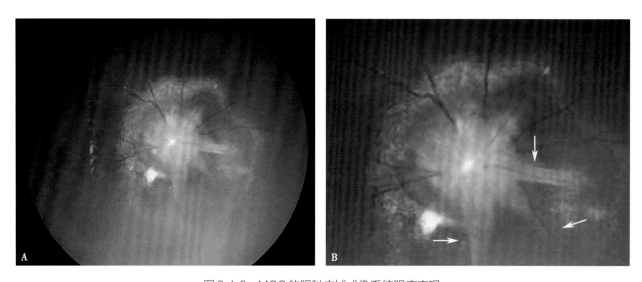

图 2-1-3　MGS 的眼科广域成像系统眼底表现

A、B. 右眼见视盘面积增大,视盘中央见白色胶样物质,盘周花瓣状为玻璃体视网膜牵引(白色箭头示),血管数目增多,走行僵直。

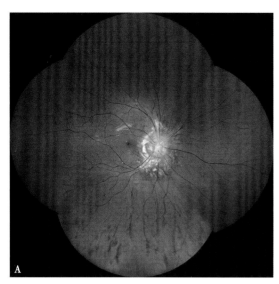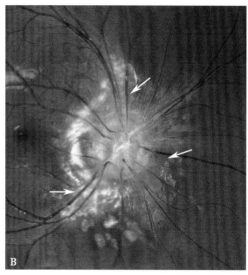

图2-1-4　MGS患者的眼底表现

A、B. 右眼见视盘面积增大,视盘中央见白色胶样物质,视盘周围色素上皮(retinal pigment epithelium,RPE)、
脉络膜萎缩,透见白色巩膜,盘周花瓣状为玻璃体视网膜牵引(白色箭头示),血管数目增多,走行僵直。

【影像学检查】

　　MGS的影像学检查包括A/B超(图2-1-5)、眼底彩照、扫描激光检眼镜、OCT、FFA、电生理检查、CT/MRI等。其中需要观察MGS的面积和深度:MGS面积大累及黄斑时,会对视力产生较大影响;面积小时,MGS对视力影响不大(图2-1-6);MGS病灶的深度越深,并发视网膜脱离的风险就越大。

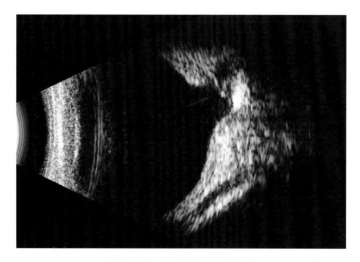

图2-1-5　MGS的B超表现

左眼B超见视神经处缺损凹陷状无回声区(红箭头示),病灶底部见高回声区,
可能与轴浆流运输功能障碍有关。

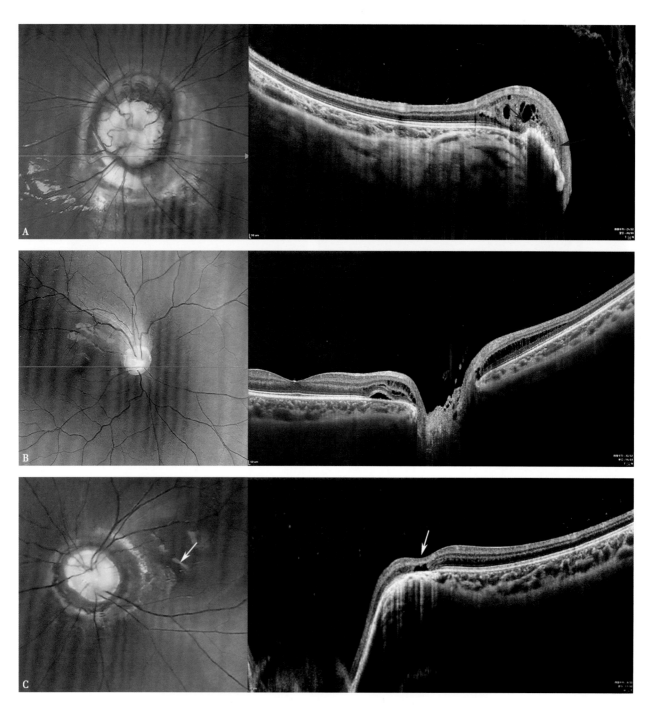

图 2-1-6　不同程度的 MGS 及黄斑受累

A. 大面积 MGS 且黄斑位于视盘凹陷深处：SLO 见患者右眼视盘面积增大、凹陷，可见视盘中央胶样组织及轮辐样走行的血管，OCT 见右眼视盘扩大、深凹陷，视盘区域前见高反射信号（胶样物质），视盘凹陷边缘见切迹样改变（红色箭头示），该处视网膜连接紧密，未见黄斑结构；B. 小面积 MGS 且黄斑未受累：SLO 见患者右眼视盘表面胶样物质，OCT 提示右眼视盘凹陷，面积稍增大，表面胶样物质存在，视盘周围见局部视网膜下液、视网膜间液，黄斑未受累；C. 大面积 MGS 且黄斑部分受累：SLO 见患者左眼视盘表面胶样物质，视盘面积扩大、凹陷，黄斑结构位于凹陷边缘（白色箭头示），OCT 提示左眼视盘凹陷、面积增大、表面胶样物质存在，黄斑位于视盘凹陷处边缘，见黄斑处视网膜下液。

【诊断标准】

根据特征性的眼底表现:漏斗样凹陷的视盘、中央灰白色胶样组织、轮辐样走行的血管、盘周色素环可确诊。MGS 需要和盘周葡萄肿(peripapillary staphyloma,PS)、视盘缺损(详见眼缺损章节)相鉴别(表 2-1-1)。

表 2-1-1　MGS 与 PS 的鉴别诊断

鉴别点	MGS	PS
视盘	较正常视盘大 2～4 倍	视盘面积正常
血管	增多,20 支左右	正常
视盘凹陷	视盘凹陷不明显	视盘凹陷呈桶状或梯形外观

【治疗】

MGS 需要治疗并发的屈光不正、弱视和斜视。首诊 MGS 需要评估发生视网膜脱离的风险。在 OCT 上,病灶边缘形成切迹样或堤坝样改变(参见图 2-1-6A)被认为是预防发生视网膜脱离的生物标记,这是判断患者行视网膜激光光凝术治疗达到治疗目的的指征,但是行视网膜激光光凝术后并不能完全预防视网膜脱离(图 2-1-7)。当 MGS 合并视网膜脱离时,需要综合评估患儿的年龄、眼底情况,在患儿年龄接近成人时可行玻璃体切除手术,但是手术效果往往不理想(图 2-1-8)。

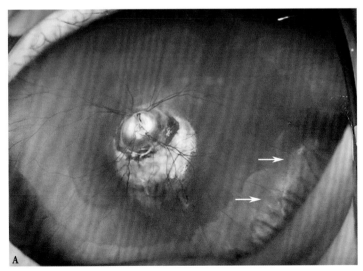
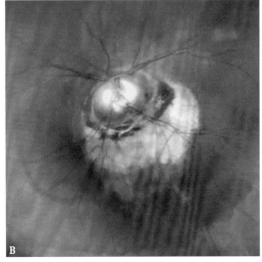

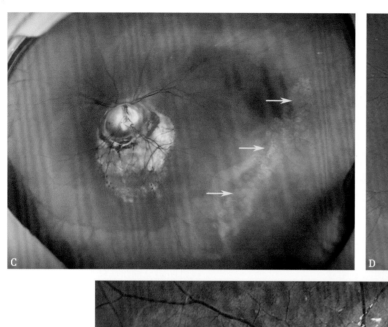

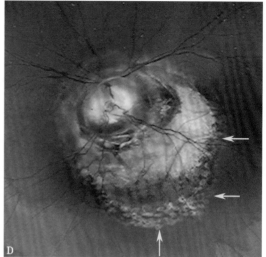

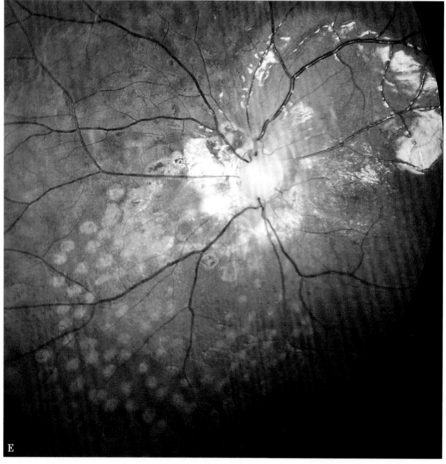

图 2-1-7　MGS 激光治疗前及治疗后的眼底表现

男童，5 岁，左眼外斜 1 年；左眼视力指数 /20cm。A、B. 左眼视盘深凹陷，表面见白色胶样物质，盘周大量色素沉着，血管数目增多，视盘下方大片视网膜脉络膜萎缩灶，颞侧周边视网膜见变性区（白色箭头示），后予视网膜激光光凝术治疗；C、D. 术后 1 个月见陈旧性激光斑（黄色箭头示）；E. 男童，8 岁，右眼 MGS 视网膜激光光凝术后 1 个月复查，眼底见视盘增大，盘周视网膜脉络膜萎缩，视盘颞下方陈旧性激光斑。

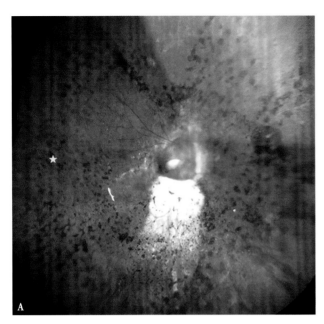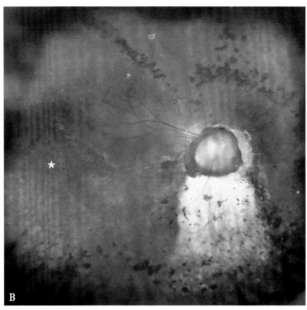

图 2-1-8　MGS 并发视网膜脱离行玻璃体切除术后的眼底表现

女童,14 岁,右眼玻璃体切除术后 2 年复查,右眼视力 0.02；A. 眼底照相见视盘增大,下方视网膜脉络膜萎缩,周边见陈旧激光斑；B. 扫描激光检眼镜对部分激光斑显示不清(黄色星号)。

参考文献

[1] JENG-MILLER K W, CESTARI D M, GAIER E D. Congenital anomalies of the optic disc: insights from optical coherence tomography imaging. Current Opinion in Ophthalmology, 2017, 28(6): 579-586.

[2] LIT E S, D'AMICO D J. Retinal manifestations of morning glory disc syndrome. International Ophthalmology Clinics, 2001, 41(1): 131-138.

[3] WU J H, LIN C W, LIU C H, et al. Superior segmental optic nerve hypoplasia: A review. Survey of Ophthalmology, 2022, 67(5): 1467-1475.

第二节　盘周葡萄肿

精要

○ 盘周葡萄肿（peripapillary staphyloma，PS）是指以视盘为中心出现的深凹陷区域。

○ PS 出现的病因不明，可能与视盘周围巩膜发育障碍，导致该区域对眼压的抵抗力减弱有关。

○ PS 一般单眼发病，要注意与 MGS 鉴别。

【概述】

PS 是指以视盘为中心出现的深凹陷区域。PS 出现的病因不明，可能是由于视盘周围巩膜发育障碍，导致该区域对眼压的抵抗力减弱，使得盘周出现凹陷伴视网膜脉络膜萎缩。

【临床特征】

PS 一般单眼发病，患者可出现近视及视力下降。眼底表现为围绕视盘的眼底深凹陷，视盘周围视网膜脉络膜萎缩，凹陷壁和边缘可见视网膜色素上皮及脉络膜萎缩样改变，但是视网膜血管的数目和管径是正常的，这是与 MGS 鉴别的要点之一（图 2-2-1，图 2-2-2）。

【影像学检查】

PS 的影像学检查包括 A/B 超、眼底彩照、扫描激光检眼镜、OCT、FFA 等。

【诊断标准】

1. 围绕视盘的眼底深凹陷。

2. 视盘位于凹陷底部，外观可正常，也可出现颞侧苍白。

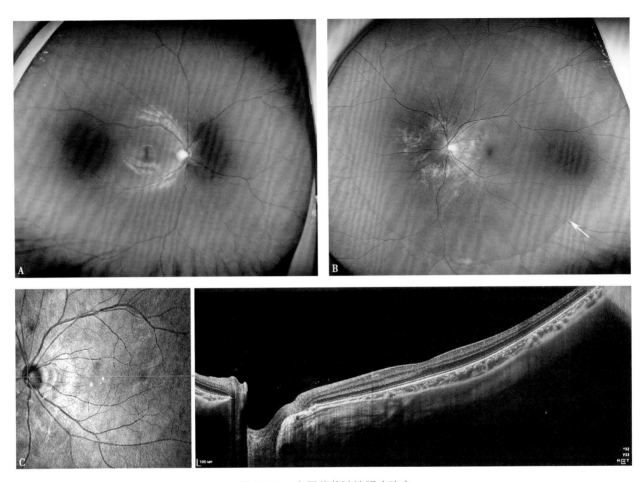

图 2-2-1　盘周葡萄肿的眼底改变

男童，6 岁，矫正视力，OD+0.75DS/−0.50DC×175→1.0，OS−7.00DS/−0.25DC×5→0.3；眼轴，右眼（OD）23.88mm，左眼（OS）26.95mm。A. 右眼视盘界清，C/D 比（视杯/视盘直径比）约 0.3，视网膜平伏；B. 左眼以视盘为中心的葡萄肿，盘周萎缩弧，豹纹状眼底，可见非压迫黑（黄色箭头示），视网膜平伏；C. 左眼 OCT 见视盘凹陷沿颞侧扩大，盘周脉络膜萎缩变薄。

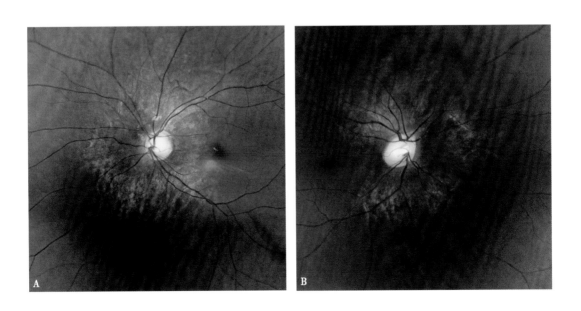

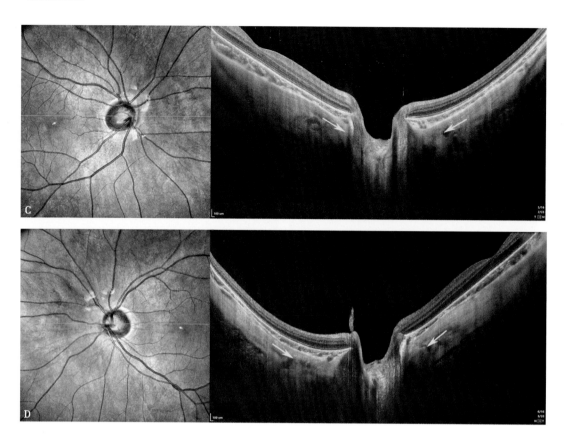

图 2-2-2　双眼近视伴盘周葡萄肿的眼底改变

男童，3 岁，矫正视力，OD−2.75DS/−2.00DC×165＝0.5，OS−5.50DS/−1.50DC×15＝0.3；眼轴，OD24.63mm，OS25.38mm。

A、B. 双眼眼底示以视盘为中心的葡萄肿；C、D. 双眼的 OCT 可见越接近视盘，脉络膜厚度越薄（黄色箭头示）。

3. 凹陷壁和边缘可见视网膜色素上皮及脉络膜萎缩样改变。

4. 视网膜血管数目和管径比例正常。

PS 与 MGS 眼底形态类似，在临床上要仔细鉴别两者的不同。

【治疗】

PS 本身无须治疗，可以治疗 PS 引起的屈光不正、弱视和斜视。

参考文献

[1]　LIT E S，D'AMICO D J. Retinal manifestations of morning glory disc syndrome. International Ophthalmology Clinics，2001，41（1）：131-138.

[2]　JENG-MILLER K W，CESTARI D M，GAIER E D. Congenital anomalies of the optic disc: insights from optical coherence tomography imaging. Current Opinion in Ophthalmology，2017，28（6）：579-586.

第三节　视盘小凹

精要

○ 胚裂上端闭合不全导致局部神经组织缺损可能是视盘小凹的发病机制。

○ 视盘小凹的发病率为 1/5 000，通常为单眼发病。

○ 眼底表现为视盘上一灰色或淡黄色圆形或椭圆形小凹陷。

○ 患者一般无明显主诉，部分患者表现为生理盲点扩大或弓状暗点，若并发黄斑劈裂或黄斑区浆液性视网膜脱离，则可引起严重视力下降。

【概述】

视盘小凹（optic disc pit，ODP）是一种罕见的视盘异常。胚裂上端闭合不全导致局部神经组织缺损可能是视盘小凹的发病机制。视盘小凹的发病率为 1/5 000。

【临床特征】

视盘小凹通常单眼发病，仅 15% 双眼发病。患者一般无明显主诉，部分患者表现为生理盲点扩大或弓状暗点。眼底表现为视盘上一灰色、淡黄色或黑色的圆形或椭圆形凹陷。小凹一般位于颞侧或颞下方，20% 位于视盘中央，10% 位于视盘其他位置。小凹的位置和继发病变相关，颞侧小凹常并发黄斑病变；中央小凹常并发视盘苍白。视盘小凹可沟通蛛网膜下腔和视网膜下腔，液化玻璃体和脑脊液可能是视网膜下积液的来源（图 2-3-1）。视网膜下积液可导致视网膜变性、黄斑劈裂和黄斑区浆液性视网膜脱离，此时患者视力会急剧下降。若病变累及黄斑，综合评估后可使用视网膜激光光凝术和 / 或玻璃体切除手术进行治疗，促进积液吸收。

【影像学检查】

视盘小凹的影像学检查包括眼底彩照、扫描激光检眼镜、自发荧光观察小凹的位置、深度和范围，OCT 用来观察是否合并黄斑部病变等。其中，OCT 在观察视网膜脱离进展中发挥了重要作用，自发荧光还可显示浆液性视网膜脱离的累及范围（图 2-3-2）。

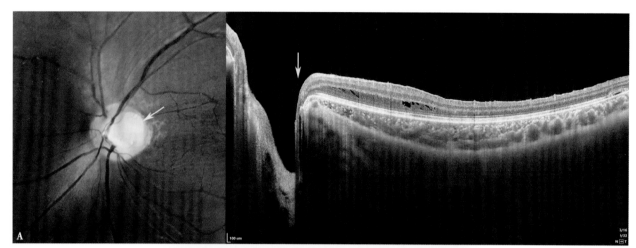

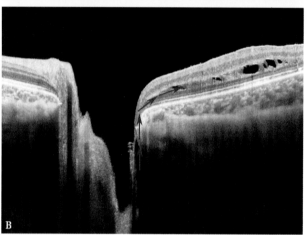

图 2-3-1 视盘小凹

女童，10岁，左眼视力下降1年余；视力（vision，V）OS 0.2，矫正视力 0.25。A. OCT 示左眼视盘小凹（黄色箭头示）；
B. 视网膜下液可疑来源通道（红色箭头示）。

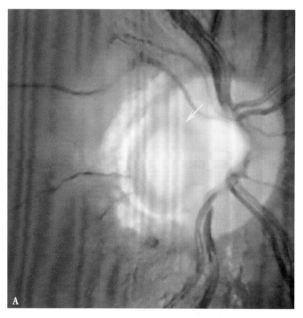

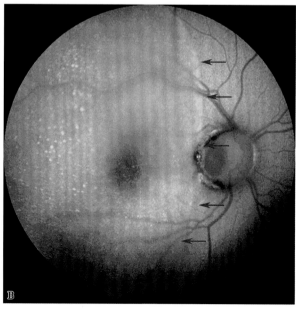

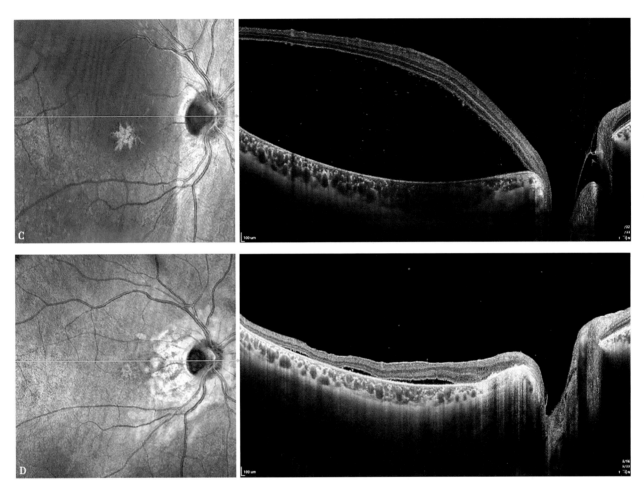

图 2-3-2　视盘小凹继发的黄斑部视网膜脱离

男童，11 岁，右眼视力下降 1 年；右眼视力 0.06，矫正无提高。A. 右眼眼底照相见视盘一小凹（黄色箭头示）；B. 自发荧光见脱离区散在高荧光，伴继发性视网膜脱离（红色箭头示），累及黄斑；C. OCT 示黄斑区神经上皮脱离；D. 后予玻璃体切除术及视网膜激光光凝封闭治疗，术后视网膜基本平伏。

【诊断标准】

根据眼底表现和 OCT 改变可以诊断。

【治疗】

视盘小凹本身无须治疗，患者需要定期随访。当视盘小凹合并黄斑病变时，在综合评估后可使用视网膜激光光凝术和玻璃体切除手术进行治疗（图 2-3-3）。在治疗后，OCT 示视盘颞侧的"堤坝样"或"切迹样"结构形成是治疗成功的关键。

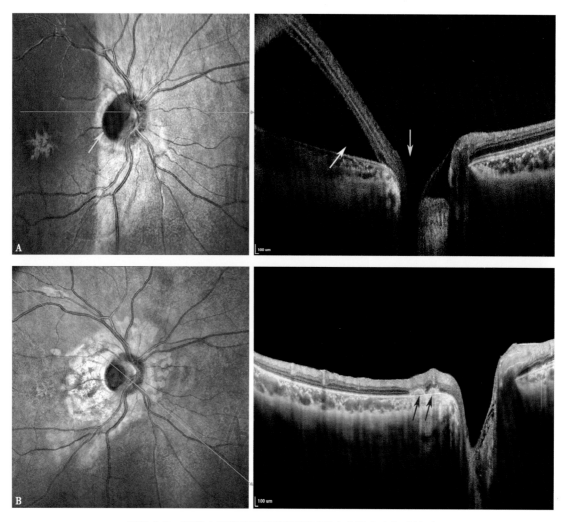

图 2-3-3　视盘小凹继发的黄斑部视网膜病变激光光凝术治疗

与图 2-3-2 为同一病例。A. OCT 示右眼视盘小凹（黄色箭头示），伴继发性视网膜脱离，累及黄斑，黄斑区神经上皮脱离（白色箭头示）；后予玻璃体切除术及视网膜激光光凝封闭治疗；B. 术后视网膜基本平伏，见"堤坝样"结构形成（红色箭头示）。

参考文献

[1]　DUTTON G N. Congenital disorders of the optic nerve: excavations and hypoplasia. Eye（London, England）, 2004, 18（11）: 1038-1048.

[2]　ALLEGRINI D, PAGANO L, FERRARA M, et al. Optic disc drusen: A systematic review: Up-to-date and future perspective. International Ophthalmology, 2020, 40（8）: 2119-2127.

[3]　KALOGEROPOULOS D, CH'NG S W, LEE R, et al. Optic disc pit maculopathy: A review. Asia-Pacific Journal of Ophthalmology（Philadelphia, Pa）, 2019, 8（3）: 247-255.

第四节　视盘倾斜综合征

精要

○ 视盘倾斜综合征（congenital tilted disc syndrome，TDS）是一种先天性异常。疾病特点是视盘围绕水平轴线或斜轴倾斜，并伴有其他后极部异常表现。

○ 人群中发病率为 0.4%～3.5%，双眼发病率 37.5%～80%。

○ 临床表现多样，典型表现包括：①视盘的形态异常；②下侧或颞下侧的视盘旁新月形萎缩；③与萎缩相对应的后巩膜葡萄肿。

【概述】

　　TDS 是一种先天性异常。特点是视盘沿长轴倾斜，一侧较低，对侧隆起，呈 D 形或横椭圆形，伴有视盘旁弧形斑、视网膜血管异常反转、对应部位的后巩膜葡萄肿及局限性视网膜、脉络膜、视网膜色素上皮发育不良，并伴有其他后极部异常。

　　TDS 的原因尚不清楚，一般认为起源于胚裂的异常闭合，不同情况的胚裂闭合不全可导致不同形态的视盘倾斜。TDS 被认为是一种先天性的，但非遗传性的视盘发育异常。人群患病率不一，澳大利亚 49 岁以上人群中患病率为 1.6%～1.7%，新加坡华裔中患病率为 3.5%，北京眼病研究显示 40 岁以上近视 8.0D 以内人群患病率为 0.4%，37.5%～80% 为双眼。

【临床特征】

　　TDS 的临床表现：①视盘的形态异常；②伴有眼底改变或进一步的视功能异常。TDS 患者视盘向下方、鼻下方和颞下方倾斜，极少数视盘向上方或颞侧倾斜，视盘呈卵圆形或字母 D 形，视盘下方或鼻下方弧形斑。相应部位呈现脉络膜萎缩，呈豹纹状眼底，可伴视网膜血管反向，即视盘发出的视网膜血管先向鼻侧走行，再向颞侧走行。常伴有屈光不正，表现为轻度或中度的近视或散光。散光轴向多为顺规和斜轴散光，TDS 并发散光主要为角膜源性，因为在胚胎发育过程中视盘形态的发育会影响角膜形态的发育，另外，TDS 患者晶状体源性散光度也远高于一般近视人数。部分报道显示 TDS 患者也可伴有色觉上的异常。

【影像学检查】

视盘倾斜综合征的筛查和诊断主要依靠眼底彩照、扫描激光检眼镜以及 OCT。角膜地形图、视野检查等多种影像学辅助检查有助于发现合并的眼前段异常及视觉功能异常。

在眼底彩照或直接检眼镜下，倾斜的视盘常常一目了然。然而目前尚缺少公认的描述"倾斜"视盘程度的准确定义。Giuffre 提出了一种方法，即用视盘最大直径的长度除以垂直于该线的横径长度，即视盘最长直径 / 最短直径，大于 1.3 则认为视盘存在倾斜。此方法简单易用，常用于在高度近视、青光眼等疾病的研究中判断视盘的改变，称为视盘椭圆率。同时视盘旁存在的半月形灰白色视网膜脉络膜萎缩病灶以及与之相对的后巩膜葡萄肿、异常反转的视盘血管，也可在眼底彩照上被直观地观察到。视盘旁半月形萎缩病灶常常位于视盘下侧或鼻下侧，部分也位于颞下侧（图 2-4-1）。

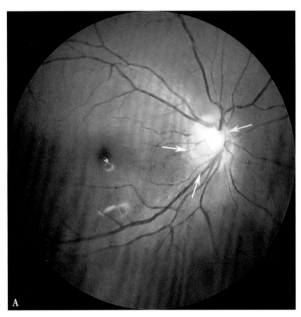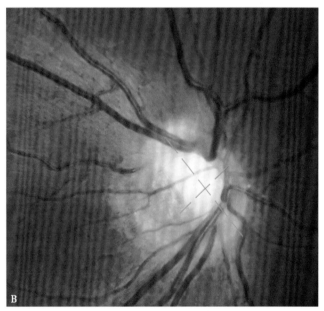

图 2-4-1　视盘倾斜综合征的眼底表现
A. 眼底彩照示后极部视盘倾斜向颞下方，盘周见月牙形萎缩弧形斑（白色箭头示），视盘鼻上方见血管转位（黄色箭头示）；
B. 眼底彩照示视盘椭圆率测量方法，为视盘最长直径 / 最短直径（蓝色虚线 / 绿色虚线示）。

近年来随着 OCT 技术的不断普及，通过 OCT 识别视盘倾斜综合征以及衡量视盘倾斜的程度成为可能。在 OCT 上，参考平面与视盘（optic nerve head, ONH）平面之间的角度被定义为倾斜角。同时，也可观察到后巩膜葡萄肿的形成。

【治疗】

目前视盘倾斜综合征作为一种先天异常尚无有效的疗法。通常建议患者每年复诊一次，观察眼底情况变化。

参考文献

[1] JENG-MILLER K W，CESTARI D M，GAIER E D. Congenital anomalies of the optic disc：insights from optical coherence tomography imaging. Current Opinion in Ophthalmology，2017，28（6）：579-586.

[2] DUTTON G N. Congenital disorders of the optic nerve：Excavations and hypoplasia. Eye（London，England），2004，18（11）：1038-1048.

[3] ALLEGRINI D，PAGANO L，FERRARA M，et al. Optic disc drusen：A systematic review：Up-to-date and future perspective. International Ophthalmology，2020，40（8）：2119-2127.

第五节 视盘玻璃疣

精要

○ 视盘玻璃疣（optic disc drusen，ODD）是筛板前部的无细胞沉积物，主要成分有钙、氨基酸、核酸和黏多糖等。

○ 国人 ODD 的患病率为 0.2%，其中 66%～85% 为双眼患病。

○ 增强深度成像光学相干断层扫描（enhanced depth imaging optical coherence tomography，EDI-OCT）显示强反射边缘包绕弱反射核心的影像特征是诊断 ODD 的金标准。

○ ODD 可引起视盘周围视网膜脉络膜血管和神经纤维的阻塞引发相应的并发症，患者需要坚持随访，及时处理并发症。

【概述】

　　ODD 是筛板前部钙、氨基酸、核酸和黏多糖的复合无细胞沉积物。ODD 和玻璃膜疣是两种完全不同的疾病。ODD 的发病机制尚未明晰，目前的主流观点认为视神经轴浆流代谢紊乱导致细胞内线粒体钙化，细胞崩解后钙化物质积聚形成钙化体，钙化体融合后形成 ODD。国人 ODD 的患病率为 0.2%，66%～85% 的 ODD 为双眼患病，表现为视盘隆起，边界欠清。初发时大多数患者无症状，随着病程进展，ODD 会逐渐钙化加重，增大阻碍神经纤维轴浆流运输和阻塞视盘周围血管的风险。部分患者会出现青光眼类似的视野损害、视网膜动脉或静脉阻塞、前部缺血性视神经病变和脉络膜新生血管等并发症。ODD 本身没有治疗手段，须坚持随访，及时处理并发症，减少并发症造成的视功能损伤。

　　近年来，随着眼底影像技术的发展，有学者对儿童视盘疾病进行详尽观察，发现 OCT 上一种名为视盘旁高反射卵圆形团块样结构（peripapillary hyperreflective ovoid mass-like structures，PHOMS），这是一个描述性的诊断，推测其在组织学上是视盘旁轴突的局部扩张。PHOMS 的形态特征是在视盘周围，OCT 上呈高反射，线扫 OCT 呈实性团块样结构，与周边视网膜形成"滑坡征"（ski-slope）（图 2-5-1）。PHOMS 与视盘玻璃疣、视盘倾斜和视盘水肿等疾病相关，值得注意的是，这种结构也可以出现在 8.9% 的健康儿童中，并不一定指向病理改变。

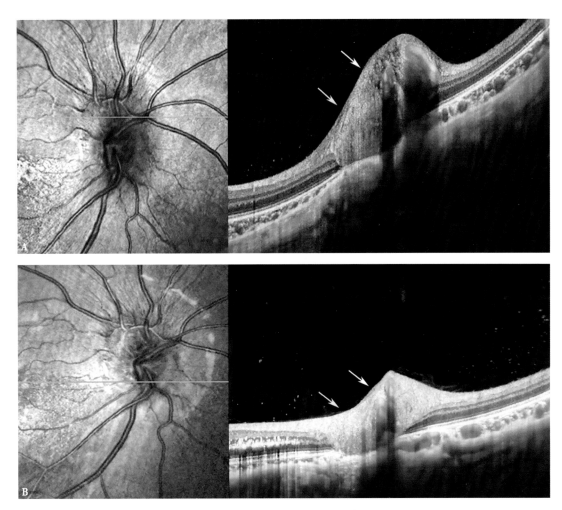

图2-5-1　PHOMS的OCT表现

女童，10岁。A. 右眼OCT表现为视盘表面的高反射团块（白色箭头示），与周边视网膜连接形成"滑坡"（黄色箭头示）；B. 患儿母亲的右眼视盘OCT也同样呈现PHOMS的征象，存在高反射团块（白色箭头示）和"滑坡征"（黄色箭头示）。

【临床特征】

大多数患者无临床症状，部分患者会出现视野缺损；在眼底，ODD根据位置深浅可分为埋藏型玻璃疣和浅表型玻璃疣（图2-5-2）。埋藏型玻璃疣在视盘深面挤压视盘，呈现出视盘水肿的征象，但并不伴神经纤维水肿；随着病程发展，ODD缓慢向视盘浅表迁移，在眼底呈现出视盘表面的结界样外观。随着病程进展，ODD可阻塞视盘周围视网膜脉络膜血管和神经纤维，导致视网膜静脉阻塞、视网膜动脉阻塞、周边视野损害、脉络膜新生血管和前部缺血性视神经病变等并发症，此时患者会出现视力下降。

【影像学检查】

ODD的影像学检查包括B超、眼底彩照、扫描激光检眼镜、OCT、OCTA、视野、电生理检查、FFA等。其中，EDI-OCT能很好地显示视盘玻璃疣的结构、大小和形态，是诊断ODD的金标准。

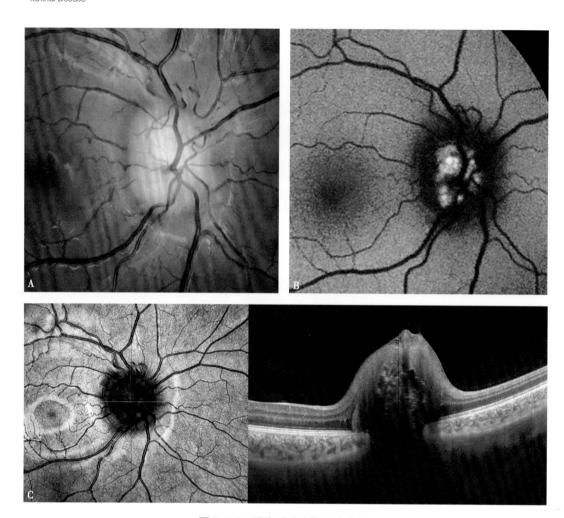

图 2-5-2　视盘玻璃疣的眼底表现

女童，10 岁。A. 右眼视盘隆起，边界模糊不规则，血管走行可；B. 自发荧光见视盘中央散在高荧光物质；
C. OCT 见视盘隆起，边界高反射，内核呈低反射。

【诊断标准】

　　ODD 主要依靠眼底特征、SS-OCT 或 EDI-OCT 显示强反射边缘包绕弱反射核心的影像特征来诊断。以往会把 PHOMS 诊断为 ODD，在 SS-OCT 技术的应用后，学者们在 2018 年达成共识，不建议将 PHOMS 诊断为 ODD。

【治疗】

　　ODD 本身无须治疗。现主要针对 ODD 的并发症进行治疗。

参考文献

[1] ALLEGRINI D，PAGANO L，FERRARA M，et al. Optic disc drusen：A systematic review：Up-to-date and future perspective. International Ophthalmology，2020，40（8）：2119-2127.

[2] KALOGEROPOULOS D，CH'NG S W，LEE R，et al. Optic disc pit maculopathy：A review. Asia-Pacific Journal of Ophthalmology（Philadelphia，Pa），2019，8（3）：247-255.

[3] BEHRENS C M，MALMQVIST L，JØRGENSEN M，et al. Peripapillary hyperreflective ovoid mass-like structures（PHOMS）in children：The Copenhagen child cohort 2000 eye study. American Journal of Ophthalmology，2022，245：212-221.

第六节　视神经发育不良

精要

○ 视神经发育不良（optic nerve hypoplasia，ONH）是一种先天性、非进展性的视神经发育异常，眼底表现为小视盘、色灰白、双环征和神经纤维层变薄。

○ ONH 患儿常伴中枢神经系统和内分泌系统异常，透明隔 - 视神经发育不良常伴ONH。

○ ONH 患儿应联合神经科及内分泌科医师共同诊治。

【概述】

　　ONH 是一种先天性、非进展性的视神经发育异常，其眼底表现为小视盘、色灰白、血管走行僵直、双环征和神经纤维层变薄。ONH 占婴儿盲的 15%～25%。ONH 是由于视神经轴突数量减少，现无证据表明该疾病是遗传性疾病。患儿视力低下，可合并其他眼部异常（如小眼球、无虹膜），常伴中枢神经系统和内分泌系统发育异常。ONH 患儿应治疗并发出现的屈光不正、弱视和斜视，以期获得最佳的视功能。

【临床特征】

　　ONH 多为双侧发病（65%），患儿视力低下甚至无光感，可出现屈光不正和斜视。其眼底表现为小视盘、色灰白、血管走行僵直、双环征（内环为苍白缩小的视盘，外环为巩膜色素缘）和神经纤维层变薄（图 2-6-1）。患儿可合并神经系统及内分泌系统异常。透明隔 - 视神经发育不良（de Morsier 综合征，SOD）常伴 ONH，SOD 患儿常因垂体功能低下猝死。

【影像学检查】

　　ONH 的影像学检查包括眼底彩照、扫描激光检眼镜、OCT、OCTA、视野、电生理检查、FFA、CT/MRI 等。

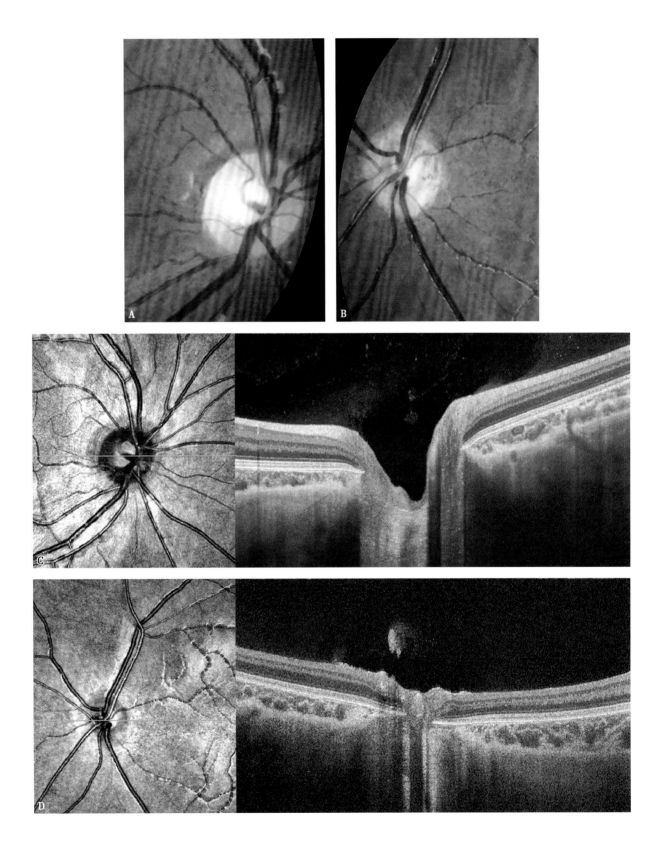

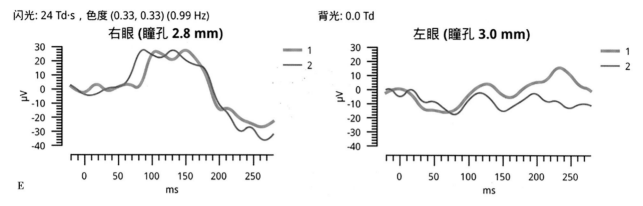

闪光: 24 Td·s，色度 (0.33, 0.33) (0.99 Hz)　　　　　　　　背光: 0.0 Td

图 2-6-1　ONH 的眼底表现

男童，3 岁，自幼左眼视物不清；右眼裸眼视力 0.4，左眼无法追光，第一眼位 −20°，相对传入性瞳孔功能障碍（relative afferent papillary defect, RAPD）(+)。A. 示对侧眼正常视盘形态；B. 左眼视盘较右眼明显小，盘周色素沉着，可见双环征；C. 示对侧眼正常 OCT 形态；D. OCT 见左眼视网膜神经纤维层（retinal nerve fiber layer, RNFL）层明显变薄；E. VEP 左眼振幅下降，未见明显波峰。

【诊断标准】

根据眼底表现结合头颅 CT/MRI 的特征性变化可以诊断。

【治疗】

ONH 患儿应联合神经科及内分泌科医师共同诊治，排查及治疗可能合并的神经系统及内分泌系统异常。患儿应治疗出现的屈光不正、弱视和斜视，以期获得最佳的视功能。

参考文献

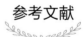

[1]　JENG-MILLER K W, CESTARI D M, GAIER E D. Congenital anomalies of the optic disc: Insights from optical coherence tomography imaging. Current Opinion in Ophthalmology, 2017, 28 (6): 579-586.

[2]　DUTTON G N. Congenital disorders of the optic nerve: excavations and hypoplasia. Eye (London, England), 2004, 18 (11): 1038-1048.

第七节　上方节段性视神经发育不良

精要

○ 上方节段性视神经发育不良（superior segmental optic nerve hypoplasia，SSONH）是一种视盘上方发育异常为特征的先天性疾病。
○ SSONH 的危险因素是妊娠期糖尿病或高血糖状态。
○ SSONH 眼底表现为视盘上方苍白伴晕轮状（halo）改变，视盘上方神经纤维层厚度减少，视网膜中央动脉入口偏上方，视野检查示双眼下方跨越垂直中线的视野缺损。
○ SSONH 和青光眼视神经病变形态类似，临床医生须仔细区分。

【概述】

SSONH 在 1977 年首次报道，1989 年被正式命名。亚洲报道 SSONH 的患病率为 0.08%～0.24%。SSONH 的发病机制不清，为何仅仅是上方的视神经发育不全是一个有趣但还未解释清楚的表现。SSONH 危险因素是妊娠期糖尿病或高血糖状态。SSONH 眼底表现为视盘上方苍白伴晕轮状（halo）改变，视盘上方神经纤维层厚度减少，视网膜中央动脉入口偏上方，视野检查示双眼下方跨越垂直中线的视野缺损。

【临床特征】

患者通常无症状，在眼科筛查时被发现。SSONH 可以单眼发病，也可以双眼发病。眼底表现为视盘上方苍白伴晕轮状（halo）改变，视盘上方神经纤维层厚度减少，视网膜中央动脉入口偏上方，视野检查可出现与缺损区相对应的下方扇形的跨越垂直中线的视野缺损。

【影像学检查】

SSONH 的影像学检查包括眼底彩照、扫描激光检眼镜、OCT、OCTA、视野、电生理检查等。其中，OCT 能很好地显示 SSONH 缺损部位神经纤维层厚度的减少。

【诊断标准】

1. 视盘上方苍白伴晕轮状（halo）改变。
2. 视盘上方神经纤维层厚度下降。
3. 视网膜中央动脉入口偏上方。
应与青光眼视神经病变鉴别。

【治疗】

SSONH 不会进展，预后良好。文献报道 SSONH 在 10 年随访中视盘形态和视野均未发生改变。需要注意青光眼视神经病变可与 SSONH 共存，临床医生需要仔细鉴别这两种疾病，减少漏诊误诊。

参考文献

[1] JENG-MILLER K W，CESTARI D M，GAIER E D. Congenital anomalies of the optic disc：Insights from optical coherence tomography imaging. Current Opinion in Ophthalmology，2017，28（6）：579-586.

[2] DUTTON G N. Congenital disorders of the optic nerve：Excavations and hypoplasia. Eye（London，England），2004，18（11）：1038-1048.

[3] WU J H，LIN C W，LIU C H，et al. Superior segmental optic nerve hypoplasia：A review. Survey of Ophthalmology，2022，67（5）：1467-1475.

第八节　Leber 遗传性视神经病变

精要

○ Leber 遗传性视神经病变（Leber hereditary optic neuropathy, LHON）是由于线粒体 DNA 突变引起的母系遗传疾病。

○ 任何年龄和性别均可发病，是中国人最常见的遗传性视神经病变。

○ 三个主要 mt DNA 突变位点为：m.11778 G>A（MT-ND4）、m.3460 G>A（MT-ND1）和 m.14484 T>C（MT-ND6）。

○ 典型临床表现为单/双眼急性或亚急性、无痛性视力下降，伴中心暗点或旁中心暗点。

○ 临床上分为急性期、亚急性期和慢性期（晚期）。急性期：视盘毛细血管扩张充血，假性水肿，视网膜血管扩张迂曲。亚急性期：视盘颞侧苍白，乳头黄斑束萎缩。晚期：视神经萎缩，神经纤维层弥漫变薄。

○ 结合眼底特征和 OCT 改变有助于诊断，临床上易与视神经炎混淆。

○ 目前 LHON 基因治疗已进入Ⅲ期临床试验阶段，前景广阔。

【概述】

　　LHON 是一种母系遗传线粒体疾病，是中国人最常见的遗传性视神经病变。LHON 是由于编码还原性辅酶 I 脱氢酶复合体的线粒体 DNA（mt DNA）发生点突变，导致三磷酸腺苷合成效率下降、活性氧积累，从而引发的视网膜神经节细胞（retinal ganglion cells，RGC）受损或凋亡。LHON 的三个主要 mt DNA 突变位点为：m.11778 G>A（MT-ND4）、m.3460 G>A（MT-ND1）和 m.14484 T>C（MT-ND6）。其中，m.11778 G>A 是全球最常见突变，占 50%～69%，我国人群中占比更高，可达 90%，m.3460 G>A 和 m.14484 T>C 突变在我国 LHON 患者中仅占 1.7% 和 11.3%。

【临床特征】

　　LHON 好发于 15～35 岁的男性，但任何年龄和性别均可发病，50 岁以后发病较少见。患者表现为双眼急性或亚急性、无痛性视力下降，伴中心视野缺损和色觉异常（以红绿色盲为主），可双眼同时或先后发病，单眼发病罕见。该病早期缺乏典型临床特征，易被误诊为弱视、视神经炎或视神经萎缩。LHON 临床上分为急性期、亚急性期、动态发展期和慢性期。急性期/亚急性期（病程＜6 个月）：视盘毛细血管扩张充血，呈假性水肿改变，视网膜血管扩张迂曲，此时 FFA 具有诊断意义，但无荧光素渗漏征象；OCT 示视盘周围视网膜神经纤维层（RNFL）水肿增厚，黄斑区神经节细胞-内丛状层（ganglion cell and inner plexiform layer，GCIPL）厚度开始变薄；动态发展期（病程 6～12 个月）：视盘逐渐苍白萎缩，以颞侧为甚，乳头黄斑束变薄，色觉出现障碍；慢性期（病程＞12 个月）：视盘苍白，乳头黄斑束萎缩，RNFL 和 GCIPL 广泛萎缩。

LHON 患者的视野多呈哑铃形暗点改变；其视觉诱发电位可见波幅下降和潜伏期延长；患者 CT 及 MRI 无颅内异常（图 2-8-1，图 2-8-2）。

该病男性携带者患视神经病变的风险为 50%，而女性则仅为 10%，与雌激素（起保护作用）、基因（核基因上存在与 LHON 发病相关的基因）、环境因素（如吸烟饮酒）均有关系。RNFL 萎缩始于乳斑束区域，萎缩程度与 BCVA 相关。不同突变位点预后有所不同。部分患者可在发病后数月至数年出现自发性视力恢复。其中，14484 T>C 的患者视力恢复概率最大，约 37% 患者自愈；3460 G>A 其次；11778 G>A 的患者视力恢复最差，其视力受损的自愈率低至 4%。患者发病年龄越小，最低点视力越好，视觉功能恢复的机会越大。

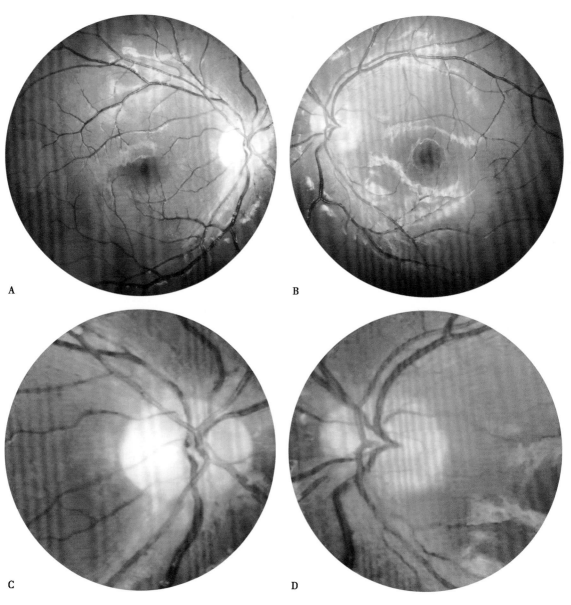

图 2-8-1　LHON 的眼底照相

男童，12 岁，双眼渐近性视力下降 7 个月余，BCVA，OD0.08，OS0.03。A、C. 眼底彩照可见右眼视盘颞侧苍白；
B、D. 眼底彩照可见左眼后极部无明显阳性体征。

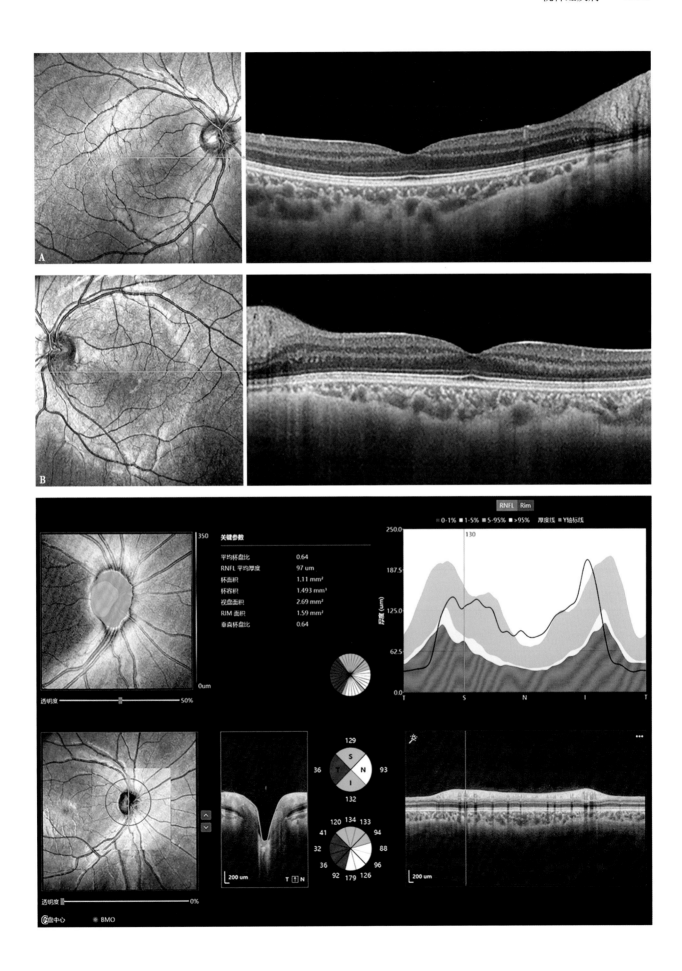

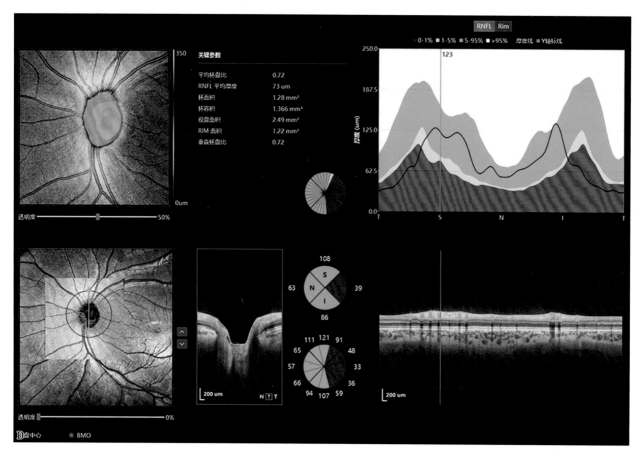

图 2-8-2　LHON 的 OCT 表现

男童，12 岁，双眼渐近性视力下降 7 个月余，BCVA，OD0.08，OS0.03。A、B. OCT 可见双眼乳头黄斑束变薄，后极部神经纤维层萎缩；C、D. 患者女，7 岁，双眼视物不清 5 年；BCVA，OD0.4，OS0.03；视盘青光眼分析可见双眼视盘颞侧 RNFL 萎缩变薄。

【影像学检查】

　　LHON 的筛查和诊断主要依靠眼底视盘的特征性改变和 OCT。OCT 可监测 RNFL（尤其视盘周围）和 GCIPL 的厚度变化情况。视盘周围 RNFL 在急性期水肿增厚，亚急性期逐渐降至正常范围，慢性期萎缩变薄。FFA 可在疾病急性期反映视盘毛细血管扩张充血。视野和 PVEP 可反映 LHON 患者视功能受损程度。

【诊断标准】

　　该病诊断依赖于临床特征：常见于 15～35 岁男性；双眼先后发病，视力急性或亚急性无痛性下降；不同时期的眼底特征性改变及 OCT 改变。基因检测能帮助确诊该病。

【治疗】

　　目前对 LHON 的治疗多为支持治疗，如艾地苯醌、维生素 B$_{12}$、辅酶 Q$_{10}$、维生素 C、中药、针灸等，多以抗氧化、保护神经为主，尚无特效治疗手段。如艾地苯醌，它是辅酶 Q$_{10}$ 的类似物，有研究证明大剂量艾地苯醌对治疗 LHON 有效，但仅限病程≤1 年的患者，其可延缓未发病眼的发病时间，但研究发现其无法恢复神经纤维及神经节细胞。随着新型基因治疗的进展，已有多项临床试验证实 *rAAV2-ND4* 基因治疗对于 LHON 安全且有效。基因治疗前景广阔，为治疗 LHON 打开新世界的大门。

参考文献

[1] 冯超逸. Leber 遗传性视神经病变的光学相干层析成像特征及视力影响因素. 中国眼耳鼻喉科杂志，2022，22（5）：458-468.

[2] 刘雅妮. Leber 遗传性视神经病变的临床及基因研究. 宁夏医学杂志，2020，42（9）：777-779.

[3] 中华医学会眼科学分会神经眼科学组 Leber 遗传性视神经病变协作组. Leber 遗传性视神经病变诊断和治疗专家共识. 眼科，2019，28（5）：328-335.

[4] 陈俊. Leber 遗传性视神经病变的治疗进展. 眼科新进展，2017，37（7）：684-687.

[5] YUAN J，ZHANG Y，LIU H，et al. Seven-year follow-up of gene therapy for Leber's hereditary optic neuropathy. Ophthalmology，2020，127（8）：1125-1127.

[6] POINCENOT L，PEARSON A L，KARANJIA R. Demographics of a large international population of patients affected by Leber's hereditary optic neuropathy. Ophthalmology，2020，127（5）：679-688.

[7] WAN X. Efficacy and safety of rAAV2-ND4 treatment for Leber's hereditary optic neuropathy. Scientific Report，2016，6：21587.

[8] MEYERSON C，VAN STAVERN G，MCCLELLAND C. Leber hereditary optic neuropathy：Current perspectives. Clin Ophthalmol，2015，9：1165-1176.

第九节　常染色体显性遗传性视神经萎缩

精要

○ 常染色体显性遗传性视神经萎缩（autosomal dominant optic atrophy，ADOA）是一种常见的遗传性视神经病变。

○ *OPA1* 是 ADOA 的主要致病基因，*OPA1* 突变可引起线粒体功能障碍。

○ ADOA 常在 2～10 岁发病，由于发病隐匿常不能及时就诊。

○ ADOA 患者的临床表现和严重程度个体差异大，同一家族的不同患者也可出现不同表型。

○ 除视力、眼底和视野等基本检查外，OCT、色觉和 VEP 等检查也十分重要。

【概述】

常染色体显性遗传性视神经萎缩（autosomal dominant optic atrophy，ADOA）是一种常见的遗传性视神经病变。欧美国家中 ADOA 的患病率可高达 1/10 000，为最常见的遗传性视神经萎缩。1959 年由丹麦医生 Kjer 首先报告，又称为 Kjer 型视神经萎缩。目前确定的 ADOA 致病基因有 7 个，其中主要致病基因是 *OPA1*，它编码一种线粒体内膜蛋白。*OPA1* 突变可引起线粒体功能障碍从而导致视神经萎缩，部分患者可合并全身其他系统疾病。此外，还有 OPA3 的 *OPA3* 基因、OPA5 的 *DNM1L* 基因、OPA7 的 *TMEM126A* 基因、OPA9 的 *ACO2* 基因、OPA10 的 *RTN4IP1* 基因和 OPA11 的 *YME1L1* 基因。

【临床特征】

ADOA 患者的临床表现和严重程度异质性高，同一家族内不同患者也可出现不同表型。ADOA 发病年龄一般为 2～10 岁，患者常因双眼矫正视力无法提高、双眼视力下降前来就诊。由于大部分患者发病隐匿，常不能准确说出发病时间。除视力下降外，患者可有不同程度的色觉异常及视野缺损。此外，少数患者可伴有并发性白内障。

ADOA 患者中约 20% 可合并有全身其他系统疾病，包括感音神经听力损失、进行性眼外肌麻痹、骨骼肌疾病、共济失调和周围神经病变等，临床上称这些症状为"DOA plus"征。据报道，"DOA plus"征的出现与 *OPA1* 的突变方式有关，位于鸟苷三磷酸（Guanosine-5'-triphosphate，GTP）蛋白酶的错义突变更有可能导致严重表型。同时，"DOA plus"征患者的视力下降速度和最终视力也比单纯 ADOA 患者更为严重。

【影像学检查】

由于 ADOA 具有不完全外显性，部分患者视力检查正常或接近正常。因此，除视力、眼底和视野等基本检查外，OCT、色觉和视觉诱发电位（VEP）等检查也是十分必要的，这些检查将助于提高该病诊断率。

ADOA 患者虽然临床表现差异较大，但仍存在一定的共同表现：① OCT，ADOA 患者早期便可出现神经节细胞层变薄；RNFL 变薄最先出现于乳头黄斑束，随后逐渐累及颞侧和鼻侧（图 2-9-1，图 2-9-2）；②色觉，约 50% 患者表现为黄-蓝色觉异常，另约 10% 患者表现为红-绿色觉异常，6% 患者则表现为全色盲；③视野，早期视野检查提示中心暗点，随着病情进展视野可发展为中心暗点扩大，与生理盲点相连；④ VEP，双眼图形 VEP（PVEP）出现 P100 波振幅下降，潜伏期延长；双眼闪光 VEP（FVEP）表现为 P 波振幅降低，提示神经传导功能受损。

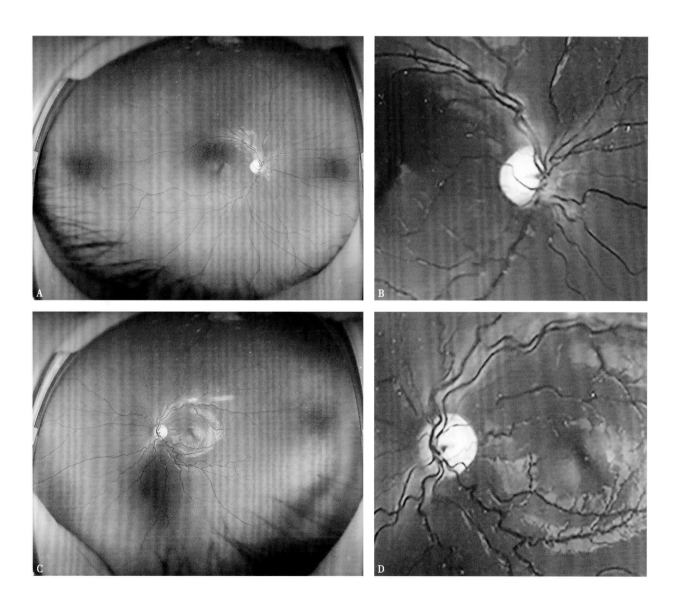

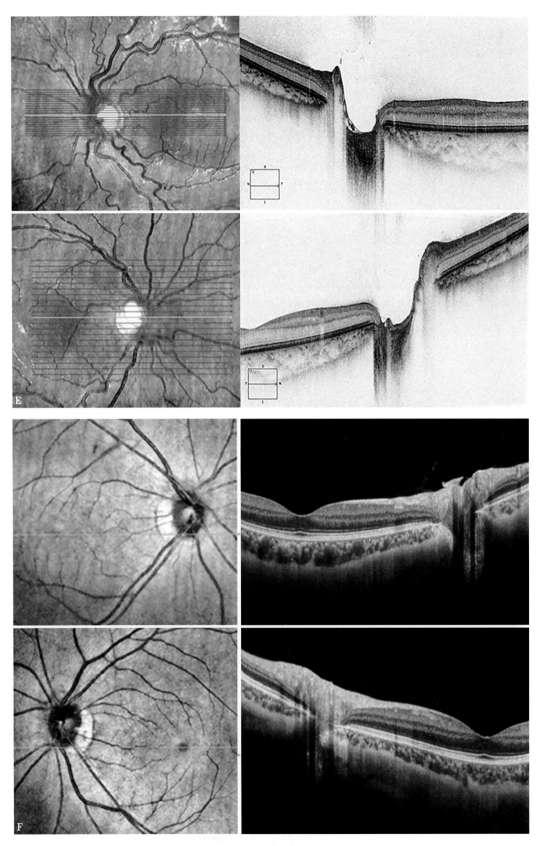

图 2-9-1　ADOA 的眼底和 OCT 表现

男童，9 岁，双眼视力下降 1 年余。A～D. 眼底示双眼视盘苍白，颞侧更为显著，C/D 约为 0.7；E. 患者 OCT 显示双眼
视盘周围视网膜神经纤维层显著变薄，颞侧显著；F. 正常人 OCT 显示双眼视盘周围视网膜神经纤维层厚度正常。

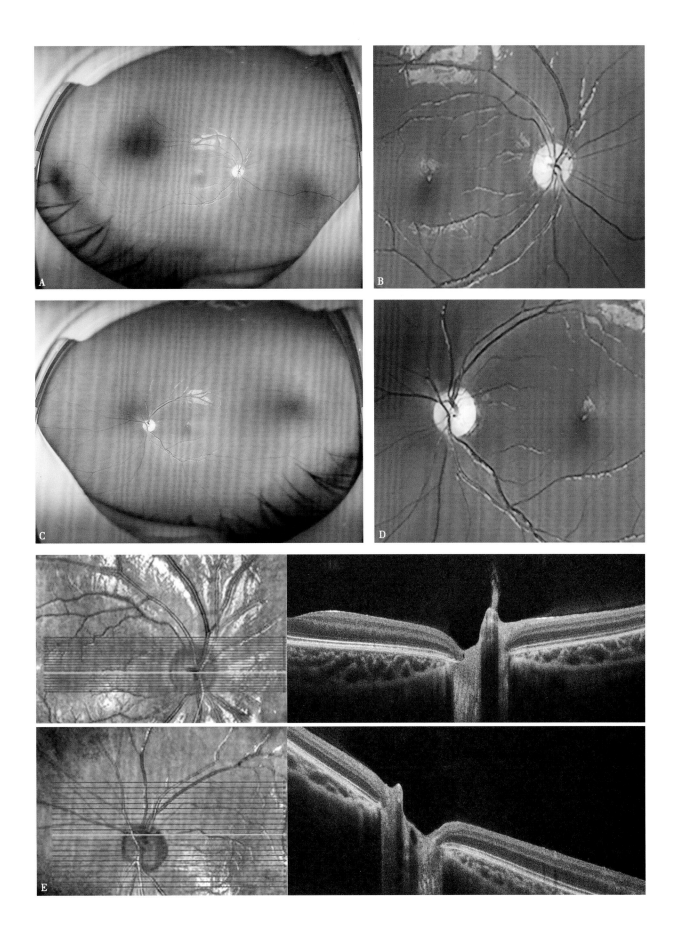

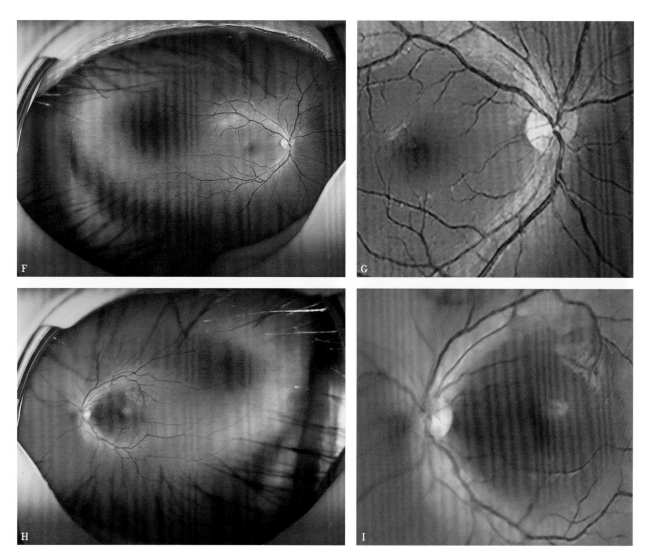

图 2-9-2　ADOA 的眼底表现

女童，10 岁，双眼自小视力差来诊；BCVA，OD0.07，OS0.05。A～D. 眼底示双眼视盘苍白，颞侧更为显著，C/D 约为 0.7；
E. OCT 显示双眼视盘周围视网膜神经纤维层显著变薄，颞侧更为显著；F～I. 其母眼底照示无明显异常。

【诊断标准】

ADOA 的临床表现和病变程度呈现多样性，最终确诊仍需要基因检测。临床症状需要与其他常见的遗传性视神经病变相鉴别，尤其是与同样引起线粒体功能障碍的 LHON 鉴别；此外，ADOA 与正常眼压性青光眼（normal tension glaucoma，NTG）均以视网膜神经节细胞（retinal ganglion cells，RGCs）及其轴突缺失为特征，因此也需要进一步鉴别。

LHON 发病急性期可出现视盘假性水肿和 RNFL 增厚，而 ADOA 几乎不存在 RNFL 增厚的过程，早期即可出现乳头黄斑束神经纤维变薄，随病情发展视盘颞侧、鼻侧 RNFL 先后受损，最终弥漫变薄。此外，若患者伴有色觉异常，则 LHON 多伴发红绿色觉异常；ADOA 则以蓝黄色觉异常为主。早期 ADOA 和 NTG 可通过视野缺损的特点进行鉴别。

　　ADOA 患者通常表现为中心或旁中心暗点，较少出现周边视野缺损；而 NTG 患者在疾病早期即可表现为周边视野缺损。在 OCT 检查中，ADOA 患者的神经节细胞层（ganglion cell layer，GCL）和平均 RNFL 厚度均比 NTG 患者更薄；特别是 ADOA 患者颞下区、颞上区和鼻下区的 RNFL 更薄。

【治疗】

　　目前，ADOA 尚无正式批准的治疗方法，仍以对症治疗为主。临床上常用抗氧化剂和其他神经营养补充剂，但均无明确证据证实其疗效。由于 ADOA 与 LHON 均为线粒体障碍导致的原发性视神经萎缩，因此一些被证实治疗 LHON 有效的药物也应用于 ADOA。在一项 7 名患者参与的艾地苯醌治疗 ADOA 临床研究中，5 名患者在服药 1 年后视力、视野和色觉均有所改善。然而，该药的随机对照研究目前仍未开展，我们也期待着未来能有更多的药物用于治疗 ADOA。

参考文献

[1] O'BRYHIM B E, SAMARA A, CHEN L, et al. Longitudinal changes in vision and retinal morphology in Wolfram syndrome. Am J Ophthalmol, 2022, 243: 10-18.

[2] BARBONI P, AMORE G, CASCAVILLA M L, et al. The pattern of retinal ganglion cell loss in Wolfram syndrome is distinct from mitochondrial optic neuropathies. Am J Ophthalmol, 2022, 241: 206-216.

[3] O'NEILL E C, MACKEY D A, CONNELL P P, et al. The optic nerve head in hereditary optic neuropathies. Nat Rev Neurol, 2009, 5(5): 277-287.

[4] ZEVIANI M, CARELLI V. Mitochondrial retinopathies. Int J Mol Sci, 2021, 23(1): 210.

[5] ELACHOURI G, VIDONI S, ZANNA C, et al. OPA1 links human mitochondrial genome maintenance to mtDNA replication and distribution. Genome Res, 2011, 21(1): 12-20.

[6] JONES R, AL-HAYOUTI H, OLADIWURA D, et al. Optic atrophy in children: Current causes and diagnostic approach. Eur J Ophthalmol, 2020, 30(6): 1499-1505.

第十节　Wolfram 综合征

精要

○ Wolfram 综合征是一种由于 *WFS1* 基因突变引起的罕见的常染色体隐性遗传性疾病。

○ 糖尿病、视神经萎缩、尿崩症及听力障碍为主要临床表现。

○ 视神经萎缩发病年龄平均为 10～11 岁。

○ 患有严重双侧视神经萎缩的年轻糖尿病患者应高度怀疑 Wolfram 综合征。

○ 视网膜变薄被认为是疾病进展的标志之一，建议每年行 OCT 检查。

【概述】

　　Wolfram 综合征（Wolfram syndrome，WFS）是一种罕见的常染色体隐性遗传性疾病。1938 年由 Wolfram 和 Wagener 首次报道，这是一类以糖尿病、视神经萎缩、尿崩症及听力障碍为主要临床表现的家族疾病，又称为 DIDMOAD 综合征（diabetes insipidus, diabetes mellitus, optic atrophy, and deafness）。按照致病基因的不同可分为两型，临床上以 *WFS1* 基因突变导致的 Wolfram 综合征 1 型较为常见，目前普遍认为 *WFS1* 突变的发病机制与异常的内质网应激有关。由于 *WFS1* 分布于全身多个器官，Wolfram 综合征患者预后较差，约 60% 的患者在 35 岁前死亡。患者如能获得早期及时的诊断，将对改善生存预后具有十分重要的意义。视神经萎缩是 Wolfram 综合征的重要症状，同时也常作为首诊症状出现，因此眼科医生须对该病进行全面了解以帮助诊断。

　　Wolfram 综合征在我国目前尚无大规模流行病学调查资料。其他国家的资料提示该病具有一定的分布特点：在欧美国家中发病率为 1/100 000，在日本发病率仅为 1/710 000。这可能与不同种族间近亲结婚的发生比例差异相关。

　　Wolfram 综合征致病基因是 *WFS1* 和 *CISD2*，分别导致 1 型和 2 型的 Wolfram 综合征。80% 以上患者是由于 *WFS1* 基因突变引起。两种类型发病机制大不相同。*WFS1* 编码的 Wolframin 是一种内质网跨膜蛋白，普遍认为其发病机制与内质网应激相关，可能包括：①导致内质网中钙离子平衡失调，从而引起内质网应激。②促进 UPR 转录因子（unfolded protein response transcription factor，未折叠蛋白反应转录因子）*ATF6* 的高表达，引起内质网应激异常增强。③引起内质网与线粒体间通讯异常，间接导致线粒体功能异常。*CISD2* 编码的 Eris 是一种内质网膜间小蛋白，对于维持线粒体完整性和细胞内钙离子稳态至关重要，

因此 *CISD2* 突变的发病机制可能与线粒体损伤导致的细胞凋亡有关。与 *WFS1* 不同的是 *CISD2* 突变患者常无尿崩症表现。

【临床特征】

Wolfram 综合征患者常因双眼视力下降就诊，可有色觉减退和视敏度下降、视野缺损等。视神经萎缩为视力下降的常见原因，少数患者可合并白内障和色素性视网膜病变。

虽然 Wolfram 综合征目前仍没有明确基因 - 表型之间的关系，但自然病程仍有一定规律：糖尿病（平均 6 岁）、视神经萎缩（平均 10～11 岁）、尿崩症（平均 14～15 岁）和感音神经听力损失（平均 16 岁）。因此 Wolfram 综合征患者出现双眼视力下降来眼科就诊时，基本已有 1 型糖尿病病史。临床中，当接诊患有严重双侧视神经萎缩的年轻糖尿病患者时，应高度怀疑 Wolfram 综合征（图 2-10-1）。

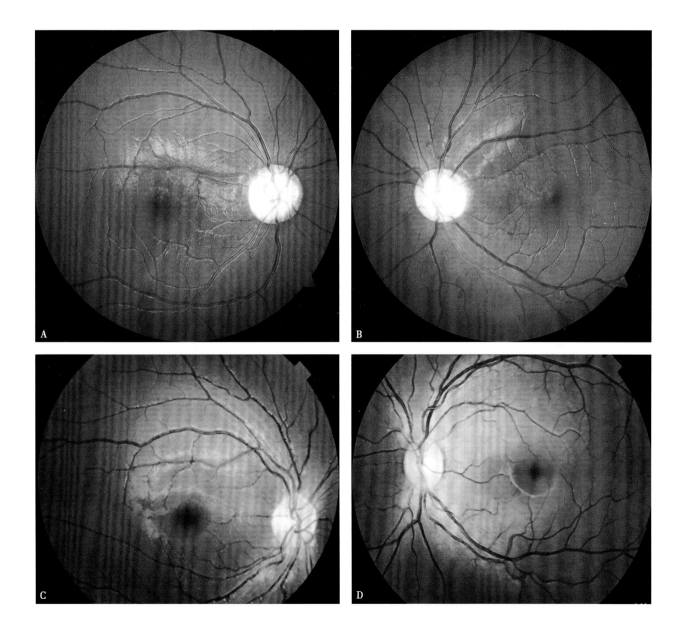

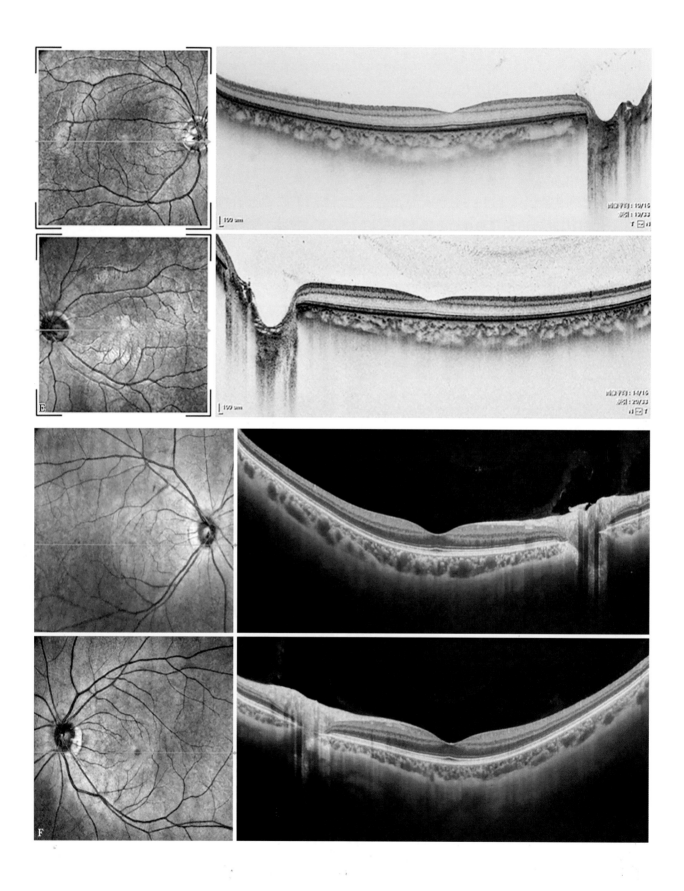

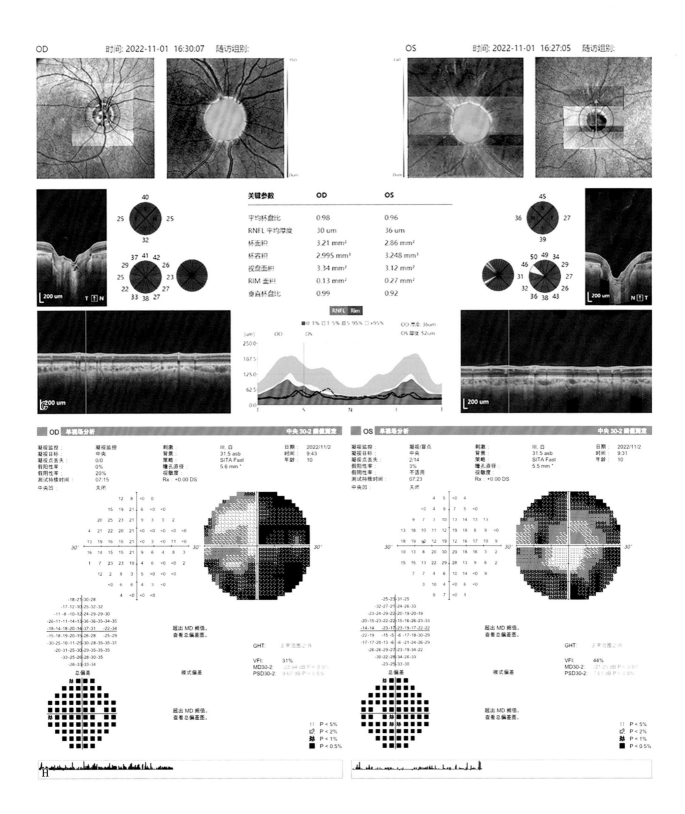

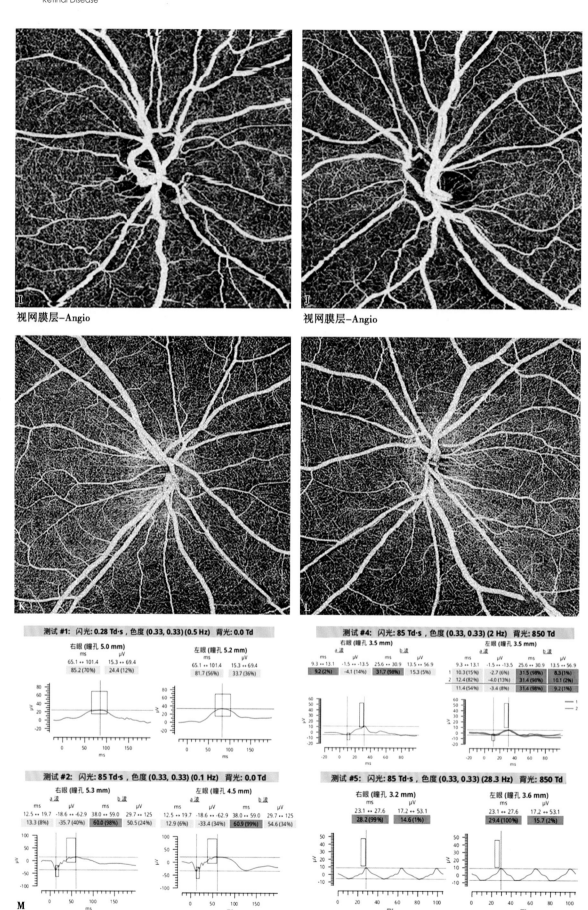

视网膜层-Angio

视网膜层-Angio

M

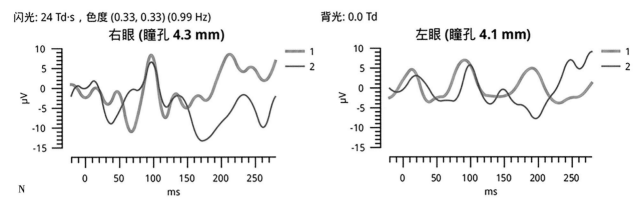

图 2-10-1　Wolfram 综合征的临床表现

男童，10 岁，双眼视力下降 1 年余；BCVA，OD0.05，OS0.16。A、B. 患者扫描激光检眼镜显示双眼视盘色苍白，C/D 约为 0.9；C、D. 为正常人对照；E、G. 患者 OCT 显示双眼视网膜神经纤维层显著弥漫性变薄；F. 为正常人对照；H. 双眼全视野重度缺损；I、J. 患者 OCTA 可见双眼视盘和盘周毛细血管明显减少；K、L. 为正常人对照；M. 双眼 fERG 显示视锥细胞反应轻度下降；N. 双眼 FVEP 显示，P100 波峰潜时无明显延迟，但振幅明显降低，左眼较右眼更重。

【影像学检查】

对于已经确诊的 Wolfram 综合征患者建议每年进行一次全面的眼科检查，包括视力、色觉、视野和 OCT 检查。据文献报道，WFS 患者上方和下方的 RNFL 随着时间有着明显变薄的趋势；视网膜变薄被认为是疾病进展的标志之一。因此，定期的 OCT 检查对于 Wolfram 综合征患者晚期多器官并发症的及时干预有重要指导意义。

【诊断标准】

Wolfram 综合征的临床表现和病变程度呈现多样性，最终确诊仍需要基因检测。视神经萎缩的临床症状需要与其他常见的遗传性视神经病变相鉴别，如 LHON 和 ADOA。

LHON 是一种线粒体 DNA 突变引起的母系遗传性疾病，发病年龄晚，通常在 15～35 岁。LHON 患者急性期可出现视盘周围视网膜神经纤维层肿胀，晚期盘周视网膜神经纤维层（peripapillary retinal nerve fiber layer，pRNFL）明显变薄，其中颞侧最早受累且变薄最明显；WFS 的 RNFL 表现为持续的变薄，晚期患者则出现外层视网膜明显变薄。而 LHON 改变仅限于 RNFL，视网膜色素上皮层和光感受器细胞层不受其影响。

ADOA 是一种常染色体显性遗传性疾病，年龄通常在 2～10 岁。眼底检查常呈双眼对称性颞侧视盘苍白，OCT 测量 RNFL 厚度，呈双眼视盘周围对称性变薄，颞侧 1/4 尤为明显；而 WFS 相比于 ADOA 鼻侧变薄明显，且整体而言 WFS 的平均 RNFL 较 ADOA 更薄。ADOA 患者的病理解剖结果显示 GCL 弥散性萎缩，提示 ADOA 是由于 RGCs 缺失引起的视神经萎缩；相比于 ADOA，WFS 的 GCL 在发病早期未见明显变化。

【治疗】

目前，国内外尚无明确的治疗手段可以延缓或逆转 Wolfram 综合征的进展，以对症治疗为主。对于视力较差者，可以服用营养神经药物或采用低视力辅助设备。相信随着对 Wolfram 综合征不断深入的了解，终将找到治疗的有效手段。

参考文献

[1] MUDGIL A V, REPKA M X. Childhood optic atrophy. Clin Exp Ophthalmol，2000，28（1）：34-37.

[2] OAKES S A, PAPA F R. The role of endoplasmic reticulum stress in human pathology. Annu Rev Pathol，2015，10：173-194.

[3] PAPA F R. Endoplasmic reticulum stress，pancreatic beta-cell degeneration，and diabetes. Cold Spring Harb Perspect Med，2012，2（9）：a007666.

[4] PALLOTTA M T, TASCINI G, CRISPOLDI R，et al. Wolfram syndrome，a rare neurodegenerative disease：From pathogenesis to future treatment perspectives. J Transl Med，2019，17（1）：238.

[5] CROUZIER L, DANESE A, YASUI Y，et al. Activation of the sigma-1 receptor chaperone alleviates symptoms of Wolfram syndrome in preclinical models. Sci Transl Med，2022，14（631）：eabh3763.

[6] SAMARA A, RAHN R, NEYMAN O，et al. Developmental hypomyelination in Wolfram syndrome：New insights from neuroimaging and gene expression analyses. Orphanet J Rare Dis，2019，14（1）：279.

第十一节　Bosch-Boonstra-Schaaf 视神经萎缩综合征

精要

○ Bosch-Boonstra-Schaaf 视神经萎缩综合征（Bosch-Boonstra-Schaaf optical atrophy syndrome，BBSOAS）是一种罕见的主要由 *NR2F1* 基因异常导致的常染色体显性遗传病。

○ 视神经发育不良、胼胝体发育不良和垂体激素分泌异常是 BBSOAS 的典型三联征。

○ 现认为 BBSOAS 中的"视神经萎缩"应是视神经发育不良，视力受损不会进展。

○ BBSOAS 的症状涉及眼科、神经科、精神科、内分泌科和耳鼻咽喉科等多个科室，应联合多学科会诊共同诊断。

【概述】

BBSOAS 由 Bosch 于 2014 年首次报道，是一种以视神经发育不良、身体发育迟缓和智能障碍为特征的常染色体显性遗传病。BBSOAS 罕见，截至本文撰写时，全世界共报道 92 例患者。BBSOAS 的临床表型多种多样，除了常见的眼部发育异常和认知障碍外，还可能表现为肌张力低下、癫痫发作、孤独症、运动功能障碍和听力障碍。国内仅有 1 篇文献从神经科的角度报道该病，由于视神经发育不良是该病主要特征之一，在此做简要介绍。

BBSOAS 主要由 *NR2F1* 基因突变引起。NR2F1 是一种高度保守的核受体蛋白，在中枢及外周神经系统，包括轴突、髓鞘及皮层形成过程中起重要作用。*NR2F1* 基因缺陷小鼠模型可出现早期神经节细胞的发育异常和视力受损，视力受损的程度在出生后保持稳定，这和 BBSOAS 患者的表现一致。现认为 BBSOAS 并不同于临床所指的视神经萎缩，应是视神经发育不良（optic nerve hypoplasia）。视神经萎缩可随着病程逐渐进展，而视神经发育不良不会出现进展，这个观点需要更长的随访加以验证。另外在两名患者中报告了线粒体呼吸链异常导致的视神经发育不良，还需要更多的研究阐明 BBSOAS 的发病机制。

【临床特征】

BBSOAS 的眼部表现包括视神经发育不良、皮层盲、眼球震颤、屈光不正、集合异常、眼球追随功能差和弱视等。眼底表现为视盘苍白，可见视盘小凹。全身表现多种多样，包括生长发育迟缓、智力发育迟缓，表现为语言和社交技能学习缓慢；肌张力低下，吞咽、吸吮和咀嚼功能异常，发生癫痫和婴儿痉挛、孤独症特征、注意缺陷和多动障碍、听力异常、面部发育异常等，可出现重复拍手或点头等行为（图2-11-1）。

【影像学检查】

头颅MRI表现为穹窿发育不全、皮质沟回的发育异常。眼底照相、SLO、OCT、FFA、ERG、VEP可全面评估眼部和视神经发育情况。

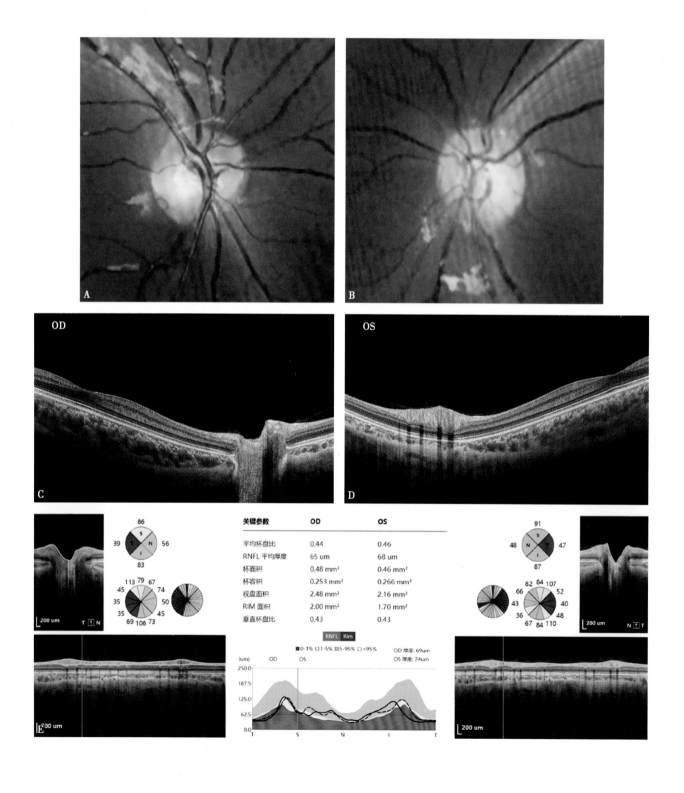

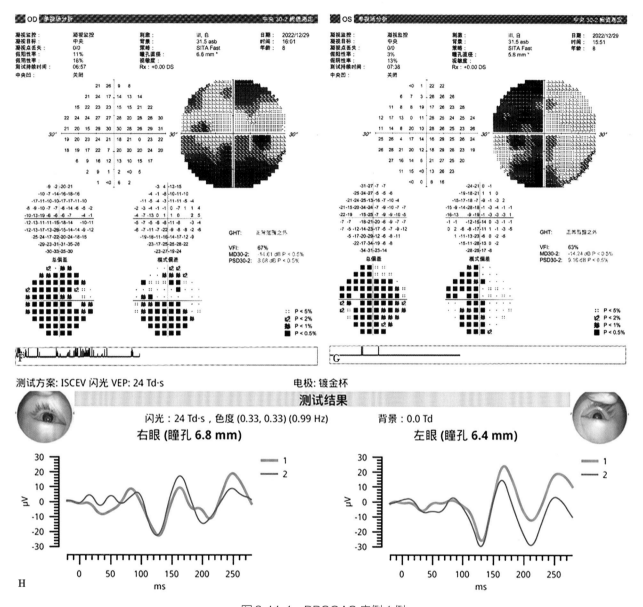

图 2-11-1　BBSOAS 病例 1 例

男童，8 岁，发现双眼矫正视力差 1 年；裸眼视力 OD0.12，OS0.1，矫正无提高；可正常行走，学习语言能力较同龄儿童慢，余正常；脑部 MR 平扫及增强未见明确异常；染色体微阵列分析示 arr5q14.3q15（89335082-93420559）×1，为该区段缺失，其中缺失 *NR2F1* 基因。A、B. 眼底检查右眼视盘界清色可，C/D0.5，左眼 C/D0.4；C、D. OCT 见双眼黄斑中心凹结构正常，视盘未见明显异常；E. 视盘环扫分析示右眼颞侧及上方 RNFL 厚度下降，左眼颞侧 RNFL 厚度下降，此处须与视神经遗传病变 Leber 视神经病变和 Wolfram 综合征鉴别，Leber 视神经病变是线粒体能量代谢异常导致的视神经病变，线粒体主要分布在神经细胞轴突，所以病变最先影响神经纤维密集的乳头黄斑束，在视盘 OCT 上表现为颞侧 RNFL 下降；Wolfram 综合征导致溶酶体异常，溶酶体分布于神经细胞核，故病变先损伤神经节细胞层，在视盘 OCT 上早期表现为 RNFL 正常，晚期 RNFL 均匀下降（可参阅相关章节）；F、G. 视野检查儿童多次尝试后配合依然不佳，假阳性率和假阴性率偏高；H. VEP 双眼峰时稍延长，振幅正常。

【诊断标准】

视神经发育不良、胼胝体发育不良和垂体激素分泌异常是 BBSOAS 的典型三联征，至少存在两个典型的三联征可考虑该疾病，基因检查可辅助诊断该疾病。BBSOAS 的症状涉及眼科、神经科、精神科、内分泌科和耳鼻咽喉科等多个科室，应联合多学科会诊共同诊断。

参考文献

[1] 戈文蓉，万林，杨光. Boonstra-Bosch-Schaff 视神经萎缩综合征并婴儿痉挛症 1 例报告并文献复习. 解放军医学杂志，2020，45（9）：940-946.

[2] BILLIET B，AMATI-BONNEAU P，DESQUIRET-DUMAS V，et al. NR2F1 database：112 variants and 84 patients support refining the clinical synopsis of Bosch-Boonstra-Schaaf optic atrophy syndrome. Human Mutation，2022，43（2）：128-142.

[3] BERTACCHI M，TOCCO C，SCHAAF C P，et al. Pathophysiological heterogeneity of the BBSOA neurodevelopmental syndrome. Cells，2022，11（8）：1260.

第十二节　视神经炎

精要

○ 视神经炎是视神经的炎性脱髓鞘性疾病，主要致病因素包括特发性、自身免疫性、感染、全身疾病等。
○ 与成人相比，感染或疫苗接种后的儿童视神经炎（pediatric optic neuritis，PON）更为常见。主要症状包括急性或亚急性视力下降、视物颜色变淡、眼球转动痛等。
○ VEP、MRI、OCT 和血清学检测是 PON 诊断和分型的重要检查手段。
○ 大剂量激素冲击治疗为 PON 的首选治疗方法。
○ PON 视力预后较好，早期积极治疗可有效预防视力丧失和疾病复发。

【概述】

　　视神经炎泛指所有视神经的炎性脱髓鞘性疾病。临床以急性或亚急性视力下降、视物颜色变淡、眼球转动痛为常见症状。特征性体征包括相对传入性瞳孔功能障碍（relative afferent papillary defect，RAPD）、神经纤维束损害相关的视野异常等。

　　相较于成人，PON 发病率更低。PON 总体发病率为 1/100 000～5/100 000，且具有人种差异。对特定人种的研究报道，在南加州儿童中，西班牙裔的视神经炎发病率最高，约为 0.18/100 000，其次是白种人，约为 0.15/100 000，非洲裔较少，仅为 0.09/100 000。

　　与成人相比，PON 的病因、临床特征及预后有其特殊性，例如儿童更容易表现为双眼发病和视盘受累，与感染和疫苗注射的关系更密切，视力预后更好。Horwitz 等研究发现，多数 PON 患儿在发病 3 周内视功能可逐步恢复，且有 53%～92% 患儿视力可恢复至 0.5 以上。另有研究显示，PON 患儿发病后视力下降较成人更严重，超过 50% 的 PON 患儿视力 <0.1；然而发病 1 年后，71%～81% 的儿童视力可以恢复到 1.0，而成人患者中仅有 50% 可恢复到 1.0。

【临床特征】

　　60%～70% 的 PON 患儿表现为双眼受累，但双眼视力损害程度可不一致。发病前多具有前驱病史，如发热、感染、疫苗接种史等。约半数患儿可有色觉异常，以获得性红绿色觉障碍为主，临床常见视红色时感觉颜色变淡。眼球转动痛较成人少见（43%～49%）。眼底检查常见视盘水肿（50%～74%）。OCT 可见视盘水肿，晚期可见视网膜神经纤维层变薄，平均黄斑厚度下降。核磁共振成像（MRI）T$_2$WI 可见视神经信号增强，VEP 可见视觉诱发电位传导延迟等特征性改变。

【临床分型】

PON 根据其发病原因大致可分为自身免疫性和感染性全身疾病相关。感染性和感染后视神经炎可由巴尔通体、布鲁氏菌、基孔肯雅热、巨细胞病毒、冠状病毒、登革热、乙型和丙型肝炎、单纯疱疹等病原体感染引起。根据 2022 视神经炎诊断和分类国际标准，视神经炎可依据不同的病因和免疫学特征，大致分为 10 种亚型，在此介绍儿童常见的五种亚型。

1. 抗髓鞘少突胶质细胞糖蛋白（myelin oligodendrocyte glycoprotein，MOG）抗体相关视神经炎（MOG-ON）　MOG 抗体检测阳性时可诊断。研究表明 MOG 抗体阳性的儿童更容易出现视神经炎。国内研究发现，首次发病时约 2/3 伴有眼痛，约半数患眼在发病早期出现视盘水肿。发病 3 个月后 OCT 显示 pRNFL 和黄斑神经节细胞内丛状层（macular ganglion cell inner plexiform layer，mGCIPL）平均厚度均出现不同程度萎缩变薄。约 80% 患眼发病 2 周以内 BCVA≤0.1，超过 90% 的患眼末次随访时 BCVA≥0.5。说明 MOG-ON 患儿虽然发病时出现严重的视力障碍，但大部分预后良好（图 2-12-1）。部分患儿发病时出现中枢神经系统脱髓鞘病变。

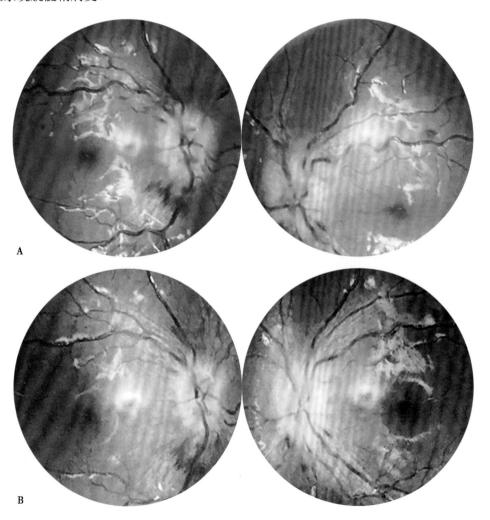

A

B

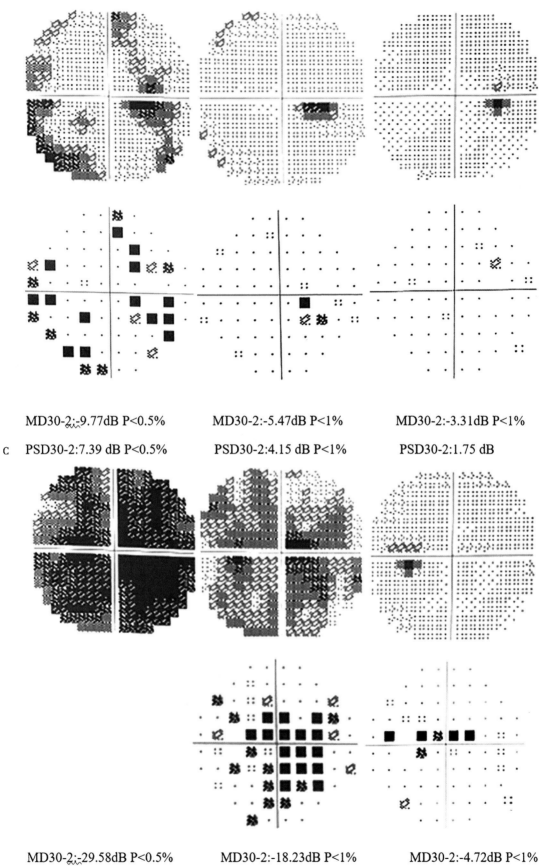

MD30-2:-9.77dB P<0.5%　　MD30-2:-5.47dB P<1%　　MD30-2:-3.31dB P<1%

C　PSD30-2:7.39 dB P<0.5%　　PSD30-2:4.15 dB P<1%　　PSD30-2:1.75 dB

MD30-2:-29.58dB P<0.5%　　MD30-2:-18.23dB P<1%　　MD30-2:-4.72dB P<1%

D　PSD30-2:7.74 dB P<0.5%　　PSD30-2:7.71 dB P<1%　　PSD30-2:3.42 dB

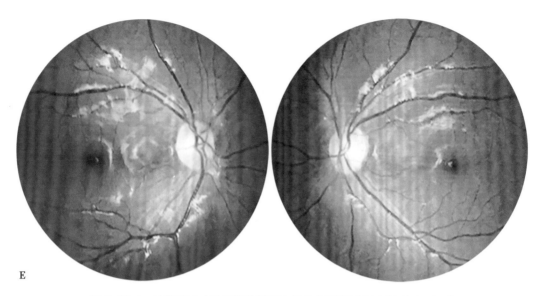

E

图2-12-1　抗髓鞘少突胶质细胞糖蛋白抗体相关视神经炎（MOG-ON）

女童，8岁，左眼急剧视力下降1周，右眼1天；VOD 0.05，VOS光感/定位不准，既往有前驱"感冒""发热"症状。A. 初诊时眼底照相示双眼视盘水肿，可见视盘下方火焰状出血；患者双眼FM-100hue色觉检查轻度异常（右眼得分104/无轴，左眼得分76/无轴）；血常规、术前四项检测、风湿免疫因子检测均阴性；抗MOG抗体IgG 1：30（阳性）；予患者甲泼尼龙500mg静脉滴注每天1次连用3天后逐渐减量，同时合并营养神经治疗，1周后VOD0.8，VOS0.4；B. 眼底示双眼视盘水肿较治疗前明显减轻；C、D. 分别示右眼、左眼治疗后4天、1周、2个月时的视野表现，可见视野缺损明显缓解；左眼治疗后4天模式偏差概率图因超出MD阈值无法显示；E. 眼底照相示治疗后3个月双眼视盘无明显水肿，视盘下方出血已吸收。（病例资料由中山大学中山眼科中心杨晖教授提供）

2. 孤立性视神经炎（single isolated optic neuritis，SION）　SION是一类只有视神经受累的ON，与视神经炎相关的自身抗体均为阴性。但近期研究发现，在孤立性视神经炎中，25%伴有头颅MRI的亚临床病灶，20%患者虽以ON为首发症状，但随访过程中出现了影像学阳性及脱髓鞘相关抗体阳性，临床诊断可达到多发性硬化（multiple sclerosis，MS）、视神经脊髓炎谱系疾病（neuromyelitis optica spectrum disorder，NMOSD）和急性播散性脑脊髓炎（acute disseminated encephalomyelitis，ADEM）等中枢神经系统脱髓鞘疾病的诊断标准，故认为可能是中枢神经系统脱髓鞘疾病的早期改变（图2-12-2）。

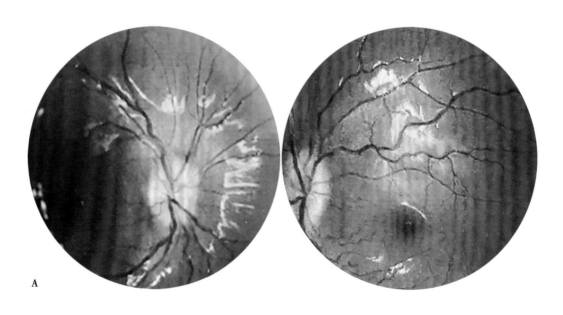

A

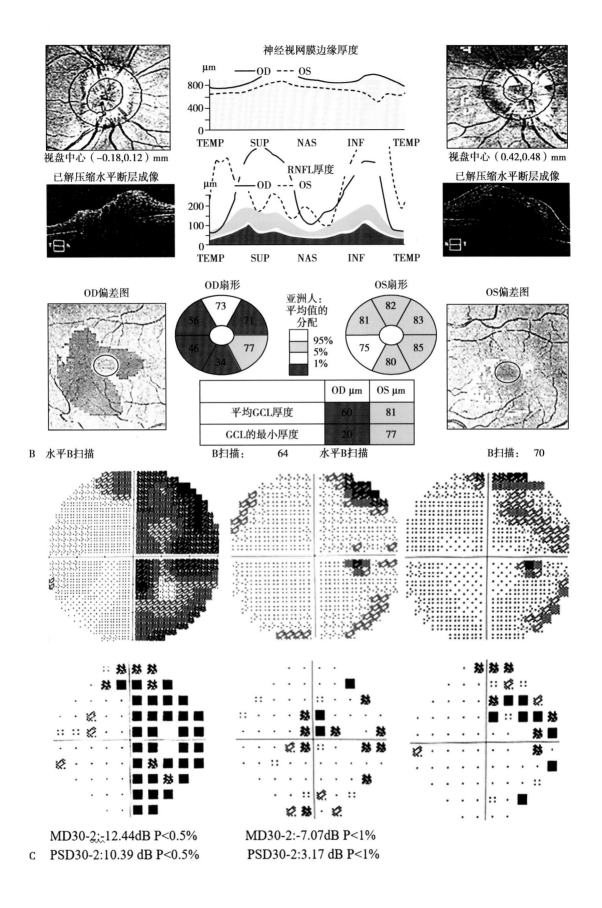

神经视网膜边缘厚度

视盘中心（-0.18,0.12）mm

已解压缩水平断层成像

RNFL厚度

视盘中心（0.42,0.48）mm

已解压缩水平断层成像

OD偏差图

OD扇形

亚洲人：平均值的分配

95%
5%
1%

OS扇形

OS偏差图

	OD μm	OS μm
平均GCL厚度	60	81
GCL的最小厚度	20	77

B 水平B扫描   B扫描：64   水平B扫描   B扫描：70

MD30-2:-12.44dB P<0.5%   MD30-2:-7.07dB P<1%
c PSD30-2:10.39 dB P<0.5%   PSD30-2:3.17 dB P<1%

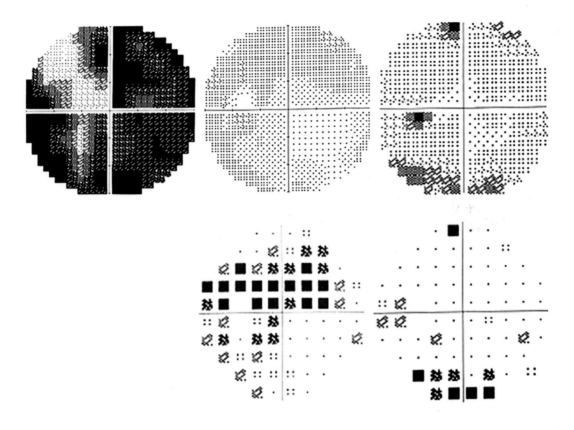

MD30-2:-27.11dB P<0.5%　　MD30-2:-1.51dB P<10%　　MD30-2:-5.26dB P<1%
D　PSD30-2:9.93 dB P<0.5%　　PSD30-2:3.65 dB P<2%　　PSD30-2:3.95 dB P<1%

图 2-12-2　孤立性视神经炎

女童,9 岁,双眼突发急剧视力下降伴头痛 1 周;双眼视力(VOU)光感 / 定位不准,否认其他疾病史。A. 初诊时眼底示双眼视盘水肿;B. 患者双眼 OCT 显示双眼 RNFL 厚度增加;予血常规、术前四项检测、风湿免疫因子检测,抗 MOG 抗体和抗水通道蛋白 4(AQP4)抗体阴性,排除感染及颅内占位;予患者甲泼尼龙 500mg 静脉滴注每天 1 次连用 3 天后逐渐减量同时合并营养神经治疗,1 周后 VOD 0.25,VOS 0.2,1 个月后 VOD 0.63,VOS 0.5;C、D. 分别示右眼、左眼治疗后 2 天、3 周、3 个月时的视野表现,可见视野缺损缓解;左眼治疗后 2 天因模式偏差概率图超出 MD 阈值无法显示。(病例资料由中山大学中山眼科中心杨晖教授提供)

　　3. 视神经脊髓炎谱系疾病(NMOSD)　由于 AQP4-IgG 对 NMOSD 诊断具有高度特异性,2015 年 NMOSD 新诊断标准将 NMOSD 分为 AQP4-IgG 阳性和 AQP4-IgG 阴性(包括未能检测到 AQP4-IgG)两种亚型。NMOSD 有 6 组核心临床症候,即视神经炎、急性脊髓炎、延髓极后区综合征、急性脑干综合征、急性间脑综合征和大脑综合征;其中前 3 项最具特征性。NMOSD 为高致残、高复发疾病,多数患者视力预后差(视力可低于 0.1)(图 2-12-3)。

　　4. 急性播散性脑脊髓炎(ADEM)相关视神经炎(ADEM-ON)　急性播散性脑脊髓炎是伴有脑病的少见的多灶性中枢神经系统疾病,常见于 6~10 岁儿童,近 2/3 患儿发病前 4 周内有感染史,部分有疫苗接种史(4%)。故 ADEM-ON 也称为感染后脑脊髓炎视神经炎。临床表现主要为单眼或双眼视力丧失,伴有全身症状,包括头痛、发热、嗜睡甚至惊厥、昏迷、脑膜刺激征等,通常需要联合儿科急诊处理。MRI 可见多处脑白质损伤。这一类型虽然常有严重视神经功能障碍,但大多数预后相对好。

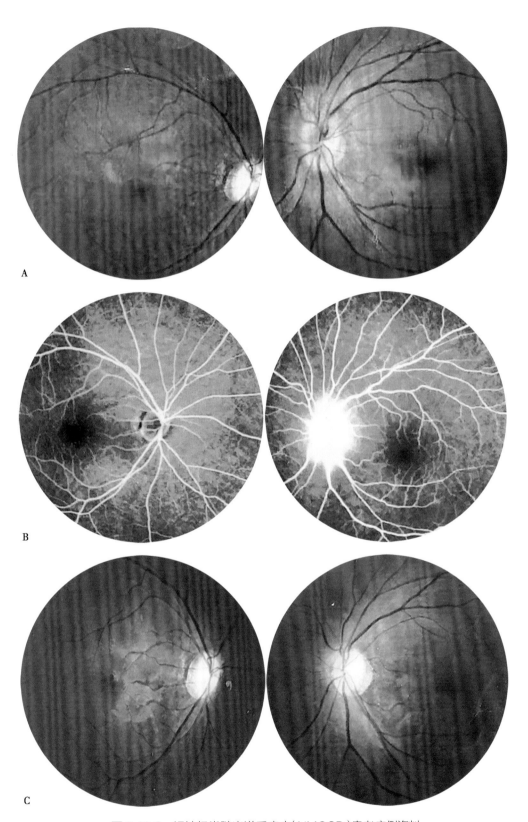

图 2-12-3　视神经脊髓炎谱系疾病（NMOSD）患者病例资料

女童，16 岁，右眼进行性视力下降 10 个月，左眼进行性视力下降半年；VOD 0.06，VOS 0.1，曾诊断为"左眼视神经炎"。A. 眼底照相示左眼视盘水肿；B. A 图同期 FFA，可见左眼视盘处荧光渗漏，给予激素治疗，具体不详；C. 初诊时眼底照相未见视盘水肿；患者双眼对比敏感度下降，双眼 FM-100hue 色觉检查异常（右眼得分 244/ 无轴，左眼得分 366/ 无轴），AQP4 1：100（阳性）。（病例资料由中山大学中山眼科中心杨晖教授提供）

5. 多发性硬化（MS）相关视神经炎（MS-ON） MS-ON 好发于青壮年女性，儿童罕见。就诊于眼科的儿童可仅以视神经炎为首发或唯一症状，表现为"单病程的可疑潜在炎症脱髓鞘疾病"，即 Miller 等所称的临床孤立综合征（clinically isolated syndrome，CIS），部分 CIS 最终将转化为 MS。

视神经炎的分型十分复杂，不同类型之间也可相互转换，具体分型信息参见 2022 年发表在《柳叶刀 - 神经病学》（*Lancet Neurology*）上的"Diagnosis and classification of optic neuritis"标准。除上述五种亚型在儿童中较为常见之外，临床上也有部分患儿表现为原发性进行性视神经炎（primary progressive optic neuritis，PPON）、慢性复发性炎性视神经病变（chronic relapsing inflammatory optic neuropathy，CRION）、复发性孤立性视神经炎（relapsing isolated optic neuritis，RION）等亚型。需要注意的是，多数 PON 亚型的诊断、治疗和随访都需要与儿童神经内科沟通协作。

【影像学检查】

1. 电生理检查　电生理检查是 PON 的重要检查手段。研究表明，约 83% 急性期 PON 存在不同程度的 VEP 信号异常，主要表现为 P100 波潜伏期延长，部分出现振幅下降。出现明显视力下降或丧失后，VEP 异常率高达 45%～65%，且持续时间可达 6～12 个月。ERG 可用于鉴别视网膜疾患引起的视力下降。

2. MRI　MRI 检查有助于视神经炎的诊断和分型。表现为视盘炎的患者，MRI 可能无任何异常。但对球后视神经炎，MRI 可清晰显示视神经病变的部位和范围，可表现为视神经的增粗，T_1WI 视神经信号强度减低以及 T_2WI 视神经信号强度增强。此外，Gd（钆）-DTPA 增强扫描可显示急性脱髓鞘病灶，表现为明显强化，在显示慢性患者的急性损伤方面非常有帮助。头颅和脊髓 MRI 可显示 MS-ON 以及视神经脊髓炎谱系疾病的中枢神经系统异常，有助于明确疾病受累范围和分型。MRI 还可在随访中定量观察视神经萎缩的进展。然而须注意对儿童患者应尽量避免不必要的造影剂使用。

3. OCT　急性视神经炎发作期 OCT 可见 pRNFL 持续肿胀。发作后 mGCIPL 最早出现萎缩。除了单眼萎缩，OCT 还可见视网膜不对称的其他指标，包括 pRNFL 或 mGCIPL 的眼间差异。微囊性黄斑水肿在 AQP4-ON 或严重的 SION 的患者中更常见。

【诊断标准】

PON 的诊断目前主要依赖典型临床表现和眼底检查，头颅 MRI、血清学、脑脊液等检查对诊断及鉴别诊断有重要意义。图 2-12-4 为诊疗流程图。

参照 2022 年发表在《柳叶刀 - 神经病学》（*Lancet Neurology*）上的"Diagnosis and classification of optic neuritis" ON 确诊标准如下。

1. ON 临床特征标准

（1）单眼受累，亚急性视力下降，伴眼眶痛、眼球转动时加重，对比敏感度下降和色觉减退，相对传入性瞳孔功能障碍阳性。

（2）不伴眼痛，具有（1）的所有其他特征。

（3）双眼视力下降，并具有（1）或（2）的所有特征。

2. ON辅助检查标准

（1）OCT：发病3个月内，符合相应病程的视盘水肿，或双眼黄斑神经节细胞内丛状层（mGCIPL）差异>4%或>4μm，或盘周视网膜神经纤维层（pRNFL）差异>5%或>5μm。

（2）MRI：急性期，患侧视神经及鞘膜强化；或发病3个月内，视神经内部信号增强（更亮）。

（3）生物标志物：血清水通道蛋白4（AQP4）、髓鞘少突胶质细胞糖蛋白（myelin oligodendrocyte glyco-protein，MOG）或脑衰反应调节蛋白5（collapsin response mediator protein，CRMP5）抗体阳性，或鞘内脑脊液（cerebrospinal fluid，CSF）免疫球蛋白（IgG）（寡克隆区带）的出现。

3. 确诊的ON　具备临床特征（1）和一项辅助检查；具备临床特征（2）和两项不同的辅助检查；具备临床特征（3）和两项不同的辅助检查，其中一项是MRI。

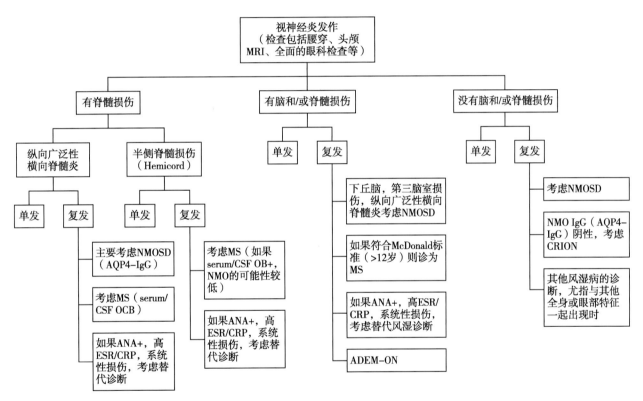

图2-12-4　视神经炎诊疗流程图

（ANA：anti-nuclear antibody，抗核抗体；ESR：erythrocyte sedimentation rate，红细胞沉降率；CRP：C reactive Protein，C反应蛋白；CSF：cerebral spinal fluid，脑脊液；AQP：aquaporin，水通道蛋白）

【治疗】

视神经炎治疗试验（optic neuritis treatment trial，ONTT）显示，对确诊视神经炎的患者，静脉内大剂量激素冲击治疗，较口服激素治疗视力恢复更快，还会降低视神经炎复发的风险。虽然ONTT的研究对象不包括儿童，但因目前缺乏PON的诊疗指南，因此ONTT的建议已成为治疗儿童视神经炎的标准。对激素治疗无反应的患者可以通过血浆置换或静脉注射免疫球蛋白治疗，但目前尚缺乏充分研究证据支持。与全身性疾病、视神经脊髓炎和多发性硬化相关的视神经炎应同时针对原发病治疗。

因 PON 尚缺乏规范化诊疗指南，加之儿童往往无法准确描述自己的症状，导致患儿难以获得早期诊断和及时治疗。然而虽然 PON 导致的视力损害较成年人严重，但大多数研究表明其视功能恢复预后优于成人。

参考文献

[1] JACOB A，MCKEON A，NAKASHIMA I，et al. Current concept of neuromyelitis optica（NMO）and NMO spectrum disorders. J Neurol Neurosurg Psychiatry，2013，84（8）：922-930.

[2] KOELMAN D L，CHAHIN S，MAR S S，et al. Acute disseminated encephalomyelitis in 228 patients：A retrospective，multicenter US study. Neurology，2016，86（22）：2085-2093.

[3] MILLER D H，WEINSHENKER B G，FILIPPI M，et al. Differential diagnosis of suspected multiple sclerosis：A consensus approach. Mult Scler，2008，14（9）：1157-1174.

[4] PEREZ-CAMBRODI R J，GOMEZ-HURTADO CUBILLANA A，MERINO-SUAREZ M L，et al. Optic neuritis in pediatric population：A review in current tendencies of diagnosis and management. J Optom，2014，7（3）：125-130.

[5] PETZOLD A，FRASER C L，ABEGG M，et al. Diagnosis and classification of optic neuritis. Lancet Neurol，2022，21（12）：1120-1134.

[6] RAPPOPORT D，GOLDENBERG-COHEN N，LUCKMAN J，et al. Parainfectious optic neuritis：Manifestations in children vs adults. J Neuroophthalmol，2014，34（2）：122-129.

[7] WINGERCHUK D M，BANWELL B，BENNETT J L，et al. International consensus diagnostic criteria for neuromyelitis optica spectrum disorders. Neurology，2015，85（2）：177-189.

第三章

遗传性脉络膜视网膜营养不良

第一节　遗传性玻璃体视网膜病变

一、Stickler 综合征

精要

○ Stickler 综合征是一种结缔组织病，累及多个系统。

○ 全身临床表现主要包括听力异常、面中部发育不良和腭裂、软骨发育异常、二尖瓣脱垂等；眼部表现以近视、白内障、玻璃体混浊、视网膜脱离为主。

○ 常见致病基因突变有 *COL2A1*、*COL9A1*、*COL9A2*、*COL9A3*、*COL11A1*、*COL11A2* 等。

【概述】

Stickler 综合征（Stickler syndrome）是一种结缔组织病，累及多个系统。眼部主要表现为高度近视、白内障、玻璃体异常以及视网膜脱离；眼外表现主要包括传导性和感音神经听力损失；面中部发育不良和腭裂（单独存在或作为罗宾序列的一部分）；轻度脊椎骨骼发育不良和 / 或早发性关节炎。目前报道的与 Stickler 综合征相关的基因有：*COL2A1*、*COL9A1*、*COL9A2*、*COL9A3*、*COL11A1*、*COL11A2* 等。

关于 Stickler 综合征发病率的研究尚未开展。然而，新生儿 Stickler 综合征发病率可以通过新生儿罗宾序列的发病率（1/14 000～1/10 000）来估算，其中 35% 新生儿后来表现出 Stickler 综合征的症状和体征。

【临床表现】

1. 眼部表现　Stickler 综合征是一种多系统结缔组织病，可累及颅面部、眼、内耳、骨骼和关节。我们把 Stickler 综合征的表现分为眼部表现和眼外表现。眼部表现，主要包括高度近视、白内障、玻璃体异常和视网膜脱离（图 3-1-1）。

2. 眼外表现

（1）颅面部表现：包括扁平面容或经常被称为"掏空脸"的面容。此面容因上颌骨和鼻梁的发育不良所致，可使内眦距过宽和内眦赘皮折叠。面中部后缩在婴幼儿和幼童最明显；年长个体可能面容正常。小下颌畸形常见，这可能与腭裂有关，是皮埃尔 - 罗宾序列（小下颌畸形、腭裂、舌后坠）的一部分（图 3-1-2）。

（2）听力障碍：听力障碍的程度多变，也可能为进行性。40%的个体有一定程度的感音神经听力损失。

（3）骨骼表现：早发性关节炎、身材矮小，影像学检查可以发现轻度的脊椎骨骺发育不良。部分患者可有关节松弛和脊柱畸形。

（4）二尖瓣脱垂发生于近50% Stickler综合征患者中。

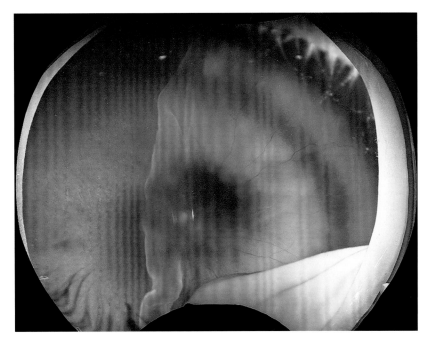

图 3-1-1　Stickler 综合征继发的巨大裂孔视网膜脱离
眼底示右眼颞侧锯齿缘截离，视网膜脱离翻折。

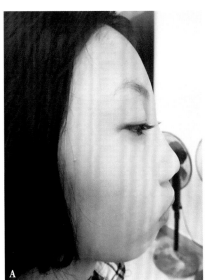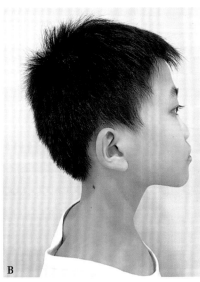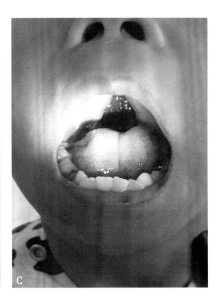

图 3-1-2　Stickler 综合征颜面部特点
Stickler 综合征患者侧面观。A. 小下颌；B. 鼻梁低平；C. 易合并腭裂。

【临床分型】

根据是否存在眼部异常、玻璃体表型及分子遗传学特征将 Stickler 综合征分为六型,具有遗传异质性、临床异质性、完全外显。其中Ⅰ、Ⅱ、Ⅲ型为常染色体显性遗传,Ⅳ型、Ⅴ型、Ⅵ型为常染色体隐性遗传。

因为Ⅰ型和Ⅱ型在临床相对多见,这里作为重点介绍。80%~90% 的患者为Ⅰ型 Stickler 综合征(图 3-1-3),突变位于 COL2A1 基因上,表现为Ⅰ型玻璃体异常(膜型)和轻度听力损失。Ⅱ型 Stickler 综合征玻璃体表型为念珠型、显著听力损失,由 COL11A1 基因突变所致,占 10%~20%。但作者课题组近期发现,COL11A1 突变导致的Ⅱ型 Stickler 综合征同样可以有膜样玻璃体改变(图 3-1-4)。Ⅲ型 Stickler 综合征只有全身表现(如颅面部和关节的临床表现以及听力损失)而无眼部异常,由 COL11A2 基因突变所致,比较罕见;Ⅳ型、Ⅴ型、Ⅵ型 Stickler 综合征分别由 COL9A1、COL9A2、COL9A3 基因突变引起,在眼部的主要表现为中到高度近视。

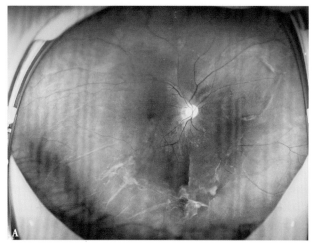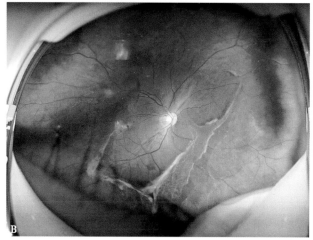

图 3-1-3　Ⅰ型 Stickler 综合征的广域眼底照相

A、B. 扫描激光检眼镜(scanning laser ophthalmoscope,SLO)及其绿通道示右眼玻璃体腔内膜样改变。

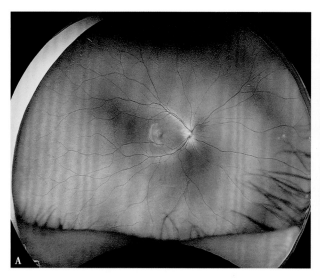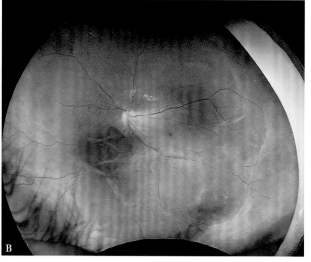

图 3-1-4　Ⅱ型 Stickler 综合征患者的广域眼底照相

男童,13 岁,经基因检测确诊为 COL11A1 杂合突变导致的Ⅱ型 Stickler 综合征;右眼未见明显异常改变,
左眼玻璃体腔内膜样改变。

【影像学检查方法】

对于眼部，Stickler综合征可以进行验光检查以得出准确的屈光度数，多种影像学检查来判断眼部的累及部位和严重程度。如眼前段照相可以清晰地呈现玻璃体的膜样或串珠样改变（图3-1-5），B超用于屈光介质混浊状态下的眼后段情况的观察，在屈光介质透明的情况下眼底彩照、SLO（图3-1-6）、OCT可以判断视网膜脱离以及部分患者的黄斑发育不良（图3-1-7～图3-1-9）等。

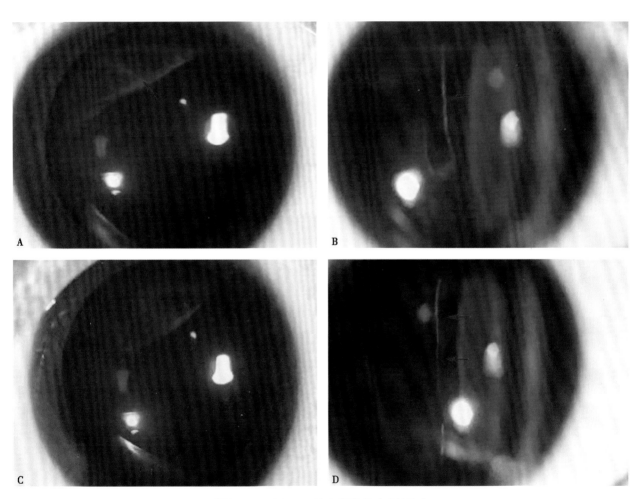

图3-1-5　Stickler综合征患者玻璃体改变
A～D. 眼前段照相可见前段玻璃体呈膜样改变。

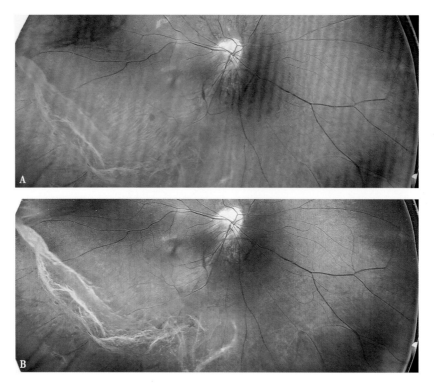

图 3-1-6　Stickler 综合征患者玻璃体改变

男性，20 岁，双眼高度近视，右眼 −20D，左眼 −25D。A、B. SLO 可以清晰显示
玻璃体膜样混浊。

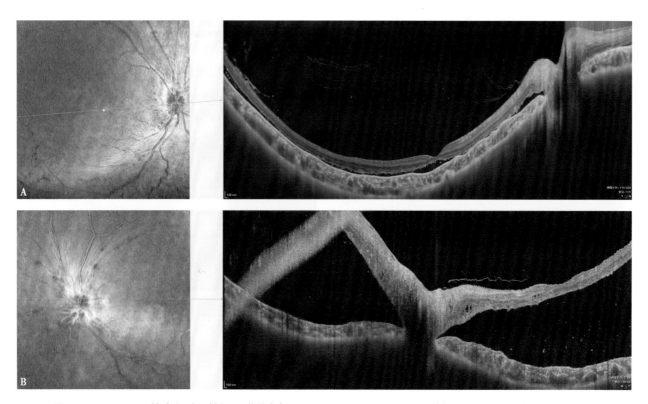

图 3-1-7　Stickler 综合征孔源性视网膜脱离（rhegmatogenous retinal detachment，RRD）的 OCT 表现

女童，5 岁，经基因检测确诊为 COL2A1［c.2678dupC（p.P893fs）］导致的 Stickler 综合征。A、B. 双眼视网膜浅脱离，右眼
OCT 可以看到玻璃体的膜样混浊，左眼 OCT 见后极部和黄斑部视网膜陈旧性浅脱离。

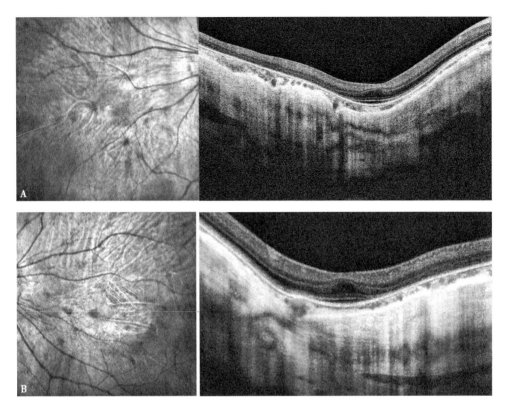

图 3-1-8　Stickler 综合征的 OCT 改变

女童，4 岁，双眼眼轴长度 30mm。A、B. OCT 显示黄斑发育不良，脉络膜萎缩。

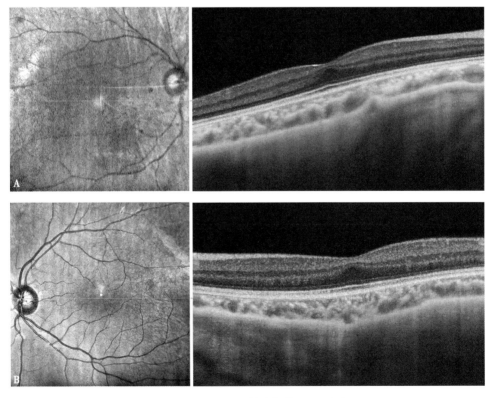

图 3-1-9　Stickler 综合征的 OCT 改变

患者双眼黄斑发育不良 2 级，内层残留。

【诊断标准】

以眼部症状就诊的患者,以下情况需要怀疑 Stickler 综合征的可能:早发高度近视、玻璃体膜样或串珠样改变;视网膜脱离发生在 30 岁以前。这类患者需要进一步检查面部特征及全身情况。

该病临床诊断标准以临床特征、家族史和分子遗传学的分值为基础。个体的评分 ≥5 分同时缺乏其他疾病诊断的特征性提示应当考虑 Stickler 综合征。至少有一项主要表现(标注 *)(2 分)。

1. 异常表现(每项最多 2 分)

(1) 口面部:a. 腭裂 *(开裂、隐裂或双歧悬雍垂),2 分;b. 典型面部特征(颧骨发育不良、宽或扁平的鼻梁、小/后缩下颌畸形),1 分。

(2) 眼部:特征性的玻璃体改变和视网膜异常 *(格子样变性、视网膜裂孔或视网膜脱离),2 分。

(3) 听力:a. 高频感音神经听力丧失 *,2 分;年龄 <20 岁,阈值 ≥20dB 在 4~8Hz;年龄 20~40 岁,阈值 ≥30dB 在 4~8Hz;年龄 >40 岁,阈值 ≥40dB 在 4~8Hz。b. 过度灵敏的鼓膜,1 分。

(4) 骨骼:a. 股骨头破坏,1 分;b. 40 岁前放射影像学检查结果显示为关节炎,1 分;c. 脊柱侧弯、脊椎滑脱或 Scheuermann 样脊柱后凸畸形,1 分。

2. 家族史/分子遗传学 *COL2A1*、*COL11A1*、*COL11A2* 等 Stickler 综合征相关的致病性基因突变,1 分。

【治疗】

屈光不正须矫正。对发生视网膜裂孔的患者,可行激光光凝或巩膜外冷凝以封闭视网膜裂孔,降低视网膜脱离的风险。如已发生视网膜脱离,可采用巩膜外加压术或巩膜环扎术,视网膜下液体较多时,可联合巩膜外放液术。明显的白内障须行晶状体摘除。其他系统疾病根据病情严重程度采取相应的治疗方式(图 3-1-10)。

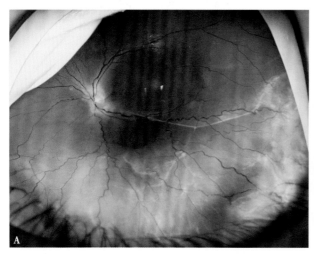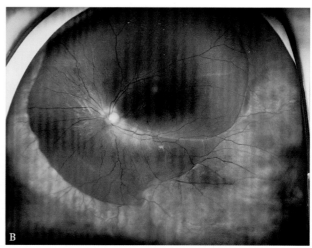

图 3-1-10　Stickler 综合征 RRD 外路治疗前后

男童,5 岁,经基因检测确诊为 *COL2A1* 基因(c.3106C>T)突变导致的 Stickler 综合征;

A. 术前左眼孔源性视网膜脱离;B. 外路术后的视网膜平伏。

参考文献

[1] STICKLER G B，BELAU P G，FARRELL F J，et al. Hereditary progressive arthro-ophthalmopathy. Mayo Clin Proc，1965，40：433-455.

[2] LIBERFARB R M，GOLDBLATT A. Prevalence of mitral-valve prolapse in the Stickler syndrome. Am J Med Genet，1986，24（3）：387-392.

[3] FRANCOMANO C A，LIBERFARB R M，HIROSE T，et al. The Stickler syndrome：Evidence for close linkage to the structural gene for type Ⅱ collagen. Genomics，1987，1（4）：293-296.

[4] ROBIN N H，MORAN R T，ALA-KOKKO L. Stickler syndrome//ADAM M P，EVERMAN D B，MIRZAA G M，et al. GeneReviews（R）. Seattle（WA）：University of Washington，1993.

[5] RICHARDS A J，YATES J R，WILLIAMS R，et al. A family with Stickler syndrome type 2 has a mutation in the *COL11A1* gene resulting in the substitution of glycine 97 by valine in alpha 1（Ⅺ）collagen. Hum Mol Genet，1996，5（9）：1339-1343.

[6] SNEAD M P，YATES J R. Clinical and molecular genetics of Stickler syndrome. J Med Genet，1999，36（5）：353-359.

[7] MELKONIEMI M，BRUNNER H G，MANOUVRIER S，et al. Autosomal recessive disorder otospondylomegaepiphyseal dysplasia is associated with loss-of-function mutations in the *COL11A2* gene. Am J Hum Genet，2000，66（2）：368-377.

[8] NAKASHIMA E，KITOH H，MAEDA K，et al. Novel COL9A3 mutation in a family with multiple epiphyseal dysplasia. Am J Med Genet A，2005，132A（2）：181-184.

[9] VAN CAMP G，SNOECKX R L，HILGERT N，et al. A new autosomal recessive form of Stickler syndrome is caused by a mutation in the *COL9A1* gene. Am J Hum Genet，2006，79（3）：449-457.

[10] HOORNAERT K P，VEREECKE I，DEWINTER C，et al. Stickler syndrome caused by COL2A1 mutations：Genotype-phenotype correlation in a series of 100 patients. Eur J Hum Genet，2010，18（8）：872-880.

[11] BAKER S，BOOTH C，FILLMAN C，et al. A loss of function mutation in the *COL9A2* gene causes autosomal recessive Stickler syndrome. Am J Med Genet A，2011，155A（7）：1668-1672.

[12] ALZAHRANI F，AL HAZZAA S A，TAYEB H，et al. LOXL3，encoding lysyl oxidase-like 3，is mutated in a family with autosomal recessive Stickler syndrome. Hum Genet，2015，134（4）：451-453.

[13] TANG M，DING X，LI J，et al. Novel mutations in FZD4 and phenotype-genotype correlation in Chinese patients with familial exudative vitreoretinopathy. Mol Vis，2016，22：917-932.

二、Alport 综合征

精要

○ Alport 综合征（Alport syndrome，AS）又称为眼 - 耳 - 肾综合征，是一种累及肾脏、耳、眼的基底膜结构异常的遗传性疾病，是由于 *COL4A3*、*COL4A4* 和 *COL4A5* 基因突变引起Ⅳ型胶原 α 链异常，导致全身基底膜异常而致。

○ AS 眼部异常的发生率随患者年龄增加而增加。角膜、晶状体和视网膜均可发生异常。前圆锥形晶状体和斑点状视网膜病变在青春期常见。

○ AS 主要依靠裂隙灯检查、眼底彩照和 OCT 即可获得诊断，眼外主要表现为持续性肾小球性血尿或血尿伴蛋白尿。基因检测有助于诊断 AS。

【概述】

Alport 综合征（Alport syndrome，AS）又称为眼 - 耳 - 肾综合征，是一种累及肾脏、耳、眼的基底膜结构异常的遗传性疾病。临床上 AS 以眼部异常、肾功能损害和高频感音神经听力损失为主要特征。1927 年，Alport 首次报道了这一疾病，描述了肾脏损害和感音神经听力损失的特点。1956 年，Sohar 首次报道了 AS 的眼部异常，将眼部表现纳入 AS 临床谱系，完善了 Alport 综合征的定义并被沿用至今。

AS 并不罕见，据估计全球患病率 1/10 000～1/5 000。目前已明确 AS 是由于 *COL4A3*、*COL4A4* 和 *COL4A5* 基因突变引起Ⅳ型胶原 α 链异常，导致全身基底膜异常而致。85% 患者因 *COL4A5* 基因突变引起 X 染色体连锁显性遗传（X-linked dominant Alport syndrome，XLAS），15% 则为 *COL4A3* 或 *COL4A4* 基因突变引起的常染色体隐性遗传 AS（autosomal recessive Alport syndrome，ARAS），此外偶有患者为 *COL4A3* 或 *COL4A4* 基因突变引起的常染色体显性遗传（autosomal dominant Alport syndrome，ADAS）。Ⅳ型胶原是基底膜重要组分之一，在全身基底膜中均有分布。眼部主要分布于角膜上皮基底膜、晶状体囊膜、视网膜色素上皮细胞、Bruch 膜、内界膜等处，因此，Ⅳ型胶原异常会导致角膜、晶状体、视网膜等出现异常改变。

【临床表现】

1. 眼部表现　AS 眼部异常的发生率随患者年龄增加而增加。前圆锥形晶状体和斑点状视网膜病变在 10 岁以下的 XLAS 男性患儿中均未见，而在 10～18 岁 XLAS 男性患儿中可观察到这两种病变发生，提示一旦发现这两种眼部异常，患儿的病情已非早期阶段。一般 AS 患者青少年期视力并不受影响，仅在检查时发现视网膜异常。随疾病进展，晶状体发生前圆锥时可表现为近视进行性加重，视力难以矫正，不伴眼痛、夜盲或色觉损害。当出现黄斑裂孔时患者表现为中心视力明显下降伴视物变形。严重者可出现视网膜脱离，出现视力下降、视物遮挡、眼前固定黑影等临床表现。若合并角膜损害，患者可出现眼痛、眼红、畏光、流泪等症状。

2. 眼外表现　AS肾脏改变多10岁前即已起病，儿童早期可能表现为持续性的镜下血尿，因缺少尿检常难以发现。国内研究发现，70.9%的患儿合并不同程度的蛋白尿，9.1%的患儿表现为肾病综合征，43.6%的患儿表现为镜下血尿。约70%的AS患者最终进展为听力损失，但听力损失通常发生在儿童晚期。

AS预后具有性别差异。XLAS患者中男性预后较女性差，90%的男性患者在40岁之前发生早发性慢性肾脏病和终末期肾病，而女性患者病情通常较轻。

【影像学检查方法】

AS主要依靠裂隙灯检查、眼底彩照和OCT即可获得诊断。圆锥晶状体和斑点状视网膜病变是AS最具特征性的改变。角膜损害较少见，表现为角膜后部多形性营养不良（角膜后表面甜甜圈样囊泡簇）和反复的角膜上皮糜烂（"蜗牛样足迹"）。严重者角膜混浊或瘢痕。圆锥形晶状体在AS中常见，裂隙灯下可见晶状体前或后表面凸出，呈"油滴状"。视网膜病变是AS最常见的眼部异常，85%~90%患者均有，包括斑点状视网膜病变（dot-and-fleck retinopathy）、黄斑区视网膜反光异常、黄斑区视网膜变薄（macular thinning）、黄斑裂孔（macular hole）（图3-1-11）、视网膜脱离（retinal detachment）等。

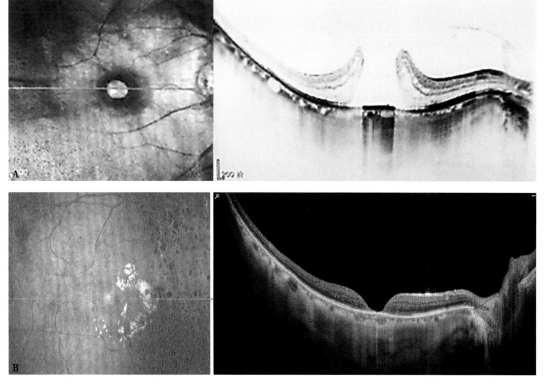

图3-1-11　Alport综合征黄斑裂孔的OCT表现

女性，66岁。A. 左眼OCT可见病灶分布于黄斑周边，黄斑中心凹处巨大裂孔，裂孔边缘翘起；

B. 术后6个月，OCT可见中心凹处裂孔封闭，视网膜神经上皮层缺失。

斑点状视网膜病变在 AS 中常见，占 20%～80%，包括黄斑周边斑点状视网膜病变［黄斑区分布于 ILM（internal limiting membrane，内界膜）/NFL（nerve fiber layer，神经纤维层）的散在斑点］和周边斑块状视网膜病变（分布于黄斑中心凹和血管弓之间的不对称性融合性斑点）。其病理机制可能与 ILM 结构异常有关，推测斑点是由于异常Ⅳ型胶原 α5 链亚单位聚集于细胞外而形成。

黄斑区颞侧视网膜变薄是近年发现的 AS 早期特异性改变，见于 30%～90% 的 AS 患者中。眼底检查可见黄斑区菱形反光现象（"lozenge"现象）或黄斑区暗反光现象（"dull macular reflex"现象），这可能是由位于视网膜浅层的斑点和斑块在中心凹形成的异常"绒毛状光泽"与黄斑周边的分界所致；视网膜变薄主要与 ILM/NFL 和内核层（inner nuclear layer，INL）变薄有关。黄斑裂孔是罕见的 AS 相关眼部表现，裂孔比特发性黄斑裂孔大，仅出现在低于 5% 的 AS 患者中。其发病机制可能与 ILM、RPE 和 Bruch 膜结构异常同时伴有不规则的玻璃体视网膜牵引有关。

黄斑中心凹病变如中心凹色素沉着，常与斑点状视网膜病变或者其他眼部异常共同出现，严重患者偶见黄斑卵黄囊样或黄斑区"牛眼征"，可能是由于Ⅳ型胶原结构异常导致 Bruch 膜异常，引起 Bruch 膜渗漏，感光细胞外节代谢产物异常积累所致。

【诊断依据】

根据 2018 年制定的《Alport 综合征诊断和治疗专家推荐意见》，主要表现为持续性肾小球性血尿或血尿伴蛋白尿的患者符合以下标准任一条即可确诊 AS：①肾小球基底膜（glomerular basement membrane，GBM）Ⅳ型胶原 α3、α4、α5 链免疫荧光染色异常或皮肤基底Ⅳ型胶原 α5 链免疫荧光染色异常；②肾组织电镜示 GBM 致密层撕裂分层；③ COL4A5 基因具有一个致病性突变或 COL4A3 或者 COL4A4 基因具有两个致病性突变。《儿童、青少年和年轻成人 Alport 综合征诊断和管理的临床实践建议 -2020 年更新》明确了儿童孤立性肾小球血尿患者常属于以下四个诊断组之一：IgA 肾病、Alport 综合征、C3 肾小球病和肾小球薄基底膜病，对于有血尿家族史或慢性肾脏病史、双侧耳感音神经听力损失或眼部异常的患儿应行基因检测。基因检测有助于诊断 AS。

【治疗】

AS 眼部病变治疗主要是对症治疗。严重的前圆锥形晶状体使得视力下降严重无法通过配镜矫正时可行晶状体摘除联合人工晶状体植入；对于黄斑裂孔不合并视网膜脱离的患者，可给予观察或行 PPV 联合内界膜剥除手术，但由于 AS 患者黄斑区视网膜全层变薄，邻近组织结构异常，黄斑裂孔难以闭合，手术治疗效果不佳。对发生继发性视网膜脱离的患者可行 PPV 手术治疗。

参考文献

[1] 孙蕾，匡新宇，郝胜，等. Alport 综合征患儿临床表型及基因型单中心分析. 中华儿科杂志，2015，(2)：5.
[2] 倪健，陈植，凌晨，等. 儿童 Alport 综合征的临床，病理及基因分析. 罕见病研究，2022，1（3）：259-267.

[3]　WARADY B A，AGARWAL R，BANGALORE S，et al. Alport syndrome classification and management. Kidney Med，
　　　2020，2（5）：639-649.

[4]　ZHANG Y，DING J. Renal，auricular，and ocular outcomes of Alport syndrome and their current management. Pediatr
　　　Nephrol，2018，33（8）：1309-1316.

[5]　SELOVE W，PICARSIC J，SWERDLOW S H. Langerin staining identifies most littoral cell angiomas but not most other
　　　splenic angiomatous lesions. Hum Pathol，2019，83：43-49.

[6]　ALPORT A C. Hereditary familial congenital haemorrhagic nephritis. Br Med J，1927，1（3454）：504-506.

[7]　SOHAR E. Renal disease，inner ear deafness，and ocular changes：A new heredofamilial syndrome. AMA Arch Intern Med，
　　　1956，97（5）：627-630.

[8]　NAMIKAWA T，KITAGAWA H，IWABU J，et al. Laparoscopic splenectomy for splenic hamartoma：Case management and
　　　clinical consequences. World J Gastrointest Surg，2010，2（4）：147-152.

[9]　SAVIGE J，SHETH S，LEYS A，et al. Ocular features in Alport syndrome：Pathogenesis and clinical significance. Clin J Am
　　　Soc Nephrol，2015，10（4）：703-709.

[10] KASHTAN C E，GROSS O. Clinical practice recommendations for the diagnosis and management of Alport syndrome in
　　　children，adolescents，and young adults-an update for 2020. Pediatr Nephrol，2021，36（3）：711-719.

三、Knobloch 综合征

精要

○ Knobloch 综合征（Knobloch syndrome，KS）是一种罕见的常染色体隐性遗传病，主要由于 *COL18A1* 纯合突变或复合杂合突变引起。

○ 可累及全身多个器官，以眼部发育异常和颅骨缺损（主要是枕骨缺损）为主要特征。

○ 眼部表现主要为高度近视、视锥视杆发育不良、黄斑发育不良和视网膜脱离。

【概述】

Knobloch 综合征是一种罕见的常染色体隐性遗传病（MIM#267750），可累及全身多个器官，以眼部发育异常和颅骨缺损（主要是枕骨缺损）为特征。典型的眼部表现为玻璃体视网膜变性（玻璃体白色纤维状条索和脉络膜视网膜萎缩）和高度近视。KS 的第二个特征是颅骨缺陷 - 脑膨出。

Knobloch 综合征最常见的致病基因是 *COL18A1* 双等位基因（OMIM# 120328）突变。该基因位于 21 号染色体短臂 22 区 3 带（21q22.3），由 41 个外显子组成，编码胶原蛋白ⅩⅧ。胶原蛋白目前共发现 28 种，分别命名为胶原蛋白Ⅰ到胶原蛋白ⅩⅩⅧ，是细胞外基质的重要组成成分，广泛分布于包括骨、肌腱、韧带、皮肤等全身结缔组织等结构。在眼部视网膜、Bruch 膜、晶状体、玻璃体等结构中均广泛存在，并在血管生成、结构维持等生长发育过程中都起着重要作用。胶原蛋白ⅩⅧ是基底膜的组成成分，在眼发育和视觉功能的维持中具有重要作用。Knobloch 综合征在我国报道较少，笔者团队曾报道了 4 个家系共 6 例患者，总结了该病眼部多模式成像的特征。

【临床表现】

1. 眼部表现　Knobloch 综合征患儿多因双眼低视力、眼球震颤及屈光不正矫正无效就诊；少数患儿可因斜视就诊。该病眼部表现主要为高度近视、黄斑发育不良和视网膜脱离，但因为病程和严重程度不同，临床表现多样。早发性高度近视是 KS 最主要的特征，屈光度一般都高于 -8D 且伴眼轴增长，严重者屈光度可达 -20D。晶状体可存在不同程度的移位，散瞳后更容易明确。黄斑发育不良是影响患儿视力最主要的原因，笔者报道的 6 例患者中 5 例患者可观察到单眼或双眼存在不同程度的黄斑发育不良或黄斑萎缩。严重者可出现视网膜神经上皮、色素上皮及脉络膜毛细血管萎缩，表现为边界较清晰的椭圆形萎缩斑。多数患者早期即可发生玻璃体液化、变性、白色条索形成，眼底呈豹纹状，伴色素沉着及周边视网膜变性。部分患者因周边视网膜撕裂发生视网膜脱离，导致视力丧失。晚期患者可出现白内障、青光眼、角膜带状变性和眼球萎缩等。其他眼部表现包括前节段异常（如虹膜萎缩、浅前房、色素播散综合征）、永存玻璃体动脉。

2. 眼外表现　颅骨缺损尤其是枕骨缺损所导致的脑膨出或脑膜膨出在 KS 中很常见，轻症者只有局灶性头皮秃发（图 3-1-12），因此如果怀疑 KS，枕部头皮检查是非常重要的。其他脑发育异常如枕部缺损、脑膨出、脑积水、多小脑回也有报道，MRI 检查可以协助诊断。另有约 20% 的患者可出现智力障碍和癫痫。此外，也有少量报道提及肾脏、肺等其他器官损害。

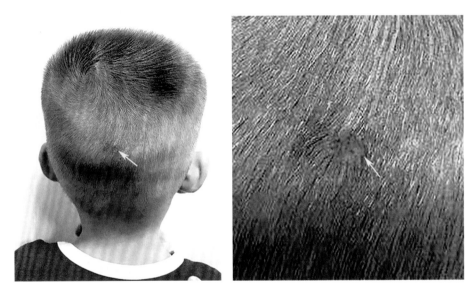

图 3-1-12　Knobloch 综合征的头部外观图

男童，2 岁，因眼球震颤就诊；眼部检查以视锥视杆发育不良、高度近视等为主要表现；枕部局部头皮秃发（黄色箭头示），经基因检测确诊为 *COL18A1* 复合杂合突变（c.1999C＞T 和 c.3213dup）导致的 Knobloch 综合征。

【影像学检查方法】

散瞳后眼前段照相可记录晶状体移位。眼底出现特征性的严重视网膜色素上皮萎缩、豹纹状改变，黄斑萎缩和黄斑"锤击样（punched out）"改变，指眼底彩照显示的黄斑区视网膜脉络膜萎缩合并后巩膜葡萄肿样改变（图 3-1-13）。OCT 可显示明显的巩膜葡萄肿、脉络膜视网膜萎缩、黄斑视网膜劈裂、视网膜分层不良（见图 3-1-13）。ERG 改变与视锥视杆营养不良或 Leber 先天性黑矇类似，提示视网膜视锥视杆细胞功能严重受损，严重者可无法检测到视锥视杆细胞反应（图 3-1-14）。

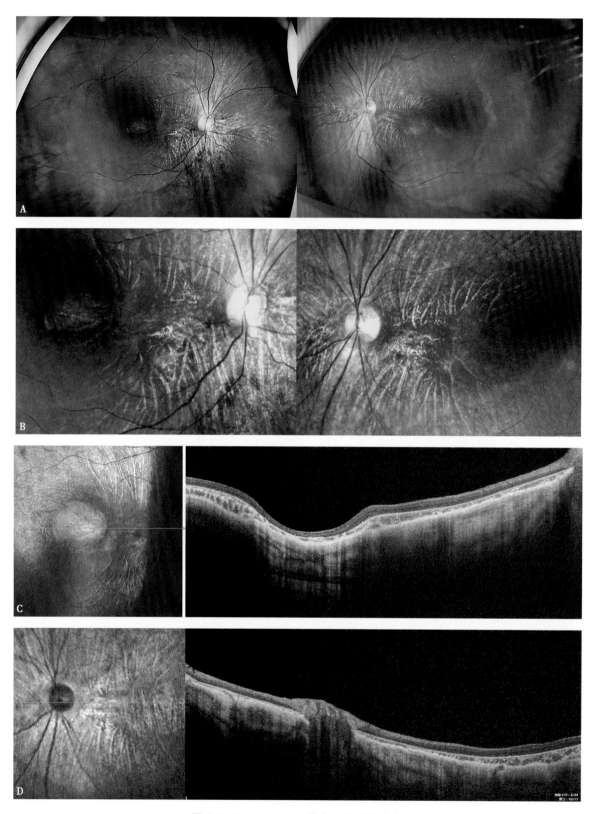

图 3-1-13　Knobloch 综合征的眼底改变

女童，3 岁，因高度近视、低视力 1 年就诊；屈光，右眼 −8.25DS，左眼 −8.50DS；眼轴，右眼 25.16mm，左眼 25.19mm。
A、B. 眼底呈豹纹状改变伴色素变性，黄斑萎缩；C、D. OCT 表现为视网膜外层萎缩，视网膜和脉络膜明显变薄，
黄斑发育不全，后巩膜葡萄肿；经基因检测确诊为 COL18A1 纯合突变（c.3810dup）导致的 Knobloch 综合征；家系
Sanger 验证发现父母和姐姐均为杂合子携带者，眼底未见异常。

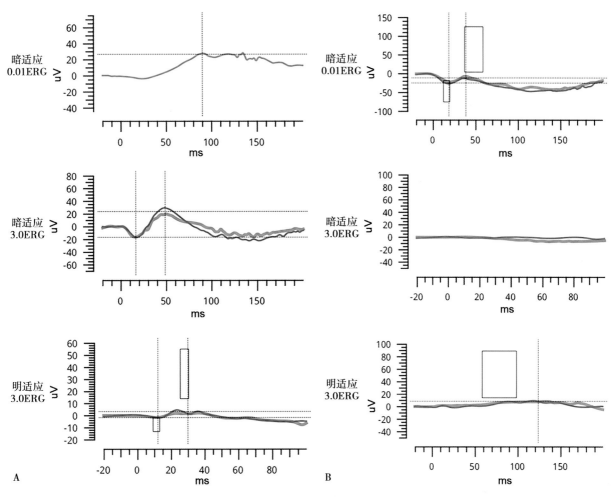

图 3-1-14　Knobloch 综合征的 ERG 改变

A. 男童，6 个月，因眼球震颤就诊；屈光，右眼 −9DS，左眼 −10DS；眼轴，右眼 23.55mm，左眼 24 mm；全视野 ERG 提示视网膜视锥、视杆细胞功能受损；经基因检测确诊为 *COL18A1* 纯合突变（c.3364_3372 delGGCCCCAinsC）导致 Knobloch 综合征；家系 Sanger 验证发现父母和姐姐均为杂合子携带者，眼底表现正常；结合辅助检查及基因检测，该患儿诊断为 Knobloch 综合征；B. 男童，2 岁，因眼球震颤就诊；屈光，右眼 −12.5DS，左眼 −12DS；眼轴，右眼 25.67mm，左眼 25.38mm；全视野 ERG 提示视网膜视锥视杆细胞反应呈熄灭状态，功能严重受损；经基因检测确诊为 *COL18A1* 复合杂合突变（c.1999C＞T 和 c.3213dup）导致的 Knobloch 综合征。

【鉴别诊断】

　　Goldmann-Favre 综合征和 Wagner 综合征与 Knobloch 综合征相似，是玻璃体视网膜病变，以异常的玻璃体和视网膜营养不良为特征。Goldmann-Favre 由编码核受体的 *NR2E3* 突变引起，该病也可导致玻璃体异常，但通常表现为轻度远视。Wagner 综合征是由 *VCAN* 基因突变引起的。患者常表现出空腔样玻璃体改变，视网膜血管周围有色素沉着，与 Knobloch 综合征相似的是该病也容易导致白内障和视网膜脱离。

　　Knobloch 综合征还须与其他结缔组织疾病如 Stickler 综合征、Marchesani 综合征和 Marfan 综合征鉴别，这些综合征的患者也有高度近视、视网膜脱离和晶状体半脱位的风险。Stickler 综合征和 Marfan 综合征患者不出现黄斑营养不良，在儿童时期的视力通常较好。需要注意的是 Stickler 综合征患者的脉络膜视网膜萎缩不是弥漫性的，通常只沿静脉分布。

【治疗】

目前没有确切有效的治疗方案,疾病早期可通过矫正屈光不正提高患者视力,但因大部分患儿黄斑发育不良甚至黄斑缺损,矫正效果并不理想。因该病发生视网膜脱离可能性大,为避免疾病进展,须密切观察。预防性视网膜激光光凝对该病是否有益,尚无定论。除眼部疾病外,该病常累及颅骨或颅内,须请神经外科会诊,协助诊治。

参考文献

[1] LI S, WANG Y, SUN L, et al. Knobloch syndrome associated with novel COL18A1 variants in Chinese population. Genes,2021,12(10):1512.

[2] MENZEL O, BEKKEHEIEN R C J, REYMOND A, et al. Knobloch syndrome: Novel mutations in *COL18A1*, evidence for genetic heterogeneity, and a functionally impaired polymorphism in endostatin. Hum Mutat, 2004, 23(1):77-84.

[3] ALBAKRI A, GHAZI N G, KHAN A O. Biometry, optical coherence tomography, and further clinical observations in Knobloch syndrome. Ophthalmic Genet, 2017, 38(2):138-142.

[4] HULL S, ARNO G, KU C A, et al. Molecular and clinical findings in patients with Knobloch syndrome. JAMA Ophthalmol, 2016, 134(7):753-762.

[5] KHAN AO, ALDAHMESH M A, MOHAMED J Y, et al. The distinct ophthalmic phenotype of Knobloch syndrome in children. Br J Ophthalmol, 2012, 96(6):890-895.

四、Wagner 综合征

精要

○ Wagner 综合征是一种罕见的非综合征型遗传性玻璃体视网膜病变，不合并全身系统性疾病。

○ 常染色体显性遗传，致病基因为 VCAN 基因的剪切突变或大片段缺失。

○ 特征性临床表现包括夜盲、轻中度近视、早发白内障，特征性改变包括玻璃体空腔和 / 或面纱样改变，周边视网膜脉络膜萎缩和黄斑异位。部分患者出现孔源性视网膜脱离。

【概述】

　　Wagner 综合征是一类罕见的遗传性玻璃体视网膜疾病。与 Stickler 综合征不同，该病仅有眼部表现，而不合并全身系统性疾病。

　　Wagner 综合征的致病基因为 VCAN 基因，位于第 5 号染色体长臂。VCAN 基因包含 15 个外显子，编码硫酸软骨素蛋白聚糖 2 型（chondroitin sulfate proteoglycan 2，CSPG2），又称多能蛋白聚糖（versican）。该蛋白是细胞外基质的重要组成成分之一，参与玻璃体的形态和功能维持。目前发现可以导致 Wagner 综合征的 VCAN 突变均位于第 7 号内含子和第 8 号外显子的剪切位点，或者为包含第 8 号外显子的大片段缺失。其致病机制可能为突变引起 VCAN 基因不同转录本的比例异常。既往研究认为，可能的致病原因是 VCAN V0/V1 亚型的缺失或者 V2/V3 亚型的增加。本病无种族差异性，在白种人、拉丁裔和亚裔人群中均有报道。

【临床表现】

　　Wagner 综合征的特征性临床表现为玻璃体空腔样改变和面纱样改变；其他常见的眼部表现包括：轻度至中度近视、早发白内障、夜盲、周边视网膜脉络膜萎缩、视网膜色素沉着、黄斑异位、ERG 明视及暗视反应异常等（图 3-1-15）；部分患者可出现孔源性视网膜脱离（图 3-1-16）。多数患者的症状出现于青春期，近些年因儿童视力筛查的普及，部分儿童患者因视力筛查异常而就诊。

　　与 Stickler 综合征不同，Wagner 综合征不伴全身系统性异常，且很少伴有高度近视。据笔者观察，

Stickler 综合征患者的屈光度基本在 −6.0D 以上，而 Wagner 综合征的屈光度多在 +2.0～−4.0D（4～40 岁）。

【影像学检查方法】

Wagner 综合征的筛查和诊断主要依靠眼前段照相、眼底彩照、扫描激光眼底照相、光学相干断层扫描（optical coherence tomography，OCT）、B 超、视网膜电图（electroretinogram，ERG）等多种影像学检查。

【诊断标准】

当出现以下特征性表现时，应怀疑高度 Wagner 综合征。

1. 裂隙灯下观察到"玻璃体空腔"或玻璃体面纱样改变（最具特征性）。
2. 轻中度近视。
3. 早发白内障。
4. 夜盲伴不同程度的进展性脉络膜视网膜萎缩。
5. 视网膜脱离。
6. ERG 提示视网膜明视、暗视反应异常。
7. 缺少全身其他系统异常。

当先证者出现上述表现，且有常染色体显性遗传的家族史时，Wagner 综合征的临床诊断可建立。须注意并非每位患者会出现上述全部临床表现，玻璃体空腔以及玻璃体面纱样改变最具特征性。基因检测发现 *VCAN* 基因的杂合突变（第 8 号外显子的剪切突变或包含第 8 号外显子的大片段缺失）可协助确诊。

既往研究认为 Wagner 综合征出现孔源性视网膜脱离的比例远少于 Stickler 综合征。然而根据笔者观察，Wagner 综合征患者在随访过程中出现孔源性视网膜脱离的比例并不低，且视网膜脱离发生较早，部分患者 5～6 岁即出现双眼视网膜脱离，锯齿缘截离多见。

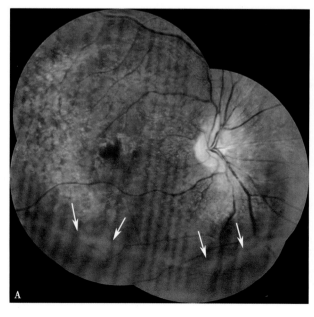
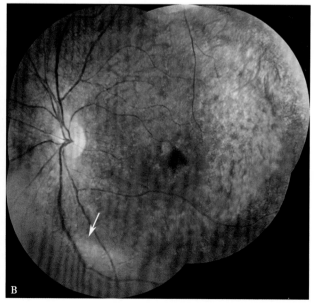

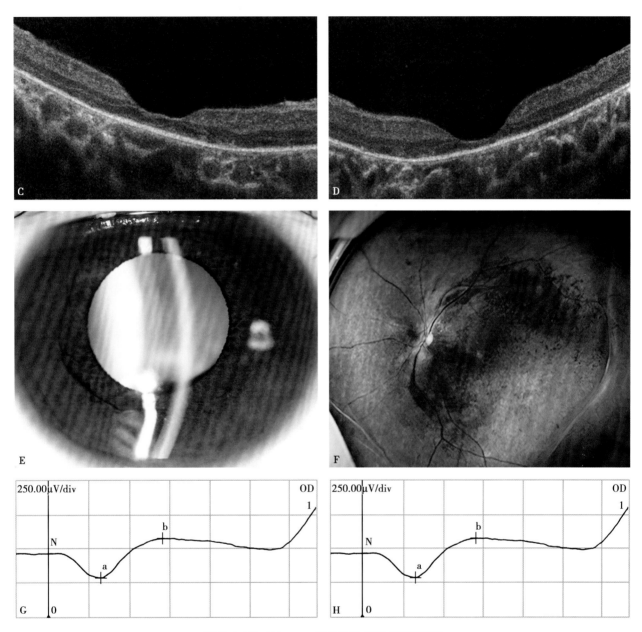

图 3-1-15　Wagner 综合征的多模式影像表现

女童,5 岁,体检发现双眼矫正视力欠佳,追问病史双眼夜盲 2 年,母亲有斜视、弱视病史。A、B. 眼底检查可见双眼中周部及周边视网膜虫噬样色素紊乱,黄斑异位,中心凹反光消失;周边可见视网膜前面纱样玻璃体混浊;C、D. 双眼 OCT 示视网膜结构紊乱,椭圆体带、嵌合体带消失,外核层变薄;其母(35 岁)自幼右眼外斜,眼位检查显示右眼 kappa 角约 10°,右眼矫正视力 0.01,左眼矫正视力 0.05;E. 眼前段照相示双眼白内障,晶状体核及皮质混浊,双眼程度一致(仅显示右眼);F. 双眼玻璃体空腔样改变,周边可见面纱样玻璃体混浊,视网膜色泽晦暗,伴骨细胞样色素沉着(仅显示左眼);G、H. 全视野 ERG 显示双眼暗视反应 a、b 波振幅下降,明视反应 a、b 波振幅下降(仅显示右眼);G. 暗视 3.0 反应;H. 明视 3.0 反应;经基因检测确诊为 VCAN 杂合缺失导致的 Wagner 综合征。

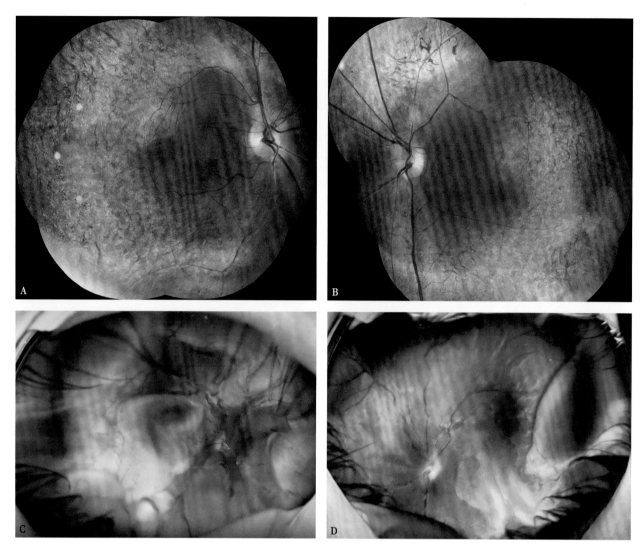

图 3-1-16　Wagner 综合征患者出现视网膜脱离

男童，6 岁，体检发现双眼矫正视力欠佳，追问病史患儿双眼夜盲；患儿为领养，家族史不详；初诊右眼矫正视力 0.2，左眼矫正视力 0.4。A、B. 眼底检查显示双眼黄斑异位，周边视网膜色泽晦暗，可见骨细胞样色素沉着；半年后患者因双眼视力下降就诊，右眼视力 FC/10cm，左眼视力手动 /20cm；C、D. 扫描激光眼底照相显示双眼视网膜全脱离；术中见患者双眼锯齿缘截离；经基因检测确诊为 VCAN 杂合缺失导致的 Wagner 综合征。

参考文献

[1] THOMAS A S，BRANHAM K，VAN GELDER R N，et al. Multimodal imaging in Wagner syndrome. Ophthalmic Surgery，Lasers & Imaging Retina，2016，47（6）：574-579.

[2] LI S，LI M，SUN L，et al. Identification of novel copy number variations of *VCAN* gene in three Chinese families with Wagner disease. Genes，2020，11（9）：992.

[3] MEREDITH S P，RICHARDS A J，FLANAGAN D W，et al. Clinical characterisation and molecular analysis of Wagner syndrome. The British Journal of Ophthalmology，2007，91（5）：655-659.

[4] BURIN-DES-ROZIERS C，ROTHSCHILD P R，LAYET V，et al. Deletions overlapping VCAN exon 8 are new molecular defects for Wagner disease. Human Mutation，2017，38（1）：43-47.

五、色素型静脉旁脉络膜视网膜萎缩

精要

○ 色素型静脉旁脉络膜视网膜萎缩（pigmented paravenous retinochoroidal atrophy，PPRCA）是一种罕见病，特征表现为沿视网膜静脉分布的视网膜脉络膜萎缩和静脉周围色素沉着。

○ 该病病因未明，可能与遗传、变性或炎症有关。

○ PPRCA 通常为双侧对称发病，患者通常无症状或局部视野受损，疾病无进展或进展缓慢。

【概述】

　　色素型静脉旁脉络膜视网膜萎缩（pigmented paravenous retinochoroidal atrophy，PPRCA）在 1937 年被首次报道，迄今全世界共有 100 多例患者被报道。过去对该病有多种命名，包括视网膜先天性色素沉着（congenital pigmentation of the retina）、色素型静脉旁脉络膜视网膜变性（pigmented para-venous chorioretinal degeneration）、色素型静脉旁脉络膜视网膜萎缩（pigmented paravenous chorioretinal atrophy）等，但最终以色素型静脉旁脉络膜视网膜萎缩命名最为贴切，能准确描述出该病特征。该病最初起病于视网膜色素上皮，随着病程延长，累及脉络膜；主要特征为沿视网膜静脉分布的视网膜色素上皮萎缩、脉络膜毛细血管萎缩和色素沉着。

　　色素型静脉旁脉络膜视网膜萎缩大部分为散发病例，仅有少数几例报道为家族性。该病致病原因尚不清楚，早期研究认为包括白塞病、麻疹、风疹、先天性梅毒、葡萄膜炎等炎症病变也可以引起该病，但近期研究认为，这些由炎症病变引起的视网膜血管继发改变更应该被认为是"伪装"的色素型静脉旁脉络膜视网膜萎缩。该病主要的病理改变为 RPE 萎缩及下方继发脉络膜萎缩。

【临床表现】

　　大部分患者没有视力下降或仅有轻度的视力下降，少数患者会出现夜盲，一般是在常规体检时发现视网膜异常就诊。视野可以正常，也可以表现为旁中心盲点、环形盲点、象限缺损、向心性缩小等。眼前段和玻璃体多为正常，若是继发于炎症的"伪装"色素型静脉旁脉络膜视网膜萎缩，可有角膜后沉着物

（keratic precipitates，KP）、前房细胞、虹膜粘连、晶状体混浊、玻璃体混浊等改变。典型的视网膜改变表现为沿着视网膜静脉分布于血管旁的视网膜脉络膜萎缩与色素消失或沉着（图3-1-17），多为双眼对称性改变，偶有单眼和非对称性病例报道。根据病灶累及部位可分为静脉旁型、局灶型和混合型。轻者仅有少量的视网膜脉络膜萎缩伴视网膜静脉旁色素沉着，中度改变可有大量视网膜静脉旁色素沉着及部分视网膜脉络膜萎缩，严重者可见弥漫性的视网膜脉络膜萎缩，视网膜静脉旁色素沉着多而广。因视网膜色素上皮层的萎缩，病灶内脉络膜血管变得清晰可见。部分患者可伴有黄斑病变，包括黄斑缺损、黄斑裂孔、星芒状渗出、黄斑萎缩等，但这些病变是独立发生还是继发于色素型静脉旁脉络膜视网膜萎缩尚不清楚。与视网膜色素变性不同的是，色素型静脉旁脉络膜视网膜萎缩患者视盘一般表现正常，无蜡黄样改变。少数患者可出现视网膜血管动脉狭窄、动静脉异常吻合、微动脉瘤和无灌注区等。

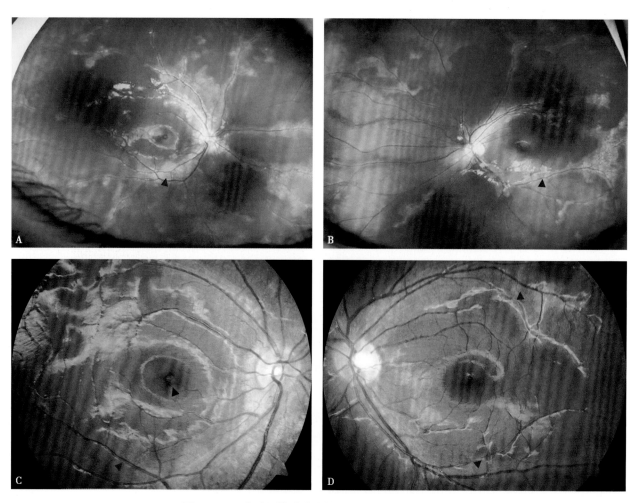

图3-1-17　色素型静脉旁脉络膜视网膜萎缩眼底表现

男童，5岁，主诉"双眼视力矫正无提高"来院；查体：裸眼视力，右眼0.4，左眼0.5；验光，右眼+2.0DS/-5.0DC×165→0.6，左眼+1.0DS/-3.75DC×5→0.7；双眼眼前段未见异常。A、B. 眼底示双眼玻璃体透明，眼底见沿视网膜静脉走行的视网膜脉络膜萎缩（红色箭头示）；C. 眼底示右眼黄斑中心凹异常卵圆形反光（蓝色箭头示）；D. 眼底示左眼黄斑中心凹正常。

【影像学检查方法】

1. 荧光素眼底血管造影(fundus fluorescein angiography,FFA) 视网膜静脉旁脉络膜视网膜萎缩区可见窗样缺损,透见强荧光,色素沉着区域呈荧光遮蔽,部分患者可见动静脉异常吻合及无灌注区,晚期荧光渗漏少见(图3-1-18)。

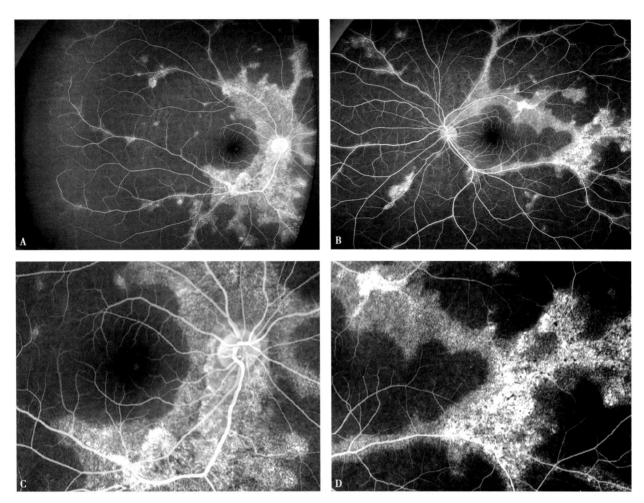

图3-1-18 色素型静脉旁脉络膜视网膜萎缩FFA表现
A~D.患儿FFA结果显示双眼视网膜脉络膜萎缩区呈强荧光,根据萎缩程度荧光强弱不同;C.右眼黄斑中心凹透见强荧光;
D.左眼黄斑中心凹正常,颞侧萎缩区内可见散在色素沉着。

2. 吲哚菁绿血管造影(indocyanine green angiography,ICGA) 所有脉络膜萎缩区均呈弱荧光改变。

3. 眼底自发荧光(fundus autofluorescence,FAF) FAF能很好地显示病灶累及的范围。在RPE缺失区域,FAF呈边界清楚的低荧光,在眼底改变尚不明显的亚临床期,部分丧失功能的RPE区域,FAF呈边界清楚的高荧光。在仅剩后极部未累及的病例中,可见后极部指环样高荧光(图3-1-19)。

4. 相干光断层成像(optical coherence tomography,OCT) OCT可见病灶累及区域视网膜外层变薄、消失及REP-Bruch膜结构紊乱,可清晰显示脉络膜毛细血管层消失,脉络膜变薄(图3-1-20)。

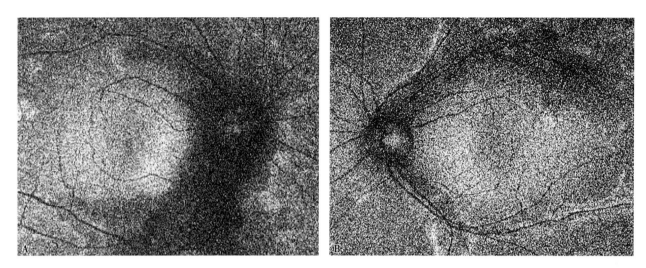

图 3-1-19　色素型静脉旁脉络膜视网膜萎缩 FAF 表现
A. 右眼见视网膜脉络膜萎缩区呈低荧光; B. 左眼见静脉旁低荧光, 低荧光区域边缘可见高荧光。

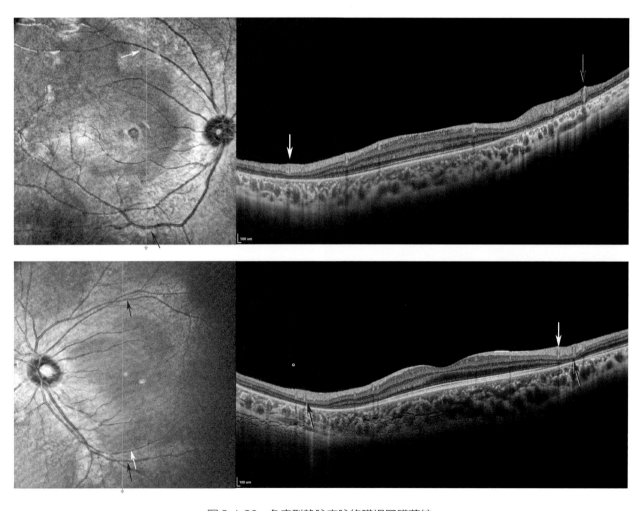

图 3-1-20　色素型静脉旁脉络膜视网膜萎缩
OCT 显示视网膜脉络膜萎缩以静脉 (红色箭头示) 为中心, 因大部分动脉伴行于静脉周围, 动脉 (白色箭头示) 多位于萎缩区边缘, 萎缩区可见视网膜外层结构消失, 脉络膜毛细血管层消失, 视网膜睫状短动脉下视网膜脉络膜结构完好, 左眼后极部结构完整。

5．视网膜电图（electroretinogram，ERG）　与视网膜色素变性不同的是，大部分色素型静脉旁脉络膜视网膜萎缩患者 ERG 表现正常或仅有轻度的振幅降低。在严重病例中，视锥、视杆细胞均有可能被累及。在眼底改变不对称时，ERG 也大多表现为不对称。

6．视野检查　轻症者视野大多正常，随着病灶累及范围扩大可以表现为旁中心盲点、环形盲点、象限缺损、向心性缩小等。

【诊断与鉴别诊断】

根据典型的眼底改变及辅助检查，该病易诊断。

色素型静脉旁脉络膜视网膜萎缩主要与视网膜脉络膜变性或炎症引起的视网膜脉络膜萎缩相鉴别，包括视网膜色素变性、回旋状脉络膜视网膜萎缩、视锥视杆细胞营养不良等。

【治疗及预后】

色素型静脉旁脉络膜视网膜萎缩目前无有效治疗方法。该病在多年随访后发现约半数患者视野缺损缓慢进展，中心视力一般保持稳定，大多在0.4或以上。但若是病灶累及黄斑，也可造成严重视力损伤。

参考文献

[1]　HUANG H B，ZHANG Y X. Pigmented paravenous retinochoroidal atrophy（Review）. Experimental and Therapeutic Medicine，2014，7（6）：1439-1445.

[2]　LEE E K，LEE S Y，OH B L，et al. Pigmented paravenous chorioretinal atrophy：Clinical spectrum and multimodal imaging characteristics. American Journal of Ophthalmology，2021，224：120-132.

第二节　X- 连锁青少年型视网膜劈裂

精要

○ X- 连锁青少年型视网膜劈裂是由于 *RS1* 基因突变所致的视网膜神经上皮层间劈裂。

○ 人群发病率 1/25 000～1/5 000，主要为男性发病，是男性青少年黄斑变性的最常见原因之一。

○ 典型临床表现为双眼视力低下（多伴有高度远视）、黄斑部劈裂，可伴或不伴周边视网膜劈裂。周边部视网膜劈裂可呈"大囊泡"样、"蜂巢"样或玻璃体腔"血管膜"样改变。

○ OCT 作为其主要诊断手段，可直观呈现视网膜层间劈裂。ERG 表现为 b 波振幅明显下降，呈"负波型"改变。

○ 常见并发症有玻璃体积血、孔源性 / 牵拉性视网膜脱离，罕见并发症有黄斑裂孔、脉络膜新生血管、视网膜皱襞、新生血管性青光眼等。

○ 目前尚无明确有效的治疗方法，当出现并发症如玻璃体积血、视网膜脱离等时则对症治疗。

【概述】

X- 连锁青少年型视网膜劈裂（X-linked retinoschisis，XLRS）为 X 染色体隐性遗传病，人群发病率 1/25 000～1/5 000，是男性青少年黄斑变性的最常见原因之一。该病是由于 *RS1* 基因突变所致的神经视网膜劈裂，常表现为黄斑劈裂，伴或不伴周边视网膜劈裂。*RS1* 基因位于 X 染色体远端短臂 Xp22.1 上，负责转录合成 RS1 蛋白。该蛋白在视网膜表达丰富，对视网膜细胞间黏附有着至关重要的作用。目前，异常的 RS1 蛋白在 XLRS 中的分子作用机制有待进一步探讨。有学者认为，XLRS 与 Müller 细胞功能障碍密切相关。

【临床表现】

XLRS 患儿双眼表现可不对称。双眼不同程度的视力低下（最佳矫正视力范围：20/600～20/25），多伴有高度远视，可伴斜视或眼球震颤。患者多因学校常规体检发现双眼视力不佳来诊，病情较重的婴幼患儿可在早期即被筛查出眼底异常。

XLRS 进展十分缓慢，平均每年下降 0.22～0.5 个字母［使用 ETDRS（early treatment diabetic retinopathy study，ETDRS）视力表］。视力下降主要有两个高峰时期，第一个时期是 10 岁以前，5%～20% XLRS 患者会发生并发症。到 40～50 岁时进入第二个高峰期，光感受器功能障碍明显，视网膜变薄，黄斑萎缩，视力会进一步下降。由于光感受器萎缩，视网膜劈裂区域可见色素沉着，OCT 上可见既往隆起的视网膜劈裂腔高度下降甚至塌陷，同时全视野视网膜电图（FERG）反映光感受器功能的 a 波振幅下降幅度会加快。

XLRS 常见并发症如玻璃体积血、孔源性视网膜脱离时患者可出现急性视力下降。当劈裂视网膜同时合并内外层裂孔，则容易发生孔源性视网膜脱离，XLRS 继发的孔源性视网膜脱离常发生于颞侧周边部。此外，该病的罕见并发症有黄斑裂孔、脉络膜新生血管（CNV）、视网膜皱襞、新生血管性青光眼等（图 3-2-1～图 3-2-6）。

【影像学检查方法】

临床上通过 OCT、扫描激光检眼镜（scanning laser ophthalmoscope，SLO）可诊断 XLRS（图 3-2-7）。其中，OCT 为该病主要诊断方法（FERG 可辅助诊断）。该病的 B 超多表现为玻璃体腔内囊泡样圆弧形隆起的视网膜结构，须与视网膜脱离相鉴别（图 3-2-8）。

RS 在 OCT 上常表现为黄斑劈裂，可伴或不伴周边视网膜劈裂。少数患者仅表现为周边部视网膜劈裂。黄斑部视网膜劈裂呈"轮辐"样改变，在前置镜下或眼底照相上能清晰可见（图 3-2-1A、B）。而周边部视网膜劈裂常表现为视网膜内层结构高度隆起，呈"大囊泡"样改变，多位于颞下方，且常合并内层孔（图 3-2-1C、D）。当劈裂隆起的视网膜内层结构发生水平方向断裂，则漂浮在玻璃体腔内，呈"血管膜"样改变（图 3-2-1F）。周边部视网膜内外层之间发生劈裂，内外层靠近且尚有组织连接时，眼底呈"蜂巢"样改变（图 3-2-1E），OCT 上对应表现为"桥墩"样组织。XLRS 主要累及视网膜外核层和内核层，且视网膜外层结构由后极向外周的顺序进展，存在不同程度的不连续改变。FERG 可出现 b 波严重降低或缺失，呈"负波型"改变（图 3-2-9），是诊断的金标准之一，对不伴有周边部改变的患者更有意义。

【诊断】

主要依靠患者临床特征及 OCT 影像检查，辅以 ERG 负波型改变，可诊断 XLRS。基因检测有助于进一步确诊该病。

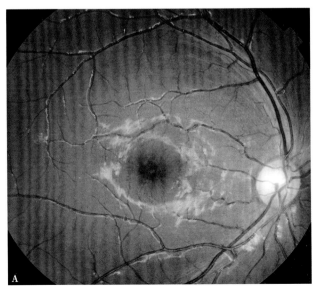
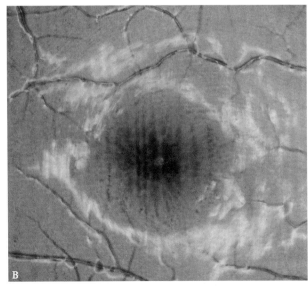

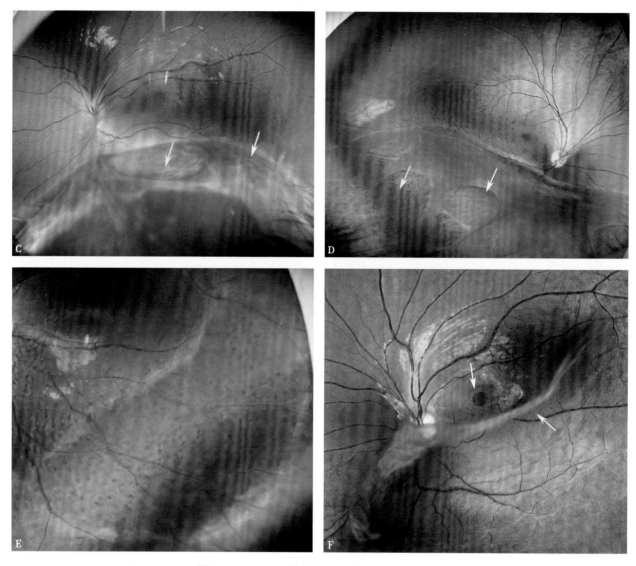

图 3-2-1　XLRS 黄斑部及周边部劈裂常见表现

A、B. 黄斑部"轮辐"样改变；男童，8 岁，家长发现双眼斜视 1 年；右眼眼底照相（白光法）示黄斑部"轮辐"样改变；C. 视网膜内层"大囊泡"样改变；男童，4 岁，学校体检发现双眼视力不佳 1 个月；左眼颞下方周边部劈裂视网膜高度隆起，呈"大囊泡"样改变（白色箭头示），合并多个内层孔（黄色箭头示）；D. 视网膜内层"大囊泡"样改变；男童，11 岁，体检发现双眼眼底异常 2 年；右眼眼底示周边视网膜劈裂隆起呈"大囊泡"样，合并多个内层孔融合（白色箭头示），透见下方散在色素沉积（黄色箭头示）；E. 蜂巢样改变；男童，6 岁，体检发现双眼视力不佳 2 年；左眼颞侧周边视网膜劈裂，可透见"蜂巢"样改变；F. 视网膜内层"血管膜"样改变；男童，10 岁，体检发现双眼眼底异常 6 年余；左眼黄斑裂孔（白色箭头示），玻璃体腔内漂浮着劈裂的视网膜内层结构，呈"血管膜"样改变（黄色箭头示）。

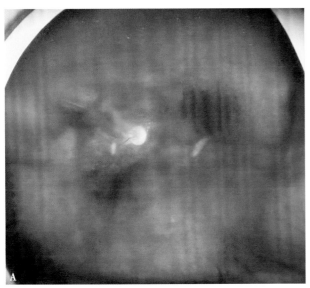
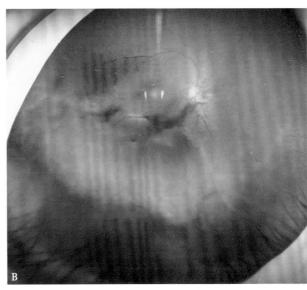

图 3-2-2　继发于 XLRS 的玻璃体积血

A. 男童,6 岁,家长发现左眼发白 2 个月余,结合对侧眼临床表现及基因检测确诊 XLRS;左眼轻度玻璃体积血,眼底模糊,隐约可见视盘;B. 男童,18 个月,家长发现双眼眼球震颤 17 个月,结合对侧眼临床表现及基因检测确诊 XLRS;右眼颞下方少量玻璃体积血,可见视盘及视网膜血管。

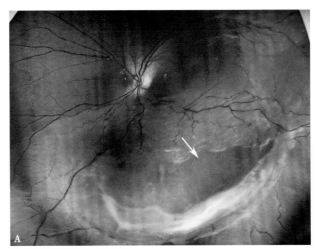

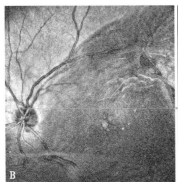
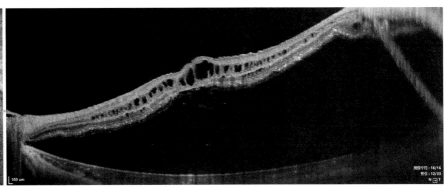

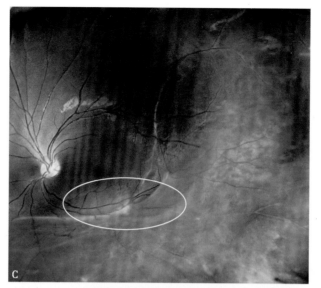

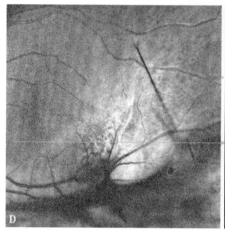
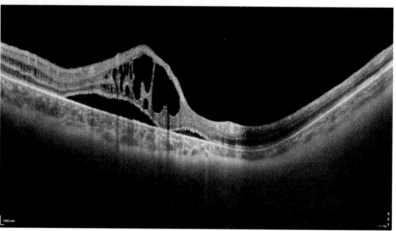

图 3-2-3　继发于 XLRS 的视网膜脱离

A、B. 男童，7 岁，左眼视力突发下降 5 天，结合对侧眼临床表现及基因检测确诊 XLRS；A. 左眼眼底颞下方巨大裂孔（白色箭头示），孔缘卷边，伴 2：00 至 7：00 方位视网膜脱离；B. OCT 示左眼视网膜劈裂，累及内核层和外核层，继发孔源性视网膜脱离，裂孔位于赤道部前，此 OCT 图像中不可见；C、D. 男童，6 岁，家长发现双眼斜视 2 个月，结合对侧眼临床表现及基因检测确诊 XLRS；C. 左眼眼底颞下方牵拉性视网膜脱离（白色圆圈示）；D. OCT 示左眼视网膜劈裂，累及内核层、外丛状层和外核层，颞下方牵拉性视网膜脱离，未见裂孔；该患者予保守治疗，定期随访，脱离范围未进展。

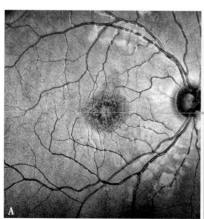
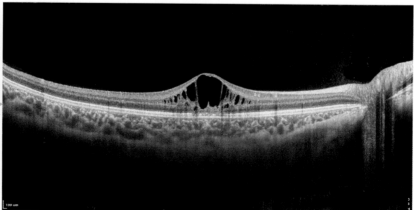

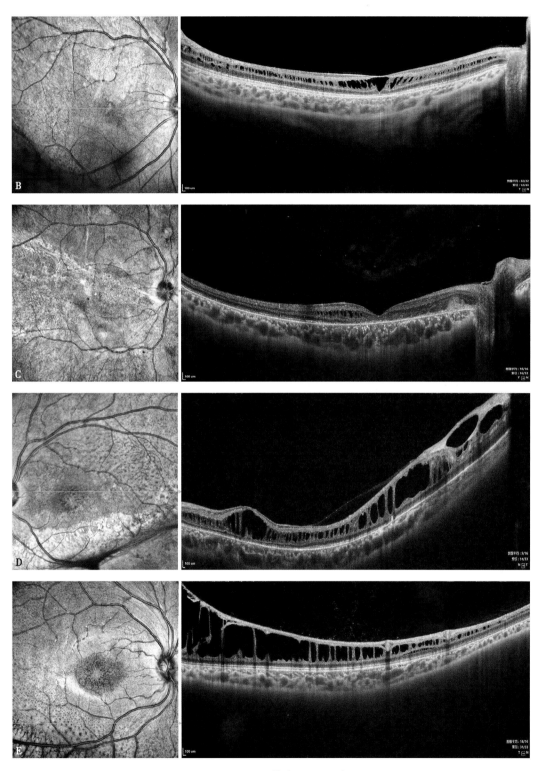

图 3-2-4   XLRS 的常见 OCT 表现

A. 男童，6 岁，学校体检发现双眼视力不佳 1 个月；右眼 BCVA 0.6；右眼 OCT 可见黄斑区劈裂呈"山丘"样，劈裂累及视网膜内核层、外丛状层及外核层，视网膜外层结构相对完整；B. 男童，7 岁，学校体检发现双眼视力欠佳 2 年余；右眼 BCVA 0.01；右眼 OCT 可见黄斑部劈裂视网膜无隆起，视网膜外层结构不连续；C. 男，21 岁，自觉双眼视力不佳 10 年余；VOD 0.06，VOS 0.5；右眼黄斑部小范围视网膜内核层劈裂，可见视网膜外层萎缩；D. 男童，12 岁，检查发现双眼眼底异常 3 年；左眼颞侧周边视网膜劈裂，"蜂巢"样改变在 OCT 上呈现"桥墩"样改变；E. 男童，6 岁，学校体检发现双眼视力不佳 2 个月；右眼下方周边视网膜劈裂"蜂巢"样改变在 OCT 上呈现"桥墩"样改变。

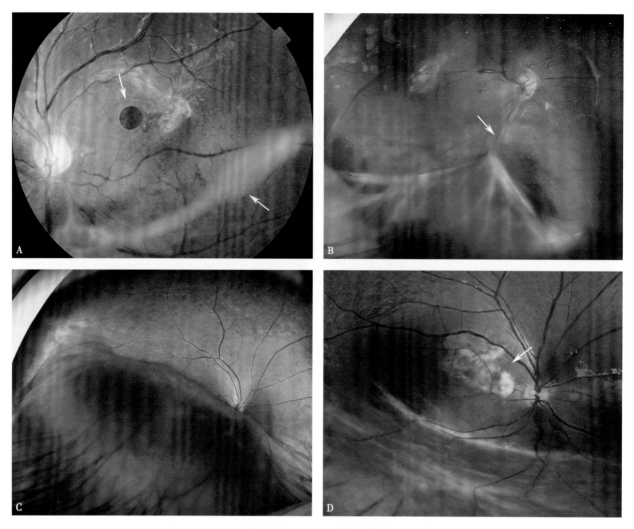

图 3-2-5　XLRS 其他并发症

A. XLRS 继发黄斑裂孔：男童，10 岁，体检发现双眼眼底异常 6 年余；左眼黄斑裂孔（白色箭头示），玻璃体腔内漂浮着劈裂的视网膜内层结构，呈"血管膜"样改变（黄色箭头示）；B. XLRS 继发视网膜皱襞：男童，4 岁，家长发现双眼视物外斜 3 个月；右眼下方视网膜劈裂，形成皱襞（白色箭头示）；C. 视网膜内层高度隆起遮蔽黄斑：男童，5 岁，家长发现双眼视力不佳3 个月；右眼颞下方周边视网膜劈裂高度隆起，遮蔽黄斑区；D. XLRS 继发 CNV：男童，7 岁，学校体检发现双眼视力不佳 1年余；右眼视盘颞侧不规则黄白色病灶（CNV）（白色箭头示），颞侧及颞下方周边视网膜劈裂隆起。

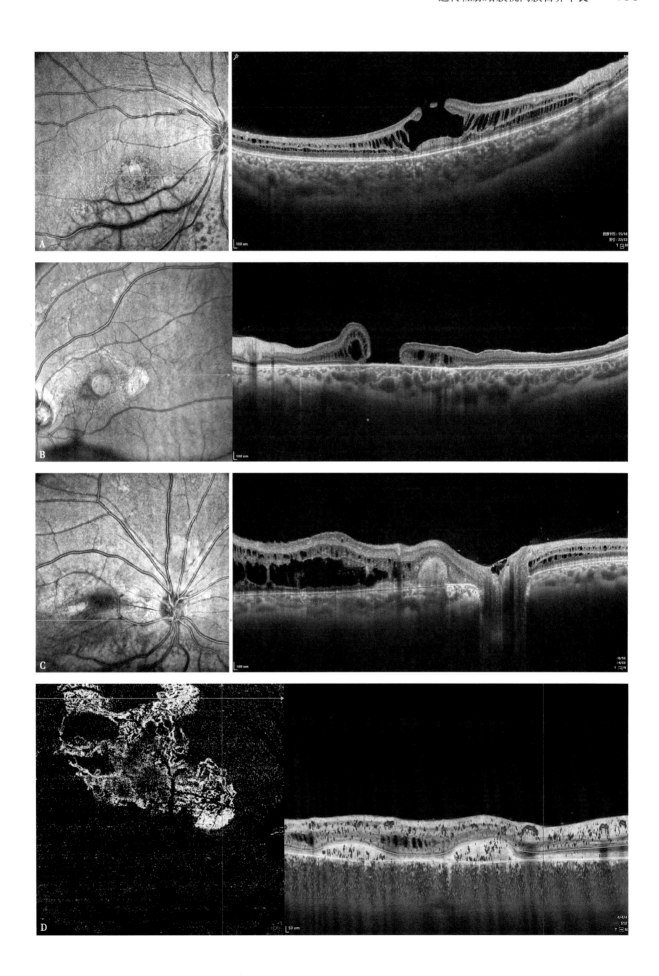

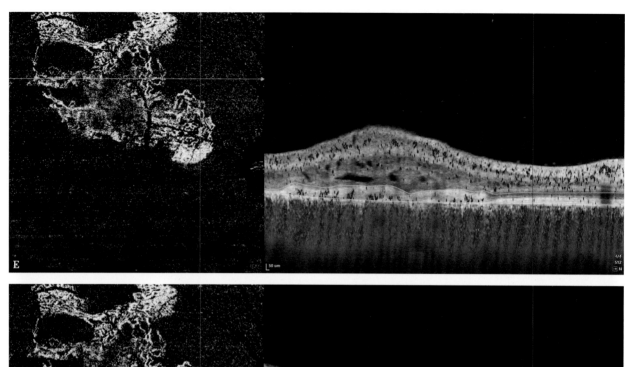

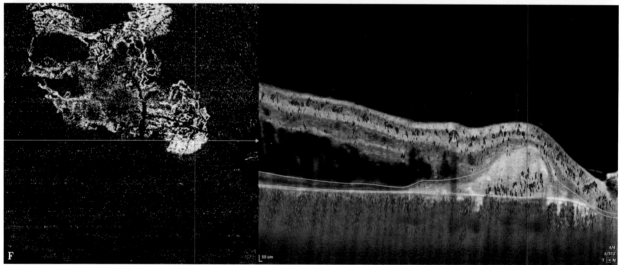

图 3-2-6　XLRS 的罕见并发症 OCT 表现

A. 男童，10 岁，学校体检发现双眼视力不佳 3 年余；右眼黄斑部视网膜劈裂，引发内层孔，从而形成黄斑板层裂孔；B. 男童，10 岁，体检发现双眼眼底异常 6 年余；左眼黄斑部视网膜劈裂，合并内外层孔，从而形成黄斑全层裂孔；C～F. 男童，7 岁，学校体检发现双眼视力不佳 2 年余；右眼视盘颞侧及后极部继发脉络膜新生血管；C. B-scan 图像，可见黄斑与周边视网膜劈裂，累及内核层、外核层，黄斑部外核层劈裂高度大，且视网膜外层结构紊乱，视盘颞侧均匀高反射隆起病灶；E、F. 为其对应的 angio_B-scan 图像，可见后极部、视盘颞侧均匀高反射隆起病灶（CNV）内丰富血流信号。

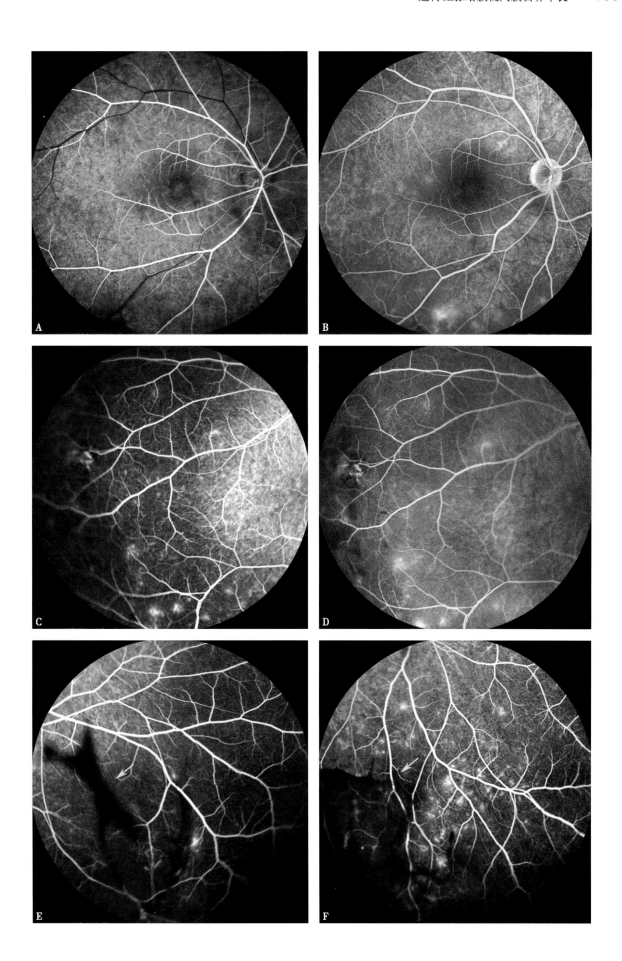

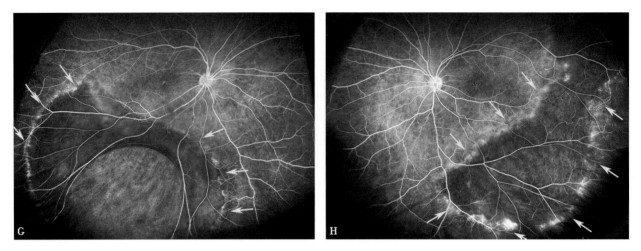

图 3-2-7　XLRS 的 FFA 表现

A～F. 同一患者的双眼 FFA 图像（45°眼底照相）：男，21 岁，双眼自觉视力不佳 10 年余；A、B. 分别为右眼后极部早期、晚期，可见黄斑部早期少量荧光积存；C、D. 右眼 FFA 周边部早期、晚期，可见周边视网膜血管轻微渗漏；E、F. 左眼周边部可见荧光遮蔽（劈裂的视网膜内层结构）（黄色箭头示）；G、H. 同一患者的双眼 FFA 图像（SLO）：男童，7 岁，双眼体检发现视力不佳 2 个月；可见周边高度劈裂的视网膜边界处视网膜毛细血管轻渗漏（黄色箭头示）。

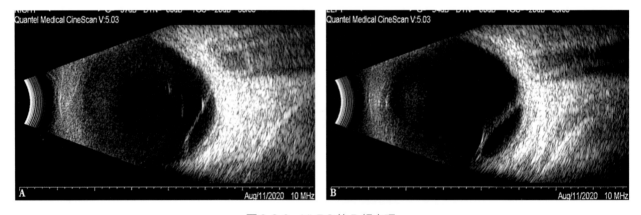

图 3-2-8　XLRS 的 B 超表现

男，32 岁，自觉双眼视力不佳 20 年余。A、B. 分别为右眼和左眼的 B 超图像，可见玻璃体腔内圆弧形隆起视网膜结构，形似于鼓起"囊泡"，与视网膜脱离（漂浮在玻璃体腔内，无张力）不同。

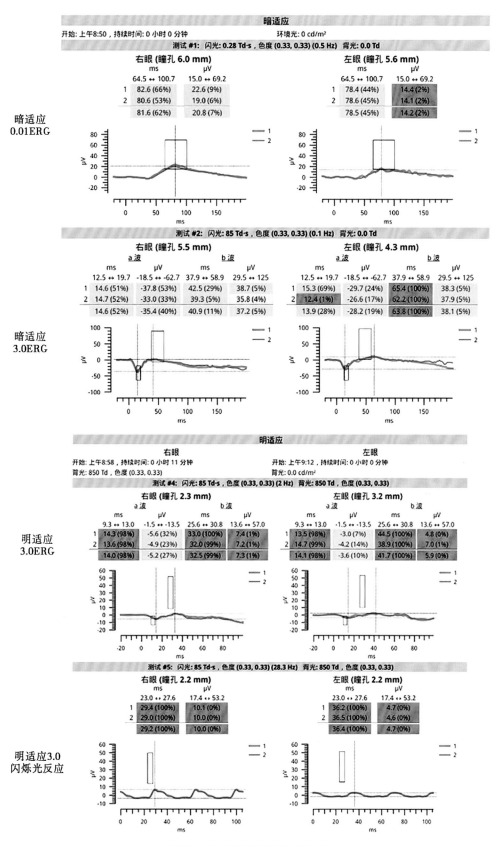

图 3-2-9　XLRS 的 ERG 表现

男童，9 岁，体检发现双眼眼底异常 1 个月；全视野 ERG 可见双眼视杆视锥细胞反应功能异常，表现为 b 波振幅下降，负波型改变。

【治疗】

XLRS 是由 *RS1* 基因突变引起的遗传性疾病，迄今为止无特效药物。目前该病的治疗主要分三类：①针对视网膜劈裂进行药物干预，如使用碳酸酐酶抑制剂（carbonic anhydrase inhibitors，CAIs）控制囊腔发展，研究发现 CAIs 能一定程度减小劈裂囊腔大小，但仍无证据表明其能改善视网膜视功能。②针对其并发症如玻璃体积血、视网膜脱离等行手术治疗。③干细胞治疗和基因治疗，目前仍停留在动物实验阶段（图 3-2-10～图 3-2-12）。

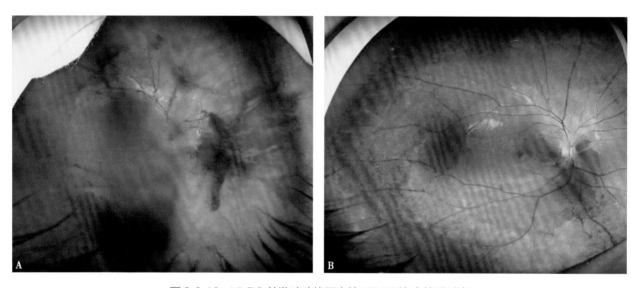

图 3-2-10　XLRS 并发玻璃体积血抗 VEGF 治疗前后对比

男童，4 岁，右眼突发视力下降 2 天。A. 右眼玻璃体积血，眼底模糊，隐见视网膜血管和视盘；B. 右眼抗 VEGF 治疗（玻璃体腔注药术）后 2 个月，积血完全吸收。

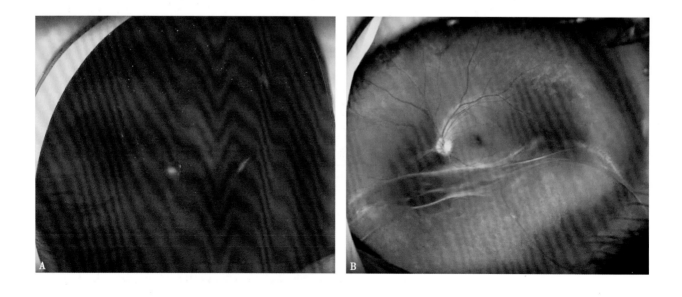

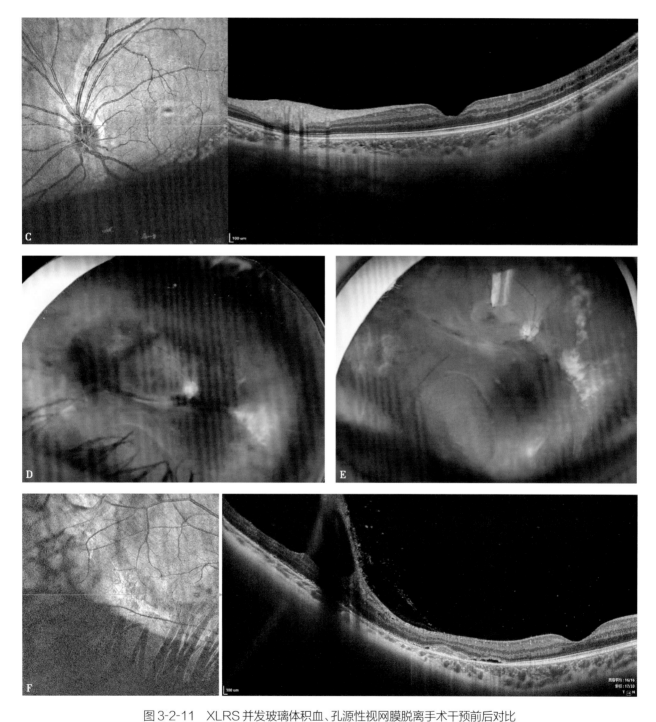

图 3-2-11　XLRS 并发玻璃体积血、孔源性视网膜脱离手术干预前后对比

男童，11 岁，右眼突发视力下降 5 天。A. 右眼玻璃体积血，眼底模糊，VOD HM/40cm；B. 左眼黄斑"轮辐"样改变，下方劈裂视网膜高度隆起伴内层孔，VOS0.02；C. 左眼 OCT 可见黄斑无视网膜劈裂，周边部视网膜劈裂，累及内核层和外丛状层；D. 右眼行巩膜硅压术后 10 天，VOD0.2；E. 右眼术后 1 个月，VOD0.32，清晰可见颞下方及下方周边劈裂视网膜高度隆起，合并内层孔；F. 右眼术后 2 个月，OCT 可见视网膜平伏，黄斑颞侧小范围视网膜神经上皮层下中反射物质沉积。

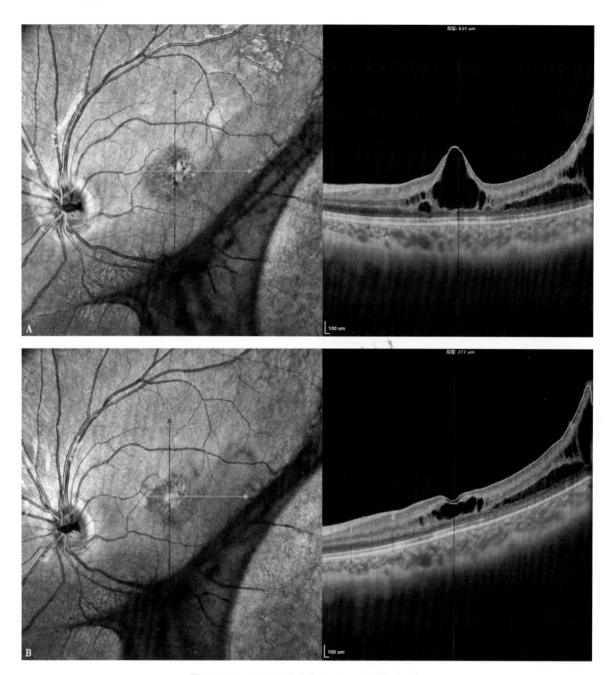

图 3-2-12 XLRS 患者行 CAIs 干预前后对比

男童,9岁,学校体检发现双眼视力不佳5年。A. 碳酸酐酶抑制剂干预前,左眼 OCT B-scan 可见黄斑中心凹厚度为 634.34μm,黄斑中心凹劈裂囊腔呈山丘样隆起;B. 行碳酸酐酶抑制剂干预后1个月,左眼 OCT B-scan 可见黄斑中心凹厚度为 277.11μm,劈裂囊腔明显缩小;须注意该项治疗仅对部分患者有效。

参考文献

[1] VIJAYASARATHY C，SARDAR PASHA S P B，SIEVING P A. Of men and mice：Human X-linked retinoschisis and fidelity in mouse modeling. Prog Retin Eye Res，2022，87：100999.

[2] TESTA F，DI IORIO V，GALLO B，et al. Carbonic anhydrase inhibitors in patients with X-linked retinoschisis：effects on macular morphology and function. Ophthalmic Genet，2019，40（3）：207-212.

[3] SCRUGGS B A，CHEN C V，PFEIFER W，et al. Efficacy of topical brinzolamide in children with retinal dystrophies. Ophthalmic Genet，2019，40（4）：350-358.

[4] PLÖSSL K. Retinoschisin is linked to retinal Na K-ATPase signaling and localization. Mol Biol Cell，2017，28（16）：2178-2189.

[5] GURBAXANI A，WEI M，SUCCAR T，et al. Acetazolamide in retinoschisis：A prospective study. Ophthalmology，2014，121（3）：802-803.

[6] MOLDAY R S，KELLNER U，WEBER B H. X-linked juvenile retinoschisis：Clinical diagnosis，genetic analysis，and molecular mechanisms. Prog Retin Eye Res，2012，31（3）：195-212.

[7] APUSHKI M A. Use of dorzolamide for patients with X-linked retinoschisis. Retina，2006，26（7）：741-745.

[8] APUSHKIN M A，FISHMAN G A，JANOWICZ M J. Correlation of optical coherence tomography findings with visual acuity and macular lesions in patients with X-linked retinoschisis. Ophthalmology，2005，112（3）：495-501.

[9] GEORGE N D L. X linked retinoschisis. British Joumal of Ophthalmology，1995，79（7）：697-702.

第三节　遗传性视网膜血管营养不良

一、家族性渗出性玻璃体视网膜病变

精要

○ 家族性渗出性玻璃体视网膜病变（familial exudative vitreoretinopathy，FEVR）是
一种遗传相关的玻璃体和视网膜血管发育异常疾病，已成为儿童视功能受损甚
至先天性盲的重要原因。
○ 已明确的主要致病基因包括 *FZD4*、*LRP5*、*TSPAN12*、*NDP*、*KIF11* 等，但目前已
知的致病基因仅能解释近 50% 的患者。
○ 根据一些地区新生儿眼底普筛的结果，FEVR 在足月新生儿中的发病率可达
0.63%～1.19%。
○ 特征性临床表现为视网膜周边无血管区、血管分支增多、血管变直、视网膜皱襞
等，伴或不伴有视网膜血管渗漏。
○ 诊断须结合多模式影像、家系情况以及基因检测结果共同分析。
○ 根据不同的疾病发展阶段，须给予不同治疗方案。

【概述】

　　家族性渗出性玻璃体视网膜病变（familial exudative vitreoretinopathy，FEVR）是一种基因突变造成的
视网膜血管发育迟缓或停滞导致的家族性、遗传性玻璃体视网膜疾病。其主要病理机制为视网膜浅层血
管向周边发育迟滞，视网膜深层毛细血管发育不全，导致周边部视网膜出现无血管区，从而发生缺血缺氧
诱导视网膜发生增殖。目前明确的致病基因包括 *NDP*、*FZD4*、*LRP5*、*TSPAN12*、*KIF11* 等，此外 *ZNF408*、
CTNNB1、*JAG1* 等基因也被报道与 FEVR 的发病相关。其中，*NDP*、*FZD4*、*LRP5*、*TSPAN12*、*ZNF408*、
KIF11 仅能解释近 50% 的 FEVR。

　　1969 年，Criswick 首次报告 6 个 FEVR 病例。1976 年，Canny 等首次描述了 FEVR 的荧光素眼底血管
造影（fluorescein fundus angiography，FFA）表现以及临床特征。既往研究认为，FEVR 是一种罕见遗传性
眼部疾病，然而随着新生儿眼底筛查的普及和接触式婴幼儿广角眼底照相技术的应用，发现 FEVR 在婴幼
儿中的发病率可达 0.63%～1.19%。

　　FEVR 的首诊原因很多，缺乏特异性，如：

　　1. 飞蚊症　由于周边部血管持续性缓慢渗漏，或玻璃体后脱离而引起玻璃体混浊，临床上没有特异
性。此时往往需要仔细检查周边部视网膜方能发现。

　　2. 矫正视力差　部分 FEVR 患儿后极部视网膜大体正常，因学校体检发现最佳矫正视力低于同龄人
前来就诊。眼底检查可见黄斑异位，向颞下方移位，中心凹反光不明显。

　　3. 斜视或眼球震颤　部分学龄前儿童因视网膜向颞侧牵引而引起黄斑异位，容易出现单眼或双眼的

斜视或眼球震颤。

4. 屈光不正和屈光参差 大部分表现为近视和散光，与黄斑部异位或周边部视网膜牵拉所引起的继发性近视有关。眼底表现为豹纹状眼底，常伴有黄斑异位。

5. 白瞳症 可为全视网膜脱离或并发性白内障。并发性白内障根据严重程度，可分为局部混浊或全混浊，局部混浊以颞侧为主，表现为晶状体后囊混浊（图3-3-1A、B）。疾病晚期因牵拉也可发生晶状体全混浊，伴有晶状体膨胀（早期）或吸收变薄（图3-3-1C）。

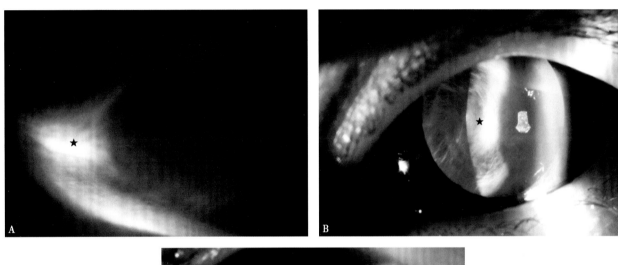

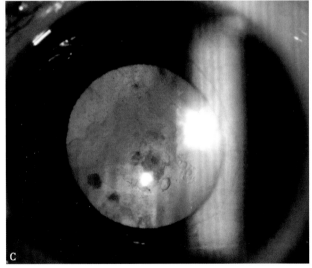

图3-3-1 FEVR患者白内障表现
A、B. 晶状体后囊混浊（星号示）；C. 晶状体皮质混浊。

6. 玻璃体积血 可出现在较大年龄的儿童或成人中，由周边部视网膜新生血管破裂出血引起。通常在FFA检查寻找出血原因时发现眼底特异性改变，确诊FEVR。

7. 视物遮挡及眼前固定黑影 检查可发现视网膜脱离（retinal detachment，RD），可表现为孔源性视网膜脱离（rhegmatogenous RD，RRD）、牵拉性视网膜脱离（tractional RD，TRD）或渗出性视网膜脱离（exudative RD，ERD）。

8. 眼胀痛 检查后可发现这类患者为继发性闭角型青光眼，部分晚期FEVR患者（包括视网膜皱襞和终末期患者）随病程进展，可发生闭角型青光眼，其病理机制目前还不明确。

9. 眼球变小　部分重症 FEVR 患者可于出生后或者年龄较小时即已出现眼球萎缩。

【临床表现】

FEVR 的主要临床表现包括视网膜颞侧周边无血管区、血管僵直、视网膜血管分支增多、视网膜新生血管形成、渗出、牵引、增殖形成视网膜皱襞、视网膜局限性或完全性脱离等，严重病例可并发白内障、角膜带状变性、急性闭角型青光眼、新生血管性青光眼、眼球萎缩等，其中视网膜皱襞是最经典的临床特征。患者双眼的临床表型可相差甚远，如一眼为全视网膜脱离，而另一眼视力和眼位等均正常，仅在 FFA 检查中观察到视网膜周边存在无血管区。

1. 主要的轻型改变　轻型 FEVR 患者最佳矫正视力可不受影响，后极部视网膜多无明显异常，须仔细检查周边部视网膜。轻型 FEVR 在常规眼底彩照上通常难以发现阳性体征，但在超广角眼底照相机上可观察到周边视网膜存在无血管区，血管分支增多、走行僵直（图 3-3-2）。笔者观察到轻中度 FEVR 患者颞侧中周部视网膜有一个类三角形区域，其内视网膜劈裂、增殖牵拉、新生血管、血管渗漏等改变，主要原因为玻璃体视网膜交界面的牵引导致，故我们将它命名为颞侧中周部玻璃体视网膜交界面异常（temporal mid-peripheral vitreoretinal interface abnormality，TEMPVIA，图 3-3-3）。TEMPVIA 对 FEVR 的诊断和治疗均有意义。从诊断来看，TEMPVIA 主要形成原因是视网膜血管发育阶段的内因（基因缺陷）和外因（早产等因素造成缺氧）产生血管发育迟滞，继而导致颞侧上下血管分支汇合处视网膜无血管，因此对于 FEVR 和 ROP 等具有明确的诊断意义。用 TEMPVIA 做诊断试验的诊断阳性率为 90%，灵敏度为 91.5%，特异度为 98.8%。对 TEMPVIA 的解读，有利于我们找寻评估 FEVR 活动性的方法，根据其后界度数，可分为钝角形和锐角形，其与 FFA 中荧光素渗漏及程度有明确的相关性，用来区分 TEMPVIA 轻型和重型，渗漏明显时需要激光治疗。

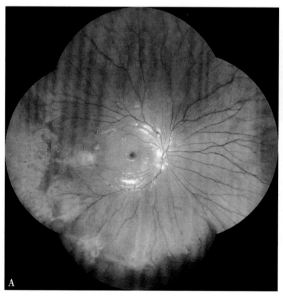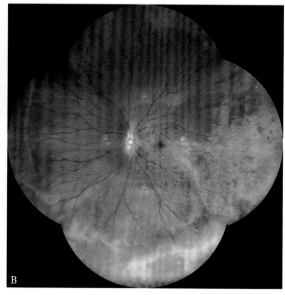

图 3-3-2　FEVR 患者广角真彩眼底照相

A、B. 示双眼视网膜周边血管分支增多，走行僵直，鼻侧、颞侧可见片状无血管区。

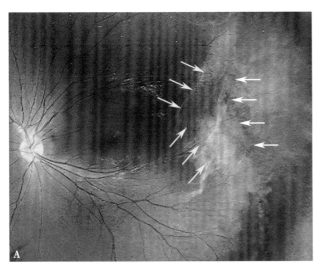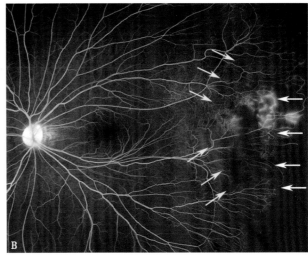

图 3-3-3　FEVR 患者眼底 TEMPVIA 改变

A. 眼底示钝角形 TEMPVIA；黄色箭头示钝角后界，白色箭头为前界；B. FFA 示同一患者 TEMPVIA，黄色箭头示后界，白
　色箭头示前界；FFA 上可见 TEMPVIA 后界为正常血管与异常血管交界区，前界为有血管区与无血管区交界区。

2. 重型改变　重型 FEVR 除有上述轻型 FEVR 的视网膜周边病变外，还常见视网膜皱襞（retinal fold）
或 RD。RD 分三种，包括 RRD（图 3-3-4A）、TRD（图 3-3-4B）和 ERD（图 3-3-4C），共占 FEVR 患者 21%～
64%。三种视网膜脱离好发年龄段不同，ERD 在 1 岁以内婴儿中多见，随着病程进展渗出逐渐消退，进入
瘢痕期。TRD 实际发生时间可能在生后的 1～2 个月，主要表现为颞侧视网膜皱襞，连接于视盘和颞侧晶
状体后，部分继续牵拉至全视网膜脱离。如果不进行有目的的筛查，很难早期诊断，临床上多见于 1～4
岁儿童，因发生眼球震颤、明显指压征、不能抓物等情况方就诊。RRD 则多发生在青少年期，最易发生在
12～18 岁。三种视网膜脱离所代表的疾病严重程度不同，RRD 的预后要比 ERD 和 TRD 好。

3. 临床分期　现临床常用分期为 2014 年 Kashani 和 Trese 提出的 FEVR 视网膜病变分级标准
（图 3-3-5）。

1 期：视网膜周边存在无血管区，或伴有视网膜内的异常新生血管；1A，不伴视网膜渗出或渗漏；1B，
伴有视网膜渗出或渗漏。

2 期：视网膜周边无血管区，同时可见视网膜新生血管；2A，不伴视网膜渗出或渗漏；2B，伴有视网膜
渗出或渗漏。

3 期：未累及黄斑的不全视网膜脱离；3A，不伴视网膜渗出或渗漏；3B，伴有视网膜渗出或渗漏。

4 期：累及黄斑的不全视网膜脱离；4A，不伴视网膜渗出或渗漏；4B，伴有视网膜渗出或渗漏。

5 期：全视网膜脱离；5A，开放型漏斗；5B，闭合型漏斗。

【影像学检查方法】

FEVR 的诊断主要依靠眼底彩照、广域眼底照相（眼科广域成像系统或者 SLO）、荧光素眼底血管造影
（FFA）、相干光断层成像（OCT）、OCTA 等多种影像学检查。该病诊断主要依赖于临床表现，基因检测可
辅助诊断。

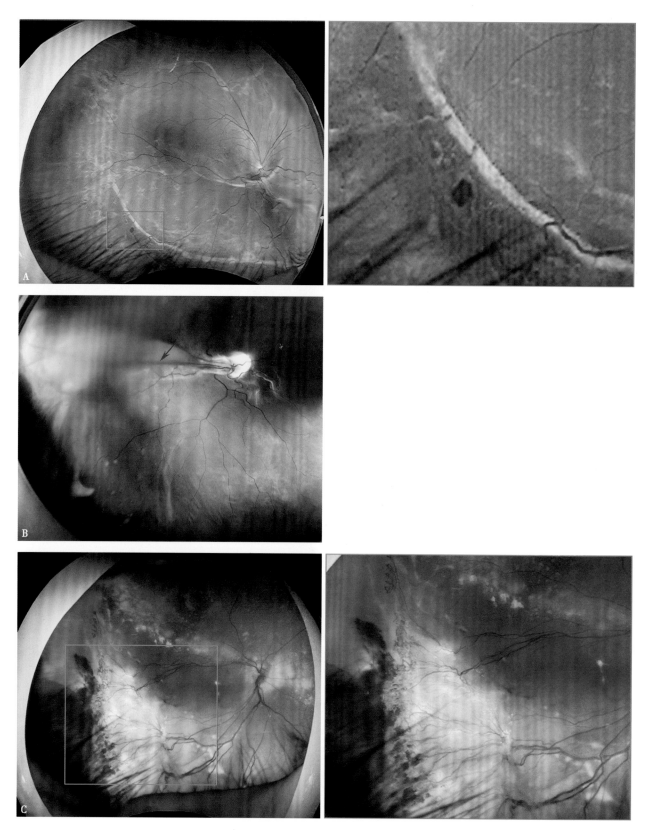

图 3-3-4　重型 FEVR 患者眼底改变

A. 眼底示 RRD，裂孔位于颞下方（蓝框）；B. 眼底示镰状皱襞自视盘延伸至颞侧视网膜（红色箭头示），牵拉颞下方视网膜
脱离；C. 右眼眼底可见大量视网膜下渗出，视网膜渗出性脱离，以及视网膜大量的新生血管。

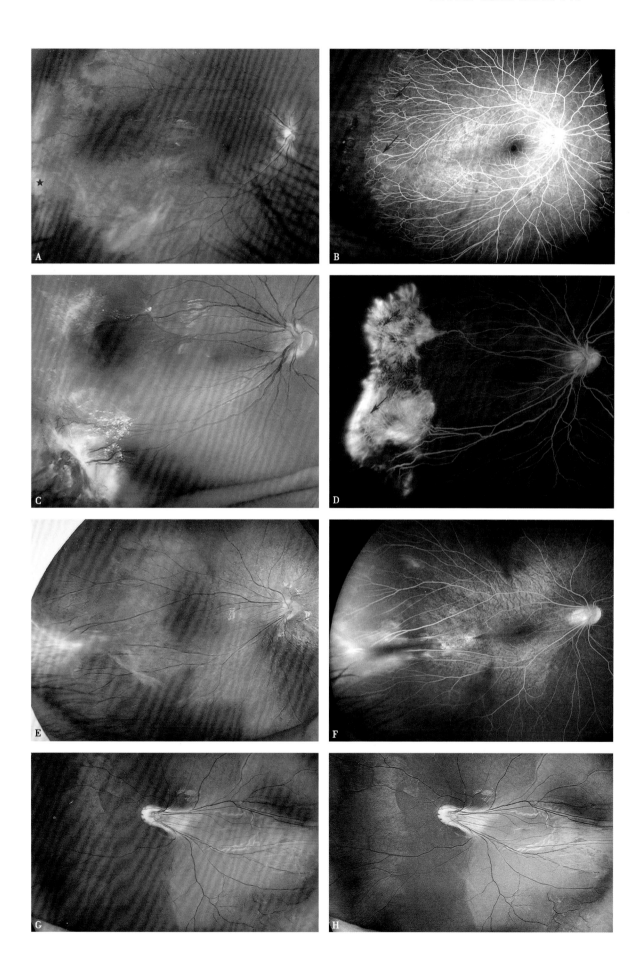

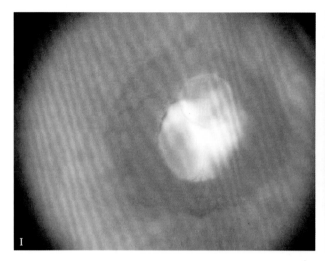
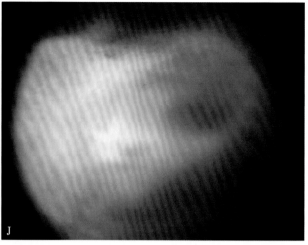

图 3-3-5 FEVR 患者眼底不同分期表现

A、B. 1 期，右眼周边视网膜无血管区（星号示），FFA 见右眼周边视网膜无血管区（星号示），视网膜分支增多（箭头示），无伴明显渗漏；C、D. 2 期，眼底示右眼视网膜新生血管，FFA 见右眼视网膜新生血管渗漏（箭头示）；E、F. 3 期，眼底示颞侧视网膜脱离，未累及黄斑，FFA 见视网膜神经上皮脱离区荧光素轻微渗漏和积存；G、H. 4 期，左眼视网膜脱离，脱离范围累及黄斑，SLO 绿通道示同一患者左眼，视网膜脱离清晰可辨，脱离范围累及黄斑；I、J. 5 期，眼科广域成像系统可见视网膜贴附于晶状体后，视网膜全脱离。

　　超广角扫描激光检眼镜（SLO）是一种非侵入性眼底筛查影像技术。SLO 可发现早期视网膜周边病灶，为 FEVR 疾病的早期诊断和治疗提供了极大帮助。SLO 上可清楚看见周边部无血管区、血管分支增多、走行僵直和 TEMPVIA。TEMPVIA 的后界表现为钝角形（见图 3-3-3）或锐角形（图 3-3-6）视网膜上灰白色突起，尖端总是指向黄斑，前界为 V 形有血管和无血管区交界处。中重度 FEVR 可在 SLO 上观察到黄斑异位、视网膜皱襞、视网膜局限性或完全性脱离。眼科广域成像系统作为一种婴幼儿常用的眼底检查设备，在患儿不配合的情况下，可以提供广域的眼底照相资料。

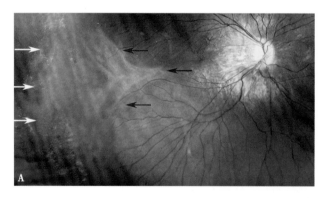
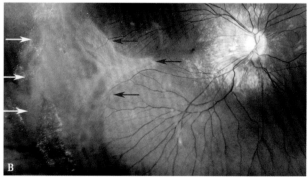

图 3-3-6 FEVR 患者的锐角形 TEMPVIA

A. 眼底示右眼锐角形 TEMPVIA；B. 为该患眼绿通道下 SLO；红色箭头示后界，白色箭头示前界。

　　目前，FFA 是诊断 FEVR 的金标准，能有效评价视网膜周边部血管形态、走行和功能，明确是否存在活动性血管渗漏。FFA 上，视网膜血管 - 无血管区的分界明显，视网膜毛细血管呈毛刷状，可伴或不伴荧光素渗漏，视网膜内或下出血、渗出可遮蔽荧光；颞侧周边部视网膜血管 V 征、僵直，可呈现"柳条"征；视网膜周边新生血管渗漏明显；FEVR 特征性颞侧视网膜皱襞在 FFA 上表现为镰状折叠的视网膜组织，其内分布有拉直的视网膜血管，伴或不伴荧光素渗漏（图 3-3-7）。如存在视网膜脱离或视网膜下渗出，FFA 晚期表现为荧光素积存。FFA 对终末期 FEVR 的诊断无特异性。此时，行 B 超、CT 和 MRI 检查，可鉴别晚期 FEVR 与视网膜母细胞瘤。

部分 FEVR 患儿可表现为不同程度的中心凹发育不良（foveal hypoplasia）。相干光断层成像（optical coherence tomography，OCT）上可见黄斑中心凹浅，视网膜内层不退化或退化不全，部分患儿外层嵌合区发育不全，或缺乏视锥细胞外节尖端（cone outer segment tips，COST）层，甚至可以观察到椭圆体带或交叉区带断裂。

OCTA 是一种快速、无创的新型血管成像技术，可获得视网膜不同深度血管组织的高分辨率图像，因此可以在视网膜不同深度显示血管组织的微血管变化。我们通过 OCTA 获取黄斑中心凹为中心 3mm×3mm 范围内的视网膜血管图像，发现 FEVR 患者中心凹无血管区（foveal avascular zone，FAZ）较小，在 FAZ 周围的浅层和深层毛细血管密度均降低。部分 FEVR 患者黄斑 FAZ 形态正常，约占 60%，但部分 FEVR 患者 FAZ 明显异常，可分为 FAZ 消失型、FAZ 血管跨越型和 FAZ 偏小型。其中 FAZ 消失型，黄斑区 FAZ 不可见，黄斑中心凹形似蜘蛛网；血管跨越型呈现为黄斑区 FAZ 区域有血管横跨；偏小型呈现为黄斑区 FAZ 面积小于平均值（图见第一章第三节儿童相干光层析血管成像术）。

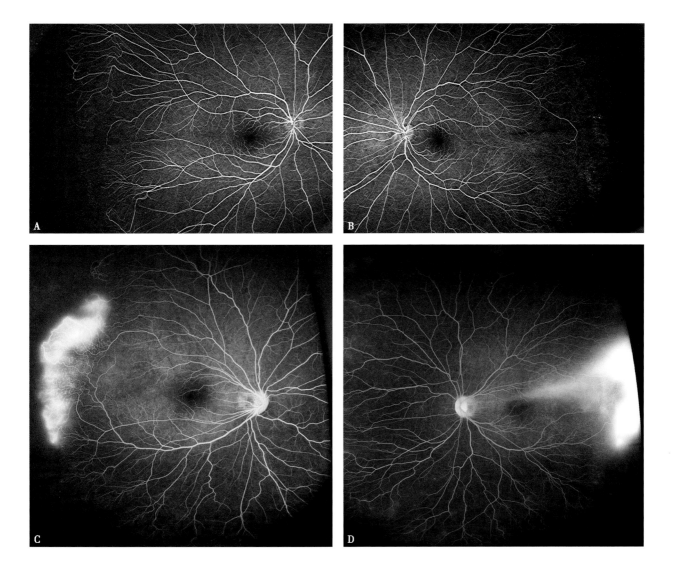

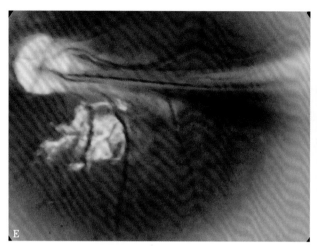
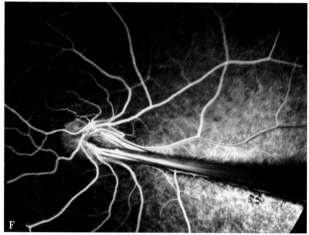

图 3-3-7　FEVR 患者 FFA 表现

A、B. FFA 示双眼视网膜血管分支增多,颞侧周边可见大片无血管区;C、D. 早期 FFA 示右眼血管分支增多,周边部可见大量视网膜新生血管渗漏,颞侧可见大片无血管区;左眼颞侧大量新生血管渗漏,鼻侧可见无血管区;E、F. 左眼眼底示视网膜皱襞自视盘发出向颞侧走行,其内可见被拉直的视网膜血管;同一患眼 FFA 见视网膜皱襞中被拉直的血管,不伴荧光素渗漏。

【诊断】

FEVR 的临床表型多样化,发病年龄多样化,临床的观察和判断最为重要。在明确了出生史和家族史的基础上,结合典型的眼底改变,如双眼对称或不对称地存在周边视网膜无血管区、血管分支多、分布密集、周边部血管呈毛刷状分布等,即可诊断 FEVR。基于 FEVR 是遗传性疾病,基因检测的发展能极大提高诊断准确率,为疾病早期诊断和早期干预提供良好基础。研究表明,约 50% 患者中可以检测到已知基因的突变,仍有 50% 的 FEVR 患者找不到致病基因。但须注意,基因检测未检测到 FEVR 相关致病基因不能作为排除 FEVR 的依据。

【治疗】

FEVR 临床表现多样,可表现为 ROP 样病变、视网膜皱襞,牵拉性、渗出性或孔源性视网膜脱离,根据不同的临床表现,需要给予不同的临床治疗方案。

ROP 样病变以及视网膜新生血管生成可通过视网膜激光光凝(图 3-3-8)或玻璃体腔内注射抗 VEGF 治疗(图 3-3-9),可联合冷冻术。

对于视网膜脱离的患者,根据患眼病变程度和病变范围不同,应选择不同手术方式,常见的手术方法有巩膜扣带术和玻璃体切除术(图 3-3-10)。

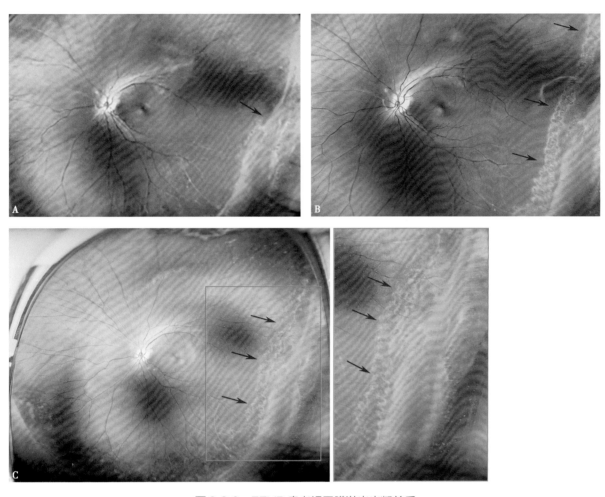

图 3-3-8　FEVR 患者视网膜激光光凝前后

男童,12 岁。A. 初诊时右眼周边部存在视网膜变性区(红色箭头示);B. 为视网膜激光光凝后,激光将变性区封闭(红色箭头示);C. 示视网膜激光光凝 1 年后复查见视网膜陈旧激光斑(红色箭头示),激光打在有血管和无血管区交界处血管末梢位置(局部放大图)。

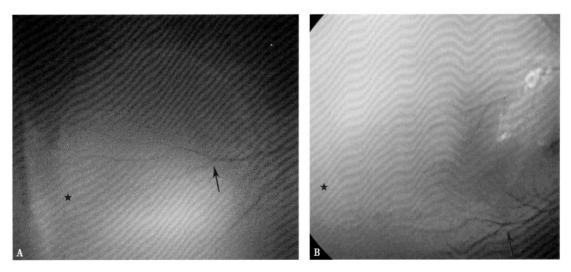

图 3-3-9　FEVR 患者玻璃体腔注射抗 VEGF 前后

女童,5 个月。A. 示眼底血管怒张(红色箭头示),可见嵴样改变伴出血(红色星号示);B. 玻璃体腔注射术后2 个月,颞侧嵴样改变消退,出血吸收。

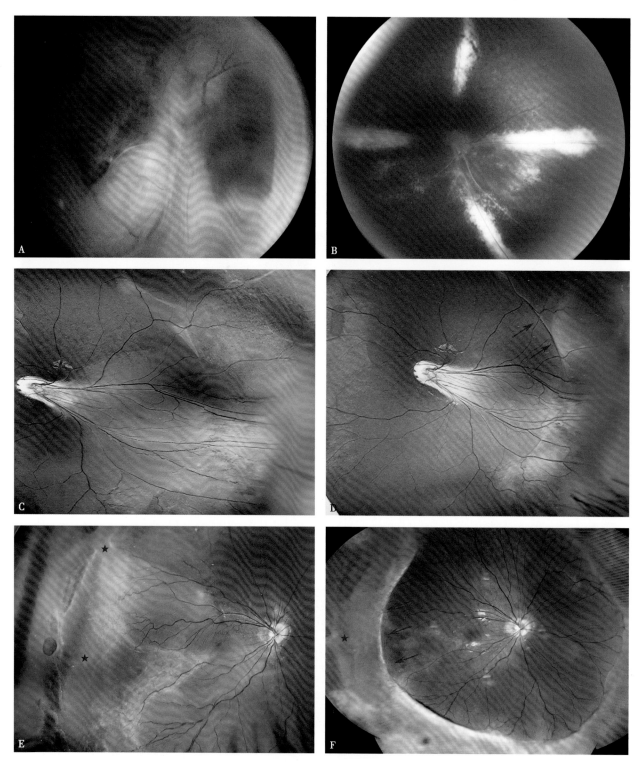

图 3-3-10　FEVR 患者视网膜脱离术前后对比

A、B. 男童，2 岁。A. 示全视网膜脱离伴视网膜前增殖膜；B. 示 PPV＋膜剥离术后半年，视网膜平伏，仅残留部分未吸收的
视网膜下渗出；C、D. 患者，男，18 岁；C. 视网膜颞侧牵拉性脱离，黄斑牵拉异位；D. 巩膜扣带术后复查见视网膜平伏，手
术嵴明显（红色箭头示）；E、F. 患者，女，9 岁；E. 示视网膜孔源性脱离，颞侧可见两个圆形裂孔（星号示）；F. 示该患者巩膜
扣带术后，视网膜平伏，手术嵴明显（红色箭头示），裂孔位于手术嵴上（星号示已封闭的裂孔）。

参考文献

[1] 丁小燕. 家族性渗出性视网膜玻璃体病变丁小燕2020观点. 北京：科学技术文献出版社，2021.

[2] CHEN C，SUN L，LI S，et al. Novel variants in familial exudative vitreoretinopathy patients with KIF11 mutations and the Genotype-Phenotype correlation. Exp Eye Res，2020，199：108165.

[3] ZHU X，YANG M，ZHAO P，et al. Catenin alpha 1 mutations cause familial exudative vitreoretinopathy by overactivating Norrin/beta-catenin signaling. J Clin Invest，2021，131（6）：e139869.

[4] ZHU X，SUN K，HUANG L，et al. Identification of novel mutations in the *FZD4* and *NDP* genes in patients with familial exudative vitreoretinopathy in South India. Genet Test Mol Biomarkers，2020，24（2）：92-98.

[5] YUAN M，YANG Y，YAN H，et al. Increased posterior retinal vessels in mild asymptomatic familial exudative vitreoretinopathy eyes. Retina，2016，36（6）：1209-1215.

[6] YANG J，XIAO X，LI S，et al. Severe Exudative vitreoretinopathy as a common feature for CTNNB1，KIF11 and NDP variants plus sector degeneration for KIF11. Am J Ophthalmol，2022，235：178-187.

[7] YAMANE T，YOKOI T，NAKAYAMA Y，et al. Surgical outcomes of progressive tractional retinal detachment associated with familial exudative vitreoretinopathy. Am J Ophthalmol，2014，158（5）：1049-1055.

[8] WANG X，CHEN J，XIONG H，et al. Genotype-phenotype associations in familial exudative vitreoretinopathy：A systematic review and meta-analysis on more than 3200 individuals. PLoS One，2022，17（7）：e0271326.

[9] WANG S，ZHANG X，HU Y，et al. Clinical and genetical features of probands and affected family members with familial exudative vitreoretinopathy in a large Chinese cohort. Br J Ophthalmol，2021，105（1）：83-86.

[10] TAO T，XU N，LI J，et al. Ocular features and mutation spectrum of patients with familial exudative vitreoretinopathy. Invest Ophthalmol Vis Sci，2021，62（15）：4.

[11] TANG M，SUN L，HU A，et al. Mutation spectrum of the *LRP5*，*NDP*，and *TSPAN12* genes in Chinese patients with familial exudative vitreoretinopathy. Invest Ophthalmol Vis Sci，2017，58（13）：5949-5457.

[12] TAGAMI M，KUSUHARA S，HONDA S，et al. Rapid regression of retinal hemorrhage and neovascularization in a case of familial exudative vitreoretinopathy treated with intravitreal bevacizumab. Graefes Arch Clin Exp Ophthalmol，2008，246（12）：1787-1789.

[13] SUN W，XIAO X，LI S，et al. Germline mutations in CTNNB1 associated with syndromic FEVR or Norrie disease. Invest Ophthalmol Vis Sci，2019，60（1）：93-97.

[14] SEO S H，YU Y S，PARK S W，et al. Molecular characterization of FZD4，LRP5，and TSPAN12 in familial exudative vitreoretinopathy. Invest Ophthalmol Vis Sci，2015，56（9）：5143-5151.

[15] RAO F Q，CAI X B，CHENG F F，et al. Mutations in *LRP5*，*FZD4*，*TSPAN12*，*NDP*，*ZNF408*，or *KIF11* genes account for 38.7% of Chinese patients with familial exudative vitreoretinopathy. Invest Ophthalmol Vis Sci，2017，58（5）：2623-2629.

二、色素失禁症

精要

○ 色素失禁症（incontinentia pigmenti，IP）是一种罕见的 X 染色体显性遗传疾病，致病基因为 *IKBKG*（也称 *NEMO*）。

○ 大多数 IP 病例是散发的，只有 10%～25% 是家族遗传性的，家族史是唯一已知的危险因素。IP 可累及皮肤、头发、牙齿、眼睛、神经系统等。

○ 眼部病变主要表现为视网膜血管异常及视网膜色素上皮改变，多双眼发病且不对称。

○ 早期病变为周边部无血管区、血管迂曲扩张、闭塞、新生血管形成等，晚期病变为玻璃体视网膜增殖，引起渗出性或牵引性视网膜脱离，伴有斜视、眼球震颤、白内障、视神经萎缩等。

○ IP 的早诊断、早治疗有赖于多学科协作，应加强对 IP 患者生命早期的眼部筛查和治疗。

【概述】

IP 又称为 Bloch Sulzberger 综合征，是一种 X 连锁显性疾病，致病基因为 *IKBKG*（也称为 *NEMO*）。IP 可累及皮肤、牙齿、骨骼、眼睛、神经系统等多个系统。其中，眼部病变可致盲，危害大，须引起重视。IP 是一种罕见的疾病，人群发病率仅为 1/50 000。大多数 IP 病例是散发的，只有 10%～25% 的病例是家族遗传性的，家族史是唯一已知的危险因素。

IP 致病基因为 *IKBKG*（inhibitor of nuclear factor kappa B kinase regulatory subunit gamma），也称为 *NEMO*（nuclear factor-kappa B，NF-kB），定位于 Xq28，为 X 染色体显性遗传，受影响的患儿通常是女性，因为 NF-kB 基本调节因子（*NEMO*）基因突变对男性患儿宫内致死而导致流产。

【临床表现】

1. 眼部表现 IP 多双眼发病且不对称，临床表现多样，且无明显特征性，包括视力差、屈光不正、斜视、眼球震颤、角膜异常、晶状体异常、玻璃体异常及视网膜异常等，绝大多数患者视力正常。IP 最常见的是视网膜病变，典型特征是视网膜色素上皮改变和视网膜血管性病变，与早产儿视网膜病变、家族性渗出性玻璃体视网膜病变有相似之处。患儿出生后便可出现视网膜周边部无血管区，继而诱导视网膜发生新生血管，导致出血、增殖，最终导致视网膜脱离。参照赵培泉教授（2018）的分类方法对 IP 相关视网膜病变进行分级（表 3-3-1，图 3-3-11，图 3-3-12）。

表 3-3-1　色素失禁症相关性眼底病变分级方法

1 期	仅视网膜色素上皮改变
2 期	视网膜血管异常（新生血管除外）
3 期	视网膜血管病变伴新生血管或其他继发于视网膜血管病变的病变（如视网膜渗出、视网膜增殖膜或玻璃体积血）
4 期	4a　部分视网膜脱离 4b　全周视网膜脱离
5 期	眼球萎缩、继发性青光眼

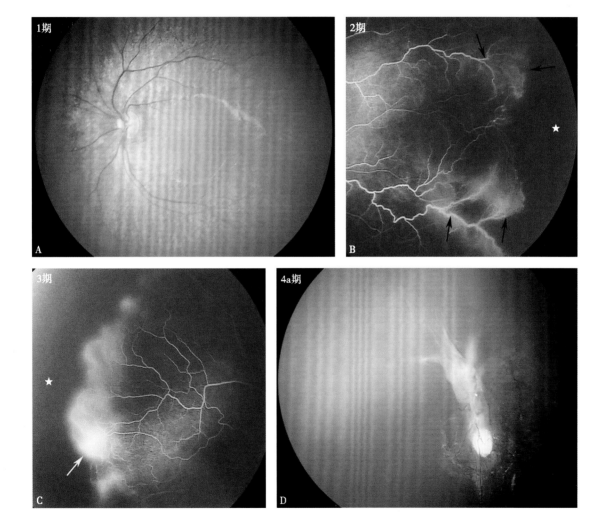

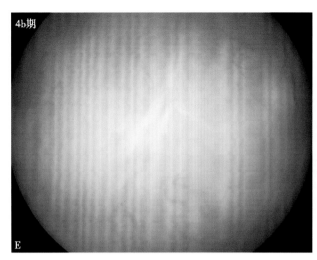

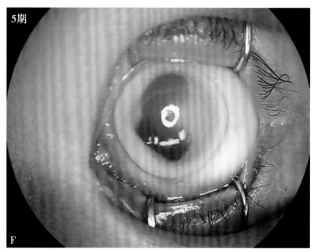

图 3-3-11 色素失禁症眼部病变的临床分级

A. 视网膜色素上皮改变，Retcam 可见视网膜全周色素上皮异常；B. 视网膜血管异常，Retcam 可见周边部视网膜无血管区（白色星号示），视网膜血管迂曲、扩张，伴少许荧光素渗漏（黑色箭头示）；C. 视网膜新生血管，FFA 可见视网膜血管迂曲，存在无血管区（白色星号示），周边部可见新生血管（黄色箭头示）；D. 视网膜增殖膜，Retcam 可见后极部视网膜前增殖膜，部分视网膜脱离；E. 全视网膜脱离，Retcam 可见全周视网膜脱离；F. 眼球萎缩伴发广泛眼前节受累，Retcam 眼前段照相示眼前节广泛受累，可见眼球萎缩，角膜变性，前房陈旧积血，眼底不能窥入。

2. 眼外表现

（1）皮肤改变：皮肤损害是 IP 的主要临床改变，也是该病诊断的主要标准。在没有阳性家族史的情况下，皮肤表现是主要标准。IP 患者皮肤异常的发生率近 100%，可分为四个阶段：①水疱期或炎症期，主要表现为丘疹、水疱和脓疱，沿 Blaschko 线呈线状分布，主要见于四肢，有时也见于躯干、头部、颈部，较少见于面部；②疣状期，以疣状丘疹或斑块呈线性分布；③色素沉着期，在此阶段炎症后反应破坏了皮肤基底层，导致黑色素释放（或称为失禁），失禁的黑色素困在真皮层，表现为带有褐色素的线状或螺旋状病变，沿 Blaschko 线分布；④萎缩或色素减退期，特征为 Blaschko 线色素减退、萎缩和毛发消失（图 3-3-13A、B）。

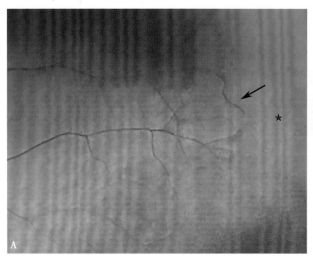

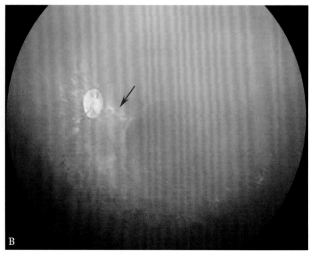

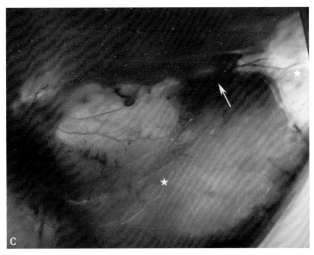 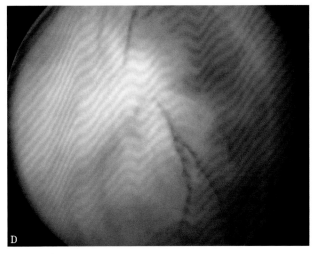

图 3-3-12　色素失禁症的眼底表现

A. 女童，7 岁，出生时因特征性皮肤改变诊断为"色素失禁症"，行眼底筛查；眼底可见左眼颞侧无血管区（红色星号示），周边部视网膜血管走行异常，动静脉血管吻合（黑色箭头示）；B. 女童，3 岁，家长发现右眼白瞳来诊；眼底可见左眼后极部视网膜前增殖膜（红色箭头示）；C. 女童，12 岁，右眼无光感，左眼视力下降 20 余天；眼底可见左眼玻璃体轻度混浊，视网膜可见点片状出血，视盘至 3:00 位周边部视网膜增殖条索（白色星号示），视网膜皱襞（黄色箭头示），颞侧周边部视网膜及皱襞周边及下方牵拉性脱离（黄色星号示）；D. 女童，1 岁 3 个月，家长发现左眼较右眼小 3 个月；眼底可见左眼全视网膜闭漏斗状脱离。

（2）头发改变：28%～38% IP 患者头发受到影响。最常见表现为瘢痕样顶秃，头发粗糙、稀疏、易碎。40%～65% 患者出现瘢痕性顶秃（图 3-3-13C）。

（3）牙齿异常：65%～80% IP 患者出现牙齿异常，包括少牙、小牙、畸形牙（如锥形牙或副牙尖）（图 3-3-13D）。

（4）中枢神经系统改变：30% IP 患者有神经系统症状，包括癫痫、运动问题、小头症、学习困难和共济失调等。

【影像学检查方法】

色素失禁症相关性视网膜病变的筛查和诊断主要依靠眼底彩照、FFA、OCT 等多种影像学检查。

IP 患者眼前段异常主要表现为角膜混浊、晶状体混浊、虹膜新生血管、新生血管性青光眼、浅前房、前房消失、瞳孔膜闭等；眼底病变可表现为视网膜前增殖膜、视网膜皱襞，周边部血管迂曲、扩张，周边部无血管区、视网膜新生血管、牵拉性视网膜脱离，部分患者晚期可发展至眼球萎缩。FFA 可见视网膜周边无血管区及无灌注区，新生血管形成，晚期呈局灶性强荧光，视网膜末梢血管迂曲、扩张，且可伴有荧光素渗漏、视网膜周边部血管吻合支、周边末梢血管襻样改变等（图 3-3-14）。部分患者 OCT 提示视网膜前增殖膜、牵拉性视网膜改变（图 3-3-15）。

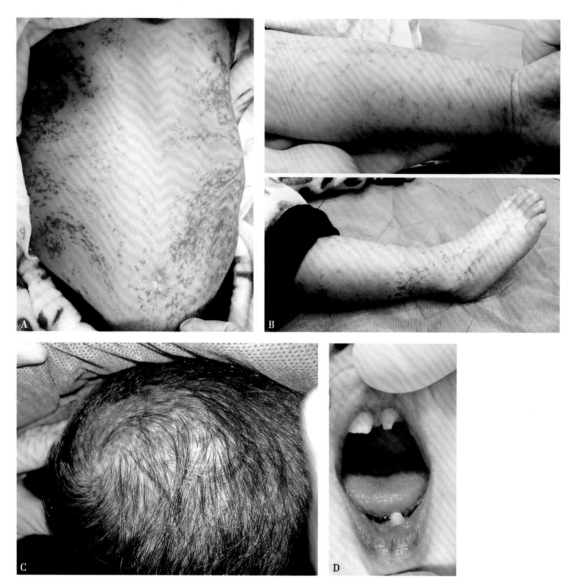

图3-3-13 色素失禁症眼外表现

女童,2岁,发现左眼球变小1年余;孕40周出生,出生体重4 000g,出生时即有皮肤红色水疱样皮疹,后逐渐消退,遗留躯干、四肢等部位皮肤色素沉着,基因检测提示*NEMO*基因(exon4-10)缺失,确诊为IP;眼部检查:右眼视网膜周边部全周无血管区,血管迂曲、扩张、轻渗漏,左眼视网膜脱离,眼球萎缩。A、B.外观像,躯干部及四肢散在螺旋状或线状色素沉着(3期);C.“瘢痕性顶秃”,头顶正中秃发、无毛囊,周边头发毛糙;D.牙距过宽,锥形牙、牙齿切缘不规整。

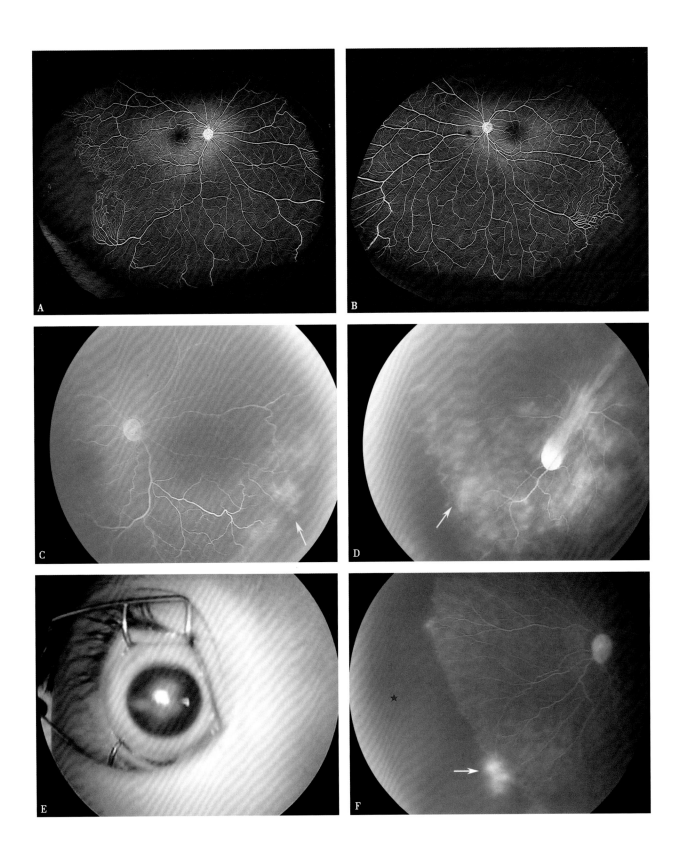

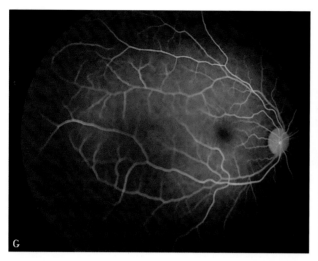
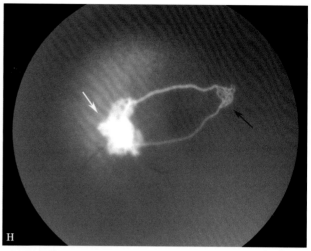

图 3-3-14　色素失禁症的广域荧光造影表现

A、B. 女童,4岁,孕40周出生,出生体重2 800g,出生时因特征性皮肤改变,基因检测提示 *NEMO* 基因(exon4-10)突变,诊断为"色素失禁症",行眼底筛查,广域荧光造影可见双眼颞侧无血管区(红色星号示),周边部视网膜血管走行异常,动静脉血管吻合,末梢血管襻样改变(红色箭头示);C、D. 女童,1岁6个月,孕38^{+5}周出生,出生体重2 850g,家长发现患儿右眼视力差;广域荧光造影可见双眼视网膜周边部无血管区、血管迂曲扩张伴荧光渗漏(黄色箭头示);E、F. 女童,3岁1个月,孕37^{+5}周出生,出生体重2 650g,家长发现患儿右眼白瞳;E. Retcam下可见右眼瞳孔膜闭,前房消失;F. 眼底可见左眼视网膜鼻侧周边部无血管区,血管末梢可见团簇状强荧光(新生血管)(白色箭头示);G、H. 女童,8个月,孕35^{+1}周出生,出生体重2 100g,出生时因特征性皮肤改变,诊断为"色素失禁症"定期眼底随访,8月龄时,广域荧光造影可见右眼血管迂曲、扩张,颞侧周边部无血管区;左眼广泛性血管闭塞,大片无灌注区,视盘新生血管呈强荧光(白色箭头示),颞侧形成异常血管吻合支(红色箭头示)。

【诊断】

该病诊断主要依赖于临床表现、皮肤病理改变及基因检测和家族史。

【治疗】

IP患者视网膜脱离的发生年龄低、并发率及致盲率高,眼科就诊时多已错过治疗时机,早发现早治疗是改善预后的主要方法。随访时发现眼部异常应酌情增加随访频率,并建议行FFA检查以协助诊断。

早期诊治须加强多学科协作,特别是新生儿科、皮肤科和眼科医生通力合作。根据视网膜无血管区的范围和是否发生新生血管及视网膜脱离等并发症来选择治疗策略。对周边部视网膜无血管区范围大者进行预防性视网膜激光光凝(图3-3-16)。若出现视网膜新生血管,进行抗VEGF药物玻璃体腔注射和/或视网膜激光光凝术(图3-3-17)。若患者出现玻璃体积血、牵拉性视网膜脱离,则需要进行玻璃体视网膜手术,对视网膜进行复位,视力预后不佳。终末期出现继发性青光眼伴眼痛时,可行眼球摘除;出现角膜变性或眼球萎缩影响患者美观及心理时可行义眼座植入术及配戴义眼片。IP患者皮肤病变具有自限性(图3-3-18),出现感染时对症治疗;色素性病变在学龄前(4岁后)可完全消退,仅表现为皮肤萎缩、角质增厚和毛发消失。神经系统病变进行对症治疗。

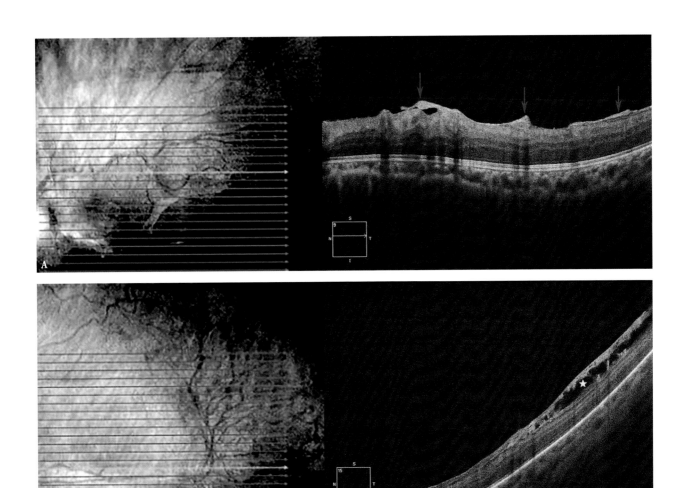

图 3-3-15　色素失禁症的 OCT 表现

女童，3 岁 1 个月，孕 37⁺⁵ 周出生，出生体重 2 650g，家长发现患儿右眼白瞳，眼底不可见；A、B. OCT 可见左眼视网膜前增殖膜，沿大血管分布的牵拉性视网膜病变（红色箭头示）、牵拉性视网膜劈裂（黄色星号示）。

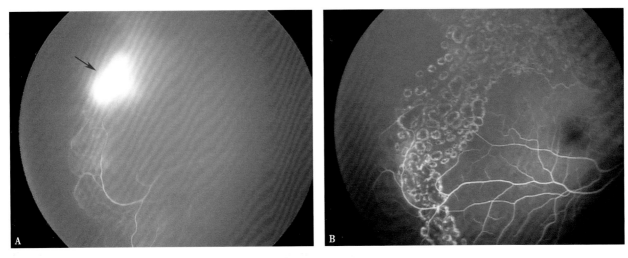

图 3-3-16　色素失禁症患者视网膜激光治疗前后眼底对比

A. 女童，5 岁，右眼视力下降 1 个月余，初诊时广域荧光造影可见右眼颞侧视网膜血管强荧光渗漏，提示视网膜新生血管（红色箭头示）；B. 同一患者随访中出现玻璃体积血，行经睫状体平坦部玻璃体切除、视网膜激光光凝治疗；3 个月后复诊，视网膜新生血管消退，眼底见激光斑。

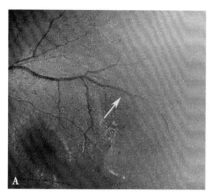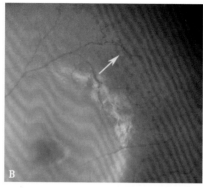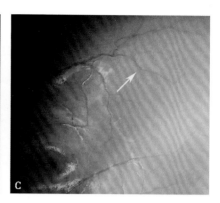

图 3-3-17　色素失禁症早期治疗预后

A. 出生后 44 天可见左眼视网膜黄斑区颞上视网膜血管迂曲扩张,可见血管闭塞中断伴点片状出血(黄色箭头示);B、C. 左眼玻璃体腔注药(雷珠单抗)1 个月、3 个月后眼底照相,可见黄斑区颞上视网膜血管闭塞较前缓解,血管形态清晰可见(黄色箭头示),无灌注明显改善。

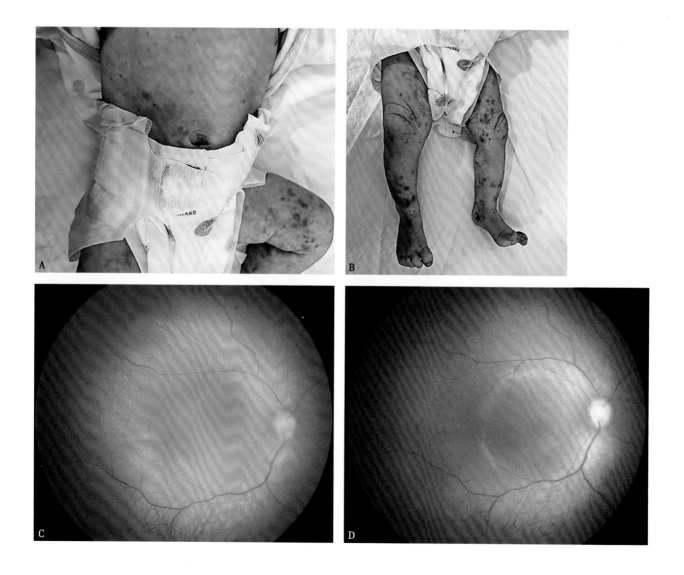

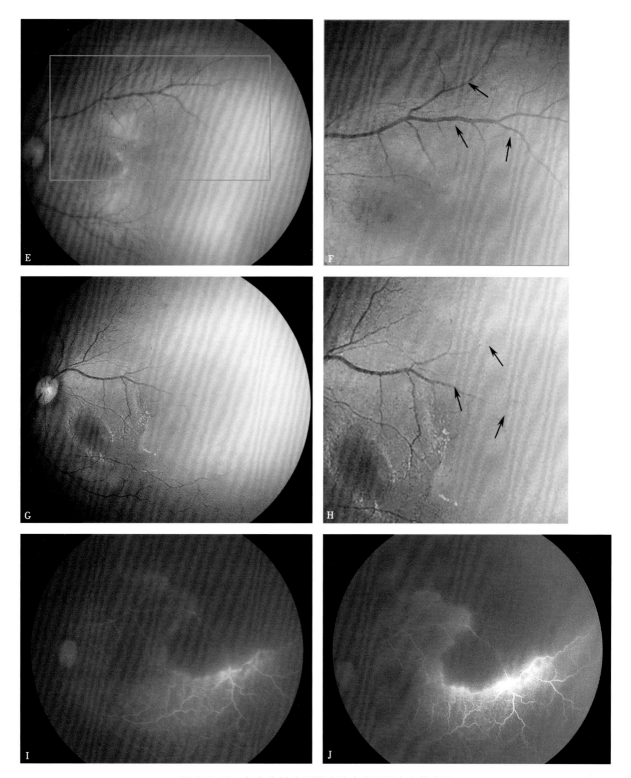

图 3-3-18　色素失禁症早期皮肤病变及眼底自然病程

女童，孕 39^{+2} 周出生，出生体重 3 600g，出生后发现皮肤躯干及四肢皮肤水疱、红斑；母亲及姐姐幼时出现特征性皮肤改变，姐姐左眼陈旧性视网膜脱离、眼球萎缩；其母及姐姐基因检测提示：*NEMO* 基因（exon4-10）突变，患儿可诊断为 IP。A、B. 患儿出生后出现四肢及躯干皮肤多发、片状分布的丘疹、红斑和水疱；C、D. 右眼眼底像，生出 3 天后（C）眼底筛查及 44 日龄（D）复查时，右眼眼底未见明显异常；E～H. 出生 3 天后（E、F）眼底筛查时，可见左眼视盘边界清、色淡红，视网膜平伏，未见明显异常；44 日龄时（G、H）再次复查眼底，可见左眼视网膜动脉细，黄斑区颞上视网膜血管闭塞中断（黑色箭头示），可见点片状出血；I、J. 进一步行 FFA 检查，提示黄斑颞侧及上方大片视网膜无灌注区伴视网膜荧光素渗漏。

参考文献

[1] CARNEY R G. Incontinentia pigmenti. A world statistical analysis. Arch Dermatol，1976，112（4）：535-542.

[2] LANDY S J，DONNAI D. Incontinentia pigmenti（Bloch - Sulzberger syndrome）. J Med Genet，1993，30（1）：53-59.

[3] ARADHYA S，WOFFENDIN H，JAKINS T，et al. A recurrent deletion in the ubiquitously expressed NEMO（IKK-gamma）gene accounts for the vast majority of incontinentia pigmenti mutations. Hum Mol Genet，2001，10（19）：2171-2179.

[4] FUSCO F，BARDARO T，FIMIANI G，et al. Molecular analysis of the genetic defect in a large cohort of IP patients and identification of novel NEMO mutations interfering with NF-kappaB activation. Hum Mol Genet，2004，13（16）：1763-1773.

[5] MINIC S，OBRADOVIC M，KOVACEVIC I，et al. Ocular anomalies in incontinentia pigmenti：Literature review and meta-analysis. Srp Arh Celok Lek，2010，138（7-8）：408-413.

[6] PENG J，ZHANG Q，LONG X，et al. Incontinentia pigmenti-associated ocular anomalies of paediatric incontinentia pigmenti patients in China. Acta Ophthalmol，2019，97（3）：265-272.

[7] GOLDBERG M F，CUSTIS P H. Retinal and other manifestations of incontinentia pigmenti（Bloch-Sulzberger syndrome）. Ophthalmology，1993，100（11）：1645-1654.

[8] O'DOHERTY M，MC CREERY K，GREEN A J，et al. Incontinentia pigmenti-ophthalmological observation of a series of cases and review of the literature. Br J Ophthalmol，2011，95（1）：11-16.

[9] SCHEUERLE A E，URSINI M V. Incontinentia pigmenti. GeneReviews，1993.

[10] GREENE-ROETHKE C. Incontinentia pigmenti：A summary review of this rare ectodermal dysplasia with neurologic manifestations，including treatment protocols. J Pediatr Health Care，2017，31（6）：e45-e52.

三、Fabry 病

精要

○ Fabry 病是一种 X 连锁隐性遗传疾病，属溶酶体贮积病的一种。

○ 发病率为 1/117 000～1/40 000，男性患者多见，且症状重，女性患者症状轻。

○ 致病基因导致 α- 半乳糖苷酶 A 功能异常，三聚己糖神经酰胺正常降解受阻，其在心、肝、肾、眼、脑及皮肤的神经及血管等多种组织细胞溶酶体中堆积，引发功能障碍。

○ 根据临床表现分为典型和非典型，典型患者儿童或青少年时期发病，常有神经痛、角膜轮辐状混浊、血管角质瘤；非典型患者成年发病，病变可只累及单个器官。

○ 该病主要为眼部表现（角膜轮辐状混浊、结膜血管迂曲扩张、晶状体后囊轮辐状混浊、视网膜血管迂曲）及眼外表现（发作性肢体疼痛、皮肤血管角质瘤、胃肠道异常、肾功能异常、各类心脏病及中枢神经损害等）。

○ Fabry 病早期诊断意义重大。酶替代疗法可延缓病情进展，但不能完全杜绝并发症。

【概述】

　　Fabry 病（Fabry disease，FD）是一种罕见的 X 连锁隐性遗传病，属于溶酶体贮积病的一种，故又称 α- 半乳糖苷酶缺乏症。亦有少数人认为该病存在显性遗传模式。1898 年首次由皮肤科医生 Anderson 和 Johann Fabry 各自报告 1 例，故名 Anderson-Fabry's 病，简称 Fabry 病。该病全球发病率仅为 1/117 000～1/40 000。男性多见且症状重，女性患者症状轻。致病基因为位于 Xq22.1 的 *GLA* 基因，目前已知的突变位点多达 300 余种。其中错义突变占 57%，无义突变占 11%，缺失突变占 18%，剪接突变占 6%。*GLA* 基因导致其编码的蛋白，即 α- 半乳糖苷酶 A（α-Gal A）功能部分或完全缺失，致使三聚己糖神经酰胺（Gb3）降解受阻。Gb3 在心、肝、肾、眼、脑及皮肤的神经和血管等多种组织细胞溶酶体中堆积，从而引发结构及功能异常。其中，在眼部，Gb3 主要沉积在眼内血管内皮和平滑肌细胞、虹膜和睫状体的平滑肌以及晶状体和角膜、结膜的上皮组织中。

【临床表现】

　　该病根据临床表现分为典型 FD 和非典型 FD（也称迟发性 FD）。典型 FD 患者于儿童或青少年时期发病，常有神经痛、角膜轮辐状混浊、血管角质瘤，此类患者随病程延长，可有肥厚型心肌病、心律失常、进行性肾衰竭和脑卒中等表现；非典型患者成年发病，症状较轻，病变可仅累及单个器官，此类患者常有残余酶活性和较低水平的脱乙酰基底物［球三糖基鞘氨醇（lysoGb3）］。

　　1. 眼部表现　儿童期即可见角膜上皮、上皮下及前弹力层混浊，表现为米色、白色或棕色的轮辐状混浊；多伴结膜血管迂曲、扩张（多见于下方球结膜）；可见晶状体后囊特征性轮辐状混浊，称"Fabry 晶状体"；眼底最常见视网膜血管迂曲，血管呈螺旋样，多于童年期即已存在，见于大部分男性患者和少部分女性患者，随病程进展可出现视网膜中央动脉阻塞、视网膜中央静脉阻塞、缺血性视神经病变、视神经萎缩等（图 3-3-19）。

2. 眼外表现　早期常见发作性四肢末端剧烈烧灼样疼痛；皮肤上有小而突起的暗红色斑点，压之不褪色；出汗能力下降；厌油腻食物，腹泻、恶心、呕吐、腹胀、痉挛性腹痛等胃肠道问题；耳鸣、听力下降；蛋白尿，严重可进展为肾衰竭；高血压、冠心病、心脏瓣膜病、肥厚型心肌病，发生心绞痛、心肌梗死、心律失常、心力衰竭等心功能异常；早发缺血性卒中等脑血管病变。在缺乏治疗的情况下，经典型 FD 男性患者预期寿命约 60 岁，女性约 75 岁，最常见死亡原因是心源性猝死、肾衰竭和脑卒中。

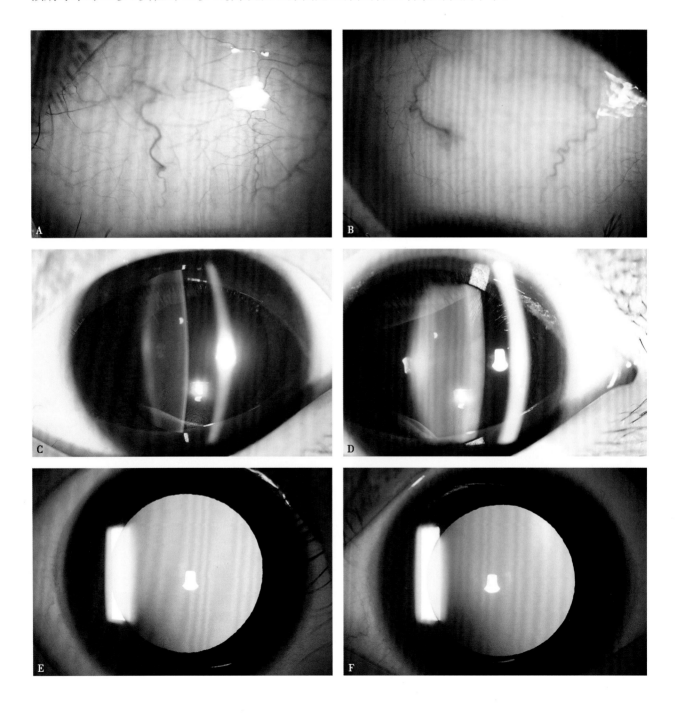

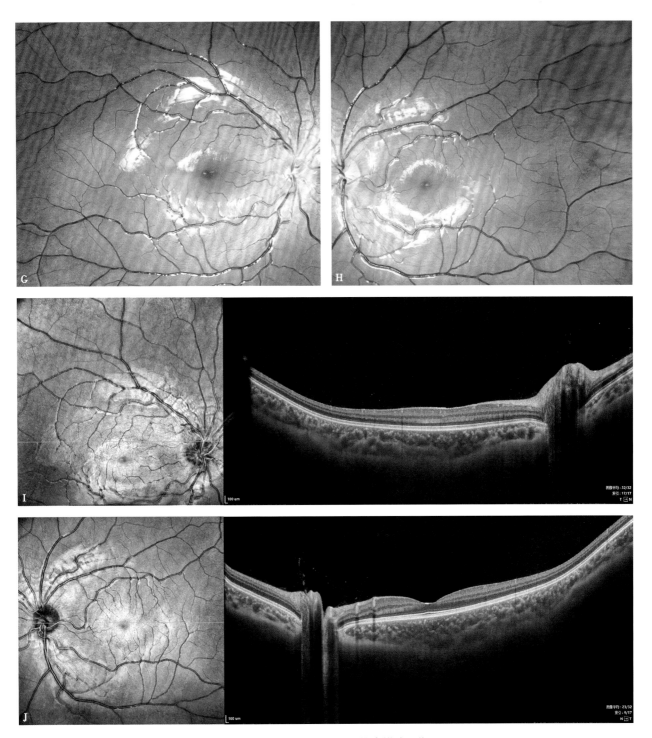

图 3-3-19　Fabry 病患者的多模式影像

女童, 4 岁, 体检发现屈光不正就诊, OD+2.50DS/-1.25DC×175>0.8, OS+2.50DS/-1.25DC×15>0.8。A、B. 眼前段照相示双眼球结膜血管迂曲; C~F. 眼前段照相示双眼晶状体透明; G、H. 双眼眼底无明显异常; I、J. OCT 示双眼视网膜结构层次清晰。

【影像学检查方法】

眼科检查主要为裂隙灯及眼底检查,可见角膜混浊、结膜血管形态异常、晶状体混浊、视网膜血管异常等。尿液蛋白质与沉淀物、肌酸酐清除率、尿素氮与肌酐酸水平可判断肾功能情况。胸部 X 线、心脏超声、心电图、磁共振成像可判断心脏及脑血管功能情况。α-半乳糖苷酶 A 活性检测可发现男性患者酶活性常明显下降,约 30% 女性患者的酶活性可在正常范围,故不能单纯依靠酶活性明确诊断。血、尿三聚己糖神经酰胺检测敏感性高于 α-半乳糖苷酶 A 活性检测,男性患者血、尿三聚己糖神经酰胺均明显升高,部分女性患者血、尿三聚己糖神经酰胺可高于正常人。组织病理学检查可见典型髓鞘样包涵小体。血液酶学检查可测定体液或细胞(常用成纤维细胞)内 α-半乳糖苷酶 A 的水平。后两者及基因检测可作为该病确诊依据。

【诊断】

FD 眼部表现具有特异性,可通过常规眼科检查帮助早期发现该病,尤其对于非典型 FD。如发现患者出现角膜漩涡样混浊、晶状体轮辐样混浊、结膜及视网膜血管迂曲扩张时,应怀疑 FD。α-半乳糖苷酶 A 活性检测及血、尿三聚己糖神经酰胺检测可作为辅助诊断手段。组织病理学、血液酶学及基因检测有助于帮助确诊该病。

【治疗】

Chaperone 疗法应用的 1-脱氧半乳糖野尻霉素(migalastat)是一种小分子药物,该疗法是目前唯一批准的治疗 Fabry 病的方法,旨在提高突变 α-半乳糖苷酶 A 的酶活性,但只能用于具有特定突变的患者。酶替代疗法治疗该病已有十余年历史,长期治疗可延缓病情进展,但大多数患者仍会出现心脏、肾脏和大脑并发症。除此以外,第二代酶替代疗法、底物还原疗法、基于 mRNA 和基因的疗法目前尚处于(预)临床试验阶段。

参考文献

[1] 汪小君,蒋桔泉. 法布里病的诊断与治疗进展. 中国心血管病研究,2020,18(12):5.

[2] 程瑜,焦秦,闵颖君,等. Fabry 病眼科临床表现分析. 眼科新进展,2011,31(7):3.

[3] 闵颖君,钟一声,程瑜. Fabry 病的眼科表现. 国际眼科杂志,2009,9(4):3.

[4] WU Y, ZHANG W, YAO X, et al. Investigation of ocular involvement in patients with Fabry disease. Annals of Medicine, 2023,55(1):2226909.

[5] VAN DER VEEN S J, HOLLAK C E M, VAN KUILENBURG A B P, et al. Developments in the treatment of Fabry disease. J Inherit Metab Dis, 2020,43(5):908-921.

[6] ARENDS M, WANNER C, HUGHES D, et al. Characterization of classical and nonclassical Fabry disease: A multicenter study. J Am Soc Nephrol, 2017,28(5):1631-1641.

[7] SAMIY N. Ocular features of Fabry disease: Diagnosis of a treatable life-threatening disorder. Survey of Ophthalmology, 2008,53(4):416-423.

第四节　遗传性黄斑病变

一、Stargardt 病

精要

○ Stargardt 病是一种青少年最常见的常染色体隐性遗传黄斑营养不良性疾病,人群患病率高达 1/10 000～1/8 000。
○ 好发于 10～20 岁青少年。
○ 病理机制为 *ABCA4* 基因突变导致视网膜色素上皮细胞中脂褐质堆积导致其功能障碍和凋亡,引起光感受器的功能障碍。
○ 临床典型表现为黄斑区色素紊乱,中心凹反光消失,黄斑区对称性斑点状脱色素或椭圆形萎缩灶"牛眼征",伴有不同程度的光感受器及 RPE 细胞萎缩。
○ 诊断主要依靠 *ABCA4* 基因测序结果、家族史及多模式影像学检查,其中 OCT 及 FAF 在疾病诊断中具有重要价值。
○ 尚无有效治疗方法。

【概述】

Stargardt 病(Stargardt disease,STGD)又称为眼底黄色斑点症,是一种青少年最常见的常染色体隐性遗传黄斑营养不良性疾病。患病率为 1/10 000～1/8 000。该疾病常见,且视功能损伤严重,占遗传性视网膜疾病相关失明的 12%。

STGD 好发于 10～20 岁青少年,通常双眼对称,以黄斑区光感受器细胞损伤为典型临床特征,呈进行性发展。95% 患者是由 *ABCA4* 突变引起。*ABCA4* 基因位于染色体 1p22.1,由 50 个外显子组成,编码 Rim 跨膜蛋白(RmP),该蛋白属于视网膜特异性 ATP 结合盒式转运蛋白,主要位于光感受器外节,参与视网膜脂质代谢过程。*ABCA4* 突变导致视网膜色素上皮细胞中脂褐质(主要是 A2E)毒性堆积导致其功能障碍和凋亡,继而引起光感受器的功能障碍。

【临床表现及分期】

Stargardt 病表现为严重的双眼渐进性无痛性视力下降,多在 0.05～0.1 之间。临床典型表现为黄斑区色素紊乱,中心凹反光消失,黄斑区对称性斑点状脱色素或椭圆形萎缩灶"牛眼征",呈金箔样反光,可伴或不伴后极部或周边黄色斑点,伴有不同程度的光感受器及 RPE 细胞萎缩。

根据 Fishman 分期标准 STGD 分为:Ⅰ期,仅限于黄斑色素异常,呈"淤青样"或伴有黄白斑点沉积于黄斑中心凹周围,范围 <1PD;Ⅱ期,黄白斑点弥散分布于后极部,上、下方可超过血管弓,鼻侧可至视盘;Ⅲ期,黄白斑点逐渐被完全吸收,沉积区及其周围视网膜呈青灰色,有轻度 RPE 和脉络膜毛细血管萎缩;

Ⅳ期,广泛的 RPE 和脉络膜萎缩,程度加重,脉络膜大血管暴露。

【影像学检查方法】

对 STGD 患者进行最佳矫正视力、眼底照相、眼底自发荧光(fundus autofluorescence,FAF)、相干光断层成像(optical coherence tomography,OCT)、荧光素眼底血管造影(fluorescein fundus angiography,FFA)、全视野视网膜电图(full-field electroretinography,FERG)等多模式影像学检查有助于诊断 STGD,并帮助评估预后。

1.眼底检查及眼底照相　疾病早期阶段,10 岁以下儿童患者中 24% 的患者眼底正常,一般症状出现3 年后才出现可发现的眼底改变,初期表现为双眼对称性椭圆形萎缩病灶,仅见黄斑区中心凹反光消失,色素紊乱,即 RPE 增殖或萎缩、"淤青样"和黄斑中央凹斑点(图 3-4-1A、B);中晚期可见"牛眼状"萎缩灶,金箔样反光,后极部大部分视网膜区域萎缩,萎缩区域内可见脉络膜血管。

2.眼底自发荧光(FAF)　早期在临床无明显症状的儿童中,中心凹处会发现散在的黄色斑点呈高自发荧光点,中心凹低自发荧光外围可见一圈相对高的自发荧光(图 3-4-1C、D);随病程进展,低荧光区域不断扩大,晚期黄色斑点呈低自发荧光。

3.OCT　疾病早期表现为中心凹处明显增厚的外界膜,越往周边增厚程度越低,RPE 层脂褐质堆积,呈点状高反射,厚度不一,脉络膜无明显异常(图 3-4-1E、F);随病程进展,中心凹处光感受器层及外界膜逐渐模糊、缺失,外核层变薄,中心凹变薄,RPE 层厚薄不均,部分脉络膜毛细血管萎缩。

4.全视野视网膜电图(fERG)　74% 的儿童在出现视力损害平均 2 年后仍可见正常的全视网膜 ERG波形,随着病程进展也会出现 ERG 视锥、视杆反应振幅降低(图 3-4-1G)。

5.荧光素眼底血管造影(FFA)　疾病早期,约 50% 患儿 FFA 检查黄斑区表现为边界清楚的透见荧光或窗样缺损或"牛眼"状强荧光,其间有散在斑驳状色素遮蔽荧光,疾病中后期,因视网膜色素上皮细胞内异常物质的沉积,遮蔽背景荧光,使得视网膜毛细血管显影更加清晰,称为脉络膜湮没征。

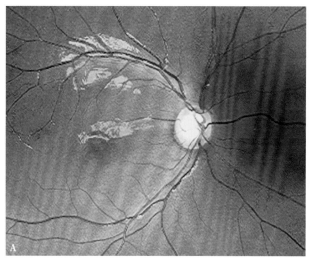
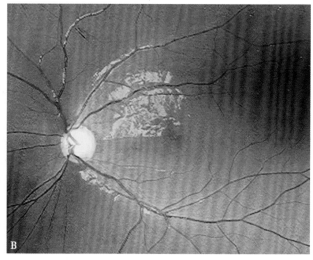

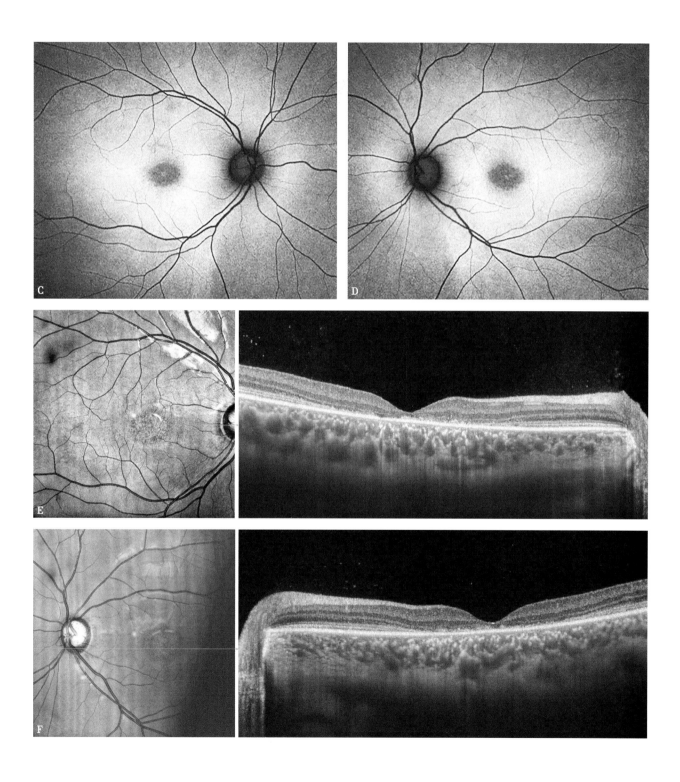

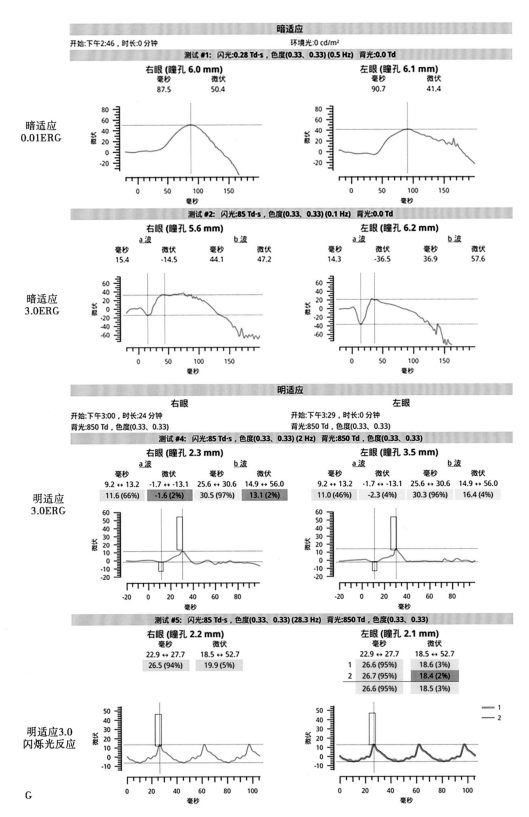

图 3-4-1　Stargardt 病的多模式影像学表现

男童，8 岁，体检发现双眼视力差半年余，经基因检测确诊为 *ABCA4* 基因突变的 Stargardt 病。A、B. 双眼眼底示黄斑区"淤青样"表现；C、D. FAF 示双眼黄斑中心凹为斑驳状低荧光外围绕颗粒状中高荧光环，呈"牛眼征"；E、F. OCT 示黄斑区变薄，外界膜中断，椭圆体带缺失，视网膜色素增殖；G. 全视网膜 ERG 示双眼暗适应 0.01ERG、暗适应 3.0ERG、明适应 3.0ERG、明适应 3.0 闪烁光反应潜伏期延长，振幅下降。

【诊断】

STGD 初期眼底可表现为正常,易被误诊为弱视,延误确诊。其诊断主要依靠基因检测、家族史、视力、眼底照相、FAF、OCT、FFA、FERG 等多模式影像学综合评估(图 3-4-2)。OCT 及 FAF 在筛查 STGD 中具有重要价值,可提高诊断准确率。

【治疗】

STGD 作为遗传性疾病,尚无确切的治疗方法。目前有多项临床试验,包括基因替代、干细胞治疗和药理学方法正在进行中。

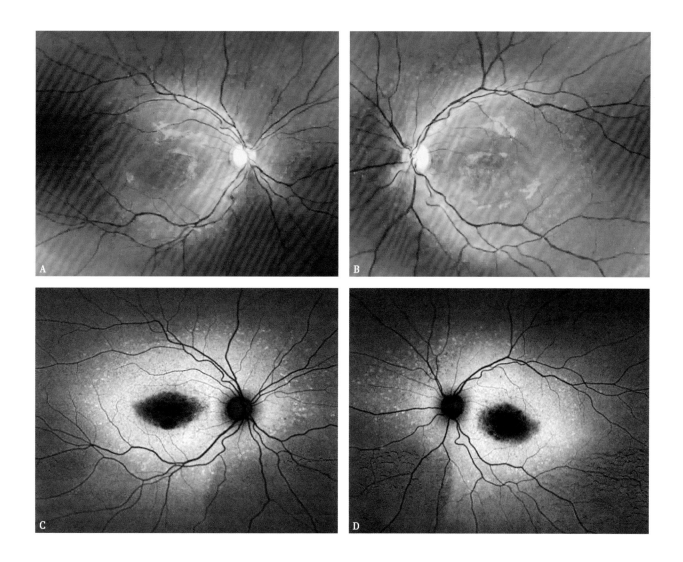

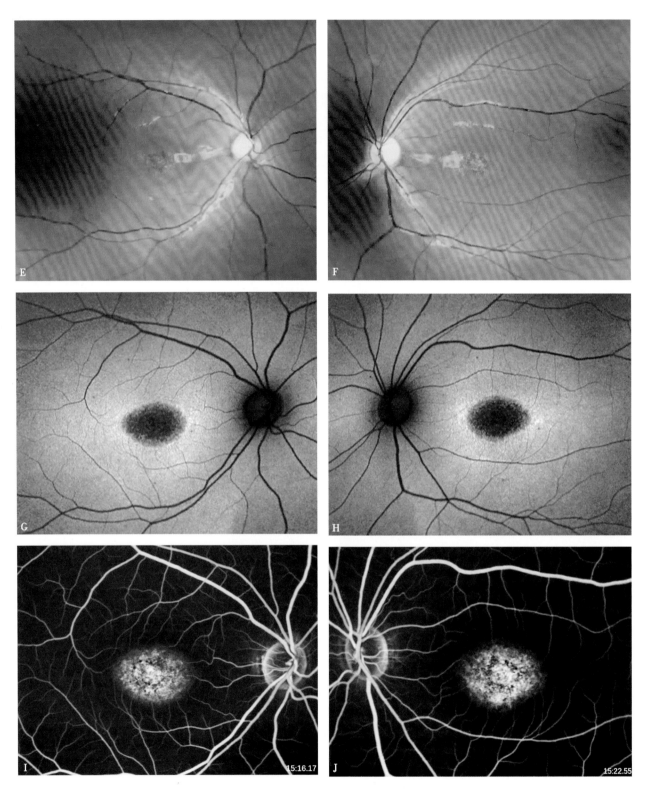

图 3-4-2　Stargardt 病患者及其家系成员双眼多模式影像学表现

A、B. 男童，12 岁，外院检查发现双眼黄斑病变就诊；双眼眼底示黄斑区"牛眼状"萎缩灶伴色素增殖，>1PD，后极部可见
黄白色斑点超过上下血管弓，鼻侧过视盘；C、D. FAF 示双眼黄斑中心凹为粗颗粒状高荧光，黄白斑点对应部位呈点状高荧
光；E、F. 女，8 岁，患者的妹妹；双眼眼底示黄斑区"淤青样"病变，黄白色颗粒局限于黄斑区；G、H. 患者妹妹 FAF 示双眼
黄斑中心凹为斑驳状的低荧光外围绕颗粒状高荧光，呈"牛眼征"；I、J. 患者妹妹造影晚期，萎缩区内见斑驳状透见荧光，周
边荧光环减弱；兄妹基因检测均确诊为 ABCA4 基因突变导致的 Stargardt 病。

参考文献

[1] 王丹丹,高凤娟,张圣海,等. Stargardt 病 1 型的治疗研究现状与进展. 中华眼底病杂志,2021,37(07):567-572.

[2] 田露,蒋凤,许可,等. 国人 Stargardt 病患 *ABCA4* 基因突变分析与表型特征. 眼科,2016,25(4):219-224.

[3] 张丽珠,黎锌,马银燕,等. 多模式影像技术在 Stargardt 病不同病变阶段的临床运用. 中华眼视光学与视觉科学杂志, 2022,24(3):177-185.

[4] 张议文,陈婷,徐甄,等. Stargardt 病患儿的影像学图像特征分析. 中国斜视与小儿眼科杂志,2018,26(3):24-27.

[5] FISHMAN G A, STONE E M, ELIASON D A, et al. *ABCA4* gene sequence variations in patients with autosomal recessive cone-rod dystrophy. Arch Ophthalmol, 2003, 121(6): 851-855.

[6] KLEVERING B J, YZER S, ROHRSCHNEIDER K, et al. Microarray-based mutation analysis of the *ABCA4*(ABCR)gene in autosomal recessive cone-rod dystrophy and retinitis pigmentosa. Eur J Hum Genet, 2004, 12(12): 1024-1032.

[7] KIM L S, FISHMAN G A. Comparison of visual acuity loss in patients with different stages of Stargardt's disease. Ophthalmology, 2006, 113(10): 1748-1751.

[8] FISHMAN G A. Fundus flavimaculatus. A clinical classification. Arch Ophthalmol, 1976, 94(12): 2061-2067.

二、常染色体显性 Best 病

精要

○ Best 病是第二常见的遗传性黄斑营养不良。如无特指，Best 病指的是一种由 *BEST1* 基因突变引起的常染色体显性遗传病。

○ Best 病的临床特征性表现为双眼黄斑卵黄样改变、假性积脓，随病程进展，卵黄状物质分解，黄斑萎缩伴色素沉着等。

○ *BEST1* 基因编码 Bestrophin-1 蛋白，主要分布于 RPE 细胞膜基底侧，功能障碍引起 RPE 细胞内脂褐素样物质积累，进而造成视网膜结构和功能异常。

○ 该病 RPE 为主要受累部位，因此眼电图（EOG）有特征性改变，致病基因携带者和患者的 Arden 比均显著降低。

【概述】

Best 病（Best 卵黄样黄斑营养不良，Best vitelliform macular dystrophy，BVMD，OMIM 607854）是第二常见的遗传性黄斑营养不良，由 *BEST1* 基因突变引起，外显率不完全，通常出现在儿童期，患病率约为 1/10 000，男女性比例类似。须注意的是，*BEST1* 基因突变可致多种临床表型，目前所知，还存在至少四种其他表型，如成人 Best 病、常染色体显性玻璃体脉络膜病、常染色体隐性 Best 病和视网膜色素变性（retintis pigmentosa，RP），其中常染色体隐性 Best 病（autosomal recessive Bestrophinopathy，ARB）将在本节"三、常染色体隐性 Best 病"部分详述。Best 病的特征性表现为双眼黄斑处卵黄外观，犹如单面朝上的煎鸡蛋一般。RPE 为主要受累部位。眼电图（EOG）有特征性改变，携带者和患者的 Arden 比均降低。该疾病的视觉预后良好，通常在一生中至少一只眼睛保持驾驶 / 阅读能力。

BEST1 基因编码一种跨膜蛋白 Bestrophin-1。Bestrophin-1 蛋白是由 585 个氨基酸组成的多功能膜整合蛋白，在 RPE 细胞膜基底侧和胞质中均有活性，具有氯离子通道活性及调节细胞内钙离子通道等功能，其病理特征是在 RPE 细胞内积累脂褐素样物质，造成视网膜结构和功能障碍。

【临床表现】

Best 病通常发病年龄在 20 岁前，多为体检偶然发现，仅累及眼睛，无全身表现。患者首发症状可表现为视物模糊、视物变形或中央暗点。该病可导致屈光不正，通常为远视。

眼底有典型特征，双侧黄斑有一个卵黄样对称性视网膜下沉积物，但视力大多正常。视神经和视网膜血管极少受累，无骨细胞样色素沉着。通常没有周边视野缺陷，可能存在中央暗点。黄斑部病灶可表现为最经典的蛋黄样外观，可能随时间消退，也可能产生新的病变，互相融合，根据病灶的表现有如下分期。

1. 卵黄样前期　无症状的婴儿或儿童，眼底正常，但若儿童能配合 EOG 检查，则可发现 EOG 中 Arden 比异常。

2. 卵黄样期　或称卵黄期，为本病特征性表现，Best 病因此而得名。此阶段通常出现在婴儿期或儿童早期。黄斑部可见一卵黄样圆形或椭圆形、光滑隆起、边界清楚的病变。大小为 0.5～2PD，大部分患者病变集中在中心凹。双眼病变的大小、部位、形状、分期可能不对称，视力正常或仅有轻度下降。

3. 假性积脓期　卵黄样沉积物通常在青春期时，从上方移动到视网膜下间隙的下方，而上方为透明液体所占据。此期视力良好，改变头部位置 60～90 分钟，假性积脓可能会移位。

4. 卵黄破裂期　是由于光滑而均匀的卵黄状物质分解，外观不均匀，可伴有一个或多个小片状色素沉着、萎缩，此时视力开始下降。

5. 萎缩期　卵黄状物质不可见，黄斑萎缩伴色素沉着，类似于年龄相关性黄斑变性所致地图样萎缩。通常发生在 40 岁后，视力明显恶化。

6. CNV 期　可引起视网膜下出血。这一阶段视力低下，并可能导致视网膜下纤维化。

【影像学检查方法】

1. FAF　卵黄样物质多呈高荧光。故卵黄期呈圆形或椭圆形高荧光，假性积脓期下方沉积的黄色物质高荧光，卵黄破裂期则在高自发荧光的周边可见环形或斑点状低荧光，萎缩期则特征性表现为中心低自发荧光和外周高自发荧光。中心区域萎缩与低视力、自发荧光降低、中心暗点、色觉降低和 PERG 反应降低相关（图 3-4-3）。

2. OCT　临床前期黄斑部特别是中心凹的嵌合体带（interdigitation zone，IZ）层显著增厚。卵黄期显示为均质高反射沉积物，位于 IZ 层和 RPE 层之间，黄斑区增厚，外核层（outer nuclear layer，ONL）变薄。假性积脓期垂直方向 OCT 扫描可见上方清亮液体，卵黄状物质沉积于下方，边界清晰，边缘锐利。假性色素减退在 OCT 上表现为神经视网膜与 RPE 之间有清晰的间隙，椭圆体带（ellipsoid zone，EZ）部分断裂，感光细胞外段延长，RPE 上有小的高反射丘，RPE 变薄。卵黄破裂期，IZ 及 EZ 区断裂，外节缩短，RPE 上方有高反射沉积。OCT 可显示纤维性柱状物。从卵黄期开始，即出现视网膜外层缺失。视力低下与视网膜下积液和 EZ 破坏相关。萎缩期视网膜变薄，似年龄相关性黄斑变性的地图样萎缩。CNV 期则可出现视网膜下液、视网膜内液和 / 或视网膜下出血（见图 3-4-3G、H）。

3. FFA　对于排除脉络膜新生血管（CNV）至关重要。卵黄状沉积物通常导致遮蔽荧光，萎缩期显示窗样缺损。类似于 Stargardt 病所见，FFA 上呈现脉络膜湮没征（脉络膜背景荧光减弱或消失）（图 3-4-3E、F）。

4. EOG　EOG 是诊断 Best 病的敏感功能学检测方法。正常视网膜 Arden 比至少为 1.85，而在 Best 病所有阶段，所有患者（即使眼底无明显病变或眼底正常的携带者），光峰普遍降低，导致 Arden 比通常低于 1.50（图 3-4-3I）。

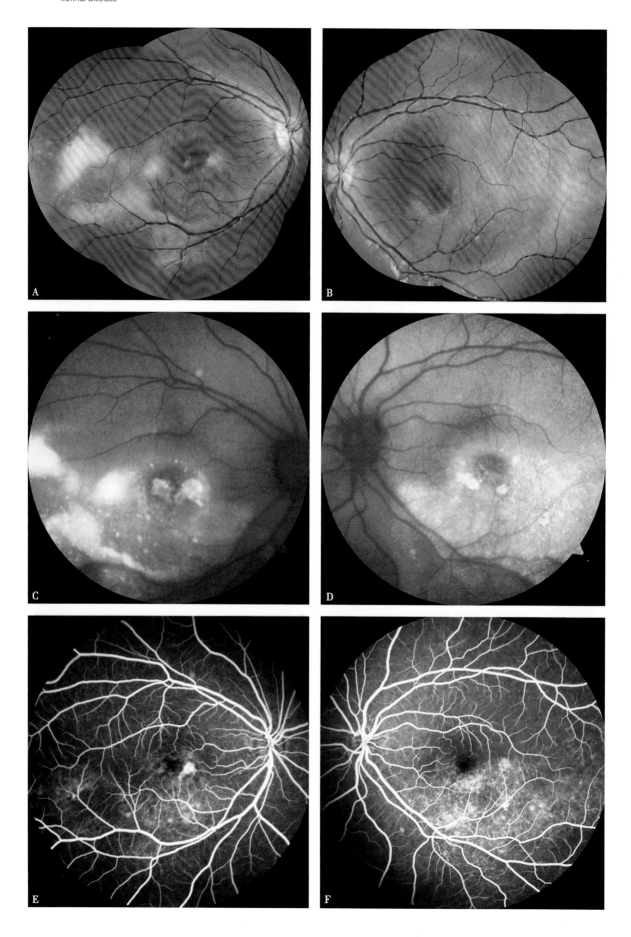

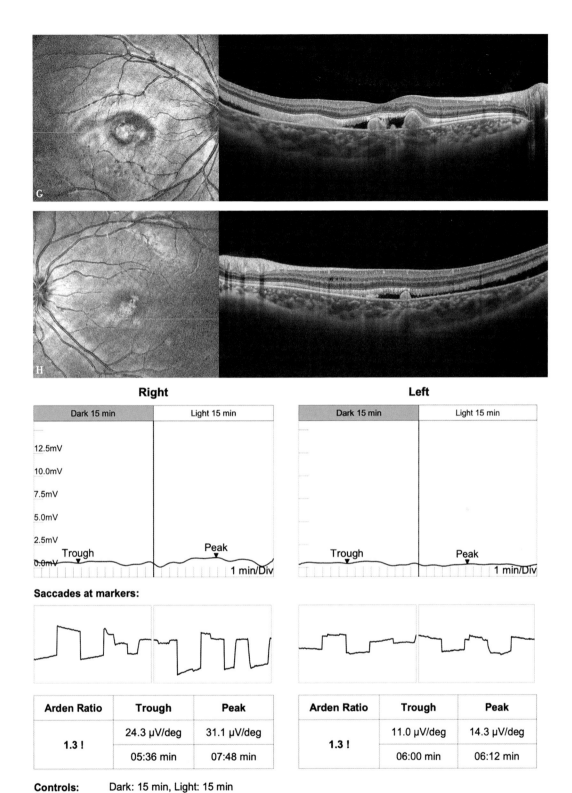

图 3-4-3　Best 病(卵黄破裂期)的多模式影像学检查

女童，6 岁，VOD0.16，VOS0.2，经基因检测确诊为 *BEST1* 杂合突变的 Best 病。A、B. 眼底彩照可见卵黄状物质沉积于下方视网膜下间隙；C、D. FAF 显示卵黄样物质呈高自发荧光；E、F. FFA 可见病灶区斑驳状强荧光(色素上皮异常)，黄斑拱环毛细血管扩张，视网膜血管未见渗漏；G、H. 双眼 OCT 表现神经上皮脱离，局部可见高反射物质沉积隆起；I. 双眼 EOG 显示 Arden 比降低(正常＞1.85)。

【诊断】

该病诊断主要依赖于眼底表现和家族史,对于儿童及青少年发现的双眼对称性黄斑部沉积物,建议完善自发荧光、OCT 以及视功能检查。眼电图的 Arden 比降低对诊断 Best 病有重要提示价值,确诊须通过基因检测进一步明确 *BEST1* 致病基因突变。

【治疗】

所有患者都应矫正屈光不正。在严重白内障的患者中,白内障手术可改善视力。Best 病若无 CNV 出现,不需要针对眼底病变治疗。治疗主要针对 CNV,抗血管内皮生长因子药物(如雷珠单抗)对 CNV 的治疗效果良好,通常单针治疗后即可稳定。其他 CNV 治疗选择包括激光和光动力疗法。新生血管也可自发消退,但使用抗血管内皮生长因子药物可能会获得更好的视觉结果。

家族成员眼底评估、EOG、ERG 和基因检测是确诊关键。定期随访是早期发现并发症,尤其是防治 CNV 的关键。

参考文献

[1] LIMA DE CARVALHO J R, PAAVO M, CHEN L, et al. Multimodal imaging in Best vitelliform macular dystrophy. Invest Ophthalmol Vis Sci, 2019, 60(6): 2012-2022.

[2] MARMORSTEIN A D, MARMORSTEIN L Y, RAYBORN M, et al. Bestrophin, the product of the Best vitelliform macular dystrophy gene(Vmd2), localizes to the basolateral plasma membrane of the retinal pigment epithelium. Proc Natl Acad Sci U S A, 2000, 97(23): 12758-12763.

[3] BOON C J, KLEVERING B J, LEROY B P, et al. The spectrum of ocular phenotypes caused by mutations in the *BEST1* gene. Prog Retin Eye Res, 2009, 28(3): 187-205.

[4] YANG T, LIU Q, KLOSS B, et al. Structure and selectivity in bestrophin ion channels. Science, 2014, 346(6207): 355-359.

[5] DUNCKER T, GREENBERG J P, RAMACHANDRAN R, et al. Quantitative fundus autofluorescence and optical coherence tomography in Best vitelliform macular dystrophy. Invest Ophthalmol Vis Sci, 2014, 55(3): 1471-1482.

[6] QUERQUES G, REGENBOGEN M, QUIJANO C, et al. High-definition optical coherence tomography features in vitelliform macular dystrophy. Am J Ophthalmol, 2008, 146(4): 501-507.

三、常染色体隐性 Best 病

精要

○ 常染色体隐性 Best 病（ARB）是以视网膜色素上皮（RPE）受损为主要特征的遗传性视网膜营养不良疾病。

○ 平均发病年龄 20.9～31.0 岁，以双眼居多。

○ 患者主要表现为不同程度的中心视力下降，从光感至 0.8 不等。

○ ARB 为 *BEST1* 基因双位点突变，常染色体隐性遗传，典型为纯合子突变，临床以复合杂合子突变更常见。

○ 光峰 / 暗谷比值（Arden 值）明显下降是 ARB 的特征性表现。

○ ARB 目前尚无有效的根治方法。

【概述】

　　BEST1 基因突变可致一类以视网膜色素上皮（RPE）受损为主要特征的遗传性视网膜营养不良疾病，统称为"Bestrophinopathies"。临床上以常染色体显性遗传的 Best 卵黄样黄斑营养不良（BVMD）多见。2008 年，Burgess 首先报道了常染色体隐性 Best 病（autosomal recessive Bestrophinopathy，ARB），呈现出与 BVMD 不同的表现型，其临床特征包括中心视力丧失、视网膜病变、EOG 明适应反应缺如及 ERG 振幅降低，多数合并 *BEST1* 基因的突变。可继发黄斑水肿、脉络膜新生血管及闭角型青光眼等。

　　目前文献报道中 ARB 发病年龄为 2～54 岁，平均发病年龄 20.9～31.0 岁。以双眼居多。

　　BEST1 基因定位于常染色体 11g13，包括 11 个外显子，编码多功能蛋白 Bestrophin-1。Bestrophin-1 定位于 RPE 细胞膜基底侧或细胞内，由 585 个氨基酸组成，包括 4 个跨膜区及细胞内的 N、C 端。ARB 为 *BEST1* 基因双位点突变，常染色体隐性遗传，典型为纯合子突变，临床以复合杂合子突变更常见。此遗传规律通常为患者父母临床表型无异常，均为只携带 1 个突变位点基因的携带者，而患者的基因型为纯合或复合杂合（携带 2 个突变位点）。ARB 的突变多位于 *BEST1* 等位基因的 7～11 外显子。国外 ARB 基因突变类型可能以 p.R141H、p.R218H 等更常见；而我国可能以 p.R255W、p.A195V、p.R25W 等更常见。

【临床表现】

　　患者主要表现为不同程度的中心视力下降，从光感至 0.8 不等，通常伴有中高度的远视。部分患者视力可长期保持稳定，少部分患者可伴有视物变形，偶有患者可表现为夜盲或色觉障碍。并且，ARB 患者通常伴有前房浅、眼轴短及中高度远视，36%～50% 的患者易继发闭角型青光眼，临床上诊治时应注意。

【影像学检查方法】

评估 ARB 的影像方法包括眼底照相、相干光断层成像（OCT）和 OCT 血管成像（OCTA）、眼底自发荧光（autofluorescence，FAF）、眼电图（electrooculogram，EOG）和全视野 ERG、荧光素眼底血管造影（fluorescein fundus angiography）、视野检查等。

【诊断】

1. 眼底照相　主要表现为后极部多灶性视网膜下黄白色物质沉积，多位于视盘周围、视网膜血管弓附近或黄斑区，数量及大小不等，多呈斑点状或相互聚集。随年龄增加视网膜下沉积物可减少，病灶范围也可扩大，双眼病灶进展可不一致。亦有患者视网膜下黄白色物质局限于黄斑区，此时应注意与 BVMD 鉴别（图 3-4-4）。

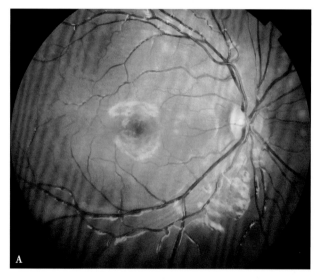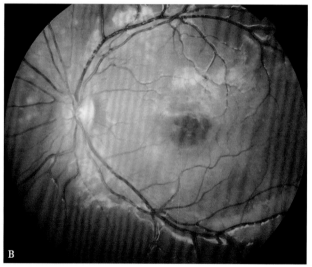

图 3-4-4　ARB 的眼底表现

A、B. 患者眼底示多灶性视网膜下黄白色物质沉积，主要分布在后极部及视盘、周围血管弓附近。

2. OCT　视网膜下 RPE 水平出现强反射沉积物，与眼底多灶性黄白色沉积物相对应。ARB 最常见的 OCT 表现为视网膜下积液，多数患者可同时伴有视网膜层间劈裂，或是出现黄斑囊样水肿。随病程发展，可出现视网膜下积液部分吸收，并出现外层视网膜萎缩。此外，极少部分患者可并发 CNV。

3. FFA　视网膜下沉积物可为遮蔽荧光表现或染色，部分患者可出现后极部透见荧光或点状强荧光，晚期可有荧光素渗漏（图 3-4-5）。

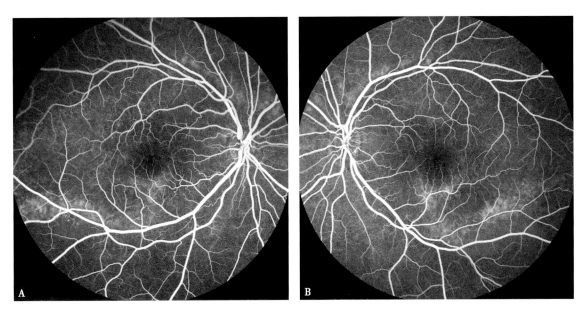

图 3-4-5　ARB 的眼底造影
A、B. 后极部视网膜下沉积物染色。

4. FAF　视盘周围、视网膜血管弓附近斑点状高荧光，与眼底黄白色视网膜下沉积物相对应，可相互聚集而荧光增高或呈片状（图 3-4-6）。

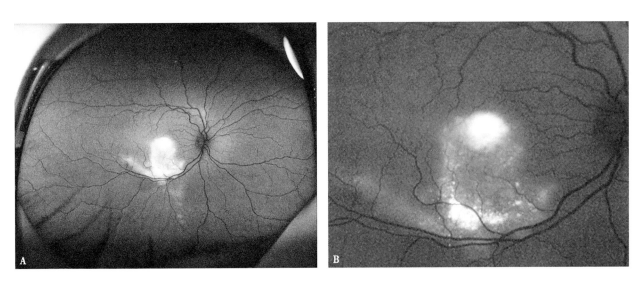

图 3-4-6　ARB 的眼底自发荧光
A. 后极部及血管弓附近可见斑点状高荧光；B. 为病灶处放大图。

5. EOG　光峰/暗谷比值（Arden 值）明显下降是 ARB 的特征性表现（图 3-4-7）。

6. FERG　多伴有视杆和/或视锥细胞振幅降低或峰时延迟。

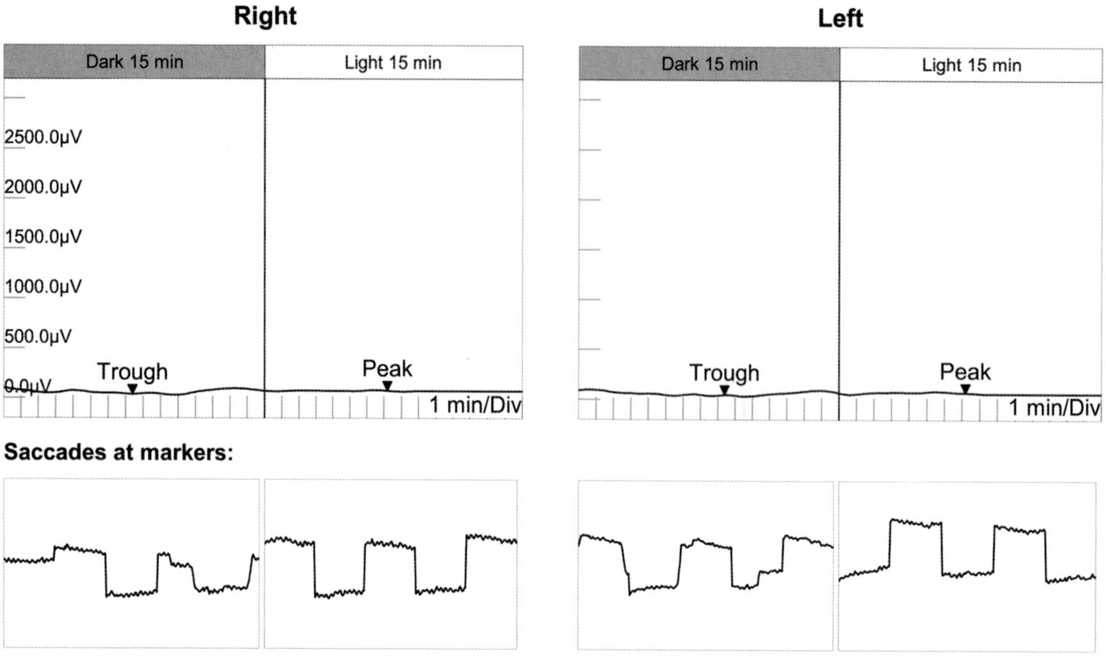

Right

Dark 15 min	Light 15 min

2500.0μV

2000.0μV

1500.0μV

1000.0μV

500.0μV

0.0μV

Trough ▼   Peak ▼   1 min/Div

Saccades at markers:

Left

Dark 15 min	Light 15 min

Trough ▼   Peak ▼   1 min/Div

Arden Ratio	Trough	Peak
1.5 !	60.7 μV	92.7 μV
	07:24 min	07:12 min

Arden Ratio	Trough	Peak
1.1 !	84.3 μV	90.6 μV
	08:24 min	07:12 min

Controls: Dark: 15 min, Light: 15 min
Saccade time: 1.5 sec
Amplifier: 0.05 - 30 Hz, +/-2.00 mV

图 3-4-7　ARB 患者 EOG 示 Arden 值下降（正常值≥1.85）

【治疗】

因 ARB 疾病的本质为基因突变，目前尚无根本性的治疗方法，故应对患者进行随访，如出现并发症及时进行治疗，以减少患者视力下降。对于早发型 ARB 可对其进行弱视治疗。若出现 CNV，抗 VEGF 治疗有效。对 ARB 引起的黄斑水肿，糖皮质激素治疗无效，可尝试口服乙酰唑胺进行治疗，但目前疗效仍不确定。最重要的是对闭角型青光眼进行预防和治疗。须密切监测患者的眼压及常规房角镜检查，对于房角狭窄者可行虹膜周边切除预防青光眼发作，已合并闭角型青光眼者积极使用抗青光眼药物或进行手术治疗。对于无症状的基因携带者，可给予遗传咨询（图 3-4-8）。

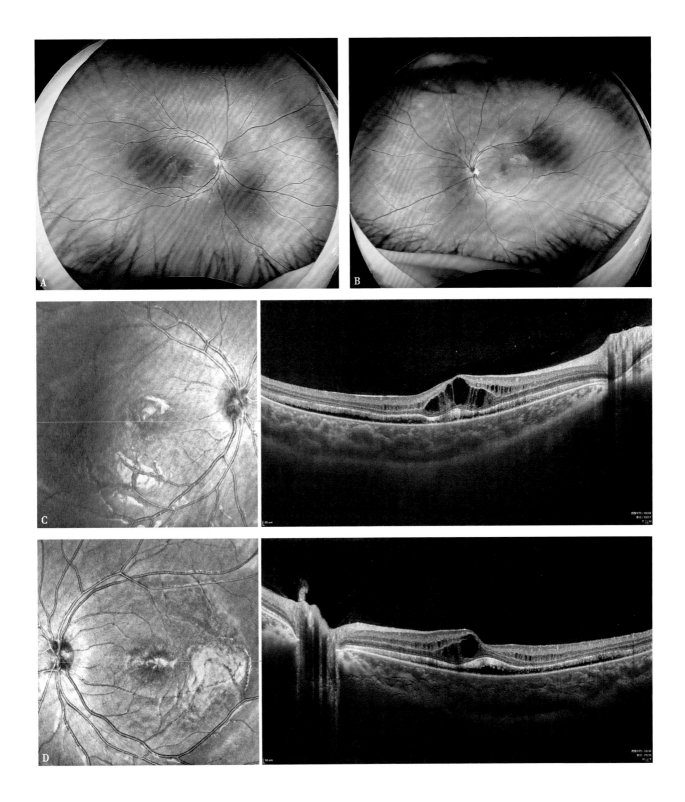

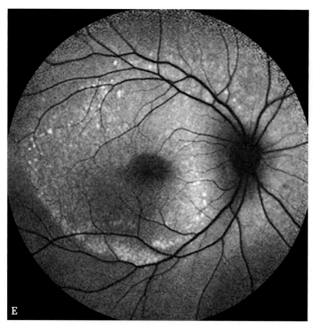
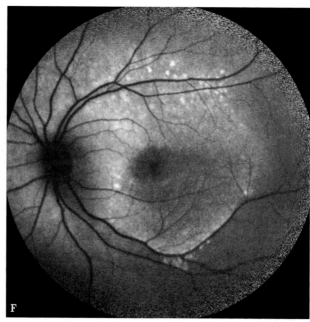

E

F

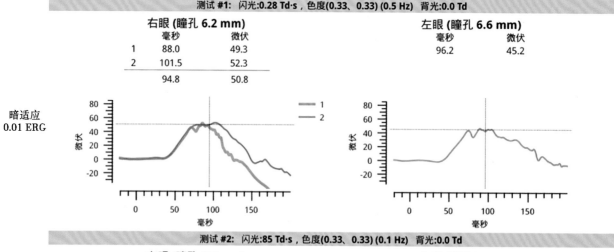

暗适应

开始:下午3:10 , 时长:0 分钟   环境光:0 cd/m²

测试 #1: 闪光:0.28 Td·s , 色度(0.33、0.33) (0.5 Hz) 背光:0.0 Td

	右眼 (瞳孔 6.2 mm)		左眼 (瞳孔 6.6 mm)	
	毫秒	微伏	毫秒	微伏
1	88.0	49.3	96.2	45.2
2	101.5	52.3		
	94.8	50.8		

暗适应
0.01 ERG

测试 #2: 闪光:85 Td·s , 色度(0.33、0.33) (0.1 Hz) 背光:0.0 Td

右眼 (瞳孔 5.7 mm)				左眼 (瞳孔 5.9 mm)			
a 波		b 波		a 波		b 波	
毫秒	微伏	毫秒	微伏	毫秒	微伏	毫秒	微伏
20.5	-40.0	53.9	74.0	17.9	-27.7	58.8	60.7

暗适应
3.0 ERG

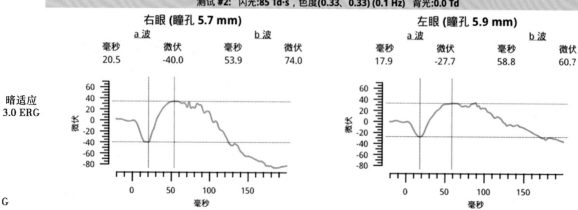

G

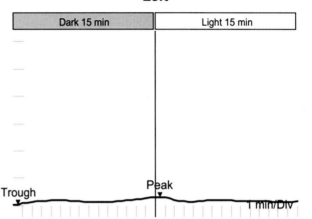

Right / **Left**

| Dark 15 min | Light 15 min |

2500.0μV
2000.0μV
1500.0μV
1000.0μV
500.0μV

Trough　Peak　1 min/Div

Saccades at markers:

Arden Ratio	Trough	Peak
3.8	1.3 μV/deg	5.0 μV/deg
	00:30 min	00:30 min

Arden Ratio	Trough	Peak
3.5	1.6 μV/deg	5.5 μV/deg
	00:30 min	00:30 min

Controls:　Dark: 15 min, Light: 15 min
Saccade time: 1.5 sec, View angle: 30 deg
H　Amplifier: 0.05 - 30 Hz, +/-2.00 mV

ID	Disease	Gene	NM_ID	Genotype	cDNA change	Protein change	Allele Type	Allele Pathogenity	Reference
XDW564	ARB	BEST1	NM_004183	compound heterozygous	c.73C>T	p.R25W	Known missense	VUS	10854112
I		BEST1	NM_004183		c.436G>T	p.A146S	Known missense	VUS	26310487

图 3-4-8　ARB 患者多模式影像学检查

男童，11 岁，体检发现视力不佳就诊。A、B. 双眼眼底示后极部多灶性视网膜下黄白色物质沉积；C、D. OCT 示视网膜下 RPE 水平出现强反射沉积物及黄斑囊样水肿；E、F. FAF 示视盘周围、视网膜血管弓附近斑点状高荧光；G. 全视网膜 ERG 示双眼暗适应 0.01ERG、暗适应 3.0ERG 潜伏期延长，振幅下降；H. EOG 示 DTP、LPP 振幅下降，Arden 比正常；I. 基因报告显示患者确诊为 BEST1 基因（c.73C>T、c.436G>T）双位点的复合杂合突变。

参考文献

[1]　肖辉，骆静怡，钟毅敏，等. 常染色体隐性遗传性卵黄样营养不良并发闭角型青光眼临床特征分析. 眼科，2020，29（5）：370-374.

[2]　祝敏燕，王文吉，姚宜. 常染色体隐性遗传性卵黄样黄斑营养不良一例. 中华眼底病杂志，2020，36（4）：308-309.

[3]　JOHNSON A A，GUZIEWICZ K E，LEE C J，et al. Bestrophin 1 and retinal disease. Prog Retin Eye Res，2017，58：45-69.

四、隐匿性黄斑营养不良

精要

- 隐匿性黄斑营养不良（occult macular dystrophy，OMD）是一种由 *RP1L1* 基因突变所致的常染色体显性遗传病。
- 该病罕见且发病隐匿，患者双眼视力下降，但眼底、FFA、fERG、VEP 均可表现正常。
- OCT 可见黄斑区嵌合体带缺失，椭圆体带紊乱或中心凹处平坦，甚至椭圆体带中断缺失。
- 诊断主要依据 mf ERG 振幅下降。
- 目前尚未确定 OMD 致病机制，尚无有效治疗方法，部分患者视力可无进展。

【概述】

隐匿性黄斑营养不良（occult macular dystrophy，OMD）是一种罕见的由 *RP1L1* 基因突变所致的常染色体显性遗传病，于 1989 年由 Miyake 等人首次报道。该病主要特征为双眼中心视力下降，但眼底正常，FFA 正常，VEP、fERG、视野均正常，mf ERG 可见异常改变，OCT 可发现黄斑部视网膜外层结构异常改变，视野可见中心暗点。OMD 主要集中在日本、美国等国家及非洲地区，无性别差异，发病年龄在 16～74 岁之间。

RP1L1 基因位于常染色体 8p，长 50kb。目前该基因致病机制未明。研究发现，其在食蟹猴视网膜视锥视杆细胞中表达，该基因可能参与光感受器形态与功能的维持。

【临床表现】

OMD 患者双眼视力低于 0.5，大多 0.1～0.2，视力与发病年龄无关，与病程时长负相关。OMD 患者眼底无明显异常改变，FFA、VEP、fERG 均可表现正常。但 mf ERG 可显示黄斑区振幅明显下降、潜伏期明显延长，而周边视网膜振幅及潜伏期未见明显异常。视野可见黄斑区视野缺损，即中心暗点，其与 mf ERG 异常改变相对应。发病早期患者 OCT 可无异常，随着病情进展，多数患者黄斑区外层结构异常，主要表现为嵌合体带缺失、椭圆体带紊乱或中心凹处平坦，甚至椭圆体带中断缺失。OCT 改变与视力相关，但视力与 mf ERG 振幅大小无关，部分患者视力可终身无进展（图 3-4-9，图 3-4-10）。

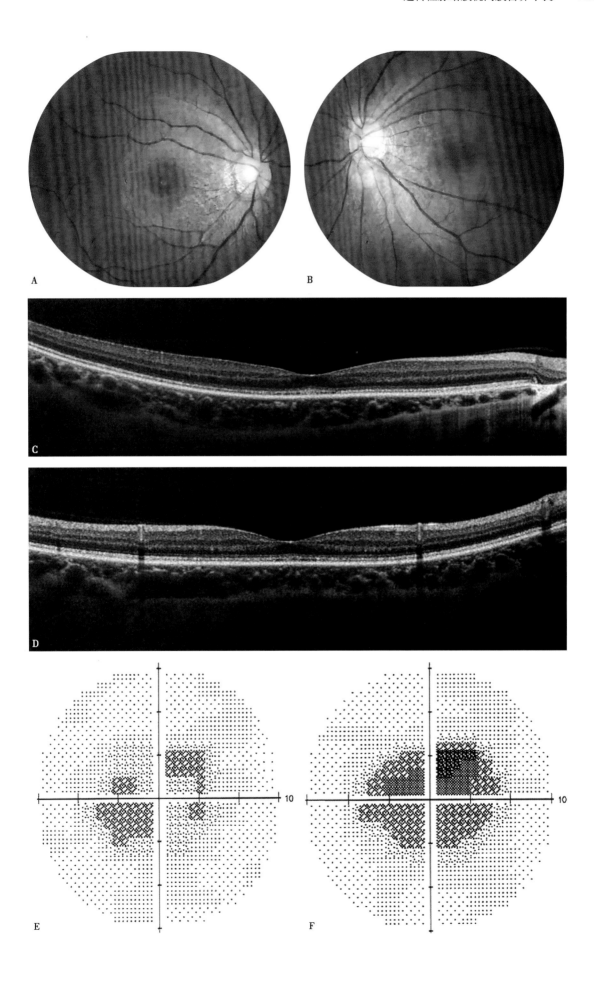

儿童
眼底病
图谱

Atlas of Pediatric
Retinal Disease

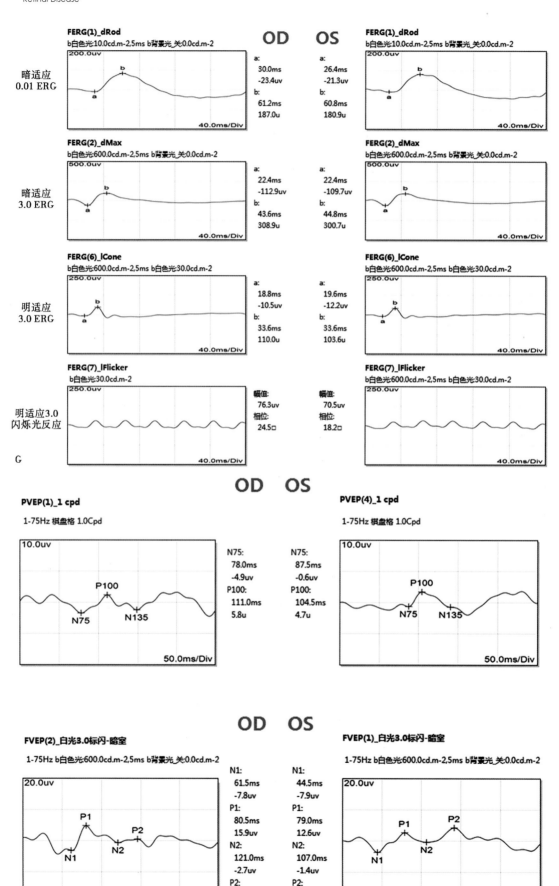

右眼 OD

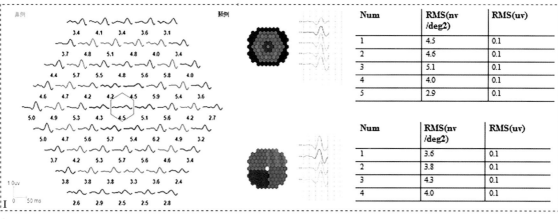

Num	RMS(nv /deg2)	RMS(uv)
1	3.9	0.1
2	4.5	0.1
3	5.7	0.2
4	4.5	0.2
5	3.3	0.1

Num	RMS(nv /deg2)	RMS(uv)
1	4.8	0.2
2	4.2	0.1
3	4.1	0.1
4	4.9	0.2

左眼 OS

Num	RMS(nv /deg2)	RMS(uv)
1	4.5	0.1
2	4.6	0.1
3	5.1	0.1
4	4.0	0.1
5	2.9	0.1

Num	RMS(nv /deg2)	RMS(uv)
1	3.6	0.1
2	3.8	0.1
3	4.3	0.1
4	4.0	0.1

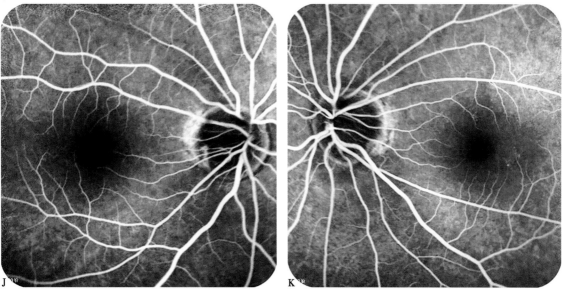

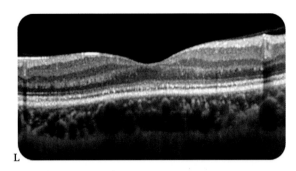

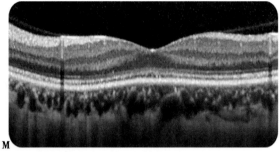

图 3-4-9　隐匿性黄斑营养不良的多模式影像

女性，29 岁，双眼视力下降，右眼 1 年，左眼 2 年就诊，经基因检测确诊为 *RP1L1* 基因（c.133C＞T，p.R45W）的隐匿性黄斑营养不良；BCVA，OD0.2，OS0.1，否认特殊药物使用史。A、B. 双眼眼底彩照拼图未见明显异常，黄斑中心凹反光不可见；C、D. OCT 影像分别示右眼、左眼黄斑区外界膜欠连续，嵌合体带缺失，椭圆体带欠连续，部分中断缺失；E、F. 视野示双眼黄斑区视野缺损，左眼较右眼严重；G. 全视野 ERG 示双眼未见明显异常；H. 双眼 PVEP 检查未见明显异常；I. mf ERG 示双眼黄斑区振幅明显降低；J、K. 双眼 FFA 示视盘及黄斑区未见明显异常；L、M. 2 年后复诊 OCT 示双眼黄斑区外界膜欠连续，嵌合体带缺失，椭圆体带欠连续，部分中断缺失，较前无明显进展。（病例资料由西安市人民医院王海燕教授提供）

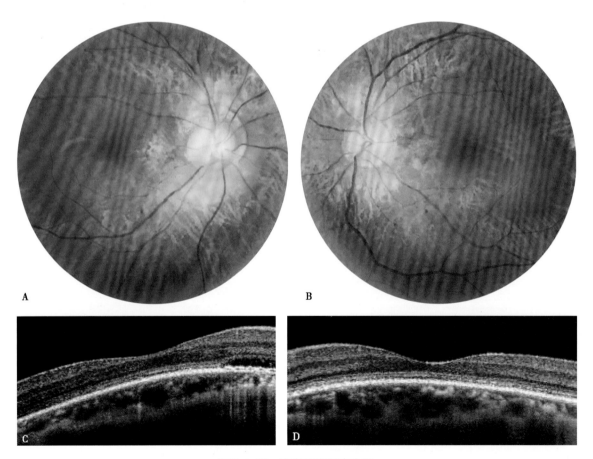

图 3-4-10　患者母亲眼底表现

母亲，自幼弱视，BCVA，OU0.1，患者经基因检测确诊为 *RP1L1* 基因（c.133C＞T，p.R45W）的隐匿性黄斑营养不良，母亲该位点杂合变异。A、B. 双眼眼底彩照示豹纹状眼底，黄斑中心凹反光不可见；C. OCT 影像示右眼黄斑中心凹变浅，嵌合体带缺失，椭圆体带欠连续，部分区域神经上皮脱离伴色素上皮增殖；D. OCT 影像示左眼黄斑中心凹变浅，嵌合体带缺失，椭圆体带欠连续，伴色素上皮增殖。（病例资料由西安市人民医院王海燕教授提供）

【影像学检查方法】

OMD 的影像检查主要依靠 mf ERG，其提示黄斑区振幅下降、潜伏期延长。OCT 可显示黄斑区外层结构异常，视野可见中心暗点，两者可作为辅助诊断手段。

【诊断】

该病诊断依赖于临床特征和 mf ERG 检查，基因检测有助于确诊该病。

【治疗】

目前尚未确定 OMD 致病机制，尚无有效治疗方法。

参考文献

[1] 陈静，陈长征，邢怡桥. 隐匿性黄斑营养不良. 国际眼科纵览，2006，30（6）：3.

[2] 高凤娟，周显金，徐格致，等. 双眼隐匿性黄斑营养不良 1 例. 中国眼耳鼻喉科杂志，2021，21（S01）：5.

[3] NAKAMURA N，TSUNODA K，MIZUNO Y，et al. Clinical stages of occult macular dystrophy based on optical coherence tomographic findings. Invest Ophthalmol Vis Sci，2019，60（14）：4691-4700.

[4] WANG D D，GAO F J，LI J K，et al. Clinical and genetic characteristics of Chinese patients with occult macular dystrophy. Invest Ophthalmol Vis Sci，2020，61（3）：10.

五、黄斑中心凹发育不良

精要

○ 黄斑中心凹发育不良是一种发育性疾病。

○ 常见于白化病、无虹膜、早产儿视网膜病变等疾病中。

○ OCT 上正常黄斑中心凹有以下特点：内层视网膜消失、中心小凹形态结构正常、外节延长和外核层增厚，黄斑中心凹发育不良按照严重程度可分为 1～4 级和不典型性。

○ 黄斑中心凹发育不良的诊断金标准为 OCT。

【概述】

黄斑中心凹发育不良（foveal hypoplasia，FH）是一种罕见的发育性疾病。黄斑是人类视网膜上的一个椭圆形区域，直径约 5.5mm，包括黄斑中心凹区、旁中心凹区和中心凹周边区。正常的黄斑中心凹发育始于胚胎中期，并持续到 13 岁。

利用 OCT 可以评估黄斑中心凹的发育情况。正常情况下，发育良好的中心凹应具有以下 4 个特点：①内层视网膜消失；②中心小凹形成正常的形态结构；③外节延长；④外核层增厚（图 3-4-11）。

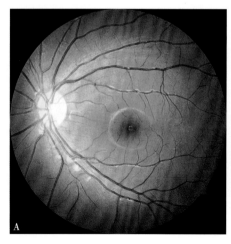
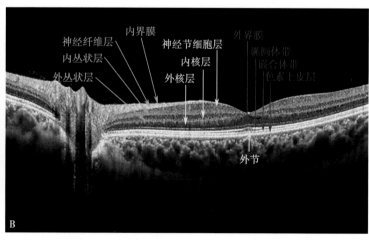

图 3-4-11 正常黄斑部的分区及结构

A. 正常眼底彩照：黄斑中心凹（外圈呈白色），中心小凹（内圈呈黄色）；B. 正常黄斑部 OCT。

不同程度的发育异常可导致 FH。FH 在白化病患者中发生最多,与黄斑发育不良的相关性为 67.5%。除白化病外,伴有 FH 的其他疾病包括无虹膜(aniridia)、*SLC38A8* 基因突变、早产儿视网膜病变(retinopathy of premature,ROP)和家族性渗出性玻璃体视网膜病变(familial exudative vitreoretinopathy,FEVR)等。

【临床表现】

黄斑中心凹发育不良患儿的视觉清晰度和颜色感知能力降低,多数患者常因眼球震颤或眼球不自主运动就诊。检查发现黄斑中心凹色素沉着缺乏或中心凹周围光反射消失。OCT 检查发现中心凹结构部分或全部异常或缺如。

【临床分型】

FH 大致可以分为典型 FH 和非典型 FH。根据发育停滞的发生时间,典型 FH 可分为 4 个等级,而非典型 FH 还有 1 个附加等级(表 3-4-1,图 3-4-12)。值得注意的是,这一分级系统仅适用于白化病、特发性婴儿眼球震颤、*PAX6* 基因突变和色盲,还未应用于 ROP、视神经发育不良(optic nerve hypoplasia,ONH)和光感受器营养不良。

表 3-4-1　黄斑中心凹发育不良 OCT 分型

黄斑中心凹发育不良分型	OCT 检查结构特点
1 级	外丛状层不外凸;中心小凹结构基本正常或变浅
2 级	外丛状层不外凸;中心小凹结构缺失
3 级	外丛状层不外凸;中心小凹结构缺失;外节不延长
4 级	外丛状层不外凸;中心小凹结构缺失;外节不延长;外核层不增厚
非典型	外丛状层不外凸;中心小凹结构变浅;椭圆体带中断

【影像学检查方法】

OCT 检查中正常黄斑中心凹具有内层视网膜消失、中心小凹形态结构正常、外节延长和外核层增厚这 4 个特点,中心凹后内层视网膜的持续存在是 FH 的标志,上述 4 个结构任一出现异常或缺失均为 FH,具体分型见上文。

【诊断】

正常黄斑结构应具有内层视网膜消失、中心小凹形态结构正常、外节延长和外核层增厚 4 个特点,缺少其中任一特点即可诊断为 FH。1 级典型 FH,外丛状层不外凸;2 级典型 FH,外丛状层不外凸,中心小凹结构缺失;3 级典型 FH,外丛状层不外凸,中心小凹结构缺失,外节不延长;4 级典型 FH,外丛状层不外

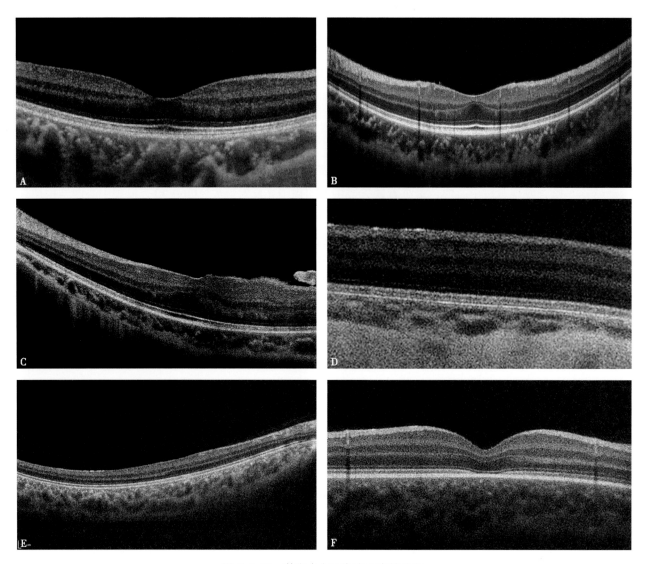

图 3-4-12 黄斑中心凹发育不良的分型

A. 正常黄斑中心凹；B. 1 级典型 FH，外丛状层不外凸；C. 2 级典型 FH，外丛状层不外凸，中心小凹结构缺失；D. 3 级典型
FH，外丛状层不外凸，中心小凹结构缺失，外节不延长；E. 4 级典型 FH，外丛状层不外凸，中心小凹结构缺失，外节不延长，
外核层不增厚；F. 不典型 FH，中心小凹结构变浅，椭圆体带中断。

凸，中心小凹结构缺失，外节不延长，外核层不增厚；不典型 FH 以中心小凹结构变浅、内层椭圆体带中断
为特征。FH 的常见表现是中心凹色素沉着缺乏或中心凹周围光反射消失。然而，对于那些皮肤、头发和
虹膜色素较深的患者，诊断是具有挑战性的。OCT 检查可以准确地对疾病及其分型进行判断。

【治疗】

目前，尚无预防或治疗黄斑中心凹发育不全的特异性方法。然而，配镜或其他视觉设备可以用来提高
个人的生活质量。

【病例分享】

FH 是一种描述性诊断，临床上白化病患者中发生最多，除白化病外，伴有 FH 的其他疾病包括 *PAX6* 基因突变，如无虹膜（aniridia）、特发性 FH，如 *SLC38A8* 基因突变导致的 FH、ROP 等。

白化病是一种遗传异质性疾病，由黑色素生物合成异常引起。色素减退可弥漫性累及皮肤、头发和眼睛（眼皮肤白化病）或局限于眼部（眼白化病）。几乎所有的白化病患者都伴有 FH。白化病有明显的表型差异，所有 4 个级别的 FH 都可以看到。典型的白化病中大多数 FH 为 2 级或更差（图 3-4-13）。

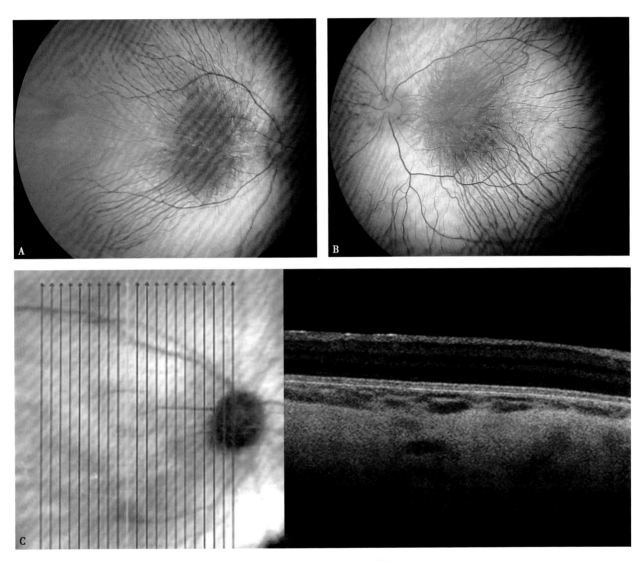

图 3-4-13　白化病中 FH 的表现

男童，11 月龄，家长发现双眼眼球震颤就诊，基因检测结果显示为 *GPR143* 基因突变（c.532dupT）。A. 右眼眼底示黄斑中心凹反光消失；B. 左眼眼底示黄斑中心凹反光消失；C. OCT 检查发现黄斑中心凹外丛状层不外凸，中心小凹结构缺失，外节不延长，外核层增厚（3 级）。

PAX6 基因突变导致的眼部表型具有明显的差异，在 *PAX6* 基因突变中黄斑中心凹的结构也是不同的。72%～92% 的 *PAX6* 基因突变患者有 FH，且等级分布于 1～4 级（图 3-4-14）。

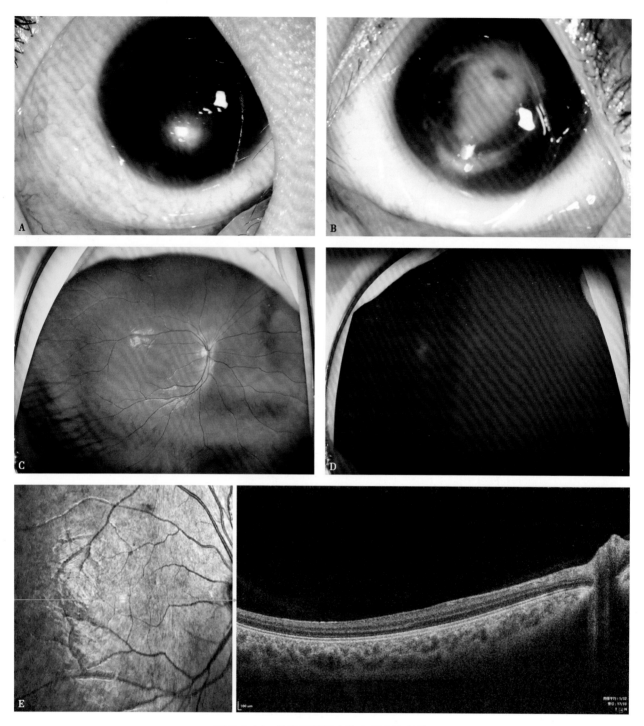

图 3-4-14　*PAX6* 基因突变中 FH 的表现

男童，5 岁，家长发现双眼起"白点"，眼球震颤就诊，基因检测结果显示为 *GPR143* 基因突变（c.141G＞T）。A. 眼前段照相可见右眼角膜白斑，虹膜缺如，晶状体轻度混浊；B. 眼前段照相可见左眼角膜白斑，虹膜缺如，余前段结构不能窥清；C. 眼底照相示右眼黄斑中心凹反光消失；D. 眼底照相因左眼屈光介质混浊，眼底欠清；E. OCT 检查发现右眼黄斑中心凹外丛状层不外凸，中心小凹结构缺失，外节不延长，外核层不增厚。

SLC38A8 突变在 FH、视神经交叉缺陷和眼前段发育不良综合征的患者中被发现，与白化病的区别特征之一是患者皮肤和眼睛的颜色通常无明显异常。大多数报道的病例都有高级别的 FH（3 级或 4 级）（图 3-4-15）。

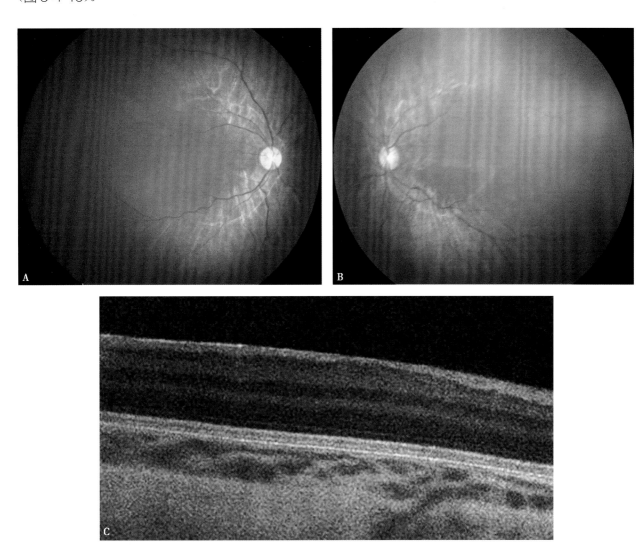

图 3-4-15　*SLC38A8* 基因突变中 FH 的表现

女童，8 月龄，家长发现双眼眼球震颤就诊，基因检测结果显示为 *SLC38A8* 基因突变（c.867delA，c.534C＞G）。A、B. 双眼眼底示黄斑中心凹反光消失；C. OCT 示黄斑中心凹外丛状层不外凸，中心小凹结构缺失，外节不延长，外核层不增厚。

参考文献

[1] HINGORANI M，WILLIAMSON K A，MOORE A T，et al. Detailed ophthalmologic evaluation of 43 individuals with PAX6 mutations. Invest Ophthalmol Vis Sci，2009，50（6）：2581-2590.

[2] KRUIJT C. C，DE WIT G C，BERGEN A A，et al. The phenotypic spectrum of albinism. Ophthalmology，2018，125（12）：1953-1960.

[3] KUHT H J，MACONACHIE G D E，HAN J，et al. Genotypic and phenotypic spectrum of foveal hypoplasia: A multicenter study. Ophthalmology，2022，129（6）：708-718.

[4] MOHAMMAD S, GOTTLOB I, KUMAR A, et al. The functional significance of foveal abnormalities in albinism measured using spectral-domain optical coherence tomography. Ophthalmology, 2011, 118（8）: 1645-1652.

[5] SANNAN N S, GREGORY-EVANS C Y, LYONS C J, et al. Correlation of novel *PAX6* gene abnormalities in aniridia and clinical presentation. Can J Ophthalmol, 2017, 52（6）: 570-577.

[6] THOMAS M G, KUMAR A, MOHAMMAD S, et al. Structural grading of foveal hypoplasia using spectral-domain optical coherence tomography a predictor of visual acuity? Ophthalmology, 2011, 118（8）: 1653-1660.

[7] THOMAS M G, PAPAGEORGIOU E, KUHT H J, et al. Normal and abnormal foveal development. Br J Ophthalmol, 2022, 106（5）: 593-599.

[8] YONEKAWA Y, THOMAS B J, DRENSER K A, et al. Familial exudative vitreoretinopathy: Spectral-domain optical coherence tomography of the vitreoretinal interface, retina, and choroid. Ophthalmology, 2015, 122（11）: 2270-2277.

[9] ZHANG T, WANG Z, SUN L, et al. Ultra-wide-field scanning laser ophthalmoscopy and optical coherence tomography in FEVR: Findings and its diagnostic ability. Br J Ophthalmol, 2021, 105（7）: 995-1001.

第五节　视锥细胞和锥杆细胞营养不良

一、锥杆细胞营养不良

精要

○ 视锥细胞/锥杆细胞营养不良是一类遗传性视网膜病变。
○ 主要症状为：视力下降为早期症状，继而出现畏光，不同程度的眼球震颤，色觉缺失，夜盲一般出现较晚。
○ 发病率大约是 1/40 000。
○ 目标报道有 37 个基因可导致该病，常见的有 *CRX*、*GUCY2D*、*ABCA4*、*RPGR* 等。

【概述】

　　视锥细胞与锥杆细胞营养不良（cone dystrophy/cone rod dystrophy，COD/CORD）是一类遗传性视网膜病变。该疾病首先累及视锥细胞，伴有或不伴有视杆细胞的功能异常。一般早期症状有视力下降，继而出现畏光，不同程度的眼球震颤，色觉缺失，夜盲一般出现较晚。截至 2022 年，报道的致病基因有 37 个，常见的有 *CRX*、*GUCY2D*、*ABCA4* 等。COD/CORD 的发病率大约是 1/40 000。该疾病有三种遗传方式：常染色体显性遗传、常染色体隐性遗传和 X 连锁隐性遗传。

【临床表现】

　　由于该病首先累及视锥细胞，表现为中心视力下降、畏光和色觉障碍。不管是 COD 还是 CORD，都表现为白天视力比晚上差。COD 和 CORD 最大的区别在于是否有视杆细胞受累，如累及视杆细胞，则会出现夜盲症状。

【临床分型】

　　在临床上可以分为两种类型：一种是静止性视锥细胞营养不良，通常在出生后不久或是在婴儿期发病，这类患者通常视杆细胞功能正常；另一种是进行性的视锥细胞营养不良，在童年晚期或成年早期发病，初期只累及视锥细胞功能，进行性地累及视杆细胞功能，即锥杆细胞营养不良。通常临床上直接诊断为锥杆细胞营养不良,因为即使在最初就诊时仅累及视锥细胞,也有随访观察中逐渐出现视杆细胞受累的报道。

【影像学检查方法】

对于 COD 和 CORD,通常的影像学检查方法包括:验光、眼底彩照、自发荧光、FFA、OCT、视野和 ERG。这些影像学检查可以用来判断视网膜的结构变化以及视功能受损程度。

1. 眼底检查　早期视网膜形态正常或轻微的黄斑损害,视盘苍白,晚期可见黄斑区骨针色素沉着,视网膜血管变细,视盘蜡样苍白,视网膜发生不同程度萎缩。自发荧光显示:黄斑部低自发荧光,低荧光环周边可见一圈高自发荧光环(图 3-5-1)。

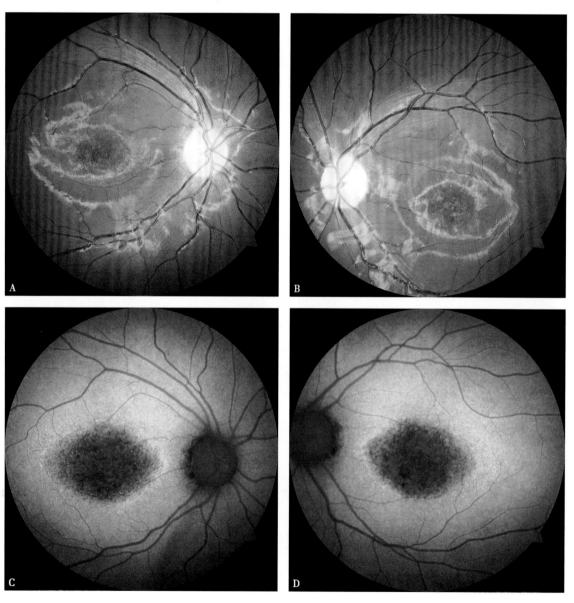

图 3-5-1　COD 的眼底照相和自发荧光

男童,8 岁,因自幼视力差,畏光来诊,BCVA,OD0.05,OS0.08。A、B. 眼底照相可见黄斑中心凹萎缩病灶,色素增殖、紊乱;C、D. FAF 显示黄斑部低荧光周边可见环形的高自发荧光;该患者经基因检测显示 ABCA4 复合杂合突变(c.3281del,c.1761-2A>G)。

2．OCT　早期患者可表现为交叉区模糊、不连续、消失。随病情进展，可表现为椭圆体带萎缩以及视网膜外层萎缩。若视杆细胞累及，可表现为黄斑及黄斑区以外的视网膜外层萎缩。在荧光造影中，部分病例可见"牛眼征"，为黄斑区靶心状脱色素改变引起。视野检查：早期仅表现为中心盲点，继而出现周边视野的片状缺损。ERG异常表现可以和其他视网膜疾病相区别：在30Hz闪烁光刺激时潜伏期改变，闪光刺激时a、b波振幅明显降低，明适应波形改变程度比暗适应明显。

【诊断】

该病临床诊断标准以临床特征和影像学检查为基础。典型的临床表现包括中心视力下降伴畏光，结合眼底检查，ERG证据提示视锥细胞功能受损，可诊断。家族史和分子遗传学检查可以为临床诊断提供补充证据。

【治疗】

对于该病目前没有有效的治疗方式。对于合并屈光不正的患者，建议配戴变色眼镜以改善视力和减少畏光症状。户外可以配戴墨镜。关于COD/CORD的部分基因的基因治疗，比如*CNGA3*、*CNGB3*、*ABCA4*等，目前正在研究阶段（图3-5-2，图3-5-3）。

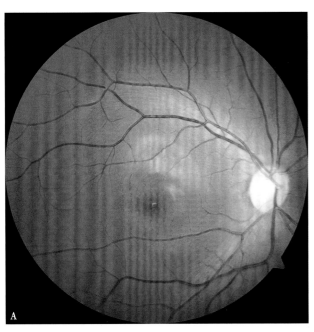 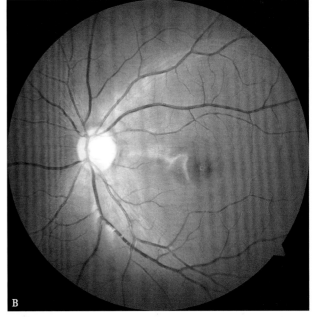

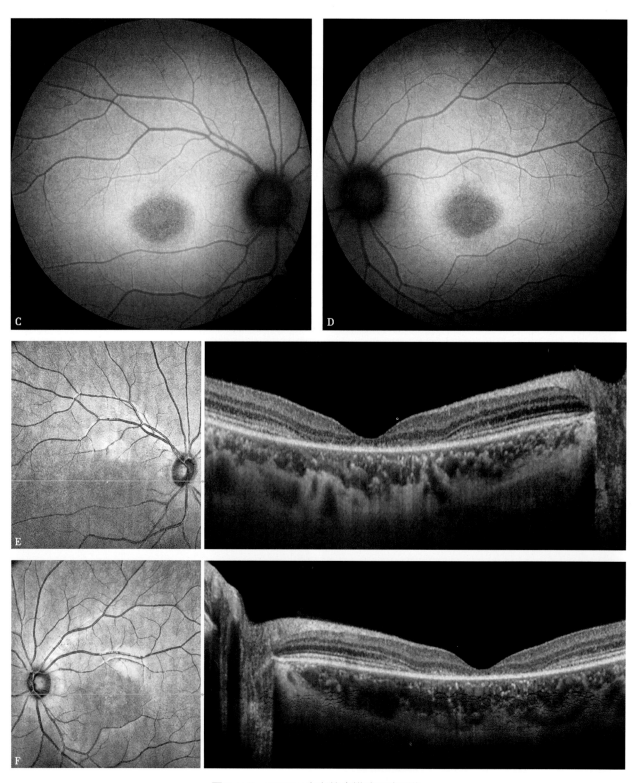

图 3-5-2　CORD 患者的多模式眼底影像

女童，13 岁，家长发现双眼视力下降伴畏光 1 年余就诊，BCVA，OD0.2，OS0.3，基因检测显示 *ABCA4*（c.6563T＞C 和 c.532delG）
杂合突变。A、B. 眼底彩照见黄斑部椭圆形病灶，视网膜色泽偏暗；C、D. 黄斑部自发荧光降低，周围环以高荧光；E、F. OCT
显示双眼黄斑区视网膜外层萎缩。

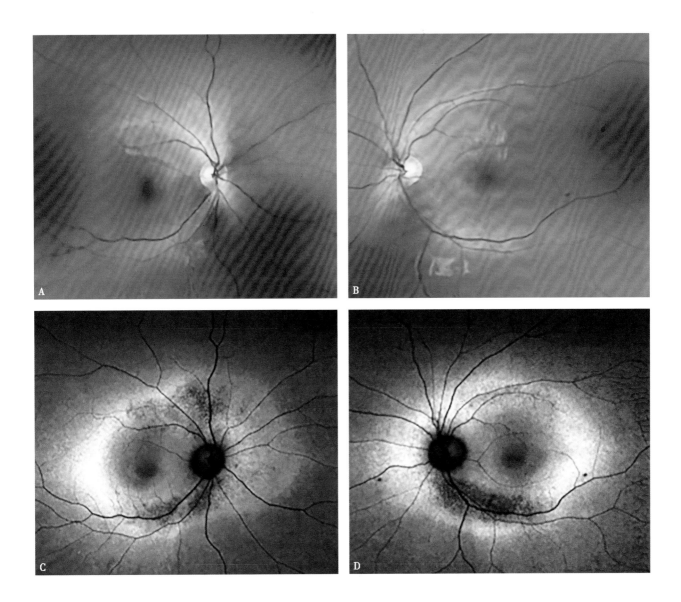

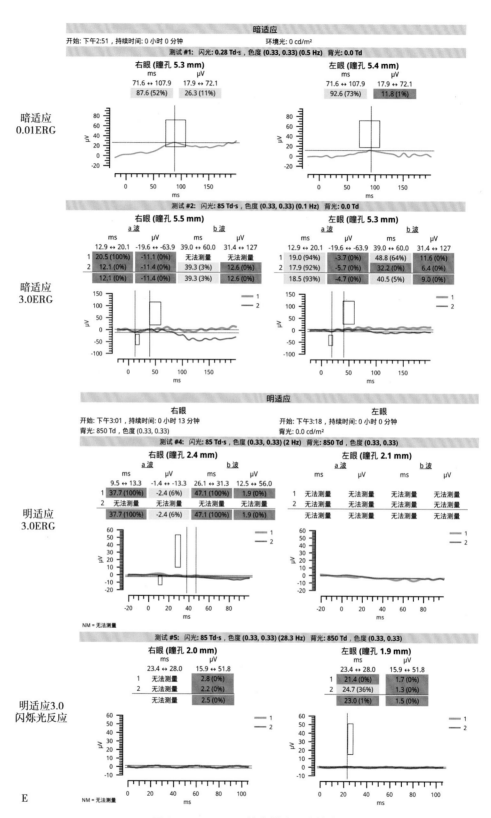

图 3-5-3 CORD 的多模式影像检查

男性，24 岁，双眼视力下降伴畏光 4 年余就诊；白天视力较夜晚差，色觉异常，右眼 BCVA0.07，左眼 BCVA0.05。A、B. 双眼眼底示黄斑中心凹反光不清；C、D. FAF 显示黄斑部、上下血管弓处低自发荧光，其周围及视盘鼻侧呈高自发荧光；E. 全视野 ERG 检查见暗适应 0.01ERG、暗适应 3.0ERG 振幅明显下降，明适应 3.0ERG、明适应3.0 闪烁光反应呈"熄灭征"；患者暂未行基因检测。

参考文献

[1] HAMEL C P，GRIFFOIN J M，BAZALGETTE C，et al. Molecular genetics of pigmentary retinopathies：Identification of mutations in CHM，RDS，RHO，RPE65，USH2A and XLRS1 genes. J Fr Ophtalmol，2000，23（10）：985-995.

[2] HAMEL C P. Cone rod dystrophies. Orphanet Journal of Rare Diseases，2007，2：7.

[3] MICHAELIDES M，HUNT D M，MOORE A T. The cone dysfunction syndromes. Br J Ophthalmol，2004，88（2）：291-297.

[4] SOHOCKI M M，MALONE K A，SULLIVAN L S，et al. Localization of retina/pineal-expressed sequences：identification of novel candidate genes for inherited retinal disorders. Genomics，1999，58（1）：29-33.

[5] FREUND C L，GREGORY-EVANS C Y，FURUKAWA T，et al. Cone-rod dystrophy due to mutations in a novel photoreceptor-specific homeobox gene（CRX）essential for maintenance of the photoreceptor. Cell，1997，91（4）：543-553.

[6] SWAIN P K，CHEN S，WANG Q L，et al. Mutations in the cone-rod homeobox gene are associated with the cone-rod dystrophy photoreceptor degeneration. Neuron，1997，19（6）：1329-1336.

[7] OLIVEIRA L，MINIOU P，VIEGAS-PEQUIGNOT E，et al. Human retinal guanylate cyclase（GUC2D）maps to chromosome 17p13.1. Genomics，1994，22（2）：478-481.

[8] CAMUZAT A，DOLLFUS H，ROZET J M，et al. A gene for Leber's congenital amaurosis maps to chromosome 17p. Hum Mol Genet，1995，4（8）：1447-1452.

[9] SUBBARAYA I，RUIZ C C，HELEKAR B S，et al. Molecular characterization of human and mouse photoreceptor guanylate cyclase-activating protein（GCAP）and chromosomal localization of the human gene. J Biol Chem，1994，269（49）：31080-31089.

[10] PAYNE A M，DOWNES S M，BESSANT D A，et al. A mutation in guanylate cyclase activator 1A（GUCA1A）in an autosomal dominant cone dystrophy pedigree mapping to a new locus on chromosome 6p21.1. Hum Mol Genet，1998，7（2）：273-277.

二、全色盲

> **精要**
>
> ○ 全色盲是一种罕见的常染色体隐性遗传视锥细胞功能障碍性疾病。
> ○ 婴幼儿期即可发病，主要表现为畏光、眼球震颤、视力下降和不同程度色觉异常。
> ○ 分为完全型（典型性）和不完全型（非典型性）两种类型。完全型视力一般 <0.1，畏光、眼球震颤，色觉完全丧失，不完全型较完全型临床症状轻。
> ○ 已知 6 个致病基因：*CNGA3*、*CNGB3*、*GNAT2*、*PDE6C*、*PDE6H* 和 *ATF6*，均为常染色体隐性遗传模式，其中 *CNGA3* 和 *CNGB3* 突变致病率最高（>90%）且存在种族差异。
> ○ 视网膜电图检查可表现为视杆细胞反应完全正常，而视锥细胞反应呈"熄灭型"；OCT 显示黄斑发育不良，椭圆体带及交叉区缺失或不连续。
> ○ 诊断依靠家族史及家系成员眼科多模式影像学检查。
> ○ 本病目前基因治疗正在临床试验阶段中。

【概述】

全色盲（achromatopsia，ACHM）又称典型性全色盲或视杆细胞单色视，是一种罕见的常染色体隐性遗传性视锥细胞功能障碍性疾病。婴幼儿期即可发病，患者主要表现为视敏度差、畏光、眼球震颤、视力下降、色觉部分或完全丧失。ACHM 人群中的患病率约为 1/30 000。目前已发现 95% 的全色盲病例与 6 个 ACHM 致病基因有关，分别是 *CNGA3*（MIM 600053）、*CNGB3*（MIM 605080）、*GNAT2*（MIM 139340）、*PDE6C*（MIM 600827）、*PDE6H*（MIM 601190）和 *ATF6*（MIM 605537）。*CNGA3*、*CNGB3*、*GNAT2*、*PDE6C* 和 *PDE6H* 等基因在视锥细胞光传导通路中发挥重要作用。*ATF6* 与蛋白正确折叠有着密切关系，其活性减弱会造成内质网氧化应激增加，甚至引起细胞凋亡，与视网膜退行性疾病，包括 *CNGA3* 和 *CNGB3* 基因突变引起的全色盲有着密切关系。上述基因间存在相互关联，其中任何环节异常都可能导致 ACHM 的发生。

ACHM 患者中 90% 是由 *CNGA3* 和 *CNGB3* 基因突变所致，且存在种族间差异。患病人群中，*CNGA3* 基因突变占 30%～40%，但在中国、以色列和巴勒斯坦等国家患者中 *CNGA3* 基因突变均占 80% 以上；*CNGB3* 基因突变在整体患病人群中占 40%～50%，但在欧洲国家和美国患者中最常见，占 60%。而 *CNAT2*、*PDE6H*、*PDE6C* 及 *ATF6* 等其他 4 个基因突变在 ACHM 患者中占比均不超过 2%。

【临床表现】

全色盲包括完全型（典型性）全色盲和不完全型（非典型性）全色盲。临床表现包括自幼视力低下、畏光、眼球震颤、色觉完全或部分丧失，通常伴高度远视，视力相对稳定，畏光和眼球震颤婴幼儿期即可出现，随时间推移会逐渐好转。

完全型 ACHM 患者红、绿、蓝色觉完全丧失，视力严重障碍，一般不超过 0.1，会出现钟摆型眼球震颤、畏光和昼盲。有研究报道，该类患者中 85% 会出现瞳孔对暗环境的异常收缩反应，即"Flynn 现象"，即患者暴露在强光下 2～3 分钟后转移到暗环境中瞳孔会收缩，目前机制不明。眼底可基本正常，仅少数患者会出现视网膜血管变细和中周部出现视网膜色素上皮斑驳状异常，易被漏诊。不完全型 ACHM 视力损害程度较完全型轻，患者视力通常为 0.1～0.3。保留部分色觉，可不伴或伴有轻度的眼球震颤或畏光。

【影像学检查方法】

ACHM 家系所有成员均须接受视力、裂隙灯显微镜、检眼镜、屈光度、光学眼底彩色照相、超广角眼底照相、眼底自发荧光、OCT、色觉仪 / 色盲检查图、全视野视网膜电图等多模式专科检查。

1. 眼底检查或光学眼底彩色照相　眼底正常或仅表现为黄斑区中心凹反光减弱或消失（图 3-5-4A、B，图 3-5-5A、B）。

2. 裂隙灯前置镜或超广角眼底照相　可在患者黄斑颞侧、赤道及赤道前发现视网膜色素上皮异常，表现为色素增生或萎缩，视网膜斑片状萎缩，赤道部及赤道前视网膜伴明显色素沉着（图 3-5-4C、D）。

3. OCT　ACHM 患者会存在 5 种不同的 OCT 影像表现：①椭圆体带连续（图 3-5-4E、F）；②椭圆体带不连续（图 3-5-5C、D）；③椭圆体带缺失；④黄斑中心凹下低反射区；⑤累及视网膜色素上皮的视网膜外层萎缩。50% 左右的患者会伴有不同程度的黄斑发育不良，85% 患者会出现光感受器层不连续。

4. 全视野视网膜电图　约 75% 的 ACHM 患者 fERG 可表现为正常，也可表现为视杆细胞反应可完全正常，视锥细胞反应呈熄灭征（图 3-5-4G，图 3-5-5E）。

5. 眼底自发荧光　ACHM 患者的 FAF 无特异性表现，可以是正常、高或低自发荧光表现。

【诊断】

全色盲的研究报道较少，对其认识尚不充分，易误诊或漏诊。其诊断主要依靠详细询问家族史、临床表现及眼球震颤检查、视力测试、色觉评估和检眼镜检查，辅以 OCT 和 ERG 检查可以帮助确诊。

【治疗】

目前，对于 ACHM 患者尚无有效疗法，仅针对遗传咨询和视力辅助、缓解畏光症状行对症治疗。可以采用配戴有色接触镜或框镜、遮阳帽、遮阳伞等方法避免阳光直射眼睛，缓解畏光症状；屈光不正者则予以验光配镜。

随着基因治疗的开展，已有针对 *CNGA3*、*CNGB3* 基因突变的基因治疗临床试验。近年来，随着分子生物学技术和高通量测序技术的发展和应用，对全色盲的遗传型 - 表型相关性的不断深入研究，有望为全色盲早期诊断、干预和基因治疗提供理论依据。

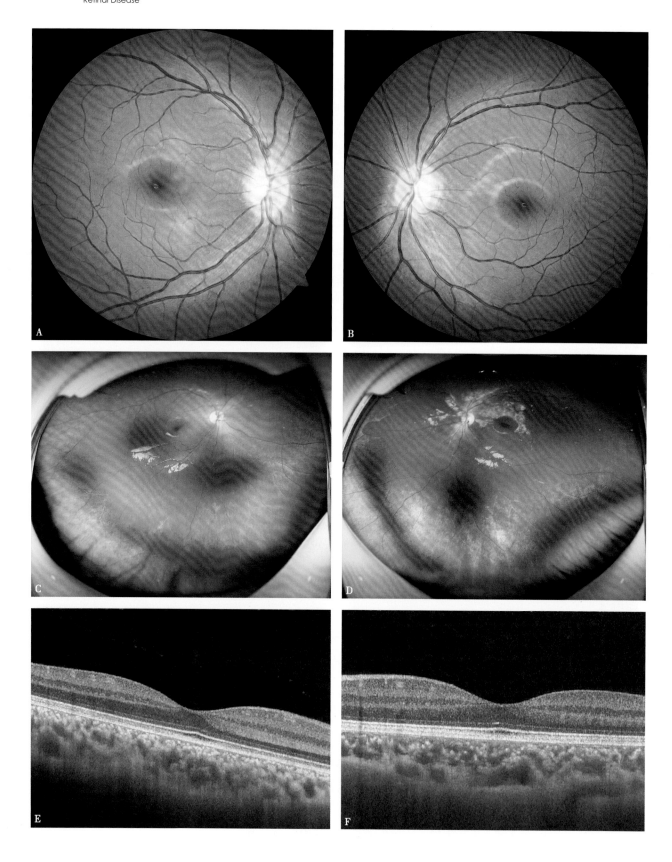

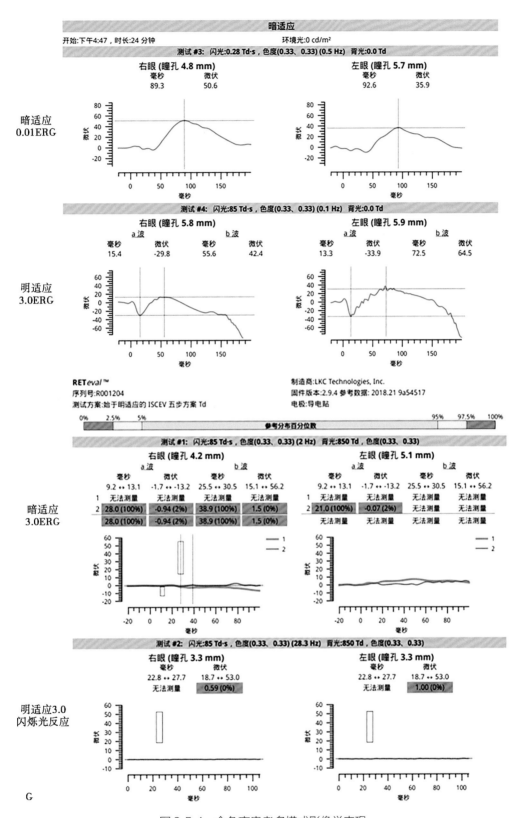

图 3-5-4　全色盲患者多模式影像学表现

女童，9 岁，双眼畏光伴色觉差 5 年余，VOD0.12，VOS0.1，双眼眼球震颤，经基因检测结果为 *CNGA3* 基因复合杂合突变。A、B. 双眼眼底示双眼黄斑区正常；C、D. 广域眼底照相可见双眼赤道部视网膜色素萎缩，视网膜斑片状萎缩；E、F. OCT 示黄斑区椭圆体带连续，中心凹处交叉区颗粒状粗糙；G. 全视网膜 ERG 示双眼暗适应 0.01ERG、暗适应 3.0ERG 潜伏期、振幅均正常，明适应 3.0ERG、明适应 3.0 闪烁光反应呈熄灭征。

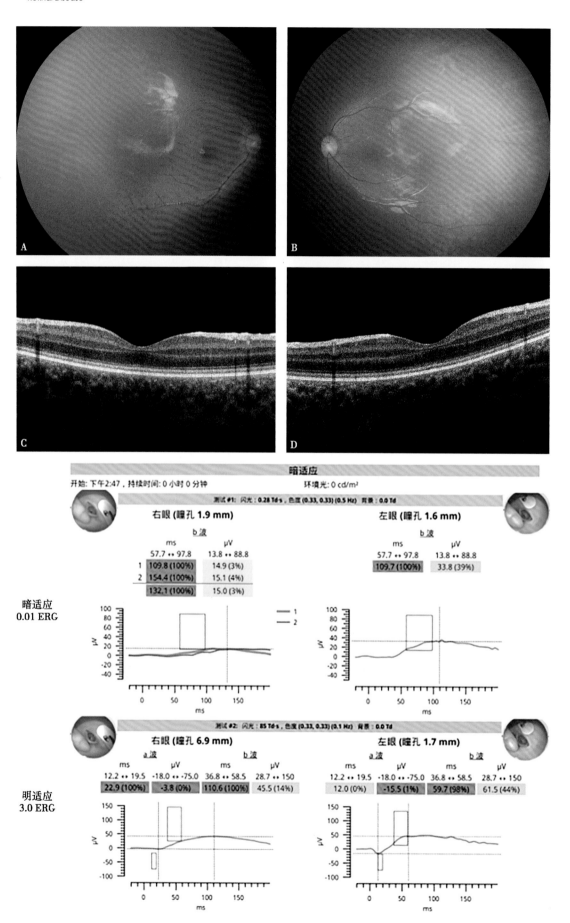

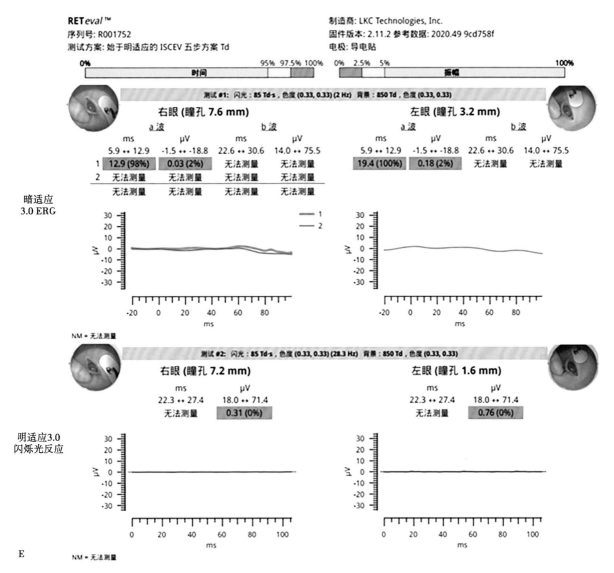

图 3-5-5　全色盲患者多模式影像学表现

男童，3 岁 5 个月，父母诉患儿畏光来诊，基因检测结果为 *CNGA3* 基因复合杂合突变（c.G513T、c.T833C）。A、B. Retcam 示双眼黄斑区中心凹反光弱；C、D. OCT 示双眼黄斑中心凹下外界膜、椭圆体带交叉区粗糙不连续；E. 全视网膜 ERG 示双眼暗适应 0.01ERG、暗适应 3.0ERG 潜伏期延长，振幅下降，明适应 3.0ERG、明适应 3.0 闪烁光反应呈"熄灭征"。

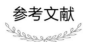

参考文献

[1] 戴旭锋，庞继景. 全色盲及其基因治疗的研究进展. 中华眼科杂志，2012，8（8）：755-758.

[2] 梁小芳，睢瑞芳，董方田. 全色盲遗传学研究进展. 中华实验眼科杂志，2015，33（8）：764-767.

[3] 朱田，李蕙，卫星，等. 中国 ATF6 基因相关全色盲一家系分子遗传学和临床特征分析. 中华实验眼科杂志，2022，40（10）：948-954.

[4] 周钟强，彭海鹰，史平玲，等. 一个中国全色盲家系 *CNGB3* 基因新突变. 中华实验眼科杂志，2021，39（3）：221-227.

[5] HIRJI N，ABOSHIHA J，GEORGIOU M，et al. Achromatopsia：Clinical features，molecular genetics，animal models and therapeutic options. Ophthalmic Genet，2018，39（2）：149-157.

[6] FISCHER M D，MICHALAKIS S，WILHELM B，et al. Safety and vision outcomes of subretinal gene therapy targeting cone photoreceptors in achromatopsia：A nonrandomized controlled trial. JAMA Ophthalmol，2020，138（6）：643-651.

[7] MICHALAKIS S，GERHARDT M，RUDOLPH G，et al. Achromatopsia：Genetics and gene therapy. Mol Diagn Ther，2022，26（1）：51-59.

[8] REMMER M H，RASTOGI N，RANKA M P，et al. Achromatopsia：A review. Curr Opin Ophthalmol，2015，26（5）：333-340.

[9] MICHALAKIS S，SCHON C，BECIROVIC E，et al. Gene therapy for achromatopsia. J Gene Med，2017，19（3）.

[10] BEN SIMON G，ABRAHAM F，MELAMED S. Pingelapese achromatopsia：Correlation between paradoxical pupillary response and clinical features. The British journal of ophthalmology，2004，88（2）：223-225.

第六节　非综合征型视网膜色素变性

一、视网膜色素变性概述

精要

○ 视网膜色素变性（retintis pigmentosa，RP）是一组由于感光细胞和 RPE 的进行性退化而导致视力、视野逐渐丧失的遗传性退行性疾病。

○ 其病理特征为视杆细胞功能进行性丧失和 RPE 变性，晚期可累及视锥细胞。

○ 首发症状通常为夜盲和暗适应受损，通常中心视力保持相对稳定。晚期累及视锥细胞时，出现中心视力下降、畏光和色觉障碍。

○ 典型眼底特征为骨细胞样色素沉着、视网膜血管缩窄和视盘蜡样苍白三联征。

○ 截至 2022 年，已定位 100 余个基因与非综合征型 RP 相关，不同基因突变导致的 RP 临床亚型中可能存在一定程度重叠。

○ 疾病早期 ERG 即表现为视杆细胞，而非视锥细胞的功能特征性丧失，是本病的特点。

○ 当 RP 合并全身性疾病时，被称为"综合征型 RP"，如 Usher 综合征、Bardet-Biedl 综合征和 Alström 综合征等，详见本章第七节。

【概述】

　　视网膜色素变性（retintis pigmentosa，RP）是一组由于感光细胞和视网膜色素上皮细胞的进行性退化导致视力、视野逐渐丧失的遗传性、退行性疾病，其特征先是视杆细胞功能进行性丧失，RPE 发生变性，随后视锥细胞受累。RP 会有多种临床表现并随着年龄而进展，其典型眼底特征包括"骨细胞样色素沉着""视网膜血管缩窄"和"视盘蜡样苍白"三联征。RP 全球发病率高达 1/3 000，是最常见的视网膜遗传性疾病。

【临床表现】

　　RP 的最初症状包括夜盲和暗适应受损，也可以表现为早期的中周部视野缺损，但直到疾病的最后阶段，中央视网膜仍保持相对稳定。多数 RP 患者由于残留的黄斑功能和 / 或保留的外周颞侧视网膜而保存了光感。累及视锥细胞时，RP 患者也可出现畏光和色觉障碍。RP 通常是双侧的，但也有单眼受累 RP 的报道。

　　眼底表现为骨细胞样色素沉着（图 3-6-1）、视网膜血管缩窄和视盘蜡样苍白是 RP 的标志（图 3-6-2）。RP 早期阶段眼底可表现正常。在典型的 RP 特征出现之前，一些患者可出现一些非特异性改变，如内界膜不规则反射、中央凹反射弥散以及 RPE 局灶弥散性病变。并不是所有的 RP 患者都会形成骨细胞样色素沉着,也有可能发展为"粉尘状"色素沉着或者"硬币样"色素沉着。RP中视网膜血管缩窄的病因尚不清楚。有研究认为是继发于感光细胞死亡的突触输入丧失,导致视网膜内层代谢减少,出现血管重塑和血管缩窄。随着疾病的进展,视盘通常会形成蜡样苍白,这可能是由于视神经表面和内侧神经细胞胶质化导致光反射率增加所致(图3-6-3)。

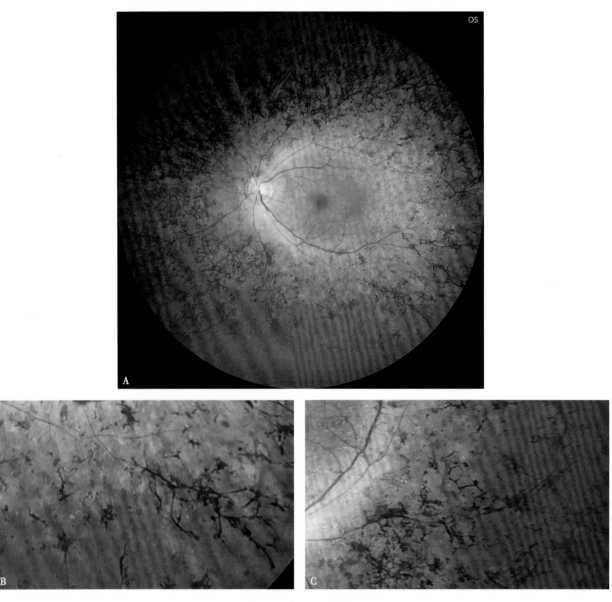

图 3-6-1 RP 眼底表现

A~C. RP 患者典型表现的"骨细胞"样色素沉着,色素沿血管走行分布。

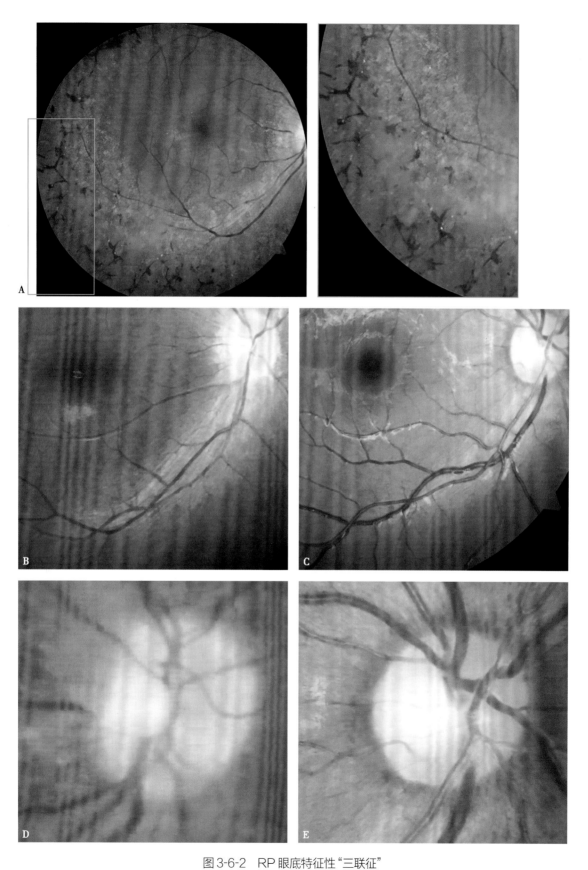

图 3-6-2　RP 眼底特征性"三联征"

A. 中周部视网膜"骨细胞样"色素沉着；B. 视网膜血管缩窄；C. 为视网膜血管正常对照；D. 视盘蜡样苍白；
E. 为视盘正常对照。

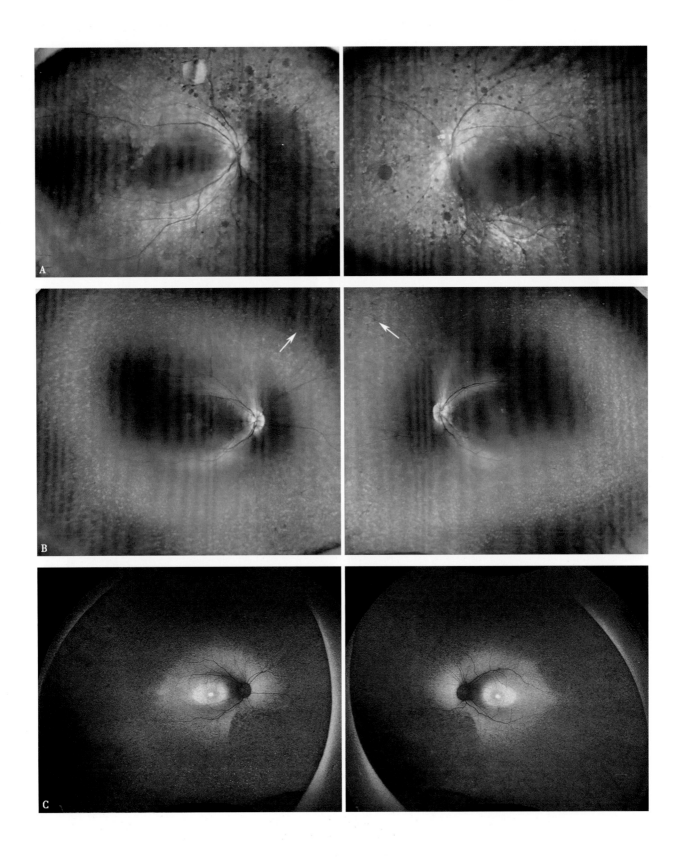

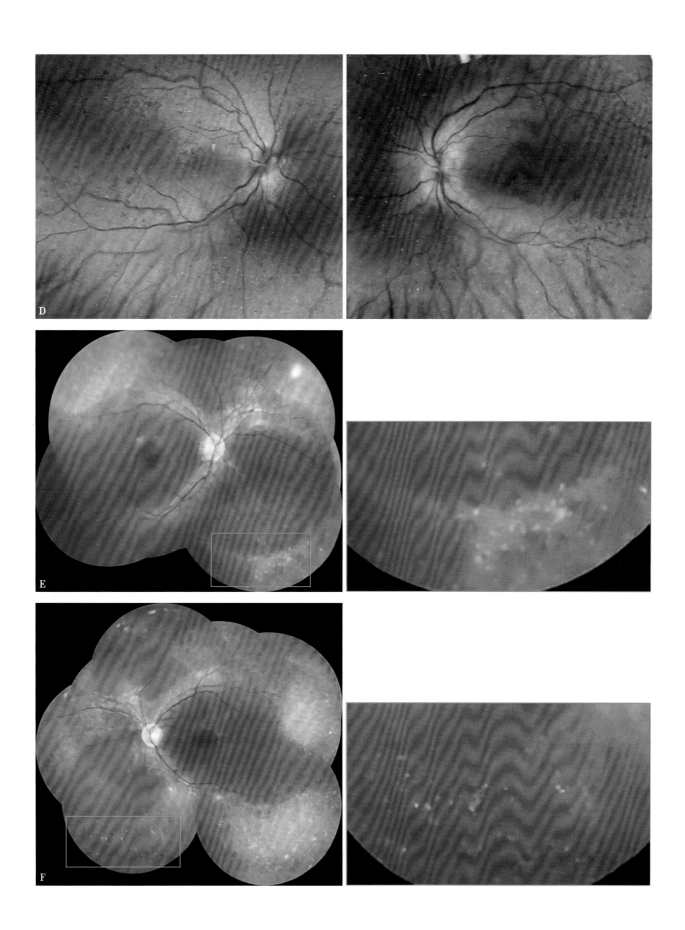

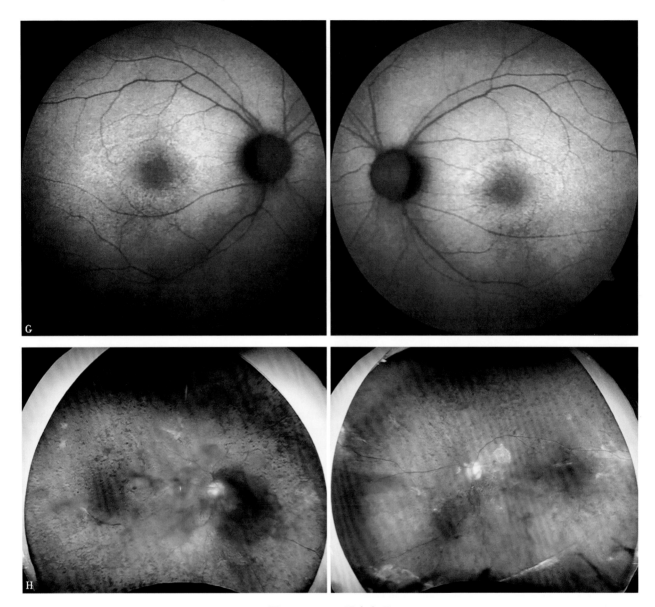

图 3-6-3　RP 眼底表现

A. 双眼视网膜中周部见类圆形"硬币样"色素沉着；B. 早期 RP 患者，双眼鼻上方视网膜色素沉着（白色箭头示），全视网膜弥漫斑状病灶；C. FAF 示早期 RP 患者，双眼黄斑区高荧光，中周部及周边部斑驳状遮蔽荧光；D. RP 患者双眼眼底粉尘样色素沉着，视盘水肿，血管迂曲；E、F. RP 早期患者，周边视网膜散在白色病灶；G. FAF 示同一患者黄斑中心低荧光，周围呈环状高自发荧光；H. 终末期 RP 双眼屈光介质混浊（并发性白内障），全视网膜弥漫色素沉着，视网膜动脉纤细。

【影像学检查方法】

　　RP 的筛查和诊断主要依靠眼底照相、自发荧光、OCT、视野及 ERG 等多种影像学、功能学检查。

　　1. ERG　电生理检查具有重要诊断价值，对定量评估疾病的严重程度以及监测疾病进展也至关重要。ERG 早期即可发现暗适应下 a 波下降。在全视野 ERG 检查中，视杆细胞对暗适应的暗闪光响应延迟、减弱或消失。视锥细胞反应异常也能在 RP 的早期阶段出现，但通常滞后于视杆细胞功能障碍的发生（图 3-6-4）。

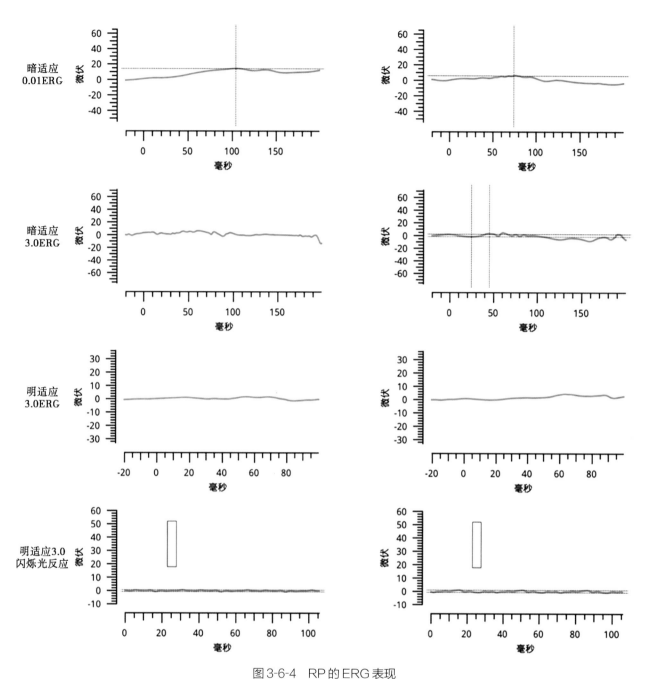

图3-6-4　RP 的 ERG 表现

经基因检测确诊为 *RP1* 突变导致的 RP 患者,5 岁,双眼暗适应 0.01ERG、暗适应 3.0ERG、明适应 3.0ERG、明适应 3.0 闪烁光反应均呈熄灭型。

2.OCT　RP 中最早的组织病理学变化是感光细胞外节缩短。这种变化在 OCT 图像中反映为外层视网膜结构紊乱,先发生于嵌合区,然后是椭圆体带,最后是外界膜。随 RP 进展,感光细胞外节变薄,OCT 上表现为外核层厚度降低。晚期 RP 表现为感光细胞外节和外核层完全丧失。OCT 对诊断 RP 相关黄斑病变也具有重要意义,包括黄斑囊样水肿、视网膜前膜、玻璃体黄斑牵引综合征和黄斑裂孔等,据文献报道,RP 相关黄斑病变发生率可高达 50%(图 3-6-5)。

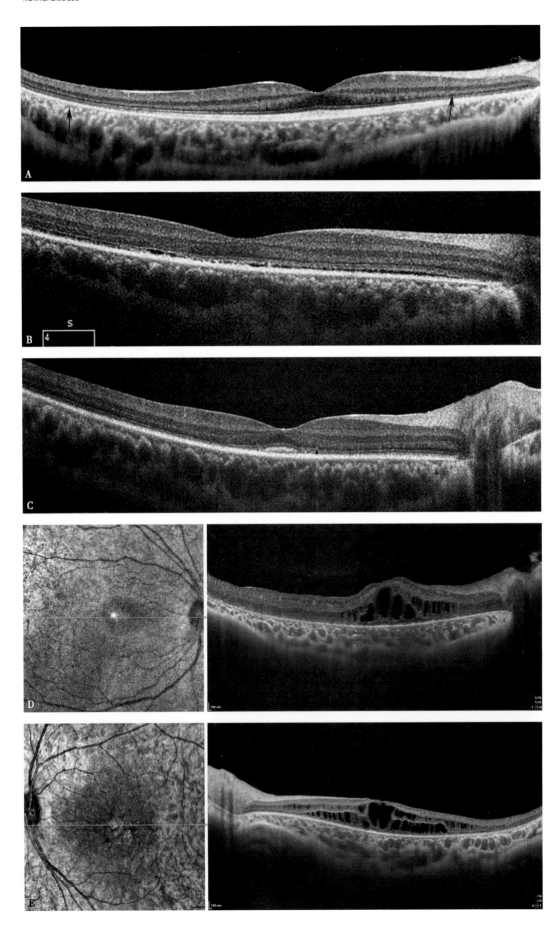

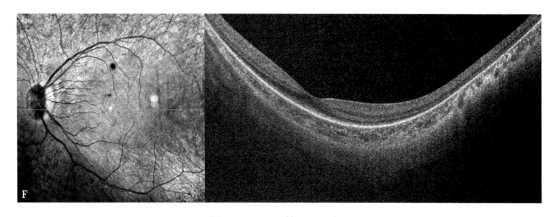

图 3-6-5　RP 的 OCT 表现

A. OCT 示黄斑外区域外核层变薄、外节萎缩（红色箭头示）；B. OCT 示外核层变薄，视网膜椭圆体带、嵌合区破坏，层次紊乱，连续性中断；C. OCT 示外核层变薄，视网膜椭圆体带、嵌合区破坏，层次紊乱，连续性中断，黄斑中心凹处外节高反射沉积物；D. OCT 示双眼黄斑囊样水肿，视网膜外界膜、椭圆体带、嵌合区结构消失，外核层不可见，视网膜内层结构增厚；E. OCT 示双眼黄斑囊样水肿，视网膜外核层结构消失；F. OCT 示左眼后巩膜葡萄肿，除黄斑区外，视网膜外核层消失。

　　3. FAF　自发荧光可以揭示未被观察到的 RPE 代谢的改变及损害，50%～60% 的 RP 患者存在异常的自发荧光增强的中心凹环或曲线弧。环的范围为 3°～20°，通常具有相对较高的对称性。这种高荧光环代表视网膜功能异常和正常之间的过渡区，在环内功能相对正常，而在环外则功能丧失。在大多数患者中，环内测得的自发荧光与健康眼中的自发荧光在数量上是相似的。随着时间推移，高荧光环直径变小。环内界通常与视锥细胞功能障碍的进展相一致。RP 患者的微视野检查显示，环内视觉敏感度相对保留，环区本身减少，环外区域减少甚至消失（图 3-6-6）。

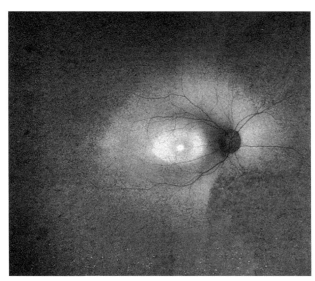
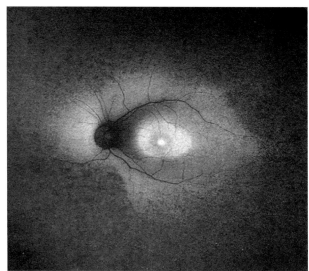

图 3-6-6　RP 的 FAF 表现

FAF 示 RP 患者双眼以黄斑为中心的自发荧光增高环，双眼对称，中周部可见色素沉着荧光遮蔽。

【诊断】

1. 临床诊断　典型 RP 基于临床表现和眼科常规检查即可诊断。主要包括：疾病初期在眼底赤道部色素沉着，中晚期眼底骨细胞样色素沉着，夜盲、视野进行性缩小，ERG 示暗适应显著下降，较明适应明显。晚期患者波形记录不到。此外为更好评价疾病严重程度，须行周边视野及微视野检查、ERG、广域眼底照相和 OCT 等。

2. 基因诊断　建议所有 RP 患者均进行致病基因突变的筛查。至 2022 年，已定位 100 个基因和 7 个候选基因与非综合征型 RP 相关。不同基因突变导致的 RP 亚型中可能存在一定程度的临床重叠，这可能是由于各突变均导致共同的通路异常。总的来说，视紫红质（RHO）基因、Usherin 基因（USH2A）和 RPGTP 酶调节因子（RPGR）基因的突变可解释大约 30% 的 RP。其中，RHO 基因突变导致 20%～30% 常染色体显性 RP；Usherin 基因突变导致约 20% 常染色体隐性 RP；RPGR 基因突变导致约 70% X 连锁隐性 RP。通过基因检测，不仅可确诊疾病，评估患者预后，预测其家系成员发病风险，而且随着基因治疗技术的发展，为患者提供更多的治疗可能性，有助于阐明不同原因 RP 的表型特点、疾病进程以及可能的病理生理（图 3-6-7）。

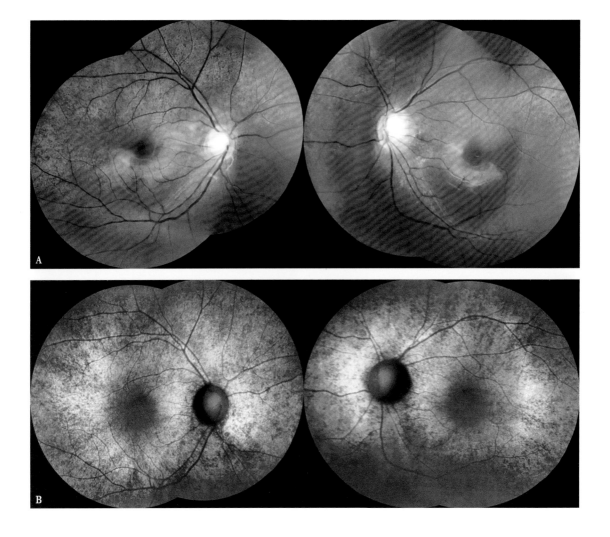

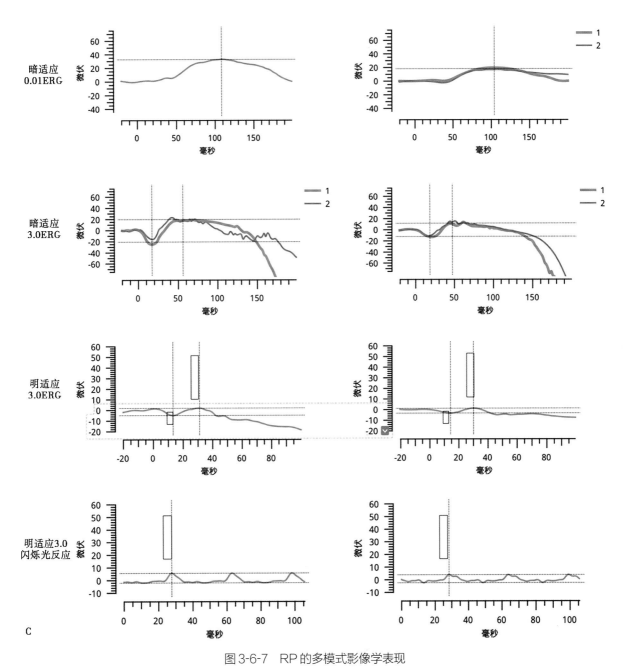

图 3-6-7 RP 的多模式影像学表现

女童，4 岁，双眼高度近视，BCVA 欠佳来诊；验光，OD-4.5DS/-0.75DC×40→0.3；OS-6.5DS/-3.25DC×178→0.1；经基因检测为 X 连锁 *RPGR* 基因突变（c.2237_2241delAAGAG）。A. 双眼眼底照相示后极部豹纹状眼底、中周部可见粉尘样色素沉着；B. 可见黄斑周边自发荧光增高环，双眼对称，黄斑部自发荧光稍低；中周部可见色素沉着荧光遮蔽；C. 全视网膜 ERG 示双眼暗适应 0.01ERG、暗适应 3.0ERG、明适应 3.0ERG、明适应 3.0 闪烁光反应潜伏期延长，振幅下降。

【治疗】

目前还没有确切的治愈方法或有效阻止 RP 进展的手段。临床上主要是通过一系列综合性的预防和控制措施来改善患者的生活质量。这些措施包括避光、适量摄入新鲜水果、坚果和维生素，以及使用低视力辅助设备。此外，遗传咨询和心理支持也是治疗的一部分。患者眼部病变的治疗，取决于患者是否可能获得视力提升，举例如下。

1.并发性白内障　对于 RP 患者来说,白内障手术后视觉通常有明显改善。因此,即使是晚期 RP 患者,如果有视力提升的潜力,也应考虑进行白内障摘除手术。

2.黄斑水肿　截至 2022 年 10 月,还没有大规模随机对照临床试验来证明 RP 并发的黄斑囊样水肿(CME)治疗的效果。研究还没有发现抗 VEGF 治疗在这类患者中能带来视力上的明显获益。

3.视网膜前膜　Ikead 等报道了 11 眼中 9 眼视网膜前膜剥离后有形态学改善,但是这些眼中只有 3 眼(其中 2 眼同时行白内障摘除术)在视力方面有提升。因此,这种手术的成功率有限,且存在与眼内直接照明相关的视网膜损害风险,RP 患者在考虑进行前膜剥离手术时应谨慎。

对于部分机制明确的单基因相关 RP,已有基因治疗处于临床试验阶段或已上市。Luxturna 已被批准作为首个眼部基因治疗药物上市,治疗 *RPE65* 双等位基因突变导致的早发型 RP。其他基因如 *RPGR*、*PD6A*、*PDE6B*、*RLBP1*、*MYO7A* 等也有相关临床试验在进行中。早期诊断和治疗的患者预后更佳。

其他安全有效的治疗方案仍在探索研究中,如光遗传学试图将不同类型的视网膜细胞转化为光感受器,为遗传性视网膜退行性疾病的视力恢复提供新的视角。干细胞治疗则通过植入眼源性视网膜前体细胞(retinal precursorcell,RPC)或非眼源性干细胞到玻璃体或视网膜下腔,以期改善患者视功能。这一疗法与突变无关,可用于广泛的视网膜退行性疾病。

RP 的诊疗进展日新月异,但基因治疗、干细胞治疗以及光遗传学疗法等先进技术从实验室转化到临床应用,还存在着不小的鸿沟。如免疫反应、潜在导致插入的区域诱变和肿瘤发生、遗传毒性、基因技术和干细胞技术的质量和稳定性、临床级别药物的大量生产和推广,以及药物和手术的有效性优化等问题,还须进一步解决。

参考文献

[1] YANG M,SO K F,LAM W C,et al. Cell ferroptosis: New mechanism and new hope for retinitis pigmentosa. Cells,2021,10(8):2153.

[2] BOTTO C,RUCLI M,TEKINSOY M D,et al. Early and late stage gene therapy interventions for inherited retinal degenerations. Prog Retin Eye Res,2022:100975.

[3] DUCLOYER J B,LE MEUR G,CRONIN T,et al. Gene therapy for retinitis pigmentosa. Med Sci(Paris),2020,36(6-7):607-615.

[4] DAIGER S P,SULLIVAN L S,BOWNE S J. Genes and mutations causing retinitis pigmentosa. Clin Genet,2013,84(2):132-141.

[5] BHARDWAJ A,YADAV A,YADAV M,et al. Genetic dissection of non-syndromic retinitis pigmentosa. Indian J Ophthalmol,2022,70(7):2355-2385.

[6] OCCELLI L M,PETERSEN-JONES S M. Large animal models of retinitis pigmentosa in therapy development and preclinical testing. Methods Mol Biol,2023,2560:233-248.

[7] TSANG S H,SHARMA T. Retinitis pigmentosa(non-syndromic). Adv Exp Med Biol,2018,1085:125-130.

[8] LIU W,LIU S,LI P,et al. Retinitis pigmentosa: Progress in molecular pathology and biotherapeutical strategies. Int J Mol Sci,2022,23(9):4883.

[9] HOSSEINI SHABANAN S,SEYEDMIRZAEI H,BARNEA A,et al. Stem cell transplantation as a progressing treatment for retinitis pigmentosa. Cell Tissue Res,2022,387(2):177-205.

二、*CRB1* 相关视网膜营养不良

精要

○ *CRB1* 相关视网膜营养不良是一种罕见的非综合征型遗传性视网膜营养不良类疾病，不合并全身系统性疾病。

○ 该病为常染色体隐性遗传，致病基因为 *CRB1* 基因。

○ 临床症状包括视力差、眼球震颤、畏光、夜盲等，通常出现于儿童期。

○ 特征性体征包括钱币状色素沉着伴白点、Coats 样改变、视网膜动脉旁色素保留、视网膜增厚及分层异常、中间葡萄膜炎、黄斑水肿等。

【概述】

　　CRB1 相关视网膜营养不良是一类罕见的常染色体隐性遗传性视网膜营养不良类疾病。该病可以表现出多种营养不良类疾病的临床特征，如 Leber 先天性黑矇（Leber congenital amaurosis, LCA）、RP、视锥视杆细胞营养不良或黄斑营养不良等。据报道，最常见的临床表型是 LCA，其中约 10% 由 *CRB1* 突变引起；其次为 RP，约 6.5% 由 *CRB1* 突变引起。

　　CRB1 编码的蛋白为高度保守的跨膜蛋白——Crumbs，该蛋白主要参与细胞极性和细胞 - 细胞间黏附小带的形成。在视网膜中，*CRB1* 参与视网膜发育、光感受器与 Müller 细胞的连接以及光感受器的有序排布。在成熟视网膜中，CRB1 蛋白主要分布于光感受器的内节（inner segment, IS 层）、Müller 细胞囊膜以及外丛状层。

　　CRB1 相关视网膜营养不良具有一些不同于其他 LCA 或 RP 类疾病的特征性改变，如视网膜动脉旁色素上皮保留（preserved para-arteriole retinal pigment，PPRPE）、钱币状色素沉着伴白点、视网膜分层异常及增厚、黄斑水肿、葡萄膜炎、FFA 视网膜毛细血管渗漏、Coats 样改变等。故在本小节中单列陈述。

【临床表现】

　　根据 *CRB1* 突变引起的视网膜营养不良种类不同，可在出生后或婴儿期出现严重视力损害、眼球震颤（LCA 常见），夜盲、视野缩窄、中后期视力下降（RP 常见），畏光、视力下降（锥杆细胞营养不良及黄斑营养不良）等表现。

　　虽然临床表现具有异质性,但是一些特殊的临床表现须高度怀疑 CRB1 突变,包括视网膜动脉旁色素上皮保留(PPRPE)、钱币状色素沉着伴白点、视网膜分层异常及增厚、Coats 样改变、黄斑水肿、葡萄膜炎等。与其他 RP 引起的黄斑劈裂囊腔不同,CRB1 突变可引起真性黄斑水肿,FFA 造影可见弥漫视网膜毛细血管渗漏和黄斑区花瓣状强荧光。须注意,这类表现可能误诊为白塞病,眼底自发荧光及电生理检查可协助诊断(图 3-6-8)。

　　CRB1 相关视网膜营养不良可能出现 Coats 样改变,通常在成年后才出现。在这类患者中,须关注有无视网膜新生血管形成,部分患者可出现新生血管性青光眼等严重并发症。

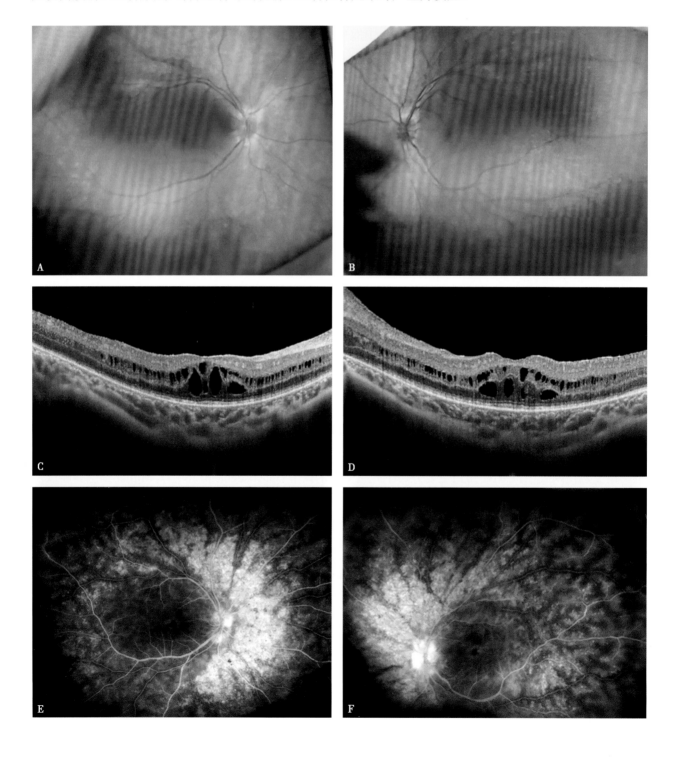

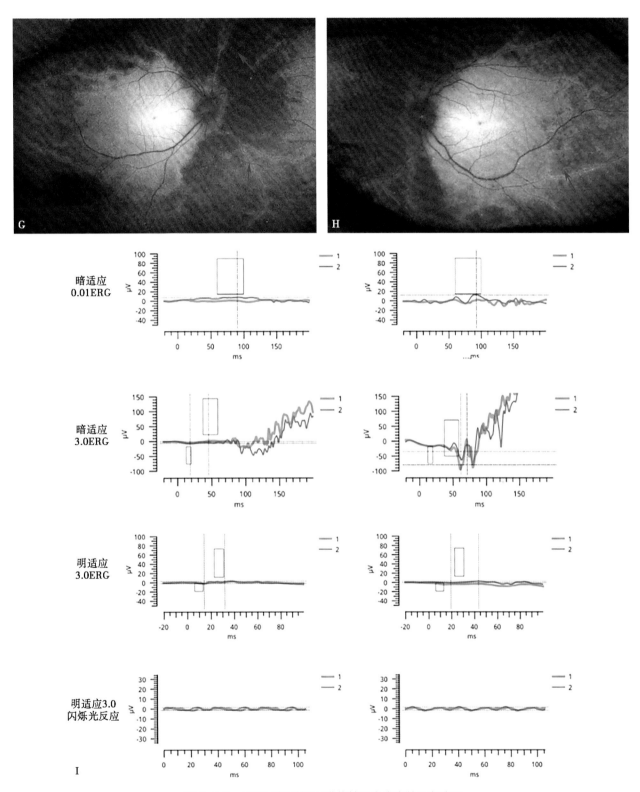

图 3-6-8　*CRB1* 相关视网膜营养不良患者的眼部表现

男童，6岁，体检发现双眼矫正视力欠佳；BCVA，OD0.5，OS0.32，裂隙灯检查可见双眼前房细胞（+），房闪（++）。A、B. 眼底可见双眼中周部及周边视网膜色素紊乱，黄斑中心凹反光消失；C、D. OCT 见双眼黄斑囊样水肿，视网膜外层结构不清，椭圆体带、嵌合体带不连续，外核层变薄；E、F. FFA 静脉期见双眼视网膜弥漫毛细血管蕨样渗漏，黄斑中心凹花瓣样强荧光，符合黄斑囊样水肿；G、H. 自发荧光显示双眼周边视网膜弥漫性低荧光，伴动脉旁残留高信号，符合 PPRPE（红色箭头示）；I. 全视网膜 ERG 示双眼暗适应 0.01ERG、暗适应 3.0ERG 振幅下降，明适应 3.0ERG、明适应 3.0 闪烁光反应熄灭。

【影像学检查方法】

CRB1 相关视网膜营养不良的筛查和诊断工具包括眼前段照相、眼底彩照、扫描激光眼底照相、OCT、B 超、ERG、自发荧光、FFA 等多种影像学检查,确诊依赖基因检测。

【诊断】

当出现临床表现为常染色体隐性遗传的 LCA、RP、锥杆细胞营养不良、黄斑营养不良等营养不良类疾病,合并以下特殊性表现时,须考虑该病。

1. 视网膜动脉旁色素上皮保留　14%～18% 的 CRB1 相关视网膜营养不良患者可出现该体征。多在 CRB1 相关的早发锥杆细胞营养不良或 RP 患者中发现,通常发现于 10 岁以内的患者,自发荧光表现为沿视网膜动脉走行的 RPE 残留条带。当出现该体征,CRB1 突变的可能性高达 75%。

2. 钱币状色素沉着伴白点　该类色素沉着为类圆形钱币样,并不局限于周边部,中周部也可出现。

3. 视网膜分层异常及增厚　在 CRB1 相关的 LCA 中最为明显。通常表现为视网膜内层的异常增厚。在 OCT 上,部分患者可观察到视网膜各层之间分界不清伴结构紊乱。

4. Coats 样改变　据报道 RP 合并 Coats 样改变的患者约 30% 为 CRB1 突变引起(图 3-6-9)。

5. 黄斑水肿　CRB1 相关视网膜营养不良在 OCT 上可观察到黄斑区囊腔样结构。须注意该病引起的为真性黄斑水肿而非视网膜劈裂。

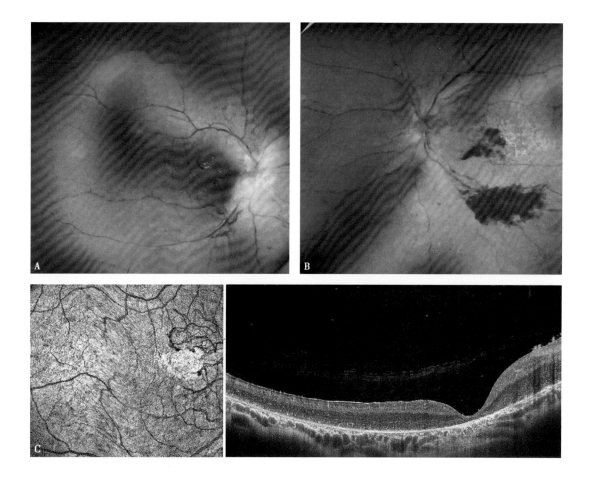

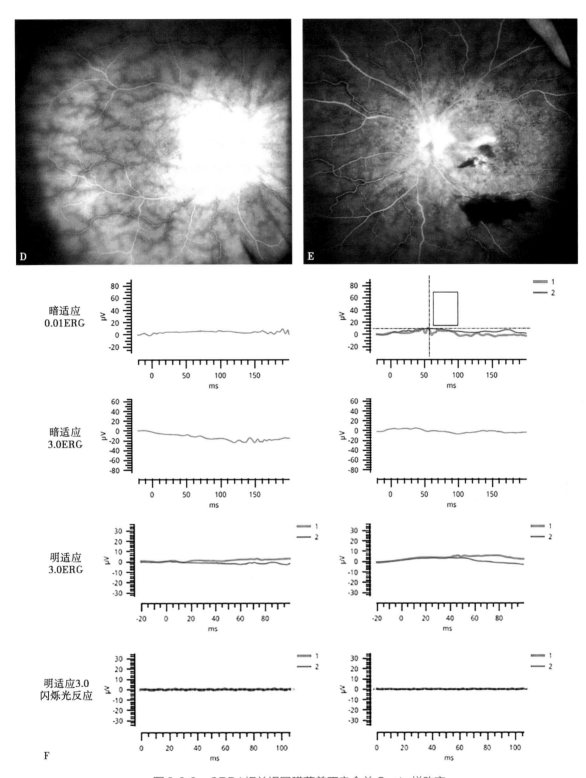

图 3-6-9　*CRB1* 相关视网膜营养不良合并 Coats 样改变

女童，6 岁 4 个月，双眼自幼视力差；BCVA，OD 指数（FC）/10cm，OS 手动（HM）/眼前。A、B. 眼底可见右眼视盘边界不清，后极部钱币样色素沉着，中心凹少量硬性渗出伴血管弓毛细血管扩张，周边可见 PPRPE，左眼视盘边界不清，后极部及下方血管弓大量片状出血灶，后极部钱币样色素沉着，周边散在色素沉着；C. OCT 见右眼黄斑区外层萎缩，旁中心凹视网膜变厚，内层分层紊乱，外层结构消失；左眼固视能力差没有获得高质量图像；D、E. FFA 静脉期见右眼视盘强荧光，视网膜弥漫毛细血管蕨样渗漏；左眼视盘强荧光，后极部强荧光伴渗漏，考虑视网膜新生血管，后极部及下方血管弓处出血遮蔽荧光；

　　F. 全视网膜 ERG 示双眼暗适应 0.01ERG、暗适应 3.0ERG、明适应 3.0ERG、明适应 3.0 闪烁光反应熄灭。

6.中间葡萄膜炎　可表现为房水闪辉或房水细胞,KP少见。

7.FFA　弥漫视网膜毛细血管渗漏及黄斑区花瓣状强荧光。

8.视网膜动脉旁色素上皮保留(PPRPE)　PPRPE是*CRB1*相关视网膜营养不良特征性的眼底改变
(图3-6-10)。

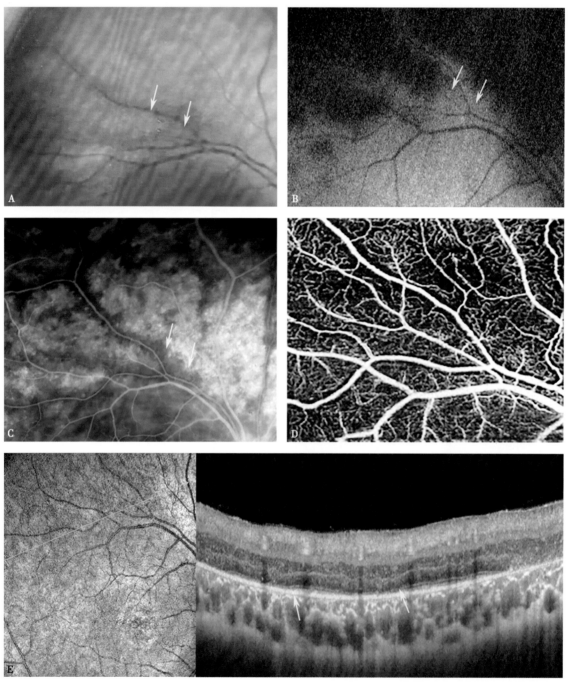

图3-6-10　PPRPE的多模式影像

A.眼底示周边视网膜血管旁条带状区域色泽相对正常(黄色箭头示),周边区域视网膜色泽晦暗伴色素紊乱;B.相
同位置自发荧光显示血管旁条带状区域自发荧光保留(黄色箭头示),周边区域自发荧光消失;C.FFA显示血管旁条
带区相对弱荧光,周边区域可见RPE染色;D.OCTA显示,色泽正常的条带状区域位于视网膜小动脉旁,血管周围
可见毛细血管豁免区;E.OCT B-scan提示PPRPE本质是视网膜小动脉旁的视网膜外层结构保留(黄色箭头示)。

参考文献

[1] DEN HOLLANDER A I，DAVIS J，VAN DER VELDE-VISSER S D，et al. CRB1 mutation spectrum in inherited retinal dystrophies. Human mutation，2004，24（5）：355-369.

[2] BUJAKOWSKA K，AUDO I，MOHAND-SAÏD S，et al. CRB1 mutations in inherited retinal dystrophies. Human mutation，2012，33（2）：306-315.

[3] EHRENBERG M，PIERCE E A，COX G F，et al. CRB1：One gene，many phenotypes. Seminars in ophthalmology，2013，28（5-6）：397-405.

[4] DAICH VARELA M，GEORGIOU M，ALSWAITI Y，et al. CRB1-associated retinal dystrophies：Genetics，clinical characteristics，and natural history. American Journal of Ophthalmology，2022，246：107-121.

三、结晶样视网膜色素变性

精要

○ 结晶样视网膜色素变性，又称 Bietti 结晶样视网膜病变（Bietti crystalline dystrophy，BCD 或 Bietti crystalline corneoretinal dystrophy，BCCRD）是一种常染色体隐性遗传的进展性视网膜变性疾病，目前发现的唯一致病基因为 *CYP4V2*。

○ 与大多数 RP 相比，BCD 发病年龄较晚，多在 20～40 岁间，但眼底改变早在童年期即已存在。

○ 大部分患者因视力下降或夜盲就诊。主要特征性临床表现为闪亮的黄白色结晶沉积于视网膜后极部至中周部，并伴有不同程度的光感受器细胞、RPE 及脉络膜毛细血管萎缩。

○ 目前尚无针对性的治疗方法。

【概述】

结晶样视网膜色素变性，又称 Bietti 结晶样视网膜病变（Bietti crystalline dystrophy，BCD 或 Bietti crystalline corneoretinal dystrophy，BCCRD），是视网膜色素变性中的一种特殊类型。本书采用简写 BCD。该病世界各地均有病例报道，东亚人群特别是中国人、日本人及韩国人中相对常见，约占常染色体隐性遗传视网膜色素变性的 10%。

目前认为，*CYP4V2* 基因是 BCD 唯一的致病基因，该基因位于常染色体 4q35，含 11 个外显子，用一代测序即可快速准确地进行基因突变分析。*CYP4V2* 基因几乎在所有组织中均有表达，在视网膜中高表达。目前在该基因中发现了百余种致病突变，有些突变存在种族或地区特异性。*CYP4V2* 基因最常见突变是 c.802-810del17insGC，位于第 7 外显子剪切受体位含 17 个碱基对的缺失突变。这个突变仅在中国、日本及韩国患者中检出，在中国 BCD 患者中该等位基因频率高达 52.7%～62.6%，可能与建立者效应（founder effect）有关。

【临床表现及分型】

与大多数 RP 相比，BCD 患者发病年龄较晚，多数在 20～40 岁间，也可见于儿童，部分病例在儿童时期发病。大部分患者因视力下降或夜盲就诊，也有部分早期患者没有这些症状，因其他原因如眼干或眼前黑影飘动等到眼科就诊，或常规体检中发现眼底异常。BCD 患者典型表现是视网膜后极部至中周部，散在数量不等的黄白色反光的细小颗粒状结晶沉积，同时伴有不同程度的 RPE 细胞、脉络膜毛细血管及光感受器细胞的萎缩。这种黄白色结晶也可出现在角膜缘（图3-6-11）。

根据患者就诊时的眼底表现，按结晶沉积范围及RPE、脉络膜毛细血管萎缩程度将BCD患者眼底改变分为3期：1期，RPE轻度萎缩，黄斑区可见细小颗粒状黄白色结晶沉积；2期，结晶沉积密集，分布范围超出黄斑区，广泛分布于整个眼底，黄斑区RPE和脉络膜毛细血管萎缩明显；3期，结晶沉积逐渐消退，个体间数量及分布有所不同，整个眼底均可观察到明显RPE及脉络膜萎缩。

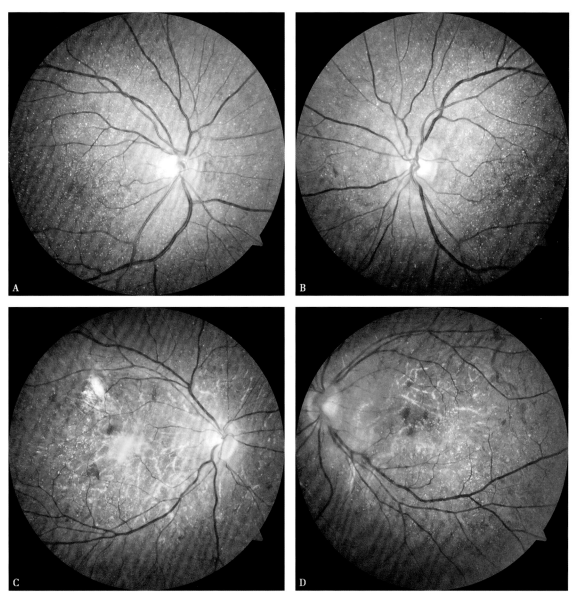

图3-6-11　结晶样视网膜色素变性的眼底彩照

A、B. 男性，27岁，双眼视力下降半年余，眼底彩照示双眼大量黄白色闪光结晶样颗粒广泛分布于视网膜，黄斑部尤为明显；C、D. 男性，41岁，双眼视力下降数年，眼底彩照示黄白色结晶样颗粒沉积密集，分布范围超出黄斑区，可见RPE萎缩灶及局部增殖。

【影像学检查方法】

可用多种眼科影像学检测方法描述和比较 BCD 不同阶段视网膜外层、RPE 及脉络膜血管层的变化特点。自发荧光可较好地观察 BCD 患者 RPE 萎缩的程度和范围,但并不能显示结晶颗粒。近红外眼底像可清晰呈现视网膜结晶颗粒,可用其发现晚期 BCD 患者眼底中极少量结晶,有利于鉴别排除其他遗传性视网膜疾病(图 3-6-12)。OCT 可观察到 BCD 患者后极部视网膜、RPE、脉络膜血管结构变化,其中视网膜外层管样结构和散在于各层间点状高反光是 BCD 的特点(图 3-6-13)。FFA 检查下 BCD 患者眼底可无异常荧光表现,视网膜血管无明显渗漏(图 3-6-14)。患者早期 ERG 大多正常,晚期才出现 a、b 波振幅下降乃至消失,其原因是 ERG 是全视网膜电活动的总体反应,只有广泛的视网膜病变才会导致 ERG 反应振幅降低,单纯的黄斑区或后极部病变,ERG 可表现正常(图 3-6-15)。EOG 早期出现 Arden 比明显降低,晚期呈熄灭型,是因为 EOG 主要反映黄斑区 RPE- 光感受器复合体的功能,而本病早期损害的即是黄斑区 RPE 层。早期视野改变以旁中心暗点或中心暗点为主,晚期才出现向心性缩小。

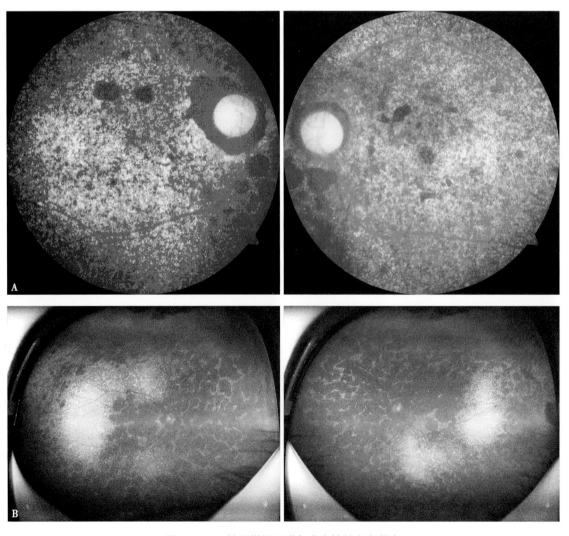

图 3-6-12　结晶样视网膜色素变性的自发荧光

A. 男性,27 岁,双眼视力下降半年余;视网膜广泛弥漫点状及斑片状低荧光;B. 男性,41 岁,双眼视力下降数年;双眼全视网膜斑驳状低荧光,仅剩余少量线状区域残存荧光。

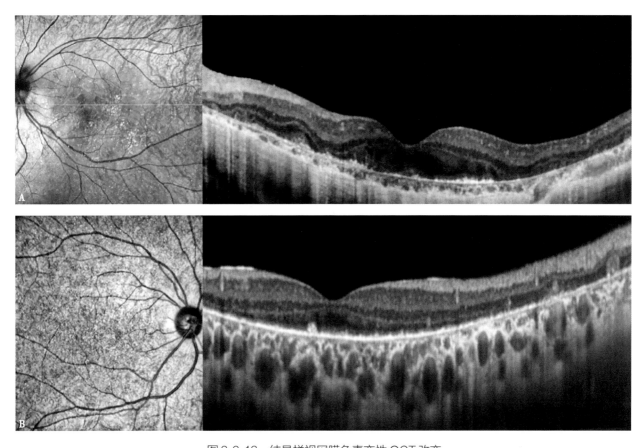

图 3-6-13　结晶样视网膜色素变性 OCT 改变

A. 男性，41 岁，双眼视力下降数年；OCT 示左眼视网膜外层萎缩、中断不连续，各层间散在点状高反射；B. 男性，27 岁，双眼视力下降半年余，OCT 示右眼视网膜外层萎缩，视网膜色素上皮增殖，各层间可见散在高反射点。

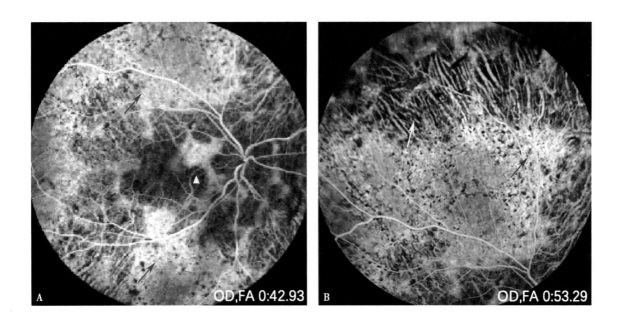

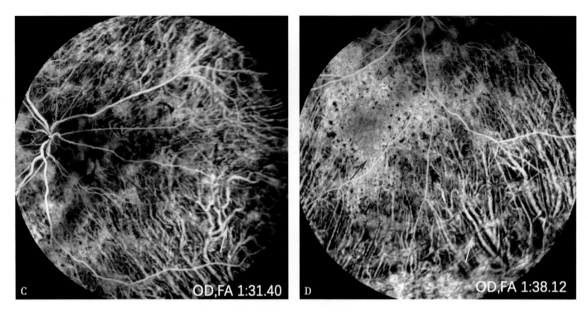

图 3-6-14　结晶样视网膜色素变性的 FFA 表现

A～D. 男性，41 岁，双眼视力下降数年，右眼后极部及中周部广泛斑片状 RPE 萎缩，透见脉络膜大中血管（黄色箭头示）；黄斑鼻侧及颞上、下血管弓旁局灶 RPE 色素脱失透见荧光（红色箭头示）；后极部及中周部弥漫性色素增殖；黄斑中心片状视网膜下染色灶（黄色三角示），造影全过程无明显渗漏；视盘及视网膜血管未见明显异常荧光渗漏。

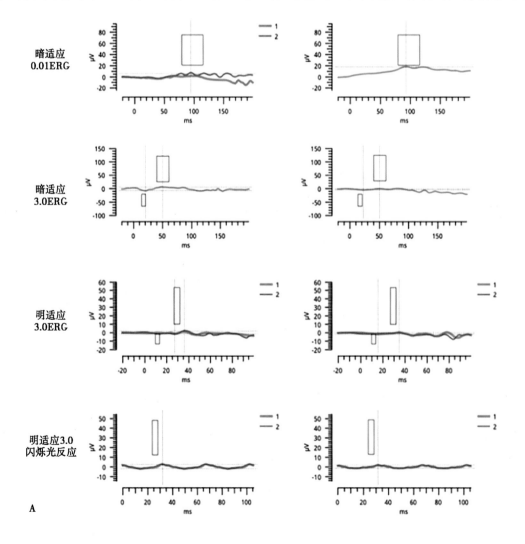

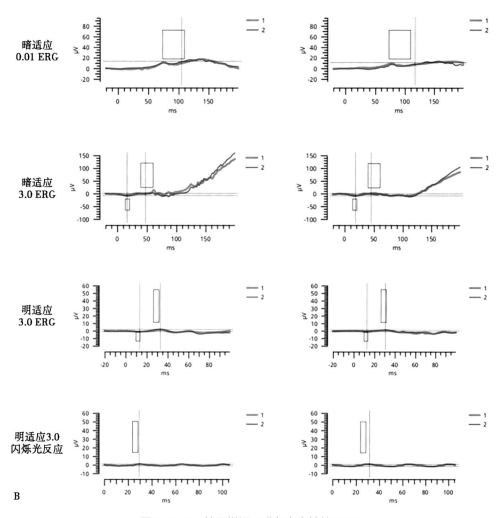

图 3-6-15   结晶样视网膜色素变性的 ERG

A. 男性,41 岁,双眼视力下降数年; 双眼暗适应 0.01ERG、暗适应 3.0ERG b 波振幅明显降低,明适应 3.0ERG、明适应 3.0 闪烁光反应振幅均显著下降; B. 男性,27 岁,双眼视力下降半年余; 双眼暗适应 0.01ERG、暗适应 3.0ERG b 波重度降低,明适应 3.0ERG、明适应 3.0 闪烁光反应呈熄灭征。

【诊断】

BCD 的筛查和诊断可依靠眼底彩照、SLO、OCT、FFA、ERG、VEP、EOG、视野检查等。临床诊断依据为眼底可见后极部或整个视野范围内散在黄白色结晶,伴或不伴有色素沉着,不同程度 RPE 及脉络膜萎缩。基因筛查有助于确诊。

【治疗】

尽管 BCD 发病较晚,但患者视功能损害进展相对较快,50～60 岁常有严重的视功能损伤,多数达到法定盲。BCD 是进展性累及视网膜和脉络膜的疾病,目前尚无针对性治疗方法。由于 BCD 是常染色体隐性遗传,致病基因 *CYP4V2* 相对较小,目前已有基因治疗药物正在进行临床试验,有望为 BCD 患者带来福音。

参考文献

[1] 李杨. 结晶样视网膜色素变性临床与基础研究的机遇与挑战. 眼科, 2020, 29(02): 84-86.

[2] 许可, 张晓慧, 谢玥, 等. 携带 CYP4V2 基因突变的结晶样视网膜色素变性患者的表型特征. 眼科, 2020, 29(02): 93-97.

[3] 史勇洪. 23 例 Bietti 结晶样视网膜病变的荧光素眼底血管造影特征. 中华眼底病杂志, 2013(03): 310-312.

[4] 张芷萌, 李根林. 结晶样视网膜色素变性研究进展. 中华实验眼科杂志, 2018, 36(07): 559-563.

[5] GARCÍA-GARCÍA G P, MARTÍNEZ-RUBIO M, MOYA-MOYA M A, et al. Current perspectives in Bietti crystalline dystrophy. Clin Ophthalmol, 2019, 13: 1379-1399.

[6] WANG W, CHEN W, BAI X, et al. Multimodal imaging features and genetic findings in Bietti crystalline dystrophy. BMC Ophthalmol, 2020, 20(1): 331.

[7] DAI H, ZHANG Y, LI R, et al. Genotype and ocular phenotype in sixteen Chinese patients with Bietti corneoretinal crystalline dystrophy. Curr Eye Res, 2022, 47(3): 436-442.

第七节　综合征型视网膜色素变性

一、Usher 综合征

精要

○ Usher 综合征（Usher syndrome，USH）是一种常染色体隐性遗传疾病，以视网膜色素变性及不同程度听力损失为特征，伴或不伴有前庭功能异常。

○ 全球发病率为 3.3/100 000～16.6/100 000，呈散发性，无明显性别差异。

○ 根据视听症状的发病年龄、损伤的严重程度以及前庭受累情况主要分为三种亚型（USH1、USH2、USH3）和非典型 USH 性。

○ USH 临床表现个体差异大，基因检测可辅助诊断。

○ 目前治疗主要针对视网膜色素变性和感音神经听力损失。

【概述】

　　Usher 综合征（Usher syndrome，USH），又称先天性耳聋-视网膜色素变性综合征，是一组以视网膜色素变性及不同程度听力损失为特征，伴或不伴有前庭功能异常的常染色体隐性遗传病，具有遗传异质性。该病是临床上最常见的 RP 合并感音神经听力损失（sensorineural hearing loss，SNHL）的疾病。据统计，USH 在全球范围内的发病率为 3.3/100 000～16.6/100 000，呈散发性，无明显性别差异。

　　迄今已鉴定出 14 个 USH 致病基因。与 USH1 型相关的基因有 MYO7A（USH1B）、CDH23（USH1D）、USH1G、USH1C、USH1E、PCDH15（USH1F）、USH1H、USH1J、USH1K。主要突变类型为非同义突变、缺失重复及剪切位点变异等。其中，MYO7A 基因突变最常见，约有 53.2% 的 USH1 与该基因突变有关，MYO7A 包含 56 个外显子，表达于视网膜色素上皮及视网膜感光细胞中，在耳蜗及前庭神经上皮中亦有分布。MYO7A 基因编码肌球蛋白ⅦA，属于马达蛋白的一种，与 ATP 酶发生作用，水解 ATP 使肌球蛋白丝与肌动蛋白一起产生肌肉收缩，完成肌丝运动，使视网膜色素上皮细胞发生移行，光感受器细胞碎片被吞噬，转运视蛋白。初步观察显示，USH1 型患者的致病基因中，MYO7A、CDH23、PCDH15 和 USH1C 可能存在基因型-表型相关性。

　　与 USH2 型相关的突变基因包括 USH2A、GPR98（USH2C）、DFNB31（USH2D）。USH2A 是 USH2 型最常见的致病基因。USH2A 编码的 Usherin 蛋白是一种具有结合蛋白功能的跨膜蛋白，主要表达于内耳毛细胞静纤毛底部，参与踝连接复合体的形成，在前庭毛细胞、视网膜光感受器中也有表达。

　　USH3 型主要致病基因为 CLRN1，又称 USH3A，包含外显子 3 个，编码 232 个氨基酸，其突变表型类似于 USH1 型和 2 型。

与 USH4 型可能相关的致病基因仅 *ARSG* 一种。*ARSG* 所编码的 Arylsulfatase G 蛋白属于硫酸酯酶家族，参与激素生物合成、细胞信号转导及大分子降解。

【临床表现及分型】

USH 根据视听症状的发病年龄、损伤严重程度及前庭受累情况分为三种亚型，即 USH1、USH2、USH3。

USH1 型最严重，发生发展最迅速，主要表现为先天性重度 - 极重度 SNHL，自出生起就有严重的听力障碍、夜盲和前庭功能异常，视网膜色素变性出现较早，常在青春期前即表现为夜盲、进行性视野缺损、视力减退及视网膜骨细胞样色素沉着。由于先天性 SNHL 症状出现早，USH1 型患者一般可在 RP 出现之前即被诊断，该亚型常合并前庭功能障碍，患者幼儿时期可表现出运动发育迟缓，独立行走较同龄儿童晚。

USH2 型症状较轻，进展较慢，但发病率最高，占临床病例的 58%～90%。其特点是中度及以上的非进行性感音神经听力损失，视网膜色素变性在青春期前及青春期发病（平均年龄 15 岁 ±8.5 岁），前庭功能正常。

USH3 型通常表现为成年发病的视网膜色素变性、逐渐恶化的听力及不同程度的前庭功能障碍，临床表现具有高度变异性。

此外，有些病例不能根据临床症状归类于上述类别，被称为非典型 USH，但近年来有观点认为应将部分与 *ARSG* 基因有关的非典型 USH 划为一类新亚型，即 USH4 型，主要表现为迟发性 RP、进行性 SNHL，无前庭受累。

USH 患者可因听力和视力丧失导致不同程度的精神和行为障碍。

【影像学检查方法】

可用多种影像学检测方法筛查 Usher 综合征伴发的视网膜色素变性。眼底彩照可见双眼视盘蜡黄，视网膜血管较细，中周部视网膜大量骨细胞样色素增殖，黄斑区见萎缩改变（图 3-7-1）。自发荧光可见眼底散在低荧光灶（图 3-7-2）。患者中心视力早期正常或接近正常，当周边视野全部丧失后，呈管状视野。OCT 可见视网膜外层结构萎缩、外层散在反射增强（图 3-7-3）。ERG 可见暗适应 0.01ERG、暗适应 3.0ERG、明适应 3.0ERG、明适应 3.0 闪烁光反应潜伏期 a 波、b 波波峰降低，峰时延长（图 3-7-4）。

【诊断】

USH 的临床表现无特异性，且个体差异较大，各亚型中 RP 发病年龄之间有交叉，因此不能将视力改变作为可靠的诊断依据。单纯依靠症状难以快速诊断 USH。可通过基因检测协助诊断 USH。

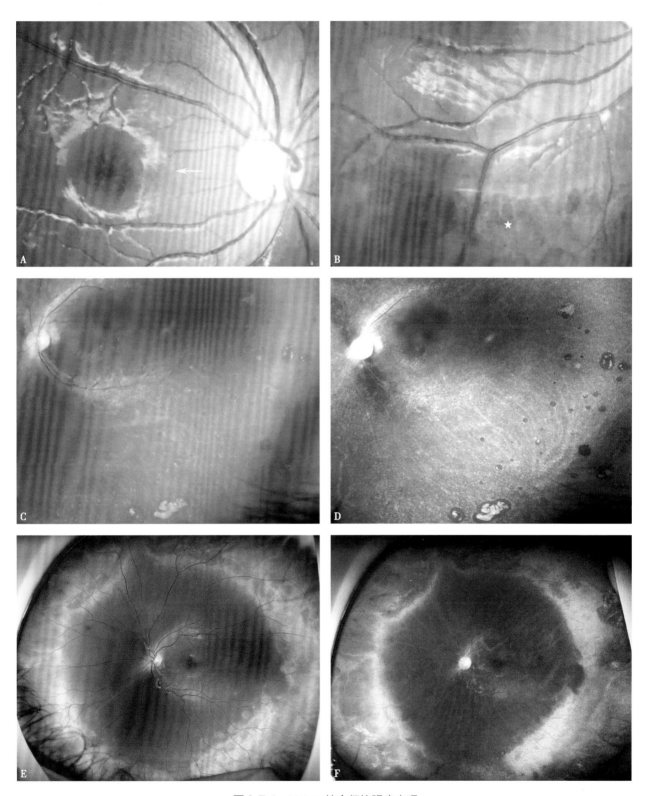

图 3-7-1　Usher 综合征的眼底表现

A、B. 男童，6 岁，发现双眼视力差 3 年，经基因检测确诊为 *USH2A* 复合杂合突变（c.10931C＞T）导致的 Usher 综合征；右眼眼底示黄斑萎缩灶（黄色箭头示），颞下方视网膜见色素紊乱（白色星号示）；C、D. 男性，17 岁，夜盲来诊，经基因检测确诊为 *MYO7A* 复合杂合突变（c.1395del，c.6115G＞C）导致的 Usher 综合征，左眼眼底示视网膜血管纤细，黄斑萎缩，颞下方散在色素增殖及萎缩病灶；E、F. 男童，7 岁，体检发现双眼视力不佳，经基因检测确诊为 *ADGRV1* 复合杂合突变（c.2160_2161del，c.17413T＞C）导致的 Usher 综合征；左眼眼底示中周部及周边部视网膜弥漫的色素减少。

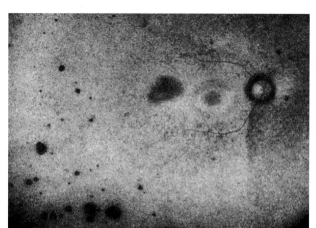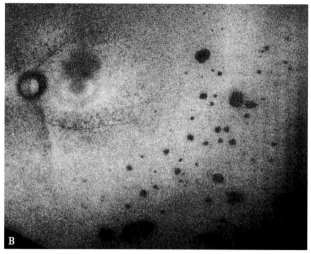

图 3-7-2　Usher 综合征的自发荧光

A、B. 男性，17 岁，经基因检测确诊为 *MYO7A* 杂合突变（c.1395del 和 c.6115G＞C）导致的 Usher 综合征；双眼颞下方散在片状或点状低荧光病灶。

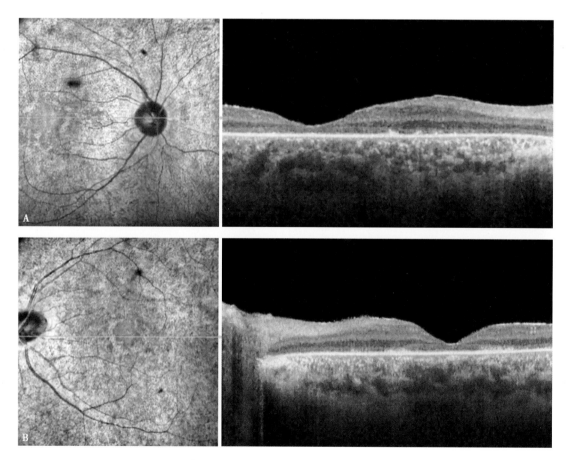

图 3-7-3　Usher 综合征的 OCT 表现

A、B. 男童，12 岁，双眼视力下降 2 年，经基因检测确诊为 *MYO7A* 杂合突变（c.3924＋1G＞C，c.6559-2A＞G）导致的 Usher 综合征；双眼视网膜外核层几近缺失，未见外界膜、椭圆体带等结构；视网膜下可见异常高反射物质，RPE 变薄不均匀，为色素增殖或萎缩改变。

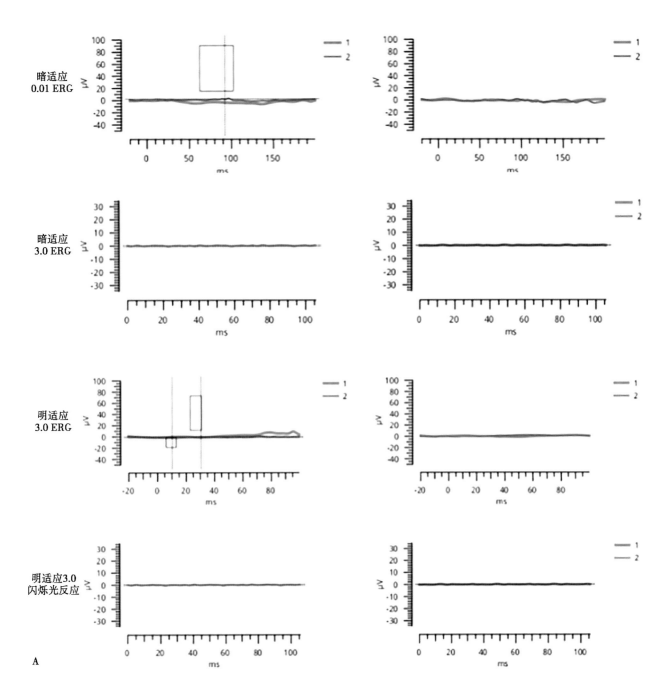

A

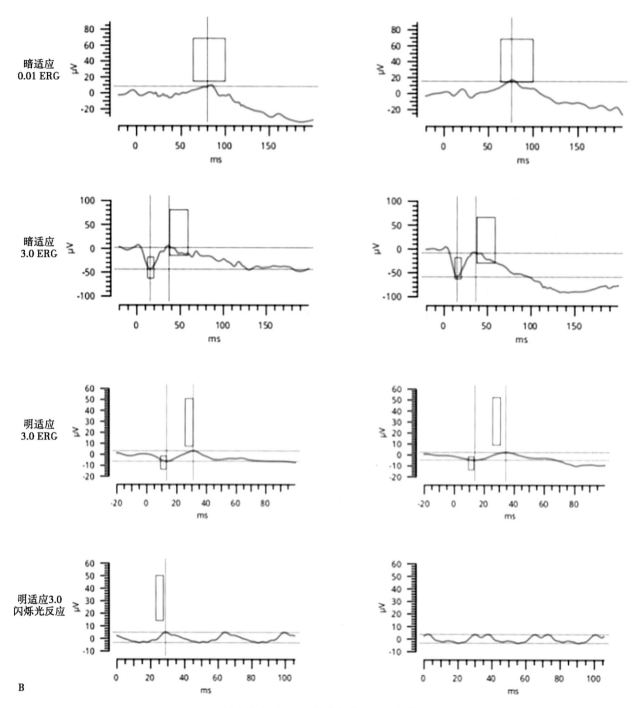

图 3-7-4　Usher 综合征的 ERG 表现

A. 男童，12 岁，双眼视力下降 2 年，经基因检测确诊为 *MYO7A* 杂合突变（c.3924＋1G＞C，c.6559-2A＞G）导致的 Usher 综合征；双眼暗适应 0.01ERG、暗适应 3.0ERG、明适应 3.0ERG、明适应 3.0 闪烁光反应均呈熄灭型；B. 男童，6 岁，发现双眼视力差 3 年，经基因检测确诊为 *USH2A* 突变（c.10931C＞T）导致的 Usher 综合征；双眼暗适应 0.01ERG、暗适应 3.0ERG、明适应 3.0ERG、明适应 3.0 闪烁光反应均降低。

【治疗】

目前 USH 主要治疗是针对视网膜色素变性和感音神经听力损失的对症治疗。通过人工耳蜗可改善患者听力。为避免 USH 患者精神和行为的异常发展，心理康复治疗也显得尤为重要。目前应用病毒载体、反义寡核苷酸靶向治疗等已在动物实验中获得成功。

参考文献

[1] 徐晨阳，刘晓雯，郭玉芬. Usher 综合征表型及发病机制研究进展. 中华耳科学杂志，2021，19（05）：850-854.

[2] 李鹏程. 一个 Usher 综合征家系 *USH2A* 基因的突变分析. 中华医学遗传学杂志，2015，32（4）：4.

[3] GÉLÉOC G，EL-AMRAOUI A. Disease mechanisms and gene therapy for Usher syndrome. Hearing research，2020，394：107932.

[4] SUN T，XU K，REN Y，et al. Comprehensive molecular screening in Chinese Usher syndrome patients. Investigative Ophthalmology & Visual Science，2018，59（3）：1229-1237.

[5] SAIHAN Z，WEBSTER A，LUXON L，et al. Update on Usher syndrome. Current Opinion in Neurology，2009，22（1）：19-27.

[6] MATHUR P，YANG J. Usher syndrome and non-syndromic deafness：Functions of different whirlin isoforms in the cochlea，vestibular organs，and retina. Hearing Research，2019，375：14-24.

[7] TSANG S，AYCINENA A，SHARMA T. Ciliopathy：Usher syndrome. Advances in Experimental Medicine and Biology，2018，1085：167-170.

二、Alström 综合征

精要

○ Alström 综合征是由 *ALMS1* 基因突变引起的常染色体隐性遗传病。
○ Alström 综合征可累及眼、耳、心血管、肾脏、代谢等多器官及系统的遗传性疾病。
○ 眼部主要表现为视网膜锥杆细胞营养不良,发病早期全视野视网膜电图即可出现异常。
○ 需要多学科协调诊疗,包括耳鼻咽喉科、内分泌科、心血管科、肾脏内科等多学科合作,针对患者听力障碍、糖尿病、心肌损伤、肾功能损伤等制订干预措施,提高患者生存质量。

【概述】

　　Alström 综合征(Alström syndrome,AS)是一种进行性、累及多器官及系统的遗传性疾病,其特征为锥杆细胞营养不良引起的进行性视力下降、感音神经听力损失、肥胖、身材矮小、胰岛素抵抗性高胰岛素糖尿病和心血管异常。Alström 综合征属于常染色体隐性遗传疾病,致病基因为位于 2 号染色体短臂的 *ALMS1* 基因。*ALMS1* 在纤毛细胞的中心体和基底体中表达,所编码的 ALMS1 蛋白在维持纤毛的结构和功能、细胞内运输、细胞分化等活动中至关重要。

　　该病罕见,目前全球共报道约 1 100 例患者,发病率不到 1/1 000 000;所报道的基因突变位点约 300 多个,最常见的突变发生在外显子 8、10 和 16,其中大部分为无义突变和移码突变。

【临床表现】

　　1. 眼部表现　　AS 患者几乎都存在进行性视网膜锥杆细胞营养不良所导致的视力障碍、畏光和眼球震颤。视杆细胞功能随年龄增长而逐渐恶化,到 10 岁时视力为 0.1 或更差,大部分患者 30～35 岁时视力进展为无光感。视野进行性缩窄,屈光检查多为高度远视。早期(10 岁以前)眼底检查可能是正常的,随着病情进展眼底可出现视盘苍白和视网膜血管狭窄、视网膜色素沉着等(图 3-7-5)。OCT 显示患者早期黄斑中心改变较轻微,随着年龄增加,表现为光感受器丢失和视网膜色素上皮受损,包括外界膜不连续,椭圆体带缺失,嵌合体带(IZ 层)模糊等(图 3-7-6),病变程度与年龄相关(图 3-7-7)。ERG 自幼起就出现异常,表现为明适应及暗适应 ERG 严重受损,甚至完全熄灭。晚期患者常出现晶状体后囊下混浊(见图 3-7-5)。

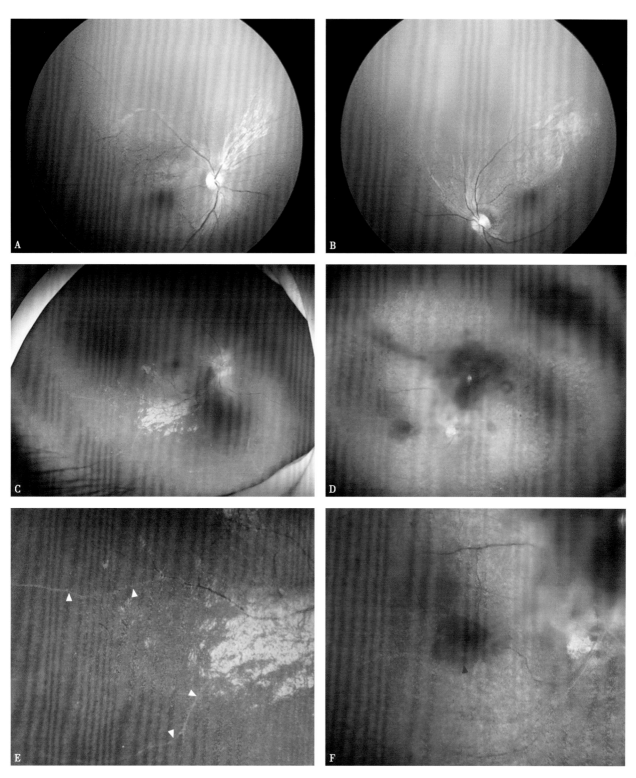

图 3-7-5　Alström 综合征眼底表现

A、B. 女童，3 岁，因双眼眼球震颤、畏光 3 年就诊；眼底检查正常，经基因检测确诊为 *ALSM1* 复合杂合突变（c.2090C＞A，c.4891C＞T）导致的 Alström 综合征；C～F. 男性，18 岁，因双眼眼球震颤、盲、固视不良十余年就诊；患者左眼晶状体后囊下混浊，遮挡眼底（D 图中红色三角示），眼底检查见视网膜血管狭窄纤细（白色三角示）、视网膜色素沉着（蓝色三角示）（E、F 分别为 C、D 放大图）。

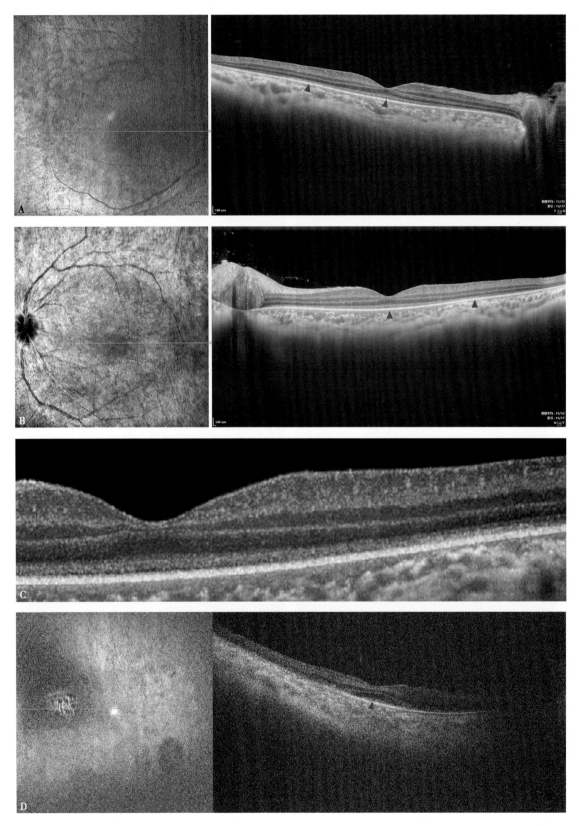

图 3-7-6　Alström 综合征 OCT 表现

A、B. 男童，8 岁，因双眼眼球震颤、视力差、固视不良 7 年就诊；患者双眼 OCT 检查发现光感受器受损（红色三角示），嵌合
体带缺失，椭圆体带模糊（蓝色三角示）（C 为 B 放大图），经基因检测确诊为 *ALSM1* 复合杂合突变（c.2090C＞A，c.6430C＞T）
导致的 Alström 综合征；D. 哥哥同样携带 2 个复合杂合突变，OCT 显示光感受器层几乎完全缺失，外核层变薄（红色三角示）。

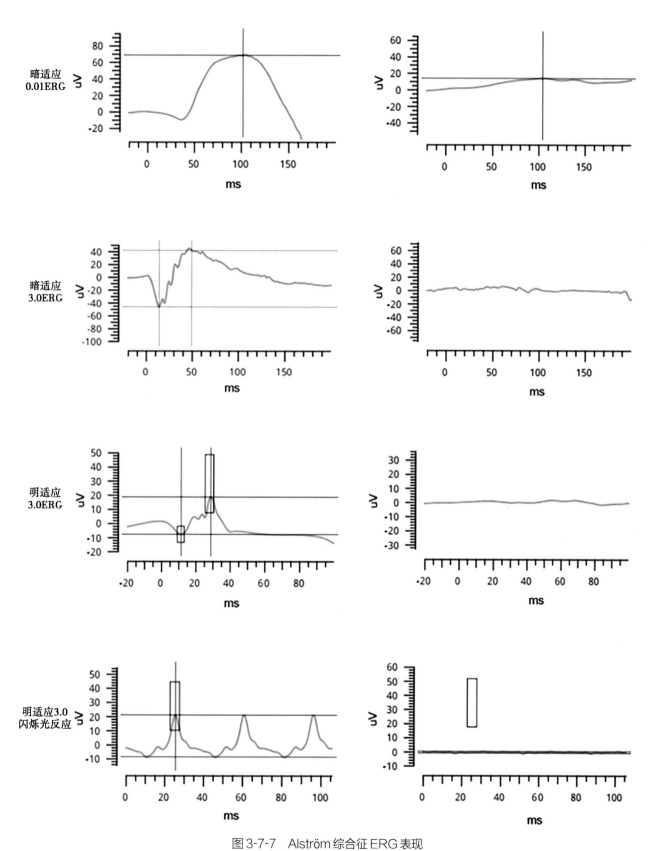

图 3-7-7　Alström 综合征 ERG 表现

左侧，男童，6 岁，正常儿童 ERG 反应；右侧，男童，7 岁，因双眼眼球震颤、畏光、视物模糊 4 年就诊；ERG 检测双眼暗适应 0.01ERG、暗适应 3.0ERG、明适应 3.0ERG、明适应 3.0 闪烁光反应熄灭；经基因检测确诊为 ALSM1 基因纯合突变（c.2090C>A）导致的 Alström 综合征。

2. 眼外表现

（1）肥胖：主要是躯干型肥胖，体重指数多高于 25kg/m² (成人) 或高于年龄性别匹配的正常人群的 95 百分位。

（2）进行性双侧感音神经听力损失：通常在 1~10 岁之间诊断，早期一般先出现高频范围听力受损。

（3）婴幼儿起病的急性心肌病和 / 或青少年或成人起病的限制性心肌病。

（4）胰岛素抵抗 /2 型糖尿病（diabetes mellitus type 2，T2DM）：表现为血浆胰岛素浓度升高和高胰岛素血症。2 型糖尿病可在儿童或青少年时期出现。

（5）其他：包括泌尿系统功能障碍、肾功能进行性下降、肝脏疾病、高甘油三酯血症、高血压、皮下组织逐渐增厚、脱发等。

【诊断】

Paisey RB 在 2019 年出版更新的 *GeneReviews* 一书中，结合既往报道的 Alström 综合征临床特征，建立了相应年龄（婴儿、儿童、青年）的诊断标准（表 3-7-1）。

表 3-7-1　Alström 综合征诊断标准

年龄	诊断标准		诊断要求
	主要标准	次要标准	
0~2 岁	1. *ALMS1* 致病性变异或 Alström 综合征家族史 2. 眼球震颤、畏光、视力受损 3. 小儿心肌病	1. 肥胖 2. 感音神经听力损失	2 个主要标准 或 1 个主要标准 + 2 个次要标准
3~14 岁	1. *ALMS1* 致病性变异或 Alström 综合征家族史 2. 眼球震颤、畏光、视力受损 3. 婴儿心肌病史	1. 感音神经听力损失 2. 肥胖和 / 或其并发症（如胰岛素抵抗、2 型糖尿病、肝脂肪变性、高甘油三酯血症） 3. 限制性心肌病 4. 肾功能损伤	2 个主要标准 或 1 个主要标准 + 3 个次要标准
15 岁~成人	1. *ALMS1* 致病性变异或 Alström 综合征家族史 2. 眼部体征（婴幼儿眼震史或视力受损 / 盲或视锥和视杆细胞营养不良）	1. 感音神经听力损失 2. 限制性心肌病和 / 或婴儿心肌病史 3. 肥胖和 / 或其并发症（如胰岛素抵抗、2 型糖尿病、肝脂肪变性、高甘油三酯血症） 4. 肾功能 CKD 分期≥Ⅲ期	2 个主要标准 + 两个次要标准 或 1 个主要标准 + 4 个次要标准

注：CKD 为慢性肾病（chronic kidney disease）。

【治疗】

目前没有任何治疗方法可以有效防止 Alström 综合征疾病进展。眼科专科处理可在疾病早期,当患者畏光症状很明显时,使用红橙色等有色眼镜减轻症状。因此病患者在 30～35 岁时视力多进展为无光感,早期干预规划应基于"盲"的基础上,包括盲文的使用指导、行动训练、适应生活技能和计算技能(包括语音识别和转录软件),以及在视力仍然存在的情况下使用大字阅读材料,都可以提高患者生活质量。除此之外,患者需要多学科协调管理,包括耳鼻咽喉科、内分泌科、心血管科、肾脏内科等多学科合作,针对患者听力障碍、糖尿病、心肌损伤、肾功能损伤等制订干预措施,提高患者生存质量。

参考文献

[1] PAISEY R B, STEEDS R, BARRETT T, et al. Alström syndrome//ADAM M P, EVERMAN D B, MIRZAA G M, et al. GeneReviews. Seattle(Wa): Seattlecopyright, 1993.

[2] ZHANG Q, DING Y, FENG B, et al. Molecular and phenotypic expansion of Alström syndrome in Chinese patients. Frontiers In Genetics, 2022, 13: 808919.

[3] WANG Y, HUANG L, SUN L, et al. Ocular findings and genetic test in Alström syndrome in childhood. Experimental Eye Research, 2022, 225: 109277.

三、Bardet-Biedl 综合征

精要

○ Bardet-Biedl 综合征（Bardet-Biedl syndrome，BBS）是一种具有高度异质性的罕见常染色体隐性遗传疾病。中东和北非地区等近亲婚配区的 BBS 发病率较高。

○ *BBS* 基因编码一系列的 BBS 蛋白，功能涉及器官发育、分化和代谢等多个环节，*BBS* 基因突变可导致纤毛的组装过程或信号转导复合物的形成受阻。

○ BBS 主要临床特征包括智力低下、视网膜色素变性、多指／趾、肥胖和性腺发育不全及肾功能异常。

○ BBS 主要是对症治疗。合理饮食及运动，视网膜病变起病早，进展迅速，有显著的失明风险，建议早期干预。

【概述】

BBS 是一种在遗传学上具有高度异质性的罕见常染色体隐性遗传疾病，累及全身包括眼部在内的多个系统。1920 年和 1922 年，Bardet 和 Biedl 先后分别在两个独立的家系中报道了一组异常表现，包括智力低下、视网膜色素变性、多指／趾、肥胖和性腺发育不全 5 种主要表现，后将这组异常表现命名为 Bardet-Biedl 综合征。迄今为止，全世界已报道病例 500 余例。

BBS 属常染色体隐性遗传病，在世界范围内，中东和北非地区等近亲婚配区发病率较高。中东地区最高，发病率为 1/13 500。我国及东亚地区发病率尚不明确。5 种主要临床表现包括：中心性肥胖 83%～91%，视网膜色素变性 68%～93%，智力低下 40%～80%，性腺发育不良 60%～74%，多指／趾 73%～75%。后来发现，肾功能异常也是 BBS 的主要临床表现。

至今，人类已发现至少 25 种 *BBS* 基因，报道突变达 500 多种。中国最常见的为 *BBS2* 及 *BBS7* 基因突变。*BBS* 基因编码一系列 BBS 蛋白，功能涉及器官发育、分化和代谢等多个环节，*BBS* 基因突变可导致纤毛的组装过程或信号转导复合物的形成受阻。按基因功能可分为两组：一组是由 *BBS1*、*BBS2*、*BBS4*、*BBS5*、*BBS7*、*BBS8* 和 *BBS9* 共同组成的 BBS 体（BBSome），位于纤毛基体或质膜，与 RAB8GDP/GTP 转运因子结合，促进囊泡向纤毛转运，是纤毛组装过程和信号传导过程复合物的主要成分；另一组是由 *BBS6*、*BBS10* 和 *BBS12* 共同组成的分子伴侣，对 BBSome 组装起调节作用。

【临床表现】

BBS 的临床表现可分为主要特征与次要特征，主要临床特征包括智力低下、视网膜色素变性、多指 /
趾、肥胖和性腺发育不全及肾脏异常。次要临床特征据报道有肺纤维化、糖尿病、内分泌紊乱、矮小、听力
丧失、发育迟缓、语言缺陷、斜视 / 散光、共济失调、双下肢轻度痉挛、牙齿拥挤或缺牙、高腭弓、左心室增
大、先天性心脏病及嗅觉异常等。

1. 眼部表现　　在眼部，BBS 主要表现为视网膜色素变性样改变。视网膜色素变性是 BBS 的主要临床
表现，出现视力障碍的平均年龄是 8.5 岁，并随年龄增大视力状况迅速恶化，可于 20 岁前失明。先证者大
多以夜间和 / 或白天视力障碍为首发症状。眼底表现为不同程度的视盘萎缩呈蜡黄样、视网膜血管缩窄
（图 3-7-8A、B）、中周部眼底视网膜色素上皮及脉络膜毛细血管层萎缩，部分患者可见周边视网膜散在骨
细胞样色素沉积。黄斑区不同程度异常，包括中心凹反光消失、斑驳样色素改变及牛眼样萎缩。OCT 上异
常更为明显：黄斑区主要表现为全层视网膜变薄，外层视网膜结构紊乱、破坏甚至消失（图 3-7-8C），可伴
有视网膜前膜。在中心凹旁可见明确组织过渡区，即视网膜外层组织损失较多区域与外层组织部分保留
区域的交界区。脉络膜毛细血管层变薄或消失。也有部分患者表现为脉络膜外层血管变薄。自发荧光局
灶性（多位于黄斑区）或弥漫性斑驳样降低。ERG 则表现为视锥视杆细胞反应降低甚至熄灭（图 3-7-8D）。

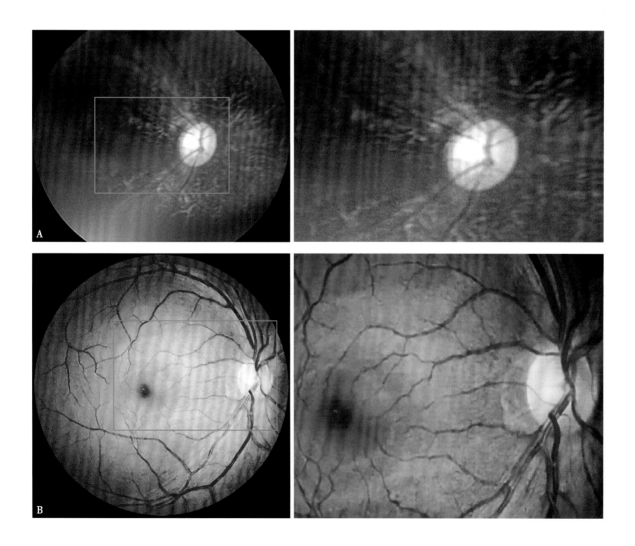

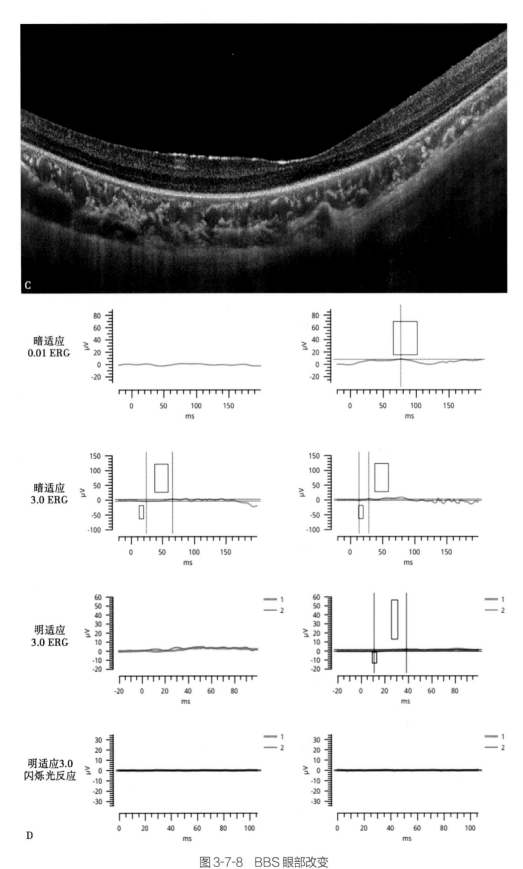

图 3-7-8　BBS 眼部改变

A、B. 右眼后极部视网膜血管减少变细，RPE 色素紊乱，视盘苍白（右侧放大图）；C. OCT 示右眼黄斑发育不良，视网膜全层
变薄，外层结构变薄甚至缺如；D. ERG 示双眼暗适应 0.01ERG、暗适应 3.0ERG、明适应 3.0ERG、明适应 3.0 闪烁光反应熄灭。

2. 眼外表现　BBS 眼外表现最主要为肾结构和 / 或功能异常，也常是 BBS 患者的首发临床症状，可有多饮、多尿、浓缩功能降低、氨基酸尿、糖尿。多尿在婴儿期诊断较为困难，30%～50% 的患者随病情发展为终末期肾病。肾功能损伤是 BBS 综合征患儿早亡的原因之一。肥胖是 Bardet-Beidl 综合征的另一个特征（图 3-7-9）。体重异常增加通常始于儿童早期，贯穿一生。同时肥胖可能带来其他并发症如 2 型糖尿病、高血压和高胆固醇血症。70%BBS 患儿出现手足发育异常，表现为多指 / 趾、并指 / 趾、短指 / 趾（见图 3-7-9）。足部多趾比手部多指常见，并指常发生于第二指与第三指之间。患者脚的整体长度较短、较宽，足弓平坦。轻度到中度学习困难在 BBS 患者中很常见，通常是由于疾病引起的大脑发育不良造成，但是部分患儿可能是由于残疾所致的功能发展障碍。患儿性腺发育障碍同样值得注意，男性可有性腺体积小、功能差、阴茎小、隐睾症（睾丸不下降到阴囊）或青春期延迟；女性可有子宫、输卵管或卵巢发育不全。月经初潮通常比平均年龄推迟，周期不规则。不管男女，都可能存在生育障碍。

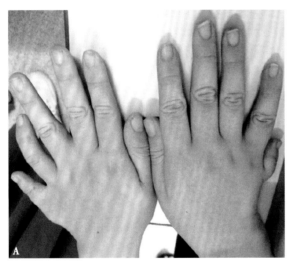
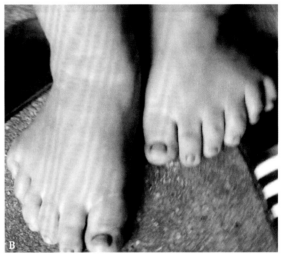
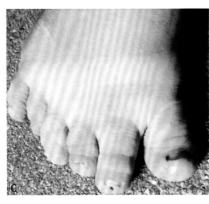
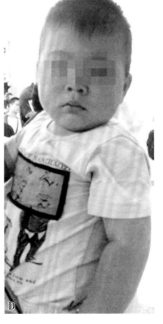

图 3-7-9　BBS 全身改变

A. 多指；B. 多趾；C. 短趾伴多趾畸形；D. 肥胖。

【诊断】

BBS 包括 6 项主要临床特征：视网膜病变、肥胖（100%）、多指／趾畸形、不同程度智力低下、性腺发育不良和肾功能异常；次要特征有言语障碍／迟缓、斜视／散光、短指或并指、生长发育迟滞、多尿或多饮、共济失调、双下肢轻度痉挛、糖尿病、牙齿拥挤或缺牙、高腭弓、左心室增大、先天性心脏病、肝脏纤维化、听力损失及嗅觉异常等。满足其中 4 个主要特征或 3 个主要特征＋2 个次要特征即可诊断。BBS 患儿在出生时即可发现指／趾发育异常，但其他症状则在数年至数十年间陆续出现，极易导致漏诊、误诊，从而错过最佳干预时期。基因检测对于不典型 BBS 早期确诊有重要意义。

【治疗】

合理饮食及运动对 BBS 患者极为重要。因 BBS 视网膜病变起病早，进展迅速，有显著的失明风险，建议早期干预。肾结构或功能异常是本病的主要死亡原因，因此对肾功能的管理尤为重要。对于智力障碍和发育迟缓的患者建议进行康复治疗。部分性腺发育畸形、多指问题可通过外科手术得到纠正。对于高危人群，肾多囊性病变和多指／趾畸形均可能通过产前超声发现，可为 BBS 的产前诊断及家系遗传咨询提供参考。基因治疗正如火如荼进行，也为 BBS 的治疗带来了新的希望。

参考文献

[1] 李燕，罗燕飞，孙光辉，等. Bardet-Biedl 综合征 3 个家系报告. 中国儿童保健杂志，2022（005）：030.

[2] 沈明，林燕，庞宁. Bardet-Biedl 综合征的研究进展. 中华儿科杂志，2001，39（12）：3.

[3] 李倩，彭晓燕，张永鹏，等. Bardet-Biedl 综合征眼底病变影像学特征. 眼科，2017，26（3）：6.

四、Joubert 综合征

精要

○ Joubert 综合征（Joubert syndrome，JS）是一种罕见的神经系统疾病，以常染色体隐性遗传为主。

○ 主要表现为呼吸异常、共济失调、全身发育迟缓和眼球运动异常，可合并眼、肾脏、肝脏和四肢的异常。

○ 现已发现 40 多个致病基因，发病机制与纤毛结构和功能异常相关。其中 *CEP290* 和 *AHI1* 和眼底病变高度相关。

○ 诊断须满足肌张力减退、发育迟缓、小脑蚓部发育不全 3 条标准加上呼吸异常或眼部异常。

○ JS 患儿存在阵发性呼吸异常，全身麻醉药容易诱导呼吸抑制，使用时须谨慎。

【概述】

　　Joubert 综合征（Joubert syndrome，JS）是一种罕见的神经系统疾病，1969 年由法国神经学家 Joubert M 首次描述，其临床表现为呼吸异常、共济失调、全身发育迟缓和眼球运动异常，可合并眼、肾脏、肝脏和四肢异常。JS 绝大多数为常染色体隐性遗传，少数为 X 染色体连锁。国外报道 JS 患病率为 1/100 000～1/80 000，男女比例为 3∶2，国内尚无流行病学报道。

　　目前认为 JS 的发病机制与 Sonic Hedgehog 信号通路介导的纤毛结构和功能异常有关。初级纤毛在视网膜光感受器、神经系统、肾小管和胆管细胞的生长和功能上起关键作用。现已发现 40 多个致病基因，均为编码初级纤毛的蛋白，其中 5 个主要基因（*CEP290*、*AHI1*、*CPLANE1*、*CC2D2A* 和 *TMEM67*）各占 JS 病例的 6%～9%，其余基因各占 JS 病例的 1%～3%，其中 *CEP290* 和 *AHI1* 和眼底病变高度相关。

【临床表现】

　　临床上每个 JS 患者都具有神经系统症状，根据其他系统累及情况的不同，将 JS 分为 8 个亚型：单纯神经型 JS、合并视网膜缺陷型、合并肾脏疾病型、合并眼肾缺陷型、合并肝脏病变型、合并颜面及指趾畸形型、合并胼胝体缺陷型及合并 Jeune 窒息性胸廓营养不良型。

　　1. 眼部表现　JS 主要的眼部表现为眼球运动异常和眼底异常。眼球运动异常包括斜视、眼球震颤、动眼神经功能不全和垂直凝视麻痹；眼底异常包括视网膜营养不良和眼缺损，视网膜营养不良的表现多种多样，可表现为视网膜色素变性、Leber 先天性黑矇、视盘玻璃疣和 Coats 样视网膜病变。

2. 眼外表现 婴儿期可出现阵发性呼吸异常、肌张力减弱、共济失调，这些症状会随着年龄增长而减少或消失。幼儿期及之后可出现智力和生长发育迟缓。JS 可合并其他器官疾病，称为 Joubert 综合征相关疾病，这类异常包括肾萎缩、肾结核、肝纤维化、多指/趾畸形、胼胝体发育不良及先天性心脏病等。

【影像学检查方法】

头颅 MRI 中显示的"磨牙征"（molar tooth sign，MTS）是 JS 的特征性改变，是由于小脑上脚延长、增宽、前后垂直走行，同时中脑脑桥结合部变薄、延长导致脚间池加深所致。另外，JS 还可出现小脑半球"中线裂"，第四脑室呈"蝙蝠翼状"或"三角形"改变。可使用眼底照相、OCT、B 超、ERG 综合评估患儿的眼部情况。JS 表现为眼缺损，在眼底可表现为视盘或脉络膜大小不等的缺损灶；表现为 Leber 先天性黑矇（Leber congenital amaurosis，LCA）时眼底可出现视盘苍白，视网膜血管纤细，周边视网膜色素异常，OCT 表现为视网膜外层变薄或缺失，ERG 呈熄灭型（图 3-7-10）；表现为视网膜色素变性时，视网膜斑点状色素沉着，也可出现 Coats 样病变；若考虑视盘玻璃疣，B 超可表现为视盘内高反射回声。

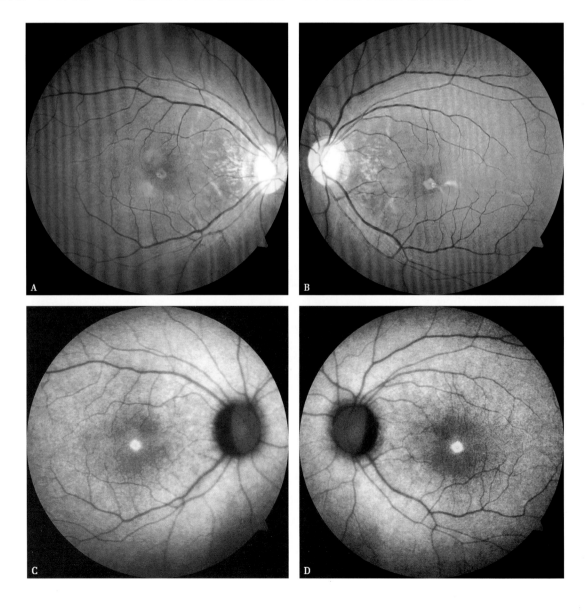

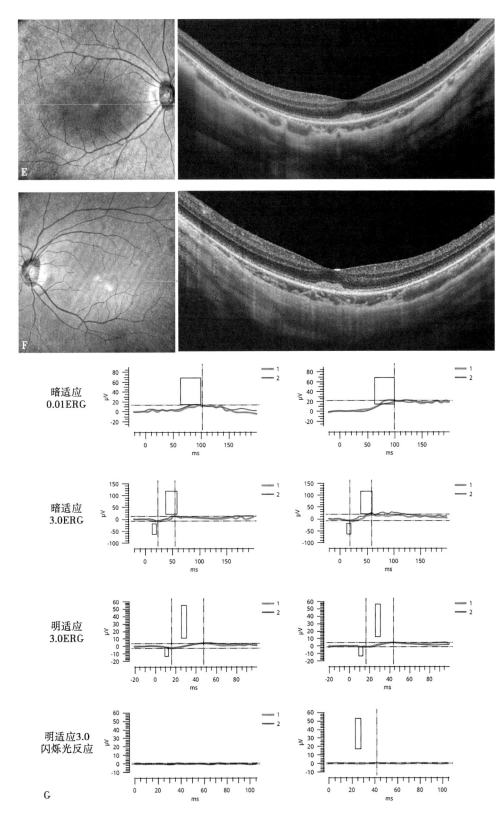

图 3-7-10　Joubert 综合征的眼部多模式影像表现

女童，5岁，自幼双眼眼球震颤。A、B. 见双眼视盘苍白，颞侧见萎缩弧，见以视盘颞侧为中心的葡萄肿，黄斑中心凹见黄白色病灶；C、D. 自发荧光见双眼视盘低荧光，中心凹高荧光；E、F. OCT 见双眼中心凹 RPE 上高反射病灶；G. ERG 示双眼暗适应 0.01ERG、暗适应 3.0ERG、明适应 3.0ERG、明适应 3.0 闪烁光反应熄灭；经基因检测确诊为 *AHI1* 复合杂合突变（c.3364C＞T，c.1912＋5G＞A）导致的 Joubert 综合征。

【诊断】

JS 的诊断有 3 项主要标准：肌张力减退、发育迟缓、小脑蚓部发育不全和 2 项次要标准：呼吸异常和眼部异常。须满足 3 项主要标准加任意 1 项次要标准。

【治疗】

现没有针对 JS 的特效疗法，主要采用对症治疗和康复训练。需要注意的是，JS 患儿的阵发性呼吸异常使其对麻醉药很敏感，全身麻醉容易诱导呼吸抑制，若须行眼科手术治疗，需要和麻醉科慎重讨论后进行。

参考文献

[1] 陈亭亭，杨文艳，李国栋. Joubert 综合征伴双眼渗出性视网膜脱离及新生血管性青光眼一例. 眼科，2022，31（2）：122-124.

[2] 王显龙，温志波，全显跃，等. Joubert 综合征一例. 中华神经医学杂志，2008，7（12）：1291.

[3] GANA S，SERPIERI V，VALENTE E M. Genotype-phenotype correlates in Joubert syndrome：A review. American Journal of Medical Genetics Part C，Seminars in Medical Genetics，2022，190（1）：72-88.

[4] WANG S F，KOWAL T J，NING K，et al. Review of ocular manifestations of Joubert syndrome. Genes，2018，9（12）：605.

五、Senior-Løken 综合征

精要

○ Senior-Løken 综合征是肾 - 视网膜受累的罕见常染色体隐性遗传病，患病率为 1/1 000 000。

○ 患者肾病起病隐匿，特征性改变为囊性肾病（髓样囊性肾病）、慢性小管间质性肾炎，随疾病进展出现肾功能减退，最终不可避免进展至终末期肾病。

○ 视网膜病变可表现为 RP、LCA，在儿童早期造成视力受损、夜盲、畏光、眼球震颤和远视。

○ 已发现有 9 个基因突变可导致 Senior-Løken 综合征，这些基因编码的蛋白质，主要涉及纤毛发生和纤毛蛋白运输的调节。

【概述】

　　Senior-Løken 综合征（Senior-Løken syndrome，SLS）是一种罕见的常染色体隐性遗传性肾 - 视网膜综合征，其特征是肾单位肾结核（nephronophthisis，NPHP）和视网膜色素变性。该综合征最初由 Senior 和 Løken 等在 1961 年分别描述。患病率估计为 1/1 000 000，目前全球报告的病例不到 200 例。SLS 的视网膜特征多种多样，包括 RP、LCA 和带状视网膜变性。晚期也可发生一些其他的眼部改变如并发性白内障、角膜变性等。

　　截至 2022 年，已知有 9 种基因被报道可导致 Senior-Løken 综合征：*NPHP1*、*SLSN3*、*NPHP4*、*IQCB1/NPHP5*、*CEP290/NPHP6*、*SDCCAG8*、*WDR19/NPHP13*、*TRAF3IP1* 和 *CEP164*。这些基因定位于纤毛过渡区、反转室或鞭毛内运输（intraflagellar transport，IFT）复合物的亚基，其编码的蛋白质可能参与纤毛发生和纤毛蛋白运输的调节。其中，*NPHP1* 和 *NPHP4* 与调节细胞与细胞的连接有关，*NPHP1* 和 *CEP290* 可导致带状视网膜变性。*NPHP4* 引起 RP 伴旋转眼震和 ERG 振幅降低。*TRAF3IP1* 与儿童早期发病的 RP 以及黄斑变性相关。*IQCB1/NPHP5* 基因编码肾囊素 -5 蛋白，表达于光感受器的连接纤毛和肾上皮细胞的初纤毛中。肾囊素 -5 蛋白与 RP-GTPase regulator（RPGR）共定位，可导致 X-linked RP 和 LCA。患儿眼部症状出现在婴儿期至儿童早期，表现为 LCA，部分患者在 10 岁前无肾脏异常。

【临床表现】

　　1. 眼部表现　眼是 SLS 特征性的肾外受累器官，包括视网膜色素变性、眼球震颤和眼组织缺损。SLS

患者的视网膜病变最常见为 RP，早发型表现为 LCA，畏光、眼球震颤和远视。迟发型表现为经典 RP，出现进行性的视野缺损和夜盲症，也可表现为扇形 RP 和带状视网膜变性。在疾病晚期，可出现并发性白内障、角膜变性等其他 RP 相关眼部并发症（图 3-7-11，图 3-7-12）。

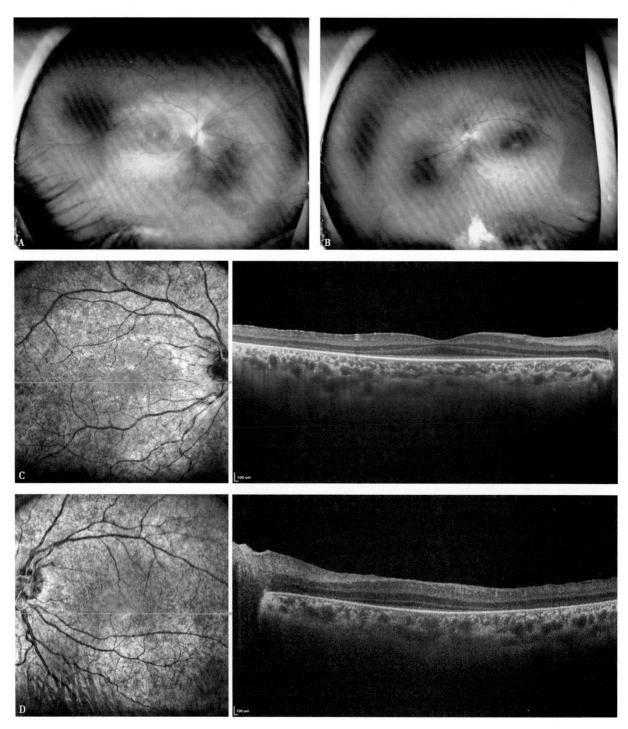

图 3-7-11 SLS 综合征眼底表现

A、B. 男童，10 岁，因体检发现双眼视力差来诊，BCVA，OD0.32，OS0.07，患儿肾脏 B 超提示：双侧肾脏体积偏小，皮质回声增强，皮质髓质分界欠清；经基因检测为 *NPHP1* 半合子突变（c.871C>T）；双眼视网膜呈斑点状，中周部色素脱失；左眼下方血管迂曲、扩张、视网膜下黄白色渗出；C. 右眼 OCT 示视网膜内层、内界膜中高反射物质沉着，中周部外核层变薄、外节消失，黄斑中心凹外核层存在，椭圆体带、交叉区密度降低；D. 左眼 OCT 示视网膜外核层变薄、外节消失。

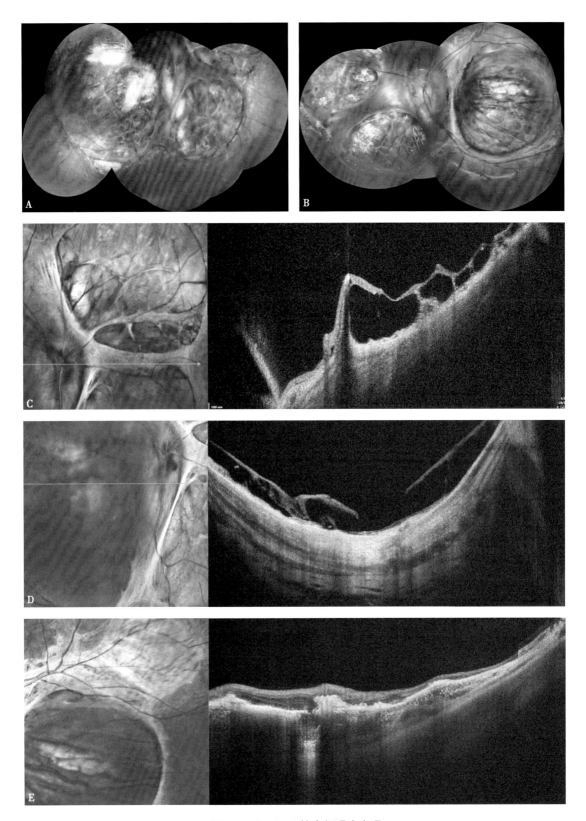

图 3-7-12　SLS 综合征眼底表现

A、B. 男童，5 岁，出生后双眼眼球震颤、不追物，发育迟缓（3 岁开始说话）、智力落后、身材矮小；B 超提示双肾实质回声增强，肾髓质囊样变；经基因检测为 *TRAF3IP1* 复合杂合突变导致的 Senior-Løken 综合征；双眼视网膜、脉络膜广泛萎缩，可透见脉络膜大血管及巩膜，视盘可见，未见黄斑结构；C. 右眼 OCT 示视网膜变薄、萎缩；D. 右眼 OCT 示箭头部分区域视网膜、脉络膜萎缩，裸露巩膜；E. 左眼 OCT 示视网膜变薄、外层消失，脉络膜萎缩。

2. 眼外表现　SLS 肾脏表现为 NPHP，是一种常染色体隐性遗传的囊性肾脏病，是儿童和青少年遗传因素所致终末期肾病（end-stage renal disease，ESRD）的最常见原因。该病起病隐匿，早期有多饮多尿、烦渴、继发性遗尿、生长发育迟缓等非特异性表现，随着疾病进展出现贫血、肾功能减退、高血压等，最终多在 20 岁前进展为 ESRD。

根据 ESRD 的发病年龄将 NPHP 分为 3 种类型，即少年型（Ⅰ型）、婴儿型（Ⅱ型）和成人型（Ⅲ型）。少年型最常见，可在 6 岁起即发病；婴儿型罕见，5 岁前即进入 ESRD；成人型平均在 19 岁进入 ESRD。

【诊断】

20 岁以内出现视力损害和肾功能损害的患者必须考虑 Senior-Løken 综合征。所有年轻的肾功能衰竭、肾炎患者应定期进行详细的眼科检查。同样，患有 RP、LCA 的儿童应该定期评估血压、尿浓缩能力、肾脏参数和肾脏超声扫描。

NPHP 的诊断依据肾活检病理或基因诊断，基因检测是诊断该病的金标准，但仅约 1/3 患者可获得已知明确的基因诊断。尚存在未知的相关基因，有待进一步研究。

【治疗】

眼科专科处理、早期干预规划应基于可能"盲"的基础上，包括盲文的使用指导、行动训练、适应生活技能如语音识别软件，以及在视力仍然存在的情况下使用大字阅读材料，都可以提高患者生活质量。

SLS 患者肾脏进展最终均不可避免进入 ESRD 阶段。建议行肾脏超声监测肾脏囊肿的改变，每年评估眼底，定期监测肝功能。目前尚未有明确的 NPHP 治疗手段，进入 ESRD 的患者可考虑肾移植，移植后不会出现 NPHP 复发。治疗目的在于延缓肾功能恶化及治疗相应并发症。有研究表明抗利尿激素 V2 受体拮抗剂可能阻止肾脏囊肿形成，进而延缓疾病进展。亦有证据表明 mTOR 抑制剂——西罗莫司可能减轻 NPHP 肾囊肿的形成。

参考文献

[1] TSANG S H，AYCINENA A R P，SHARMA T. Ciliopathy：Senior-Løken syndrome//TSANG S H，SHARMA T. Atlas of inherited retinal diseases. Vol 1085. Advances in experimental medicine and biology. Berlin：Springer International Publishing，2018.

[2] YAHALOM C，VOLOVELSKY O，MACAROV M，et al. Senior–Løken syndrome：A case series and review of the renoretinal phenotype and advances of molecular diagnosis. Retina，2021，41（10）：2179-2187.

第八节　Leber 先天性黑矇

精要

○ Leber 先天性黑矇（Leber congenital amaurosis，LCA）是最严重的遗传性视网膜营养不良之一，表现为早发性视力丧失、眼球震颤，眼底表现复杂多变。全球患病率为 1/80 000～1/380 000，约占儿童失明的 20%。

○ 在我国，*CRB1* 是最主要的致病基因突变，占 LCA 病例的 13.6%，其次是 *GUCY2D*（12.3%）、*RPGRIP1*（7.8%）和 *CEP290*（6.2%）。

○ LCA 不同基因型具有对应的表型特点，眼底随着时间的推移可能会发展为各种异常，如黄斑营养不良、视网膜色素变性、血管变细或视盘苍白等。

○ LCA 已成为当今遗传学研究的一个范本，其分子机制、临床特征及两者联系一直是研究热点。

【概述】

　　Leber 先天性黑矇（Leber congenital amaurosis，LCA）是一组以先天性眼盲及眼球震颤为主要特征的严重的遗传性视网膜营养不良，伴复杂多样的眼底表现。在遗传性视网膜营养不良（inherited retinal dystrophy，IRDs）的各种表型中，LCA 是起病最早、最严重的表型。通常表现为极早发生的视力丧失、眼球震颤、瞳孔对光反射减弱、消失，并可伴有高度远视、圆锥角膜、白内障等表现。

　　1869 年，Theodore Leber 首次描述了患有眼球震颤和瞳孔对光反射不良的婴儿，后来被命名为 LCA，并被认为是该病的典型表现。1916 年，Leber 描述了 LCA 的一种较轻的形式，称为严重早发视网膜营养不良（early onset severe retinal dystrophy，EOSRD），LCA 和 EOSRD 的致病基因有很大重叠，被认为是同一疾病谱。该病人群患病率 1/80 000～1/30 000，占所有 IRDs 的 5%，全球约 20% 的儿童失明归因于 LCA。

　　截至 2022 年，已定位 38 个 LCA 相关的致病基因，约 3/4 的 LCA 患者可找到明确的致病突变。除 *CRX*、*IMPDH1* 和 *OTX2* 呈常染色体显性遗传外，大多数致病基因为常染色体隐性遗传。这些基因分别参与光的信号转导、视循环、光感受器结构、纤毛运输、RPE 代谢等过程，其中任何一个环节有障碍，最终都会导致先天性眼盲。常见致病基因主要机制可简单分组如下：①光信号的转导（*GUCY2D*、*AIPL1*、*RD3*、*KCNJ13*）、维 A 酸循环（*RPE65*、*LRAT*、*RDH12*）；②纤毛运输异常（*LCA5*、*CEP290*、*RPGRIP1*、*SPATA7*、*TULP1*、*IQCB1*）；③光感受器形态发生（*CRX*、*CRB1*、*GDF6*、*PRPH2*）；④鸟嘌呤合成（*IMPDH1*）；⑤光感受器分化（*OTX2*）。

【临床表现】

LCA 临床表现多为出生或出生后数月发生的严重视力障碍，伴随眼球震颤以及瞳孔对光反射不良、不追光。视力常在光感到 0.05 之间，其中 3/4 视力损害是非进展的。患儿喜戳眼、揉眼，称为"指压征"（oculodigital signs，ODS）。患儿通常有高度远视，少数有高度近视，表明该病中视觉的正视化受到阻碍。

LCA 患儿在出生时眼底可正常，但随着时间推移出现各种眼底异常，如自发荧光减低、视盘苍白、血管变细、周边部视网膜色素异常、假性视盘水肿、Coats 样病变和 RPE 散在白斑。小龄儿童中出现周边视网膜色素变性，伴或不伴黄斑"牛眼征"，或出现显著黄斑萎缩，则高度提示 LCA 可能（图 3-8-1）。

大部分 LCA 患者 OCT 上可见视网膜变薄，主要是外核层（ONL）变薄甚至缺失、椭圆体带完整性丧失、外界膜缺失、黄斑显著萎缩。特定的基因（*CRB1*、*GUCY2D*）可表现出特定的异常，如 *CRB1* 相关 LCA 视网膜厚度增加而非减少（详见相关章节），*GUCY2D* 相关 LCA 的 OCT 上仍可观察到相对保存的正常 ONL 厚度的视网膜结构。黄斑中央凹结构在部分基因突变中相对保留，如 *GUCY2D* 和 *RPE65*，这给基因治疗带来了可能的窗口期（图 3-8-2）。

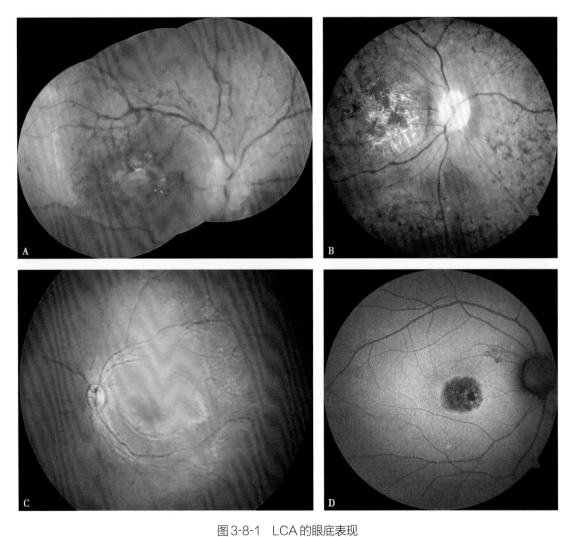

图 3-8-1 LCA 的眼底表现

A. 黄斑萎缩，后极部中周部色素沉着；B. 黄斑萎缩，后极部中周部色素沉着；
C. 小龄儿童中出现周边视网膜色素紊乱；D. FAF 提示黄斑色素紊乱，遮蔽自发荧光。

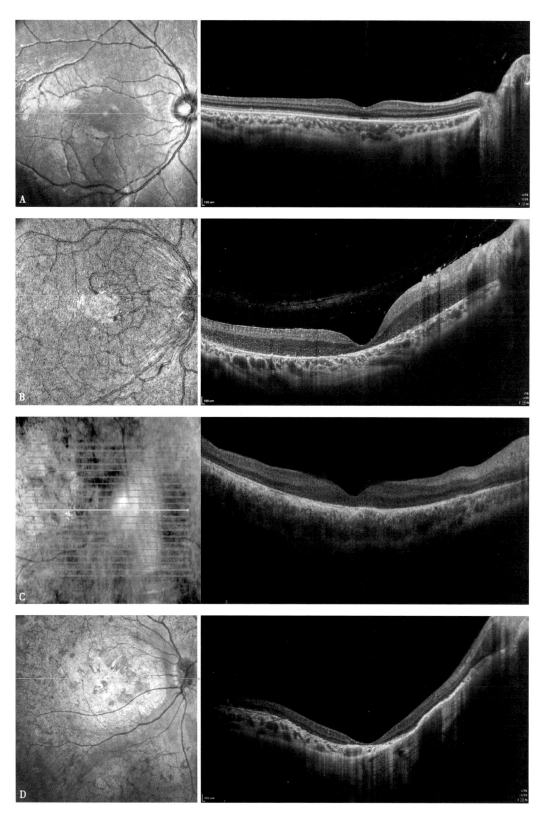

图 3-8-2　LCA 的 OCT 表现

A. 经基因检测确诊为 *GUCY2D* 突变的 LCA 患者，中心小凹突起降低，中心小凹处椭圆体带（ellipsoid zone，EZ）连续性中断；B. 经基因检测确诊为 *CRB1* 突变的 LCA 患者：视网膜增厚，层次不分明，黄斑部外层结构萎缩；C. 经基因检测确诊为 *CEP290* 突变的 LCA 患者：视网膜变薄，外层变薄明显，分层结构模糊，黄斑部外层萎缩；D. 经基因检测确诊为 *RDH12* 突变的 LCA 患者：后极部视网膜外层变薄、消失，RPE、脉络膜萎缩，黄斑中心凹外层消失。

ERG 对疑诊 LCA 的患儿具有重要意义，也是与全色盲、先天性静止性夜盲（congenital stationary night blindness，CSNB）鉴别的重要依据。全色盲患者视杆细胞反应基本正常，CSNB 出现特征性负波型，而多数 LCA 患儿无法检测到 ERG 反应，呈熄灭型。但也有例外，如 GUCY2D 突变引起的 LCA 患儿中可保留部分视杆细胞反应，而 RPE65 突变引起的 LCA 中可检测到残留的视锥细胞反应。

LCA 基因型和表型之间存在一定关联。认识不同基因型的临床表型特点，有助于判断患者的基因型，缩小基因筛查的范围。某些基因型（GUCY2D、AIPL1）表型严重，生命早期便发生严重视力丧失。

1. GUCY2D-LCA　GUCY2D-LCA，占 LCA 病例的 6%～21%。与 GUCY2D 相关 LCA 患者在生命早期视力非常差但很少进展，大约 50% 的患者视力不到指数，伴有眼球震颤、指压征和明显的畏光。其他常见眼部体征包括高度远视 +5D 以上、白内障和圆锥角膜。大多数情况下，儿童时期的眼底影像和自发荧光几乎正常。OCT 上仍可观察到相对保存完好的正常 ONL 厚度的视网膜结构。中心小凹区域外节突起较正常下降，椭圆体带完整，但密度降低。ERG 的视锥细胞反应通常消失，而大约 25% 的病例视杆细胞反应仍部分保存（图 3-8-3）。

2. CRB1-LCA　CRB1 突变与多种视网膜营养不良有关，包括 RP、中心凹视网膜劈裂、黄斑营养不良和 LCA。9%～17% 的 LCA 病例与 CRB1 突变有关，在中国该占比高于西方。CRB1-LCA 表现出相对保留的视觉功能、夜盲和高度远视。典型的表现为进行性黄斑萎缩伴色素沉着和 PPRPE。与 CRB1-RP 病例的表现类似，CRB1-LCA 也可出现 Coats 样血管病变。OCT 上视网膜增厚（内层增厚而外层消失）是 CRB1 突变的特征表现。ERG 反应通常视锥、视杆不同程度的振幅减低甚至熄灭（图 3-8-4）。

3. CEP290-LCA　CEP290 突变与几种全身性疾病有关，包括 Joubert 综合征、Senior-Løken 综合征和 Meckel 综合征，是高加索人 LCA 最常见的原因，占 LCA 病例的 15%～30%，但在中国人中较少见。CEP290-LCA 患者视力明显受损，其中大多数患者（62%～89%）只有光感甚至无光感。74% 患儿眼底外观正常，但随着年龄增长，可出现多形性白斑、大理石样眼底和视网膜色素变性。其他相关眼底特征包括假性视盘水肿、小的 RPE 萎缩性斑点、脉络膜视网膜萎缩和 Coats 样血管病变。OCT 上见多数患者中心凹椭圆体带结构和完整性尚存，但密度有所降低。大多数 CEP290 突变病例的 ERG 呈熄灭型（图 3-8-5）。

4. RDH12-LCA　RDH12-LCA 占所有病例的 3%～10%。与 RDH12 相关的 LCA 病例视力差，但视功能可有阶段性改善，通常持续时间不到 10 年，视力进行性下降通常发生在 20 岁后。其他相关的眼部特征包括夜盲和轻度白内障，但不包括远视。眼底检查可发现明显的萎缩性黄斑病变和周围色素沉着，并伴有自发荧光减弱。OCT 上可见视网膜变薄、黄斑萎缩和分层消失，而视盘周边不出现广泛的萎缩。ERG 视锥细胞、视杆细胞反应均消失（图 3-8-6）。

5. RPGRIP1-LCA　RPGRIP1 的无义突变导致约 5% 的 LCA 病例，而错义突变主要导致锥杆细胞营养不良（CORD）。RPGRIP1-LCA 病例表现为视力逐渐下降、畏光和眼球震颤。儿童时期的眼底检查可观察到血管变细、脉络膜视网膜萎缩和周边色素沉着。FAF 可见与 RPE 萎缩相对应的颗粒状高自发荧光。OCT 通常可见外核层变薄，椭圆体带排列紊乱，尤其是黄斑旁。在部分既往的报告中，OCT 和眼底检查发现黄斑中心凹相对保留。ERG 上视锥细胞反应普遍减弱，在一些较年轻的病例中仍可检测到视杆细胞功能（图 3-8-7）。

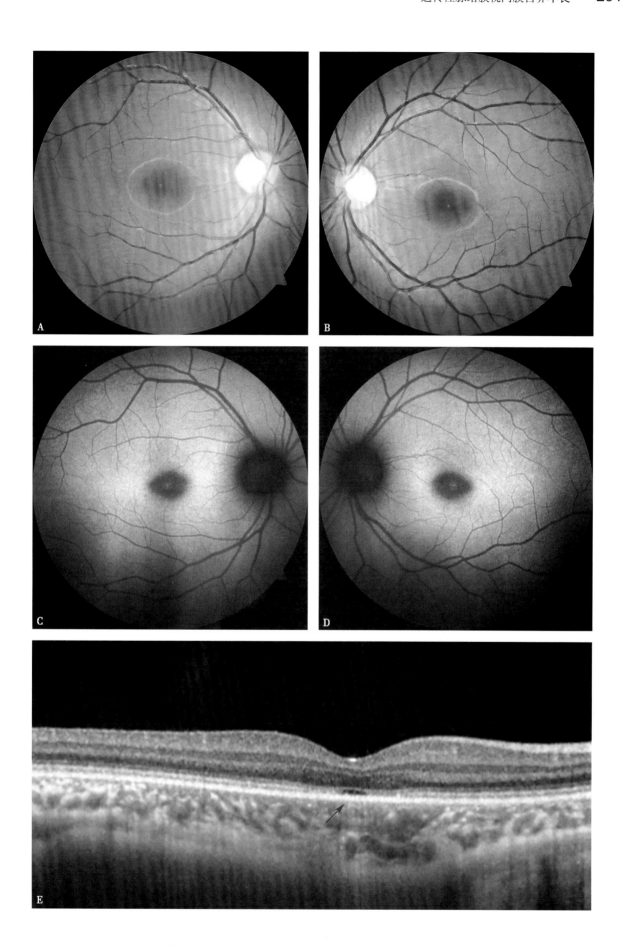

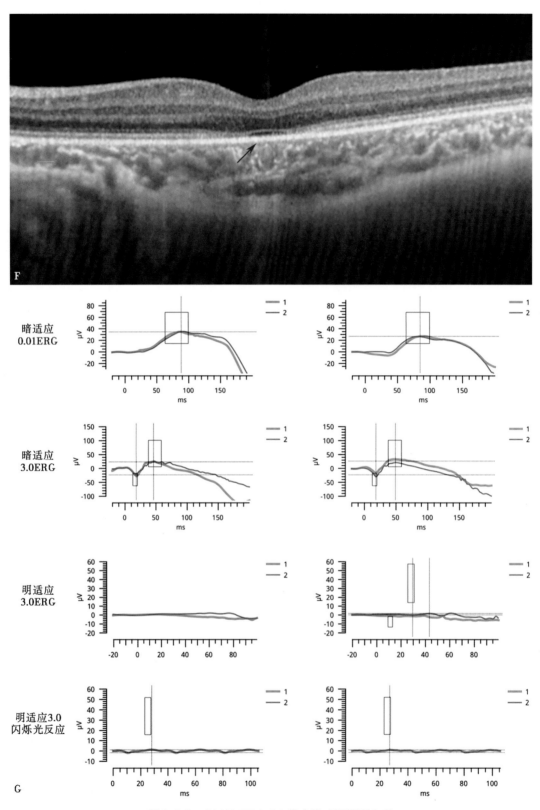

图 3-8-3 *GUCY2D*-LCA 的多模式影像学表现

男童，5 岁，因双眼斜视 3 年余来诊，VOD FC/30cm，VOS FC/50cm，基因检测 *GUCY2D* 纯合突变（c.2513G＞C）。A、B. 眼底所见基本正常；C、D. 双眼 FAF 示黄斑区低荧光，中心可见高荧光；E、F. 双眼 OCT 示中心小凹突起降低，中心小凹处 EZ 带连续性中断（红色箭头示）；G. ERG 示双眼，双眼明适应 3.0ERG、明适应 3.0 闪烁光反应完全熄灭，暗适应 0.01ERG、暗适应 3.0ERG 部分保留。

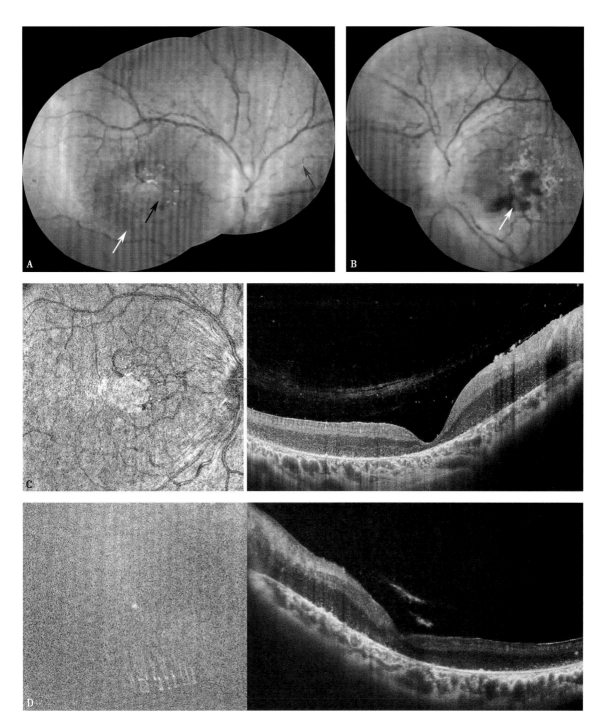

图 3-8-4　*CRB1*-LCA 的多模式影像学表现

女童，5 岁，自幼视力差、眼球震颤，经基因检测确诊为 *CRB1* 纯合突变（c.4005＋2T＞G）的 LCA 患者。A、B. 右眼黄斑部萎缩（黑色箭头示）、黄斑周边及中周部视网膜色素沉着（白色箭头示），视网膜苍白（红色箭头示），血管迂曲（蓝色箭头示）；左眼除外右眼相同的黄斑部萎缩、色素沉着、血管迂曲表现外，可见黄斑区出血（白色箭头示）；C、D. 双眼 OCT 示视网膜增厚，但外层结构缺乏。

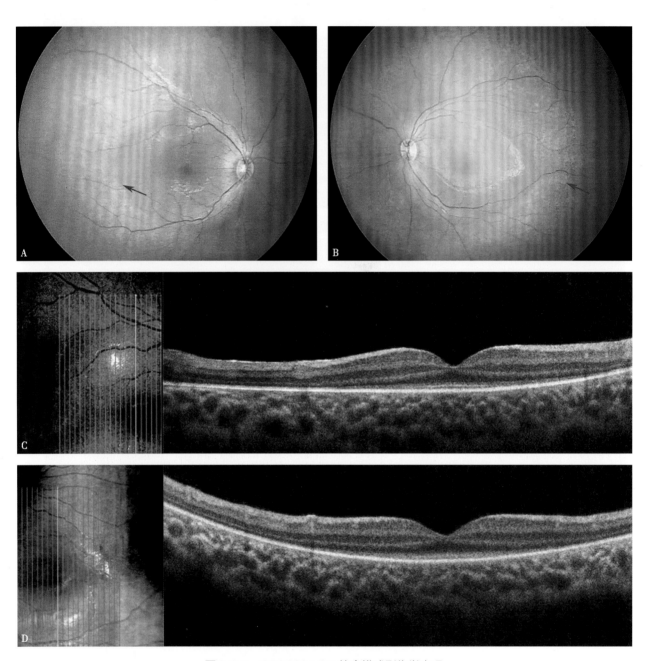

图 3-8-5　*CEP290*-LCA 的多模式影像学表现

女童，2 岁，自幼眼球震颤、不追光，经基因检测确诊为 *CEP290* 复合杂合突变（c.367C>T、c.214G>T）的 LCA 患者。A、B. 双眼视网膜色淡，伴轻微粉尘状色素沉着（箭头示），余部位基本正常；C、D. 双眼 OCT 上见双眼外核层厚度降低，中心凹椭圆体带结构和完整性尚存，但结构模糊、密度降低。

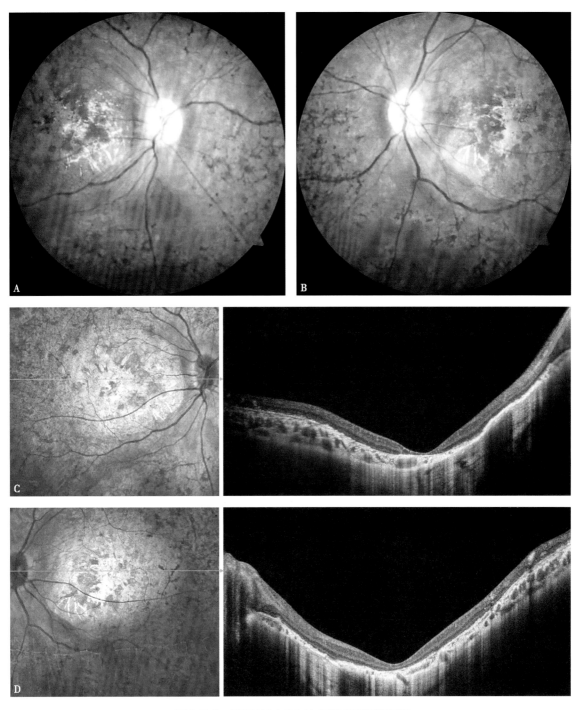

图 3-8-6　*RDH12*-LCA 的多模式影像学表现

女童，8 岁，发现双眼视力差 3 年余来诊，VOD0.12，VOS0.12；经基因检测确诊为 *RDH12* 复合杂合突变（c.505C＞T、c.928delC）的 LCA 患者。A、B. 双眼中周部骨细胞样色素沉着，视盘蜡黄，黄斑部大片 RPE、脉络膜萎缩，伴色素沉着；C、D. OCT 示双眼黄斑区视网膜外层变薄、消失，RPE、脉络膜萎缩，黄斑中心凹外层消失。

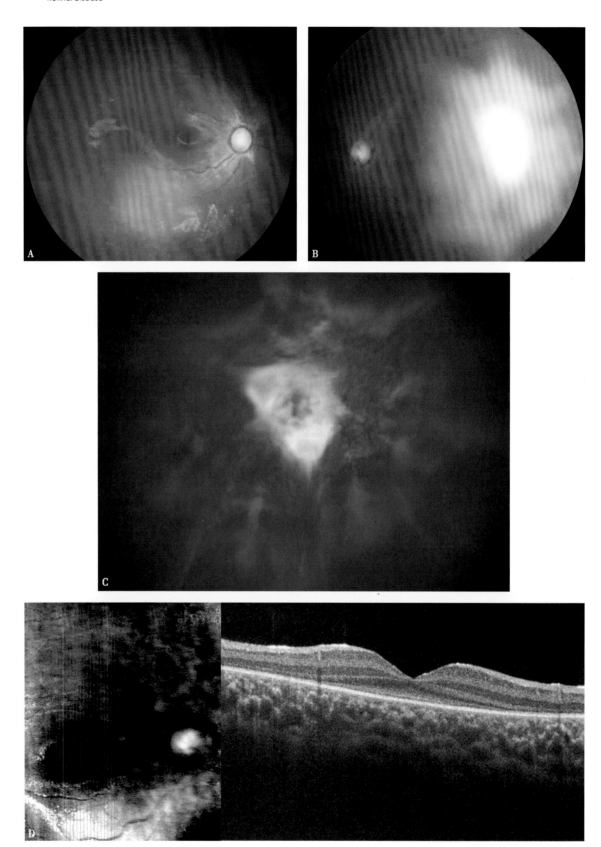

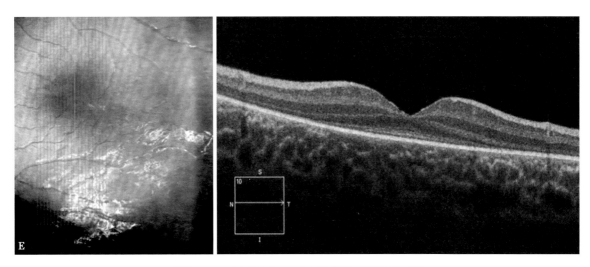

图 3-8-7　*RPGRIP1*-LCA 的多模式影像学表现

女童，4 岁，视物不清 3 年余，视力难评估，经基因检测确诊为 *RPGRIP1* 纯合突变（c.534delG）的 LCA 患者。A、B. 双眼底未见明显异常；C. 左眼并发白内障，后囊混浊；D、E. 双眼 OCT 示黄斑区视网膜外核层变薄，外节萎缩、消失。

6. *AIPL1*-LCA　发育过程中 *AIPL1* 基因在视杆细胞和视锥细胞中均有表达，但在成年视网膜中只在视杆细胞中继续表达。*AIPL1* 的错义和终止突变导致 LCA 表型，而移码突变导致表型较轻的青少年型RP。*AIPL1* 突变约占 LCA 病例的 5%。*AIPL1*-LCA 表型较严重，大多数患者视力损害迅速发展到仅有光感。患者早期出现斜视、畏光、圆锥角膜和后囊下型白内障。中周部视网膜病变和黄斑病变可能在年轻时发生。OCT 在年轻患者中显示相对保存的外层视网膜，但 EZ 的完整性丧失，OCT 上视网膜结构的紊乱随着年龄的增长而发展。ERG 多呈熄灭型（图 3-8-8）。

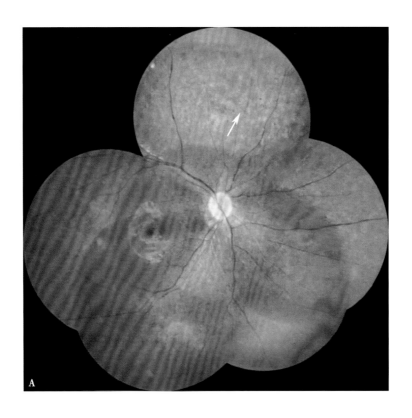

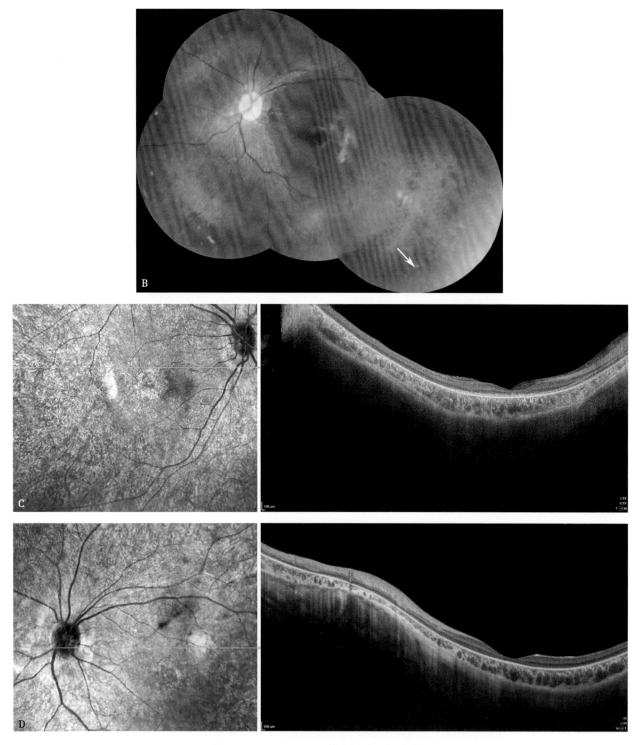

图 3-8-8 *AIPL1*-LCA 的多模式影像学表现

女童,13 岁,双眼自幼视力较差,眼球震颤,VOD0.05,VOS0.05;经基因检测确诊为 *AIPL1* 复合杂合突变(c.440T>C、c.152A>G)的 LCA 患者。A、B. 双眼周边点状色素沉着(箭头示);C、D. 双眼 OCT 显示外层视网膜变薄,椭圆体带完整性丧失。

7. *CRX*-LCA   CRX 呈常染色体显性遗传,其突变导致约 1% LCA 病例。典型的表型包括非进展的视力低下、夜盲和眼底明显的黄斑结构紊乱。OCT 显示较薄的外核层,ERG 视锥细胞和视杆细胞反应均消失(图 3-8-9)。

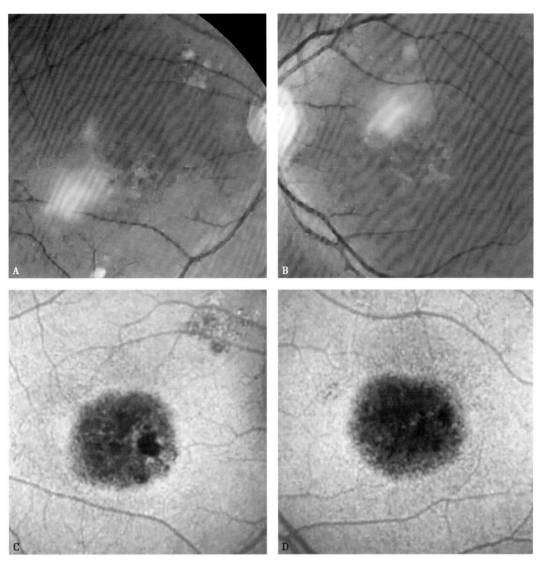

图3-8-9　*CRX*杂合突变（c.292C＞T）所致 LCA 的多模式影像学表现
A、B. 双眼黄斑部黄白物质沉着；C、D. FAF 示双眼黄斑部可见点状、片状低荧光。

【诊断】

　　与其他遗传性视网膜营养不良相比，LCA 的病程和临床表现更具异质性。要在怀疑遗传性视网膜营养不良的患儿中确立 LCA 的诊断，需要详细的眼科病史，结合临床表现、病程、影像检查、电生理检查。基因诊断是金标准。

　　常见的几个致病基因导致约 10% 的 LCA 病例，包括 *GUCY2D*、*RPE65*、*CRB1*、*CEP290* 和 *RDH12*。该占比有显著的不同种族差异，*CEP290*、*GUCY2D* 和 *RPE65* 的突变通常在高加索人群中更常见。在我国，*CRB1* 是最主要的致病基因突变，占 LCA 病例的 13.6%，其次是 *GUCY2D*（12.3%）、*RPGRIP1*（7.8%）和 *CEP290*（6.2%）。

【治疗】

LCA 治疗主要是支持性的,包括矫正屈光不正和使用低视力辅助工具。应定期对弱视、青光眼或白内障进行眼科评估。目前正在研究治疗的方法,包括基因治疗和光遗传学治疗等,大部分在动物实验阶段或 I/II 期临床试验阶段。

2015 年《新英格兰医学杂志》上 Bainbridge 等首次报道了对 12 位 *RPE65* 基因突变的 LCA 患者行基因治疗的 3 年随访观察,提示治疗仅可暂时并轻度提高患者视网膜敏感度,并存在剂量依赖效应。2017 年美国食品药品监督管理局(Food and Drug Administration,FDA)批准对基因治疗在 *RPE65*-LCA 上的应用,这是人类第一次对眼科疾病批准基因治疗,使对视网膜疾病的基因治疗真正从实验室走向临床。*RPE65* 基因治疗已报道未发生严重副反应或并发症,并能使视力得到提高。

GUCY2D 基因突变导致的 LCA 较常见,且视锥、视杆细胞的结构基本保留,因此成为尝试基因治疗的热门靶点。目前动物模型试验已证明腺病毒为载体的 *GUCY2D* 基因治疗能使视锥细胞功能得到长久恢复。2021 年,Samuel G Jacobson 等对 3 名患有严重视力丧失、眼球震颤但视网膜结构保留的成年患者,通过视网膜下注射,将携带人 *GUCY2D* 基因的重组腺相关病毒 5 载体递送至眼内,并进行了为期 9 个月的安全性及疗效观察,结果表明该疗法的安全性良好,且视杆细胞、视锥细胞反应改善。*GUCY2D* 可能是将来眼科基因治疗的另一颗明星。

CEP290 基因治疗的试验目前也进行得如火如荼。研究显示,早期干预对 *CEP290* 基因功能部分缺失或完全缺失的患者可能有效。*CEP290* 突变的黄斑区视锥细胞功能可保留。2014 年,Burnight 等研究显示,*CEP290* 突变的细胞治疗后重新有纤毛发育。这些都提示 *CEP290* 基因治疗可能有利于纤毛功能的恢复,从而恢复患者部分视功能。

LCA 是一种具有复杂遗传背景的眼科疾病,也成为人类分子遗传学研究的重要模型。随着科技的持续进步,对于 LCA 的分子遗传特点和生物学机制的理解,正逐渐变得更精确和深入。通过分子遗传学研究,临床医生能够更准确地进行诊断,更科学地评估预后,更有效地加强病患随访,并不断优化治疗方案。

LCA 的治疗之路仍充满了困难和不确定性,但我们有理由相信,随着对其分子遗传学的研究不断深入,我们对 LCA 的认识将日益透彻,为患者带来更明确、更有效的治疗路径。

参考文献

[1] Chiu W,Lin T Y,Chang Y C,et al. An update on gene therapy for inherited retinal dystrophy:Experience in Leber congenital amaurosis clinical trials. Int J Mol Sci,2021,22(9):4534.

[2] TSANG S H,SHARMA T. Leber congenital amaurosis. Adv Exp Med Biol,2018,1085:131-137.

[3] KUMARAN N,MOORE A T,WELEBER R G,et al. Leber congenital amaurosis/early-onset severe retinal dystrophy:Clinical features,molecular genetics and therapeutic interventions. The British journal of ophthalmology,2017,101(9):1147-1154.

[4] DAICH VARELA M,CABRAL DE GUIMARAES T A,GEORGIOU M,et al. Leber congenital amaurosis/early-onset severe retinal dystrophy:Current management and clinical trials. The British journal of ophthalmology,2022,106(4):445-451.

[5] HUANG C H,YANG C M,YANG C H,et al. Leber's congenital amaurosis:Current concepts of genotype-phenotype correlations. Genes(Basel),2021,12(8):1261.

第九节　脉络膜营养不良

一、回旋状脉络膜视网膜萎缩

精要

○ 回旋状脉络膜视网膜萎缩是一种罕见的由常染色体隐性遗传、因鸟氨酸转移酶缺乏所致的原发性脉络膜视网膜萎缩。

○ 全球发病率为 1/1 500 000。

○ 主要临床表现为双眼夜盲、高度近视、早发性后囊下型白内障、脉络膜视网膜环形萎缩（萎缩病变呈扇形或花环状边界）、黄斑病变等。

○ 目前尚无针对该病的基因疗法，限制饮食中精氨酸摄入作为一线治疗。

【概述】

　　回旋状脉络膜视网膜萎缩（gyrate atrophy of the choroid and retina，GA）是一种由 *OTA* 基因突变引起的常染色体隐性遗传病，是具有特征性眼底回旋状病变的遗传性原发性脉络膜视网膜萎缩性疾病，全球发病率约 1/1 500 000。该病由 Gutler 和 Fuchs 首先报道并命名。*OTA* 基因位于常染色体 10q26.13，全长 22kb，负责编码鸟氨酸转移酶（ornithine aminotransferase，OAT）。

　　OAT 在肝脏、肾脏、小肠和视网膜等多个组织中表达，在脉络膜和视网膜中高度表达，尤其在视网膜色素上皮层活性最高，能将精氨酸和鸟氨酸转化为主要的兴奋性和抑制性神经递质谷氨酸和 γ- 氨基丁酸。缺乏这种酶会导致血浆和组织中的鸟氨酸水平升高，进而对视网膜产生毒性作用。GA 眼部主要症状和体征为夜盲、进行性近视（高度近视眼）、早发性白内障、不断扩大和融合的脉络膜萎缩性病变、黄斑病变等。此外，该病可累及全身其他组织器官，包括脑部、周围神经系统、骨骼肌及毛发异常等。

【临床表现】

　　GA 通常儿童期发病，大部分患者 10 岁左右出现夜盲，但矫正视力正常，随着萎缩区域扩大，视野进行性缩小，20 岁左右出现白内障，40～60 岁致盲。中心视力可因黄斑囊样水肿、黄斑前膜而下降，晚期黄斑萎缩而丧失，双眼视力受损程度一致，而视力受损程度与高鸟氨酸血症的严重程度及 *OAT* 基因突变方式有关。GA 患者常有早发性白内障，即青少年时期出现晶状体后囊下混浊。眼底可见周边部视网膜色素上皮细胞和脉络膜毛细血管萎缩，视网膜脉络膜萎缩呈铺路石样改变，病灶边界清楚，形态不规则，萎

缩病灶之间的视网膜正常。随着萎缩进展，周边视野进行性缺失，直至失明。90% 的 GA 患者有高度近视
（-6.00～-10.0D）伴明显散光（2.00D 以上）。

除此以外，GA 患者血清、尿液、脑脊液、房水中的鸟氨酸浓度可以为正常人的 10～20 倍，病变可累及
全身多组织器官，可出现脑电图异常、脑白质变性病灶、早发性脑萎缩及智力低下和认知损害；轻度无症
状的感觉运动末梢神经病变；轻度到中度骨骼肌肌病。

【影像学检查方法】

GA 的诊断主要依靠眼部检查，包括眼底照相、FAF、FFA、OCT 和电生理检查，以及血浆、尿鸟氨酸水
平检测。

眼底可见周边视网膜大量不规则环状、鹅卵石样视网膜脉络膜萎缩灶，部分萎缩灶互相融合呈花环
状（图 3-9-1A、B，图 3-9-2A、B）；FAF 可见萎缩灶呈现低自发荧光表现（图 3-9-1C、D，图 3-9-2C、D）；
OCT 可见 GA 患者黄斑中心凹变平或隆起，视网膜内层可见多个囊样液性暗区（尤其是黄斑中心凹处）
（图 3-9-1E、F）、中心凹处光感受器内节与外节的连接处断裂和神经节细胞层高反射沉积。FFA 在疾病早
期可见透见荧光，为典型的境界清楚的回旋形萎缩区（图 3-9-2E、F），萎缩区内脉络膜大血管清晰可见，
荧光素渗漏。渗漏区可比眼底检查所见范围大，表明色素上皮广泛损害。疾病晚期脉络膜全层萎缩后，可
透见巩膜强荧光。GA 患者疾病早期即出现 ERG 异常改变，表现为 a 波、b 波波幅下降。

【诊断】

该病诊断主要基于临床特征：男女均可发病；双眼累及，早期夜盲且中心视力不受影响，伴周边视野
进行性缺失，晚期视力受损；眼底特征性改变即回旋状脉络膜视网膜萎缩病灶，FFA 可见周边视网膜散在
大小不一、边界清晰的透见荧光。血液检测血鸟氨酸浓度超过 400μmol/L。基因检测能帮助确诊该病。

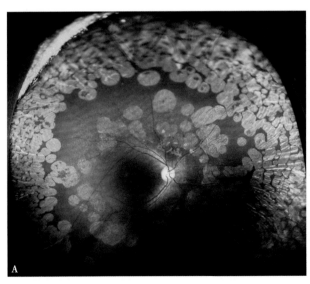
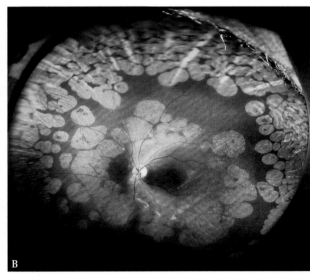

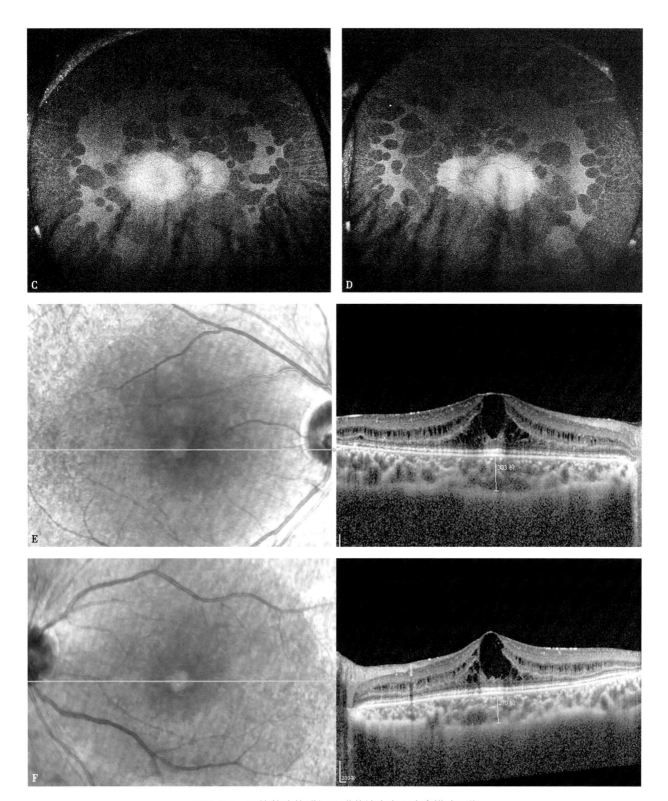

图 3-9-1　回旋状脉络膜视网膜萎缩患者眼底多模式影像

女童，6 岁，双眼夜盲伴进行性视力下降 1 个月就诊，BCVA，OD0.3，OS0.2。A、B. 双眼中周部及周边可见多个界限清晰的鹅卵石样视网膜脉络膜萎缩灶，部分萎缩灶互相融合；C、D. 双眼自发荧光示视网膜脉络膜萎缩灶自发荧光减低；E、F. OCT 示双眼黄斑中心凹呈囊样水肿，视网膜层间可见大量囊腔改变。[病例资料由首都医科大学附属北京同仁医院彭晓燕教授提供，图 A～D 发表于 *BMC ophthalmology*，2021，21（1）：93，图片无修改]

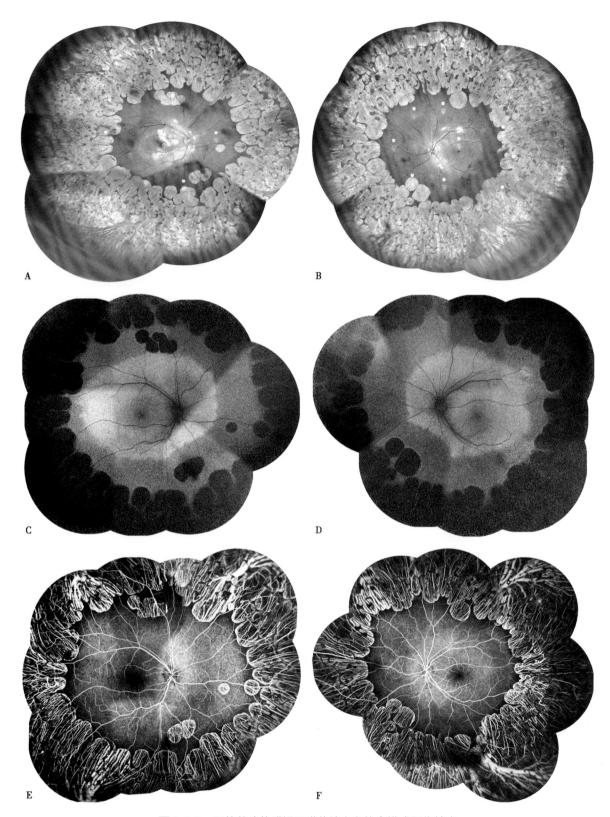

图 3-9-2 回旋状脉络膜视网膜萎缩患者的多模式影像检查

男童，13 岁，学校体检时发现视力差就诊，BCVA，OD0.3，OS0.4。A、B. 眼底示双眼中周部及周边可见大量鹅卵石样视网膜脉络膜萎缩灶，界限清晰，部分萎缩灶互相融合；C、D. 双眼自发荧光示视网膜脉络膜萎缩灶自发荧光减低；E、F. FFA 示中周部及周边部边界清楚的回旋形视网膜脉络膜萎缩区，萎缩区内脉络膜大血管清晰可见，视网膜血管未见明显渗漏。（病例资料由邯郸市人民医院张树军教授提供）

【治疗】

目前尚无针对 GA 的基因疗法，限制饮食中精氨酸摄入作为一线治疗；口服赖氨酸可作为有效补充，能增强维生素 B$_6$ 补充和低蛋白饮食。对于 GA 伴发的黄斑囊样水肿，可行玻璃体腔注射激素类药物如曲安奈德或地塞米松，但易反复。

参考文献

[1] 张文华，但汉东，李晓丽，等. 回旋状脉络膜视网膜萎缩一家系的新型突变与临床观察. 国际眼科杂志，2022，22（4）：693-697.

[2] 侯慧媛，王雨生. 无脉络膜症与回旋状脉络膜视网膜萎缩的鉴别与早期诊断. 中华眼科杂志，2013，49（6）：564-567.

[3] GUAN W，WANG G，HU F，et al. Partial regression of foveoschisis following vitamin B$_6$ supplementary therapy for gyrate atrophy in a Chinese girl. BMC ophthalmology，2021，21（1）：93.

[4] GOEL N，JAIN P，ARORA S，et al. Gyrate atrophy of the choroid and retina with cystoid macular edema and unilateral optic disc drusen. J Pediatr Ophthalmol Strabismus，2015，52（1）：64.

[5] ELNAHRY A G，ELNAHRY G A. Gyrate atrophy of the choroid and retina: A review. Eur J Ophthalmol，2022，32（3）：1314-1323.

二、无脉络膜症

精要

○ 无脉络膜症是一种由 *CHM* 基因突变所致的脉络膜营养不良。
○ 为 X 连锁隐性遗传病，男性发病多见，发病率约 1/50 000。
○ 常早发夜盲，10～30 岁时双眼中心视力中度下降伴周边视野缺损，40～60 岁可出现中心视力丧失。
○ 临床表现为双眼进行性弥漫性视网膜内层、RPE 和脉络膜毛细血管萎缩。
○ 女性多为携带者，少数可有轻微症状，如夜间视力下降及眼底色素改变。
○ 目前该病基因治疗及干细胞治疗仍处于临床试验阶段。

【概述】

　　无脉络膜症（choroideremia，CHM）是一种由 *CHM* 基因突变所致 X 连锁隐性遗传性疾病，发病率约 1/50 000。该病男性多见，女性为携带者不发病。*CHM* 基因位于染色体 Xq21.2，表达广泛，负责编码 REP1 蛋白，该蛋白负责 Rab 蛋白的前酰化，并对囊泡的细胞内运输至关重要。尽管 REP1 在人体内广泛表达，但其病变仅累及眼睛，这是由于与 REP1 具有 75% 序列同源性的 REP2 可以补偿除视网膜外所有组织中 REP1 的缺失，故 CHM 主要被认为是一种孤立的视网膜疾病，但最新研究表明，CHM 患者血浆可能存在脂质代谢异常、氧化应激过度和血清素水平升高等。迄今为止，已被证实致病的基因突变位点多达 500 余个。CHM 的主要特征为视网膜外层、RPE 和内层脉络膜弥漫性进行性萎缩，但目前对于其中哪个层次先受累、哪些受到主要影响仍存在争议。

【临床表现】

　　CHM 患者常在 20 岁前即有夜盲症状，视网膜周边可见色素改变。随着年龄增长，可见明显的脉络膜视网膜萎缩，常始于赤道部，向心性累及后极部和视盘周围区域。因而 10～30 岁患者中心视力中度下降，伴周边视野缺失，40～60 岁可出现中心视力丧失。除此以外，患者可有后囊下白内障、黄斑水肿和脉络膜新生血管。女性多为携带者，一般无明显症状，但可能有轻微症状，包括夜间视力下降和眼底色素改变，女性携带者的表型变异可能与 X 染色体随机失活有关。

【影像学检查方法】

CHM 的诊断主要依靠眼底照相、FAF、OCT 和电生理检查。

眼底可见色素改变、脉络膜视网膜萎缩病灶由赤道部向心性进展。FAF 可直观显示 CHM 患者低自发荧光的脉络膜视网膜萎缩区域，其由残留的退化 RPE 和缺失的光感受器所致，低自发荧光区的缩小与脉络膜视网膜萎缩的向心性进展相对应，多位于视盘鼻侧周边视网膜，较少累及黄斑区。

低自发荧光区周围有清晰的高自发荧光边缘，代表萎缩区域的周边 RPE 功能代偿。故 FAF 可通过判断自发荧光区收缩的速度来评估病情进展。

OCT 可见 CHM 儿童期患者的黄斑中心凹厚度（central macular thickness，CMT）增加，随着病情进展、视力下降，可见 CMT 逐渐变薄、RPE 反射降低、外界膜和椭圆体带反射异常。除此以外，脉络膜萎缩时出现视网膜外管样结构（outer retinal tubulations，ORT），有学者推测其是退化光感受器发生重塑。OCTA 可见患者及女性携带者的脉络膜毛细血管灌注量（choriocapillaries，CC）明显减少，减少量与对应的椭圆体带受损程度相关。CHM 患者的部分保留 CC 区域和受损 CC 区域之间可见明显的过渡区，而携带者则表现为 CC 斑片状缺失。

ERG 可显示 CHM 患者疾病早期的暗适应反应异常，此与视杆细胞受损导致夜视异常有关。随着疾病进展，视锥细胞受累，从而出现明适应反应异常。ERG 灵敏度较高，即使在视力稳定患者中，也可检测到异常改变。

【诊断标准】

该病诊断依赖于临床特征：青少年男性；双眼发病，早期夜盲，后期中心视力受影响，伴周边视野缺失；眼底特征性改变即色素异常、脉络膜视网膜萎缩病灶，FAF 可见低自发荧光区向心性缩小，病灶四周高自发荧光带。基因筛查有助于确诊该病（图 3-9-3）。

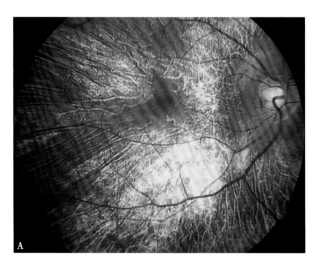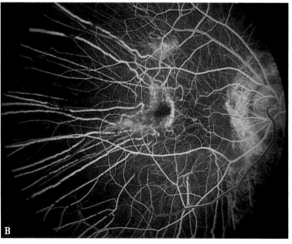

图 3-9-3　CHM 患者眼底照相及荧光造影图像

A、B. 男性，38 岁，自幼夜视力不佳，视力下降 3 年余；可见右眼视盘周围色素异常，眼底弥漫性脉络膜毛细血管、中血管萎缩，视网膜色素上皮萎缩，视网膜萎缩，可见脉络膜大血管裸露，部分萎缩区域可透见巩膜。（图片由中山大学中山眼科中心林英教授提供）

【治疗】

目前该病的基因治疗已进入Ⅱ期临床试验阶段，充满前景但仍存挑战；干细胞治疗仍需大规模试验以验证其有效性。

参考文献

[1] DIMOPOULOS I S，RADZIWON A，ST LAURENT C D，et al. Choroideremia. Curr Opin Ophthalmol，2017，28（5）：410-415.

[2] PATRÍCIO M I，BARNARD A R，XUE K，et al. Choroideremia：Molecular mechanisms and development of AAV gene therapy. Expert Opin Biol Ther，2018，18（7）：807-820.

[3] CEHAJIC KAPETANOVIC J，BARNARD A R，MACLAREN R E. Molecular therapies for choroideremia. Genes（Basel），2019，10（10）：738.

[4] FOOTE K G，ROORDA A，DUNCAN J L. Multimodal imaging in choroideremia. Adv Exp Med Biol，2019，1185：139-143.

[5] SARKAR H，MOOSAJEE M. Choroideremia：Molecular mechanisms and therapies. Trends Mol Med，2022，28（5）：378-387.

第四章

视网膜血管病

第一节 早产儿视网膜病变

精要

○ 早产儿视网膜病变（retinopathy of prematurity，ROP）是发生在早产儿（胎龄 < 32周）和低体重儿（出生体重 < 2 000g）的一种视网膜血管增生性病变。与早产、视网膜血管发育不成熟有关，是导致婴幼儿可避免盲的主要原因之一。

○ 最早可出现于矫正胎龄（出生孕周 + 出生后周数）32 周，故早产儿宜于生后 4～6周或矫正胎龄 31～32 周（以先到者为准）行首次眼底筛查。

○ 按病变严重程度分为 5 期，另外后极部血管迂曲、扩张程度用附加病变表示，病理性新生血管快速进展伴严重附加病变，并且不依照常规进展，可直接发展为视网膜脱离，即急进型（A-ROP），病变越靠近后极部（Ⅰ区），进展风险越大。

○ 方便定义病变部位将眼底分为 3 区，按照钟表 12 个钟点对眼底进行标识。Ⅰ区、Ⅱ区均以视盘为中心，视盘中央到黄斑中心距离 2 倍为半径的圆形区域为Ⅰ区；视盘中央到鼻侧锯齿缘为半径画圆，除Ⅰ区之外环状区域为Ⅱ区；剩余区域为Ⅲ区。

○ 视网膜激光光凝术、玻璃体腔抗 VEGF 注射是当前 ROP 的主要治疗方法。

【概述】

ROP 是发生在早产儿和低体重儿的一种视网膜血管增生性疾病，是婴幼儿可避免盲的主要原因之一，被世界卫生组织归类为新生儿可避免盲的防治目标。2010 年全世界有 18.5 万名早产儿患有 ROP 且每年有 3.2 万名新生儿因 ROP 失明，早期筛查和定期随访可以预防该病导致严重视功能损害。中华医学会眼科学分会眼底病学组于 2004 年参与制定了中华人民共和国国家卫生健康委员会颁发的《早产儿治疗用氧和视网膜病变防治指南》，积极推动了我国早产儿的救治和 ROP 的筛查，有效降低了我国严重 ROP 的发生率。随后，针对我国不同地区新生儿重症监护水平发展不平衡以及 ROP 发生率总体下降缓慢的问题，中华医学会眼科学分会眼底病学组与新生儿重症监护科专家组共同商讨，决定更新指南，强化防范意识，于 2014 年更新了《中国早产儿视网膜病变筛查指南》。近年来，随着麻醉下新生儿眼底照相机和 FFA 的不断发展与更新，眼科医师对视网膜新生血管病变的认识也更加精准；同时，抗 VEGF 药物因其能有效控制视网膜新生血管，已成功用于 ROP 活动期的治疗，基本替代了激光光凝和冷冻治疗。经过近二十年的努力，我国 ROP5 期病变基本消失。

【临床表现】

ROP 是一种增生性视网膜血管病变，特征性改变为视网膜缺血、视网膜新生血管、纤维增殖牵拉、牵拉性视网膜脱离。通常病情隐匿，需要专业的眼底病医生通过间接检眼镜或眼科广域成像系统进行眼底筛查才能发现。否则仅在疾病终末期出现并发性白内障、继发性青光眼、斜视、眼球萎缩等表现时才被家长发现而就诊。

【疾病分期】

ROP 病变分级协会在 1984 年首次提出 ROP 国际分级（International Classification of Retinopathy of Prematurity，ICROP），为方便定义病变部位提出将眼底分为 3 个区，按照钟表 12 个钟点进行标识，按照病变程度分为 4 期即 1 期有无血管区分界线；2 期嵴样改变；3 期嵴伴纤维血管增殖；4 期视网膜脱离，另外还提出了 plus 病变。

随着低体重早产儿的存活率增加及该部分手术治疗后通过病理样本对疾病严重程度发展认识的增加，专家委员会于 1987 年对上述分级进行了扩展，增加了晚期视网膜脱离的分期，使 ICROP 进一步完善。2005 年 ROP 分类委员会对 ICROP 进行了第 2 次修订，主要引入 3 个内容：①极低体重儿急进型后极部 ROP（aggressive posterior ROP，AP-ROP）；②前附加病变（pre-plus disease），指介于后极部正常血管表现和明显的附加病变之间的一种中间型血管扩张和迂曲；③介绍了一种判断Ⅰ区范围的实用方法，即用 25D 或 28D 间接检眼镜观察眼底时，将所见视野一侧放在视盘鼻侧缘，那么视野颞侧边缘就相当于Ⅰ区的颞侧缘。

随着眼科影像的创新发展、抗 VEGF 药物在 ROP 治疗的应用，为积极推动规范全国 ROP 防治工作，合理掌握 ROP 分类标准及药物治疗的适应证，中华医学会眼科学分会眼底病学组、中国医师协会眼科医师分会眼底病专委会组织相关领域专家通过认真、全面、充分讨论达成共识性意见，参考国际标准术语更新了我国 ROP 分类和新名词术语的中文译名，并补充制定抗血管内皮生长因子药物治疗适应证的标准，以供临床医师在临床实践中参考应用。本章以 2023 版专家共识为指引，用 2023 版专家共识中规定的术语进行阐述。

【ROP 病变分区】

ROP 病变按发生部位分为 3 个区（图 4-1-1）：Ⅰ区是以视盘中央为中心，视盘中央到黄斑中心凹距离的 2 倍为半径画圆；Ⅱ区以视盘中央为中心，视盘中央到鼻侧锯齿缘为半径画圆，去除Ⅰ区之后的环状区域；Ⅱ区以外剩余的部位为Ⅲ区。疾病范围按钟点位置标注。早期病变越靠近后极部（Ⅰ区），病变进展的风险越大。

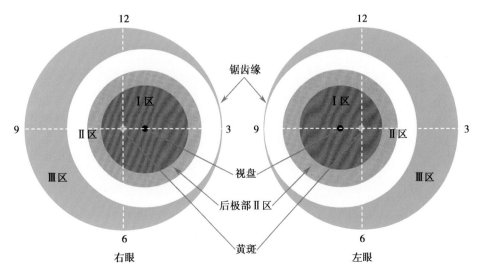

图 4-1-1　早产儿视网膜病变眼底分区示意图

在Ⅱ区病变部位强调了"后Ⅱ区"(见图 4-1-1),即从黄斑颞侧Ⅰ区边缘向周边 2 个视盘直径,与此对应,周边部的Ⅱ区就叫做"周边Ⅱ区"(peripheral zone Ⅱ),后Ⅱ区病变比周边Ⅱ区的病变更令人担忧。

【ROP 病变分期】(图 4-1-2)

1 期:在眼底视网膜周边有血管区与无血管区之间出现分界线,色泽白,在视网膜平面内,白线后的周边血管可以轻微扩张和迂曲。

2 期:眼底有血管区与无血管区的分界线隆起呈嵴样改变,色泽白到粉,嵴后可以有局限的视网膜表面新生血管芽,称为"爆米花",但尚未发展到 3 期。

3 期:眼底分界线的嵴样病变上出现视网膜外新生血管增生,长入玻璃体内,可发生在Ⅰ区或Ⅱ区,甚至看不到分界和嵴样改变也可诊断。

4 期:部分 ROP 病变从视网膜血管增生期进入纤维增生期,由此可发生部分视网膜脱离、黄斑异位和黄斑血管弓被拉直,这些改变源于周边视网膜纤维膜的牵引。纤维血管增生发生牵拉性视网膜脱离先起源于周边,逐渐向后极部发展;此期根据黄斑区有无脱离分为 4A 期(无黄斑脱离)和 4B 期(黄斑脱离)。急进型 ROP(A-ROP)导致的视网膜脱离常呈"火山状",表现为后极部视网膜脱离,而周边部视网膜在位。

5 期:全部视网膜脱离,病变晚期前房变浅或消失,可继发青光眼、角膜变性、眼球萎缩等。和前 2 版指南不同在于国际新分类细分为 3 种亚型。5A 期,检眼镜检查可见视盘,开漏斗型视网膜脱离(open-open);5B 期,视盘不可见,晶状体后纤维血管增生或前开 - 后闭漏斗型视网膜脱离(open-closed);5C 期,为 5B 期伴有眼前节异常,如明显的前房变浅、虹膜 - 角膜 - 晶状体粘连、角膜混浊,提示闭漏斗型视网膜脱离(closed-closed)。

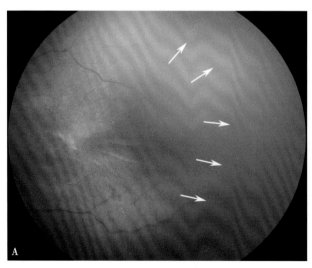
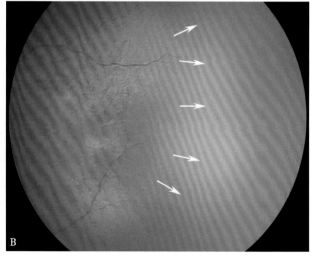

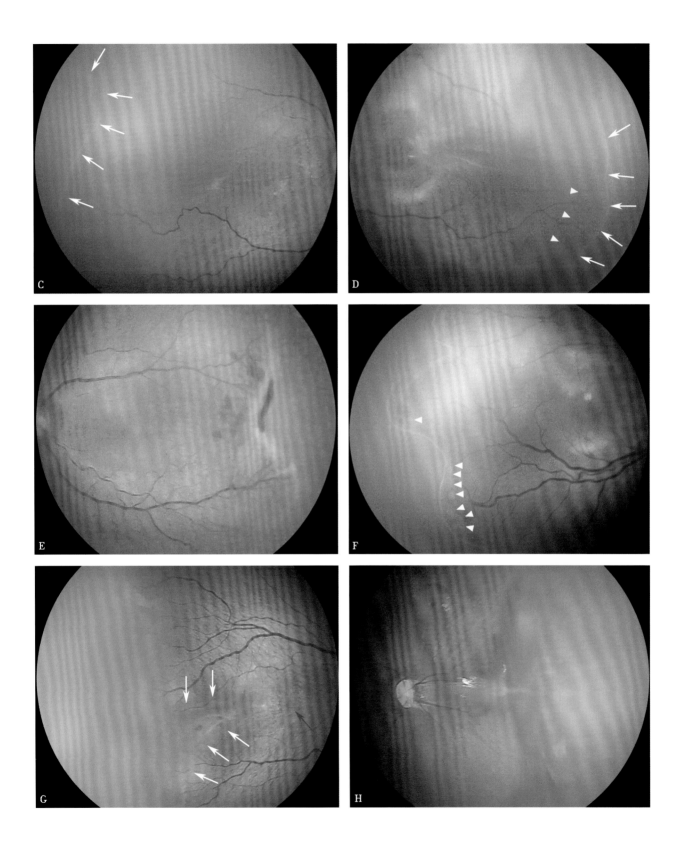

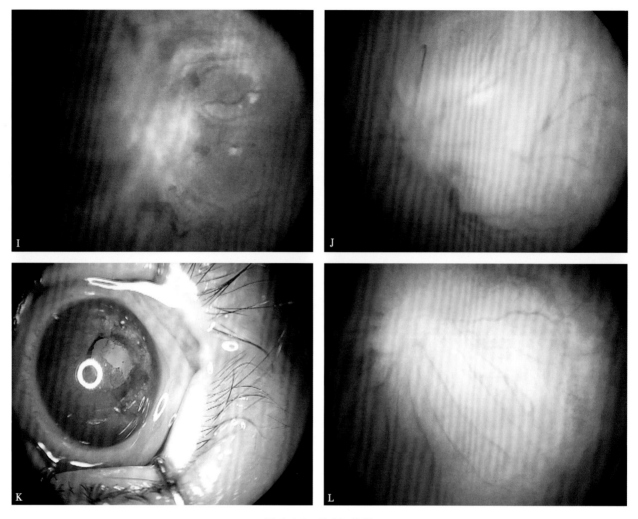

图 4-1-2　ROP 分期

A、B. 左眼颞侧可见有 - 无血管区分界线（1 期）（白色箭头示）；C、D. 可见颞侧灰白色嵴样隆起（白色箭头示）（2 期），嵴旁
视网膜血管末梢分支呈毛刷状（黄色三角示）；E. 左眼颞侧可见嵴旁纤维组织增生伴出血；F. 右眼视网膜静脉血管迂曲，颞
侧嵴样改变，嵴旁可见灰白色纤维增殖及"爆米花"病变（视网膜表面孤立的新生血管簇）（黄色三角示）（3 期）；G. 右眼颞侧
周边可见大片无血管区，视网膜血管有 - 无血管区交界可见纤维增殖伴视网膜浅脱离（白色箭头示），未累及黄斑（蓝色箭头
示）（4A 期）；H. 左眼颞侧可见视网膜呈半球状隆起累及黄斑，其上可见出血及渗出（4B 期）；I. 左眼视网膜全脱离，可见视
盘及视网膜前大量纤维增殖膜，视网膜内可见渗出（5A 期）；J. 右眼视网膜全脱离，闭斗状，视盘不可见（5B 期）；K、L. 左眼
角膜透明，前房浅，虹膜表面可见新生血管并前膨隆，虹膜后粘连，晶状体表面可见色素膜，闭斗状视网膜全脱离（5C 期）。

　　附加病变（plus disease）：简称 plus 病。plus 病的视网膜动脉迂曲和静脉扩张明显，病变可进入周边
部，提示周边部已有扁平的新生血管形成，严重的 plus 视网膜动静脉均有迂曲和扩张。通常临床上用"+"
表示（图 4-1-3A）。

　　前附加病变（preplus disease）：简称 preplus 病。preplus 病的血管迂曲以动脉为主，静脉轻微扩张、变
形但不足以诊断为 plus 病（图 4-1-3B）。从正常血管至前附加病变，再到附加病变，代表了视网膜血管的
连续性变化。

在 ICROP3 中,有关这两个术语在临床实践中的运用还强调了:①在 1984 年版 ICROP 中,附加病变还包括虹膜血管怒张、瞳孔难以散大和伴玻璃体混浊的周边血管充血等,ICROP3 中明确了这些属于疾病进展的征象,不再作为诊断附加病变的必需条件;②以往判断附加病变所用眼底照片拍摄角度宽窄不一,ICROP3 建议以广角照片所见Ⅰ区血管为准,而不是基于小角度照片中所见血管或异常血管的象限数(小角度照片容易放大血管的迂曲程度)。

急进型 ROP(aggressive ROP, A-ROP):即以前的 AP-ROP(aggressive posterior ROP),由于病灶常常超过后极部,所以做了新的更名。其描述发生在Ⅰ区和后极部Ⅱ区进展迅速、常累及 4 个象限的 ROP 类型,病变平坦,嵴可不明显,血管短路不仅发生于视网膜有血管区和无血管区交界处,也可发生于视网膜内(图 4-1-3C)。

切迹(notch):水平子午线上下 1 至 2 个钟点范围内的无血管区伸向更后部的区域,较其他区域更靠近后极部(图 4-1-3D)。当存在切迹时,对最靠后部病变的描述应加限定词。如一眼大部分病变位于Ⅱ区,但颞侧的切迹已伸至Ⅰ区,此时应记录为"Notch 致 ROP Ⅰ区病变"

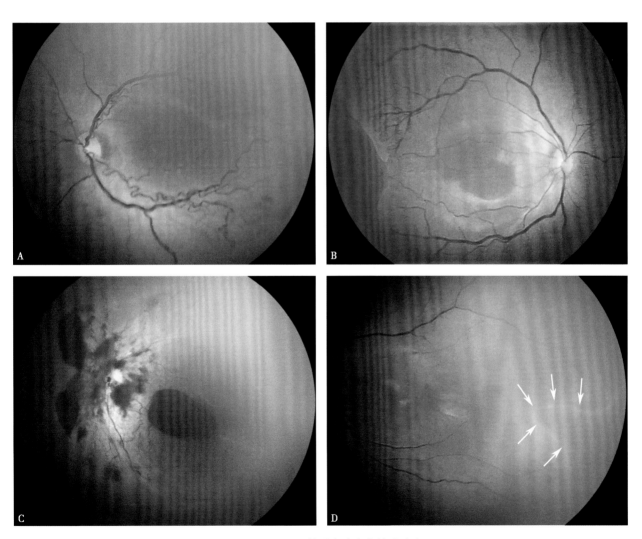

图 4-1-3 ROP 的眼底改变之特殊病变
A. 附加病变;B. 前附加病变;C. 急进型 ROP;D. 切迹(箭头示)。

【ROP 病变分型】

1 型：Ⅰ区 1 期伴附加病变（Ⅰ区 1＋），Ⅰ区 2 期伴附加病变（Ⅰ区 2＋），Ⅰ区 3 期伴附加病变（Ⅰ区 3＋）以及Ⅰ区 3 期不合并附加病变（Ⅰ区 3）；Ⅱ区 2 期或 3 期伴附加病变（Ⅱ区 2＋/3＋）。在早产儿视网膜病变的早期治疗（early treatment for retinopathy of prematurity，ETROP）研究中属于治疗适应证，ETROP 研究要求在 24～48 小时内接受治疗。

2 型：Ⅰ区的 1 期、2 期，Ⅱ区 3 期，在 ETROP 研究中属于观察性病变。

【ROP 治疗】

主要治疗方法：视网膜激光光凝术、玻璃体腔抗 VEGF 注射术、玻璃体视网膜手术。

1. 视网膜激光光凝术

（1）机制：破坏周边视网膜未血管化区域，减少该区域缺氧视网膜细胞释放的血管生成因子，阻断或抑制视网膜新生血管纤维组织增生，减少牵拉性视网膜脱离的产生。

（2）不良反应：破坏了相对正常视网膜，尤其是Ⅰ区 ROP 和 A-ROP 患儿，抑制了视网膜的进一步发育，远期出现视野缺损、高度近视等。

2. 抗 VEGF 药物　适应于尚未存在明显纤维增殖的 ROP 病变，对于Ⅰ区 ROP 和 A-ROP 尤其适用。

（1）机制：可中和玻璃体腔内过高浓度的 VEGF，直接阻断其致病作用，进而促患儿视网膜病理性血管病变消退，同时调节周边视网膜血管继续发育。

（2）不良反应：有加重纤维增生加速发生牵拉性视网膜脱离的风险，存在多次反复眼内注射、眼内炎、视网膜脱离、并发性白内障、眼压升高、视网膜下出血等局部副作用；另外存在抑制 ROP 患儿系统血管发育（心、肺等脏器）的可能。

对于Ⅰ区 ROP 和 A-ROP 周边部视网膜存在较大无血管区、反复出现嵴样改变、plus 病变等的病例或已存在明显玻璃体增殖牵拉的病例则考虑联合视网膜激光光凝术（图 4-1-4，图 4-1-5）。

（3）玻璃体视网膜手术：对已存在牵拉性视网膜脱离的 4 期、5 期 ROP 患者则可考虑巩膜外垫压、玻璃体切除术或晶状体联合玻璃体切除术，通过缓解玻璃体视网膜牵拉，阻止病变进展。

【早产儿筛查原则及方法】

1. 筛查对象

（1）出生体重＜2 000g 或出生胎龄＜32 周的早产儿和低体重儿。

（2）对患有严重系统疾病或有明确较长时间吸氧史，儿科医师认为比较高危的患儿。

2. 筛查方法及周期　使用间接检眼镜或眼科广域成像系统，由具备足够经验和相关知识的眼科医师尽量散大瞳孔后进行筛查，至少检查 2 次。首次检查在生后 4～6 周或矫正胎龄 31～32 周。

不同严重程度的 ROP 的筛查周期：

（1）每周 1 次：Ⅰ区无病变、1 期或 2 期病变；Ⅱ区 2 期或 3 期病变。

（2）1～2 周 1 次：Ⅰ区退行病变；Ⅱ区 1 期病变。

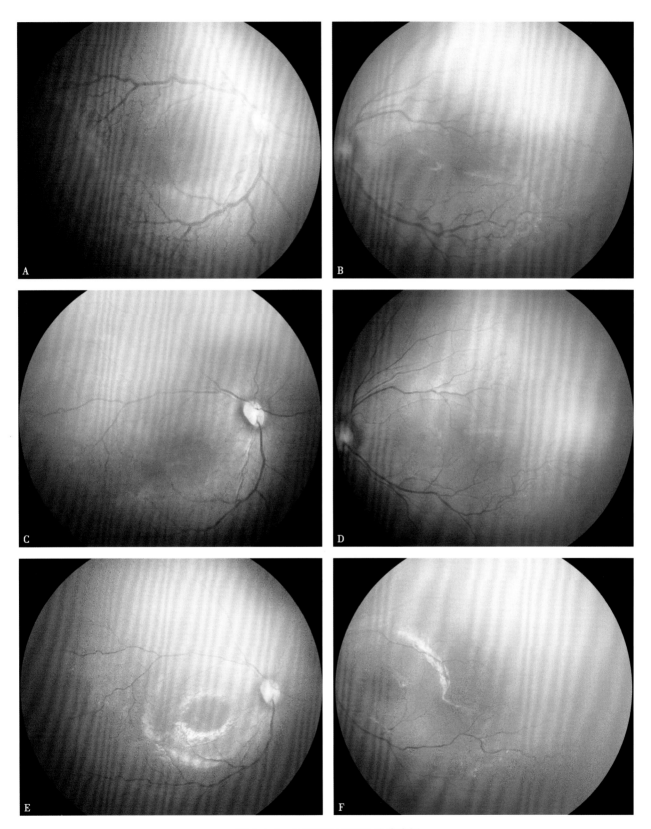

图 4-1-4　ROP 抗 VEGF 治疗病例

女童,双胎之小,出生胎龄 34 周 [+4],出生体重 2 300g。A、B. 初诊,矫正胎龄 38 周 [+2],Ⅰ区 3 +,予以玻璃体腔抗 VEGF 注射治疗;C、D. 注药后 5 天复诊,双眼 plus 病变明显消退;E、F. 注药 7 周后矫正胎龄 45 周 [+6] 复诊,双眼视网膜血管长至Ⅲ区。

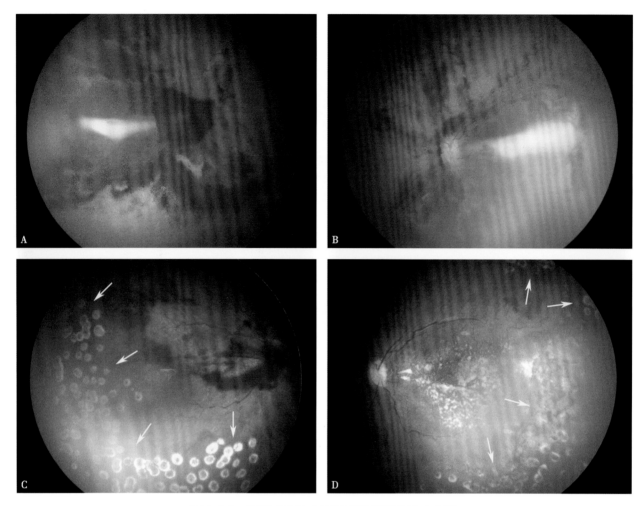

图 4-1-5　ROP 抗 VEGF 联合视网膜激光治疗病例

男童,出生胎龄 31 周 [+5],出生体重 1 600g。A、B. 初诊,矫正胎龄 34 周 [+3],双眼可见视网膜血管位于 Ⅰ 区,视网膜前大量出血渗出,双眼为 A-ROP,予以双眼先行玻璃体腔抗 VEGF 注射术再行视网膜激光光凝术;C、D. 双眼注药术后 4 周,视网膜激光光凝术后 3 周复诊,双眼可见清晰激光斑(箭头示),视网膜前出血及渗出明显吸收,视网膜平伏。

（3）2～3 周 1 次:Ⅱ区 1 期或无病变或Ⅲ区 1 期、2 期病变。

在确定治疗适应证后,尽量在 72 小时内给予治疗,无治疗条件要迅速转诊。

3. 终止随诊的条件

（1）周边视网膜血管化(鼻侧到锯齿缘,颞侧距锯齿缘 1 个视盘直径)。

（2）矫正胎龄 45 周,视网膜血管已发育到Ⅲ区。

（3）视网膜病变消退。

参考文献

[1] 李秋平,张国明. 早产儿治疗用氧和视网膜病变防治指南(修订版). 发育医学电子杂志,2016,4(04):196-198.

[2] 中国医师协会眼科医师分会眼底病专委会,中国医师协会眼科医师分会眼底病专委会. 中国早产儿视网膜病变分类和治疗专家共识(2023 年). 中华眼底病杂志,2022,38(9):720-727.

[3]　叶鸿瑁，黎晓新. 早产儿治疗用氧和视网膜病变防治指南. 中华儿科杂志，2007，45（09）：672-673.

[4]　中华医学会眼科学分会眼底病学组. 中国早产儿视网膜病变筛查指南（2014 年）. 中华眼科杂志，2014，50（2）：933-935.

[5]　海峡两岸医药卫生交流协会眼科专业委员会小儿视网膜学组，中华医学会眼科学分会眼底病学组. 早产儿视网膜病变玻璃体腔注射抗血管内皮生长因子药物治疗的专家共识. 中华眼底病，2021，37（11）：836-840.

[6]　王雨生. 解读 2021 最新版《早产儿视网膜病变国际分类法（第 3 版）》. 眼科新进展，2021，41（8）：701-705.

[7]　GOOD W. Final results of the early treatment for retinopathy of prematurity（ETROP）randomized trial. Transactions of the American Ophthalmological Society，2004，102：233-248.

[8]　EMAMI S，ISAAC M，MIRESKANDARI K，et al. Laser treatment for retinopathy of prematurity：A decade since ETROP. Ophthalmology，2019，126（4）：639-641.

[9]　CHIANG M F，QUINN G E，FIELDER A R，et al. International classification of retinopathy of prematurity，third edition. Ophthalmology，2021，128（10）：e51-e68.

[10]　PATZ A. An international classification of retinopathy of prematurity Ⅱ. The classification of retinal detachment. Arch Ophthalmol，1987，105（7）：905.

[11]　International Committee for the Classification of Retinopathy of Prematurity. The international classification of retinopathy of prematurity revisited. Arch Ophthalmol，2005，123（7）：991-999.

[12]　DE LA HUERTA I，YONEKAWA Y，THOMAS B J，et al. A surgical technique for the management of tractional retinal detachment in aggressive posterior retinopathy of prematurity treated with intravitreal bevacizumab. Retina，2019，39 Suppl 1：S156-S159.

[13]　EARLY TREATMENT FOR RETINOPATHY OF PREMATURITY COOPERATIVE GROUP. Revised indications for the treatment of retinopathy of prematurity：Results of the early treatment for retinopathy of prematurity randomized trial. Arch Ophthalmol，2003，121（12）：1684-1694.

第二节　新生儿视网膜出血

精要

○ 新生儿视网膜出血（neonatal retinal hemorrhage，NRH）是足月新生儿最常见的视网膜疾病之一。

○ 目前报道的 NRH 发生率地区差异大，2.6%～50%，和产妇、胎儿全身情况、分娩方式以及筛查时间有关。笔者在 2015 年中国南方地区新生儿出生 7 天内的筛查结果显示发生率约 24.5%。

○ 双眼出血多见。主要危险因素包括器械助产、脐带绕颈、自然分娩、第二产程过长、高龄产妇以及新生儿颅内出血等。

○ 新生儿视网膜出血多为点状、线状、片状或火焰状，多数出血灶中央可见类 Roth 斑。一般 2～4 周后可完全吸收，黄斑中心出血吸收相对缓慢。

○ 目前国际上 NRH 尚无统一分级标准。

○ 新生儿视网膜出血通常不影响视觉及黄斑发育，个别黄斑中心凹下出血严重者可造成黄斑发育迟缓。

【概述】

　　NRH 是指新生儿在出生 4 周内发生的单纯视网膜出血，是足月新生儿最常见的视网膜疾病之一。由于出生情况和筛查时机不同，目前报道的发病率为 2.6%～50% 不等，笔者在 2015 年中国南方地区新生儿出生 7 天内的筛查结果显示发生率约 24.5%。可累及单眼或双眼，双眼多见。NRH 具体原因目前尚不明确，主要危险因素有器械助产、脐带绕颈、自然分娩、第二产程过长、高龄产妇以及新生儿颅内出血。剖宫产是 NRH 的保护因素，另外西班牙和拉丁美洲等种族因骨盆宽大，NRH 发生率也较低。NRH 还与患儿系统性疾病、眼部感染、外伤等多种因素有关。

【临床表现】

　　新生儿眼底筛查主要借助直接检眼镜、间接检眼镜及眼科广域成像系统。本节中主要基于 Retcam 对 NRH 进行描述。

　　新生儿视网膜出血通常分布于各个象限，表现为单个或多个出血灶，大小不一，程度不一，形态各异如点状、线状或火焰状；出血多位于视网膜组织内，可累及视网膜多个层次，位置深、出血量大者呈暗红色，沿神经纤维层走向者呈火焰状；出血斑中央多见中心有白点的类 Roth 斑（图 4-2-1）。

　　根据累及位置不同可分为黄斑外出血（视盘旁、视盘周围、后极部、周边部）（图 4-2-2A～D）、黄斑区出血及黄斑中心凹出血，黄斑区出血表现为与 Henle 纤维走行一致的放射状条形或椭圆形，尖端指向中心凹（图 4-2-2E～H）；中心凹的出血均为圆形或类圆形，呈淡红色或暗红色（图 4-2-2I～L）。

视网膜前出血较少见，呈现鲜红色或暗红色，形态不一（图4-2-3）。

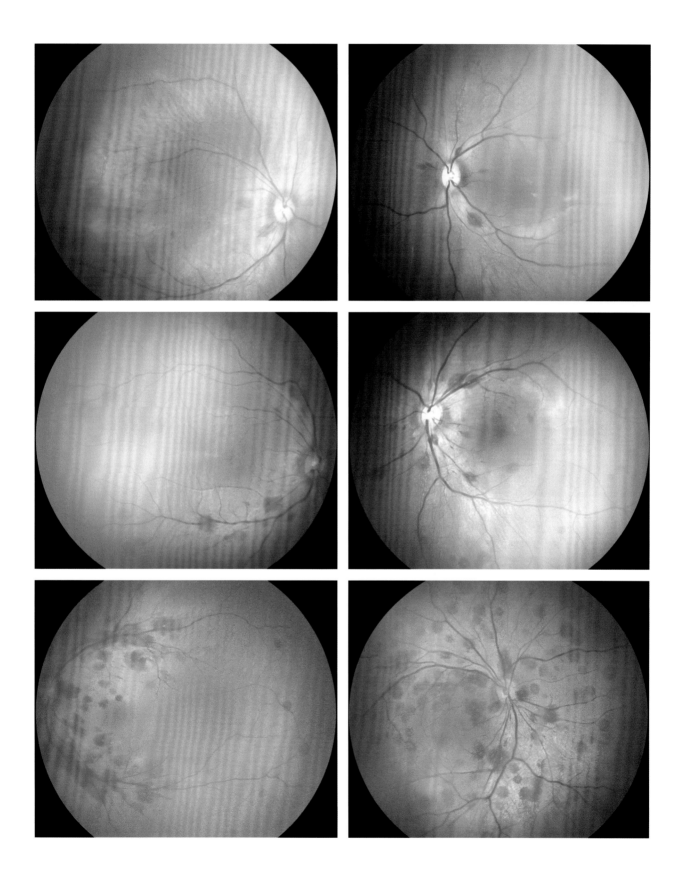

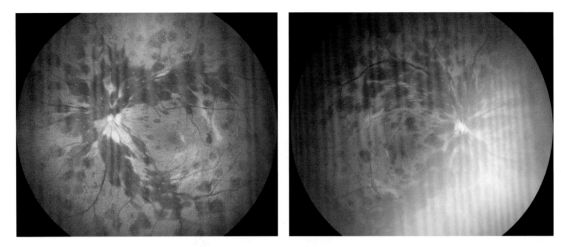

图 4-2-1　不同程度的 NRH

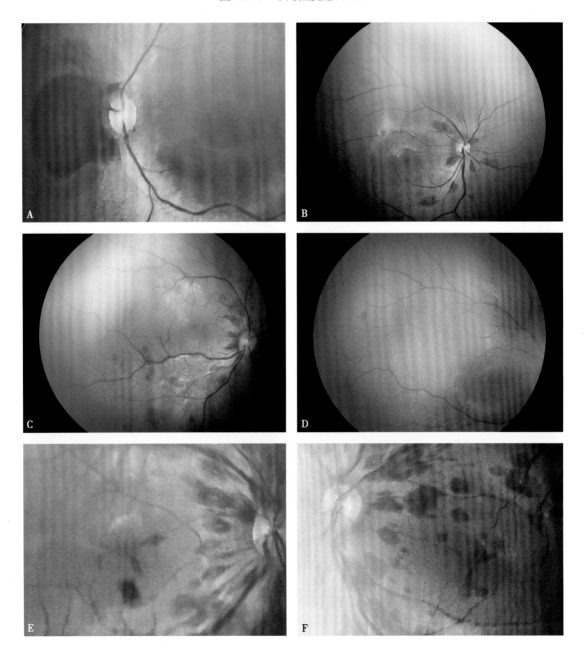

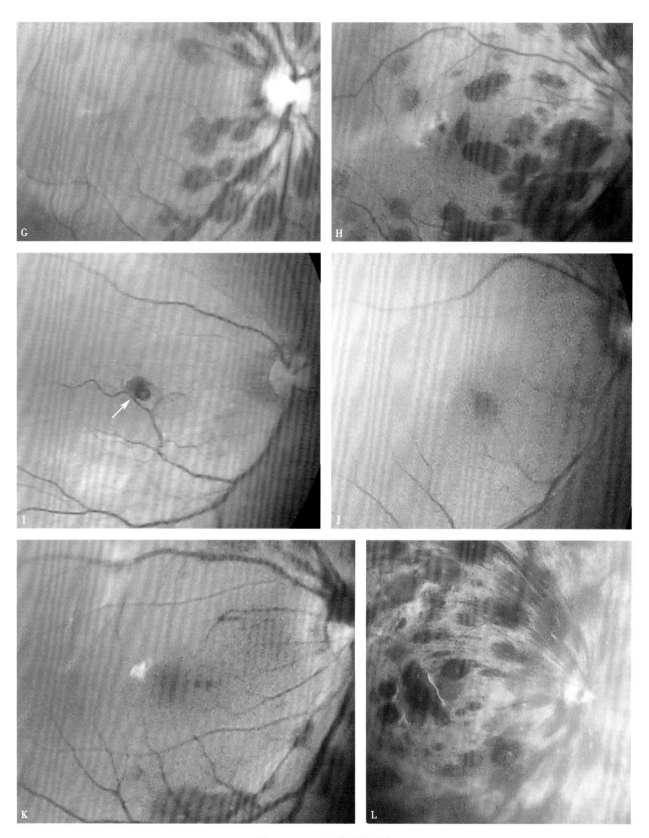

图 4-2-2　不同位置的出血

A～D. 依次为视盘旁出血、视盘周围出血、视网膜大血管弓旁出血及周边部出血；E～H. 为出血累及黄斑区，可见放射状条形或椭圆形出血；I～L. 为黄斑中心凹出血，圆形或类圆形或融合成片状，暗红色或淡红色，部分可见类 Roth 斑（箭头示）。

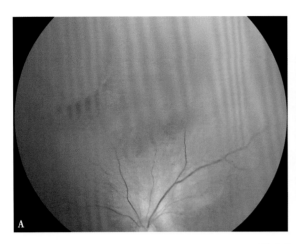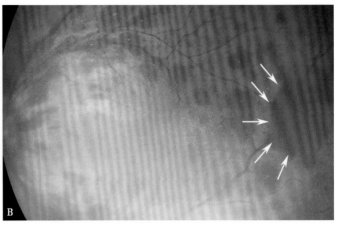

图 4-2-3 视网膜前出血

A. 可见鼻上方单纯视网膜前出血；B. 可见后极部大量视网膜内出血呈火焰状，伴类 Roth 斑，颞侧中周部可见团块状暗红
色视网膜前出血（白色箭头示）。

【临床分级】

目前国际上对新生儿视网膜出血分级尚无统一标准。最早对 NRH 提出分级的是 1979 年 von Barsewisch 等按照出血点数量进行分级，分为 3 级。即 Ⅰ 级：1～2 个出血灶。Ⅱ 级：3～10 个出血灶。Ⅲ 级：>10 个出血灶。随后是 1981 年 Egge 等在此基础上增加了出血形态和面积的描述，将新生儿视网膜出血分为 3 级。以上分级均基于直接检眼镜或间接检眼镜眼底检查方法，存在一定的局限性。后续也有学者建议基于眼科广域成像系统按照 ROP 病灶分区及出血层次对新生儿视网膜出血进行细致分级。但是鉴于新生儿视网膜出血预后良好，一般无须干预，各种分级方法对临床诊疗缺乏明确的指导意义，所以本章节中不再对分级进行赘述。

【诊断标准】

NRH 诊断主要根据病史及临床表现，发现新生儿视网膜有出血，且排除其他先天性或获得性疾病后即可诊断。

【治疗及预后】

一般均可自行吸收，由于出血量和位置不同吸收时间为 3 天～3 个月不等，大多数在 4 周内可完全吸收，累及黄斑中心凹者则需数周至数月才能完全吸收。根据笔者的一项为期 6 年的队列研究，发现 NRH 平均吸收时间是 2 周，随访患者至 5～6 岁时发现即使出血累及黄斑中心凹，其视觉发育与对照组差异无统计学意义，仅表现为以外核层增宽为主的中心凹厚度增加、变浅。但是根据笔者临床观察，少数患者黄斑中心凹出血严重者会导致黄斑发育迟缓（图 4-2-4）。

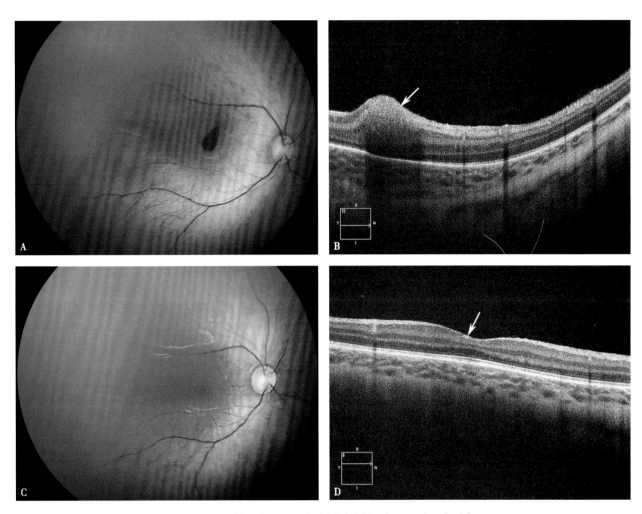

图 4-2-4　黄斑中心凹出血病例随访（初诊，4.5 个月复诊）

男童，足月产。A、B. 出生后 1 月龄初诊，眼科广域成像系统示右眼可见黄斑中心凹水滴状暗红色出血，OCT 示黄斑中心凹处内界膜下视网膜内层致密高反射灶（箭头示）；C、D. 4.5 个月后复诊，眼科广域成像系统示右眼可见黄斑中心凹出血完全吸收，OCT 示黄斑中心凹较浅，内层残留（箭头示）。

参考文献

[1]　杨宇，李梓敬，丁小燕. 新生儿视网膜出血. 中华眼底病杂志，2014，30（01）：109-111.

[2]　李丽红，张国明，李娜，等. 新生儿视网膜出血分级标准探讨. 中国妇幼保健，2017，32（15）：3572-3574.

[3]　EGGE K，LYNG G，MALTAU J M. Retinal haemorrhages in the newborn. Acta Ophthalmol（Copenh），1980，58（2）：231-236.

[4]　WATTS P，MAGUIRE S，KWOK T，et al. Newborn retinal hemorrhages：A systematic review. J AAPOS，2013，17（1）：70-78.

[5]　CALLAWAY N F，LUDWIG C A，BLUMENKRANZ M S，et al. Retinal and optic nerve hemorrhages in the newborn infant：One-year results of the newborn eye screen test（NEST）study. Ophthalmology，2016，123（5）：1043-1052.

[6]　YANLI Z，QI Z，YU L，et al. Risk factors affecting the severity of full-term neonatal retinal hemorrhage. J Ophthalmol，2017，2017：4231489.

[7]　VON BARSEWISCH B. Perinatal retinal haemorrhages：Morphology，aetiology，and significance. New York：Springer-Verlag，1979.

[8] KARA C，PETRICLI I S. Evaluation of a birth-related foveal hemorrhage in an infant using optical coherence tomography. Arq Bras Oftalmol，2018，81（2）：157-160.

[9] XU Y，WANG Y，LI S. A meta-analysis of prognostic biomarkers in neonatal retinal hemorrhage. Int Ophthalmol，2022，42（2）：677-688.

[10] SUN L，JIANG Z，LI S，et al. What is left after resolution of neonatal retinal hemorrhage：The longitudinal long-term outcome in foveal structure and visual function. Am J Ophthalmol，2021，226：182-190.

[11] ZHAO Q，ZHANG Y，YANG Y，et al. Birth-related retinal hemorrhages in healthy full-term newborns and their relationship to maternal，obstetric，and neonatal risk factors. Graefes Arch Clin Exp Ophthalmol，2015，253（7）：1021-1025.

第三节　先天性黄斑异常血管

精要

○ 先天性黄斑异常血管被定义为包围或穿过中心凹无血管区的一种异常大的视网膜血管。

○ 大部分先天性视网膜血管异常并不导致视力障碍,但如果异常血管经过黄斑中心凹,可表现为自幼低视力。

○ 眼底主要表现为异常的血管走行进入无血管区域,荧光素眼底血管造影充盈正常,无荧光素渗漏。

○ 此类疾病通常不需要进行治疗,当出现弱视或黄斑出血等并发症时进行相应对症治疗。

【概述】

先天性黄斑异常血管(congenital macular macrovessels)被定义为包围或穿过中心凹无血管区的一种异常的视网膜血管。1868 年由 Mauner 首次描述,表现为穿过黄斑部的一条巨大的异常血管。大部分先天性视网膜血管异常并不导致视力障碍,但如果异常血管经过黄斑中心凹,可表现为自幼低视力,而当异常血管引起出血等并发症时,可能导致视力下降,两种情况视力预后均良好。

视网膜中央动脉在视盘内分为上、下 2 支,然后分为鼻上、鼻下、颞上、颞下 4 支,此级分支通常在视盘平面完成,出视盘后朝向所供应的视网膜方向走行,走行过程中再逐级分支形成毛细血管网,到达周边部。同时在胚胎 3 个月末,视神经内玻璃体动脉的两端,各出现一静脉管,在视盘后面汇合为一,即视网膜中央静脉,其分支与视网膜中央动脉平行分布,相伴走行。颞上和颞下的动静脉分支在黄斑上、下方呈对称弧形走行,在中心凹外形成一拱环结构,其内为黄斑无血管区。

先天性黄斑异常血管罕见,形成原因不明,目前有几种推测。一些学者认为中心凹无血管区是在怀孕 36 周后通过"细胞凋亡重塑"发展起来的,此过程的中断或发育异常将造成异常黄斑血管的产生。也有学者认为,穿过黄斑的异常血管大约是在妊娠 15～16 周时,间充质细胞侵入视网膜神经纤维层进行分化和管化产生。

【临床表现】

眼底主要表现为异常的血管走行进入无血管区域,这些异常血管可能为颞上或颞下动静脉的一个分支,未按弧形走行而入拱环内(图4-3-1)。也可能出现视网膜粗大血管,血管形态较为特殊,管径较其余二级静脉分支粗,穿越黄斑区,并穿过水平缝,进入对侧象限,末端数个小分支,可能累及黄斑中心凹处。异常血管管径可能稍粗,但颜色正常,所有患者无病理性充血、出血,荧光素眼底血管造影充盈正常,荧光素不渗漏。OCT可以很好地显示血管切面(图4-3-2)。患者视力通常不受影响,并且在长时间随访下视力一般稳定。有研究表明,当异常血管经过黄斑中心凹或出现黄斑出血等情况时,会出现视力下降。

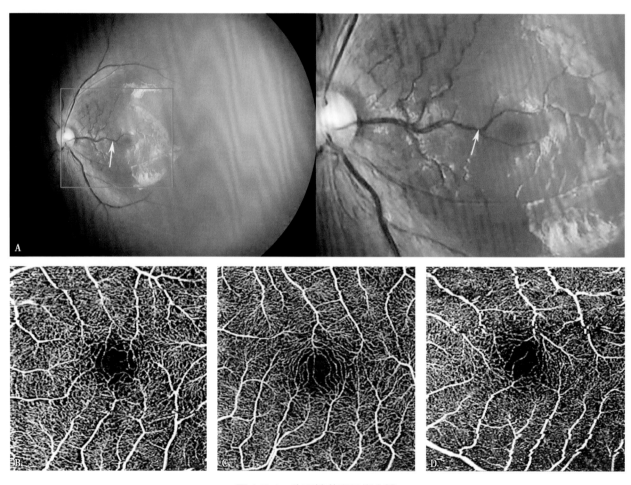

图4-3-1　先天性黄斑异常血管

A. 左眼眼底示一条粗大血管自视盘颞侧长入后极部黄斑区,未见渗出、出血等异常征象(黄色箭头示);B. OCTA示正常的黄斑无血管区;C. 黄斑无血管区形态改变;D. 黄斑无血管区见异常细小毛细血管穿越。

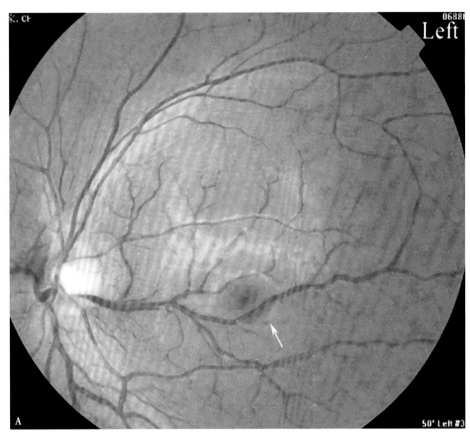

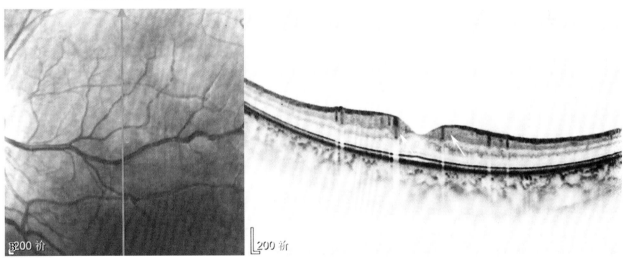

图 4-3-2　先天性黄斑异常血管 OCT 表现

A. 左眼眼底示一条粗大血管自视盘颞侧长入后极部黄斑区，未见渗出、出血等异常征象（黄色箭头示）；B. OCT 示靠近黄斑中心凹处血管切面影（黄色箭头示）。

【诊断标准】

通过典型眼底表现以及荧光造影无渗漏即可诊断。当出现原因不明的视力矫正不佳或眼底出血时，须考虑先天性黄斑异常血管的可能性。

【治疗】

此类疾病通常不需要进行治疗，当出现弱视或黄斑出血等并发症时对症治疗。患者一般视力较稳定，预后较好。

参考文献

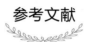

[1] 黎铧，李娟娟. 先天性视网膜血管行径异常 106 例临床观察. 中国实用眼科杂志，2015，33（5）：5.

[2] DE CRECCHIO G，ALFIERI M C，CENNAMO G，et al. Congenital macular macrovessels. Graefe's Archive for Clinical and Experimental Ophthalmology，2006，244（9）：1183-1187.

[3] PARK H J，YOON S H，KIM S Y，et al. Congenital retinal macrovessel with intracranial venous malformation in a pediatric patient：A case report. International Journal of Ophthalmology，2022，15（7）：1214-1216.

第四节　胚胎期血管残留

精要

○ 胚胎期血管残留（persistent fetal vasculature，PFV）是胚胎血管未完全退化过程中的一系列异常临床表现。

○ PFV 临床表现多样，如瞳孔残膜、瞳孔膜闭、晶状体后纤维血管膜永存、胎儿晶状体后纤维膜鞘永存、视网膜镰刀状皱襞、视网膜漏斗状或蒂状脱离、自发性眼底出血等。

○ 根据累及部位：分为前段型、后段型及混合型。其中混合型根据彩色多普勒超声分为 4 种类型：I 型、Y 型、倒 Y 型或 X 型。不同类型的手术入路选择、方案设计和预后不同。

○ 95% 以上 PFV 单眼发病。

【概述】

　　胚胎期血管残留（persistent fetal vasculature，PFV），描述了胚胎血管未完全退化引起的一系列眼部异常，如瞳孔残膜、瞳孔膜闭、晶状体后纤维血管膜永存、胎儿晶状体后纤维膜鞘永存、视网膜镰刀状皱襞、视网膜漏斗状或蒂状脱离、自发性眼底出血等。PFV 更准确地描述和反映了此类疾病的原因和解剖特征，现已逐渐取代"永存原始玻璃体增生症"（persistent hyperplastic primary vitreous，PHPV）这一名称，故本节中统一采用 PFV。PFV 的确切患病率仍未知，但不应被视为罕见疾病。它约占美国儿童失明的 5%。值得注意的是，95% 的 PFV 病例是单眼发病。双侧病例也有报道，通常与先天性综合征有关，例如 13- 三体综合征、15- 三体综合征、Norrie 病、骨质疏松症 - 假性胶质瘤综合征等，但严格意义来说，此类病例不应再诊断为 PFV，如 Norrie 病和骨质疏松症 - 假性胶质瘤综合征，分别指的是 *NDP* 基因突变和 *LRP* 基因突变导致的家族性渗出性视网膜病变。

　　玻璃体的胚胎发育包括原始玻璃体形成、玻璃体血管侵入以及次级玻璃体发育三个阶段。当胚长 4.5～5.6mm 时，从表面外胚叶形成的晶状体板与视泡之间，出现一狭窄的腔隙，此为原始玻璃体腔。胚胎第 6 周起，随着视杯的加深，晶状体后面和视杯内面的玻璃体腔，就被细软的胞浆突网所填充，一部分由晶状体的外胚层细胞发育而来，另一部分由视杯视网膜层的神经外胚层发育而来，此为原始玻璃体的原基。当胚长接近 10mm 时，玻璃体动脉及来自中胚叶的细胞经胚裂进入视杯。侵入的中胚叶细胞突与原来玻璃体腔内来自外胚叶的细胞突，相互连接共同构成网状组织，充满玻璃体腔，即原始玻璃体（primary vitreous）。原始玻璃体由玻璃体动脉及其分支供血。次级玻璃体（secondary vitreous）是从原始玻璃体和视网膜发育而来的。它体积迅速增大，充满了玻璃体腔的绝大部分，把原始玻璃体推向眼的中央和晶状体后表面,玻璃体动脉位于其中央。正常情况下,胚胎发育至第 4 个月时,原始玻璃体开始退化,玻璃体动脉逐渐萎缩消失,仅留下无细胞的玻璃体管,称 Cloquet 管,呈漏斗形,在视盘端窄,在晶状体后面宽。如果此时由于各种原因,前晶状体血管膜、后晶状体血管膜或原始玻璃体不消失或消失不完全,残留于晶状体前方或后方,部分甚至发生增殖牵引,形成白色纤维斑块,则可引起多种临床表现,这类疾病统称为 PFV。

【临床表现】

Goldberg 等将 PFV 主要临床表现分为以下几种。

1. 瞳孔残膜(persistent pupillary membrane) 瞳孔残膜是 PFV 最常见的一种表型(图 4-4-1),是由于胚胎发育过程中晶状体前血管膜(anterior tunica vasculosa lentis)退化不完全引起,由此造成瞳孔变形,可伴有先天性瞳孔外翻。

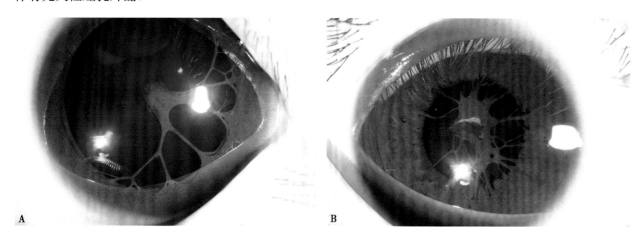

图 4-4-1 瞳孔残膜

2. 虹膜玻璃体血管(iridohyaloid blood vessels) 同样是由于晶状体前血管膜退化不完全引起。通常表现为虹膜实质浅层的放射状血管,到达瞳孔缘后呈发夹样环状回旋(图 4-4-2),有时在同一子午线方位可查见角膜缘结缔组织异常。

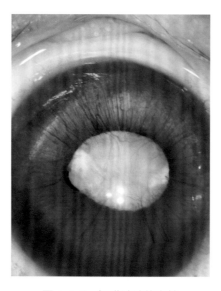

图 4-4-2 虹膜玻璃体血管

3. Mittendorf点（Mittendorf dot） 位于晶状体后极偏鼻侧0.5mm的白色小点，为玻璃体动脉退化不全留下的残迹（图4-4-3）。在人群中较常见，发生率为0.7%~2.0%，一般不引起任何视力障碍，无需治疗。

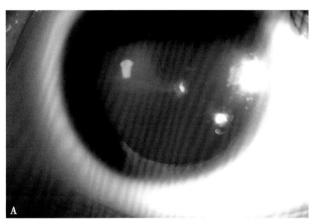 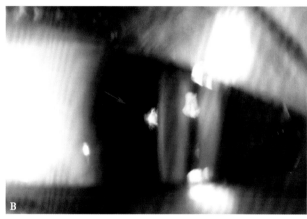

图4-4-3 Mittendorf点
A、B. 同一个患者的弥散光眼前段照相和裂隙眼前段照相，箭头所指为Mittendorf点。

4. 晶状体后纤维血管鞘残留（persistent posterior fibrovascular sheath of the lens） 由于后晶状体血管膜（posterior tunica vasculosa lentis）不退化引起，在晶状体后形成的纤维样增殖膜，也就是传统意义上的PFV综合征。增殖膜往往为白色或粉红色。晶状体后增殖膜大小不一，小的呈点状，大的可覆盖整个晶状体后囊膜，有的晶状体后增殖物完全不累及晶状体，有的则可引起严重的后囊膜混浊。在瞳孔充分散大的情况下，可查见延长的或向中心牵引的睫状突，是由于晶状体后纤维血管膜侵犯睫状突，进一步增殖与收缩，将睫状突拉向中心而致（图4-4-4）。

5. 晶状体混浊 晶状体混浊大多是由于玻璃体腔纤维增殖膜引起。纤维增殖膜导致白内障的原因主要有：①纤维增殖膜的张力及细胞增殖导致晶状体后囊膜破裂，引起晶状体源性免疫反应、肉芽组织增生，增殖物通过破裂的后囊长入晶状体，引起继发性白内障，导致晶状体混浊，这种情形较常见；②残存的玻璃体动脉皱缩牵拉，引起晶状体后囊膜破裂而致晶状体混浊（图4-4-5）。

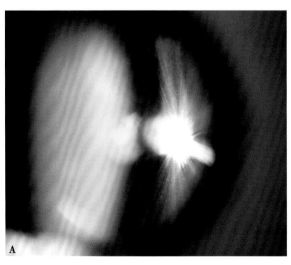 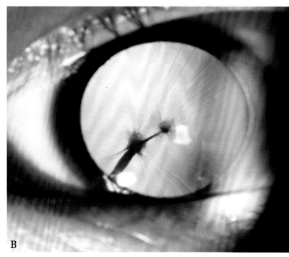

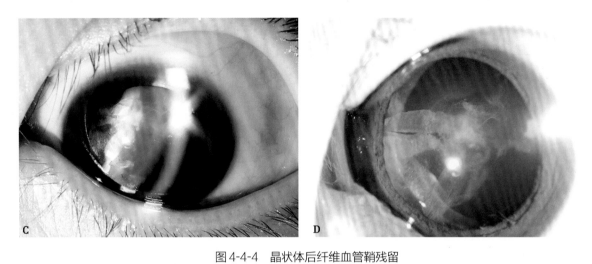

图 4-4-4　晶状体后纤维血管鞘残留

A、B. 同一患者，显示晶状体后纤维血管鞘残留；C、D. 另一患者，显示晶状体后纤维血管鞘残留，牵拉引起睫状体移位。

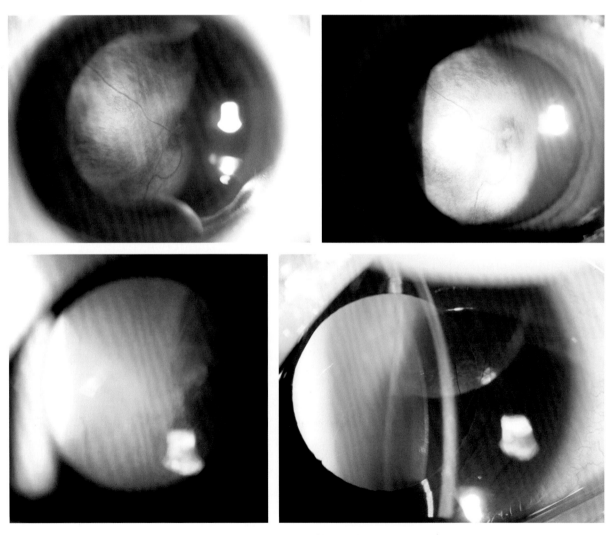

图 4-4-5　晶状体混浊

6. 永存玻璃体动脉（persistent hyaloid artery）　正常情况下，玻璃体动脉位于 Cloquet 管内，在胚胎 7 个月时逐渐闭塞退化。若退化不完全，临床上表现为位于视神经和晶状体后囊之间的条索物（图 4-4-6）。

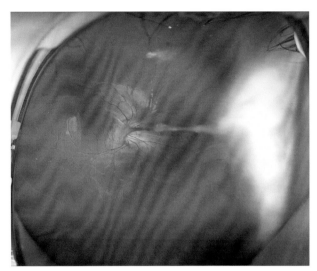
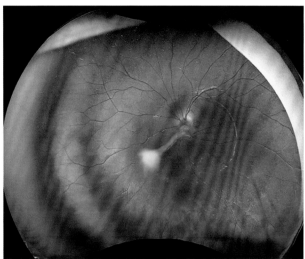

图 4-4-6　永存玻璃体动脉

7. Bergmeister 视盘（Bergmeister papilla）　Bergmeister 视盘是由于玻璃体动脉后段未完全退化引起，表现为视盘表面的膜样或短条索状病变。对视功能的影响程度主要取决于增殖物是否引起黄斑部的牵拉病变或遮挡，大部分并不影响视功能（图 4-4-7）。

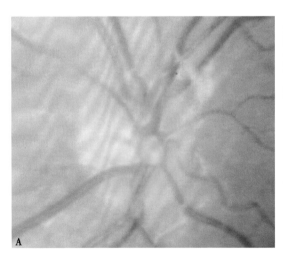
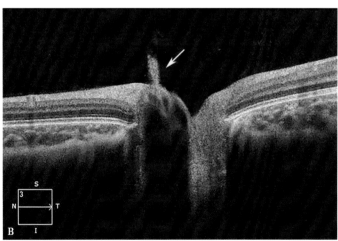

图 4-4-7　Bergmeister 视盘
A. 眼底照相示 Bergmeister 视盘；B. OCT 示 Bergmeister 视盘（黄色箭头示）。

8. 视网膜皱襞（retinal folds）　有些 PFV 患者伴有视网膜皱襞，其视网膜皱襞可发生在眼底的任何象限，但以颞下最多。其前房正常，晶状体透明，可有小眼球。原因推测是少量纤维增殖沿 Cloquet 管向后发展与视网膜相连形成皱襞（图 4-4-8），严重者可导致牵拉性视网膜脱离而预后不良（图 4-4-9）。

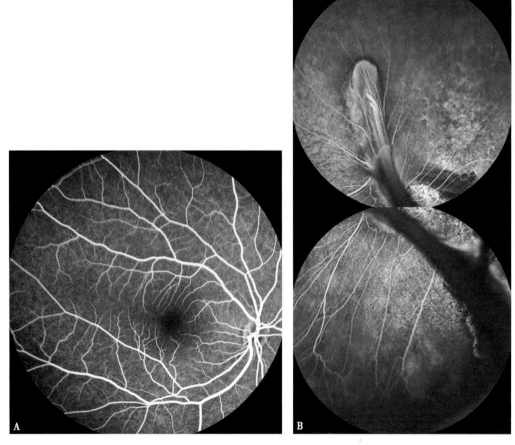

图 4-4-8　视网膜皱襞

女童，6岁，因左眼外斜视就诊。A. 右眼眼底正常，最佳矫正视力 0.9；B. 左眼视网膜皱襞延伸至颞下方
周边部，最佳矫正视力 0.01。

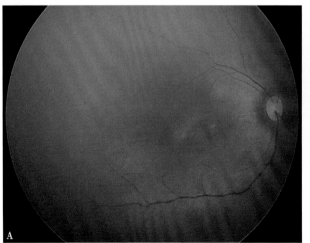

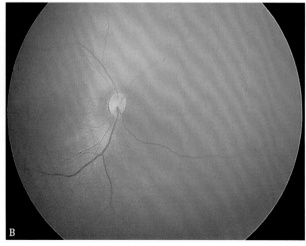

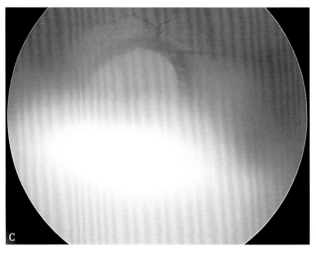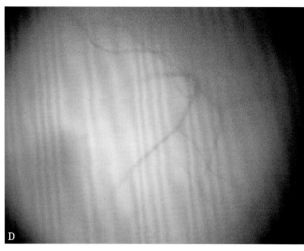

图 4-4-9　视网膜皱襞牵拉加重致视网膜脱离

3 月龄儿童因左眼"白瞳症"就诊。A、B. 右眼眼底正常；C、D. 左眼下方偏鼻侧可见视网膜皱襞，牵拉致视网膜脱离贴于晶状体后。

9. 先天性帐篷样视网膜脱离（congenital tent-shaped retinal detachment）　视盘处的原始玻璃体增殖并与视网膜粘连，牵拉局部视网膜使其呈皱襞样隆起，其中含有来自玻璃体动脉的血管（图 4-4-10）。部分患儿周边部视网膜受累，黏附于晶状体后囊和 / 或睫状体后表面。大部分帐篷样视网膜脱离是静止性的，但部分可呈进展性（图 4-4-11）。视功能受黄斑异位、视盘处神经纤维的牵拉影响大，通常视功能较差。

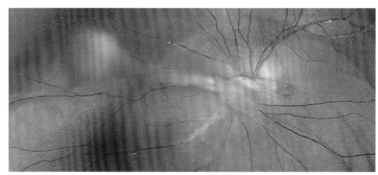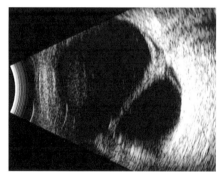

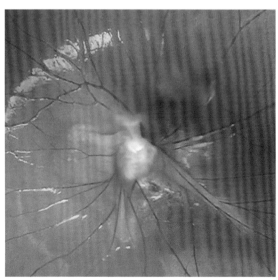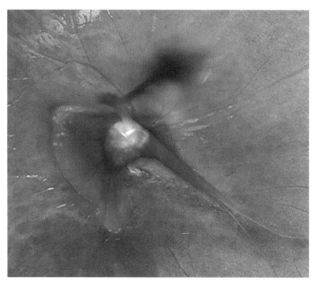

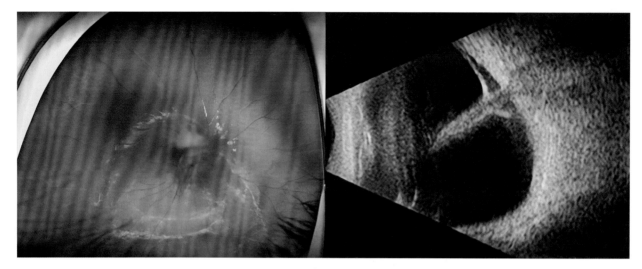

图 4-4-10　帐篷样视网膜脱离

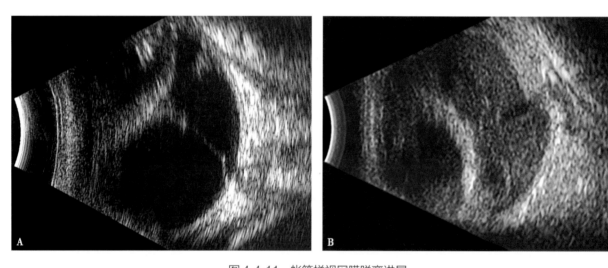

图 4-4-11　帐篷样视网膜脱离进展

女童，3 月龄，家长发现右眼白瞳就诊。A. 初诊时 B 超可见视网膜皱襞合并视网膜脱离；B. 半年后复诊可见全视网膜脱离声像。

10. 黄斑异常（macular abnormalities）　黄斑发育不全的存在预示着视力预后不良，继发于玻璃体条索的牵拉引起视网膜脱离（图 4-4-12），也有继发于 PFV 的黄斑部脉络膜新生血管（图 4-4-13）。

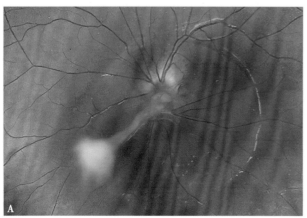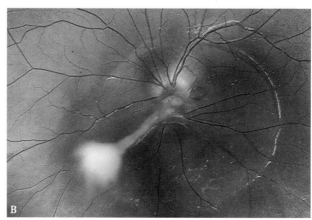

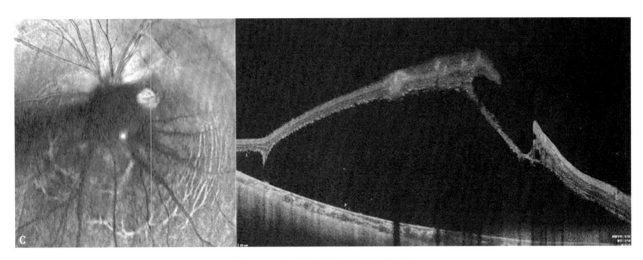

图 4-4-12   视网膜脱离累及黄斑区

男童,10岁,左眼PFV合并视网膜脱离。A、B.可以看到玻璃体条索牵拉引起的视网膜脱离,累及黄斑部;C.显示黄斑部的板层视网膜裂孔。

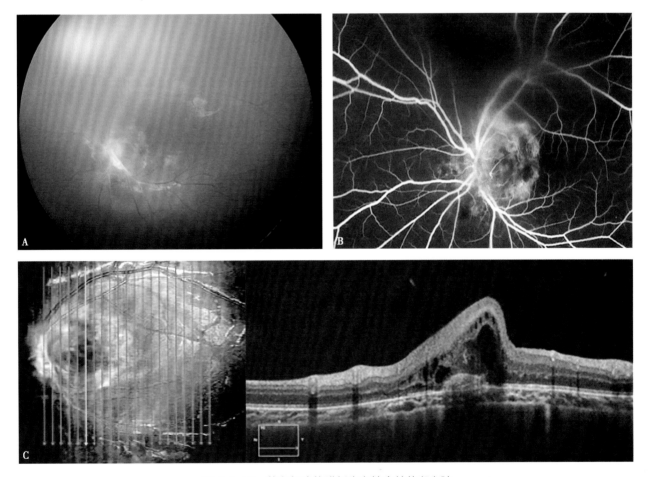

图 4-4-13   黄斑部脉络膜新生血管合并黄斑水肿

男童,2岁。A.左眼可见玻璃体条索,视盘颞侧可见黄色病灶累及黄斑部;B.FFA显示荧光渗漏;C.OCT显示疑似脉络膜新生血管合并黄斑水肿。

11. 小眼球(microphthalmos)   可见于前段或后段PFV中,也可能继发于牵拉性视网膜脱离低眼压而致。PFV通常伴有眼球发育阻滞,临床表现为小角膜、浅前房或无前房、眼轴短(图4-4-14)。

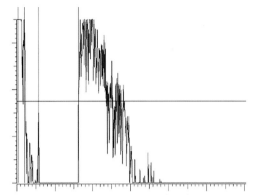
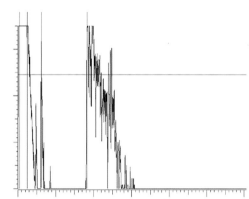

#10 AC=1.53 L =3.82 V=10.15 TL=15.50（mm）
Avg AC=1.99 L=3.51 V=10.11 TL=15.60（mm）
Std-Dev AC=0.51 L=0.76 V=0.37 TL=0.36（mm）
A Speed AC=1 532 L=1 641 V=1 532（m/s）

#7 AC=2.03 L=3.77 V=11.64 TL=17.45（mm）
Avg AC=2.09 L=3.82 V=11.54 TL=17.45（mm）
Std-Dev AC=0.14 L=0.17 V=0.10 TL=0.09（mm）
B Speed AC=1 532 L=1 641 V=1 532（m/s）

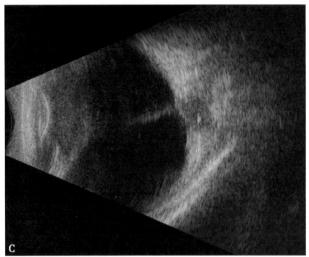
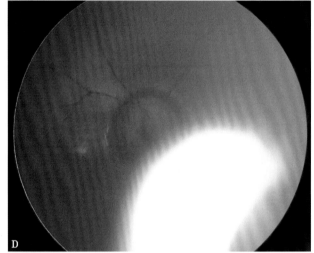

图 4-4-14 小眼球多模式影像

女童，1 岁，右眼 PFV。A、B. A 超显示右眼眼轴 15.50mm，左眼眼轴 17.45mm；C. 右眼 B 超显示右眼玻璃体条索；D. 该患者眼科广域成像系统影像示视盘较大，难以区分动静脉，鼻下方可见视盘与晶状体之间的纤维条索，晶状体局限性混浊。

12. 继发性青光眼（secondary glaucoma） PFV 患者可合并继发性青光眼，它也是该病患者视神经不可逆损伤最终失明的最常见原因。PFV 继发青光眼的发病机制包括：①晶状体后纤维血管膜及增殖细胞牵拉晶状体后囊，导致晶状体后囊破裂，继发白内障形成，晶状体膨胀，虹膜隔向前，前房变浅，房角关闭，继发青光眼，在长期高眼压作用下，角巩膜壁扩张膨大，最终形成"牛眼"；②虹膜炎症反应，色素脱失而继发青光眼；③晶状体后纤维血管膜侵及睫状突，血管膜增生和收缩可牵拉睫状突向中心，晶状体悬韧带松弛，对晶状体的牵拉减少，晶状体前移，造成瞳孔阻滞，晶状体虹膜隔前移，前房变浅，房角变窄，继发眼压升高。

【临床分型】

根据眼球结构的受累部位通常将 PFV 分为前段、后段和混合型 PFV。前段 PFV 较常见，约占 25%，主要表现为白内障和晶状体后局限性增生物。在部分患者中可见浅前房、睫状突拉长、虹膜血管粗大，有些患儿由于晶状体膨胀可继发闭角型青光眼。后段 PFV，主要累及玻璃体和视网膜，约占 12%，可表现为玻璃体腔内实性残留物和视网膜增殖膜或视网膜皱襞,有时表现为黄斑及视盘的发育异常。混合型 PFV 最常见,累及前段和后段,约占 60%。

【影像学检查方法】

1. 超声检查和彩色多普勒检查　对 PFV 的诊断,A、B 超检查作为眼科临床检查的常用手段。A 超提示玻璃体前部可有病理波,眼轴较短。

B 超和彩色多普勒超声(color Doppler imaging, CDI)检查能够直观地显示病变部位和形态、病变血流信号和血流频谱特征,已广泛用于 PFV 的诊断和鉴别诊断中。对于不能检查配合的患儿或屈光间质混浊无法进行眼底检查的患者尤为重要。笔者研究发现,PFV 结合 B 超和 CDI 特点,可分为四种:I 型、Y 型、倒 Y 型或 X 型(图 4-4-15)。

I 型回声表现为前端连于晶状体后,后端连于视盘,前、后端宽度均不大,呈条带状,B 超所见条索酷似"I",条索内含血流信号(图 4-4-16)。

Y 型 B 超示晶状体后部及视盘之间典型的蘑菇状回声,蘑菇伞部位于晶状体后方,紧贴后囊,蘑菇柄部贯穿玻璃体腔与视盘相连,内反射不规则,无后运动,呈现前宽后窄类似 Y 形,血流分布于视盘至晶状体后的条索及晶状体后的纤维增殖膜内。

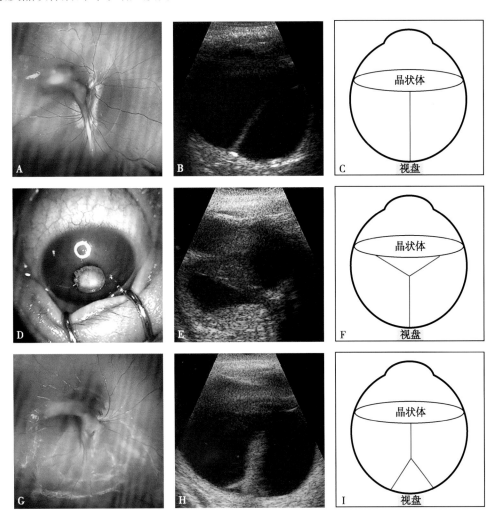

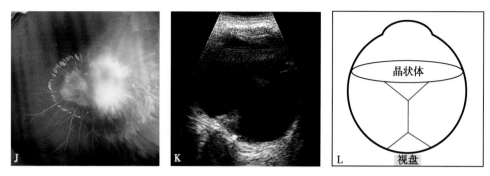

图 4-4-15　根据彩色多普勒超声检查结果对 PFV 分为 4 型
A～C. I 型；D～F. Y 型；G～I. 倒 Y 型；J～L. X 型。

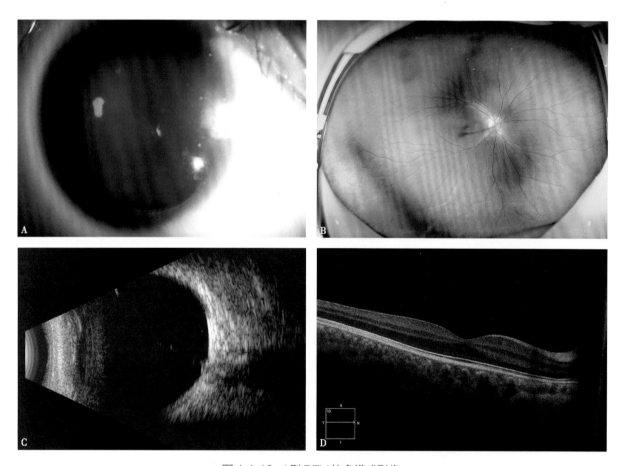

图 4-4-16　I 型 PFV 的多模式影像
A. 眼前段显示 Mittendorf 点；B、C. 眼底可见纤细的玻璃体条索；D. OCT 显示该患者黄斑结构正常。

　　倒 Y 型回声可见前端连于晶状体后，较窄，向后逐渐变宽，连于视盘，呈现前窄后宽，可见两种不同的血流信号，位于视盘和三角形尖端的血流信号代表玻璃体永存血管，在三角形的两侧表面尚可见血流信号，表示视盘及盘周视网膜被牵引而引起的帐篷样视网膜脱离，血流信号来自视网膜表面的视网膜中央动静脉系统（图 4-4-17）。

　　X 型回声的特征为晶状体后和视盘的两端都很宽，而中间部分较狭窄，血流分布于视盘至晶状体后的条索及晶状体后的纤维增殖膜内，而连于视盘端可见三条血流，中央血流代表永存血管，两侧血流代表视网膜（图 4-4-18）。

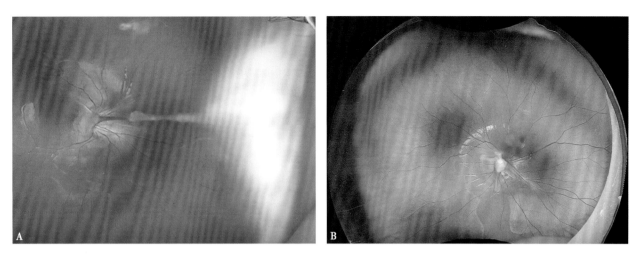

图 4-4-17　Y 型和倒 Y 型

A. Y 型 PFV：可见晶状体后蘑菇伞状增殖膜，伞柄连接于视盘；B. 倒 Y 型 PFV：可见增殖条索自晶状体后连接于视盘，呈现前窄后宽的特点。

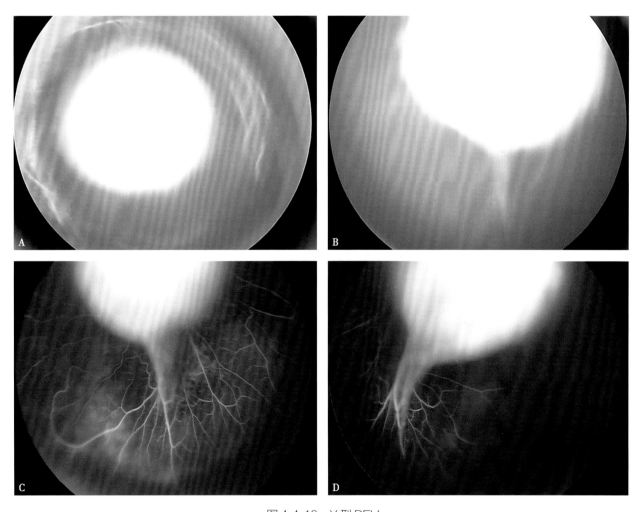

图 4-4-18　X 型 PFV

男童，4 岁。A. 眼前段照相示白内障；B. 眼底示玻璃体条索；C、D. FFA 显示玻璃体条索里的血管成分已经荧光渗漏。

2. 计算机体层扫描技术（computed tomography，CT）　CT作为一种有效的影像学技术，可清楚地显示PFV的眼部异常构型，包括小眼球、牛眼、眶壁切迹、小而形状不规则的晶状体等。PFV的CT显著性特征为晶状体后沿Cloquet管分布的条索状、三角形、圆锥形或不规则形致密软组织影。静脉碘造影CT增强扫描有助于显示PFV重要特征：①视网膜脱离，表现为前部与睫状突或晶状体后相连，后部与视盘相连，视网膜下间隙呈高密度液体信号（图4-4-19）；②玻璃体动脉增厚可在CT上表现为致密管状信号区（见图4-4-19）；③大部分患者无明显的眶内或眼部钙化点。

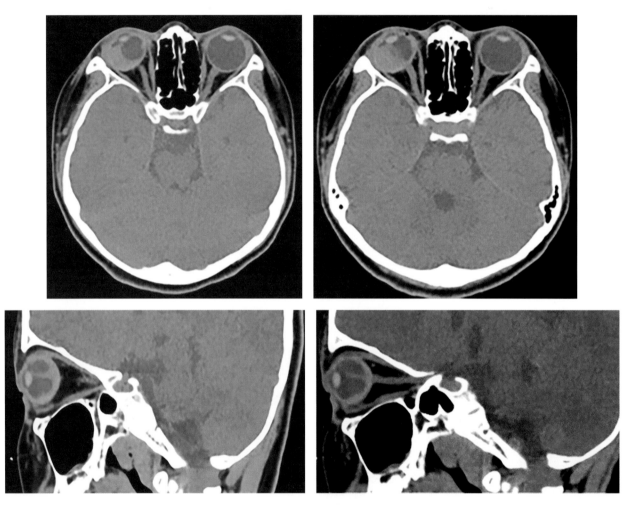

图4-4-19　PFV患者眼内病变表现
（病例资料由中山大学中山眼科中心聂时淮教授提供）

【诊断标准】

　　PFV样改变可见于多种儿童眼病中，如先天性白内障、视网膜母细胞瘤、家族性渗出性玻璃体视网膜病变等，须排除后方可诊断PFV。检眼镜下观察到连于视盘和晶状体后表面的标志性血管是确定诊断的最佳方式，但一些其他的辅助技术包括CT、MR成像、超声检查和荧光素眼底血管造影也是非常必要的。

【治疗】

PFV 治疗的总原则为：早发现，早诊断，积极治疗。PFV 通常单眼发病，对侧眼多正常，由于患眼手术后视力预后差，早年对其手术治疗多较保守。近年来，随着对 PFV 认识的不断深入以及眼科显微手术器械与技术的发展，其手术治疗指征在不断变化，但仍存在争议。对于前部型和混合型 PFV 患者，早期晶状体切除及玻璃体手术可以重建视觉通道并解除牵引，保存视力，减少继发性青光眼等并发症的发生，手术后结合弱视训练可获得有用视力。

笔者认为，根据手术目的的不同，PFV 是否行手术治疗须考虑三个问题：通俗讲，就是（视轴）挡不挡、（条索）拉不拉和（前房）浅不浅的问题。根据手术目的，适应证可分为三大类。

1. 是否遮挡视轴 视轴上存在遮挡，如瞳孔膜闭、晶状体混浊、晶状体后增殖膜、玻璃体腔出血或增殖物等，为改善视力而进行早期晶状体和/或玻璃体增殖膜切除手术，包括：①早期无并发症的前部和混合型 PFV；②已有继发性晶状体混浊，但无继发性青光眼、角膜改变的 PFV；③晶状体自发吸收仅残留纤维机化膜的 PFV；④有自发性出血的 PFV 患儿可试行早期晶状体及玻璃体增殖膜切除手术。对于有手术适应证的病例，及时手术对其恢复视力、防止严重并发症、保存眼球有重要意义。

2. 是否存在牵拉 如帐篷样视网膜脱离，特别是进展性的，晶状体后增殖膜收缩牵拉导致晶状体破裂，可行 PPV 手术解除牵引，去除帐篷样视网膜脱离表面玻璃体。

3. 是否前房消失或进行性前房变浅 对于已经出现继发性青光眼的患儿，视力恢复已不再是主要问题，但及时行青光眼和白内障联合手术可解除危险因素并能终止其发展，减轻患者痛苦，挽救残存视力及保存眼球。

PFV 手术效果取决于患眼前部和后部受累的程度，前部型手术效果较好，可获得有用视力。高度低于1/3 玻璃体腔长度的帐篷样视网膜脱离手术效果好，术后视网膜脱离可平伏（图 4-4-20）。

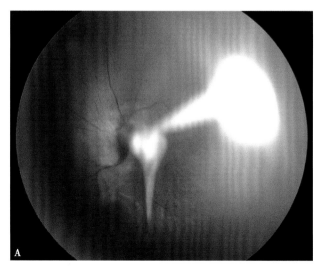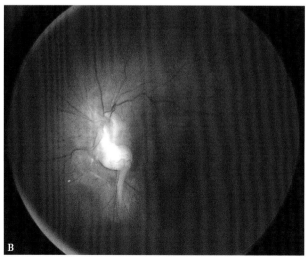

图 4-4-20 PFV 患者术前术后对比
A. 术前局部视网膜帐篷样隆起；B. 玻璃体切除术后 1 个月可见视网膜平伏。

参考文献

[1] DASS A B，TRESE M T. Surgical results of persistent hyperplastic primary vitreous. Ophthalmology，1999，106（2）：280-284.

[2] DAWSON D G，GLEISER J，MOVAGHAR M，et al. Persistent fetal vasculature. Arch Ophthalmol，2003，121（9）：1340-1341.

[3] REESE A B. Persistent hyperplastic primary vitreous. Am J Ophthalmol，1955，40（3）：317-331.

[4] POLLARD Z F. Persistent hyperplastic primary vitreous：diagnosis，treatment and results. Trans Am Ophthalmol Soc，1997，95：487-549.

[5] HU A，PEI X，DING X，et al. Combined persistent fetal vasculature：a classification based on high-resolution b-mode ultrasound and color doppler imaging. Ophthalmology，2016，123（1）：19-25.

[6] CHEN C，XIAO H，DING X. Persistent fetal vasculature. Asia-Pacific Journal of Ophthalmology，2019，8（1）：86-95.

[7] SUN L，CHEN C，DING X. Persistent fetal vasculature//WU W-C，LAM W-C. A quick guide to pediatric retina. Singapore：Springer Singapore，2021.

[8] LIU Y. Pediatric lens diseases. Singapore：Springer Singapore，2016.

第五节　Coats 病

精要

○ Coats 病是以视网膜血管异常扩张和视网膜渗出为主要特征的疾病。

○ Coats 病发病机制尚不明确。85% 以上为单眼发病，常见于婴幼儿或青少年男性。

○ 根据临床表现分为 5 期：1 期仅有视网膜毛细血管扩张；2 期出现渗出；伴有渗出性视网膜脱离为 3 期；全视网膜脱离且并发青光眼为 4 期；严重的终末期疾病为 5 期。

○ 主要影像检查有眼底照相、FFA 和 OCT，FFA 对于诊断早期 Coats 病具有重要意义。

○ 目前 Coats 病以对症治疗为主，主要治疗方法有激光、冷凝、抗 VEGF 治疗及玻璃体手术。

【概述】

Coats 病（Coats' disease）又称为外层渗出性视网膜病变（external exudative retinopathy），是一种以视网膜毛细血管扩张、动脉瘤样改变和广泛视网膜渗出为典型特征的眼部病变。1908 年由 George Coats 首次报道，直到 2000 年 Shields 等对大量病例进行分析后进一步明确了定义。Coats 病好发于婴幼儿或青少年男性，约 85% 为单眼发病。

根据 2010 年的一项报道，Coats 病在全球发病率约为 0.09/100 000。近年来，随着眼科多模式影像学的发展，Coats 病的检出率明显提高。最新研究表明，Coats 病发病率高达 1/4 000，其中约 72% 为白种人。目前我国仍缺乏大样本流行病学数据。

Coats 病的核心病理改变是视网膜血管异常。血管内皮屏障破坏引起血管内皮代偿增厚，血管呈扩张样改变；血管屏障进一步破坏，导致脂类、蛋白质渗漏至血管外，形成硬性渗出；异常的周细胞及内皮细胞导致微动脉瘤形成。然而，Coats 病血管异常的病因仍不明确，可能与炎症、内分泌失调引起的代谢障碍有关。

【临床表现与分期】

Coats 病早期仅表现为视网膜周边部毛细血管扩张，血管直径大小不一或呈典型的"灯泡样"动脉瘤改变，可伴有点状黄白色渗出，主要位于颞侧和下方周边部。此时视力不受影响。视网膜渗出常呈弥漫性，渗出灶表面和附近可见点状胆固醇结晶。Coats 病的渗出灶通常远离血管异常的区域，呈现向黄斑区浸润的趋势。随着病情进展，Coats 病渗出不断增加，可发生渗出性视网膜脱离；视网膜下液不断通过黄斑部吸收，残留固体成分，黄斑中心凹下逐渐形成穹窿样隆起的黄白色（早期）或黄褐色（晚期）视网膜下病灶，由于长时间的炎症和水肿，最终导致继发性黄斑前膜、黄斑变性、视网膜萎缩变薄，视功能严重受损。终末期发生并发性白内障、新生血管性青光眼和视网膜全脱离，甚至出现眼球萎缩。由于视网膜脱离可呈黄白色、实性、高度隆起，经患儿瞳孔区可见黄白色异常反光，呈"猫眼"征。Coats 病患者自然病程中不易产生玻璃体视网膜增殖，但冷冻治疗、激光或抗 VEGF 治疗后易发生玻璃体增殖。

根据病程表现，Shields 等将 Coats 病分为以下 5 期：1 期，视网膜毛细血管扩张；2 期，视网膜毛细血管扩张和渗出，A 渗出未累及黄斑中心凹，B 渗出累及黄斑中心凹；3 期，渗出性视网膜脱离，A_1 未累及中心凹，A_2 累及中心凹，B 全视网膜脱离；4 期，全视网膜脱离并发青光眼；5 期，严重的终末期疾病。

【影像学检查方法】

辅助检查对 Coats 病诊断和治疗都十分重要，常见检查有眼底照相、FFA、OCT 和眼部超声。其中，FFA 对 Coats 病的早期诊断起到关键作用。除了眼科辅助检查外，Coats 病也须进行眼眶 CT 和 MRI 检查，有助于与眼肿瘤相鉴别。

1. 眼底照相或检眼镜检查　可见周边部毛细血管扩张或血管末端动脉瘤改变（图 4-5-1A、B），视网膜下和视网膜内出现大片黄色渗出，黄斑区水肿和渗出表现为星芒状。随病情发展，黄斑区形成隆起的黄白色渗出灶，视网膜下可见反光的结晶样颗粒（图 4-5-1C）。出现渗出性视网膜脱离时，表现为视网膜光滑隆起（图 4-5-1D），部分患者可见视网膜下增殖（图 4-5-1E）。

2. FFA　对于 Coats 病患者的早期诊断具有重要意义，特征性表现为：动静脉期可见毛细血管扩张、"灯泡样"动脉瘤改变以及毛细血管无灌注区；造影晚期异常血管渗漏明显。视网膜渗出病灶常位于外丛状层，早期不遮挡视网膜荧光；晚期内层视网膜荧光素滞留呈花瓣状或蜂窝状强荧光，浓厚的视网膜渗出灶可显示为视网膜大、中血管的浅淡遮蔽荧光（图 4-5-1F）。

3. OCT　可见大量硬性渗出位于视网膜外丛状层，较致密的硬性渗出后声影遮蔽其后的组织反射信号（图 4-5-1G）；黄斑中心凹的硬性渗出可位于外界膜；视网膜脱离时，可见视网膜下有大量硬性渗出（图 4-5-1H）。OCT 可用于监测 Coats 病的病情变化及疗效。

4. 眼部超声　当出现渗出性视网膜脱离时，B 超可显示视网膜脱离形态。同时，大量视网膜下胆固醇结晶显示为视网膜下间隙密集的点状高回声；终末期病变需要与视网膜母细胞瘤相鉴别，B 超上通常无钙化灶。彩色多普勒超声可在脱离的视网膜带状回声处检测到与视网膜中央动、静脉延续的血流信号，下方可探及弱点状回声，无血流信号。

5. CT 和 MRI　Coats 病早期渗出位于视网膜内，CT 可见眼环增厚；当渗出物逐渐增多、发生渗出性视网膜脱离，表现为眼球后部新月形较高密度影，边缘光滑，密度均匀；当全视网膜脱离时，可见玻璃体腔内高密度影。值得注意的是，Coats 病通常不含钙化灶，但 20% 的患者晚期可出现骨化生或黄斑下钙化结节，在 CT 表现为钙化。MRI 可见视网膜下渗出在 T_1 和 T_2 均呈高信号。

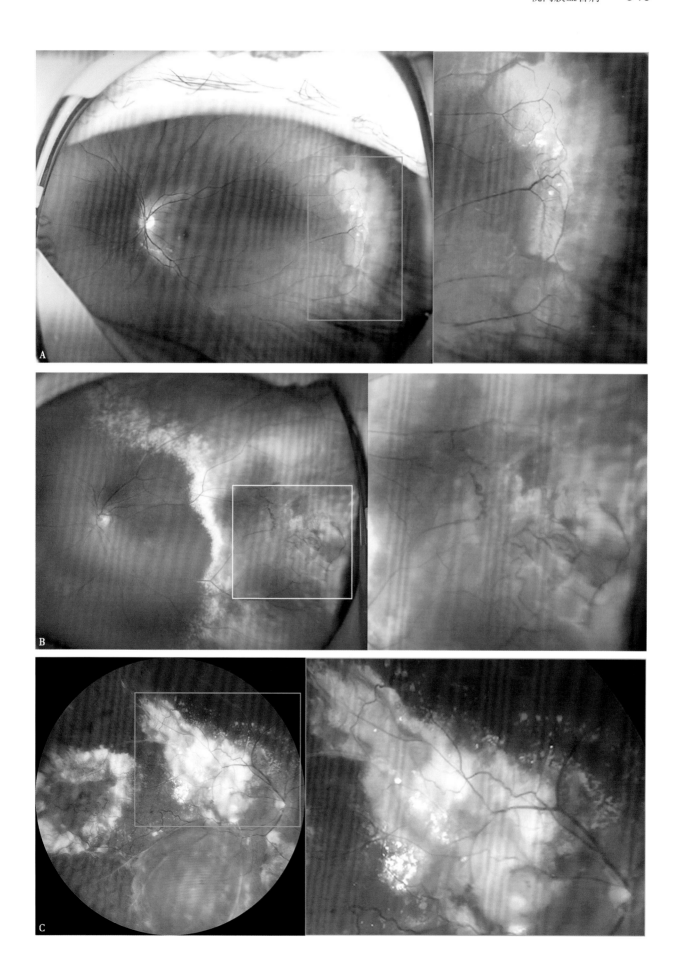

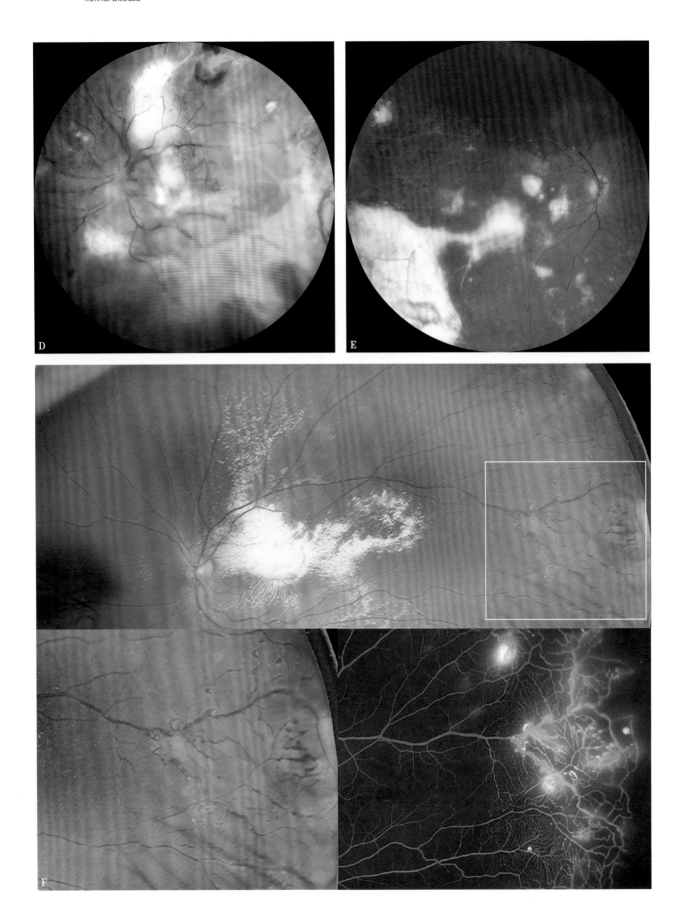

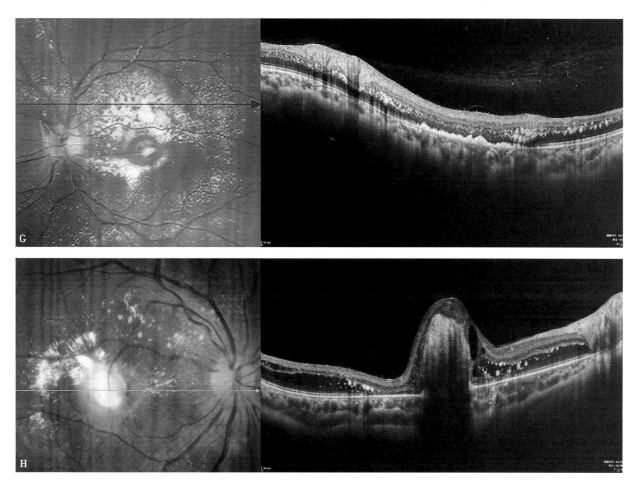

图4-5-1　Coats病的多模式影像学检查表现

A. 眼底示患者左眼视网膜后极部未见明显异常, 颞侧周边部可见视网膜毛细血管迂曲扩张、走行异常伴少量黄白色渗出;
B. 眼底示患者左眼颞侧中周部及周边视网膜下大片黄白色渗出, 未累及黄斑, 视网膜小血管及毛细血管呈"腊肠样"扩张,
局部可见少量出血; C. 眼底示患者右眼黄斑区厚重黄白色渗出, 渗出灶内可见高反光的胆固醇样结晶, 颞侧可见血管瘤样
扩张周围黄白色渗出, 下方可见视网膜大泡样囊肿; D. 眼底示患者左眼渗出性全视网膜脱离, 视网膜血管迂曲扩张, 可见
新生血管网, 视网膜下大片黄白色渗出, 局部可见视网膜前出血; E. 眼底示患者右眼颞侧中周部及后极可见视网膜色素上
皮增殖, 视网膜下大量灰白纤维增殖累及黄斑, 局部可见陈旧激光斑色素增殖; F. 眼底示患者左眼黄斑区黄白色渗出, 颞侧
周边视网膜血管呈"串珠样"或瘤样扩张, FFA上呈现"灯泡"样强荧光; G. 眼底彩照及OCT示患者左眼黄斑区硬性渗出位
于视网膜层间及视网膜下, 黄斑中心凹处可见瘢痕形成; H. OCT示患者右眼黄斑区致密黄白色渗出结节, 遮蔽下方反射,
可见视网膜层间呈高反射的大量硬性渗出及视网膜层间水肿。

【诊断】

Coats 病发病年龄越小，症状越严重、预后也更差，早期诊断对于这类患儿十分重要。其诊断主要依靠患者病史、流行病学特点、临床表现及结合多模式辅助检查。

【治疗】

Coats 病缺少统一的治疗标准，目前主要治疗方式包括激光、冷凝、抗 VEGF 玻璃体腔注射、玻璃体手术以及眼球摘除等，主要目的是封闭异常血管、减少视网膜渗出，挽救视力和保眼球。Coats 病患者建议终身随访。

对于无渗出性视网膜脱离的 1～2 期病例，主要应用激光光凝封闭异常血管瘤和无灌注区。术后须定期随访，如发现异常血管瘤封闭不完全或 FFA 显示仍有渗漏，可多次补充激光治疗。对于渗出性视网膜脱离的第 3 期患者，须行冷冻治疗，一次冷冻治疗的范围不能超过 2 个象限，3 个月后再行第二次治疗。对于已经形成并发症的 Coats 病 4 期患者，可行玻璃体视网膜复位手术，手术目的是视网膜解剖复位，尽可能挽救视功能。对于无光感的第 5 期患者可行抗青光眼手术等，目的在于缓解眼部症状，避免眼球摘除。

有研究提示，Coats 病患者眼内 VEGF 水平明显较正常人高，因此多数学者推测 VEGF 在 Coats 病的发生发展中起重要作用。因此，抗 VEGF 药物被用于治疗 Coats 病。抗 VEGF 药物联合视网膜激光光凝、冷冻及玻璃体视网膜手术疗效良好，极大程度上避免了新生血管性青光眼、眼球萎缩等严重后果的发生（图 4-5-2，图 4-5-3）。

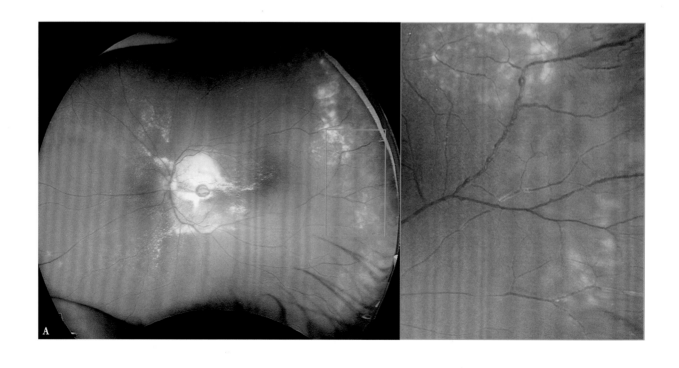

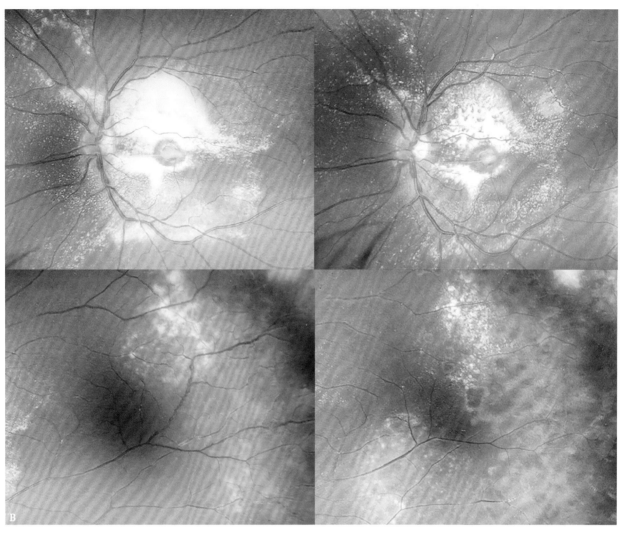

图 4-5-2 Coats 病视网膜激光治疗随访

男童,8 岁,左眼 Coats 病。A. 眼底示左眼黄斑区及颞侧周边视网膜下大量黄白色渗出,颞侧周边部的视网膜血管呈"串珠样"扩张,予以视网膜激光光凝术;B. 视网膜激光光凝后 3 个月复诊,眼底示与治疗前(左)相比黄斑区黄白色渗出明显吸收减少(右),周边部"串珠样"视网膜异常扩张血管闭塞,视网膜水肿及视网膜下渗出明显好转。

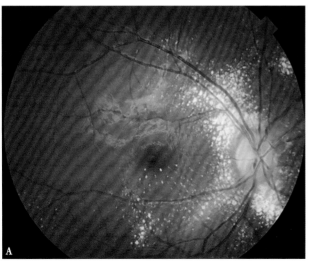
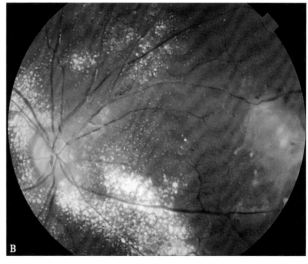

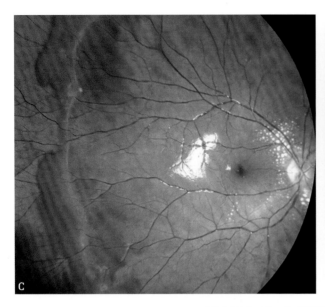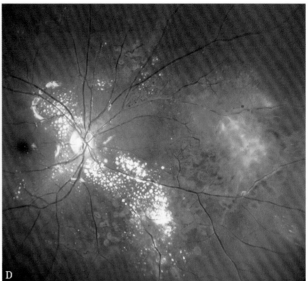

图 4-5-3　Coats 病视网膜激光治疗前后对比

男童,7 岁,右眼 Coats 病。A、B. 初诊时,可见右眼视盘周围大量点片状黄白色渗出,沿上下血管弓分布,累及黄斑区;鼻侧周边部视网膜血管呈"腊肠样"扩张,毛细血管迂曲扩张,局部视网膜水肿,表面可见增殖膜,予左眼视网膜激光光凝治疗;C、D. 视网膜激光光凝后 6 个月,右眼视盘周围及黄斑区的黄白色渗出明显吸收,鼻侧中周边部可见激光斑,视网膜异常扩张血管闭塞,视网膜水肿及增殖明显消退。

参考文献

[1]　杨欣悦,王晨光,苏冠方. Coats 病的诊断与治疗进展. 眼科新进展,2017,37(2):5.

[2]　YANG X,WANG C,SU G. Recent advances in the diagnosis and treatment of Coats' disease. Int Ophthalmol,2019,39(4):957-970.

[3]　SHIELDS C L,UDYAVER S,DALVIN L A,et al. Coats' disease in 351 eyes:Analysis of features and outcomes over 45 years(by decade)at a single center. Indian J Ophthalmol,2019,67(6):772-783.

[4]　DORJI P,RAVAL V,JALALI S,et al. Coats' disease in India:clinical presentation and outcome in 675 patients(690 eyes). Int Ophthalmol,2023,43(2):531-540.

[5]　SHIELDS J A,SHIELDS C L,HONAVAR S G,et al. Classification and management of Coats' disease:the 2000 Proctor Lecture. Am J Ophthalmol,2001,131(5):572-583.

[6]　SEN M,SHIELDS C L,HONAVAR S G,et al. Coats' disease:An overview of classification,management and outcomes. Indian J Ophthalmol,2019,67(6):763-771.

第六节　Coats plus 综合征

精要

○ Coats plus 综合征是一种常染色体隐性遗传病，发病年龄从婴儿期到青春期，可累及多个系统，进展迅速。目前报道的致病基因有：*CTC1*、*STN1*、*TEN1* 纯合突变或复合杂合突变。

○ Coats plus 综合征以视网膜毛细血管扩张伴渗出、颅内钙化、脑白质病变伴脑囊肿形成、骨质减少甚至骨折、骨髓抑制、胃十二指肠出血以及门静脉高压为主要临床表现，但不一定均出现。

【概述】

　　Coats plus 综合征（Coats plus syndrome），又称为伴有钙化和囊肿的脑视网膜微血管病变（cerebroretinal microangiopathy with calcifications and cysts），是一种罕见的常染色体隐性遗传性疾病。其临床特征包括视网膜毛细血管扩张伴渗出、颅内钙化、脑白质病变伴脑囊肿形成，此外还可能伴有骨质减少甚至骨折、骨髓抑制、胃十二指肠出血以及门静脉高压。据报道，Coats plus 综合征多数是由 *CTC1* 基因突变引起的，其编码的 CTC1 蛋白是 CST 复合体的组成部分。CST 复合体由 CTC1-STN1-TEN1 三种蛋白组成，在端粒复制、端粒长度的动态平衡以及结构完整性方面发挥了重要作用。当 CST 复合体的功能紊乱，将导致端粒末端不稳定从而触发细胞凋亡。最新研究表明，*STN1* 和 *TEN1* 突变也可引起 Coats plus 综合征。但目前为止，仍无法解释 CST 复合体的变化如何导致 Coats plus 综合征。Coats plus 综合征罕见，目前多为个例报道，未见其发病率的报道。

【临床表现】

　　Coats plus 综合征在全身多系统均有表现。眼部病变表现为双眼 Coats 样病变，男女皆可发病。眼外表现包括：①大脑，特征性颅内钙化伴脑白质病变，因此表现为痉挛、共济失调、肌张力障碍、认知能力下降和癫痫发作等；②骨骼，骨质减少，易发生骨折；③消化系统，胃肠道血管扩张可引起消化道出血；肝脏血管扩张易发生门静脉高压；④其他，个别患者有头发稀疏灰白、指甲营养不良和正细胞性贫血[定义为平均红细胞体积（mean corpuscular volume，MCV）在正常和预期范围内，介于 80～100fL，但血细胞比容和血红蛋白降低的贫血]等骨髓衰竭的表现。

【影像学检查】

Coats plus 综合征为全身多系统疾病,需要全身各系统,尤其是眼、大脑、骨骼、消化系统等多系统检查。眼部可行 B 超、眼底照相(SLO、眼科广域成像系统)、FFA、OCT 等检查。颅脑 MRI 检查是十分必要的。

Coats plus 综合征的眼底表现与 Coats 病类似,表现为双眼视网膜毛细血管扩张伴渗出,部分可伴有渗出性视网膜脱离(图 4-6-1)。FFA 显示弥漫性毛细血管扩张伴渗漏(图 4-6-2)。MRI 可见颅内钙化和脑白质变性脑内囊肿(图 4-6-3)。

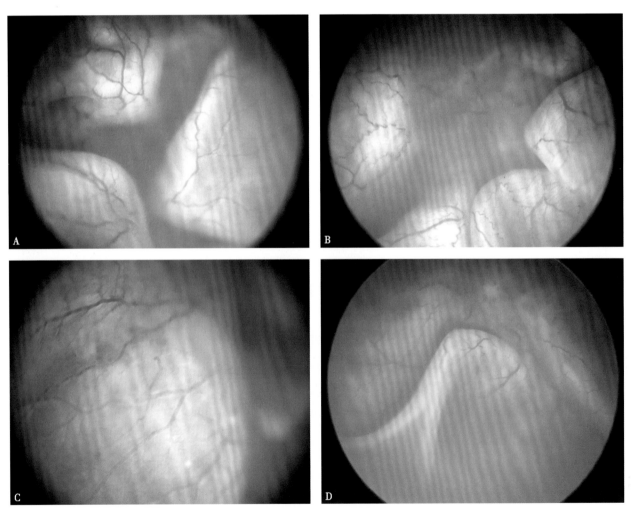

图 4-6-1 Coats plus 综合征患者的眼底表现

女童,2 岁,因为双眼内斜视 2 个月余来诊。A~D. 眼底照相显示双眼视网膜血管扩张,渗出性视网膜脱离。

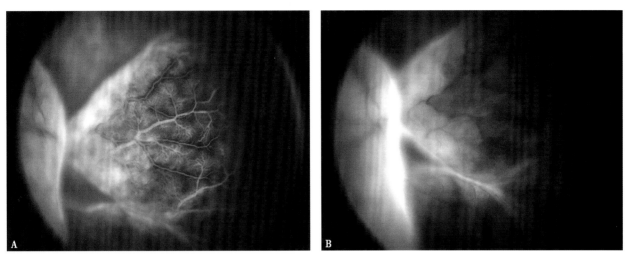

图 4-6-2　Coats plus 综合征患者的 FFA 表现

同一患者的 FFA 影像。A、B. FFA 显示双眼毛细血管扩张,以及弥漫性荧光渗漏。

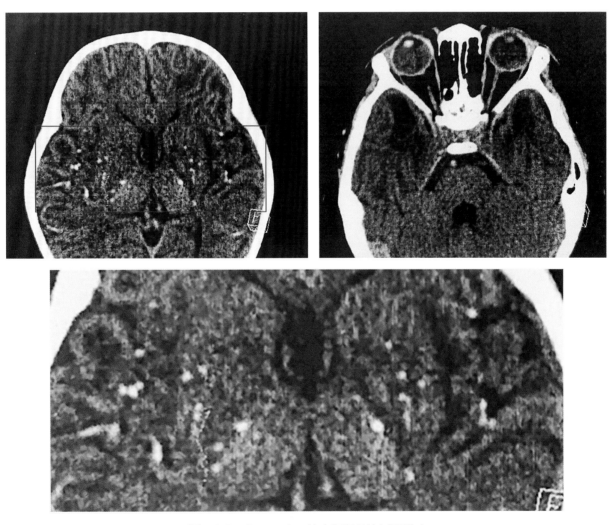

图 4-6-3　Coats plus 综合征患者的 MRI 改变

同一患者的 MRI 影像。MRI 显示双侧基底节区对称性多发点状钙化,透明隔腔囊样增宽(红色框,下方为放大图)。

【诊断标准】

该病临床诊断标准以临床特征和影像学检查为基础,包括:特征性的颅内钙化伴白质改变;渗出性视网膜病变伴毛细血管扩张;骨折伴骨愈合不良;胃肠道/输精管扩张。*CTC1*、*STN1* 或 *TEN1* 突变可帮助诊断。

【治疗】

对于该病的治疗主要针对各个系统的疾病进行对症治疗。对于眼部症状的治疗,可以参照 Coats 病,可以行玻璃体腔注射抗 VEGF 药物、视网膜下放液、视网膜激光光凝等(图 4-6-4)。但该病治疗非常困难,容易复发,即使是治疗后视网膜已经完全平伏也有复发风险(图 4-6-5)。

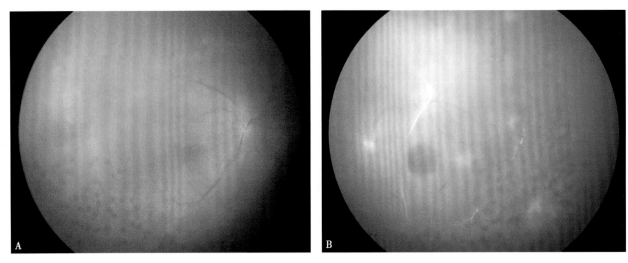

图 4-6-4 Coats plus 综合征患者治疗后
患者经过玻璃体腔注射抗 VEGF 药物、视网膜下放液和视网膜激光光凝术后 3 个月。A、B. 可见双眼视网膜基本平伏。

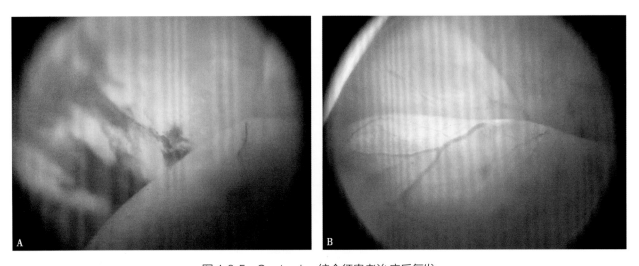

图 4-6-5 Coats plus 综合征患者治疗后复发
患者经过玻璃体腔注射抗 VEGF 药物、视网膜下放液和视网膜激光光凝术后 4 个月。A、B. 可见渗出性视网膜脱离复发,伴少量视网膜前出血。

参考文献

[1] ALKURAYA H，PATEL N，IBRAHIM N，et al. Phenotypic delineation of the retinal arterial macroaneurysms with supravalvular pulmonic stenosis syndrome. Clin Genet，2020，97（3）：447-456.

[2] ANDERSON B H，KASHER P R，MAYER J，et al. Mutations in CTC1，encoding conserved telomere maintenance component 1，cause Coats plus. Nat Genet，2012，44（3）：338-342.

[3] CROW Y J，MCMENAMIN J，HAENGGELI C A，et al. Coats plus：A progressive familial syndrome of bilateral Coats' disease，characteristic cerebral calcification，leukoencephalopathy，slow pre- and post-natal linear growth and defects of bone marrow and integument. Neuropediatrics，2004，35（1）：10-19.

[4] AGRAWAL K U，KALAFATIS N E，SHIELDS C L. Coats plus syndrome with new observation of drusenoid retinal pigment epithelial detachments in a teenager. Am J Ophthalmol Case Rep，2022，28：101713.

[5] YANNUZZI N A，TZU J H，KO A C，et al. Ocular findings and treatment of a young boy with Coats plus. Ophthalmic Surg Lasers Imaging Retina，2014，45（5）：462-465.

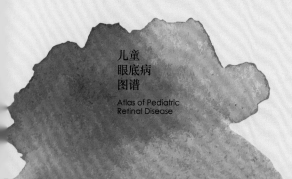

儿童
眼底病
图谱
Atlas of Pediatric
Retinal Disease

第五章

感染性炎症

第一节　获得性弓形虫感染

> **精要**
>
> ○ 眼弓形虫病是由刚地弓形虫引起的感染性眼病。
> ○ 人类弓形虫感染除经母体 - 胎盘途径的先天性感染，也可出生后因食入弓形虫卵囊、包囊或密切接触携带病原体的动物等后天获得。
> ○ 后天获得性眼弓形虫病患者典型的眼底表现为坏死性视网膜脉络膜炎，伴或不伴陈旧性瘢痕灶，常伴较重的玻璃体炎，称之为"雾灯样改变"。
> ○ 诊断依据典型的眼底表现，结合血清学及房水抗弓形虫抗体检测，计算 Witmer Desmonts 系数（WDC）以确诊。
> ○ 弓形虫性视网膜脉络膜炎具有自限性，当病灶位于血管弓内或邻近视盘，且 >2PD 时需要治疗。
> ○ 经典药物治疗方案为乙胺嘧啶 + 磺胺嘧啶 + 糖皮质激素，但此病易复发。

【概述】

弓形虫又称为刚地弓形虫（toxoplasma gondii），是一种世界性分布的专性细胞内寄生虫，广泛寄生于宿主的有核细胞内，主要侵犯中枢神经系统、眼、肝及心脏等重要器官。

眼弓形虫病（ocular toxoplasmosis，OT）是由刚地弓形虫引起的感染性眼病，被认为是感染性后葡萄膜炎最常见的原因之一。拉丁美洲和非洲国家发病率较高，北美、北欧及东南亚发病率较低。我国该病的发病率较低，正常人群的感染率低于 10%，我国首例眼弓形虫病于 1964 年被报道。弓形虫感染可分为先天性感染和获得性感染，先天性感染临床已少见，患眼多表现为因胚胎期炎症损害引起的白内障、黄斑缺损、小眼球、眼球萎缩、斜视和眼球震颤等；获得性眼部感染主要表现为坏死性视网膜炎或视网膜脉络膜炎，以边界清楚的色素沉着病灶周围出现致密灰白病灶为典型病变。由于两者引起的临床表现不同，我们分为两节进行描述，此节主要介绍获得性眼弓形虫病，先天性眼弓形虫病则在本章末给予简单介绍。

获得性弓形虫感染是人体由外界环境弓形虫感染所致。主要是食入含有弓形虫卵囊、包囊的食物或水经消化道感染，或可因密切接触携带病原体的动物而感染，也可因实验研究操作偶经皮肤或黏膜感染。此外，输血或器官移植也可感染该病。免疫力低下人群罹患眼弓形虫病的危险性远高于免疫正常人群。

刚地弓形虫在自然界以三种形式存在：卵囊、速殖子、组织包囊。卵囊仅存在于猫科动物的小肠，随粪便被排出进入环境，在 1～21 天逐渐发育为成熟的具有感染性的卵囊。速殖子是弓形虫的复制形式，几乎能感染所有有核细胞，寄居于细胞中并迅速复制造成细胞破裂，速殖子再感染其他细胞并扩散到不同组织。此时宿主处于急性感染或潜伏感染的重新激活阶段。速殖子穿过人血 - 视网膜屏障主要有三种途径：

①白细胞趋化介导；②游离寄生虫在内皮细胞中穿行；③被感染的内皮细胞裂解后释放。若机体免疫应答增强或有抑虫药物存在时，速殖子停止繁殖，在骨骼肌、心脏、中枢神经系统等组织中形成组织包囊，可保护寄生虫免受宿主免疫系统攻击。囊内滋养体被称为缓殖子，是弓形虫的休眠或潜伏形式，可以在宿主体内长期存在甚至终生，不伴有任何组织损伤，此时处于慢性感染期。

【临床特征】

患者可因视物模糊、视力下降、眼前黑影飘动来诊。典型的眼弓形虫病眼底分为活动期和晚期，活动期病灶表现为视网膜灰白色水肿，边界不清，2～3 个月后视网膜水肿渗出逐渐消退，晚期呈瘢痕性病灶。患者眼底通常可见黄白色视网膜脉络膜炎，伴或不伴陈旧性瘢痕灶，且常伴较重的玻璃体炎，称为"雾灯样改变"。临床上患者通常可见视网膜新旧病灶共存及玻璃体混浊。

在获得性免疫缺陷综合征（acquired immune deficiency syndrome，AIDS）患者中，弓形虫的感染率可达 1%～3%，是除巨细胞病毒感染外最常引起视网膜炎的原因，可能作为 AIDS 的首发表现出现。该类患者病情更严重，可表现为多灶性、弥漫性病灶，较少伴有陈旧性视网膜脉络膜瘢痕灶，且病情进展快，易复发。

若眼前段受累，表现为肉芽肿性或非肉芽肿性前段葡萄膜炎，患者可有眼痛、畏光、睫状充血、角膜水肿、羊脂状 KP、虹膜后粘连、前房纤维素性渗出、虹膜 Koeppe 结节和 Busacca 结节等。高眼压是眼弓形虫病活动期的一个常见并发症，发生率约 38%，均可通过药物控制，其发生机制尚不明确，可能与前房炎症反应有关。

部分非典型病例可表现为神经视网膜炎、点状外层视网膜病变、阻塞性视网膜血管炎、Kyrieleis 动脉炎、视网膜或视网膜下新生血管、各种类型的视神经病变等。其中，Kyrieleis 动脉炎是一种罕见的后葡萄膜炎，表现为局灶性、节段性小动脉受累，看似一串珍珠，亦可见于病毒性视网膜炎及结核性视网膜血管炎等病变，其发病机制目前尚不明确。

眼弓形虫病晚期可并发白内障、青光眼、黄斑囊样水肿、黄斑裂孔、黄斑前膜、脉络膜新生血管、视网膜脱离、视盘水肿和视神经萎缩等。

【影像学检查】

多种影像学检查可用于眼弓形虫病的筛查和诊断，包括眼底彩照、SLO、眼底自发荧光、FFA、OCT 等。

眼底照相、SLO 可显示眼弓形虫病患者的活动期及晚期眼底病灶，活动期可见单眼或双眼、局灶性、边界清楚的视网膜坏死灶，呈圆形或卵圆形，轻度隆起，大小不定，呈黄白色、灰白色或灰色，伴视网膜渗出或纤维膜，邻近处视网膜水肿。炎症累及视网膜全层称为"视网膜炎"；累及深层视网膜及脉络膜则称为"视网膜脉络膜炎"。病程迁延 2～4 个月后，90% 以上病灶表现为视网膜脉络膜萎缩，大小 2～3PD，数量不等，病灶中央为灰白色或白色组织增生且轻微隆起，无新生血管，周围色素沉着，呈锯齿状排列，与正常视网膜界限分明（图 5-1-1）。

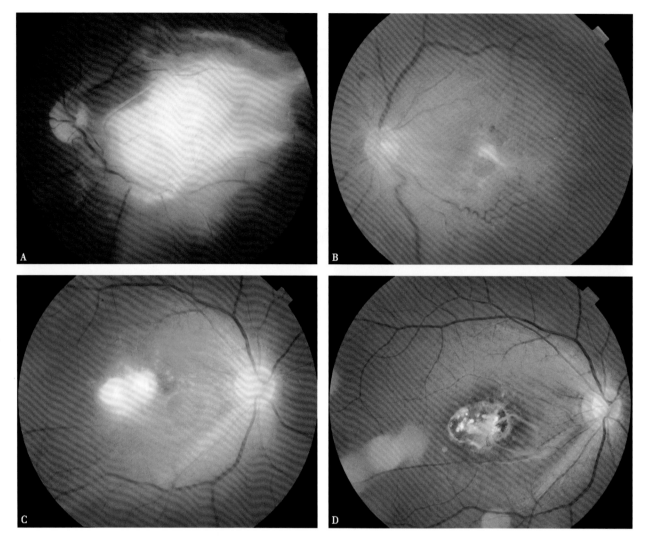

图 5-1-1　眼弓形虫病的眼底表现

A. 男，37 岁，左眼视朦伴眼前黑影 2 个月；玻璃体混浊，颞侧视网膜大片边界模糊的灰白色病灶；B. 女，65 岁，左眼视力下降 1 年，黄斑区血管走行扭曲，黄斑区 0.5PD 大小裂孔形成；C、D. 女，19 岁，右眼视力下降 1 个月余；C 图为初诊时眼底像，黄斑部可见 2PD 大小黄白色病灶伴视网膜纤维膜，D 图为半年后复诊，黄斑部病灶视网膜脉络膜萎缩伴色素增殖，形成瘢痕。

OCT 有助于判断视网膜病灶的进展情况。活动期视网膜脉络膜炎 OCT 特征为全层视网膜高反射，结构紊乱，伴外层结构破坏，可有脉络膜局灶性增厚，病灶对应处玻璃体内炎症反应或炎症细胞等强反射，玻璃体后皮质增厚，玻璃体视网膜粘连，玻璃体视网膜交界面有高反射沉积物等（图 5-1-2A）。随病程进展可见玻璃体后脱离，以及视网膜脉络膜萎缩灶，神经视网膜炎患者可发现视网膜内渗出，晚期患眼视网膜变薄，呈致密强反射信号、视网膜层次结构消失。OCTA 可辅助判断 CNV 的形成（图 5-1-2B）。

FFA 对活动性视网膜炎和血管炎的检测高度敏感。活动期病变的 FFA 早期呈弱荧光，晚期呈边界不清的强荧光，视网膜血管渗漏，视盘染色，可伴毛细血管无灌注区；陈旧病灶早期呈弱荧光，晚期荧光素染色（图 5-1-3）。

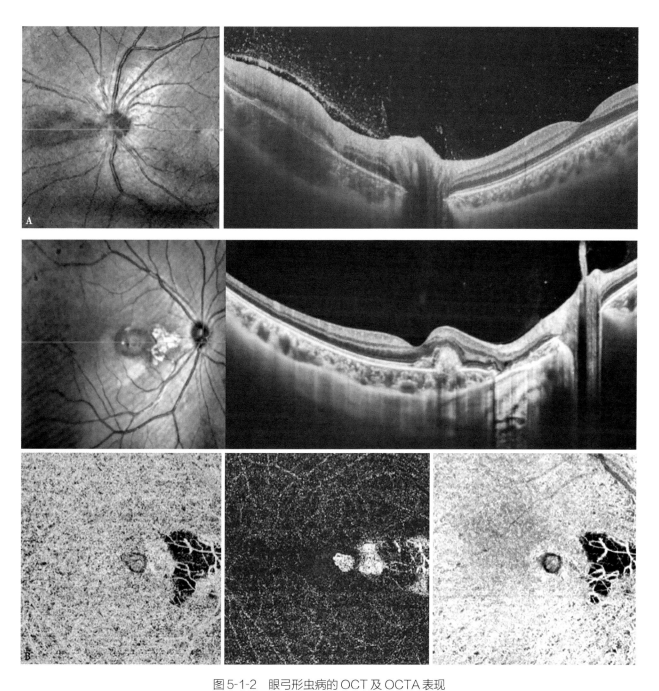

图 5-1-2 眼弓形虫病的 OCT 及 OCTA 表现

A. 男童,13 岁,左眼视朦伴黑影飘动感 3 周;视盘鼻侧玻璃体视网膜交界面大量炎症渗出呈密集高反射,玻璃体后皮质增
厚;B. 女童,14 岁,右眼视物变形 1 周;黄斑鼻侧 CNV 形成。

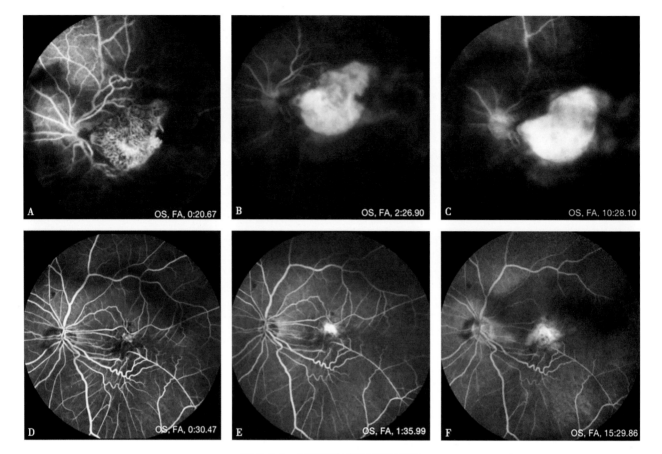

图 5-1-3　眼弓形虫病的 FFA 表现

A～C. 男性，37 岁，左眼视朦伴眼前黑影 2 个月；FFA 示早期黄斑区血管扩张迂曲，边界清，随时间延长荧光渗漏明显，呈强荧光，边界模糊，屈光介质混浊；D～F. 女性，65 岁，左眼视力下降 1 年；黄斑区血管走行扭曲，早期可见强荧光灶，随时间推移，荧光素渗漏增加，屈光介质混浊。

【诊断标准】

眼弓形虫病的诊断主要依据其典型的临床表现。血清抗弓形虫抗体阳性对眼弓形虫病的诊断价值有限，即阳性不确诊，只在阴性时起到排除诊断的作用。须结合血清及房水抗弓形虫抗体检测，计算 Goldmann Witmer 系数（GWC）或 Witmer Desmonts 系数（WDC），有助于确诊。当眼内弓形虫 IgG 能检出时，GW 系数 =（眼内弓形虫 IgG 浓度 / 眼内总 IgG 浓度）/（血清弓形虫 IgG 浓度 / 血清总 IgG 浓度），GW 系数 < 2.0，表示无眼内原位抗体产生，GW 系数 > 4.0，提示眼内原位抗体产生。WD 系数 =（眼内弓形虫 IgG 浓度 / 眼内总白蛋白浓度）/（血清弓形虫 IgG 浓度 / 血清总白蛋白浓度），WD 系数 ≥ 1，表示眼内原位抗体产生。通过这种方式，可初步判断眼内特异性抗体是原位产生还是血 - 房水屏障渗漏，既排除假阳性，又减少了临床误诊。OCT 检查有助于判断视网膜病灶的进展情况。

诊断时应尽量排除其他常见的葡萄膜炎病因，如结核、梅毒、病毒等引起的脉络膜视网膜炎。该病有时不易与免疫缺陷患者的巨细胞病毒视网膜炎相鉴别，血清学检查和尿液检查有助于鉴别诊断。临床医生须掌握其临床特征、合理利用眼内液检查，避免误诊及漏诊的发生。

【治疗】

免疫功能正常者中，弓形虫性视网膜脉络膜炎一般 4～8 周可以自行消退。但以下情况推荐治疗：①病灶位于血管弓内；②病灶邻近视盘；③病灶直径＞2PD。经典的治疗方法为乙胺嘧啶＋磺胺嘧啶＋糖皮质激素，其他治疗药物包括克林霉素、阿奇霉素、阿托伐喹、螺旋霉素和复方磺胺甲噁唑。经 6～8 周的驱虫治疗，活动性病灶可消退，逐渐变为视网膜脉络膜萎缩灶。治愈标准为：眼底病灶瘢痕化，边界较清楚，停药后 3 个月内未出现原病灶扩大、卫星灶或远处新发病灶。获得性弓形虫性视网膜脉络膜炎较容易复发。研究显示，此病的 5 年复发率高达 79%，复发可能与原病灶内弓形虫包囊破裂导致感染再次被激活、视网膜病灶释放的抗原引起自身免疫反应或新获得性感染有关。复发定义为停止抗弓形虫治疗 3 个月后再次出现原病灶扩大、卫星灶或远处新发病灶。

伴眼前节炎症者可联合局部糖皮质激素滴眼液等对症治疗。眼压升高者行降眼压治疗。继发于眼弓形虫病的 CNV 治疗包括玻璃体腔注射抗 VEGF 药物、视网膜激光光凝术等。并发黄斑前膜、视网膜脱离的患者可行玻璃体视网膜手术。

眼弓形虫病是我国较少见的感染性眼病，患眼视力预后差的主要原因包括原发病灶累及或靠近黄斑区，误诊及误治。

参考文献

[1] 杨培增. 临床葡萄膜炎. 北京：人民卫生出版社，2004.

[2] 蒋婷婷，王克岩，邹海翔，等. 眼弓形虫病 11 例临床分析. 中国眼耳鼻喉科杂志，2021，21（06）：419-424.

[3] 成拾明，张茂菊，阮坤炜，等. 眼弓形虫病临床特征及治疗预后分析. 中华眼底病杂志，2020，36（9）：5.

[4] MAENZ M，SCHLÜTER D，LIESENFELD O，et al. Ocular toxoplasmosis past，present and new aspects of an old disease. Progress in Retinal and Eye Research，2014，39：77-106.

[5] PHILEMON K H，CHEN J，DANIEL V V-S，et al. Ocular toxoplasmosis in tropical areas：Analysis and outcome of 190 patients from a multicenter collaborative study. Ocular Immunology and Inflammation，2018，26（8）：1289-1296.

[6] SMITH J R，ASHANDER L M，ARRUDA S L，et al. Pathogenesis of ocular toxoplasmosis. Progress in Retinal and Eye Research，2021，81：100882.

[7] SAADATNIA G，GOLKAR M. A review on human toxoplasmosis. Scandinavian Journal of Infectious Diseases，2012，44（11）：805-814.

[8] KIJLSTRA A，PETERSEN E. Epidemiology，pathophysiology，and the future of ocular toxoplasmosis. Ocular Immunology and Inflammation，2014，22（2）：138-147.

第二节　眼弓蛔虫病

精要

○ 眼弓蛔虫病是由犬或猫弓蛔虫蚴虫感染人体而引起的眼部葡萄膜炎。

○ 感染途径主要是摄入被虫卵沾染的食物或水。

○ 我国及欧美国家主要发生于 7～10 岁的学龄期儿童,韩国、日本等 80% 发生于 20 岁以上成年人。

○ 95% 以上眼弓蛔虫病单眼发病。

○ 根据眼底有无肉芽肿及肉芽肿位置,分为后极部肉芽肿型、周边部肉芽肿型、慢性眼内炎型及非典型型。

○ 临床表现多样,典型"三联征"表现包括晶状体后增殖膜、玻璃体"圣诞树"状分层混浊、视网膜肉芽肿。

【概述】

　　眼弓蛔虫病(ocular toxocariasis, OT)是一种由犬弓首蛔虫或猫弓首蛔虫引起的人畜共患病。人类感染通常是通过粪口途径摄入含有感染性虫卵的水、蔬菜、水果、未煮熟的肉类。作为弓蛔虫的中间宿主,幼虫在人体内不会发育成成虫,而是以三期蛔蚴的形式在体内移行,即穿透肠黏膜,进入血管,进而通过门脉系统播散,迁移到各个器官,如肝脏、肺、心脏、大脑、眼睛和骨骼肌。若幼虫累及眼部引起葡萄膜炎改变,即为眼弓蛔虫病,也称为眼部幼虫移行症(ocular larva migrans, OLM)。因 OT 简写与眼弓形虫病重合,为避免混淆,本节中不采用简写。

　　眼弓蛔虫病是儿童感染性葡萄膜炎的主要病因,我国及欧美国家主要发生于 7～10 岁的学龄期儿童。在发展中国家,由于卫生条件落后,人畜同居、饮食不洁等因素,眼部寄生虫病感染率较其他地区显著增高,而在一些发达国家和地区,虽然卫生条件优良,但某些特殊的饮食习惯,如进食生肉或未经烹饪的蔬菜等,同样会增高眼部寄生虫感染的风险。

【临床特征】

　　眼弓蛔虫病患者多单眼发病,临床表现各异,可因视力下降、眼前黑影飘动感、视物变形等前往医院就诊,但儿童患者由于视觉感知能力尚在发育,对于单眼视力下降的适应能力较强,导致患儿不容易发现病变,多因斜视、白瞳等来诊。

【临床分型】

　　根据眼底有无肉芽肿及肉芽肿位置,该病主要可分为四种临床亚型,分别为后极部肉芽肿型、周边部肉芽肿型、慢性眼内炎型及非典型型(图5-2-1)。视网膜周边部、中周部或后极部可见肉芽肿组织,常伴随视网膜皱襞、玻璃体增殖和视网膜下片状黄白色渗出及出血等表现(图5-2-2)。UBM 对周边部肉芽肿的检出有重要价值,可表现为边界清楚的致密渗出灶(图5-2-3)。肉芽肿在 OCT 上表现为均匀高反射(图5-2-4)。慢性眼内炎型常表现为玻璃体分层样混浊,FFA 检查可见视网膜毛细血管"羊齿蕨"样渗漏(图5-2-5,图5-2-6)。随病程进展,还可出现角膜带状变性、白内障、牵拉性视网膜脱离、新生血管性青光眼等非典型表现(图5-2-7),最终可致盲,产生不可逆眼部损伤。由于其临床表现多样,缺乏特异性,加之临床医生对其认知不足,临床实践中该病易被误诊为视网膜母细胞瘤、早产儿视网膜病变、胚胎期血管残留、感染性眼内炎、眼弓形虫病、Coats 病等。

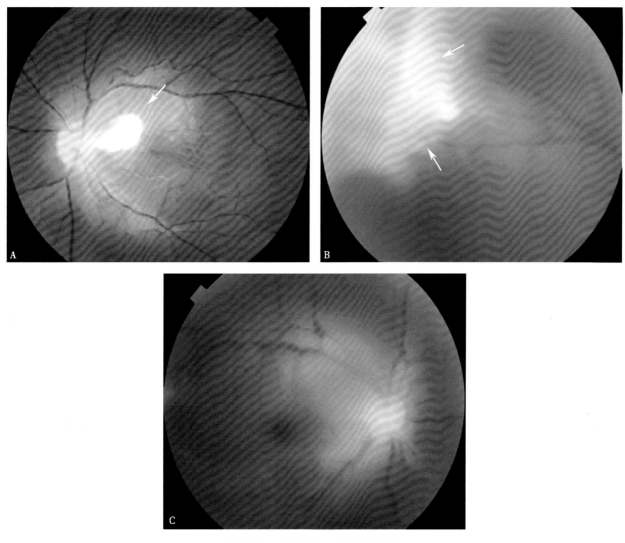

图5-2-1　眼弓蛔虫病的临床分型

A. 后极部肉芽肿型,眼底可见后极部视盘与黄斑之间黄白色增生结节(白色箭头示);B. 周边部肉芽肿型,眼底可见周边部视网膜灰黄色增殖性病灶(白色箭头示),其表面可见纤维增殖膜(黄色星号示);C. 慢性眼内炎型,眼底可见玻璃体混浊影响眼底大血管观察,未见任何肉芽肿改变。

【影像学检查】

眼弓蛔虫病的筛查和诊断主要依靠眼前段照相、UBM、B超、眼底彩照、扫描激光检眼镜、FFA、广域视网膜荧光素眼底血管造影（ultra-wide-field fluorescein angiography，UWFA）、OCT等多种影像学检查。

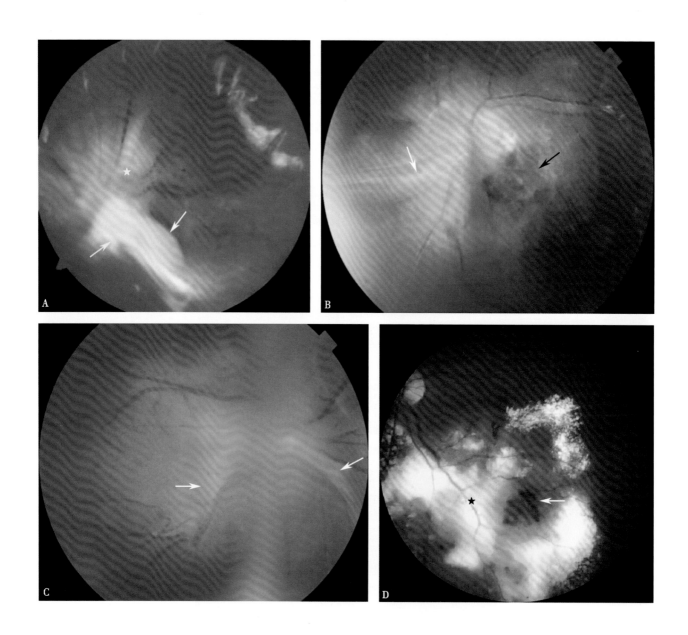

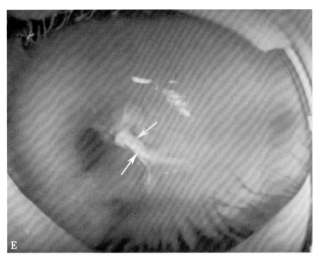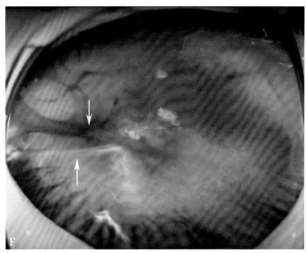

图 5-2-2　眼弓蛔虫病的眼底表现

A. 男童,7 岁,体检发现右眼视力差 1 年;眼底可见右眼玻璃体后皮质增厚,呈玻璃纸样反光,玻璃体腔轻度混浊,视盘至 4:00 方位周边部视网膜见增殖条索(黄色箭头示),视网膜呈皱襞状(白色箭头示),后极部视网膜呈帐篷样牵拉性脱离(黄色星号示);B. 男童,10 岁,家长发现左眼视力差 1 个月;眼底可见左眼视盘旁视网膜脉络膜萎缩伴色素增殖(黑色箭头示),视网膜皱襞位于鼻侧(白色箭头示);C. 男性,18 岁,自觉右眼视力下降半年;眼底可见右眼玻璃体混浊增殖遮挡视盘成像,视盘鼻侧、颞侧视网膜皱襞形成(白色箭头示),颞侧累及黄斑致黄斑正常结构不可见;D. 男性,27 岁,左眼视力下降 1 年;眼底可见左眼颞下方视网膜下黄白色渗出融合成片(黑色星号示),累及黄斑,局部可见视网膜前小片状出血(白色箭头示);E. 男童,7 岁,学校体检发现左眼视物不见 2 个月余;眼底可见左眼视盘下方视网膜皱襞形成(白色箭头示),其上可见纤维增殖膜(黄色箭头示),盘周局限性视网膜牵拉性脱离;F. 男童,10 岁,家长发现左眼视力差 1 个月;眼底可见左眼玻璃体腔漂浮增殖条带,连于视盘与鼻侧周边部视网膜的玻璃体腔纤维增殖条索(黄色箭头示),鼻侧视网膜完全型皱襞形成(白色箭头示)。

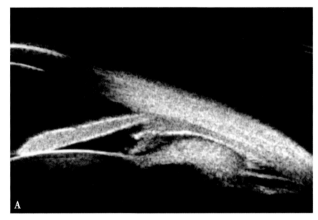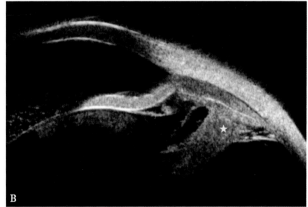

图 5-2-3　眼弓蛔虫病的 UBM 表现

A. 男童,9 岁,家长发现右眼视力下降;UBM 可见右眼 5:00 位睫状体平坦部边界清楚的致密渗出物样高回声(周边部肉芽肿)(黄色星号示);B. 女童,8 岁,左眼视物不见 1 个月余;UBM 可见左眼前房点状高回声,6:00 至 7:00 位睫状体平坦部密集渗出回声(周边部肉芽肿)(黄色星号示),睫状体及前段脉络膜浅脱离声像。

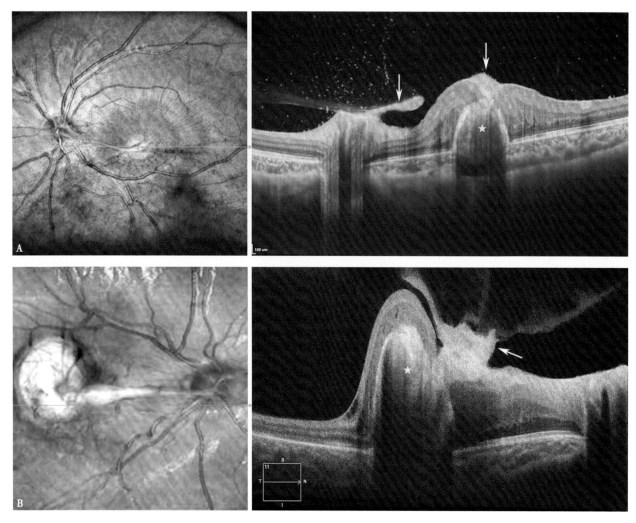

图 5-2-4　眼弓蛔虫病的 OCT 表现

A. 女童,6 岁,学校体检发现左眼视力下降 1 周;OCT 可见左眼视盘前玻璃体弥漫点状高反射,颞侧可见纤维增殖条索,黄斑中心前致密增殖(白色箭头示),中心结构消失,中心凹下边界为高反射中间为均质中反射的增殖灶(黄色星号示),其上视网膜内层结构紊乱;B. 男童,5 岁,学校体检发现右眼视力差 1 年;OCT 可见右眼黄斑区类圆形视网膜下增生结节(后极部肉芽肿)(黄色星号示),呈高反射,遮蔽下方脉络膜成像,其上视网膜结构尚清,结节与视盘之间可见致密纤维增殖(黄色箭头示)。

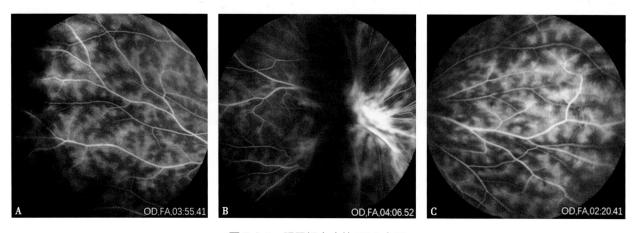

图 5-2-5　眼弓蛔虫病的 FFA 表现

男性,18 岁,右眼视力下降半年。A~C. 荧光素眼底血管造影可见右眼后极部视盘前玻璃体增殖遮蔽荧光,视盘毛细血管渗漏,边界欠清,全视网膜毛细血管弥漫性"羊齿蕨"样渗漏。

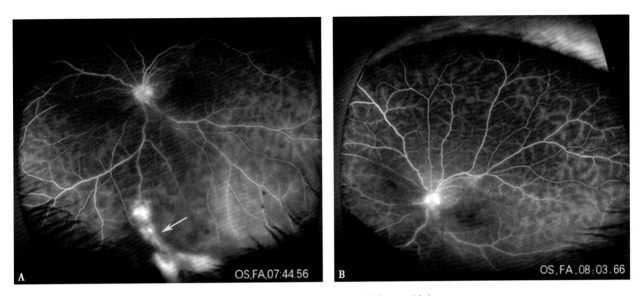

图 5-2-6　眼弓蛔虫病的口服广域 FFA 检查

男童，5 岁，体检发现左眼视力差。A、B. 眼底可见左眼视盘强荧光，边界欠清，黄斑未见水肿，全视网膜毛细血管"羊齿蕨"样弥漫渗漏，下方视网膜皱襞病灶呈现强荧光（黄色箭头示）。

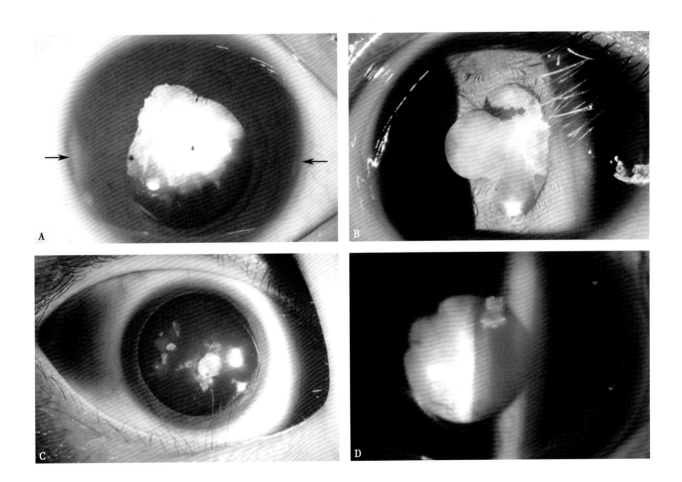

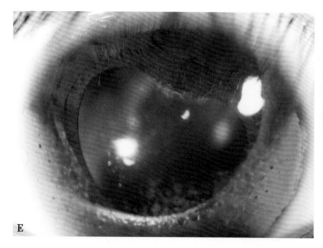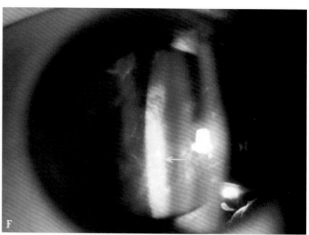

图 5-2-7　眼弓蛔虫病的非典型眼前段表现

A. 女童，8 岁，体检发现左眼视力下降 2 年；裂隙灯眼前段照相可见左眼鼻、颞侧角膜缘条带状灰色角膜变性（黑色箭头示），虹膜 10:00 至 12:30 位置后粘连，瞳孔欠圆，晶状体上方皮质机化呈瓷白色，下方部分皮质吸收，仅残留透明囊膜；B. 男童，4 岁，家长发现右眼白瞳伴视物不见 4 个月；裂隙灯眼前段照相可见右眼角膜透明，11:00、12:00 至 4:00、7:00 位虹膜后粘连，瞳孔呈不规则形状，晶状体前囊膜可见色素沉着，晶状体混浊；C. 女童，10 岁，学校体检发现右眼视力差 2 年；裂隙灯眼前段照相可见右眼角膜透明，晶状体后囊下散在圆片状混浊，中央偏下方可见圆形瓷白色钙化灶；D. 女童，10 岁，体检发现左眼视力下降 1 个月；裂隙灯眼前段照相可见左眼角膜透明，虹膜 9:00 至 11:00 位后粘连，晶状体后可见灰白色纤维血管组织贴附；E. 男童，7 岁，家长发现右眼内斜 5 年余；裂隙灯眼前段照相可见右眼睑裂区角膜带状上皮下灰白色钙质沉着，累及下方 1/3 瞳孔区，虹膜上方 11:00 至 1:00 位后粘连，晶状体皮质不均质混浊；F. 女童，15 岁，右眼视物模糊 1 年余；裂隙灯眼前段照相可见右眼晶状体后囊下致密混浊（黄色箭头示），前段玻璃体混浊。

【诊断标准】

　　该病诊断主要依赖于临床表现，可通过实验室免疫学特异性抗体检测来辅助诊断。

　　临床"三联征"　在眼弓蛔虫病的临床体征中，视网膜肉芽肿（图 5-2-8）、晶状体后增殖膜（图 5-2-9）、玻璃体"圣诞树"状分层混浊（图 5-2-10），是眼弓蛔虫病患者最常见的"三联征"表现。视网膜肉芽肿是由于弓蛔虫幼虫在眼内死亡，引起免疫反应，形成嗜酸性肉芽肿组织。晶状体后增殖膜是炎症导致的增殖，使玻璃体的前界膜增厚，具有象限性，以周边部为主。由于儿童的玻璃体较成人黏稠度高，晶状体后增殖膜在儿童中更为常见。玻璃体的分层混浊主要是由于玻璃体腔慢性反复性炎症引起。

【治疗】

　　目前，通常根据眼内炎症的严重程度和是否发生玻璃体视网膜相关并发症来选择治疗策略。除抗虫药物的应用，对于临床症状表现为玻璃体混浊、黄斑水肿等眼内炎较严重的患者，可采用激素抗炎治疗（图 5-2-11）。若患者出现视网膜脱离、白内障、黄斑前膜等并发症，则需要采用玻璃体视网膜或联合白内障手术干预。

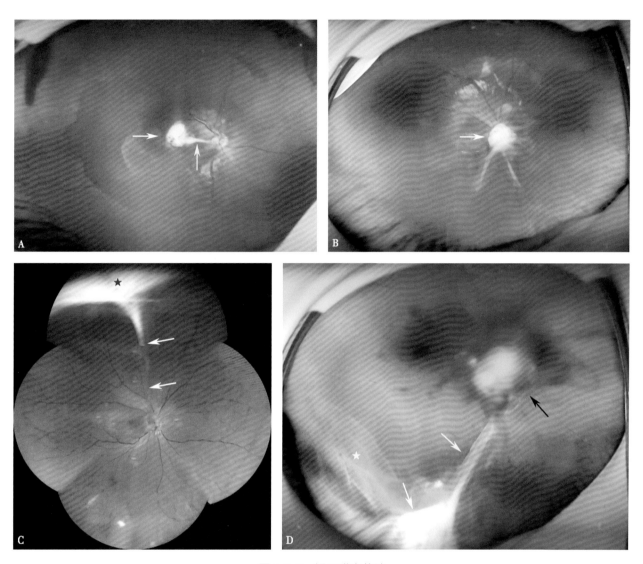

图 5-2-8　视网膜肉芽肿

A. 男童, 5 岁, 家长发现右眼视力下降 1 年; 眼底可见右眼黄斑区黄白色肉芽肿(白色箭头示), 其表面可见色素增殖, 视盘
与肉芽肿之间可见纤维增殖条索相连(黄色箭头示); B. 男童, 8 岁, 体检发现右眼视力下降 1 个月; 眼底可见右眼视盘下方
类圆形黄白色增生结节(白色箭头示), 表面可见纤维增殖膜, 周围可见斗篷状牵拉性视网膜脱离; C. 女性, 22 岁, 右眼反
复视矇 1 年; 眼底可见上方周边部致密纤维增殖灶(周边部肉芽肿)(红色星号示)及视盘与肉芽肿之间可见纤维增殖条索
(白色箭头示); D. 女童, 10 岁, 学校体检发现右眼视力差; 眼底可见右眼屈光介质混浊(晶状体)遮挡视盘(黑色箭头示),
玻璃体腔纤维条带漂浮, 颞下方周边部致密半球形肉芽肿病灶(白色箭头示), 其与视盘间可见视网膜皱襞(黄色箭头示),
其周围可见玻璃体纤维增殖膜(黄色星号示)。

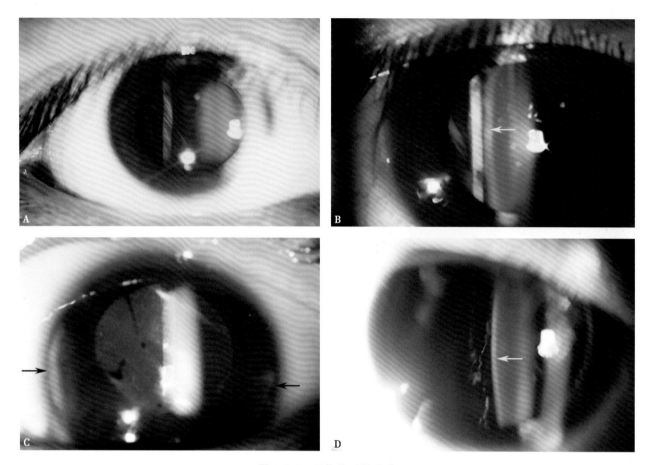

图 5-2-9　晶状体后增殖膜

A. 男性，16 岁，体检发现右眼视力下降 1 年；裂隙灯眼前段照相可见右眼角膜透明，颞上方虹膜后粘连，晶状体前囊膜色素沉着，晶状体透明，晶状体后可见均质灰白色纤维增殖膜；B. 女童，9 岁，家长发现右眼视力差半年；裂隙灯眼前段照相可见右眼角膜透明，瞳孔药物性散大，晶状体透明，晶体后囊（黄色箭头示）后可见灰白色均质纤维增殖膜；C. 男童，13 岁，右眼反复红伴视力下降 4 个月余；裂隙灯眼前段照相可见鼻颞侧角膜缘带状灰白色变性（黑色箭头示），下方虹膜局限性后粘连，晶状体前膜可见色素沉着，晶状体透明，晶状体后可见较均质粗糙纤维增殖膜；D. 男童，11 岁，自觉右眼眼痛伴视力下降 1 年；裂隙灯眼前段照相可见右眼角膜透明，瞳孔药物性散大，晶状体透明，晶状体后囊（黄色箭头示）后玻璃体腔可见不均质纤维增殖条索。

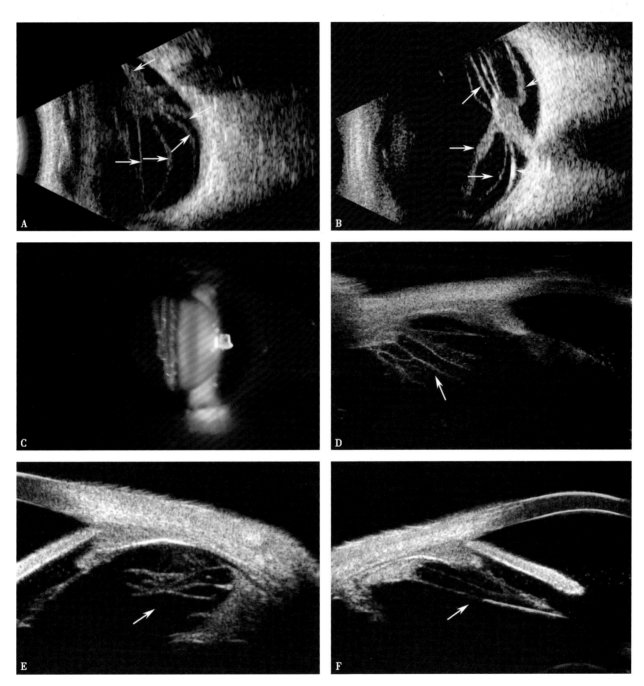

图 5-2-10　玻璃体分层样混浊

A. 女童，10 岁，左眼视力下降 1 年；B 超可见左眼视盘前类圆形团块状高回声，可见与之相连的玻璃体"分层"状高回声（白色箭头示）伴视网膜脱离声像（黄色箭头示）；B. 女童，13 岁，右眼视力下降 3 年；B 超可见右眼视盘前圆柱状实性高回声，可见与之相连的玻璃体"分层"状高回声（白色箭头示）伴视网膜脱离声像（黄色箭头示），B 超见玻璃体腔"圣诞树"样分层回声影像；C. 男童，8 岁，体检发现右眼视力差 3 个月；裂隙灯眼前段照相可见右眼晶状体后囊膜后玻璃体"分层"状不均质增殖条带；D. 女性，24 岁，左眼眼前黑影 2 年余伴反复眼红；UBM 可见左眼 6：00 位基底部玻璃体"分层"状高回声声像（白色箭头示）；E、F. 男童，7 岁，家长发现左眼视力下降 7 个月；左眼 UBM 2：00 位、10：00 位分别见基底部玻璃体"分层"状高回声（白色箭头示）。

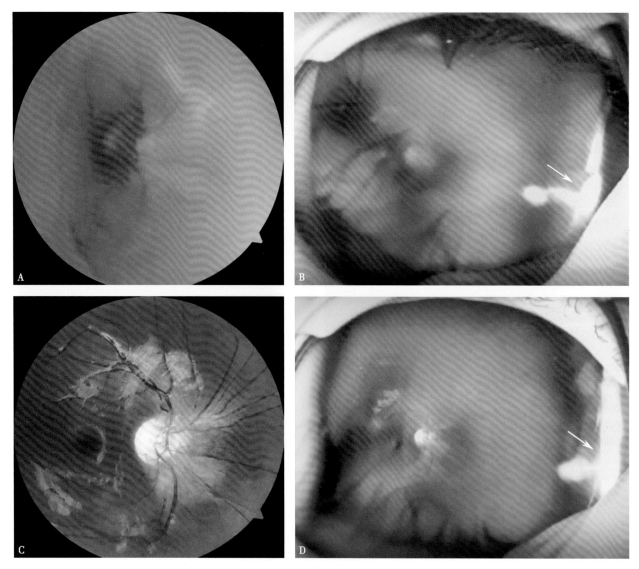

图 5-2-11　眼弓蛔虫病患者激素治疗前后眼底对比

A、B. 女童，5 岁，右眼视力下降 1 个月余，初诊时眼底可见右眼玻璃体混浊影响眼底视网膜小血管观察，鼻侧周边部可见黄白色纤维增殖灶（周边部肉芽肿）（白色箭头示），牵拉视网膜至视网膜大血管走行异常；C、D. 同一患者玻璃体腔注射激素治疗 1 个月后复诊，眼底可见右眼玻璃体混浊消失，视网膜神经纤维反光及视网膜血管显示清晰。

参考文献

[1] 刘亚鲁，张琦，赵培泉. 眼弓蛔虫病. 中华眼底病杂志，2014，30（1）：112-114.

[2] 刘敬花，李松峰，邓光达，等. 儿童眼弓蛔虫病临床特点分析. 中华实验眼科杂志，2019，37：371-375.

[3] 胡毅倩，冯华章，周秀莉，等. 眼弓蛔虫病患眼 B 型超声图像分析. 中国超声医学杂志，2017，33（7）：577-580.

[4] TAYLOR M R. The epidemiology of ocular toxocariasis. J Helminthol，2001，75（2）：109-118.

[5] JAY M，STEWART M，LEO D，et al. Prevalence，clinical features，and causes of vision loss among patients with ocular toxocariasis. Retina，2005，25（8）：1005-1013.

[6] AUER H，WALOCHNIK J. Toxocariasis and the clinical spectrum. Adv Parasitol，2020，109：111-130.

[7]　MAROUFI Y，FARIDI A，KHADEMERFAN M，et al. Seroepidemiological study of toxocariasis in children aged 6～14 year old in Sanandaj. Western Iran. Iranian Journal of Parasitology，2020，15（3）：435-439.

[8]　MARTINEZ J，IVANKOVICH-ESCOTO G，WU L. Pediatric ocular toxocariasis in costa Rica：1998—2018 experience. Ocular Immunology and Inflammation，2020，29（7-8）：1246-1251.

[9]　DAYRON F，MARTÍNEZ-PULGARÍN M M-U，LUZ D，et al. Ocular toxocariasis：New diagnostic and therapeutic perspectives. Recent Patents on Anti-Infective Drug Discovery，2015，10（10）：35-41.

[10] WOODHALL D M，FIORE A E. Toxocariasis：A review for pediatricians. Journal of the Pediatric Infectious Diseases Society，2014，3（2）：154-159.

[11] HERNANZ I，MOLL-UDINA A，LLORENÇ B，et al. Ocular toxocariasis：Beyond typical patterns through the new imaging technologies. Ocular Immunology and Inflammation，2021，29（7-8）：1252-1258.

[12] ZHANG T，GUO D，XU G，et al. Ocular toxocariasis：Long-term follow-up and prognosis of patients following vitrectomy. Ocul Immunol Inflamm，2020，28（3）：517-523.

第三节 猫 抓 病

精要

○ 猫抓病（cat scratch disease，CSD）是由巴尔通体引起的一种人畜共患病，10%～40%的猫感染该病原体，可通过咬、抓或舔舐传播给人类。

○ CSD的全身特征是局部淋巴结病变、不明原因发热和肝脾大等。

○ 眼是CSD播散常见的受累器官，见于5%～10%CSD患者。眼部表现复杂多样，包括视神经视网膜炎、脉络膜炎、玻璃体炎、渗出性黄斑病变、渗出性视网膜脱离和黄斑裂孔、Parinaud眼腺综合征等。

○ CSD是一种自限性疾病，眼部感染患者的最佳治疗方案（包括抗生素和类固醇的作用）仍待进一步探索。

【概述】

猫抓病（cat scratch disease，CSD）是由汉赛巴尔通体或其他巴尔通体感染引起的人畜共患病。CSD全球散发，国外评估发病率约为6.6/100 000。但随着人们生活水平的提高，饲养宠物的家庭不断增多，CSD发病率逐年上升，临床患者也日渐增多。

正如其名，猫抓病患者多与被巴尔通体感染的猫有接触史，通常为咬伤或抓伤。最开始伤口处通常有原发性皮肤病变，如丘疹和溃疡，数周后出现全身反应，包括局部淋巴结肿大、发热、盗汗、疲劳和头痛等不适。巴尔通体可随血液循环在体内播散，眼部为最常见的受累器官，出现一系列眼部炎症性疾病，如视神经视网膜炎、脉络膜炎、玻璃体炎、渗出性黄斑病变、渗出性视网膜脱离和黄斑裂孔、Parinaud眼腺综合征等。

巴尔通体是一种很难从临床标本中培养出来的细菌，因此微生物学诊断通常是血清学抗体或通过聚合酶链反应（polymerase chain reaction，PCR）检测细菌DNA来获得。

【临床特征】

1. 眼部表现 在CSD全身播散时，眼睛是最常见的受累器官，见于5%～10% CSD患者。已有报道的眼部表现包括视神经视网膜炎、脉络膜炎、玻璃体炎、渗出性黄斑病变、渗出性视网膜脱离和黄斑裂孔、Parinaud眼腺综合征等。

CSD外眼表现最早由Henri Parinaud在19世纪报道，故称为"Parinaud眼腺综合征"（Parinaud's oculoglandular syndrome）。猫直接接触眼周，或者手抚摸受感染的猫或接触受污染粪便后擦拭眼睛等均可能导致结膜感染。患者主要表现为肉芽肿性结膜炎，伴耳前、下颌下淋巴结、颈部淋巴结肿大。然而有时临床表现可能不典型，患者可在出现眼部症状的 3 周后，才出现相应的淋巴结肿大、发热等症状。临床上，Parinaud 眼腺综合征诊断困难，因为巴尔通体血清学检测常呈阴性，且部分患者无法提供确切的猫接触史。CSD 眼底表现多种多样，以下分别阐述。

（1）视神经视网膜炎（neuroretinitis）：视神经视网膜炎是视神经和视盘周围视网膜的炎症，是 CSD 最常见、最典型的眼内并发症。视盘水肿是该病的特征性改变，同时可伴有轻度玻璃体炎和局灶性或多灶性灰白色视网膜病灶。视野检查可见生理盲点扩大、中心或旁中心暗点。FFA 早期表现为视盘和视盘周围毛细血管扩张，晚期视盘渗漏明显，但中心凹周围并无毛细血管渗漏。视盘水肿在 2 周后开始减轻，通常 2～3 个月后完全消退。黄斑星芒状渗出是该病典型表现，但通常在视盘水肿发作 2 周后才显现出来。OCT 上绝大多数患者可见黄斑部视网膜下积液，视网膜内高反射硬性渗出分布于外层。这些渗出源自视网膜表面的毛细血管扩张渗漏，其间液体和渗出物向黄斑中心凹缓慢移行，构成星芒状的特殊形态。黄斑星芒状渗出约 1 个月后会逐渐吸收，也可能会存在长达 1 年。除外黄斑区星芒状渗出，CSD 患者在病程的不同阶段还可能出现黄斑囊样水肿、黄斑区渗出性视网膜脱离以及黄斑裂孔。已有数例 CSD 视神经视网膜炎并发黄斑裂孔的报道，其中 1 例裂孔自发闭合。

（2）急性多灶性视网膜炎（acute multifocal retinitis）：急性多灶性视网膜炎在 CSD 中较罕见，其特征是出现多个小到中等大小的浅层视网膜浸润灶（多灶性视网膜炎的定义基于以下两点：①至少 1 眼有 3 个或以上病灶；②至少其中 1 个病灶 <500μm）。多数患者起病前有流感的前驱症状，暗示感染性病因。Khochtali 等对 35 名急性多灶性视网膜炎患者的回顾发现，最常见的致病原是康氏立克次体（57.1%），其次则为 CSD（22.9%）。CSD 引起的急性多灶性视网膜炎的 FFA 表现为早期轻度弱荧光或等荧光，晚期组织着染。OCT 可见视网膜内层增厚和局部高反射。本病通常是自限性的，病灶 3～12 周内完全消失，视力预后好。

（3）视网膜血管病变：CSD 可表现为各种视网膜血管改变，多为视网膜动脉分枝阻塞（branch retinal artery occlusion，BRAO）或视网膜静脉分枝阻塞（branch retinal vein occlusion，BRVO），而视网膜中央动脉阻塞（central retinal artery occlusion，CRAO）或视网膜中央静脉阻塞（central retinal vein occlusion，CRVO）的报道很少，无论伴或不伴视神经视网膜炎。视网膜血管闭塞发生率为 7%～23%，可能是 CSD 的唯一体征。Habot-Wilner 等对 107 例眼 CSD 病例进行回顾性观察，有 7% 的眼发生了视网膜血管阻塞，这一发现强调了在视网膜血管阻塞病例中考虑 CSD 诊断的重要性，特别是在无已知危险因素的年轻患者中。

（4）CSD 其他炎症性眼部并发症：除了上述情况外，CSD 患者存在各种少见的其他炎症性眼部疾病，包括玻璃体炎、局灶性视网膜脉络膜炎、视盘水肿伴乳头状渗出性视网膜脱离、虹膜睫状体炎、血管旁脉络膜视网膜萎缩（perivascular chorioretinal atrophy）和视网膜血管增生性病变等（图 5-3-1）。

2. 眼外表现　该病多见于青年患者，发病前多有被猫抓、咬或密切接触病史。一般在被抓咬 3～7 天后在抓咬局部出现一至数个红斑性丘疹，疼痛不明显，经 1～3 周留下短暂色素沉着或结痂而愈。抓伤感染后 1～2 周，引流区淋巴结肿大，以头颈部、腋窝、腹股沟等处常见。肿大淋巴结一般在 2～4 个月内自行消退。

全身临床表现有低热、头痛、寒战、乏力、厌食、恶心或呕吐等。以颈部肿块、急性胆管炎、肝脾脓肿为首发症状的 CSD 病例也有报道。部分艾滋病或其他免疫功能低下患者可有淋巴系统外累及，造成如血小板减少性紫癜、骨髓炎、心内膜炎、脑炎、脑膜炎或脑动脉炎等全身感染。

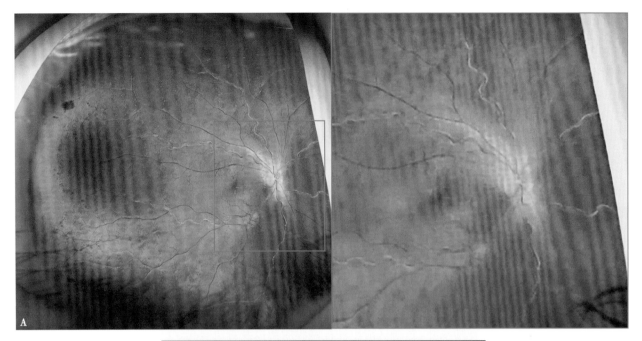

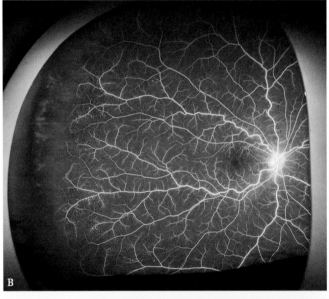

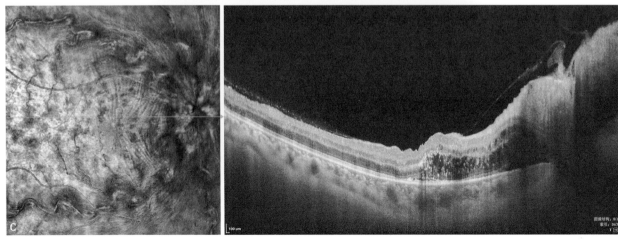

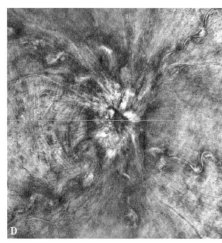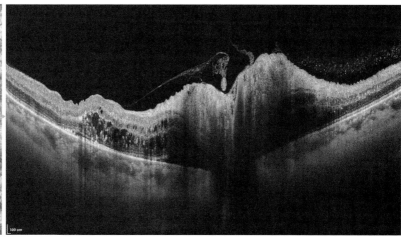

图5-3-1　猫抓病患者的眼部表现

青年女性,无明显诱因出现右眼视力下降伴眼前黑影;无高血压、高血脂、自身免疫性疾病、凝血功能异常等危险因素;被宠物仓鼠咬伤,汉赛巴尔通体(+),滴度1:256。A. 右眼眼底示视盘水肿,血管迂曲、白鞘;周边视网膜散在小出血点(右侧蓝色框放大图);B. 右眼FFA示静脉迂曲、视盘强荧光,周边视网膜毛细血管轻微渗漏;C. 右眼OCT示视盘水肿、神经纤维层水肿、黄斑囊样水肿、视网膜外层高反射渗出,视盘前视网膜玻璃体交界面大量炎症渗出呈高反射;D. 视盘水肿、RNFL细胞内水肿高、黄斑囊样水肿、视网膜外层高反射渗出。

【诊断标准】

CSD诊断标准目前使用的是《实用内科学》(第14版)上的标准,满足以下4个条件中的3个即可确诊。

1. 与猫或狗频繁接触和被抓咬伤,或有原发损害。

2. 特异性抗原皮试阳性或特异性抗体检测阳性。

3. 从病变肿大淋巴结中抽取脓液,并经培养和实验室检查排除其他病因。

4. 淋巴结活检示特征性病变,星芒状、裂隙状肉芽肿,中心为中性粒细胞形成的小脓肿,围以栅状排列的上皮样细胞、淋巴细胞、浆细胞。

CSD诊断主要基于临床症状和实验室检查。实验室检查主要依靠血清学分析,然而,很难从患者体内培养出巴尔通体,CSD的血清学抗体检测也受到常规检测方法的灵敏度低和特异度差的限制。IgG滴度低于1:64表明患者目前没有巴尔通体感染,1:64~1:256之间的滴度代表可能感染,这些患者应在10~14天内进行重复检测,滴度>1:256强烈提示活动性或近期感染。IgM试验阳性提示急性起病,但IgM的产生是短暂的。此外,IgM和IgG的检测具有时间敏感性,在酶联免疫分析中,IgM通常在感染3个月后不能检测到,而在1年内只有25%患者能检测到IgG。

【治疗】

CSD为一种自限性疾病,目前对治疗效果尚无统一定论,多数免疫功能正常且病情较轻的患者多为自限性。症状较重且累及多脏器的病例或合并免疫功能低下的患者,应及时采取联合抗感染治疗。

对于CSD视神经视网膜炎,抗生素治疗是必不可少的,临床多联合使用多西环素(一次100mg,每日

2 次）和利福平（一次 300mg，每日 2 次）。对于免疫功能正常者，建议疗程为 4～6 周。而对于免疫功能低下者，则需要更长的给药时间以防止复发，建议疗程为 4 个月。虽然没有随机、双盲研究评估全身类固醇的作用，但眼科医生需要考虑在足量规范使用抗生素的同时，联合使用类固醇，预防炎症反应潜在的破坏性。

参考文献

[1] 肖科，曹汴川，钟利，等. 猫抓病 15 例的临床分析. 中国感染与化疗杂志，2020，20（2）：142-145.

[2] 陈莹. 猫抓病的眼部并发症. 眼科学报，2022，37（8）：665-669.

[3] 陈灏珠等. 实用内科学. 14 版. 北京：人民卫生出版社，2013.

[4] JOHNSON A. Ocular complications of cat scratch disease. Br J Ophthalmol，2020，104（12）：1640-1646.

[5] AMER R，TUGAL-TUTKUN I. Ophthalmic manifestations of bartonella infection. Current Opinion in Ophthalmology，2017，28（6）：607-612.

[6] HABOT-WILNER Z，TRIVIZKI O，GOLDSTEIN M，et al. Cat-scratch disease：Ocular manifestations and treatment outcome. Acta Ophthalmol，2018，96（4）：e524-e532.

第四节　病毒感染相关性急性黄斑神经视网膜病变

精要

○ 急性黄斑神经视网膜病变（acute macular neuroretinopathy，AMN）是一种罕见的微血管神经视网膜病变。

○ 患者典型主诉为旁中心暗点。主要表现为黄斑区棕红色楔形花瓣状或泪滴状病灶，围绕于黄斑中央凹，伴旁中心暗点。

○ 单眼或双眼发病，多发生于青年女性，病毒感染是其主要诱发因素之一。

○ 多模式影像学检查有助于诊断，尤其是近红外反射成像所示黄斑处有边界清楚的可呈楔形或轮状、花瓣状、椭圆形低反射病变；OCT 检查急性期表现为外丛状层和外核层高反射灶；进展期椭圆体带、嵌合体带中断；后期外核层变薄，嵌合体带恢复或残留部分中断。

○ 本病尚无特殊治疗方法，具有一定的自限性。

【概述】

　　急性黄斑神经视网膜病变（acute macular neuroretinopathy，AMN）是 1975 年由 Bos 和 Deutman 最先提出的一种罕见的微血管神经视网膜病变。患者主要表现为黄斑区棕红色楔形、花瓣状或泪滴状病灶，围绕于黄斑中央凹，伴旁中心暗点。单眼或双眼发病，80.8% 患者的视力高于 0.5。多发生于青年女性，平均发病年龄为 29.5 岁。

　　AMN 的具体病理机制不明。发病原因是局部视网膜深层毛细血管丛和脉络膜毛细血管栓塞缺血，导致视网膜外丛状层、外核层及椭圆体带损害，进而出现暂时性或永久性的视功能障碍。AMN 的主要诱因或刺激因素包括非特异性病毒感染、口服避孕药、肾上腺素或伪麻黄碱等血管收缩剂和拟交感神经药物使用，另外还与过量摄入咖啡因、静脉注射造影剂、先兆子痫、眼外伤和全身休克等多种诱发因素相关。

　　以病毒感染为例，如 2020 年新型冠状病毒感染（COVID-19）暴发流行，西方国家多例 AMN 病例报道与病毒感染有关。AMN 可为 COVID-19 感染者的首发病变、伴发病变或唯一病变。有研究发现，COVID-19 感染相关 AMN 患者较既往典型 AMN 患者的年龄较大，目前报道的最大年龄为 71 岁，仍然以女性多见，且深层毛细血管和脉络膜毛细血管存在更大区域缺血，所以椭圆体带受损范围更大，视力损伤更严重。研究表明，COVID-19 感染及损伤机制与肾素 - 血管紧张素系统（renin-angiotensin system，RAS）密切相关，感染后通过自身免疫抗病毒反应，引发剧烈的炎性反应后造成 RAS 系统各成分在视网膜、脉络膜等组织中局部激活，增强了各种炎症和血管生成分子在组织中的作用，共同引起全身血管病变以及形成广泛血栓。

【临床特征】

患者典型的主诉是旁中心盲点,部分患者也会出现视物模糊、飞蚊症和视物变形。

【影像学检查】

AMN 患者的筛查和诊断主要依靠眼底彩照、扫描激光检眼镜、近红外反射(near infrared reflectance,IR)成像、OCT、OCTA、视野检查、Amsler 表、吲哚菁绿眼底血管造影(indocyanine green angiography,ICGA)等多种影像学检查。

1. 眼底彩照和扫描激光检眼镜检查　可见黄斑旁边界清晰的楔形或泪滴状暗红褐色病灶,其尖端指向中心凹区,或多个病灶呈放射状或花瓣状围绕中心凹区排列。

2. Amsler 表　眼底病变相应区域的视野内有一个或多个旁中心暗点。

3. 近红外反射(IR)成像　患眼黄斑处有边界清楚的可呈楔形或轮状、花瓣状、椭圆形低反射病变。

4. 视野检查　患眼会出现呈楔形、环形、圆形或月牙形暗点。

5. OCT　急性期表现为外丛状层和外核层高反射灶;进展期椭圆体带、嵌合体带中断;后期外核层变薄,嵌合体带恢复或部分中断(图5-4-1~图5-4-3)。

6. OCTA　深层毛细血管丛血流信号轻微减弱,通常较 IR 成像上的低反射区域小;脉络膜毛细血管层也有一些轻微的低反射区域(见图5-4-3,图5-4-4)。

7. 吲哚菁绿血管造影(ICGA)　可见局灶性中心凹旁脉络膜低灌注所致弱荧光区域。

【诊断标准】

AMN 的诊断主要依据患者典型主诉和眼底多模式影像学表现。眼底照相、近红外反射成像以及 OCT,尤其有助于 AMN 确诊。病毒感染诊断主要依靠病原学检查。

【治疗】

迄今为止,尚无明确的 AMN 治疗方法,通常认为无须特殊治疗,具有自限性。关于病毒感染继发 AMN 转归的研究更是有限。有学者认为,继发于病毒感染相关 AMN 与炎症相关,加之视力损害严重,给予患者口服泼尼松后观察到患者椭圆体带中断得到部分恢复,视力获得了一定程度的提升。

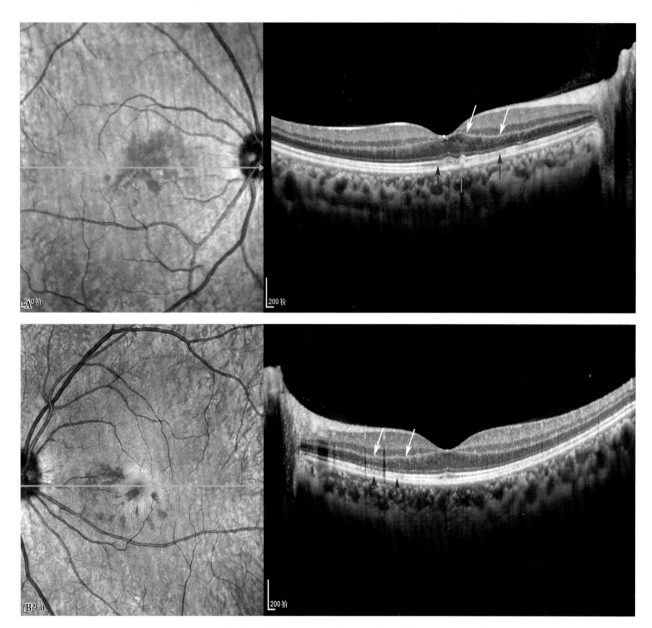

图 5-4-1　病毒感染相关性急性黄斑神经视网膜病变 OCT 影像

女性，37 岁，主诉双眼视物模糊 1 周，既往双眼近视；1 周前病毒感染后高烧达 39℃，随后持续低热（37.6℃）2 天，出现双眼视物模糊；眼部检查，验光，OD−4.00DS/−0.75DC×66→1.0，OS−5.25DS→1.0，眼压双眼 17mmHg；双眼前段未见异常。A. 右眼近红外反射（IR）成像可见黄斑区累及中心凹的边界清楚、不规则片状低反射病灶；OCT 影像 B-scan 示黄斑区视网膜外丛状层 - 外核层交界处不均匀高反射（白色箭头示），对应区域的椭圆体带和嵌合体带反射减弱（红色箭头示），局部色素上皮增殖（蓝色箭头示）；B. 左眼黄斑区可见累及中心凹的多个边界清楚的"泪滴状"低反射病灶，尖端指向中心凹；OCT 影像 B-scan 示黄斑区视网膜外丛状层 - 外核层交界处不均匀高反射（白色箭头示），对应区域的椭圆体带和嵌合体带反射减弱（红色箭头示）。（病例资料由赣州市人民医院吴红云教授团队提供）

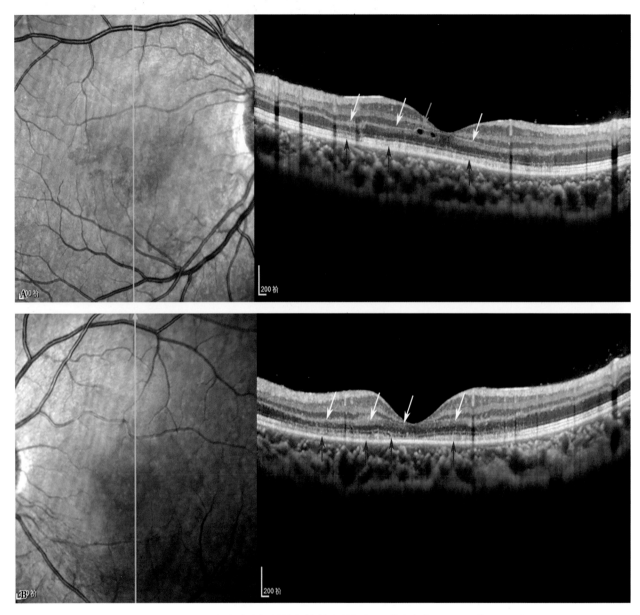

图5-4-2　病毒感染相关性急性黄斑神经视网膜病变的 OCT 影像

女童，12 岁 7 个月，主诉双眼视力下降 3 天；3 天前因病毒感染后出现 39.6℃高热，1 天后双眼视力急剧下降并持续加重；眼部检查，VOD0.04，VOS0.02，双眼视力矫正均无提高，双眼眼压右眼 16mmHg，左眼 17mmHg；双眼前段及眼底检查未见明显异常。A. 右眼 IR 像可见黄斑区累及中心凹的边界清楚、不规则片状低反射病灶；OCT 影像 B-scan 示黄斑区视网膜外丛状层 - 外核层交界处高反射（白色箭头示），局部可见空腔样结构（蓝色箭头示），对应区域的椭圆体带和嵌合体带反射减弱、中断（红色箭头示）；B. 左眼 IR 像可见黄斑区累及中心凹的边界清楚、不规则片状低反射病灶，OCT 影像 B-scan 示黄斑区视网膜外丛状层 - 外核层交界处高反射（白色箭头示），对应区域的椭圆体带和嵌合体带反射减弱、中断（红色箭头示）。（病例资料由赣州市人民医院吴红云教授团队提供）

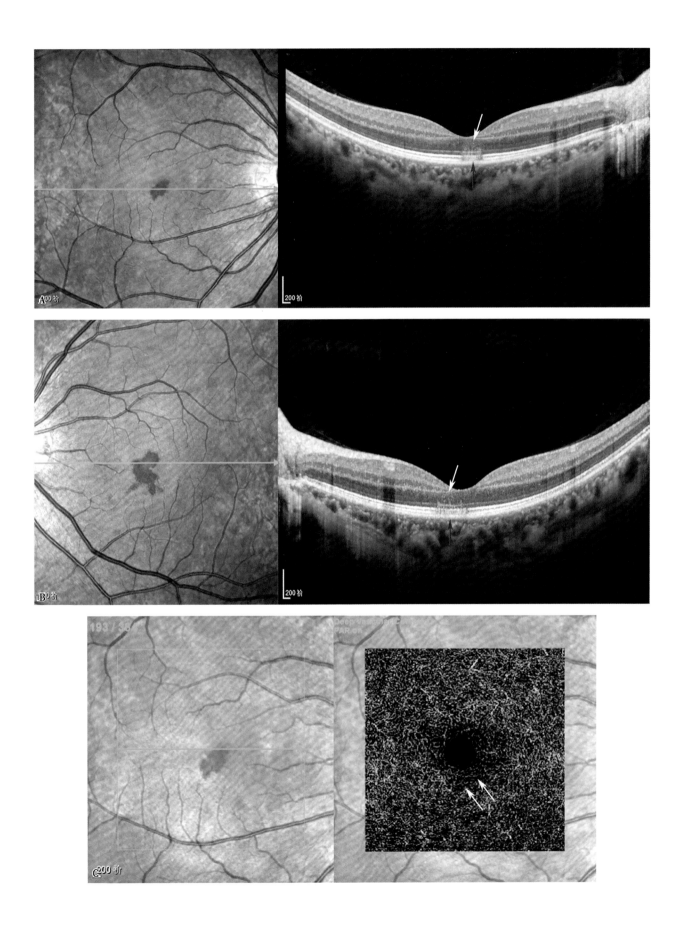

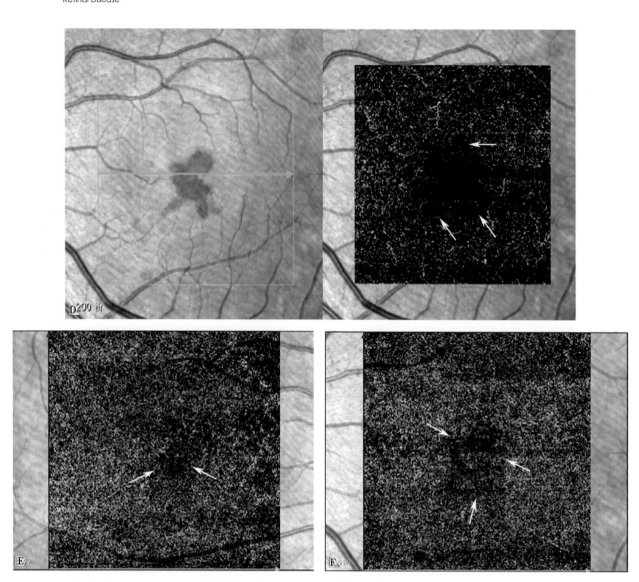

图 5-4-3　病毒感染相关性急性黄斑神经视网膜病变 OCT 和 OCTA 影像

女性，32 岁，自述感染新冠病毒后出现双眼视物模糊症状；眼部检查，BCVA，OD1.0，OS1.0；双眼眼压均为 14mmHg，眼前段及眼底检查未见异常。A. 右眼 IR 像可见黄斑及中心凹的边界清楚、椭圆形低反射病灶，OCT 影像 B-scan 示黄斑区视网膜外丛状层 - 外核层交界处高反射（白色箭头示），对应区域的外界膜高反射，椭圆体带和嵌合体带反射减弱（红色箭头示）；B. 左眼 IR 像可见黄斑区累及中心凹的边界清楚、不规则片状低反射病灶，OCT 影像 B-scan 示黄斑区视网膜外丛状层 - 外核层交界处中高反射（白色箭头示），对应区域的外界膜高反射，椭圆体带和嵌合体带反射减弱、中断（红色箭头示）；C、D. 分别示右眼、左眼 OCTA 影像黄斑区深层毛细血管丛局部血流信号减弱（白色箭头示）；E、F. 分别示右眼、左眼 OCTA 影像脉络膜毛细血管层局部血流信号减弱（白色箭头示）。（病例资料由赣州市人民医院吴红云教授团队提供）

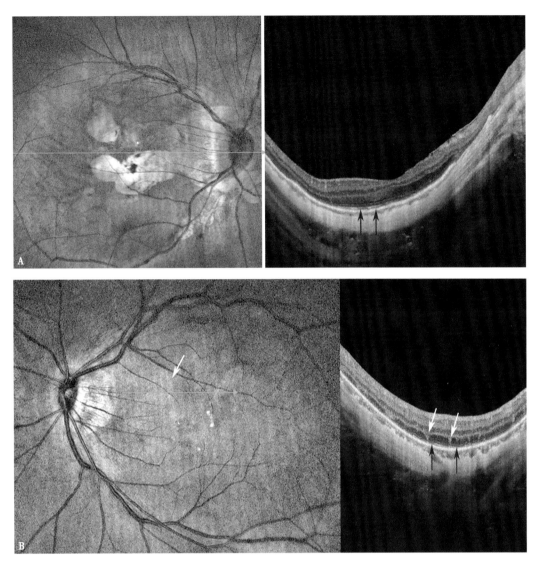

图 5-4-4　病毒感染相关性急性黄斑神经视网膜病变 OCT 影像

女性，49 岁，COVID-19 感染 3 天后出现双眼急性视力下降，右眼甚；既往双眼病理性高度近视；眼部检查，验光，OD−23.00DS→0.15，OS−17.00DS/−1.75DC×145→0.2；双眼眼压均为 14mmHg，双眼前段检查未见异常。A. IR 检查示右眼黄斑区大片脉络膜萎缩透见巩膜，视盘颞侧萎缩弧未见明显低反射灶，OCT 断层扫描可见后巩膜葡萄肿，椭圆体带和嵌合体带反射减弱（红色箭头示）；B. IR 检查示左眼黄斑区散在边界清楚、不规则片状低反射病灶，OCT 断层扫描可见后巩膜葡萄肿，黄斑上方外丛状层、外核层高反射，对应区域椭圆体带和嵌合体带缺失。

参考文献

[1] 张宇航，谢潇杭，张凤妍. 新型冠状病毒感染相关眼后节病变的研究现况. 国际眼科纵览，2022，46（02）：167-172.

[2] AIDAR M，GOMES T，DE ALMEIDA M，et al. Low visual acuity due to acute macular neuroretinopathy associated with COVID-19：A case report. The American Journal of Case Reports，2021，22：e931169.

[3] AZAR G，BONNIN S，VASSEUR V，et al. Did the COVID-19 pandemic increase the incidence of acute macular neuroretinopathy？J Clin Med，2021，10（21）：5038.

[4]　BOTSFORD B，KUKKAR P，BONHOMME G. Multimodal imaging in acute macular neuroretinopathy. Journal of Neuro-Ophthalmology: The Official Journal of the North American Neuro-Ophthalmology Society，2021，41（3）：e357-e359.

[5]　DAVID J，FIVGAS G. Acute macular neuroretinopathy associated with COVID-19 infection. American Journal of Ophthalmology Case Reports，2021，24：101232.

[6]　BELLUR S，ZELENY A，PATRONAS M，et al. Bilateral acute macular neuroretinopathy after COVID-19 vaccination and Infection. Ocular Immunology and Inflammation，2023，31（6）：1222-1225.

[7]　JALINK MB，BRONKHORST IHG. A sudden rise of patients with acute macular neuroretinopathy during the COVID-19 pandemic. Case Rep Ophthalmol，2022，13（1）：96-103.

[8]　LUKE HAWLEY LSH. Acute macular neuroretinopathy following COVID-19 infection. New Zealand Medical Journal，2022，135（1563）：105-107.

[9]　PRETI R，ZACHARIAS L，CUNHA L，et al. Acute macular neuroretinopathy as the presenting manifestation of COVID-19 infection. Retinal Cases & Brief Reports，2022，16（1）：12-15.

[10]　PUBLIC HEALTH OPHTHALMOLOGY BRANCH OF CHINESE PREVENTIVE MEDICINE ASSOCIATION. Chinese expert consensus on prevention and control of COVID-19 eye disease（2022）. Zhonghua Yan Ke Za Zhi，2022，58（3）：176-181.

[11]　VIRGO J，MOHAMED M. Paracentral acute middle maculopathy and acute macular neuroretinopathy following SARS-CoV-2 infection. Eye（London，England），2020，34（12）：2352-2353.

[12]　SIM S，CHEUNG C. Does COVID-19 infection leave a mark on the retinal vasculature? Canadian journal of Ophthalmology. Journal Canadien D'Ophtalmologie，2021，56（1）：4-5.

第五节　巨细胞病毒感染

精要

○ 巨细胞病毒（cytomegalovirus，CMV）是一种潜伏性双链 DNA 病毒，属于 β 疱疹病毒亚科，CMV 在人群中感染广泛，在发达国家感染率为 40%～50%，发展中国家感染率高达 90% 以上。

○ CMV 可通过血液、体液和移植器官进行传播。母婴传播为主要的传播方式。

○ 儿童巨细胞病毒性视网膜炎常见。中央型巨细胞病毒性视网膜炎可累及黄斑、视神经，导致视力下降或中央视野缺损。外周型通常无明显症状。

○ CMV 视网膜炎表现为黄白色视网膜坏死病灶，伴或不伴视网膜出血，典型表现为"番茄炒蛋样"改变。

○ CMV 视网膜炎的治疗应根据患者眼部病变的严重程度、细胞免疫抑制水平及其他合并症应用全身和 / 或局部抗病毒药物。

【概述】

巨细胞病毒（cytomegalovirus，CMV）是一种潜伏性双链 DNA 病毒，属于 β 疱疹病毒亚科，于 1956 年首次由 Weller 等分离获得。CMV 感染在临床上较为普遍，对免疫功能正常个体并不具有明显致病性，多数表现为无症状性感染。但对于病理性和生理性免疫低下人群，例如 AIDS 病患者、儿童等，可累及全身多个系统，是致残、致死的重要原因。

CMV 在人群中感染广泛，在发达国家感染率为 40%～50%，发展中国家感染率则高达 90% 以上。发达国家（如美国或英国）人群中多达 60%～80% 的个体在成年前感染 CMV，我国亦是 CMV 感染的高发地区。母婴垂直传播为主要的传播方式，可通过胎盘、产道及哺乳 3 种方式传染给子代。水平传播则可通过密切接触患儿的唾液、尿液、眼泪，输注血制品、接受器官 / 骨髓移植等活动传播及性传播。

巨细胞病毒性视网膜炎在大约 30 年前首次在婴儿中被描述。随着免疫缺陷性疾病的增多和免疫抑制剂的使用，越来越多的病例被发现，发生率明显增加。巨细胞病毒性视网膜炎是艾滋病患者视力丧失的最常见原因。随着优生五项检查普及，先天性巨细胞病毒感染现已罕见，以下我们主要针对获得性巨细胞病毒感染阐述。

【临床分型】

根据感染来源分类：①原发感染，初次感染外源性 CMV；②再发感染，内源性潜伏病毒活化或再次感染外源性不同病毒株。

根据临床征象分类：①症状性感染，存在临床症状表现，病变累及 2 个或 2 个以上器官系统时称全身性感染，多见于先天性 CMV 感染和免疫缺陷者；或病变主要集中于某一器官或系统的患者；②无症状性感染，有 CMV 感染证据但无症状和体征，或无症状但有受损器官的体征和 / 或实验室检查异常。此类较为常见。

【临床特征】

1. 眼部表现　眼前段和后段均可受累。随着分子检测技术的不断进步，CMV 可能存在的影响被越来越多地发现。Posner-Schlossman 综合征（Posner-Schlossman syndrome，PSS）以前被认为是特发性的急性复发性角膜病变，其前房 CMV 病毒核酸阳性率为 37.5%～56.2%。Fuchs 葡萄膜炎综合征同样先前被推测为特发性，近来发现其 CMV 阳性率高达 31.3%～41.7%。也可表现为巨细胞病毒性角膜炎、前葡萄膜炎。角膜后沉着物特征性地位于 Arlt 三角，呈现"硬币状"（或环状），虹膜可有弥漫性萎缩。Arlt 三角的分布特点与前房内的对流和下角膜内温度较低有关。

儿童与人类获得性免疫缺陷综合征患者等免疫力低下的人群中，巨细胞病毒性视网膜炎常见。在美国，艾滋病患者中巨细胞病毒性视网膜炎的患病率在 15%～46%。视网膜炎的位置将决定患者的症状，根据病变距黄斑中心凹的距离可分为中央型和外周型。距黄斑中心凹 1 500μm 以内的病变为中央型。中央型巨细胞病毒性视网膜炎可累及黄斑、视神经，导致视力下降或中央视野缺损。外周型通常无明显症状，也可表现为飞蚊症、盲点及外周视野缺损。巨细胞病毒性视网膜炎可导致全层视网膜坏死，表现为黄白色视网膜坏死病灶，伴或不伴视网膜出血，典型表现为红黄相间的"番茄炒蛋样"改变；病变视网膜血管可见白色渗出物包绕，呈霜样树枝状改变（血管白鞘）；坏死病灶常以颗粒状向外扩展。FFA 早期坏死区及出血区呈荧光遮蔽，病灶区血管渗漏，晚期坏死区边缘荧光染色。若不及时治疗，眼底病变可持续进展，出现全视网膜炎、视网膜脱离，导致永久性失明。

2. 眼外表现　6 月龄以下巨细胞病毒原发感染者常发生肺炎，出现咳嗽、气促、肋间凹陷等呼吸道症状，伴或不伴发热，影像学主要表现为肺间质病变，可有支气管周围浸润伴肺气肿和结节性浸润。另外，肝炎多见于婴幼儿原发感染者，分为黄疸型、无黄疸型、亚临床型，表现为黄疸消退延迟、大便色浅，可间断或持续出现白陶土样大便。黄疸型常有不同程度胆汁淤积、肝脾大、肝酶轻至中度增高，大多数患儿预后良好，少数进展为重症肝炎、肝硬化、肝衰竭，并发凝血功能异常。其他全身表现还包括单核细胞增多症样综合征、中枢神经系统损害，如脑膜脑炎、脊髓炎等，心血管系统受累如心肌炎、心包炎以及溶血性贫血、病毒性噬血细胞综合征等。

【诊断标准】

眼部 CMV 感染的确诊有赖于详细的眼前段和检眼镜检查，尚缺少临床诊断率的数据。部分确诊困难的病例，房水或玻璃体行 CMV、疱疹病毒和弓形虫检测，有助于巨细胞病毒性视网膜炎的诊断与鉴别诊断。房水或者玻璃体 CMV 核酸阳性对巨细胞病毒性视网膜炎的诊断具有重要价值。外周血 CMV 核酸、抗原或者培养阳性均不能作为巨细胞病毒性视网膜炎的诊断依据，阴性结果也不能作为排除依据。经抗CMV 治疗后，临床症状或眼底病变改善可支持诊断。

【治疗】

对于免疫功能正常且无症状或轻症患儿无须行抗病毒治疗。符合临床诊断或确定诊断的标准,并有较严重的易致残的 CMV 疾病、移植后预防性用药、伴中枢神经损伤(包括感音神经听力损失)的先天性感染者须接受抗病毒治疗。

CMV 眼部病变的治疗尚缺乏统一标准,此处针对巨细胞病毒性视网膜炎做详述。巨细胞病毒性视网膜炎的治疗应根据患者眼部病变的严重程度、细胞免疫抑制水平及其他合并症等进行个性化、综合性的治疗。

全身抗 CMV 治疗:改善患者眼部症状的同时,可减少对侧眼及其他内脏的 CMV 播散性感染风险,降低患者病死率。目前常用的抗 CMV 治疗药物有更昔洛韦、膦甲酸钠、缬更昔洛韦及西多福韦等,均为核苷类似物,通过与病毒 UL54 基因编码的脱氧核糖核酸聚合酶竞争达到抑制病毒 DNA 复制的作用。其中,静脉注射更昔洛韦和口服缬更昔洛韦为一线用药选择,而膦甲酸钠和西多福韦因肾功能损害副作用,常作为耐药 CMV 治疗的二线选择。

局部注射抗 CMV 药物:玻璃体腔内注射更昔洛韦、膦甲酸钠可在视网膜病灶迅速达到有效药物浓度,控制感染,尤其适用于危及视力的中央型巨细胞病毒性视网膜炎患者。更昔洛韦玻璃体腔注射联合全身用药,效果优于该单药静脉滴注。全身联合更昔洛韦、缬更昔洛韦或膦甲酸钠使用,可在病变局部保持稳定有效的药物浓度。无明显的视网膜毒性反应者,通常 7~10 天内玻璃体腔注射 1~4 次,根据病灶活动性控制情况或眼内液病毒 DNA 转阴情况,决定是否停止注射(图 5-5-1)。

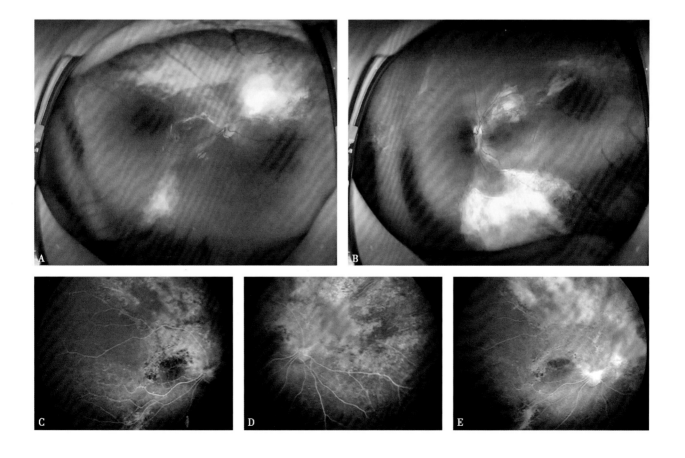

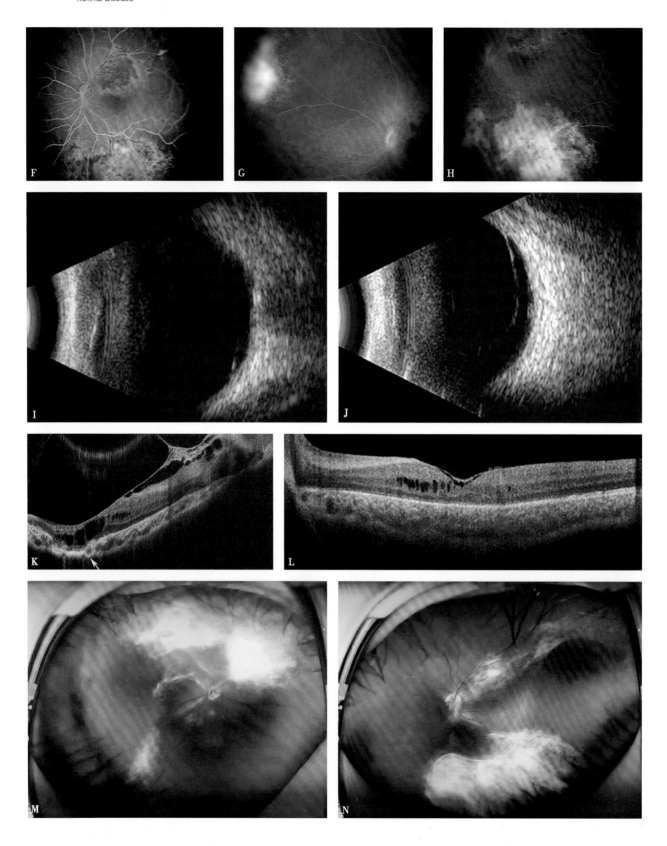

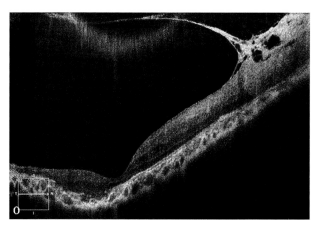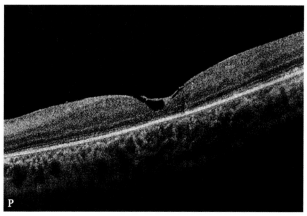

图 5-5-1　朗格汉斯细胞组织细胞增生症合并巨细胞病毒性视网膜炎一例

女童,3 岁 7 个月,发现双眼视力欠佳 1 年余;1 岁时诊断朗格汉斯细胞组织细胞增生症(多系统型),行两疗程化疗,现化疗维持阶段;VOD FC/40cm,VOS0.07,全身 CMV IgG(+),DNA(+),房水 CMV IgG(+)。A、B. 眼底示双眼上方、下方中周部及周边部视网膜及沿血管弓走行的大片黄白色病灶,视网膜前玻璃体增殖,病灶周围色素沉着,黄斑区视网膜萎缩;C~H. FFA 示双眼病灶区血管纤细,呈强弱荧光间杂,晚期染色伴部分荧光渗漏,后极部广泛荧光素着染,黄斑区弱荧光,弥漫点片状荧光遮蔽;I、J. B 超示双眼玻璃体增殖,视网膜平伏;K. OCT 示右眼视网膜脉络膜萎缩(黄色箭头示),视网膜层间水肿,表面可见增殖;L. 左眼黄斑区结构尚存,外层结构萎缩,视网膜前增殖膜,可见层间水肿;患者行双眼更昔洛韦玻璃体腔注药 3 次后复诊;M、N. 双眼视网膜下渗出较前吸收;O、P. OCT 示双眼视网膜水肿较前缓解,治疗后 VOD0.03,VOS0.16。

参考文献

[1] 浙江省医学会热带病与寄生虫病分会艾滋病学组. 艾滋病合并巨细胞病毒视网膜炎诊治浙江省专家共识. 中华临床感染病杂志,2019,12(5):331-338.

[2] 方峰. 关于儿童巨细胞病毒感染性疾病诊断与防治的几点认识. 国际儿科学杂志,2006,33(002):143-144.

[3] 石英,卢洪洲,何太雯,等. 获得性免疫缺陷综合征患者合并巨细胞病毒性视网膜炎的诊治. 中华传染病杂志,2007,25(12):5.

[4] 周妍丽,黄毅,吴京莉. 巨细胞病毒性视网膜病变的眼底荧光血管造影检查及临床意义. 临床急诊杂志,2011,12(2):2.

[5] 叶颖子,叶丽静,董妞妞,等. 先天性巨细胞病毒感染抗病毒治疗的效果和安全性观察. 中国循证儿科杂志,2018,13(2):5.

[6] 苏明山,黄力. 与人类免疫缺陷病毒感染相关的眼病. 中华眼底病杂志,2002,18(1):2.

[7] JOYE A,GONZALES J A. Ocular manifestations of cytomegalovirus in immunocompetent hosts. Current Opinion in Ophthalmology,2018,29(6):535-542.

第六节 先天性风疹综合征

精要

○ 先天性风疹综合征（congenital rubella syndrome，CRS）是由风疹病毒在母体妊娠期感染后通过宫内感染导致胎儿先天畸形和多器官功能障碍的综合征。
○ CRS 经典三联征为先天性心脏病、听力损失和眼部异常。
○ CRS 眼底病变呈特征性"盐 - 胡椒"样视网膜色素改变。
○ CRS 相关眼病主要为对症治疗，早期筛查、预防是关键。

【概述】

　　先天性风疹综合征（congenital rubella syndrome，CRS）是由风疹病毒在母体妊娠期感染后，通过宫内感染导致胎儿先天畸形和多器官功能障碍的综合征。大多数 CRS 发生于妊娠早期，孕妇妊娠 10 周内感染风疹病毒，胎儿的 CRS 发病率高达 90%，且多伴有并发症，包括生长发育迟缓、小头畸形、智力和运动发育障碍、脑膜脑炎、听力损失、眼部异常、先天性心脏病、肝脾大、血小板减少性紫癜等病变。其中，最典型三联征为先天性心脏病、听力损失和眼部异常。

　　风疹病毒为 RNA 病毒，属披膜病毒科风疹病毒属，直径约 60nm，目前只有一个血清型。人是其唯一的自然宿主。风疹病毒先侵入上呼吸道，然后出现病毒血症，将病毒传播至全身各部位，包括胎盘。妊娠母亲感染风疹病毒可引起胎儿宫内感染，导致流产、死胎及 CRS。CRS 的发生可能有两种原因，一方面是风疹病毒所致的炎性病变；另一方面是在胎儿器官高度分化时期，病毒抑制细胞的有丝分裂而影响 DNA 复制，从而使胚胎细胞生长发育及组织器官分化受到影响。

【临床特征】

　　1. 眼部表现　CRS 患者多数合并多种眼部病变，视力预后差，可致盲。双侧发病多于单侧。病变范围广，表现多样，可表现为眼球震颤、斜视、小眼球、角膜混浊、小角膜、青光眼、虹膜发育不全、白内障及视网膜色素变性等。其中最常见的是白内障，其次是小眼球、青光眼及视网膜病变。CRS 视网膜病变眼底表现为特征性"盐 - 胡椒"样视网膜色素改变，由色素沉着改变和萎缩共存区域引起 RPE 弥漫性或局限性斑驳，不伴有视网膜血管变细和视盘蜡黄样改变。病变可累及整个视网膜，也可仅出现在黄斑部或只累及少部分视网膜。多数情况下视网膜病变无进展，少数情况下由于色素上皮萎缩和坏死，可继发脉络膜新生血管及脉络膜萎缩、凹陷。CRS 视网膜病变的病理学检查仅表现为色素上皮层的改变，没有 Bruch 膜和脉络膜的病变（图 5-6-1）。

2. 眼外表现　CRS 患者眼外主要表现为出生时低体重、生长发育迟缓、小头畸形、智力和运动发育障碍、脑膜脑炎、听力损失（感觉神经或中枢听觉性听力损失）、先天性心脏病（动脉导管未闭、肺动脉狭窄、房间隔缺损、室间隔缺损等）、肝脾大、血小板减少性紫癜等。

【影像学检查】

CRS 眼部病变的辅助检查主要包括眼前段照相、眼底彩色照相、FAF、OCT、视野、ERG 及 EOG 等多种影像学和功能学检查。

CRS 眼底照相可见视网膜呈"盐 - 胡椒"样色素改变，这些色素变化可局限于黄斑，也可累及全周视网膜。自发荧光可见病变对应区域呈点状低荧光，提示视网膜色素上皮萎缩、受损。OCT 与正常视网膜相比较，表现为内层视网膜、外层视网膜、脉络膜均变薄，椭圆体带、嵌合体带局灶性变薄，视网膜色素上皮萎缩。视野、ERG、EOG 结果正常或接近正常（图 5-6-1）。

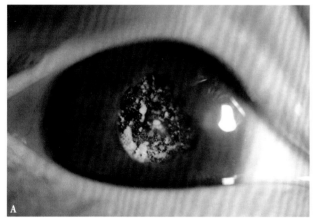
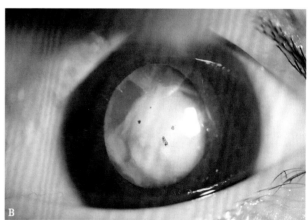
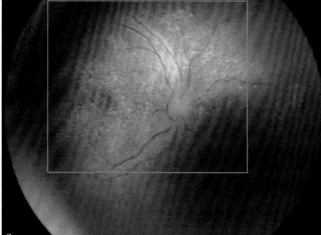
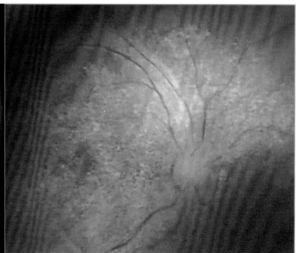

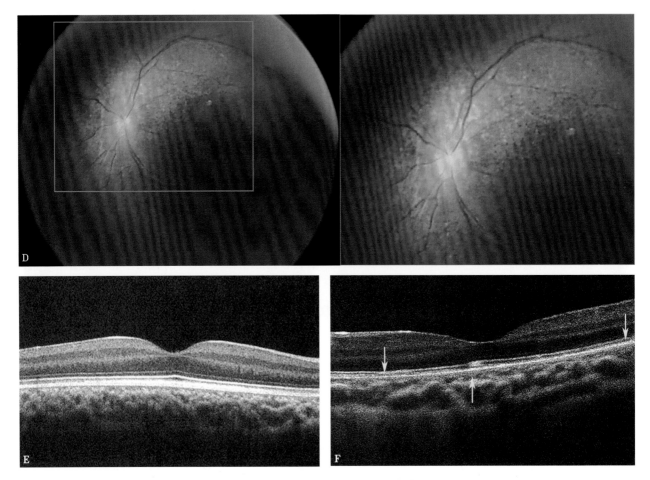

图 5-6-1　先天性风疹综合征的眼部表现

男童，7 月龄，出生后发现双眼变白；患儿合并双侧神经性听觉损失、先天性心脏病（肺动脉瓣狭窄）；血清风疹病毒特异性 IgM 抗体阳性；母亲妊娠 2 个月时出现皮肤红疹；查双眼眼轴，右眼 15.74mm，左眼 15.66mm。A、B. 裂隙灯眼前段照相可见：右眼瞳孔不规则，虹膜发育不良，色素异常，晶状体混浊；左眼晶状体乳白色混浊，晶状体前表面色素沉着；C、D. 双眼视网膜弥漫性色素异常，呈"盐-胡椒"样改变，即棕黄色色素沉着呈细点状或斑纹状，大小不一，疏密不均，呈弥漫分布；E、F. OCT 检查可见与同年龄正常对照（E）相比，CRS 患者外界膜不连续，椭圆体带欠均匀，嵌合体带局灶性缺失（黄色箭头示），视网膜色素上皮局灶性萎缩和增殖。

【诊断标准】

CRS 的诊断主要靠典型的临床表现结合实验室证据。患儿可有不同程度的生长发育迟缓，多种器官损伤和畸形。实验室证据主要为风疹病毒特异性 IgM 及 IgG 水平：① IgM 抗体阳性；② IgG 抗体滴度明显高于母亲或不断增高，生后 5～6 个月仍阳性，可诊断先天性风疹病毒感染。此外，病毒实时荧光定量 PCR 阳性、风疹病毒分离等亦可提供有力依据。

CRS 须和其他可能造成新生儿多系统受累的宫内感染相鉴别，如巨细胞病毒感染、单纯疱疹病毒感染和弓形虫感染等。它们的共同特点为：小头畸形、小眼畸形和视网膜病变，出生时多为低体重儿。CRS 常以"先天性心脏病、听力损失和眼部异常"三联征出现。鉴别主要依赖于实验室特异性病毒抗体 IgM 阳性。

【治疗】

CRS 目前尚无特殊治疗方法，主要是对症处理，如果不及时发现和治疗，就会导致不可逆失明，故预防十分重要。CRS 的预防关键在于利用实验室及影像学技术对易感人群和妊娠期女性在感染早期进行早筛查、早诊断，并及时进行治疗及处理。对已出生的患儿，若有可疑临床表现，应注意完善各器官、系统筛查，早期明确诊断，对症治疗。

参考文献

[1] 梁灵芝. 风疹及防控策略研究概述. 内科，2020，15（4）：452-455.

[2] RAJASUNDARI T A，SUNDARESAN P，VIJAYALAKSHMI P，et al. Laboratory confirmation of congenital rubella syndrome in infants：an eye hospital-based investigation. J Med Virol，2008，80（3）：536-546.

[3] HERINI E S，TRIONO A，ISKANDAR K，et al. Phylogenetic analysis of congenital rubella virus from Indonesia：A case report. BMC Pediatr，2022，22（1）：713.

[4] PATTATHIL N，ARJMAND P. Salt-and-pepper retinopathy：Multimodal imaging of rubella retinopathy. Can J Ophthalmol，2022，58（1）：e28.

[5] MATALIA J，VINEKAR A，ANEGONDI N，et al. A prospective OCT study of rubella retinopathy. Ophthalmol Retina，2018，2（12）：1235-1240.

[6] BUKOWSKA D M，WAN S L，CHEW A L，et al. Fundus autofluorescence in rubella retinopathy：Correlation with photoreceptor structure and function. Retina，2017，37（1）：124-134.

[7] GIVENS K T，LEE D A，JONES T，et al. Congenital rubella syndrome：Ophthalmic manifestations and associated systemic disorders. Br J Ophthalmol，1993，77（6）：358-363.

第七节　先天性弓形虫感染

精要

○ 刚地弓形虫是一种广泛分布的寄生原虫，多数为先天性感染，即弓形虫速殖子经母体 - 胎盘途径垂直传播给胎儿。

○ 眼弓形虫病是由刚地弓形虫引起的感染性眼病，80%～90% 的先天性弓形虫病伴有眼部损害。

○ 先天性弓形虫病的眼部表现多以胚胎期损害引起的先天畸形和视网膜脉络膜炎为主，眼底彩照、SLO、眼科广域成像系统、FFA、OCT 等多种影像学检查可用于眼弓形虫病的筛查和诊断。

○ 先天性弓形虫感染以药物治疗为主，一般无须行手术治疗。

【概述】

刚地弓形虫（toxoplasma gondii）是一种广泛分布的专性细胞内寄生原虫，人类的感染方式多数为先天性感染，即发生于怀孕期间，经母体 - 胎盘途径垂直传播给胎儿。眼弓形虫病（ocular toxoplasmosis，OT）是由刚地弓形虫引起的感染性眼病。80%～90% 的先天性弓形虫病伴有眼部损害，是潜在的致盲眼病。刚地弓形虫的发育史详见"获得性弓形虫感染"章节。

孕妇感染弓形虫后，体内的速殖子可经胎盘传播给胎儿，是先天性眼弓形虫病的主要感染途径。感染弓形虫的母体中，妊娠前期感染的母 - 胎传播率较妊娠后期感染者低。孕前感染过弓形虫的母体因具有保护性免疫，一般无感染胎儿的风险。

【临床特征】

先天性弓形虫病的眼部表现多以先天畸形和视网膜脉络膜炎为主。若感染发生在妊娠早期，常发生死胎和流产；如发生在妊娠中期，可引起胎儿脑积水、颅内钙化、小脑畸形、无眼球、小眼球、先天性无虹膜、脉络膜缺损、胚胎期血管残留；若感染发生在妊娠后期，胎儿最主要的表现为视网膜脉络膜炎及脑水肿、脑钙化斑及精神与运动障碍等中枢神经系统症状。新生儿或婴幼儿可出现视网膜脉络膜瘢痕、神经萎缩、先天性白内障、斜视和盲等。

弓形虫感染引起的视网膜脉络膜炎中，80% 是先天性感染，20% 是后天获得性感染。弓形虫感染可以潜伏多年，甚至可以在感染后 20～30 年才发病。急性表现为单眼或双眼，局灶性、边界清楚的视网膜坏死灶，可为圆形或卵圆形，轻度隆起，呈黄白色、灰白色或灰色，大小不一，伴视网膜渗出或纤维膜，邻近视网膜水肿。病灶最初发生于浅层，随着炎症进展，逐渐累及视网膜全层及邻近的视网膜，称为"视网膜炎"；病灶累及深层视网膜及其下方的脉络膜，则称为"视网膜脉络膜炎"。因弓形虫感染会出现复发和迁移，70%以上患者就诊时会出现急性期病灶旁伴随陈旧的瘢痕灶。新病灶可远离陈旧性病灶或出现在对侧眼。先天性感染患者由于眼底病灶通常位于后极部，主要与视网膜脉管系统发育相关，对视功能危害更大。

【影像学检查方法】

多种影像学检查可用于眼弓形虫病的筛查和诊断，包括眼底彩照、眼科广域成像、眼底自发荧光、FFA、ICGA、OCT和OCTA等。

眼科广域成像可见边界清晰的视网膜脉络膜瘢痕病灶（图5-7-1）。

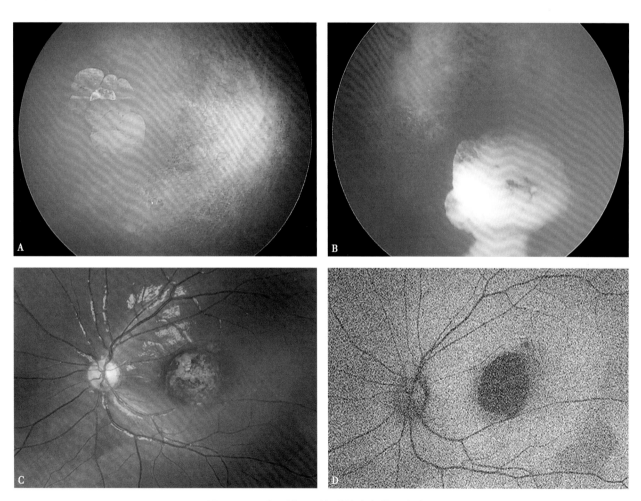

图5-7-1　先天性弓形虫感染患者的眼底表现

A、B. 女童，3月龄，出生后筛查发现眼底异常，眼底示双眼大片视网膜脉络膜萎缩灶伴色素增殖；患儿电化学法检测血清抗弓形虫IgG为22.28IU/mL（正常值<1.0IU/mL），患儿母亲血清抗弓形虫抗体IgG为161.90IU/mL（正常值<1.0IU/mL）；C、D. 女童，4岁，体检发现左眼视力差1个月，BCVA，OS0.1，化学发光法测血清抗弓形虫IgG为51.2IU/mL（正常值<7.2IU/mL）；眼底示黄斑部圆形萎缩，边界清，其内可见色素增殖，自发荧光示瘢痕灶呈现边界清晰的低荧光。

OCT 可显示视网膜炎症水肿, 瘢痕病灶可出现视网膜全层萎缩、脉络膜萎缩、色素上皮增殖不均一 (图 5-7-2)。FFA 可见在弓形虫病活动性病灶显示强荧光, 在血管炎的区域可观察到荧光素早期即开始渗漏, 晚期强荧光, 其他表现包括窗样缺损、晚期巩膜着色及脉络膜新生血管(图 5-7-3)。

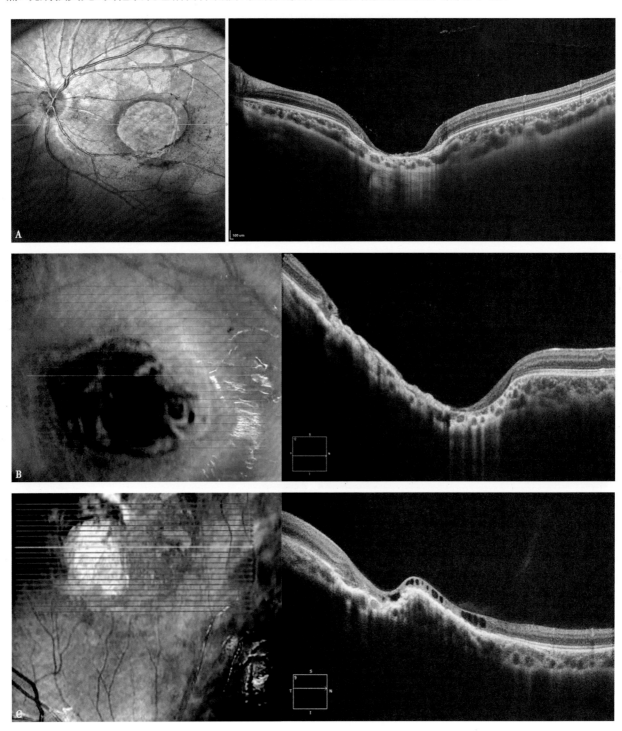

图 5-7-2　先天性弓形虫感染患者的 OCT 表现

A. 女童, 4 岁, 体检发现左眼视力差 1 个月, BCVA, OS0.1, 化学发光法测血清抗弓形虫 IgG 为 51.2IU/mL(正常 <7.2IU/mL), OCT 示黄斑部视网膜全层萎缩, 脉络膜毛细血管、中血管层萎缩; B. 男童, 3 岁, 左眼外斜 1 年, 视力检查欠合作, OCT 示黄斑部视网膜、脉络膜全层萎缩, RPE 增殖不均; C. 女童, 2 岁, 家长发现右眼视物偏斜 1 年, 视力检查欠合作, 视网膜及脉络膜变薄萎缩, 视网膜层间囊腔样改变。

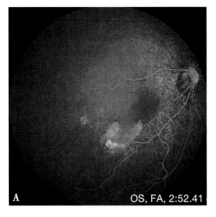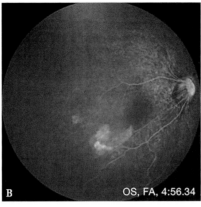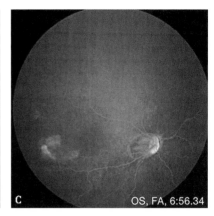

图 5-7-3　先天性弓形虫感染患者的 FFA 表现

A～C. 女童,2 岁,体检发现右眼眼底异常半年,视力检查欠合作;全麻下 FFA 检查示右眼黄斑颞侧 2PD 萎缩灶,透见强荧光。

【诊断标准】

临床上通常可根据典型的眼底表现诊断,当眼底表现不典型时,需要通过血清抗弓形虫 IgM 和 IgG、眼内液中弓形虫抗体滴度、房水和玻璃体标本的 PCR 等支持诊断,对于采集血清困难的婴幼儿可疑感染者,可考虑采集母亲的血清进行抗弓形虫 IgM 和 IgG 检测明确诊断。

新生儿的先天性弓形虫感染应与一些病毒感染(如风疹病毒、巨细胞病毒、单纯疱疹病毒)和其他感染性疾病(如结核、梅毒、获得性免疫缺陷综合征)以及视网膜母细胞瘤脉络膜缺损、永久性原始玻璃体增生等相鉴别。

【治疗】

先天性弓形虫感染所致的眼弓形虫病以药物治疗为主,一般无须行手术治疗。确诊后首选乙胺嘧啶和磺胺嘧啶联合用药,两药均使虫体核酸合成障碍而抑制其生长,改善患儿的神经系统症状及发育。

参考文献

[1] 刘莉莉,招志毅. 弓形虫眼病的诊断与治疗. 医学信息,2021,34(09):54-57.

[2] MELAMED J,ECKERT G U,SPADONI V S,et al. Ocular manifestations of congenital toxoplasmosis. Eye(Lond). 2010,24(4):528-534.

[3] REYNOLDS M M M,CHISHOLM S A M,SCHROEDER R,et al. Visual outcomes in presumed congenital foveal toxoplasmosis. Am J Ophthalmol,2020,214:9-13.

[4] MAENZ M,SCHLÜTER D,LIESENFELD O,et al. Ocular toxoplasmosis past,present and new aspects of an old disease. Prog Retin Eye Res,2014,39:77-106.

[5] TORGERSON P,MASTROIACOVO P. The global burden of congenital toxoplasmosis:A systematic review. Bulletin of the World Health Organization,2013,91(7):501-508.

[6] SAADATNIA G, GOLKAR M. A review on human toxoplasmosis. Scandinavian Journal of Infectious Diseases, 2012, 44(11): 805-814.

[7] BUTLER N J, FURTADO J M, WINTHROP K L, et al. Ocular toxoplasmosis II: Clinical features, pathology and management. Clinical & Experimental Ophthalmology, 2013, 41(1): 95-108.

第六章

非感染性炎症

第一节　特发性中间葡萄膜炎

精要

○ 特发性中间葡萄膜炎是指非感染性，且不伴全身性疾病的中间葡萄膜炎症。

○ 特发性中间葡萄膜炎约占儿童葡萄膜炎的 1/4，无性别差异，70% 累及双眼。

○ 发病机制未明，常起病隐匿，病程较长，病情相对较轻，易反复。

○ 临床表现主要包括视力下降伴眼前飞蚊，较少出现眼红、眼痛、畏光、头痛、眼压高等。

○ 临床体征可见特征性玻璃体炎性改变，如玻璃体雪堤样混浊，常伴有晶状体后囊下混浊、黄斑囊样水肿、视盘炎等。

○ 治疗以糖皮质激素为主，辅以免疫抑制剂。

【概述】

　　特发性中间葡萄膜炎（idiopathic intermediate uveitis，IIU）是指非感染性、不伴全身性疾病、无法找到明确病因的中间葡萄膜炎，是一种累及睫状体平坦部、玻璃体基底部、周边视网膜的炎症性疾病。该病发病机制尚不明确，考虑与自身免疫反应有关。中间葡萄膜炎占儿童葡萄膜炎的 1.8%～41.7%，其中 IIU 约占儿童葡萄膜炎的 1/5，无性别差异，70% 累及双眼。该病起病隐匿，患儿常无任何自觉症状，且病程较长、病情较轻、易反复。眼部表现以玻璃体炎性改变为主，可见典型的雪堤样改变。

【临床特征】

　　IIU 患者临床表现常为视物模糊或眼前飞蚊现象，少数可伴眼红、眼痛、畏光、头痛、眼压增高等。IIU 患者伴或者不伴前房炎症，玻璃体可见较多的炎性细胞，玻璃体细胞多至一定程度可聚集成团，呈雪堤样改变，为 IIU 的特征性改变。常伴有晶状体混浊（常为晶状体后囊下混浊）、黄斑囊样水肿、视盘炎、视网膜周边血管炎等。最常见并发症为并发性白内障和黄斑囊样水肿，除此以外，可有继发性青光眼、视盘炎、视网膜前膜、视网膜脱离、角膜带状变性、视网膜新生血管、低眼压等不可逆并发症，均可严重影响视力。

【影像学检查】

　　裂隙灯检查可见前房炎症性改变，晶状体后囊下混浊，前段玻璃体细胞。眼底可见睫状体平坦部或玻璃体基底部雪堤样病变等；黄斑中心凹反光消失、视盘炎、周边视网膜血管白鞘，FFA 可见中周部视网膜毛细血管荧光素渗漏，呈蕨样改变。OCT 可见黄斑囊样水肿、视网膜前膜、视网膜脱离等改变（图 6-1-1，图 6-1-2）。

　　FFA 蕨样改变指的是在视网膜荧光素眼底血管造影晚期，沿血管走行的小叶状荧光素渗漏，形似蕨类植物的叶片。这一改变反映了视网膜微血管（≤100μm）和毛细血管（3.5～6μm）的弥漫渗漏，常见于中间葡萄膜炎、白塞病、眼弓蛔虫病等炎症性疾病。蕨样改变的根源在于视网膜毛细血管的分布。由于动脉旁组织氧分压阶梯状下降，视网膜动脉旁无毛细血管分布而直接依赖小动脉供氧。因此，当视网膜微血管和毛细血管弥漫渗漏时，可见荧光素渗漏区域位于小静脉及其周边组织，而遗留动脉周边区域，形似蕨类植物叶片（图 6-1-3）。

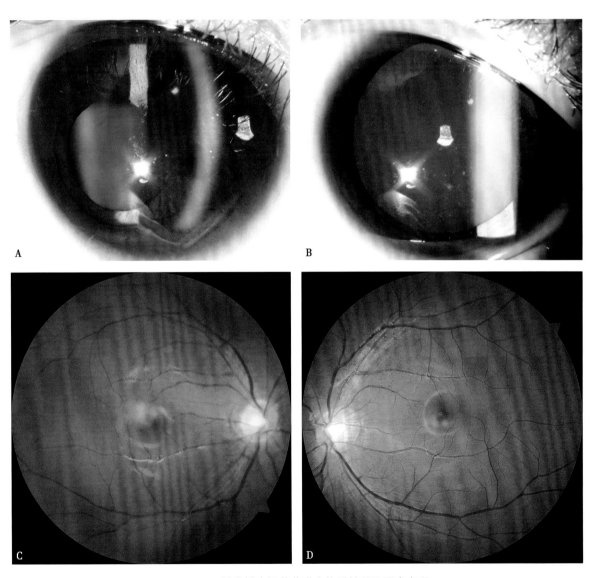

图 6-1-1　特发性中间葡萄膜炎的眼前段及眼底表现

男童，12 岁，双眼视力差 3 个月，VOD0.2，VOS0.2。A. 右眼可见虹膜部分后粘连，瞳孔不规则呈梅花状，晶状体前囊膜散在色素沉着，后囊轻度混浊；B. 左眼可见晶状体前囊下囊泡样改变，双眼均未见明显前房细胞及闪辉；C、D. 双眼眼底示右眼屈光间质轻度混浊，双眼后极部视网膜未见异常改变。

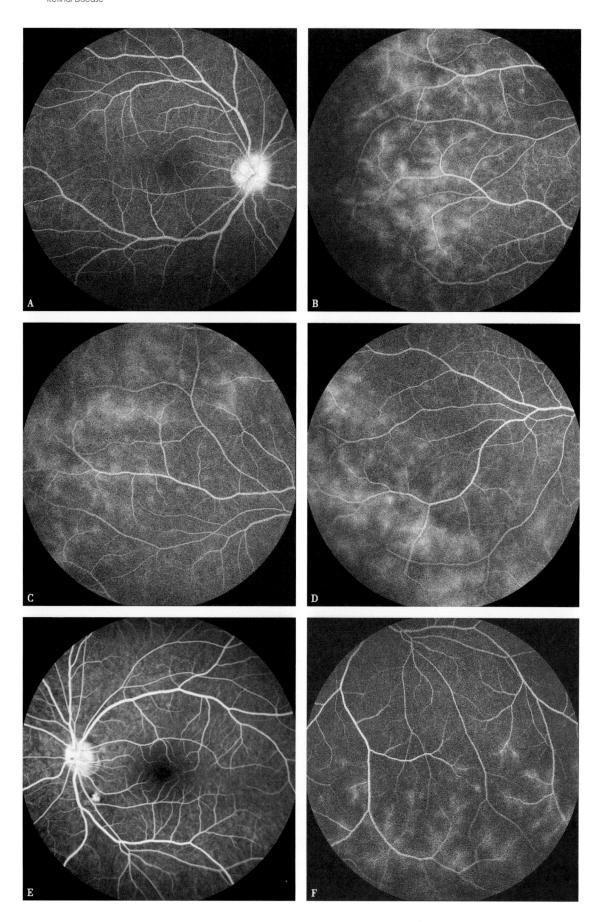

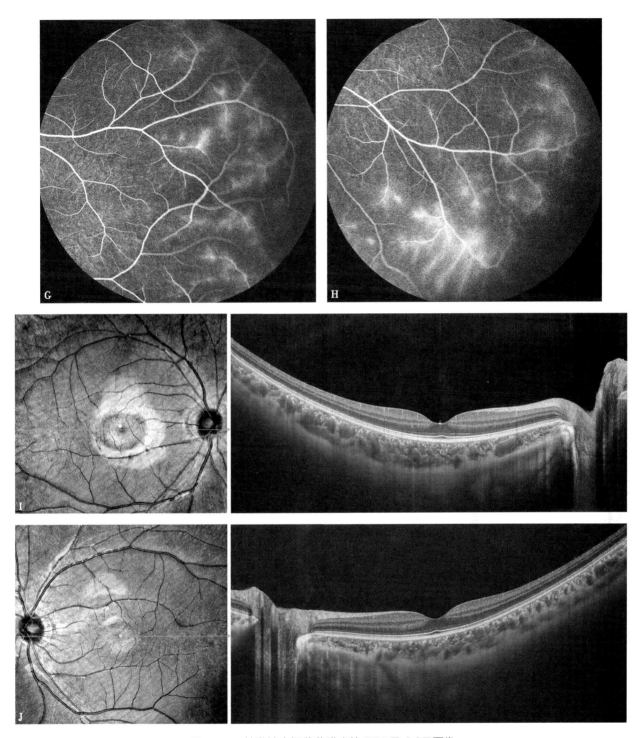

图 6-1-2　特发性中间葡萄膜炎的 FFA 及 OCT 图像

同一患者的双眼 FFA 及 OCT 影像。A～H. 双眼 FFA，晚期视盘强荧光染色，周边部毛细血管可见早期扩张（G、H），晚期弥漫性荧光素渗漏，呈"蕨样改变"（B～D），这是由于动脉旁毛细血管豁免区的存在；I、J. 双眼 OCT 示视网膜层次结构完整清晰，未见黄斑水肿，玻璃体清。（病例资料由中山大学中山眼科中心梁丹教授团队提供）

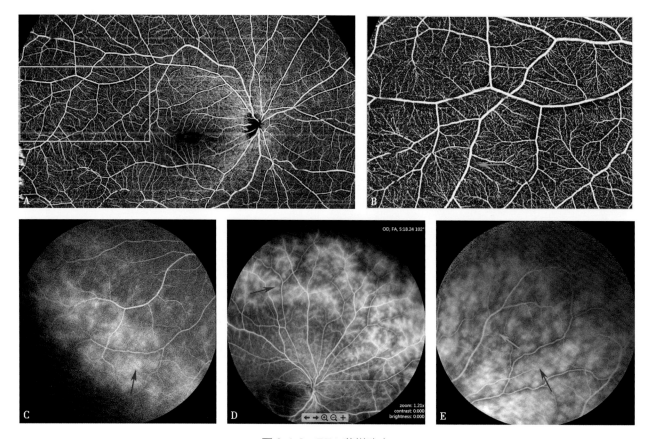

图 6-1-3　FFA 蕨样改变

A、B. 正常人 OCTA 图像显示位于视网膜动脉旁的毛细血管豁免区；根据毛细血管豁免区，可在 OCTA 图像上轻松区分视网膜动静脉；C. 特发性中间葡萄膜炎患者 FFA 的蕨样改变；D. 眼弓蛔虫病患者 FFA 的蕨样改变；E. 白塞病患者 FFA 的蕨样改变（红色箭头示视网膜动脉；蓝色箭头示视网膜静脉）。（病例资料由中山大学中山眼科中心梁丹教授团队提供）

【诊断标准】

　　该病诊断须排除其他感染或全身因素，主要基于临床特征：儿童双眼或单眼发病；睫状体平坦部或玻璃体基底部雪堤样病变；中周部视网膜血管荧光素渗漏；其他并发眼部体征如晶状体后囊下混浊、黄斑囊样水肿、视盘水肿、周边视网膜血管白鞘等。

【治疗】

　　炎症须及时控制，以保存视力和减少威胁视力的各类并发症的发生。应首选药物治疗，行散瞳、抗炎处理。根据病情，抗炎治疗可选择糖皮质激素、免疫抑制剂和 / 或生物制剂治疗，在控制病情基础上，尽量减少糖皮质激素的用量。

参考文献

[1]　高丰. 儿童及成人中间型葡萄膜炎临床过程及预后对比研究. 眼科新进展, 2017, 37（7）：674-676.

[2]　ALBLOUSHI A F, SOLEBO A L, GOKHALE E, et al. Long-term outcomes of pediatric idiopathic intermediate uveitis. Am J Ophthalmol, 2022, 237：41-48.

[3]　BURNS S A, ELSNER A E, GAST T J. Imaging the retinal vasculature. Annu Rev Vis Sci, 2021, 7：129-153.

[4]　POURNARAS C J, RIVA C E. Retinal blood flow evaluation. Ophthalmologica, 2013, 229（2）：61-74.

[5]　BABU B M, RATHINAM S R. Intermediate uveitis. Indian J Ophthalmol, 2010, 58（1）：21-27.

[6]　ARELLANES-GARCI´ A L. Idiopathic intermediate uveitis in childhood. International Ophthalmology Clinics, 2008, 48（3）：61-74.

第二节　交感性眼炎

精要

○ 交感性眼炎是一种双眼非坏死性肉芽肿性葡萄膜炎，主要发生于穿透性眼外伤或内眼手术后。

○ 发病机制尚不明确，目前认为是眼组织抗原诱发 T 淋巴细胞介导的迟发型超敏反应。

○ 临床表现为外伤或内眼手术后出现双眼不同程度的视力下降、眼痛、畏光、流泪等。并发症包括青光眼、白内障、黄斑病变、CNV、视网膜脉络膜萎缩等。

○ 眼部体征表现为慢性或急性全葡萄膜炎，眼前段以羊脂状 KP 为主要特征，眼后段则以脉络膜炎为主，晚期可出现晚霞样眼底和黄白色结节样病变（Dalen-Fuchs 结节）为特点。

○ 首选药物治疗，以全身抗炎为主。药物主要包括糖皮质激素、免疫抑制剂及生物制剂。

【概述】

交感性眼炎（sympathetic ophthalmia）是一种双眼非化脓性肉芽肿性葡萄膜炎，常见诱因为单眼发生眼球穿通伤或内眼手术。该病由 William Mackenzi 在 1840 年首次描述。交感性眼炎可出现于受伤眼或内眼手术眼（激发眼，exciting eye）受伤或术后的不同时期，经过一定潜伏期（5 天～66 年）后，对侧眼（交感眼，sympathizing eye）发生相同性质的炎症。最危险的时间是诱发因素出现后的 4～8 周，其中，眼球穿通伤诱发交感性眼炎的平均潜伏期为 6.5 个月，而内眼术后的平均潜伏期为 14.3 个月。该病多表现为慢性或急性肉芽肿性全葡萄膜炎，主要由淋巴细胞、巨噬细胞及多核巨细胞组成。眼前段以羊脂状 KP 为主要特征，眼后段则以脉络膜炎为主，晚期可出现晚霞样眼底和黄白色结节样病变（Dalen-Fuchs 结节）。

交感性眼炎临床少见，无年龄、种族差异，在眼球穿通伤后发生率为 0.2%～0.5%，在内眼手术后为 0.01%，在总人口数中发病率约为 0.03/100 000。儿童患者中男性多于女性，可能与男童顽皮好动、易受外伤有关。诱发交感性眼炎的内眼手术有玻璃体视网膜手术、巩膜扣带术、穿透性角膜移植术、抗青光眼手术、白内障手术，其中玻璃体视网膜手术为主要诱发病因。

该病与自身免疫反应有关，是眼组织抗原，包括葡萄膜色素相关抗原、视网膜可溶性抗原（S 抗原）等，暴露于结膜或眶内淋巴组织，诱发的 T 淋巴细胞介导的迟发型超敏反应。除此以外，研究发现该病存在基因易感性，且与人类白细胞抗原（human leukocyte antigen，HLA）有关，有观点提出细胞因子基因多态性与该病病情严重程度相关。

【临床特征】

交感性眼炎以全葡萄膜炎多见，急性起病，慢性病程。临床表现为眼外伤或内眼术后不明原因的术眼或对侧眼不同程度的视力下降、眼痛、畏光、流泪等。并发症包括青光眼、白内障、黄斑病变、CNV、视网膜脉络膜萎缩等。急性期为前节炎性反应，后节以脉络膜炎为主，可伴有玻璃体炎性混浊、渗出性视网膜脱离等；慢性期为角膜带状变性、虹膜睫状体萎缩、并发性白内障、视网膜脉络膜萎缩、晚霞状眼底、多灶性黄白色 Dalen-Fuchs 结节及围绕视盘的视网膜下纤维化等。全身表现少见，仅有少数报道以双耳听力下降为始发表现的病例。

【影像学检查】

裂隙灯检查眼前节体征包括：角膜羊脂状 KP、前房闪辉、前房细胞、晶状体混浊等；FFA 静脉期视网膜色素上皮可有多发荧光渗漏点，晚期形成荧光积存，Dalen-Fuchs 结节表现为早期弱荧光、晚期强荧光，慢性期 Dalen-Fuchs 结节萎缩，呈窗样缺损、视网膜血管着染；ICGA 表现为结节的中晚期弱荧光，中晚期弱荧光区与 FFA 的强荧光区及视网膜脉络膜萎缩区相对应，弱荧光可能与脉络膜细胞浸润引起微循环障碍有关（图 6-2-1，图 6-2-2）。OCT 可检查渗出性视网膜脱离的程度和范围，表现为多小叶的视网膜下积液；脉络膜厚度在一定程度上提示脉络膜炎症程度（图 6-2-3）。

【诊断标准】

该病诊断依赖于病史与临床表现。眼球穿通伤或眼内手术后术眼及对侧眼视力下降，眼前节及后节出现炎性体征时须高度怀疑该病，但要排除梅毒等其他感染病因。

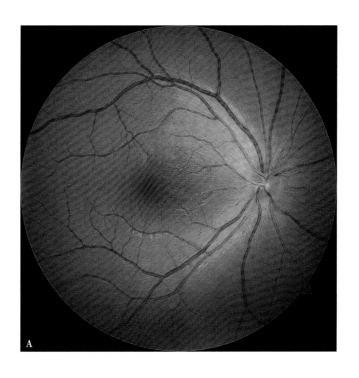

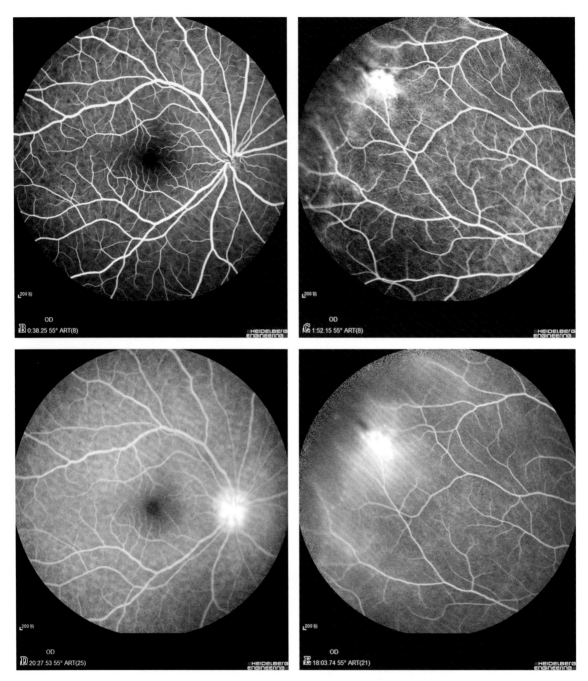

图6-2-1　交感性眼炎的FFA表现

男性，22岁，右眼视力下降5天；VOD0.8，VOS NLP（no light perception，无光感）；既往眼病史：18余年前因左眼发育性青光眼行左眼小梁网切除术，11余年前行左眼小梁网切除术＋羊膜移植术。A. 右眼眼底示视盘表面潮红，视盘毛细血管扩张，边界欠清，后极部视网膜未见明显异常改变；B～E. 右眼FFA可见颞上周边视网膜斑片状强荧光（C、E），晚期视盘强荧光（D），周边部毛细血管可见早期扩张（C），晚期弥漫性荧光素渗漏（E）。

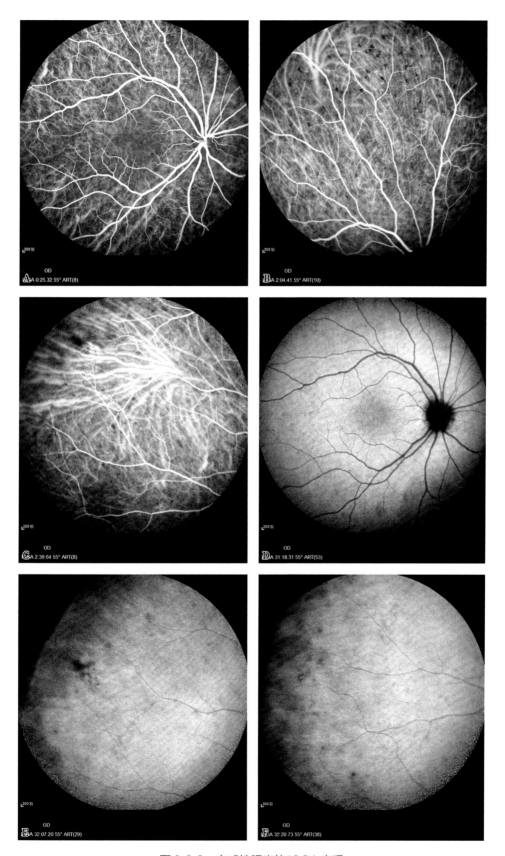

图 6-2-2 交感性眼炎的 ICGA 表现

A～F. 同一患者的右眼 ICGA 可见早期后极部脉络膜血管扩张伴散在强荧光,中周部脉络膜多
灶性弱荧光,持续至造影晚期。

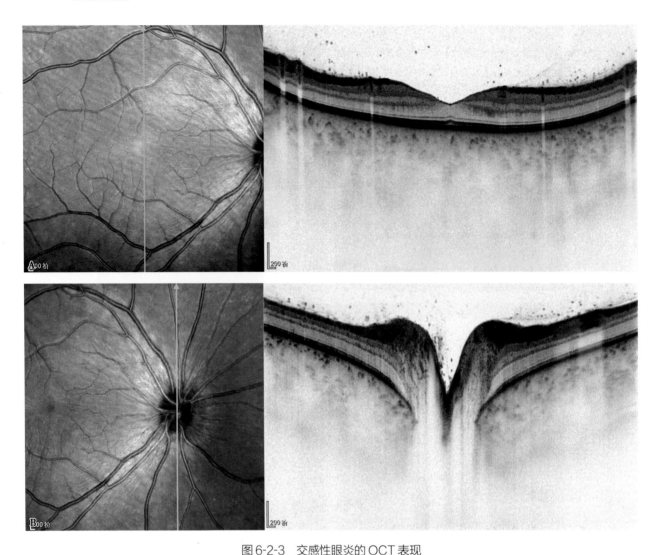

图 6-2-3　交感性眼炎的 OCT 表现

A、B. 同一患者的右眼 OCT 表现可见右眼后极部及视盘前视网膜玻璃体交界面大量炎性混浊，脉络膜弥漫性增厚，正常血管结构消失。（病例资料由中山大学中山眼科中心梁丹教授团队提供）

【治疗】

本病应尽早诊断，及时治疗，保留视力，减少并发症。治疗方面，系统药物治疗为主，需要激素联合免疫抑制剂和 / 或生物制剂。炎症控制后，尽早减停激素，用免疫抑制剂和 / 或生物制剂维持治疗。

参考文献

[1] 李柏军，刘身文，刘静雯. 眼外伤后交感性眼炎相关因素分析. 中华眼外伤职业眼病杂志，2016，38（11）：801-804.

[2] 程奕喆，张乘瑞，陈春丽，等. 交感性眼炎眼底多模式影像特征观察. 中华眼底病杂志，2022，38（5）：359-365.

[3] PARCHAND S，AGRAWAL D，AYYADURAI N，et al. Sympathetic ophthalmia：A comprehensive update. Indian J Ophthalmol，2022，70（6）：1931-1944.

[4] HE B, TANYA S M, WANG C, et al. The incidence of sympathetic ophthalmia after trauma: A meta-analysis. Am J Ophthalmol, 2022, 234: 117-125.

[5] YANG J, LI Y, XIE R, et al. Sympathetic ophthalmia: Report of a case series and comprehensive review of the literature. Eur J Ophthalmol, 2021, 31(6): 3099-3109.

[6] FROMAL O V, SWAMINATHAN V, SOARES R R, et al. Recent advances in diagnosis and management of sympathetic ophthalmia. Curr Opin Ophthalmol, 2021, 32(6): 555-560.

[7] DUTTA MAJUMDER P, MISTRY S, SRIDHARAN S, et al. Pediatric sympathetic ophthalmia: 20 years of data from a tertiary eye center in India. J Pediatr Ophthalmol Strabismus, 2020, 57(3): 154-158.

[8] MAHAJAN S, INVERNIZZI A, AGRAWAL R, et al. Multimodal imaging in sympathetic ophthalmia. Ocul Immunol Inflamm, 2017, 25(2): 152-159.

[9] DI Y, YE J J. Current research of sympathetic ophthalmia. Zhonghua Yan Ke Za Zhi, 2017, 53(10): 778-782.

[10] KUMAR K, MATHAI A, MURTHY S I, et al. Sympathetic ophthalmia in pediatric age group: Clinical features and challenges in management in a tertiary center in southern India. Ocul Immunol Inflamm, 2014, 22(5): 367-372.

第三节 幼年特发性关节炎相关葡萄膜炎

精要

○ 幼年特发性关节炎（juvenile idiopathic arthritis，JIA）相关葡萄膜炎是儿童常见葡萄膜炎类型。

○ JIA 相关葡萄膜炎是幼年特发性关节炎最常见的关节外表现，发病机制尚不明确。

○ JIA 并发葡萄膜炎的危险因素包括：JIA 早年发病（确诊年龄≤6 岁）、抗核抗体阳性、女性、JIA 亚型（尤其少关节型）、JIA 病程短（<4 年）。

○ 临床上，患者常无任何症状，常因视力筛查不过关或多学科会诊常规做眼科评估时发现。

○ 该病病程长，易反复，并发症多，包括角膜带状变性、虹膜后粘连、白内障、继发性青光眼、低眼压和黄斑水肿等。

【概述】

幼年特发性关节炎（juvenile idiopathic arthritis，JIA）是儿童最常见的风湿性疾病，以慢性关节炎为主要特征，并伴有全身多系统受累，是小儿残疾的首要原因。JIA 在欧美国家发病率较高，其次为亚洲国家。其中，5.6%～22.4% 的 JIA 患儿并发葡萄膜炎，是 JIA 最常见的关节外表现，称 JIA 相关葡萄膜炎（juvenile idiopathic arthritis-associated uveitis，JIA-U）。JIA-U 占儿童葡萄膜炎的 9.3%～30.8%，男女患病比例约 1:3，约 80% 累及双眼。

JIA 是一种依赖于 CD4$^+$T 细胞的自身免疫性疾病，遗传与环境因素相互作用参与其中，但潜在致病机制未明。根据起病时病变累及部位，JIA 主要分为 3 大类：系统受累型（很少伴有葡萄膜炎）、多关节受累型（5% 伴发葡萄膜炎）和少关节受累型（<4 个关节，20% 伴发葡萄膜炎）。其中，抗核抗体（antinuclear antibody，ANA）阳性是少关节型 JIA 发生葡萄膜炎的风险因素，30% 患者会发生葡萄膜炎。根据类风湿因子（rheumatoid factor，RF）的表达，可分为 RF 阳性的 JIA（RF$^+$ JIA）和 RF 阴性 JIA（RF$^-$ JIA），而 RF 阳性与葡萄膜炎发生呈负相关。JIA-U 是一种非肉芽肿性慢性炎症，主要表现为前葡萄膜炎，即虹膜炎或虹膜睫状体炎。JIA-U 高危因素包括：确诊年龄≤6 岁、抗核抗体（ANA）阳性、女性、少关节型及关节炎病程<4 年。

【临床特征】

JIA-U 患儿通常发病隐匿，常无任何症状，不易引起家长重视，偶尔因为眼红、视物模糊就诊。临床上常因视力筛查不过关或多学科会诊常规做眼科评估时发现。JIA-U 可在关节炎出现之前或消失后多年出现,葡萄膜炎发作时少有关节炎活动证据。眼部体征包括睫状充血或混合充血、角膜带状变性,以及前房闪辉、房水细胞、尘状或中等大小KP等。少数表现为急性前葡萄膜炎,累及单眼,其典型症状为突发眼痛、眼红、畏光、视力下降。

JIA-U病程长,易反复发作,治疗困难。眼部并发症发生率高,且严重影响视力,可致盲。常见并发症包括角膜带状变性、虹膜后粘连、白内障、继发性青光眼、低眼压、玻璃体混浊、黄斑水肿、黄斑变性和脉络膜渗出等。多数患者在并发症出现后方有自觉症状,较年幼患者出现视觉症状或体征时,可表现为不寻常的眨眼、揉擦眼睛、视觉注意力不集中、对听觉信号的关注或新发斜视(图6-3-1)。

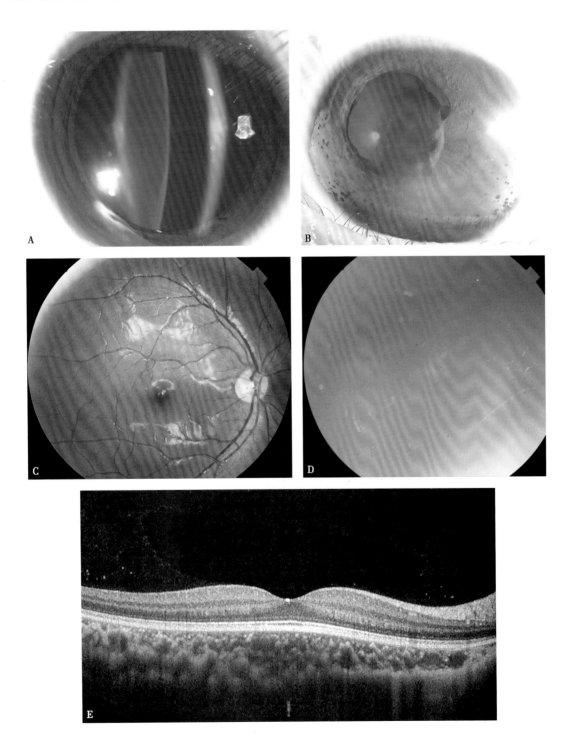

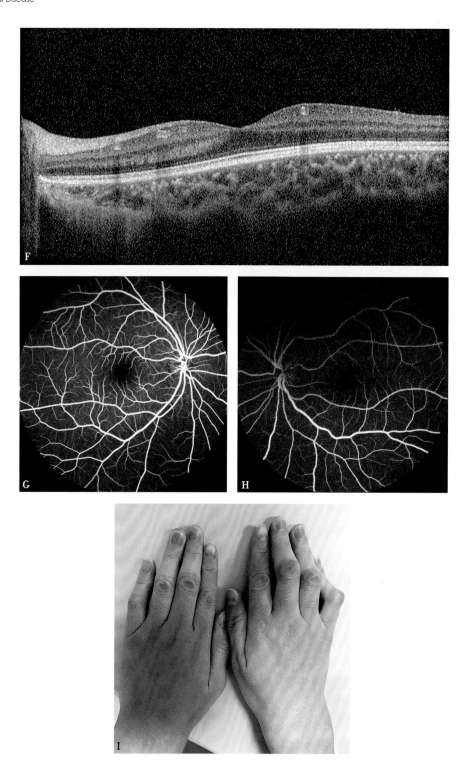

图6-3-1　JIA相关葡萄膜炎的眼部表现及手部外观

男童，6岁，因家长发现左眼黑眼珠发白就诊，否认眼红、流泪、畏光等不适；双手指关节肿胀伴活动受限数年，双膝关节MRI可见关节腔内积液，ANA（+），风湿免疫科考虑JIA。A. 右眼眼前段表现正常，未见明显前房细胞及前房闪辉、虹膜粘连等炎性体征；B. 左眼眼前段照相可见角膜中央偏下水平带状灰白色混浊，瞳孔不规则，虹膜部分后粘连，晶状体混浊，晶状体表面可见陈旧性渗出膜及色素沉着，前房未见明显前房细胞及闪辉；C. 右眼眼底示后极部未见明显异常；D. 左眼眼底窥不清，隐见视网膜平伏；E. 右眼OCT可见视网膜前玻璃体点状混浊，视网膜层次结构完整清晰；F. 左眼OCT基本正常；G、H. 双眼FFA未见明显异常，无荧光素渗漏；I. 可见双手指关节粗大畸形。

（病例资料由中山大学中山眼科中心梁丹教授团队提供）

【影像学检查】

眼部影像学检查主要包括眼前段照相、眼底照相、OCT 及 FFA 等。

【诊断标准】

JIA-U 诊断依赖于临床特征：16 岁以下儿童；关节炎（以大关节为主）合并不同程度葡萄膜炎体征或眼部并发症。急性起病患者可表现为明显的眼部刺激症状。虽然 ANA 阴性不能除外该病，但 JIA 患者 ANA 阳性应高度怀疑该病。

【治疗】

该病治疗需风湿免疫科与眼科协同合作，紧密沟通。风湿免疫科医生须指导临床确诊的 JIA 患儿定期于眼科筛查，做到早期筛查、早期接受正确规范治疗，及时控制炎症、减少并发症，改善视力预后。JIA-U 治疗应遵循局部 / 系统糖皮质激素、全身免疫抑制剂、生物制剂逐渐升级原则，减药和撤药同理。

参考文献

[1] 孙利. 幼年特发性关节炎相关葡萄膜炎诊断和治疗. 中国实用儿科杂志, 2021, 36（1）：29-32.

[2] 曹雨金. 幼年特发性关节炎相关葡萄膜炎 42 例临床特征及视力预后因素分析. 中国实用儿科杂志, 2022, 37（7）：512-515.

[3] 赵潺. 解读 SHARE 倡议和 ACR/AF 相关葡萄膜炎的最新治疗共识. 中国斜视与小儿眼科杂志, 2019, 27（3）：1-4.

[4] 储卫红. 幼年特发性关节炎相关性葡萄膜炎及其不良预后危险因素的研究进展. 中华儿科杂志, 2018, 56（10）：786-789.

[5] SEN E S, RAMANAN A V. Juvenile idiopathic arthritis-associated uveitis. Clin Immunol, 2020, 211：108322.

[6] ANGELES-HAN S T, RINGOLD S, BEUKELMAN T, et al. 2019 American college of rheumatology/Arthritis foundation guideline for the screening, monitoring, and treatment of juvenile idiopathic arthritis-associated uveitis. Arthritis Care Res（Hoboken）, 2019, 71（6）：703-716.

[7] ANGELES-HAN S T, LO M S, HENDERSON L A, et al. Childhood arthritis and rheumatology research alliance consensus treatment plans for juvenile idiopathic arthritis-associated and idiopathic chronic anterior uveitis. Arthritis Care Res（Hoboken）, 2019, 71（4）：482-491.

[8] CLARKE S L, SEN E S, RAMANAN A V. Juvenile idiopathic arthritis-associated uveitis. Pediatr Rheumatol Online J, 2016, 14（1）：27.

[9] TUGAL-TUTKUN I, QUARTIER P, BODAGHI B. Disease of the year: juvenile idiopathic arthritis-associated uveitis--classification and diagnostic approach. Ocul Immunol Inflamm, 2014, 22（1）：56-63.

[10] KALININA AYUSO V, MAKHOTKINA N, VAN TENT-HOEVE M, et al. Pathogenesis of juvenile idiopathic arthritis associated uveitis: the known and unknown. Surv Ophthalmol, 2014, 59（5）：517-531.

第四节　白　塞　病

精要

○ 白塞病（Behçet's disease，BD）是一种慢性复发性血管炎性疾病，典型临床特点为反复发作的口腔溃疡、生殖器溃疡、眼部葡萄膜炎和皮肤病变。
○ 主要分布在古代的"丝绸之路"所覆盖的地区，土耳其、中国和日本都是高发地区，儿童发病较成人少见，占总发病人数的 4%～26%。
○ 儿童 BD 的病因及发病机制尚不完全清楚，可能是遗传因素和环境因素共同作用的结果。
○ 根据受累范围，BD 可表现为前葡萄膜炎、后葡萄膜炎或全葡萄膜炎。主要症状包括眼红、畏光、流泪、视物模糊等。
○ BD 的首选药物仍是糖皮质激素、免疫抑制剂和 / 或生物制剂。大多数患儿症状容易反复，难以根治。治疗目的在于控制现有症状，防治重要脏器损害，减缓疾病进展。

【概述】

　　BD 是一种慢性复发性血管炎性疾病，最早由 Hippocrates 在公元前 15 世纪发现，Behçet 在 1937 年将其描述为口、眼、生殖器"三联征"。其典型临床特点为反复发作的口腔溃疡、生殖器溃疡、眼部葡萄膜炎和皮肤病变，并可累及关节、神经系统、消化系统及心血管系统等。眼部受累是 BD 致残的最主要因素，葡萄膜炎是最常见表现。

　　该病主要分布在亚洲和地中海地区，其分布和古代丝绸之路近似，故也称为"丝绸之路病"。我国患病率约为 1/7 143。成人白塞病发病高峰多在 20～40 岁，儿童发病较成人少见，占总发病人数的 4%～26%。若发病年龄小于 16 岁，则称儿童白塞。45%～90% 白塞病患者出现眼病，可单眼或双眼发病。10%～20% 患者为疾病首发症状。男性患者合并眼部表现明显高于女性，尤其是年轻男性，发病率更高，同时预后更差。

　　白塞病的病因及发病机制尚不完全清楚，可能是遗传因素、感染和免疫调节等共同作用的结果。①遗传因素：有家庭聚集和遗传早现现象，即父母患白塞病的，儿童发病年龄提前。研究显示人类白细胞抗原（human leucocyte antigen，HLA）-B51 与白塞病发病密切相关，但 HLA-B51 可能不直接参与白塞病的发病，而是与疾病相关基因有着非常密切的连锁关系。候选基因包括主要组织相容性复合体（major histocompatibility complex，MHC）- I 相关基因、白介素（interleukin，IL）-10、IL-23R/IL-12RB2 等。另外，日本报道儿童白塞病存在 *TNFAIP3* 基因突变。②感染因素：单纯疱疹病毒、链球菌、葡萄球菌、大肠杆菌和热休克蛋白等均可诱导易感人群发生白塞病。③免疫机制：免疫复合物介导的血管炎是白塞病发生发展的可能机制。Thl 介导的免疫反应参与儿童白塞病发病，还有炎症因子 IL-8、IL-12、IL-15 与 IL-18 水平增高，这可能由巨噬细胞激活所致。此外，中性粒细胞趋化和吞噬作用增强而导致组织损伤。

【临床特征】

白塞病多为慢性起病,病程较长,常呈现复发与缓解交替,可累及全身各系统器官,临床表现具有高度异质性,可因性别、居住地、发病年龄不同而表现不同。

1. 眼部表现　在白塞病的众多受累器官中,眼部受累是致残的最主要因素,可见于约 55% 的患儿。在眼部受累患者中葡萄膜炎最常见,可累及双侧,也可见部分虹膜炎、视网膜炎、结膜炎及角膜炎、玻璃体混浊等。国内一项研究显示,56 例白塞病合并眼病的患者中,葡萄膜炎占 32 例(34 眼),根据其表现部位可分为三型:①前葡萄膜炎,主要表现为眼红、眼痛、畏光、流泪、视物模糊。②后葡萄膜炎,以视物模糊为主要表现,主要体征包括严重的玻璃体混浊,视盘、黄斑及视网膜水肿、渗出,甚至由于视盘缺血、视神经萎缩引起不可逆的视力丧失。③全葡萄膜炎患者视力明显下降,可伴眼部其他合并症。眼部病变多在起病 3 年内发生,因此须定期做眼科检查。10 岁以上男孩容易并发葡萄膜炎且病情较重,预后差。多数患者葡萄膜炎发病突然,视力下降、眼前黑雾及眼红是最常见的初发症状;少数患者发病隐匿,表现为眼前黑影飘动逐渐增多。炎症反复发作是白塞病葡萄膜炎的病程特点,这导致各种前节与后节并发症高发,并发性白内障及黄斑水肿是白塞病葡萄膜炎最常见的前节及后节并发症,黄斑萎缩、黄斑前膜及视神经萎缩也并不少见。这些并发症可严重影响患者视力。

2. 眼外表现　白塞病的眼外表现复杂多样,可累及全身各系统器官。

(1)口腔溃疡:口腔溃疡几乎是所有儿童白塞病的首发症状。复发性、疼痛性口腔溃疡几乎发生于所有患儿(约 98%),与第二症状的出现平均间隔 6～7 年,可发生于口腔任何部位,以嘴唇、颊黏膜、舌头及软腭为著,导致患儿进食、饮水及言语困难。口腔溃疡起初为红斑,周围伴有红晕,逐渐演变成疱疹,2～3 天后转变为圆形或椭圆形灰黄色坏死灶,可在 1～3 周后痊愈,不留瘢痕。

(2)生殖器溃疡:见于 55%～83% 的患儿,导致患儿排尿困难、活动受限,可留有瘢痕,较少复发。

(3)皮肤病变:皮肤病变可见于约 88% 的患儿,且表现多样,面部、上胸部、上背部和四肢均可出现。坏死性毛囊炎、痤疮样皮疹多见于男孩,而结节性红斑多见于女孩。40%～80% 患儿可有针刺试验阳性,结节红斑样皮损具有诊断价值。

(4)关节病变:可累及 20%～40% 的患儿,外周关节受累约 47%,中轴关节受累占 17%。典型表现为非破坏性、对称性或非对称性关节炎,可有多关节炎或单关节炎表现。最常受累关节依次为膝、腕、肘、踝关节。

(5)其他:消化系统受累占 4%～38%,常表现为胃肠道溃疡,多见于回盲部,也可见于升结肠、横结肠或食道。大溃疡偶可致穿孔。患儿常表现为腹痛、腹泻和黑便。血管受累 5%～20%,以静脉受累常见;心脏受累可达 16%,可表现为心瓣膜病变、心肌炎和心包炎等。心血管受累患儿可形成血栓,预后差,病死率高。中枢神经系统损害可见于 15%～30% 患儿,最常表现为脑干或皮质脊髓束综合征、静脉窦栓塞、继发于静脉窦栓塞或无菌性脑膜炎的颅高压或孤立性头痛。后遗症发生率高,预后不良。肾脏亦可累及,可表现为微小病变,也可表现为增殖性肾小球肾炎和急进性新月体性肾小球肾炎。肺部受累包括肺动脉瘤、肺动脉高压、肺栓塞和纤维化,但不常见。肺动脉瘤突然破裂可导致患儿死亡。

值得注意的是,儿童患者临床表现常常不典型,需要进行细致的检查与鉴别。

【影像学检查】

眼前段异常（主要为裂隙灯检查）：部分患者出现睫状充血或者混合型充血，见角膜带状变性（角膜前弹力层的钙化样变性，图6-4-1）、尘状或中等大小KP，前房闪辉、房水细胞、前房积脓（尤其是冷性积脓）、虹膜后粘连、并发性白内障等。

眼后段异常：玻璃体混浊，视盘、黄斑及视网膜水肿、出血、渗出，黄斑前膜、视网膜血管白鞘等（使用眼底照相、OCT、FFA等）。

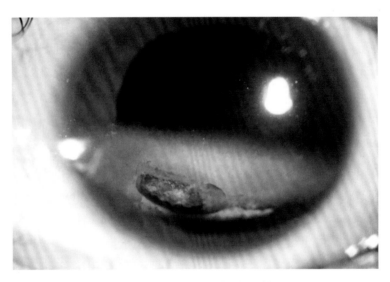

图 6-4-1　BD 的角膜带状变性

眼部检查中，FFA 对白塞病葡萄膜炎的诊断及病情监测非常重要。活动的视网膜血管炎在 FFA 中呈现弥漫的血管毛刷样或蕨齿样渗漏。对于单眼发病，对侧眼临床症状不明显的患者，行双眼 FFA 检查十分必要，常可发现对侧眼眼底血管荧光素渗漏。B 型超声检查对于因虹膜广泛粘连和 / 或白内障遮挡而不能窥见眼底的患眼必不可少，可观察玻璃体炎性混浊、增殖膜及视网膜脱离情况。白塞病葡萄膜炎中黄斑病变高发，OCT 检查是发现黄斑病变的有力工具，尤其对轻度、间接检眼镜检查不能发现的黄斑水肿极为敏感（图6-4-2）。

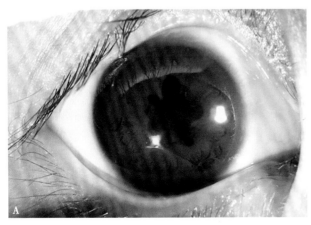
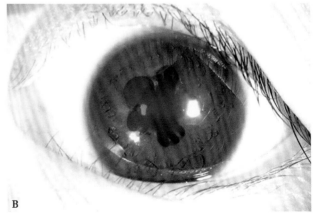

A　　　　　　　　　　　　　　　　　　　　B

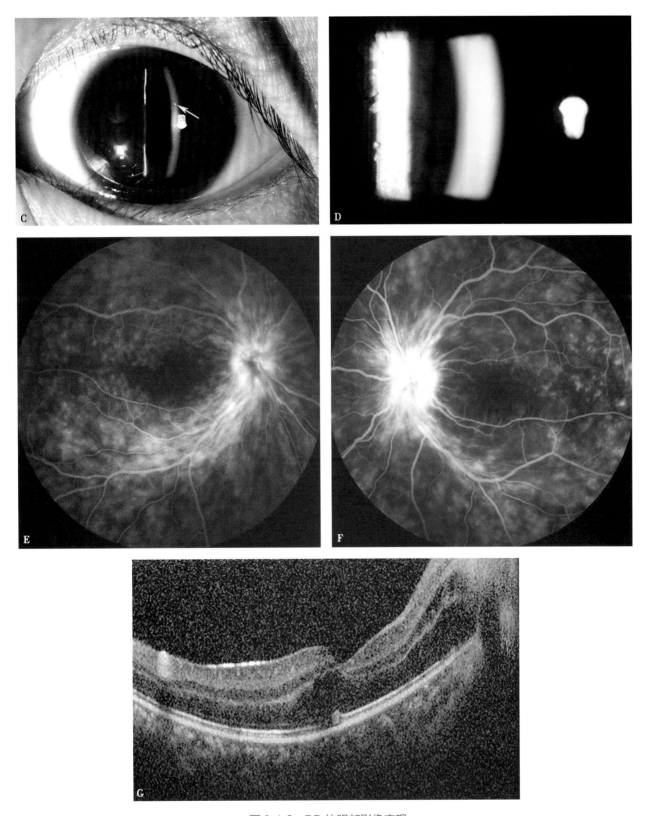

图 6-4-2　BD 的眼部影像表现

男童,6 岁,因双眼视力下降 3 年来诊。A、B. 眼前段照片示 BD 患者双眼虹膜后粘连,梅花状瞳孔;C. 角膜后 KP(黄色箭头示);D. 裂隙光可见房水细胞及闪辉;E、F. FFA 示 BD 患者双眼弥漫毛细血管蕨样渗漏,视盘强荧光;G. OCT 示视网膜层间积液、黄斑水肿,中心凹处椭圆体带不连续(屈光间质混浊,成像欠清晰)。(病例资料由中山大学中山眼科中心梁丹教授团队提供)

【诊断标准】

目前尚无专门的儿童白塞病的诊断标准,须沿用成人标准。2014 年白塞病国际诊断(分类)标准修订小组(ITR-ICBD)提出了修订后的新标准。该诊断标准采用积分法,眼部病变、生殖器溃疡、口腔溃疡分别为 2 分,皮肤病变、神经系统表现、血管病变分别为 1 分,针刺反应阳性可以额外加 1 分,总得分≥4 分者可诊断 BS。须排除系统性红斑狼疮、Reiter 综合征、溃疡性结肠炎及渗出性多形红斑等疾病。2014 年的 ICBD 标准较 1990 年国际白塞病研究小组(International Study Group for Behçet's Disease, ISGBD)标准显著提高了诊断的灵敏度,同时保证了特异度(该标准灵敏度为 94.8%,特异度为 90.5%),目前已广泛用于临床。

【治疗】

大多数白塞病患儿症状容易反复,难以根治。治疗目的仅在于控制现有症状,防治重要脏器损害,减缓疾病进展。治疗方案取决于受累程度,仅以皮肤黏膜起病的轻症患者,对症治疗为主,有些患儿甚至大部分时间不需要任何药物治疗;严重眼炎,血管、中枢神经系统和胃肠道受累的患儿,强化治疗后须长期维持治疗以控制病情活动和减少复发,防止视力丧失和严重不良后果。

目前,国内外治疗白塞病葡萄膜炎的首选药物仍是糖皮质激素和/或免疫抑制剂。近年,生物制剂如阿达木单抗等为现代免疫靶向治疗提供了新方法,已成为一线治疗选择。控制病情的同时,尽早减停激素,免疫抑制剂和生物制剂足量、足疗程是治疗的基本原则。

<h2 style="text-align:center">参考文献</h2>

[1] 陈战瑞,符发娜,赵铖. 白塞病合并眼炎临床特点调查分析. 医药前沿,2019,9(29):3.
[2] 柴改琴,陈茜茜,卫丽君,等. 白塞病相关性眼病的研究进展. 中国现代医生,2018,56(18):4.
[3] 刘新书. 白塞病葡萄膜炎临床特点及白塞病候选基因关联分析研究. 北京:北京协和医学院,2016.
[4] 狄亚珍. 儿童白塞病的诊治进展. 现代实用医学,2017,29(8):3.

第五节　Vogt-小柳原田综合征

精要

○ Vogt-小柳原田综合征是一类累及多器官、多系统的自身免疫性疾病。

○ 好发于20~50岁青壮年，无性别差异，儿童少见。

○ 病理生理基础为自身免疫系统靶向破坏富含黑素细胞的组织和器官，可累及内耳、中枢神经系统、皮肤、毛发和眼等。

○ 眼部特征性表现为双侧肉芽肿性后葡萄膜炎或全葡萄膜炎。特征性急性期改变包括渗出性视网膜脱离、脉络膜炎，FFA多湖样强荧光，ICGA可见片状脉络膜弱荧光，OCT脉络膜增厚、皱褶等，晚期可见Dalen-Fuchs结节、"晚霞样"眼底等。

○ 眼外常见症状和体征包括头痛、发热和脑膜刺激征等前驱症状，耳鸣、听觉障碍、白癜风、毛发变白脱落等晚期表现。

【概述】

Vogt-小柳原田综合征（Vogt-Koyanagi-Harada syndrome，VKH综合征）是一种以双眼肉芽肿性葡萄膜炎为特征，常伴有脑膜刺激征、听觉功能障碍、皮肤和毛发异常的自身免疫性疾病。该病由自身免疫系统靶向破坏黑素细胞所引起，故含有黑素细胞的器官、组织均可受累，包括内耳、中枢神经系统、皮肤、毛发和眼等。

VKH综合征常发生于有色人种，尤其以亚洲人群多见，在我国16%~30%的全葡萄膜炎患者最终被诊断为VKH综合征。该病好发于中青年人群，大部分患者为20~50岁，无明显性别差异，儿童VKH综合征少见，大约占VKH综合征患者的3%~15%。既往报道儿童VKH综合征进展更快、并发症更多、预后更差，但随着治疗方案的不断进步，目前大部分患儿预后较好。

本病原因尚不明确，目前研究发现VKH综合征发病原因与T细胞介导的、靶向黑素细胞酪氨酸酶的自身免疫相关。除此之外，视网膜S抗原和光感受器间维生素A类结合蛋白与该病有关。最新研究通过生物信息学分析发现，IFN-γ和IL-6是VKH综合征发病关键的炎症介质和治疗的潜在靶点。

【临床特征及分期】

杨培增教授等提出的中国标准将VKH综合征分为早期和晚期。目前根据国际葡萄膜炎命名小组2021年最新标准[The Standardization of Uveitis Nomenclature（SUN）Working Group]，同样以早期和晚期进行分类，大部分与中国标准相同，但排除标准更为简洁，也同时排除了区域性因素。

1. 早期VKH综合征 VKH综合征具有典型的神经和眼部表现。早期 VKH 综合征诊断标准见表6-5-1。发病初期，会出现前驱"流感样"症状，可持续数天到数周；这种前驱症状可能与脑膜症状相关，包括发热、头痛、头晕、耳鸣、听力障碍和脑膜刺激征等。

眼部主要表现为双侧弥漫性脉络膜炎、视盘炎，眼底出现视网膜神经上皮脱离、色素上皮脱离、视神经充血水肿等改变，随病情发展，可累及玻璃体及眼前段，如出现前房细胞、角膜后 KP 等。部分患者可出现房角变窄、眼压升高，可能与睫状体水肿、晶状体虹膜隔前移有关（表6-5-1）。

表6-5-1　早期VKH综合征诊断标准（1＋3或2＋3）

1. 眼部改变（a＋b或a＋c）	a. 渗出性视网膜脱离
	b. FFA 呈多湖样强荧光
	c. OCT 示视网膜神经上皮呈多个小室样分隔
2. 伴有2种以上神经系统症状或体征的全葡萄膜炎	a. 头痛
	b. 耳鸣
	c. 听觉障碍
	d. 假性脑膜炎
	e. 脑脊液中细胞增多
3. 发病前无眼球穿通伤史或玻璃体视网膜手术史	

排除标准

1. 梅毒螺旋体试验血清学呈阳性

2. 结节病的证据（胸部成像显示双侧肺门腺病或组织活检显示非干酪样肉芽肿）

2. 晚期 VKH综合征 未经治疗的 VKH 综合征可在几个月内迅速发展至晚期。诊断标准见表6-5-2。全身可出现脱发、头发脱色变白、白癜风等改变。晚期眼部改变表现为角膜缘脱色素，眼底可出现"晚霞样"眼底、视神经萎缩、Dalen-Fuchs 结节。随着病情发展，可引起脉络膜新生血管、瞳孔粘连、并发性白内障、角膜带状变性和继发性青光眼等（表6-5-2）。

表6-5-2　晚期VKH诊断标准（1＋2和/或3）

1. 早期 VKH 综合征病史	
2. 晚霞样眼底	
3. 葡萄膜炎且皮肤表现≥1项	a. 白癜风
	b. 毛发变白
	c. 脱发

排除标准

1. 梅毒螺旋体试验血清学呈阳性

2. 结节病的证据（胸部成像显示双侧肺门腺病或组织活检显示非干酪样肉芽肿）

【影像学检查】

1. FFA　早期 VKH 综合征出现多个针尖状强荧光,晚期荧光素积存形成多个湖样强荧光区域,视盘呈强荧光。晚期或慢性期 VKH 综合征可出现弱荧光斑和窗样缺损强荧光区。

2. 自发荧光　早期 VKH 综合征显示病灶区自发高荧光,范围与 FFA 强荧光区域一致;随着病情进展及 RPE 损伤,该区域可能转变为斑片状低荧光,特别是在脉络膜萎缩区。

3. ICGA　在急性期 VKH 综合征,ICGA 显示弥漫性延迟脉络膜灌注,在造影早期与中期,脉络膜大血管呈强荧光,而视盘周围及后极部病灶区呈弱荧光;晚期,视盘与脉络膜均呈强荧光。晚期 VKH 综合征中可见 Dalen-Fuchs 结节相对应的弱荧光区。

4. OCT　急性期可显示脉络膜增厚、脉络膜褶皱、视网膜增厚、视网膜神经上皮脱离、视神经水肿等。晚期可见脉络膜厚度减低。

【儿童 VKH 综合征】

儿童 VKH 综合征少见,常因视力下降就诊。因为儿童表述能力差,就诊时间常被延迟,表现较重。前驱症状包括头痛、耳鸣、听力下降等,眼前段检查可发现前房细胞和前房闪辉,偶可见虹膜结节及后粘连,眼底检查可发现视神经水肿、视网膜渗出性脱离;晚期同样可出现晚霞样眼底、Dalen-Fuchs 结节等(图 6-5-1)。既往报道儿童 VKH 综合征的预后有别于成人,其进展快、并发症多、预后差,大部分患儿最终视力低于 0.1。但随着对该病的认识加深,经过规范的糖皮质激素及免疫抑制剂的使用,目前报道经过积极治疗后,一半以上的患儿视力可稳定在 0.5 以上。约 1/4 患儿可发生并发症,常见白内障与青光眼。最终视力与并发症和治疗的窗口期以及疾病是否复发相关。

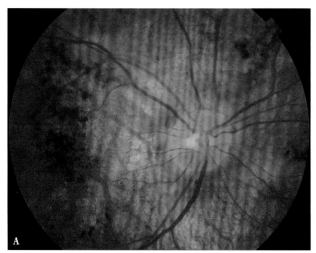
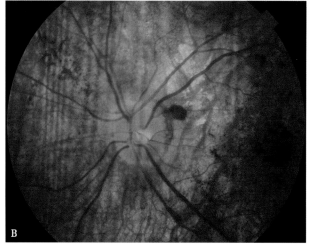

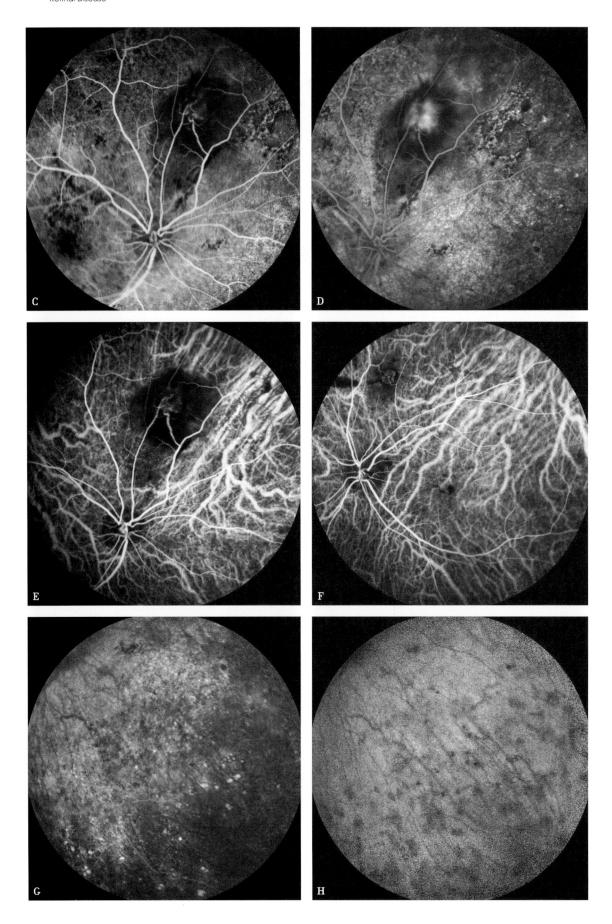

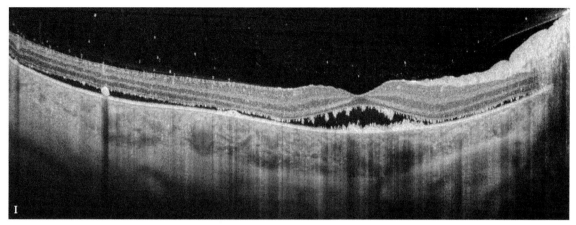

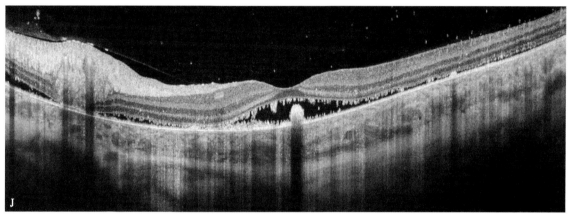

图6-5-1　儿童VKH综合征的眼部表现

男童,13岁,因"双眼视力下降3周"就诊。A、B. 眼底示双眼晚霞状眼底,后极部大量片状色素沉着;C、D. FFA示右眼视盘边界清,色素沉着区域遮蔽荧光,周边视网膜斑驳样弱荧光,上方可见局灶脉络膜弱荧光,早期可见针尖样荧光渗漏,晚期可见荧光积存;E、F. ICGA示上方病灶弱荧光;G、H. ICGA示结节样病灶弱荧光,与Dalen-Fuchs结节相对;I、J. OCT可见患者后极部神经上皮脱离,脱离区可见视网膜下高反射物质沉积,脉络膜弥漫增厚,层次不清。

【治疗】

对于儿童VKH综合征的治疗,首选大剂量激素,包括全身用药及局部用药,但须注意长期使用对儿童骨骼发育的影响。免疫抑制剂包括环孢素、环磷酰胺、甲氨蝶呤、苯丁酸氮芥和硫唑嘌呤等,与激素联合使用可更好地控制炎症、提高视力。生物制剂如抗TNF制剂、INFα-2a等有利于患者病情控制。尽早和足量使用免疫抑制剂和/或生物制剂治疗对于减少激素使用、改善视力和减少并发症和病情复发至关重要(图6-5-2)。

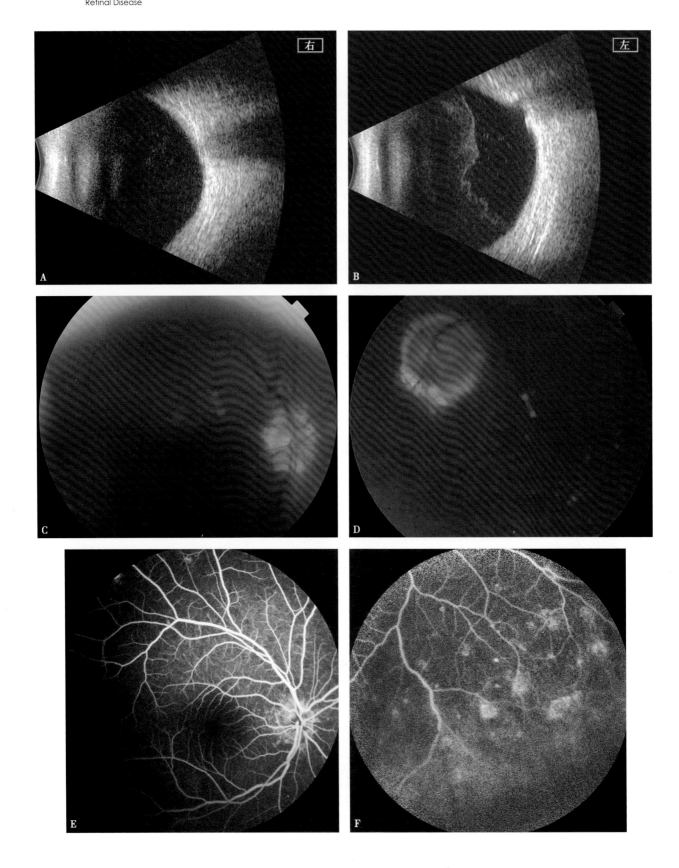

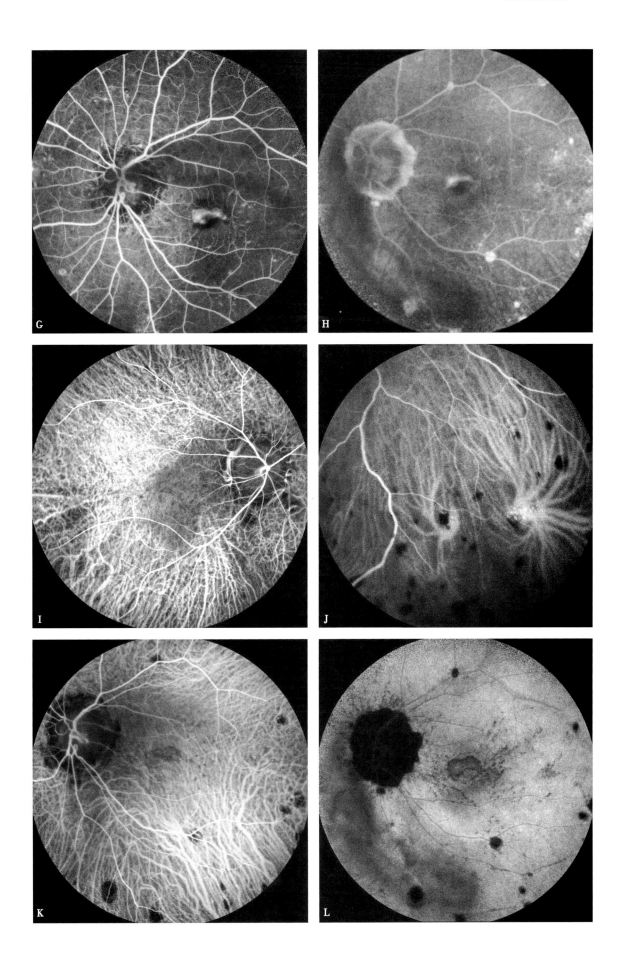

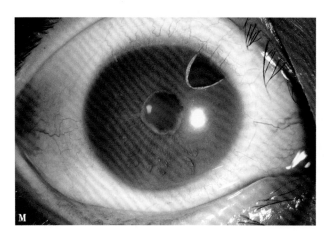
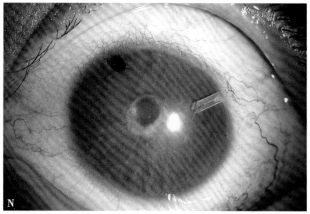

图6-5-2　儿童VKH综合征患者眼部影像

男童，10岁，因双眼视力下降1年就诊；既往曾有头痛、耳鸣病史；查体见患儿双眼虹膜部分后粘连。A、B. B超示双眼玻璃体明显混浊；C、D. 眼底示双眼隐见晚霞状眼底，盘周视网膜脉络膜萎缩；后极部及盘周隐约见视网膜下黄白色结节；全身激素及免疫抑制剂治疗后，玻璃体混浊好转；E～H. FFA示双眼视盘周围视网膜脉络膜萎缩；中周部及周边部大量大小不等结节状病灶，早期弱荧光，晚期强荧光，伴周边部小灶性视网膜脉络膜萎缩；左眼黄斑区可见片状强荧光病灶，晚期轻微渗漏；I～L. ICGA显示视盘周围及后极部病灶区弱荧光，结节样病灶弱荧光，符合Dalen-Fuchs结节的造影表现；M、N. 患儿随访2年后出现双眼瞳孔闭锁及继发性青光眼，右眼予以虹膜周边切除术，左眼予以引流阀植入术。（病例资料由中山大学中山眼科中心梁丹教授团队提供）

参考文献

[1] STANDARDIZATION OF UVEITIS NOMENCLATURE（SUN）WORKING GROUP. Classification criteria for Vogt-Koyanagi-Harada disease. American Journal of Ophthalmology，2021，228：205-211.

[2] SADHU S，DUTTA MAJUMDER P，SHAH M，et al. Vogt-Koyanagi-Harada disease in pre-school children. Ocular Immunology and Inflammation，2022，9：1-4.

第六节　结　节　病

精要

○ 结节病是一种病因不明、累及多系统多器官的非干酪样坏死性肉芽肿性疾病。
○ 眼部主要体征包括角膜后羊脂状 KP、虹膜结节、小梁网结节、帐篷样周边虹膜前粘连、串珠样玻璃体混浊、多发的脉络膜视网膜外周病变结节、部分外周静脉炎、视盘结节 / 肉芽肿、脉络膜结节等。
○ 组织病理检查仍是目前诊断结节病最直接的方法。
○ 糖皮质激素是治疗的一线药物，部分患者可使用免疫抑制剂辅助治疗。生物制剂是目前治疗的研究热点之一。

【概述】

　　结节病是一种病因不明、累及多系统多器官的非干酪样坏死性肉芽肿性疾病。结节病临床表现多样化，任何器官均可受累，但以肺、肺门淋巴结、皮肤、眼部受累最常见，25%～50% 的结节病患者可累及眼部，可侵犯眼睑、泪腺、结膜、角膜、葡萄膜、视神经、视网膜等组织。

　　结节病的确切病因不清，多数人认为结节病属于自身免疫性疾病。抗原提呈细胞识别和吞噬特定的抗原，并将抗原提呈给 CD4$^+$T 细胞，引起细胞免疫反应并释放细胞因子，如肿瘤坏死因子 α、干扰素 γ、白介素 2 等，继而引起相应器官形成炎症性肉芽肿。遗传因素在结节病的发病中起重要作用，尽管目前的研究还未发现与结节病相关的基因，但已有研究证明，基因与特殊人群和特殊类型结节病患者的相关性。

【临床特征】

　　1. 眼部表现　眼结节病（ocular sarcoidosis，OS）既包括孤立性眼部表现的结节病，也包括系统结节病在眼部的改变。OS 可累及眼的各个部分，葡萄膜炎最为常见，其中最常见为前葡萄膜炎，其次为中间葡萄膜炎及后葡萄膜炎。

　　前葡萄膜炎主要表现为眼痛、畏光、流泪、眼红等。前葡萄膜炎可表现为急性前葡萄膜炎或慢性肉芽肿性前葡萄膜炎。查体常见羊脂状 KP、弥漫性 KP、Koeppe 结节、Busacca 结节、虹膜肉芽肿结节或前房角结节等。中间葡萄膜炎表现为侵犯玻璃体、平坦部以及周边视网膜等，眼底可见玻璃体腔雪球状混浊，玻璃体雪堤样、串珠样改变等典型特征。串珠样混浊一般见于玻璃体腔下方玻璃体基底部，雪球状混浊呈线性排列为结节病特征性改变。后葡萄膜炎特征性的眼底表现常见视网膜静脉周围炎,有时无明显症状,仅荧光素眼底血管造影有异常表现。眼底检查可见血管节段性改变或血管白鞘和血管表面渗出,呈现典型的"滴蜡样"表现(图6-6-1)。常见的晚期并发症有黄斑水肿、白内障、青光眼、视网膜缺血、视网膜新生血管等。

儿童 OS 少见,对于 5 岁以上的儿童,该病表现类似于成人结节病。在更小患儿中,儿童结节病表现为葡萄膜炎(主要是前部)、关节炎(主要是膝关节和手腕)和皮肤病损。慢性肉芽肿性前葡萄膜炎表现,如羊脂状 KP、虹膜结节等均可在儿童患者中查见。

2. 眼外表现　结节病可累及肺部、皮肤、消化道、神经系统、心血管系统及骨骼等多个脏器与系统。肺结节病的临床表现是多变的,常见的表现包括胸片/CT 提示肺门淋巴结肿大、支气管肺泡灌洗淋巴细胞增多、CD4/CD8 细胞比值大于 3.5 等。皮肤结节表现包括斑疹样病变、色素沉着病变、皮下结节、局部脱发、溃疡和脓疱疮。肝脏受累可表现为转氨酶升高;神经系统受累可表现为头痛、认知/行为障碍等;心脏受累可表现为无症状,也可引起心律失常甚至引起心脏骤停;骨骼受累多是无症状者,关节炎症多为反应性炎症,目前较少报道累及肌肉。

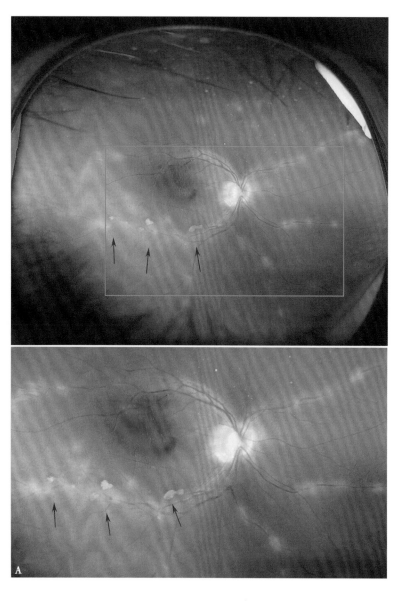

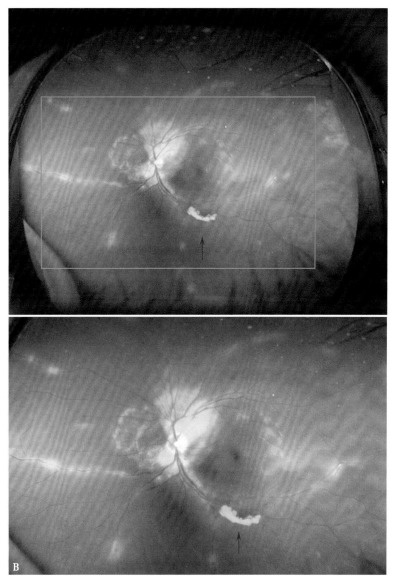

图 6-6-1　结节病的眼底表现

A. 右眼血管节段性表面渗出，呈血管白鞘样改变，颞下血管弓附近可见"滴蜡样"表现（红箭头示）；B. 左眼视盘周围视网膜可见渗出、水肿，视盘鼻侧可见视网膜下增殖伴色素上皮异常，视网膜血管呈节段性血管白鞘样改变，颞下血管弓处可见大片"滴蜡样"病变（红箭头示）。（病例资料由复旦大学附属眼耳鼻喉科医院王克岩教授提供）

该病的主要确诊手段依靠组织病理学检查，可选择对皮肤、肺组织、淋巴结、结膜等组织进行病理检查，组织学上观察到典型的非干酪样坏死性肉芽肿，除外其他感染性因素后可确诊。由于眼部组织难以取材，并发症多，因此眼结节病需要结合眼部改变和实验室检查综合判断。结膜活检可以帮助诊断具有眼部表现的可疑结节病。

【诊断标准】

2017 年眼结节病国际研讨会（international workshop on ocular sarcoidosis，IWOS）修订了 OS 的诊断标准，根据眼部表现、实验室检查等进行综合判断，其中最直接的诊断依据仍是组织活检（表6-6-1）。

表 6-6-1　眼结节病国际研讨会（IWOS）眼结节病诊断标准（2017）

I	必须排除引起肉芽肿性葡萄膜炎的疾病
II	提示眼结节病的眼部体征
	1. 角膜后羊脂状 KP，和 / 或虹膜结节
	2. 小梁网结节和 / 或帐篷样周边虹膜前粘连
	3. 雪球 / 串珠样玻璃体混浊
	4. 周边部多发性脉络膜视网膜病灶（活动性或萎缩性）
	5. 结节性和 / 或节段性静脉周围炎（伴或不伴有滴蜡样渗出）和 / 或视网膜大动脉瘤
	6. 视盘结节 / 肉芽肿和 / 或孤立的脉络膜结节
	7. 双眼发病
III	支持眼结节病诊断的实验室检查
	1. 胸部 X 线和 / 或胸部 CT 示双肺门淋巴结肿大（bilateral hilar lymphadenopathy，BHL）
	2. 结核菌素试验阴性
	3. 血管紧张素转化酶升高
	4. 血清溶菌酶升高
	5. 支气管肺泡灌洗液中 CD4/CD8 比值升高（>3.5）
	6. 镓 -67 显像异常或 18F 氟脱氧葡萄糖正电子发射体层成像（18F-FDG PET）异常
	7. 淋巴细胞减少症
	8. 有专科医生或放射科医生明确的与结节病一致的肺实质改变
IV	诊断标准
	确诊眼结节病（definite OS）：活检确诊 + 明确的葡萄膜炎
	拟诊眼结节病（presumed OS）：无活检支持，但明确有 BHL + 至少 2 种眼部体征阳性
	可疑眼结节病（probable OS）：无活检支持，无 BHL，存在至少 3 种眼部体征阳性和至少 2 项其他实验室检查阳性

【治疗】

目前，OS 治疗以局部或者全身使用糖皮质激素为主，根据病情严重程度及受累范围，可联合免疫抑制剂和生物制剂，后两者在治疗顽固性结节病方面表现出一定的优势，但不良反应均较显著，多用于慢性眼结节病。生物制剂是目前治疗的研究热点之一。

OS 的视力预后可能取决于眼部炎症的严重程度和病程。大多数患者在葡萄膜炎发病 10 年后双眼视力仍优于 0.5，极少患者出现视力低于 0.1。视力损伤的主要原因是继发性青光眼与黄斑病变。OS 起病形式多样，眼部体征多变，治疗结节病除了及时针对炎症予以药物控制外，控制慢性炎症也至关重要。长期随访和提高患者药物依从性，均有利于疾病的治疗。

参考文献

[1] 陶勇，姜燕荣，佘海澄. 眼科首诊的系统性结节病一例. 中华眼科杂志，2006，42（08）：761.

[2] 张春阳，陈旭昕，李虎明，等. 美国 / 欧洲最新结节病诊治指南与共识解析. 河北医科大学学报，2023，44（08）：869-875.

[3] 吴文婷，金明. 眼结节病的研究进展. 医学综述，2014，20（22）：4117-4119.

[4] MOCHIZUKI M，SMITH J R，TAKASE H，et al. International workshop on ocular sarcoidosis study group. Revised criteria of international workshop on ocular sarcoidosis（IWOS）for the diagnosis of ocular sarcoidosis. Br J Ophthalmol，2019，103（10）：1418-1422.

第七节　强直性脊柱炎相关葡萄膜炎

精要

○ 眼部受累是强直性脊柱炎（ankylosing spondylitis，AS）最常见的关节外病变，以葡萄膜炎多见，其中急性前葡萄膜炎（acute anterior uveitis，AAU）发病率最高。

○ AS 与前葡萄膜炎共同的遗传学发病基础为 HLA-B27 阳性，但临床上有 5%～10% 的患者 HLA-B27 阴性。

○ AS 伴 AAU 的发生率为 20%～40%，多见于青壮年，男性多见，随病程延长发病率升高。

○ AAU 通常单侧急性发作，大多表现为双眼交替发病的非肉芽肿性前葡萄膜炎。患者常伴有晨僵表现。80% 的 AAU 易反复发作，引起多种并发症导致视力损伤。

○ AAU 可以是 AS 首发病变，也可以在 AS 确诊后的不同时间出现。

○ AAU 的治疗目标是控制炎症及维护患者视力。AAU 对一般治疗的反应良好，但反复发作引起的各种并发症导致视力丧失，因此降低复发率是治疗重点。

【概述】

AS 是一种慢性进展性风湿性疾病，是血清阴性脊柱关节病中最常见的一类。最常累及中轴关节，如骶髂关节和脊柱关节，也可累及外周关节。AS 的眼部受累以葡萄膜炎最常见，发生于 20%～30% 的患者，绝大多数为急性非肉芽肿性前葡萄膜炎。眼部受累可以是 AS 患者的首发症状，亦是导致 AS 患者生活质量下降的主要因素之一。

AS 与前葡萄膜炎共同的遗传学发病基础为两者具有共同的基因位点，即 HLA-B27 阳性。AS 伴发葡萄膜炎的患者中，HLA-B27 的阳性率 >90%。目前发病机制尚不明确，有多种学说，其中较为流行的抗原模拟学说认为：当机体受到革兰氏阴性细菌等外界刺激时，机体启动免疫反应，若细菌含有与 HLA-B27 相似的组分，则机体在对抗细菌的同时，也会攻击自身组织，包括关节和眼睛，引起关节炎和葡萄膜炎。

【临床表现】

AAU 的典型发病方式为单侧急性发作，一般持续 1 个月，80% 患者易复发。大多表现为双眼交替发病的非肉芽肿性前葡萄膜炎。主要症状有眼痛（主要由于前房炎症刺激导致睫状肌痉挛，可放射至三叉神经眼支支配区）、畏光、流泪、视物模糊；可见睫状充血、细小的角膜后沉着物、房水混浊，严重时会出现前房纤维素样渗出物、前房积脓。偶见虹膜纹理模糊、瞳孔缩小、虹膜后粘连（图 6-7-1）。AAU 与其他类型葡萄膜炎相比视力预后较好，但在反复发作后可由于虹膜后粘连、青光眼、白内障等并发症导致视力丧失。

AS 相关葡萄膜炎的患者常会有晨僵表现，即早晨起床后脊柱僵硬，活动后好转。AAU 患者若此症状持续时间大于 3 个月，则高度提示 AS 相关。AS 的全身表现以腰骶部疼痛最常见，晨僵、活动后好转或消失，病情严重时出现脊柱强直和畸形，部分患者伴发周围关节炎。

【影像学检查】

眼前段照相　可见睫状充血、细小的角膜后沉着物、房水混浊，严重时会出现前房纤维素样渗出物、前房积脓。偶见虹膜纹理模糊，瞳孔缩小、虹膜后粘连。当伴随睫状体炎症时，玻璃体前部可见少量的细小尘埃状及絮状混浊和炎症细胞（图6-7-1，图6-7-2）。

一般眼底正常，少数会出现反应性黄斑水肿或视盘水肿。绝大多数患者，眼底 OCT 影像正常，FFA 上无血管渗漏。个别患者病情较重时，可合并黄斑囊样水肿，出现不同程度和范围的视网膜血管渗漏。

骶髂关节影像学检查：CT/MRI 检查早期出现软骨信号强度和形态的异常改变，出现结构性破坏病变时，可见骨质硬化和侵蚀、骨髓脂肪沉积和骨桥 / 骨性强直等（图6-7-2）。

【诊断标准】

AS 是典型的诊断延迟疾病，眼部受累可发生在 AS 病程的任何阶段。对于急性或复发急性起病，有典型前葡萄膜炎表现，单侧或单侧交替病程，或慢性病程，有急性复发史，单侧或单侧交替病程的患者，结合腰骶部疼痛和晨僵病史和 / 或脊柱活动受限的病史，HLA-B27 阳性，同时骶髂关节片可显示 AS 关节受累证据，诊断本病相对容易。

【治疗】

AS 一般不影响寿命，但严重影响患者正常生活和工作，甚至致残。AS 合并眼部疾病时，眼部炎症频繁复发增加了患者失明风险，严重影响了患者的生活质量。有研究报道，AS 的发病率随着葡萄膜炎的复发而增加，约有 30% 的 AS 患者在病程中可出现频繁复发的葡萄膜炎，葡萄膜炎首次发作后 AS 发病率增加 7.4 倍，两次后高达 17.7 倍。AAU 的治疗相对简单，目的是及时控制炎症，保护视力，减少并发症。

AAU 对局部的扩瞳剂、抗胆碱药及皮质激素的反应良好。散瞳（无虹膜后粘连时，选择复方托吡卡胺；若有虹膜后粘连，则可选择阿托品眼膏联合复方托吡卡胺），加激素抗炎治疗（醋酸泼尼松龙滴眼液和妥布霉素地塞米松眼膏）。病情较重时，可考虑加用结膜下激素注射（地塞米松 2.5mg + 利多卡因 0.1mL）。当出现明显的玻璃体混浊或眼后段累及时，可考虑短期口服小剂量糖皮质激素。AS 的治疗，遵循风湿科的意见。AS 相关 AAU 的视力预后多数良好，但由于 AS 伴发 AAU 的复发率高，反复发作后又会引起各种并发症导致视力丧失，因此降低复发率也成为治疗难题。同时，预防并发性白内障、继发性青光眼等并发症是改善预后的关键。

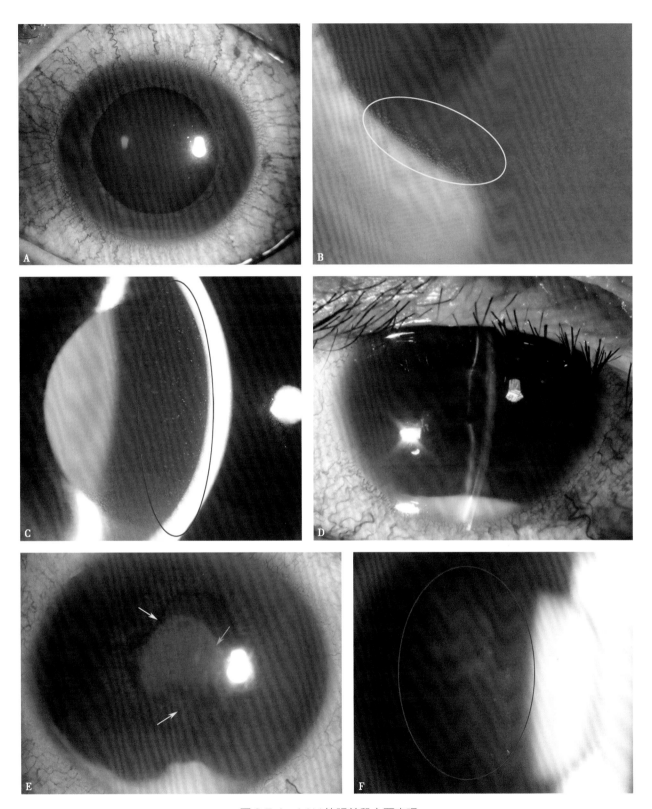

图 6-7-1　AAU 的眼前段主要表现

A. 睫状充血；B. 细小的色素性角膜后沉着物（黄色圈示）；C. 房水混浊（红色圈示）；D. 前房积脓；E. 瞳孔区渗出膜（蓝色箭头示）、虹膜后粘连（黄色箭头示）和前房积脓；F. 前段玻璃体絮状混浊（红色圈示）。（病例资料由中山大学中山眼科中心梁丹教授团队提供）

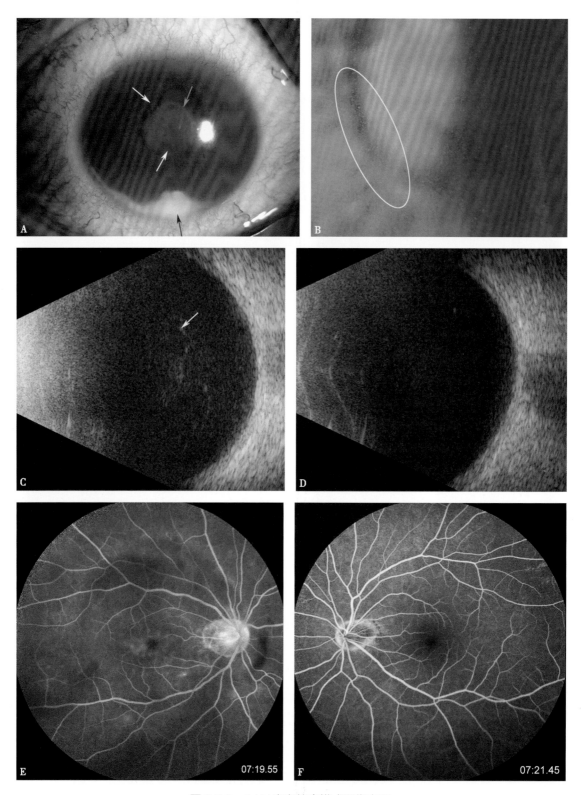

图6-7-2 AAU患者的多模式影像表现

男，51岁，右眼视力下降3天就诊，BCVA0.2，外院检查发现HLA-B27阳性。A. 裂隙灯眼前段照相见右眼结膜睫状充血，角膜轻度混浊，前房积脓（红色箭头示），瞳孔后粘连（白色箭头示），瞳孔区渗出膜（蓝色箭头示）；B. 裂隙灯眼前段照相可见角膜后沉着物（黄色圈示）；C. B超见右眼玻璃体腔絮状混浊（黄色箭头示）；D. B超未见左眼玻璃体腔明显混浊；E. FFA见右眼视盘强荧光，黄斑拱环及后极部视网膜毛细血管轻度扩张渗漏；F. 左眼正常FFA表现。（病例资料由中山大学中山眼科中心梁丹教授团队提供）

生物制剂在治疗 AS 伴发的葡萄膜炎时的使用目前在尝试和推广阶段。关于各药物的剂量及疗程尚未见明确报道。由于炎症性肠病与 AS 以及葡萄膜炎发病的相关性，有研究显示柳氮磺胺吡啶能减少 AS 中同时有肠道炎症的葡萄膜炎患者的复发率，因此可减少严重的持续性虹膜后粘连。研究发现，AS 患者使用依那西普（25mg 每周 2 次或 50mg 每周 1 次）和英夫利昔单抗都能显著减少 AAU 复发率。目前多项研究显示，TNF 拮抗剂在治疗 AS 伴发的 AAU 中，能有效减少葡萄膜炎复发率。研究显示，阿达木单抗（40mg 每 2 周 1 次，至少使用 12 周）能有效减少前葡萄膜炎复发率，经过阿达木单抗治疗的患者前葡萄膜炎复发率降低了 51%，在新近有过前葡萄膜炎患者中其复发率降低 68%，并且即使在治疗过程中再发前葡萄膜炎时，其症状也较缓和。相信随着对 AS 发病机制及其伴发葡萄膜炎之间本质联系的深入研究，最终有效的治疗将应运而生。

参考文献

[1] 宋国祥，黄进贤，邓亚玲，等. 强直性脊柱炎伴发前葡萄膜炎患者眼前段病变严重程度的相关因素. 国际眼科杂志，2014，15（7）：1310-1312.

[2] 范观止，张榕. 强直性脊柱炎相关眼病发病机制与风险因素的研究进展. 中华风湿病学杂志，2018，22（10）：4.

[3] 荆梅华，张育. 强直性脊柱炎伴发葡萄膜炎及其治疗进展. 实用医学杂志，2013，29（2）：3.

[4] LINDSTRÖM U，BENGTSSON K，OLOFSSON T，et al. Anterior uveitis in patients with spondyloarthritis treated with secukinumab or tumor necrosis factor inhibitors in routine care：Does the choice of biological therapy matter. Ann Rheum Dis，2021，80（11）：1445-1452.

[5] ROSENBAUM J T. Uveitis in spondyloarthritis including psoriatic arthritis，ankylosing spondylitis，and inflammatory bowel disease. Clin Rheumatol，2015，34（6）：999-1002.

[6] GOUVEIA E B，ELMANN D，MORALES M S. Ankylosing spondylitis and uveitis：Overview. Rev Bras Reumatol，2012，52（5）：742-756.

第八节　Blau 综合征

精要

○ Blau 综合征是一种罕见的常染色体显性遗传病。

○ 特征性临床表现包括多发性肉芽肿性关节炎、皮炎和葡萄膜炎,称为"三联征"。

○ 通常皮肤损害最早发生,关节损害一般与皮疹同时或之后出现,眼部受累常晚于关节炎和皮炎,发生率低于前两者。眼部损害表现为肉芽肿性虹膜睫状体炎及后葡萄膜炎,可发展成严重的全葡萄膜炎。

○ Blau 综合征的治疗目标是控制关节炎,避免葡萄膜炎反复发作引起的并发症。

【概述】

　　Blau 综合征是一种罕见的常染色体显性遗传病,其临床特征为多发性肉芽肿性关节炎、皮炎和葡萄膜炎三联征,由 Blau 于 1985 年首次报道。Miceli-Richard 等证实该病为位于 16q12 的 *NOD2* 突变所致。Blau 综合征眼部改变为肉芽肿性虹膜睫状体炎及后葡萄膜炎,可发展成严重的全葡萄膜炎。眼部损害常严重影响患者生活质量,多双眼受累,反复发作,逐渐进展。Blau 综合征罕见,目前全世界报道 200 余例。

　　Blau 综合征主要致病基因是 *NOD2*,现已有至少 17 种突变被报道。*NOD2* 基因又被称为 *CARD15* 或炎症性肠病 1(*IBD1*)基因,位于常染色体 16q12 上。*NOD2* 基因编码的 NOD2 蛋白属 NOD(nucleotide-binding oligomerization domain)蛋白家族,系胞浆中的模式识别受体(pattern-recognition receptors,PRRs),主要表达在单核细胞胞浆中,识别大多数革兰氏阳性菌或革兰氏阴性菌肽聚糖,触发天然免疫反应。*NOD2* 活化导致核转录因子(NF-κB)活化及前炎性细胞因子转录合成,降低 NF-κB 活化阈值,轻微刺激或无刺激即可致 NF-κB 活化及前炎性细胞因子释放。由于该病罕见,目前尚缺乏大样本量的研究和流行病学调查。

【临床特征】

　　1. 眼部表现　60%～80% 的 Blau 综合征可出现眼部受累,多为双侧,且反复发作。眼部受累常晚于关节炎和皮炎,发生率也少于两者,多呈各种类型的双眼慢性葡萄膜炎,也可出现多灶性角膜混浊、结膜结节、虹膜肉芽肿性结节、多灶性脉络膜炎、视网膜血管炎、视盘水肿或萎缩,以及长期的慢性炎症引起的角膜带状变性、白内障、青光眼、黄斑水肿、视网膜脱离和视神经萎缩等并发症。

除关节炎、皮炎、眼部症状外,Blau 综合征患者也可出现发热、肝肾受累、多发大动脉炎等其他全身表现。值得注意的是,眼部受累在三联征中发病最晚,发病率少于其他两种征象,但可对生活质量造成显著影响。

2. 眼外表现　Blau 综合征临床主要表现为典型的皮肤、关节及眼部的慢性肉芽肿性炎性反应。皮肤损害最早发生,可在出生后 1 岁内出现。Blau 综合征相关皮疹多为直径 5~7mm 不等的圆形皮疹,呈淡粉红色、棕褐色或红色斑丘疹,可伴有脱屑,易与新生儿湿疹混淆。当不出现眼部损害时,可能误诊为异位性皮炎。关节损害一般与皮疹同时或之后出现,多在生后 2~4 岁发生,表现为对称性肉芽肿性多关节炎,大小关节均可受累,临床主要表现为滑膜炎、腱鞘炎,出现无痛性局部关节囊肿。

【影像学检查】

裂隙灯检查及眼前段照相可见眼前段异常,包括结膜结节、前房闪辉、前房浮游细胞、角膜钱币样混浊、虹膜结节等,晚期出现角膜带状变性、并发性白内障等表现。广域眼底照相检查有助于眼底异常改变的发现。全葡萄膜炎可伴发多灶性脉络膜炎,广域眼底照相特征性表现为弥漫散在的圆形或类圆形黄白色萎缩病灶,多位于血管弓外。OCT 可见血管旁肉芽肿的存在。同时可有玻璃体混浊以及视神经受累,表现为视盘水肿,视盘苍白,约 1/3 的视神经受累患者可观察到视盘旁结节或赘生物。FFA 可见弥漫的视网膜血管渗漏或呈"羊齿蕨"样(图 6-8-1)。

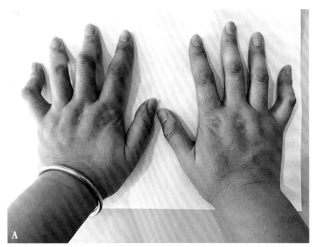

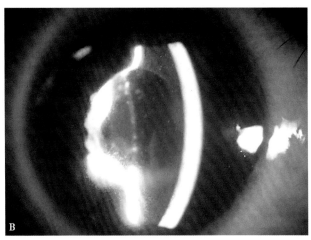

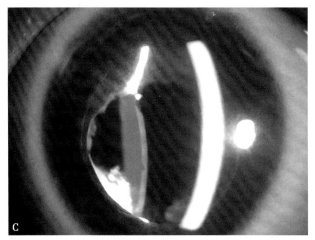

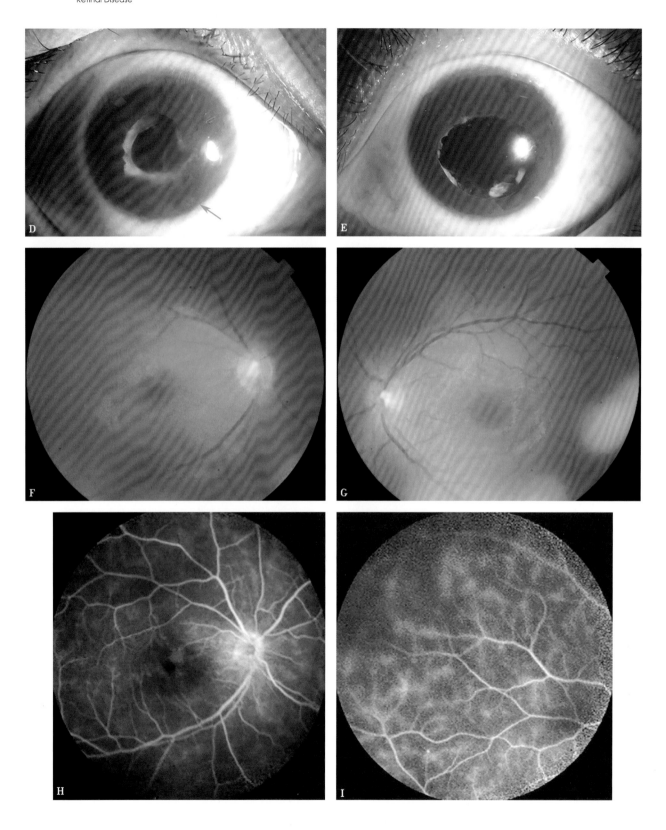

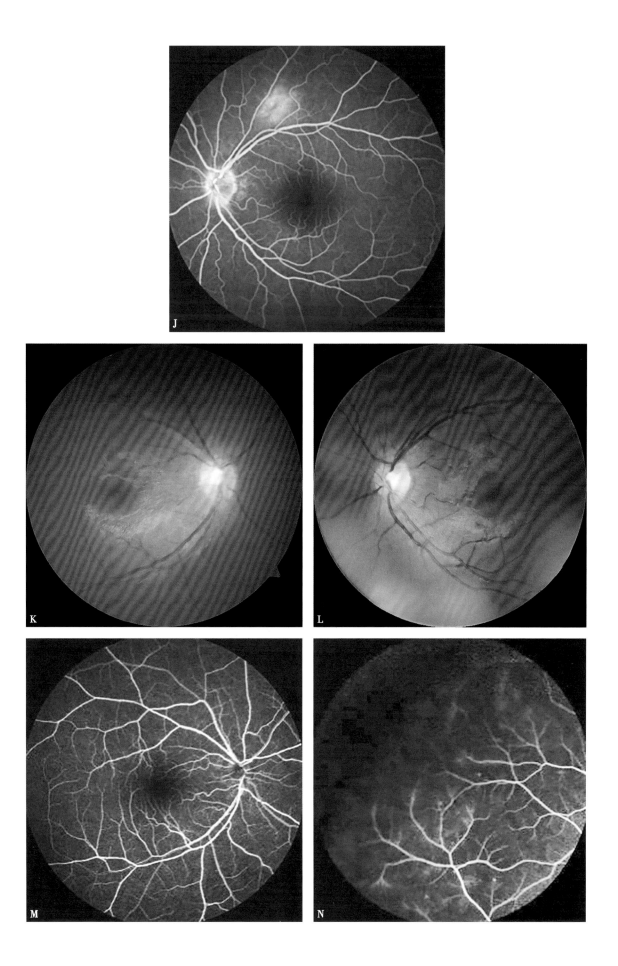

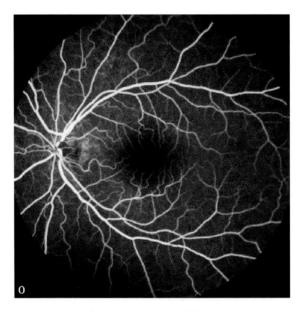

图 6-8-1　Blau 综合征的临床表现

女，27 岁，双眼视力缓慢下降 6 年来诊，BCVA，OD0.4，OS0.5；双眼因"白内障"行双眼白内障超声乳化摘除术 +
人工晶状体植入术。A. 双手指关节肿胀伴活动受限数年；B～E. 眼前段照片示双眼虹膜后粘连，晶状体囊袋机
化、人工晶状体（IOL）在位；右眼角膜大量尘状 KP（B），房水闪辉（+），房水细胞（+），虹膜下方可见结节（D，蓝
色箭头示）；F、G. 双眼眼底示玻璃体混浊，后极部视网膜大致正常；H、I. FFA 示患者右眼视盘强荧光，视网膜
血管弥漫性渗漏，周边视网膜点状强荧光；J. 左眼视盘强荧光，颞上血管弓旁见一类椭圆形强荧光病灶；患者经
激素、免疫抑制剂及生物制剂规律治疗后复诊；K、L. 双眼玻璃体混浊较前减轻；M～O. FFA 示右眼血管渗漏
明显减轻，左眼椭圆形病灶消失。（病例资料由中山大学中山眼科中心梁丹教授团队提供）

【诊断标准】

本病的诊断主要依靠皮疹、葡萄膜炎、多关节炎的临床表现。在皮肤、滑膜或结膜活检时发现非干酪
样肉芽肿具有特征意义。遗传学检测发现 NOD2 基因突变可进一步明确诊断。

本病主要需要同幼年特发性关节炎（JIA）相鉴别。JIA 患者发生葡萄膜炎概率较低，为 10%～20%，
常表现为起病隐匿的慢性前葡萄膜炎，视力损害较轻，皮肤病损少见。相反，60%～80% 的 Blau 综合征患
者发生眼部损害，病灶持续活动，反复发作，视力预后差。组织病理学及基因检测有助于明确区分两种疾
病，同时仔细询问家族史是将 Blau 综合征同其他疾病鉴别的有力方法。

【治疗】

目前尚无详细指南来指导 Blau 综合征的治疗。总体上，Blau 综合征的治疗目标是控制关节炎和避免
葡萄膜炎反复发作所引起的并发症。眼科局部用药常不能控制病情，需全身应用糖皮质激素和免疫抑制
剂，但会出现相应的药物不良反应，特别是糖皮质激素对儿童生长发育的影响。生物制剂的应用可以快速
控制病情，减少糖皮质激素和免疫抑制剂的使用，如肿瘤坏死因子 α 拮抗剂、白介素 -1 受体拮抗剂、白介
素 -6 受体拮抗剂等。

参考文献

[1] 陈前坤，韦振宇，梁庆丰. 首诊眼科的儿童 Blau 综合征一例. 眼科，2022，31（3）：3.

[2] 蒋博，张永鹏，李继鹏，等. 以慢性葡萄膜炎首诊的 Blau 综合征一例. 中华眼科杂志，2019，55（7）：3.

[3] SARENS I L，CASTEELS I，ANTON J，et al. Blau syndrome-associated uveitis：Preliminary results from an international prospective interventional case series. American Journal of Ophthalmology，2018，187：158-166.

[4] SURESH S，TSUI E. Ocular manifestations of Blau syndrome. Current Opinion in Ophthalmology，2020，31（6）：532-537.

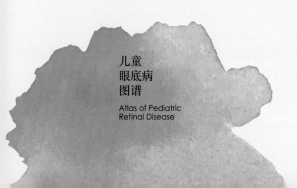

儿童
眼底病
图谱

Atlas of Pediatric
Retinal Disease

第七章

儿童高度近视与
病理性近视

精要

○ 中国儿童总体近视率高,约为 53.6%。高中生近视率高达 81.0%。在患有近视的
高中三年级学生中,高度近视患者占近视总人数 21.9%。

○ 高度近视的概念同病理性近视易混淆,两者存在概念重叠但相互独立。

○ 儿童高度近视目前尚无统一标准,目前多将≤-4D(≤5 岁者)、≤-6D(≥6 岁时),
定义为儿童高度近视。

○ 儿童早发性高度近视的发病是以遗传因素为主、环境因素为辅两方面共同作用
的结果,且同全身性疾病密切相关。因此进行详细全面的眼部检查和全身检查
是很有必要的。

○ 高度近视临床表现多样,眼底后巩膜葡萄肿的形成是其特征性改变。高度近视性
黄斑病变影响视力,主要可分为萎缩性、牵拉性、新生血管性,但在儿童中少见。

○ 单眼高度近视是较为少见的一种近视类型,多存在有视轴遮挡,晶状体、视神
经、黄斑等重要眼部的结构缺陷。

○ 高度近视相关眼底病变严重程度与年龄相关。需要手术干预的眼底病变通常在
中老年患者发生,儿童较为少见。

【概述】

　　成年人中高度近视是指等效球镜度数≤-6D,或眼轴≥26.0mm。在不同年龄段的儿童中目前尚无明确的高度近视定义。有学者提出将年龄≤5 岁、度数≤-4D,年龄≥6 岁、度数≤-6D 者,定义为高度近视。笔者在临床工作中常以年龄为分界,即 n 岁时,度数≤-nD,则可定义为高度近视。

　　根据发病年龄,高度近视分为发生在学龄后的迟发性高度近视(late-onset high myopia, loHM)和发生在学龄前(<7 岁)的早发性高度近视(early-onset high myopia, eoHM)。eoHM 可分为仅表现为高度近视的单纯型(非综合征型),以及合并眼部其他疾病或全身其他系统异常的综合征型。本章节仅描述高度近视共同的眼底特征,合并眼部或全身系统异常的高度近视,将在相应的章节描述。

　　值得注意的是,高度近视常常伴随各种眼球结构的改变,但并不代表眼球结构的改变仅出现在高度近视眼中,在一些近视程度中等甚至较轻的眼中,同样能观察到眼球结构的变化。近年来,控制近视发生和发展的干预措施报告(IMI-Interventions Myopia Institute: Interventions for Controlling Myopia Onset and Progression Report)提出将病理性近视单独定义,即与近视相关的过度眼轴延长所导致的眼后段结构变化(包括后巩膜葡萄肿、近视性黄斑病变和高度近视相关的视神经病变),并可能导致最佳矫正视力丧失。本章节所介绍的各种儿童高度近视相关眼底病变也属于病理性近视的相关范畴。

　　国家卫生健康委员会等联合开展了全国儿童青少年近视调查。范围是对 1 033 所幼儿园和 3 810 所中小学校的 111.74 万名儿童进行视力检查,年龄覆盖 6~18 岁各年龄段儿童。结果显示,中国儿童总体近视率为 53.6%。其中,幼儿园儿童近视率为 14.5%,小学生近视率为 36.0%,初中生近视率为 71.6%,高中生近视率为 81.0%。在患有近视的高中三年级学生中,高度近视患者在近视总人数中的占比高达 21.9%。

儿童早发性高度近视的发病是以遗传因素为主，环境因素为辅，两方面共同作用的结果。近年来关于环境危险因素的研究主要关注自然采光、户外活动时间、近距离用眼时间、电子产品使用频率等。此外高眼压、青光眼、眼轴长度及是否及时矫正屈光不正等方面也是高度近视的重要影响因素。另外，儿童早发性高度近视是与眼部和全身性疾病密切关联。一项回顾性病例系列研究发现，高度近视儿童中约54%伴有全身疾病，38%存在与高度近视相关的眼部异常，仅有约8%为单纯高度近视，不伴任何眼部或全身异常。

【临床特征】

1. 症状　可单眼或双眼患病，起病年龄相差较大。早期远视力不好，近视力尚可，随着病情发展，远、近视力均有减退。病理性近视玻璃体易发生凝缩、液化、后脱离和混浊，在儿童中常表现为早发玻璃体液化及后脱离。

2. 豹纹状眼底　豹纹状眼底是由于眼轴增长及眼球扩张，脉络膜变薄、萎缩，导致眼底出现红褐色相间的粗大条纹状改变。豹纹状眼底以及视盘周围的近视弧是高度近视眼底改变的最初表现。Wong 等在中国青少年高度近视人群中发现：豹纹状眼底的发生率约为54.6%，且发生率在10年间可上升到76%。

3. 视盘旁弥漫性脉络膜萎缩　高度近视视盘旁弥漫性脉络膜萎缩，主要表现在视盘颞侧区域和黄斑中心凹处脉络膜变薄特别明显。尤其是距离中心凹鼻侧 2 500μm 处脉络膜厚度 <60μm，可能是儿童高度近视进展快的危险因素（图 7-0-1）。

4. 后巩膜葡萄肿　后巩膜葡萄肿（posterior staphyloma，PS）是指后巩膜壁变薄、局部扩张，扩张部分较周围巩膜壁的曲率半径减小。由解剖学家 Scarpa 于 1801 年首次报道，在成人高度近视的发生率较高（10.9%～50.5%），在儿童发生率约为 12.7%。后巩膜葡萄肿是病理性近视的一个标志性损害。一旦后巩膜葡萄肿形成，后极部区域将极大地扩展，眼轴甚至可增长至 2 倍。同不具有后巩膜葡萄肿的高度近视眼相比，机械牵拉显著增大。

后巩膜葡萄肿的发生与眼轴长、屈光度、弧盘比值均呈正相关。发生原因可能是随着眼轴的延长，巩膜中胶原的合成与分解紊乱，胶原蛋白减少，巩膜变薄而不能抵抗眼压。组织病理学证实，后巩膜葡萄肿区域的脉络膜明显变薄，血流量显著下降，脉络膜循环障碍导致巩膜缺氧，纤维细胞凋亡，巩膜外基质分解加速。

后巩膜葡萄肿破坏了眼底正常的圆弧形状，眼底凹凸不平导致各条子午线曲率不一致，不规则的斜壁引起散光，临床上常见此类患者矫正视力难以提高。随着后巩膜葡萄肿的进展，脉络膜循环障碍继发一系列眼底病变，如脉络膜新生血管、视网膜脱离、黄斑劈裂、黄斑裂孔（macular hole，MH）等导致患者视力严重受损甚至发生不可逆性盲（图 7-0-2）。

5. 穹顶样黄斑　穹顶样黄斑（dome-shaped macula，DSM）是高度近视眼底出现的向前拱起的黄斑，可伴或不伴有后巩膜葡萄肿。最早由 Gaucher 于 2008 年报道，其发生率为 11%～20%。

DSM 在眼底照相或超声检查中难以发现，但可以通过 OCT 检查清楚地检测到，并且垂直扫描比水平扫描的发现率更高，并可将之分为三种类型：水平椭圆形、垂直椭圆形和圆形穹顶样黄斑。

DSM 发生的原因尚不明确，基于 OCT 研究显示 DSM 患者中心凹处巩膜相对较厚，但脉络膜厚度没有明显差异。DSM 的主要并发症之一是视网膜下液积聚，引起渗出性视网膜脱离，进而导致视力损伤。但也有研究认为，圆顶形黄斑具有保护作用，可以减少病理性近视中心凹发生劈裂、黄斑裂孔的概率（图 7-0-3）。

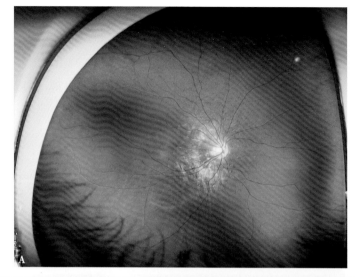

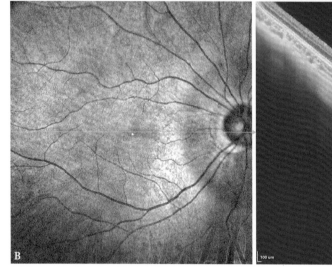
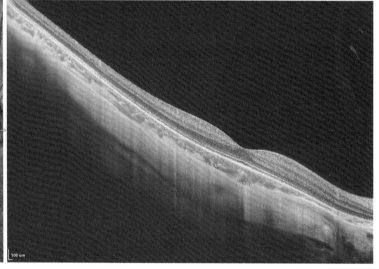

图 7-0-1　儿童高度近视患者 OCT 脉络膜萎缩改变

男童，4 岁，右眼验光检查，-8.00DS/-1.00DC×35，眼轴 27.06mm。A. 眼底示后极部豹纹状改变，视盘颞侧近视弧形斑，后巩膜葡萄肿形成，呈视盘旁型；B. OCT 示眼底后巩膜葡萄肿形成，脉络膜萎缩变薄，从右到左分别为，黄斑中心凹颞侧 2 500μm、颞侧 1 000μm、中心凹下、鼻侧 1 000μm、鼻侧 2 500μm，鼻侧 2 500μm 处脉络膜极度变薄，厚度<60μm。

6. **高度近视性黄斑病变**　高度近视性黄斑病变是指继发于高度近视的一系列脉络膜视网膜病变，包括豹纹状眼底、弥漫性脉络膜视网膜萎缩、斑片状脉络膜视网膜萎缩、脉络膜新生血管、视网膜劈裂、黄斑裂孔等脉络膜视网膜退行性改变等。大多数与近视性黄斑病变相关的并发症可能导致不可逆的黄斑光感受器损害和中心视力丧失。

7. **并发症**　高度近视并发症多，如并发性白内障，由于高度近视可出现晶状体核性混浊或后囊下混浊，同时由于眼球结构的改变，也可出现晶状体后极圆锥，给普通白内障手术带来困难。近视与青光眼的联系紧密，约有 14% 的近视患者被证明可伴有青光眼。在高度近视眼中，巩膜强度较低，继而导致测得的眼压偏低，同时高度近视本身造成的视盘结构异常改变，使得青光眼的视盘凹陷、萎缩以及眼压升高征象被掩盖。在后段，高度近视由于玻璃体的不完全后脱离，部分玻璃体皮质残留于视网膜表面发生增生或者玻璃体后脱离时牵拉视网膜内界膜，进而导致内界膜产生裂隙而引起细胞移位，最终导致黄斑前膜。

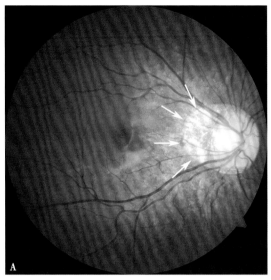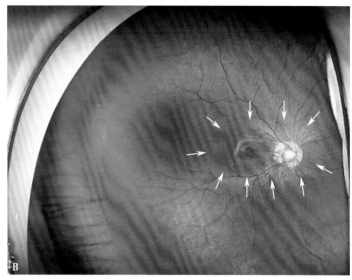

图 7-0-2　儿童高度近视的眼底彩照

男童,7 岁,右眼验光检查,−10.00DS/−1.25DC×185,眼轴 26.13mm。A. 眼底彩照可见后极部豹纹状改变,视盘颞侧脉络膜萎缩,透见灰白色巩膜,呈新月形(白色箭头示);B. 扫描激光检眼镜下同一患者可观察到后巩膜葡萄肿形成(白色箭头示)。

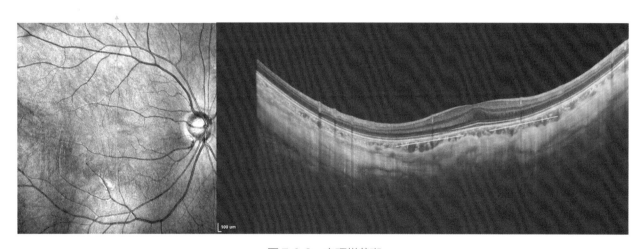

图 7-0-3　穹顶样黄斑

患者,6 岁,右眼验光检查,−6.00DS/−1.50DC×165,眼轴 27.32mm。OCT 黄斑区竖扫示黄斑中心向前拱起(红色切线示),
突出于两侧(黄色切线示),脉络膜厚度弥漫变薄。

　　值得注意的是,以上几种并发症的好发年龄多为中老年,而在儿童高度近视患者中少见。如在儿童患者观察到合并青光眼或白内障等异常时,应高度怀疑全身综合征的可能性,如马方综合征、Stickler 综合征等。

　　孔源性视网膜脱离(rhegmatogenous retinal detachment,RRD)在儿童中较少见,占 RD 患者 3%～7%。且与成人不同,儿童 RRD 有多种病因且难以被家长察觉,故患儿手术解剖复位成功率低(73%～78.3%)。近视是儿童 RRD 的主要高危因素之一。在一些研究中,儿童 RRD 患者近视发生率 11.5%～43.3% 不等。非综合征型高度近视 RRD 最常见的病理类型是格子样变性区内的圆孔和单发或多发的马蹄形裂孔。在综合征类型的高度近视性 RRD 中,发生于锯齿缘的巨大裂孔可能是主要的病理类型,见于 Stickler 综合征等胶原类疾病(图 7-0-4,图 7-0-5)。

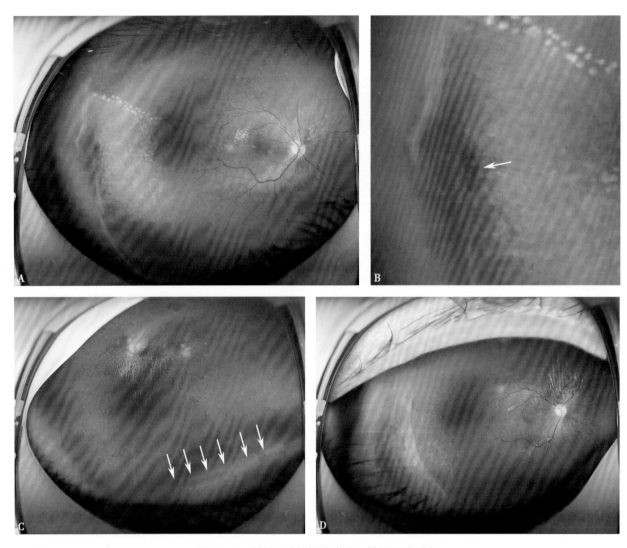

图 7-0-4　单纯高度近视患者孔源性视网膜脱离

男童，7 岁，验光检查，OD−12.00DS/−3.50DC×5，OS−12.00DS/−5.00DC×170，BCVA，OD0.02，OS0.01，双眼眼球震颤。A. 患者右眼术前扫描激光检眼镜检查，眼底呈豹纹状改变，见颞侧视网膜广泛脱离，周围可见激光斑；B. 右眼 9：00 位可见周边视网膜萎缩圆孔（白色箭头示）；C. 左眼周边视网膜 4：00 位至 6：00 位格子样变性区（白色箭头示）；D. 患者行右眼巩膜扣带术，术后视网膜平伏。

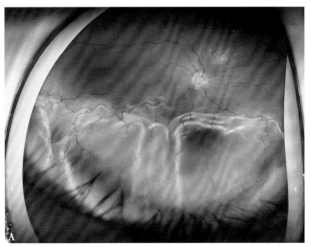

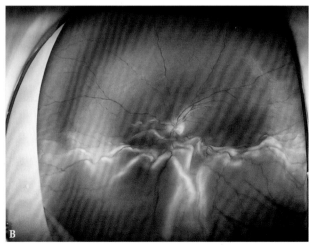

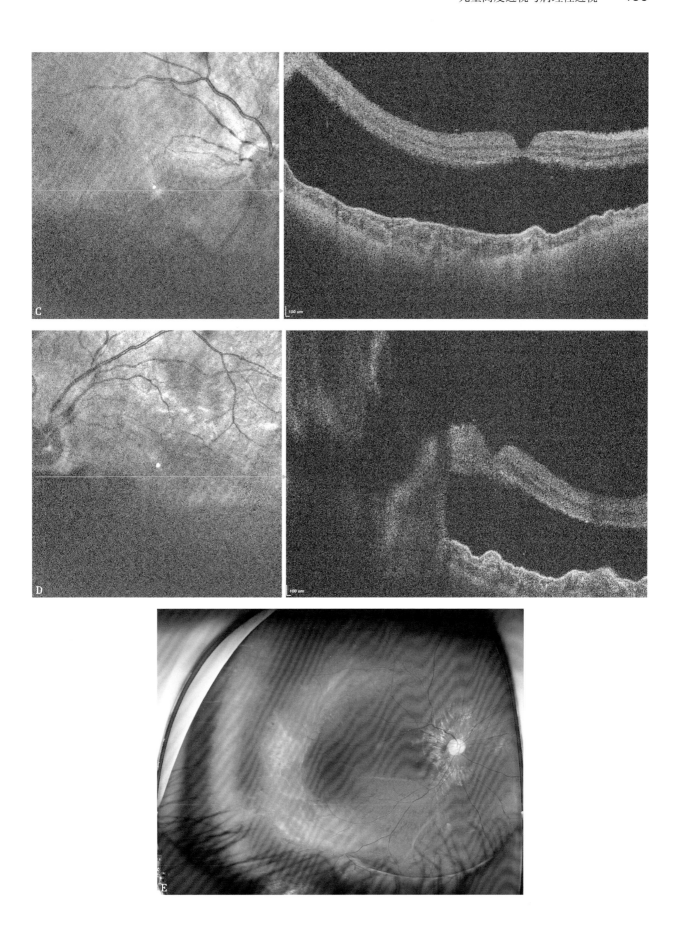

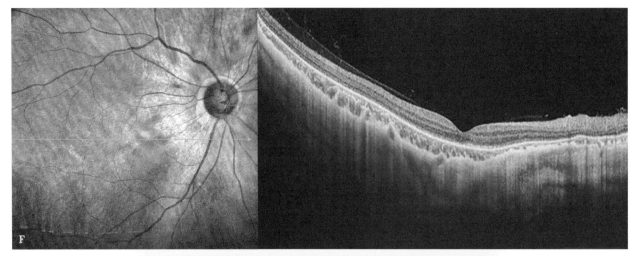

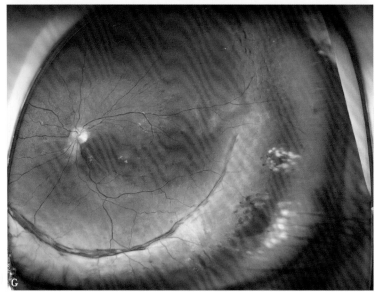

图 7-0-5 Stickler 综合征高度近视并发的孔源性视网膜脱离

9 岁患者，验光检查，OD−13.00DS/−1.50DC×120，OS−13.00DS/−2.00DC×100，眼轴，OD28.20mm，OS28.11mm，术前视力 VOD0.05，矫正无提高，VOS0.06，矫正无提高。A、B. 患者双眼术前扫描激光检眼镜检查，眼底呈豹纹状改变，见下侧视网膜广泛脱离，呈青灰色隆起；三面镜下见右眼 9：00 处近锯齿缘小牵引孔；C、D. OCT 示双眼视网膜脱离累及黄斑；E. 患者行右眼巩膜扣带术，术后可见右眼全周手术嵴隆起，视网膜平伏；F. OCT 示右眼黄斑贴附；G. 左眼巩膜扣带联合 PPV 术，术后视网膜平伏，手术嵴实，激光斑清；取油后双眼视力 VOD0.25，VOS0.25。

8. 单眼高度近视　在近视的各种类型之中，单侧近视，尤其是单侧高度近视（unilateral high myopia，UHM），是较为少见的一种近视类型。通常来说，高度近视是由于眼轴过度生长、屈光力不匹配所致，这种增长往往双眼对称。而双眼不对称近视的出现，表明双眼间眼轴生长或角膜 / 晶状体的总和屈光力存在差异。既往研究表明，眼轴的生长不平衡是屈光参差性近视的主要原因。

UHM 常好发于学龄前儿童，形觉剥夺可能是单眼近视过度发展的主要原因，同时近视产生的不清晰的视网膜物像加重了患眼近视以及弱视的进展，使得患者难以获得良好的双眼视觉，从而损害视觉皮层的结构和功能。目前尚无统一的 UHM 诊断标准，既往研究多使用以下标准，即一眼等效球镜度数 ≤−6D，另眼等效球镜度数 >−6D，且两眼等效球镜度数至少相差 5D。

　　单眼高度近视的临床特征以及诊断要点应主要关注患眼的眼部异常，这些异常可位于全眼，包括外眼、眼前段和眼后段。因此全面细致的检查是必须的。

　　（1）眼前段及外眼：患眼眼前段及外眼的病变一般影响患眼的屈光状态或视轴通透性，进而导致单眼近视发展，常见的因素有上睑下垂、角膜瘢痕、先天性或早发白内障、晶状体缺损、晶状体脱位（图7-0-6）。

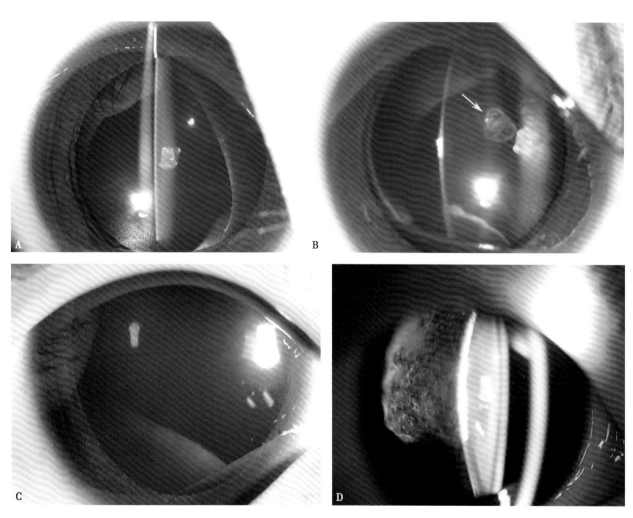

图 7-0-6　合并单眼白内障的儿童单侧高度近视

A、B. 4 岁患者，左眼前部型永存玻璃体动脉合并左眼高度近视，验光，OD＋2.00DS/−2.00DC×170＝0.7，OS−7.50DS/−2.50DC×170＝0.1；A. 示右眼眼前段未见明显异常；B. 示左眼见晶状体后囊膜中央区一竖椭圆形混浊；C、D. 4 岁患者，左眼前部型永存玻璃体动脉合并左眼高度近视，验光，OD＋1.50DS/−1.50DC×7＝0.5，OS−6.00DS＝HM/ 眼前；C. 示右眼眼前段未见明显异常；D. 示左眼见晶状体后囊膜、玻璃体前界膜致密瓷白混浊，遮挡视轴。

　　（2）眼后段：眼后段所致单侧高度近视包含视轴遮挡、形觉剥夺以及局部生长调节机制紊乱。生长发育早期的玻璃体混浊可形成对视轴的遮挡进而诱导单侧高度近视的产生。有研究指出，很大一部分（31%）的单侧高度近视患者存在视盘发育缺陷，单侧视神经发育不全十分普遍，临床上可观察到牵牛花综合征、视盘倾斜等多种异常（图7-0-7）。同时有髓鞘视神经纤维也常常合并单侧高度近视。患者存在筛板以前的异常视神经髓鞘化，表现为视力降低，相对传入性瞳孔功能障碍和 VEP 异常，这些视觉缺陷提示有神经轴突和 / 或视觉连接功能障碍。患者生命早期祖细胞异常分化导致神经节细胞内异位产生髓鞘磷脂层,导致轴突异常,进而可能导致视觉功能下降导致近视发生(图7-0-8)。黄斑结构的异常被证明同近视相关,在单侧高度近视的患者中,观察到患眼黄斑中心凹视网膜扁平化,凹陷幅度减小。笔者在临床观察中也发现单眼高度近视常常合并黄斑异位,共同提示黄斑结构和位置在近视发病机制中的重要地位(图7-0-9)。

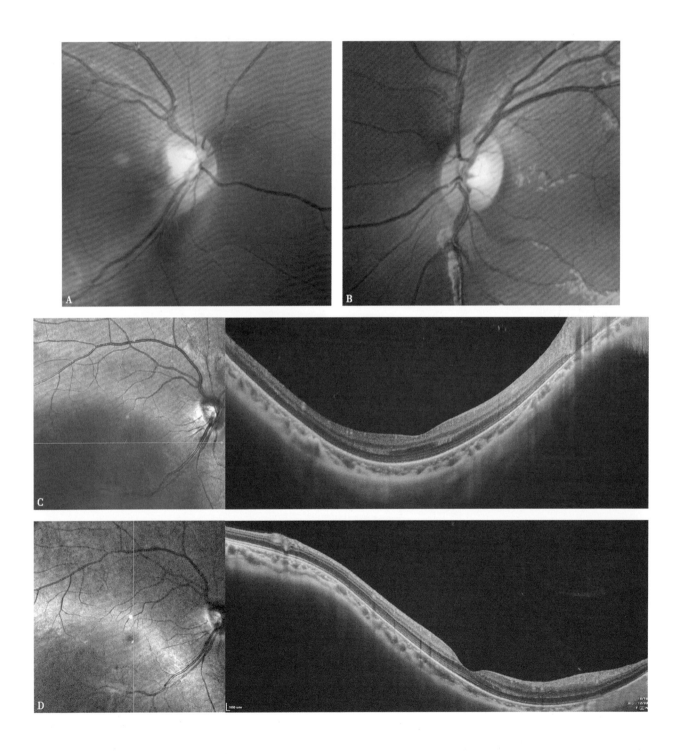

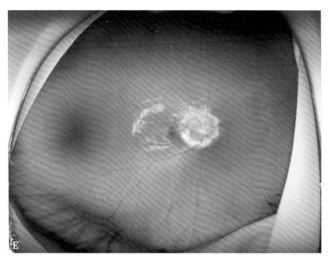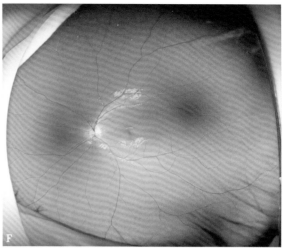

图7-0-7　合并视盘异常的单眼高度近视患者

A～D. 4岁患者，右眼视盘倾斜伴右眼高度近视，验光，OD−4.5DS/−1.00DC×30＝0.12，OS−0.50DS＝1.0，眼轴，OD23.59mm，OS21.19mm；A. 示右眼视盘向颞下方倾斜，形状椭圆形；B. 示左眼视盘形态相对正常；C、D. 示右眼OCT提示颞下方视盘倾斜方向后巩膜葡萄肿形成；E、F. 5岁患儿，右眼牵牛花综合征伴右眼高度近视，验光，OD−5.50DS/−1.25DC×180＝FC/20cm，OS＋1.00DS/−0.50DC×5＝1.0，眼轴，OD24.24mm，OS22.52mm；E. 示右眼眼底照相视盘扩大，深度凹陷，表面胶状物，形似牵牛花；F. 示左眼相对正常形态眼底。

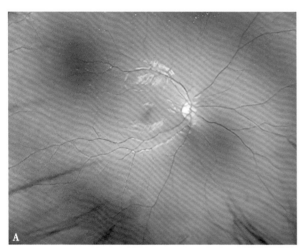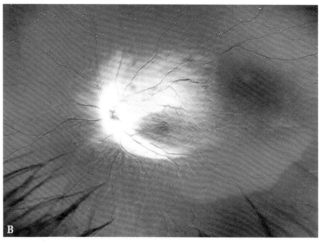

图7-0-8　合并有髓鞘视神经纤维的单眼高度近视

7岁患儿，左眼有髓鞘视神经纤维伴左眼高度近视，验光，OD＋1.50DS/−0.5DC×20＝0.9，OS−14.00DS/−1.00DC×20＝FC/30cm，眼轴，OD21.73mm，OS26.86mm。A. 示右眼正常形态眼底；B. 示左眼视盘周围及颞上颞下血管弓灰白羽毛状病灶。

　　周边部视网膜在近视的发生发展中起到重要作用。周边视网膜的远视离焦被证明在近视进展中起到重要作用。类似的，笔者观察到单眼高度近视或屈光参差患者存在周边血管发育异常，如家族性渗出性玻璃体视网膜病变、早产儿视网膜病变等，可能通过周边离焦机制产生单侧高度近视（图7-0-10）。

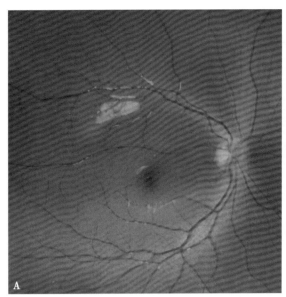
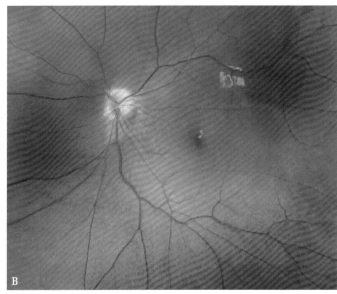

图 7-0-9　合并黄斑异常的单眼高度近视

3 岁患儿，左眼黄斑异位伴左眼高度近视，验光，OD-1.00DS/-0.25DC×165=0.6，OS-7.50DS/-1.00DC×20=0.03，眼轴，OD23.07mm，OS25.73mm。A. 示右眼正常形态眼底；B. 示左眼黄斑向颞下方异位。

　　目前 UHM 的致病机制仍不明确。有研究指出，UHM 的致病可能同时与形觉剥夺和眼局部调节机制相关。在多种动物（包括灵长类）实验中，生长发育期单眼视觉剥夺可诱导眼球过度生长，导致单侧高度近视。同时也有动物试验提示，眼部的视网膜组成细胞，例如无长突细胞等可以通过分泌血管活性肽、多巴胺等因子参与眼局部生长调节，进而调控眼轴生长，缺少此类结构或者细胞可能导致局部眼生长的调节缺陷，进而产生高度近视。在 UHM 患者人群中，超过 40% 的患眼存在视轴遮挡或晶状体、视神经、黄斑等结构的解剖缺陷，提示视觉信号被破坏或眼部结构发生异常在 UHM 的致病过程中可能具有重要意义。这些因素，如先天性白内障、黄斑前膜或某些视网膜疾病，是可治疗或可控制的，因此早诊断、早治疗 UHM 对患儿视力发育具有重要意义。

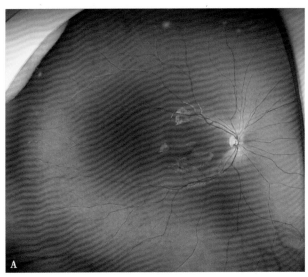
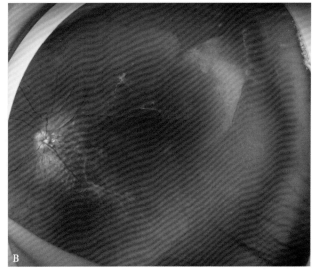

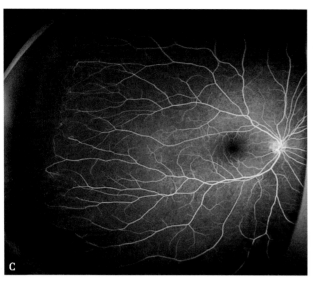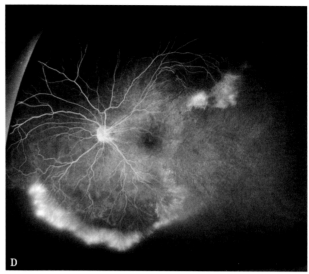

图 7-0-10　合并周边血管异常的单眼高度近视患者

5 岁患者, 左眼周边视网膜血管异常伴左眼高度近视, 基因(-), 否认早产史, 验光, OD+1.75DS/-0.50DC×180=1.0, OS-15.25DS/-0.25DC×80=0.15; 眼轴, OD22.67mm, OS28.00mm。A. 示右眼相对正常眼底; B. 示左眼眼底豹纹状改变, 颞侧大片无血管区, 见玻璃体视网膜牵引; C. 示右眼荧光造影周边视网膜血管少许无血管区; D. 示左眼荧光造影颞侧及鼻下大片无血管区, 视网膜血管末端呈毛刷样, 荧光渗漏。

【影像学检查】

高度近视依赖于眼底照相及 OCT 检查, 尤其是近年来由于 OCT 与广域眼底照相的发展, 通过 OCT 能够对视神经和黄斑进行高分辨率的在体评估, 如近视牵拉性黄斑病变和穹顶状黄斑, 对视网膜各个层面的变化进行定性及定量观察。在广域眼底照相上可以发现后巩膜葡萄肿形成、周边视网膜变性等高度近视等相关并发症。FFA 与 ICGA 作为一项有创性的影像学检查措施, 对高度近视所致脉络膜新生血管具有良好显示作用。

【诊断标准】

在不同年龄段的儿童, 尚无明确的高度近视定义。Ohno-Matsui 提出将年龄≤5 岁、度数≤-4D, 年龄≥6 岁、度数≤-6D, 定义为高度近视。笔者在临床工作中常以年龄为分界, 即 n 岁时, 度数≤-nD, 将其定义为高度近视。

近视患者眼轴逐渐增长, 随年龄增长视网膜出现退行性改变, 可出现一系列的眼底病理性改变, 此时称为病理性近视。

【临床分型】

为进一步指导患者随访和治疗, 目前对高度近视相关后巩膜葡萄肿及近视性黄斑病变须进行临床分型。

1. 后巩膜葡萄肿　Curtin 根据检眼镜观察和眼底图像首次将病理性近视后部葡萄肿分为 10 种不同的类型。Ⅰ～Ⅴ型为原发葡萄肿，Ⅵ～Ⅹ型为混合型葡萄肿。同时还描述了其他五种复合型后部葡萄肿，每种基本上都是Ⅰ型变体。这些类型的葡萄肿可以由Ⅰ型和另一种类型的组合组成，如Ⅱ型或Ⅲ型。

近年来，Ohno-Matsui 通过结合 3D MRI 技术与临床可获得的扫描激光检眼镜图片提出了更为简化的临床分型（图 7-0-11）：

Ⅰ型，宽黄斑型；

Ⅱ型，窄黄斑型；

Ⅲ型，视盘旁型；

Ⅳ型，鼻侧型；

Ⅴ型，下方型；

不同于Ⅰ～Ⅴ型的其他类型。

2. 近视性黄斑病变　国际 META-PM 分析研究小组（META-analysis for pathologic myopia study group）通过总结已发表的研究，基于对病理性近视患者眼底照片的分析，在 2015 年提出了一个简化的、统一的分类系统，将病理性近视相关黄斑病变分为 5 类：C_0，无近视性视网膜退行性病变；C_1，仅有豹纹状眼底；C_2，弥漫性脉络膜视网膜萎缩；C_3，斑片状脉络膜视网膜萎缩；C_4，黄斑萎缩。在这些类别之外还增加了 3 个附加病变，包括漆裂纹、近视性 CNV 和 Fuchs 斑。一项入组了 274 例儿童、平均年龄（11.7±2.5）岁的研究显示，高度近视性黄斑病变在儿童有较高的发生率，但严重程度较低：C_0 期发生率 35.4%，C_1 期发生率 50.7%，C_2 期发生率 13.9%。

鉴于此分类法并不包括牵拉性或新生血管性黄斑病变，即使它们存在，也只是被认为是其他类别的附加因素。同时以萎缩为中心特征的分类系统难以全面地概括近视性黄斑病变的特点，2019 年在此基础上提出了近视性黄斑病变的 ATN 分型（atrophy, traction, neovascular, ATN）（表 7-0-1），实际上新分型系统的 A 类改变涵盖了既往 C_1～C_4 病变，增加了 T 类改变，用以突出由于异常扩张的后极部造成的垂直机械牵拉所致黄斑劈裂甚至黄斑裂孔。同时既往归于 plus 的病变被单独认识，认为黄斑区漆裂纹的产生是黄斑区 CNV 改变的可能因素，并概括为新生血管性即 N 类改变（图 7-0-12～图 7-0-15）。

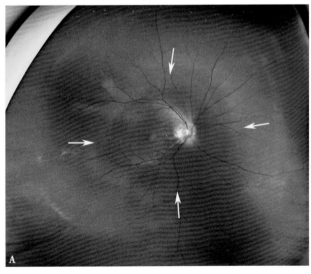

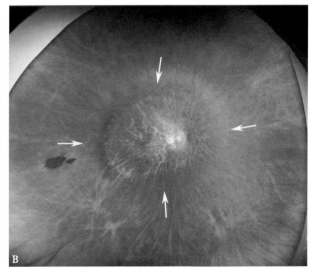

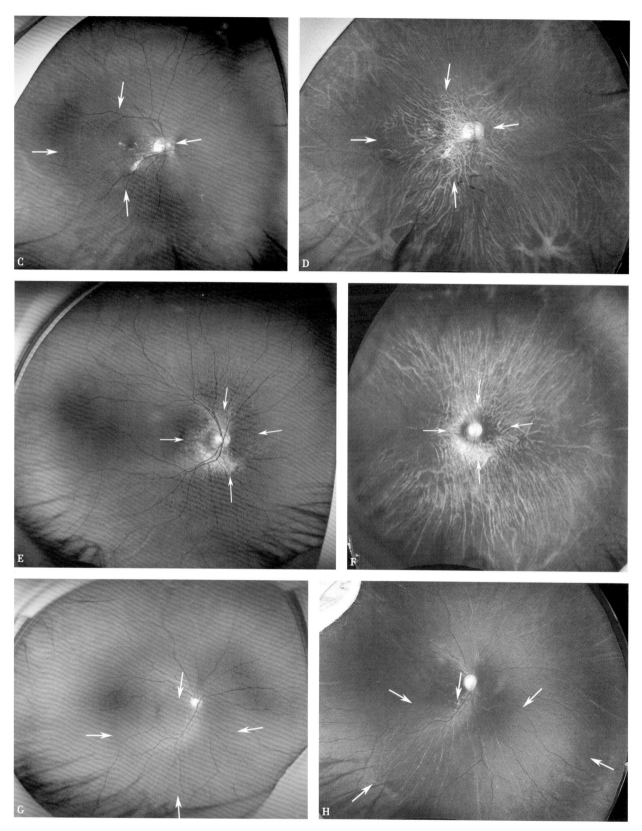

图 7-0-11　高度近视后巩膜葡萄肿分型

扫描激光检眼镜下见葡萄肿处眼底同周围视网膜区别明显，萎缩分界（白色箭头示），透见脉络膜大血管，在扫描激光检眼镜绿通道照片下分界更为明显，部分可见白色分界线（白色箭头示）。A、B. Ⅰ型，宽黄斑型；C、D. Ⅱ型，窄黄斑型；E、F. Ⅲ型，视盘旁型；G、H. Ⅴ型，下方型，因鼻侧型罕见，故不在此列出。

表 7-0-1　高度近视黄斑病变临床分期

萎缩性黄斑病变，A	牵拉性黄斑病变，T	新生血管性黄斑病变，N
A_0：无近视性视网膜损害	T_0：无黄斑裂孔	N_0：无近视性 CNV
A_1：仅豹纹状眼底	T_1：内层或外层劈裂	N_1：黄斑区漆裂纹
A_2：弥漫性脉络膜视网膜萎缩	T_2：内层 + 外层黄斑劈裂	N_{2a}：活动性 CNV
A_3：斑片状脉络膜视网膜萎缩	T_3：黄斑脱离	N_{2s}：瘢痕 /Fuchs 斑
A_4：完全性黄斑萎缩	T_4：全层黄斑裂孔	
	T_5：黄斑裂孔 + 视网膜脱离	

注：在儿童患者中，A_2 以上患者少见，常不伴有 T 类或 N 类病变的产生。

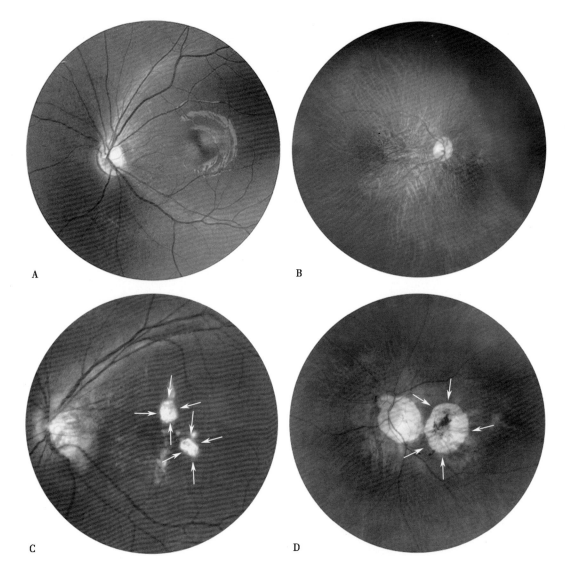

图 7-0-12　高度近视萎缩性黄斑病变分级

扫描激光检眼镜示高度近视各级萎缩性黄斑病变。A. A_1，仅见视盘旁视网膜轻度萎缩性改变，呈现豹纹状眼底；B. A_2，视网膜萎缩明显伴有脉络膜中小血管层萎缩，透见脉络膜大血管，病变弥漫，视盘旁近视弧形斑明显；C. A_3，视网膜脉络膜萎缩进一步加重，部分区域脉络膜极度萎缩，透见巩膜，扫描激光检眼镜下呈黄白色改变（白色箭头示），视盘斜入，可见盘周萎缩；D. A_4，大片视网膜脉络膜萎缩病灶，累及黄斑（白色箭头示），视力往往极度下降，视网膜脉络膜功能结构破坏严重；由于儿童患者 A_2 以上病变罕见，C、D 图以成人患者展示高度近视萎缩性黄斑病变 A_3、A_4 级。

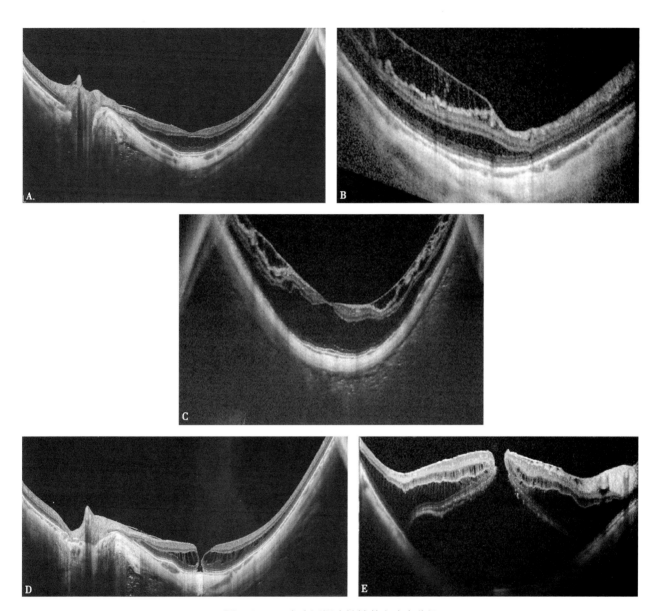

图 7-0-13　高度近视牵拉性黄斑病变分级

以成人患者 OCT 示高度近视牵拉性黄斑病变分级。OCT 可见巩膜极度后突形变，后巩膜葡萄肿形成，脉络膜极度萎缩，仅见大血管层，视网膜前后机械力牵拉；A. T_1，黄斑区外层视网膜劈裂；B. T_2，黄斑区内层及外层视网膜劈裂；C. T_3，黄斑区视网膜内层及外层见劈裂囊腔，视网膜下积液生成，黄斑区神经上皮脱离；D. T_4，黄斑全层裂孔生成，围绕裂孔见视网膜劈裂囊腔；E. T_5，视网膜脱离漂浮，黄斑裂孔生成，伴有视网膜劈裂、黄斑前膜形成。

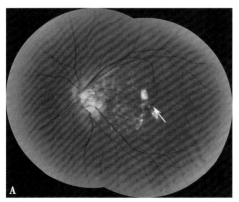
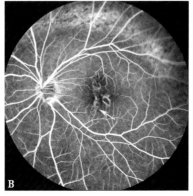
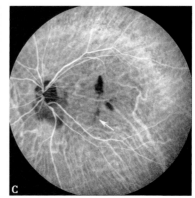

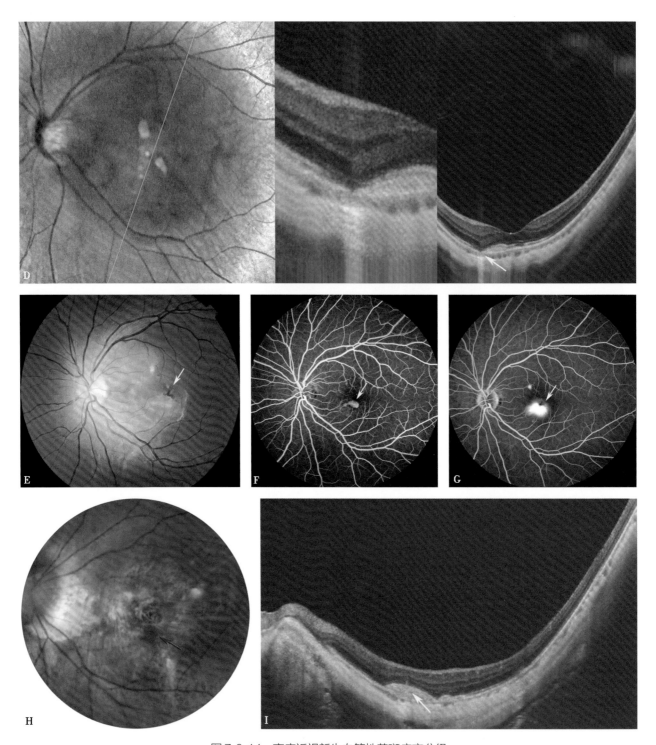

图 7-0-14　高度近视新生血管性黄斑病变分级

A. N₁，漆裂纹改变（成年患者），黄斑区黄白色线状病变（黄色箭头示），病灶一端可见 1/3PD 大小黄白色梭形萎缩病灶；B. FFA 示漆裂纹呈线状强荧光（黄色箭头示），晚期无明显渗漏，萎缩病灶边缘荧光染色；C. ICGA 示漆裂纹呈线状弱荧光（黄色箭头示），萎缩病灶呈弱荧光表现；D. OCT 示黄白色线样改变对应位置，中间为放大图，显示椭圆体带、RPE 层、Bruch 膜中断；因 Bruch 膜破裂呈现其下组织反射增强（黄色箭头示）；E. N₂ₐ，黄斑区灰色膜样物约 1PD 大小，中央小片出血，周围色素改变（黄色箭头示）；F、G. 眼底造影动脉期可见病灶荧光充盈，随着时间延长荧光增强渗漏边界模糊（黄色箭头示），病灶弱荧光改变和彩照中出血相对应，为出血遮蔽影；H. N₂ₛ，黄斑区及视盘旁片状萎缩，黄斑处色素增生形成 Fuchs 斑（红色箭头示）；I. OCT 示视网膜下 RPE 增生呈高反射（黄色箭头示）。

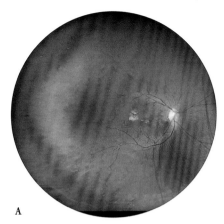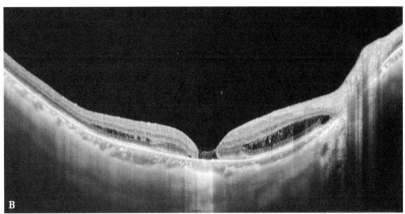

图7-0-15　ATN分类示例

A、B. 患者眼底后极部仅见豹纹状改变，OCT示黄斑区全层裂孔，外层视网膜劈裂，分级为$A_1T_4N_0$。

【治疗】

高度近视患者常规提高视力的方法是验光配镜，但延缓近视度数和进展、改善眼底病变仍是治疗的难题。目前防治重点在于：

1. 延缓屈光度进展　增强近视防控意识、增加户外活动时间、减少视近工作时间、改善儿童用眼行为、改善视觉环境、保证充足的睡眠、规范儿童近视与弱视的矫治。

2. 积极治疗眼部病变　高度近视相关的眼底病变严重程度与年龄相关。需要手术干预的眼底病变通常在中老年患者发生，儿童较为少见。高度近视一旦发生黄斑区的新生血管，中心视力将继续下降。玻璃体腔注射药物抑制新生血管生长是抑制黄斑区新生血管的有效方案。对于近视度数持续性加深、眼轴持续性增长，可考虑后巩膜加固术。通过将加固材料置于后极部及黄斑区，启动机械性加固眼球壁、增加眼球向后延伸的阻力，从而延缓眼球的扩张。角膜塑形镜和低浓度阿托品也被证明在控制近视进展、抑制眼轴增长上具有良好的安全性和显著效果。

参考文献

[1] 董彬，张凤云，潘臣炜，等. 中国儿童近视状况研究. 中国校外教育，2022（1）：99-116.

[2] FLITCROFT D I, HE M, JONAS J B, et al. IMI - defining and classifying myopia: A proposed set of standards for clinical and epidemiologic studies. Investigative Ophthalmology & Visual Science，2019，60（3）：M20-M30.

[3] MARR J E, HALLIWELL-EWEN J, FISHER B, et al. Associations of high myopia in childhood. Eye（London, England），2001，15（Pt 1）：70-74.

[4] OHNO-MATSUI K, LAI T Y Y, LAI C C, et al. Updates of pathologic myopia. Progress in Retinal and Eye Research，2016，52：156-187.

[5] WANG N K, CHEN Y P, LAI C C, et al. Paediatric retinal detachment: comparison of high myopia and extreme myopia. The British Journal of Ophthalmology，2009，93（5）：650-655.

[6] SIN H P Y, YIP W W K, CHAN V C K, et al. Etiologies and surgical outcomes of pediatric retinal detachment in Hong Kong. International Ophthalmology, 2017, 37 (4)：875-883.

[7] TSAI A S H, WONG C W, LIM L, et al. Pediatric retinal detachment in an Asian population with high prevalence of myopia： Clinical characteristics, surgical outcomes, and prognostic factors. Retina (Philadelphia, Pa.), 2019, 39 (9)：1751-1760.

[8] RUIZ-MEDRANO J, MONTERO J A, FLORES-MORENO I, et al. Myopic maculopathy：Current status and proposal for a new classification and grading system (ATN). Progress in Retinal and Eye Research, 2019, 69：80-115.

[9] KOBAYASHI K, OHNO-MATSUI K, KOJIMA A, et al. Fundus characteristics of high myopia in children. Japanese Journal of Ophthalmology, 2005, 49 (4)：306-311.

[10] WEISS A H. Unilateral high myopia：optical components, associated factors, and visual outcomes. Br J Ophthalmol, 2003, 87 (8)：1025-1031.

第八章

儿童脉络膜新生血管

精要

○ 脉络膜新生血管（choroidal neovascularization，CNV）是脉络膜毛细血管通过破裂的 Bruch 膜生长到视网膜色素上皮下或视网膜色素上皮上（也称视网膜下）的新生血管组织。

○ 儿童脉络膜新生血管罕见，对儿童的视功能影响大。

○ 儿童脉络膜新生血管主要发生于 6～16 岁的学龄期儿童，90% 单眼发病。

○ 最常见的病因是先天性 / 发育异常和炎症性 CNV，其次是特发性 CNV。

○ 根据 CNV 发生的部位分为黄斑中心凹型和中心凹外型（视盘旁多见），大多数为经典型和 2 型 CNV。

【概述】

　　儿童脉络膜新生血管（choroidal neovascularization，CNV）是指 0～14 岁的儿童由于各种眼部疾病引起的来自脉络膜的血管通过破裂的 Bruch 膜生长到视网膜色素上皮下或视网膜下。常发生于后极部，很少有视网膜水肿和渗漏，几乎不伴出血。儿童 CNV 虽然罕见，但病程隐匿迁延，对儿童视功能伤害大。

　　儿童 CNV 主要发生于学龄期儿童，英国发病率为 0.21/100 000，目前国内尚无流行病学资料。儿童 CNV 的病因包括：先天性 / 发育异常、炎症性、高度近视、外伤性、血管样条纹、脉络膜骨瘤、特发性等，我国最常见的病因是先天性 / 发育异常和炎症性，其次是特发性。其中，继发于炎症的 CNV 最常见的病因，我国以眼弓形虫视网膜脉络膜炎为主，而欧美国家以眼组织胞浆菌病为主。本节描述的是儿童 CNV 的共性，也总结了继发于各种不同病因的儿童 CNV 的临床特点。

【临床分型】

　　根据 CNV 的病因分为先天性 / 发育异常、炎症性、高度近视、外伤性、特发性和其他。

　　根据 CNV 发生的部位分为两类：黄斑中心凹型和中心凹外型（多位于视盘旁），其中黄斑中心凹型更常见。

　　根据 FFA 病灶有无渗漏分为活动性和非活动性，其中活动性更常见，占 85%。

　　根据 FFA 活动性病灶渗漏的方式分为经典型和隐匿型，其中经典型更常见，占 96%。

　　根据 OCT 上 CNV 位于视网膜色素上皮下或上分为 1 型和 2 型，其中 2 型更常见，占 96%。

【临床特征】

儿童 CNV 患者 90% 为单眼发病，可因视力下降、眼前黑影遮挡、视物变形等前往医院就诊，临床表现主要为眼底后极部黄白色病灶，很少有视网膜水肿和渗漏，几乎不伴出血；荧光素眼底血管造影表现为后极部早期点状或片状强荧光，晚期渗漏；吲哚菁绿血管造影取决于病灶的活动性，活动性病灶表现为早期强荧光、晚期渗漏，非活动性或活动性较低的病灶表现为早晚期弱荧光；光学相干断层扫描成像显示视网膜色素上皮上或下方高反射，光学相干断层扫描血管成像显示在视网膜外层（无血管层）可见 CNV 病灶内有血流。但儿童患者由于视觉感知能力尚在发育，对于单眼视力下降的适应能力较强，导致患儿不会及时就诊，往往就诊时 CNV 已发展到成熟或瘢痕阶段。

不同病因的继发性 CNV 常表现为不同的临床表现特征，以下分别进行阐述。

1. 继发于视盘发育异常的 CNV　儿童期与 CNV 相关的视盘发育异常包括视神经缺损、视盘小凹、视盘玻璃疣（ODD）、胚胎期血管残留（PFV）和牵牛花综合征（MGS）。视盘周围 CNV 也是慢性视盘水肿和恶性高血压的罕见并发症。据笔者观察，继发于视盘发育异常的 CNV 主要发生在发育异常的视盘颞侧，极少出现在鼻侧，荧光造影呈现视盘颞侧早期强荧光、晚期强荧光渗漏，伴视网膜表面渗漏等特点，平均面积约 1/3PD，往往不影响视力，所以临床上呈现 CNV 长得慢、纤维化程度高等特点。不影响中心视力者可进行观察。

Gass 报告了第一例儿童视盘发育异常继发 CNV 的病例，该病例是一名诊断为 ODD 的 4 岁儿童。在一项对 40 名 ODD 患儿的回顾性研究中，Hoover 等人发现只有一名儿童出现了 CNV。另有文献报道，与成人相比，儿童中继发于 ODD 的 CNV 发病率更高，而且 8%～18% 的 CNV 儿童伴有 ODD。

ODD 是因视盘筛板前出现钙、氨基酸、核酸和黏多糖等玻璃样无细胞性沉积物而得名，导致视盘抬高和边缘模糊。又因疣体常埋藏于视盘深部而称为埋藏型玻璃疣。在青春期，埋藏型玻璃疣逐渐发生钙化，向视盘浅表迁移，转变为浅表型 ODD，因而部分 ODD 患者在青春期突然进展，所以临床所见其发病较晚，集中在 9～12 岁，成年期趋于稳定。ODD 的发病率在成人为 0.2%～2.0%，儿童为 0.4%～1%，69%～91% 的病例为双侧。ODD 通常无症状，但有极少数会导致 CNV、血管闭塞、非动脉炎性缺血性视神经病变等并发症。继发于 ODD 的 CNV 常位于视盘周围，可因 CNV 引起的视网膜下液累及黄斑而影响视力，通常对玻璃体内抗 VEGF 治疗有反应，且视网膜内液和下液不容易复发（图 8-0-1）。

2. 继发于葡萄膜炎的 CNV　继发于葡萄膜炎的 CNV 是儿童 CNV 的主要原因之一，主要继发于眼弓形虫病（图 8-0-2）、眼弓蛔虫病、多灶性脉络膜炎、风疹病毒性视网膜病变、结节病、Vogt-Koyanagi-Harada 综合征和慢性葡萄膜炎。这类疾病中 CNV 的发生率很难确定，因为患者受原发病的影响，通常难以感知到 CNV 引起的进一步视力下降。

弓形虫感染是继发于感染性疾病的葡萄膜炎的首位病因。弓形虫病的病原体为刚地弓形虫，可分为先天性和后天获得性，前者通过人胎盘使胎儿感染引起，后者因人食入被污染的食物或密切接触感染的动物、患畜的分泌物、排泄物，经呼吸道或破损的皮肤黏膜而引起。尽管 CNV 在儿童眼弓形虫病中的频率尚不确定，但大多数儿童 CNV 病例系列都包括这一诊断。

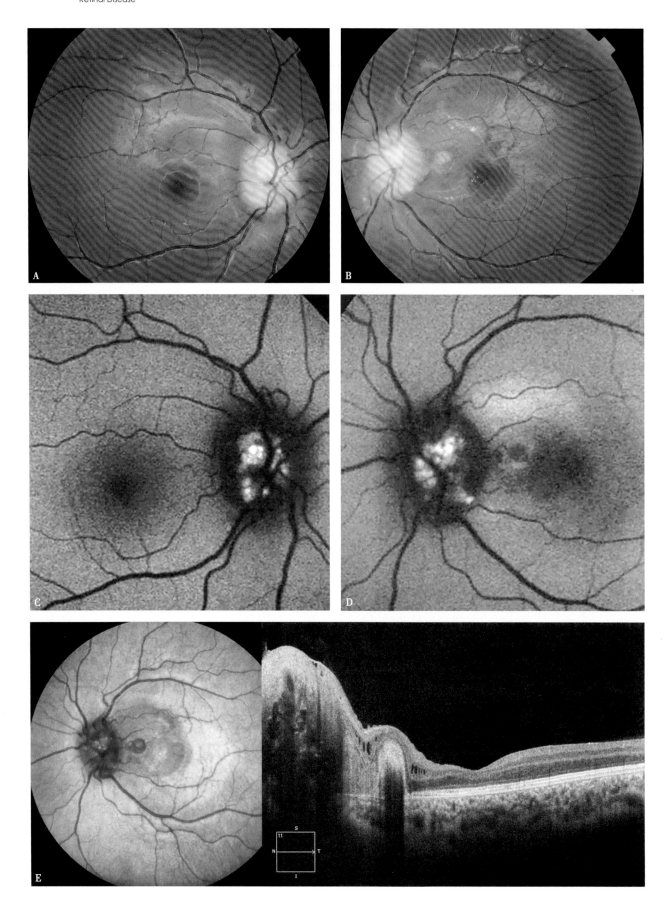

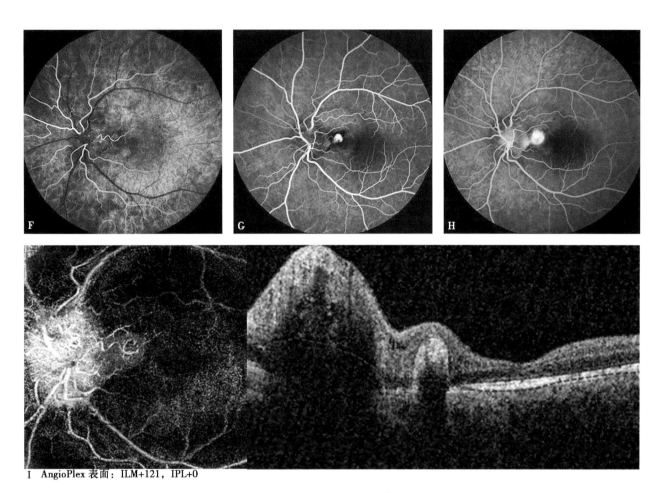

I　AngioPlex 表面：ILM+121，IPL+0

图 8-0-1　继发于视盘发育异常的 CNV

女童，11 岁，左眼视力下降 1 个月；BCVA，OD1.0，OS0.2。A、B. 眼底示双眼视盘隆起，边缘模糊；C、D. 自发荧光显示双眼视盘周围轻度高荧光；E～H. 左眼 FFA 显示病变位于视盘颞侧，早期强荧光，晚期渗漏；I. 左眼 OCTA 显示病变位于视盘颞侧，病灶内有丰富血流信号。

眼弓形虫病的眼底表现主要为局限性葡萄膜炎，多位于黄斑区，常表现为黄斑区圆形或椭圆形白色萎缩灶或灰白色增殖组织，其间夹杂褐色色素斑块，周围有黑色素沉着，呈锯齿状排列，病灶与周围正常视网膜界限清楚。急性期可见玻璃体混浊、黄斑区视网膜水肿、黄白色渗出、渗出性视网膜脱离、出血等。CNV 可继发于眼弓形虫病引起的视网膜脉络膜炎和黄斑瘢痕，其特点是在黄斑区黄白色瘢痕病灶的边缘出现 CNV，OCT 显示黄斑区视网膜萎缩，眼房水弓形虫抗体检测 IgG 阳性，往往予以抗 VEGF 治疗后病灶稳定（图 8-0-2）。

3. 继发于高度近视的 CNV　CNV 是高度近视（等效球镜度≤-6.0D）最严重的并发症之一，常导致中心视力突然丧失，严重影响患者生活质量。在国外关于儿童 CNV 的研究中，高度近视的发生率很低。然而，笔者通过对继发于不同病因的儿童 CNV 研究显示，高度近视（4/11，36.4%）在 12 岁或以上的 CNV 中国儿童患者中起着重要作用，这可能是因为近视在东亚人中更普遍。既往研究表明，高度近视 CNV（mCNV）多为Ⅱ型，OCTA 表现为异常网状血管的"花团"样外观；脉络膜毛细血管密度（choroidal capillary density，CCD）显著降低，呈双侧性。

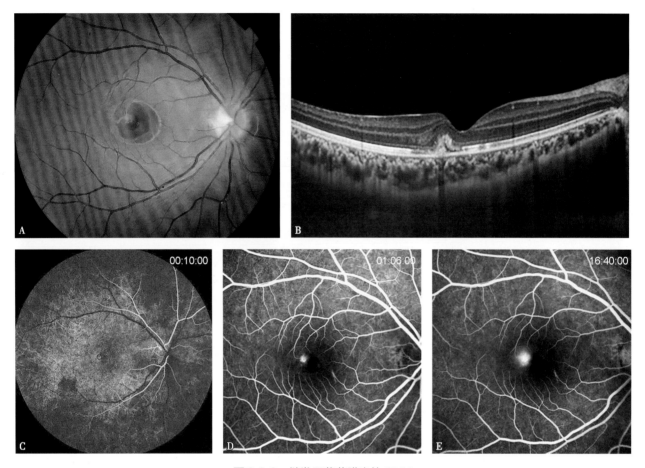

图 8-0-2　继发于葡萄膜炎的 CNV

女童，14 岁，右眼视力下降 3 个月余，弓形虫抗体检测 IgG 阳性。A. 右眼眼底示黄斑区圆形黄白色病灶；B. OCT 显示黄斑
中心凹颞侧视网膜神经上皮层隆起，其下点状高反射，少许视网膜下积液；C～E. FFA 显示黄斑区散在早期点状强荧光，晚
期渗漏；表明为活动性 CNV。

　　既往认为高度近视 CNV（myopic CNV，mCNV）的病因是病理性眼轴增长，造成 Bruch 膜破裂引发
VEGF 异常分泌所致，例如，成人 mCNV 通常发生在具有弥漫性或斑片状黄斑萎缩和漆裂纹的病理性近视
眼中，其 mCNV 通常出现在漆裂纹、萎缩斑块或陡峭的葡萄肿边缘。然而包括本课题组在内的多项研究
已发现，CNV 可出现在眼轴正常的高度近视患者，在我们研究的儿童 mCNV 患者中，4 例均为 2 型 CNV，
仅有 1 例继发于有漆裂纹的病理性近视，3 例继发于在后极没有明显近视眼底改变的单纯性高度近视。而
所有由单纯高度近视引起的 CNV 均见于 14～18 岁青少年，其潜在的发病机制尚不清楚。我们认为，青少
年时期眼球的显著延长可能会导致视网膜、视网膜色素上皮和脉络膜的生物力学拉伸，视网膜血管变直和
变薄，视网膜血管流量减少，视网膜毛细血管网和 CCD 降低（图 8-0-3）。

　　4. 继发于先天性视网膜劈裂的 CNV　先天性视网膜劈裂又称 X- 连锁青少年型视网膜劈裂（X-linked
retinoschisis，XLRS）、青少年视网膜劈裂症，是一种 X 连锁隐性遗传疾病，由 RS1 基因突变导致，发病率为
1/20 000～1/5 000，双眼发病，多见于男性，往往在儿童时期被发现，可出现轻度、中度至重度视力下降。
其临床特点是眼底黄斑中心凹星状视网膜劈裂和不同程度的中周部视网膜劈裂，少数急性视力丧失患者
常伴有视网膜脱离、玻璃体积血等严重并发症，罕见并发症包括黄斑裂孔、视网膜新生血管、视盘新生血
管、新生血管性青光眼和脉络膜新生血管。然而，XLRS 相关 CNV 的潜在病理机制尚不清楚。

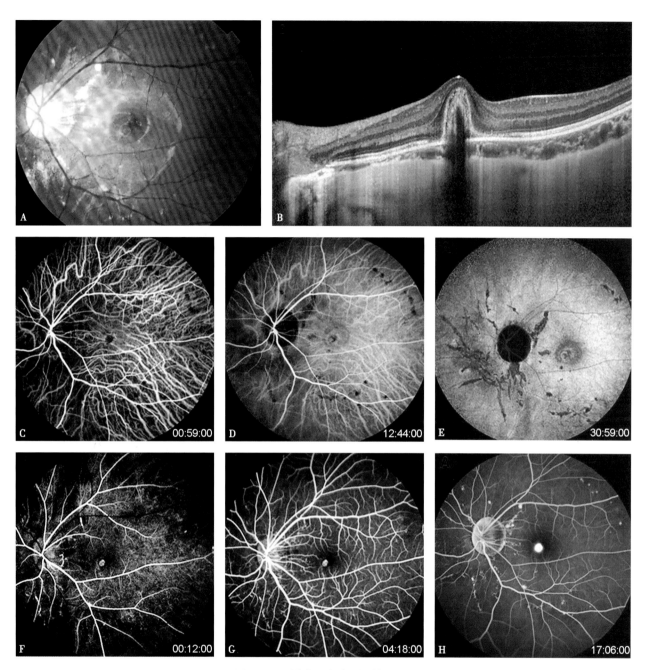

图 8-0-3　继发于高度近视的 CNV

女童，11 岁，左眼视力下降，屈光度，OD-6.00DS/-1.50DC×5，OS-5.5DS/-1.25DC×177，BCVA，OD0.5，OS0.13。A. 眼底彩照表现为豹纹状眼底、漆裂纹和近视圆锥改变；B. OCT 显示视网膜下高反射物质，边缘模糊，内层与外层连接中断；C. 自发荧光呈低荧光，继发于 Bruch 膜机械性线状断裂；D、E. ICGA 显示与漆裂纹区域相对应的异常血管网和弱荧光；F～H. FFA 显示 CNV 早期强荧光，晚期渗漏，强荧光线状区与漆裂纹一致；该患者接受了 1 次玻璃体内注射雷珠单抗，随访时视力稳定在 0.5。

　　笔者于 2015 年 4 月至 2022 年 6 月间，通过对来自 142 个不相关家庭，就诊于中山大学中山眼科中心的 144 例 XLRS 患者（288 眼）观察后发现，其中仅有 10 例（15 眼）并发了 CNV，患病率为 5.2%，平均年龄为（5.1±2.56）岁（范围，3～11 岁）。XLRS 相关 CNV 的特点是 CNV 可发生在黄斑和视盘周围，后者更常见。大多数 CNV 在 FFA 上是经典型，在 OCT 上是 2 型，有较大的黄斑异位、较高的血管弯曲度和较大的面积（3.77±2.76）mm²（1.88～10.23mm²）（图 8-0-4）。

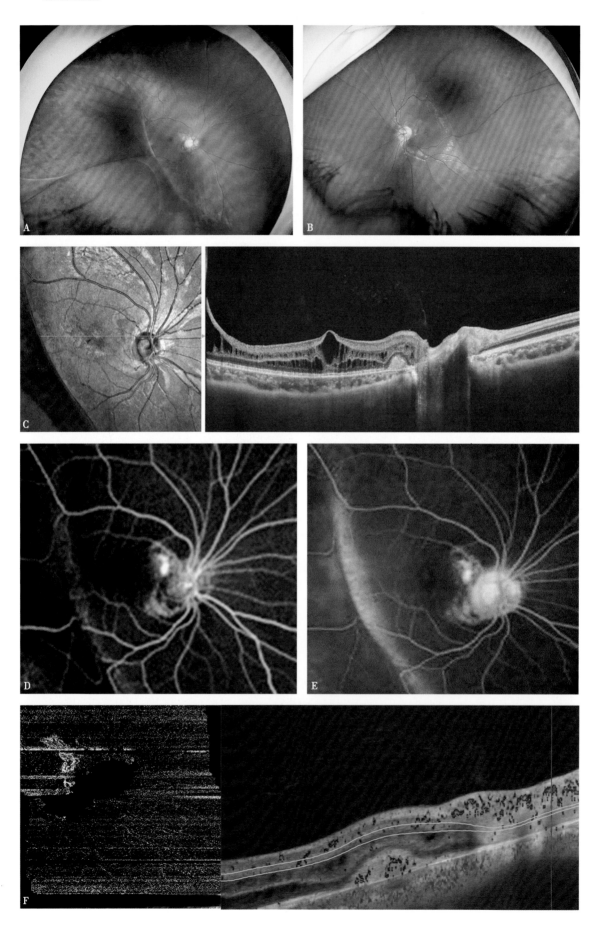

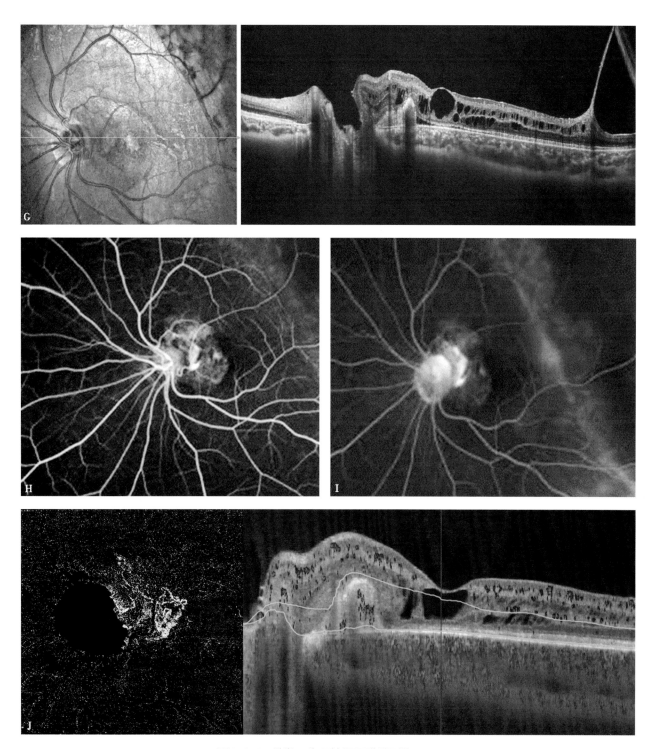

图 8-0-4　继发于先天性视网膜劈裂的 CNV

男童, 5 岁, 体检发现双眼视力差 3 年余; BCVA, OD FC/40cm, OS0.3, 屈光度, OD+0.25DS/−1.75DC×5, OS+2.5DS/−2.25DC×175。
A、B. 双眼眼底示视盘颞侧弧形黄白色病灶及颞侧视网膜劈裂, 视网膜内层大裂孔; C、G. OCT 显示双眼黄斑区视网膜内核层及外核层劈裂、视盘颞侧视网膜下高反射信号; D、E、H、I. FFA 显示双眼视盘颞侧早期片状强荧光, 晚期渗漏; F、J. OCTA 显示双眼视盘颞侧视网膜下高反射信号中有丰富血流, 为视盘旁 CNV。

5. 继发于 Best 病的 CNV　Best 病又称卵黄样黄斑营养不良,是一种常染色体显性遗传性黄斑变性,由 *BEST1* 基因突变导致卵黄样黄斑病变蛋白(一个钙离子敏感的氯离子通道蛋白)合成异常,脂褐质异常积聚于 RPE 细胞,导致黄斑区 RPE 变性及光感受器细胞丢失,黄斑区表现为特征性"鸡蛋黄"样外观,病灶可为多发性。该病典型临床表现可分为 5 期:卵黄样前期、卵黄样期、假性积脓期、卵黄破裂期及萎缩期;非典型临床表现为多灶性卵黄样病灶及黄斑区外受累。

　　Best 病是继发于先天 / 发育异常 CNV 中最常见的原因。FFA 或 ICGA 虽然是诊断 CNV 的金标准,但对继发于 Best 病的 CNV 往往因为染料渗漏较多,且被卵黄样物质遮挡,导致 CNV 显影不清,所以无创的 OCTA 被公认为是诊断 Best-CNV 最好的方法。CNV 可发生在 Best 病的第 3~5 期,常表现为 2 型 CNV,可双眼发病。如果 CNV 发生在萎缩期则失去 Best 病典型的卵黄样外观,不容易诊断,需要通过观察对侧眼、询问病史及通过基因检测来鉴别(图 8-0-5)。

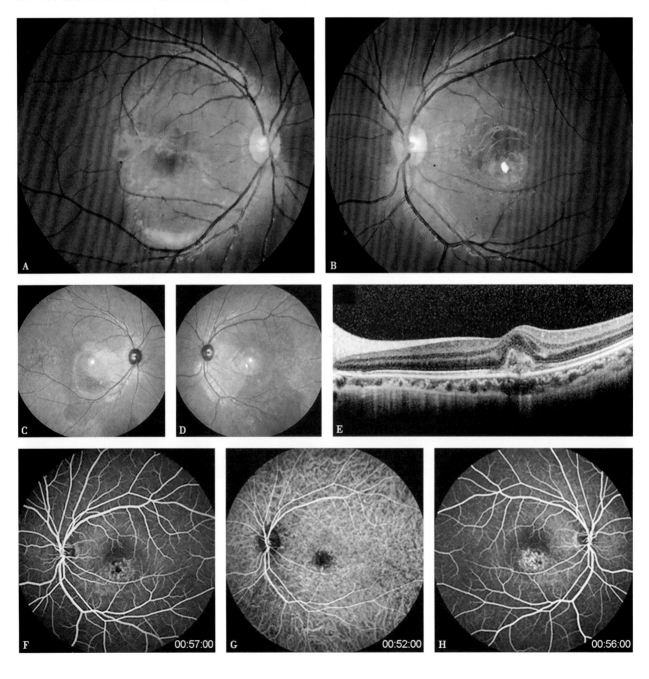

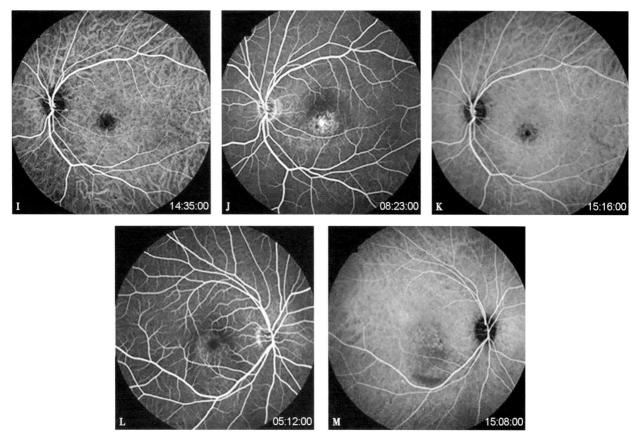

图 8-0-5 继发于 Best 病的 CNV

男，17 岁，无家族史，BCVA，OD0.8，OS0.08。A. 右眼眼底示黄斑下区域有一卵黄样病变；B. 左眼眼底示黄白色纤维膜 -
萎缩和色素沉着的区域；C、D. 双眼无赤光图像显示黄斑高荧光；E. OCT 显示 RPE 水平典型的中心凹下高反射；F、H、J.
FFA 显示黄斑区轻度强荧光，晚期明显强荧光，与左眼中心凹下 CNV 一致；G、I、K. ICGA 显示黄斑区与病变一致的弱荧
光；L. FFA 显示右眼 Best 病变继发黄斑区轻度强荧光；M. ICGA 显示右眼卵黄样病变继发轻度弱荧光；患者接受了左眼玻
璃体内雷珠单抗治疗；然而，没有任何明显的视力改善。

【影像学检查】

儿童黄斑 CNV 的诊断主要依靠眼底彩照、FFA、ICGA、OCT、OCTA 等多种影像学检查。

【诊断标准】

儿童脉络膜新生血管多在患儿体检或来诊行眼底检查时发现，因此，该病的诊断主要依赖于临床体征。

【治疗】

早期诊断对于及时治疗 CNV 非常重要，因为 CNV 有严重的并发症，包括出血、渗出和纤维化，导致
光感受器损伤、视力丧失。针对葡萄膜炎等的原发病治疗是最关键的，此外，目前通常根据新生血管是否

有活动性来选择治疗策略，有活动性者首选抗 VEGF 治疗，临床上常选择 1+PRN（图 8-0-6）或 3+PRN 方案；对于非活动性者则可予以观察。既往采用的激光光凝、黄斑下手术、光动力疗法（photodynamic therapy，PDT）因容易导致黄斑区瘢痕形成而影响视力，目前已很少应用。

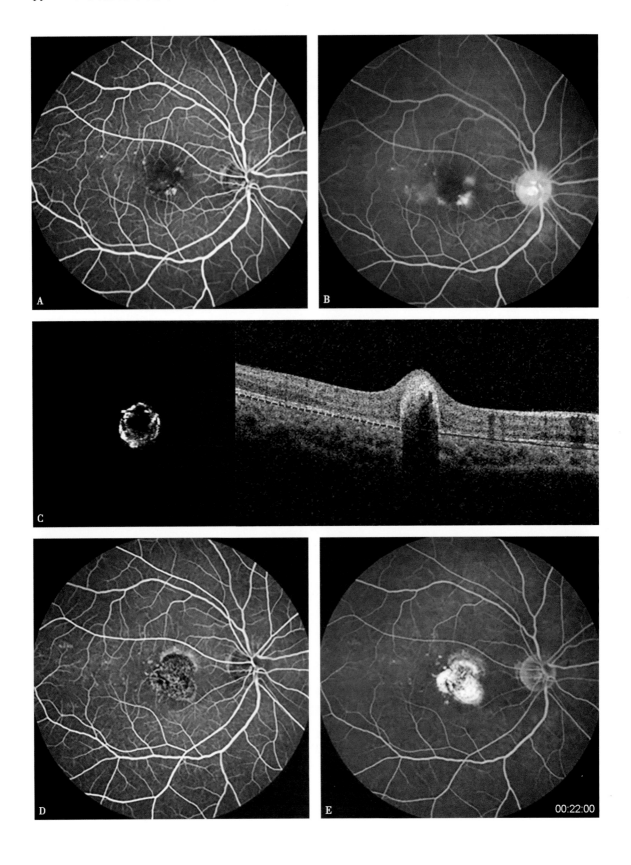

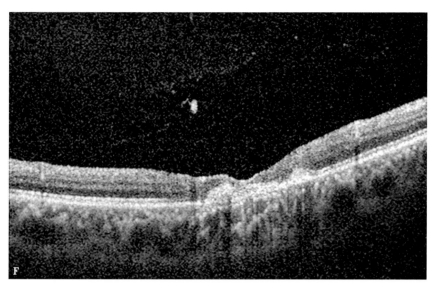

图 8-0-6　儿童 CNV 影像与治疗

女，15 岁，右眼视力下降 1 个月余。A. FFA 显示黄斑区散在早期点状强荧光；B. 晚期强荧光渗漏；表明为活动性 CNV；C. 右眼 OCTA 显示黄斑区病灶有丰富血流；右眼玻璃体腔内注射抗 VEGF 治疗后随访 2 年；D. FFA 检查显示黄斑区散在早期点状强荧光；E. 晚期着染，但未见渗漏，CNV 为非活动性，表明病灶稳定；F. OCT 显示黄斑区高反射瘢痕组织，未见渗出。

参考文献

[1] MOOSAJEE M, ABBOUDA A, FOOT B, et al. Active surveillance of choroidal neovascularisation in children: Incidence, aetiology and management findings from a national study in the UK. Br J Ophthalmol, 2018, 102（4）: 438-443.

[2] RISHI P, GUPTA A, RISHI E, et al. Choroidal neovascularization in 36 eyes of children and adolescents. Eye（Lond）, 2013, 27（10）: 1158-1168.

[3] VIOLA F, VILLANI E, MAPELLI C, et al. Bilateral juvenile choroidal neovascularization associated with Best's vitelliform dystrophy: observation versus photodynamic therapy. J Pediatr Ophthalmol Strabismus, 2010, 47（2）: 121-122.

[4] OHNO-MATSUI K, KAWASAKI R, JONAS J B, et al. International photographic classification and grading system for myopic maculopathy. Am J Ophthalmol, 2015, 159（5）: 877-883.

[5] SAYANAGI K, IKUNO Y, UEMATSU S, et al. Features of the choriocapillaris in myopic maculopathy identified by optical coherence tomography angiography. Br J Ophthalmol, 2017, 101（11）: 1524-1529.

[6] JUTLEY G, JUTLEY G, TAH V, et al. Treating peripapillary choroidal neovascular membranes: A review of the evidence. Eye（Lond）, 2011, 25（6）: 675-681.

[7] XIAO H, ZHAO X, LI S, et al. Risk factors for subretinal fibrosis after anti-VEGF treatment of myopic choroidal neovascularisation. Br J Ophthalmol, 2021, 105（1）: 103-108.

[8] BARTH T, ZEMAN F, HELBIG H, et al. Etiology and treatment of choroidal neovascularization in pediatric patients. Eur J Ophthalmol, 2016, 26（5）: 388-393.

[9] KOZAK I, MANSOUR A, DIAZ R I, et al. Outcomes of treatment of pediatric choroidal neovascularization with intravitreal antiangiogenic agents: The results of the KKESH International Collaborative Retina Study Group. Retina, 2014, 34（10）: 2044-2052.

[10] VARANO M, IACONO P, GIORNO P, et al. Photodynamic therapy in subfoveal and juxtafoveal myopic choroidal neovascularization: A 10-year retrospective analysis. Ophthalmologica, 2014, 231（4）: 204-210.

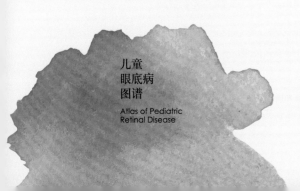

儿童
眼底病
图谱

Atlas of Pediatric
Retinal Disease

第九章

儿童黄斑前膜

精要

○ 黄斑前膜为玻璃体黄斑界面的形态异常。
○ 儿童黄斑前膜应严格排除眼部原发病因素。
○ 儿童黄斑前膜症状隐匿,多表现为低视力,视物变形的主诉不明显。
○ 手术难度相对较高,应审慎评估手术的风险与获益。
○ 术中OCT可为儿童黄斑前膜手术的有力辅助工具。

【概述】

黄斑前膜(epiretinal membrane,ERM)为玻璃体黄斑界面的形态异常,多种因素参与了其发病过程,表现为黄斑内表面出现胶原纤维增殖,形成不同程度的纤维组织附着,最主要的临床表现为视力下降与视物变形。

OCT是ERM诊断的最有效手段。ERM在中老年人中的发病率远高于儿童,前者多表现为无明显诱因的特发性黄斑前膜,而后者多由其他眼部的原发疾病引起。对于发生在儿童的黄斑前膜,应仔细寻找其原发疾病。

【临床表现】

因发病隐匿,进展缓慢,儿童黄斑前膜多无主观症状,除了有明确的眼部原发病,其余多因视力筛查中发现视力未达标,进一步行眼底检查时发现。临床症状可表现为患眼视力较另眼低,一般无诉明显的视物变形等其他眼部不适。黄斑前膜的分类如下。

1.特发性　无明显诱因,为排他性诊断,在儿童的发病率较低。

2.继发性　该类黄斑前膜在儿童中占比较高,应仔细追问病史和检查眼底,并紧密结合儿童的眼部疾病谱进行诊断。在儿童中,原发疾病主要包括葡萄膜炎(图9-0-1)、眼外伤(图9-0-2)、Coats病(图9-0-3)、视网膜与视网膜色素上皮联合错构瘤(CHRRPE)等。外伤可包括钝挫伤、穿通伤、破裂伤或眼内异物。可继发于前、中、后或全葡萄膜炎。

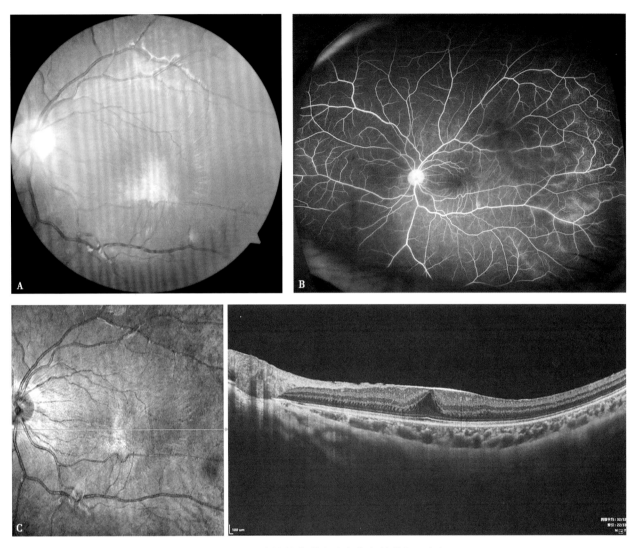

图 9-0-1　弓蛔虫性葡萄膜炎继发黄斑前膜的眼底表现

男童，6岁，眼视力差、畏光半年，经临床、实验室检查后确诊"左眼弓蛔虫性葡萄膜炎"。A. 左眼黄斑前增殖膜样改变，周边血管向黄斑区牵引；B. 左眼 FFA 可见广泛毛细血管渗漏，符合葡萄膜炎改变，后极部血管走行异常；C. 左眼 OCT 见黄斑区视网膜前高反射信号，向心性牵拉致使黄斑中心凹结构消失。

　　3. 医源性　常发生于眼底手术之后，如视网膜脱离复位术后、硅油填充、视网膜激光光凝或巩膜外冷凝术后，主要与手术所导致的炎症刺激存在较大关系，对于该类别的儿童黄斑前膜，应明确其手术治疗史。

　　在以上疾病中，葡萄膜炎继发的黄斑前膜（如弓蛔虫性葡萄膜炎继发性黄斑前膜）、继发于家族性渗出性玻璃体视网膜病变的黄斑前膜，是临床上儿童黄斑前膜的主要原因。此外 CHRRPE 较为常见，其病因不明，多数认为属先天性或发育性，可伴有其他眼部发育性疾病，病理组织学提示含有视网膜色素上皮、视网膜血管、视网膜神经上皮与神经胶质增生等，外层包含增生的视网膜色素上皮细胞，其最直观的表现为黄斑前不同程度的膜状组织物附着，OCT 检查显示黄斑中心凹结构异常。

　　根据黄斑前膜严重程度不同，也可分为两种亚型，分别是黄斑部玻璃纸样反射（cellophane macular reflex，CMR）和黄斑前纤维化（premacular fibrosis，PMF）型。CMR 是指视网膜内表面不规则反射增加，视网膜内表面呈现一个或多个斑片状反射增强。PMF 则更严重，前膜组织增厚而变得不透明，甚至呈灰色，出现向心性或多中心性牵引。

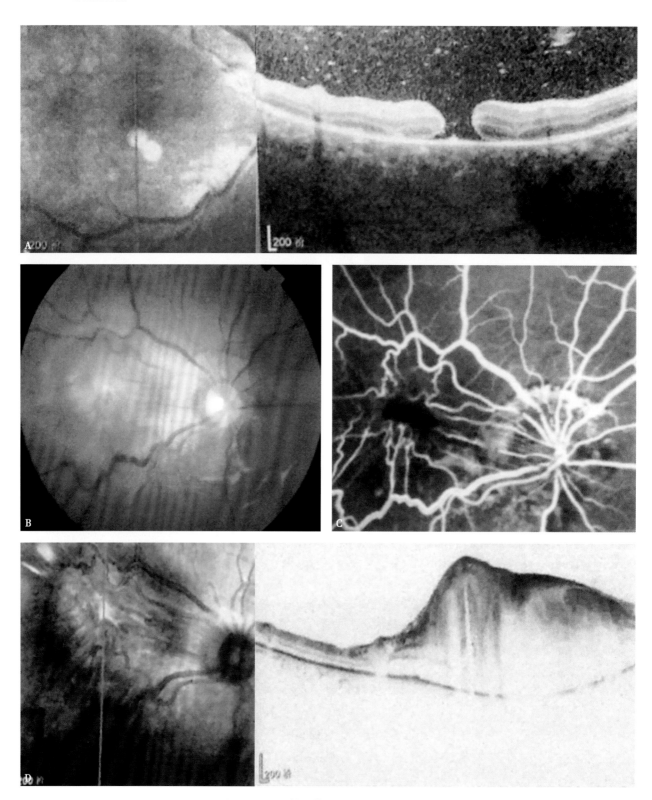

图 9-0-2　眼外伤黄斑裂孔继发黄斑前膜

女童,6 岁,右眼鞭炮伤后视力下降 1 个月余。A. 患者伤后初诊右眼 OCT 可见右眼黄斑裂孔,玻璃体腔可见点状高反射;
B～D. 右眼伤后 1 个月余见黄斑前膜样增殖物覆盖,周边血管向黄斑区牵拉;FFA 见周边血管向黄斑区牵拉;OCT 见黄斑
区视网膜增殖膜,内层结构紊乱,视网膜血管被拉向黄斑区。

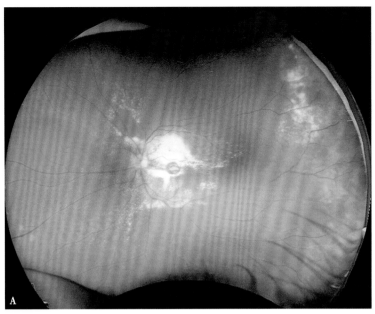

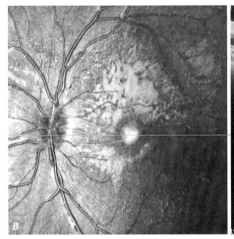 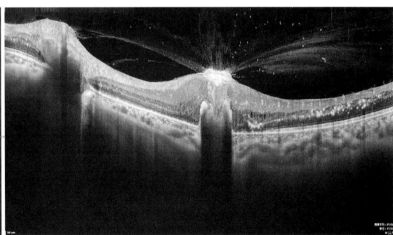

图 9-0-3　Coats 病继发黄斑前膜的眼底表现

男童，5 岁，因"体检发现左眼视力差"就诊，我院经眼底检查及排他性检查，诊断"左眼 Coats 病"。A. 左眼见周边颞侧视网膜血管瘤样扩张，颞侧及后极部大量渗出，黄斑前见膜样增殖；B. 左眼 OCT 见后极部视网膜层间大量硬性渗出，黄斑前膜样增殖，牵拉黄斑中心凹结构消失，玻璃体腔散在高反射信号。

【影像学检查】

　　OCT 为黄斑前膜最直接准确的检查方法，为排除其他眼部原发病，可行 UBM、B 超、眼底彩照，特别是无赤光眼底照相、FFA 等多种影像学检查。广域 FFA 有利于发现周边部病变。

【诊断】

　　眼底检查和 OCT 检查是确诊黄斑前膜的最直接依据，但是要仔细询问患者及家属外伤史、既往眼病史、手术史，同时结合眼部影像学检查，有助于明确患者的原发病因。

【治疗】

应先排除或治疗眼部原发疾病，审慎评估手术风险和获益，可行玻璃体切除与黄斑前膜剥除术（图 9-0-4），术中应严格保护透明晶状体，术中行玻璃体后脱离常较困难，可先后注入曲安奈德与吲哚菁绿，分别标记玻璃体与前膜的范围，以助于前膜组织的剥除，术中应保护后极部的视网膜，避免出血，亦可借助术中 OCT，明确黄斑前膜的边缘，并更好地识别前膜组织与正常的视网膜，避免造成视网膜的锐性损伤。

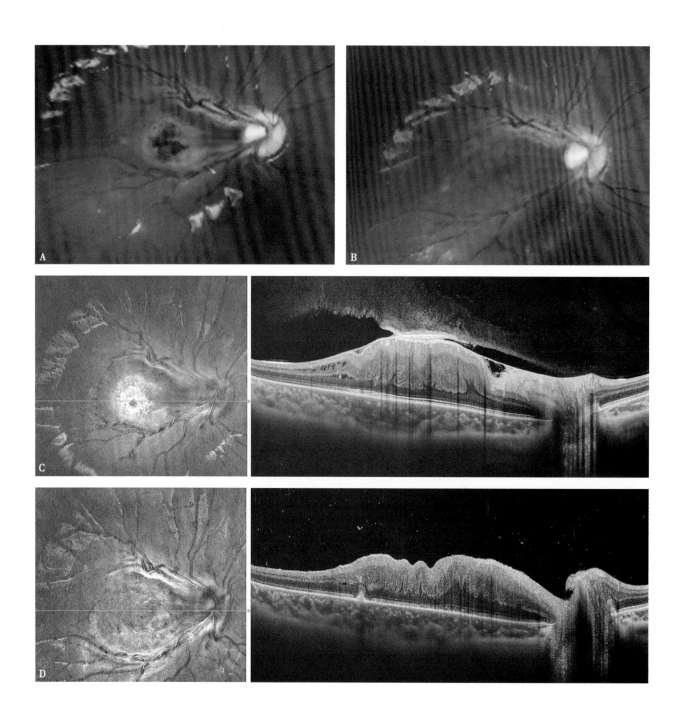

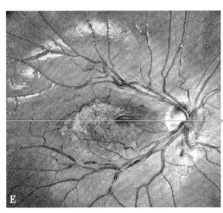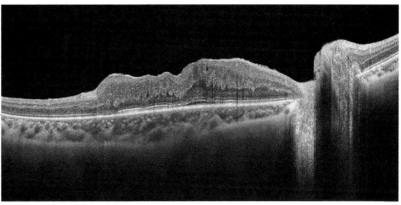

图 9-0-4　CHRRPE 的眼底表现及手术效果

男童，6 岁，体检发现右眼视力差 2 周；右眼视力为 0.06，矫正无提高。A、C. 眼底照相见右眼黄斑区前膜形成伴色素沉着，血管走行异常；OCT 见黄斑区视网膜前高反射，伴黄斑结构紊乱，诊断右眼 CHRRPE，行右眼玻璃体切除术 + 视网膜前膜 / 内界膜剥离术 + 玻璃体腔注气术；D. 术后 1 周 OCT 见右眼黄斑区视网膜前高反射消失，黄斑区视网膜厚度较前减少，指导其验光配镜，进行弱视训练；B、E. 术后 3 个月右眼黄斑区视网膜皱褶较前减轻。

参考文献

[1] TETSUMOTO K，NAKAHASHI K，TSUKAHARA Y，et al. Two cases of idiopathic preretinal macular fibrosis in children. Nippon Ganka Gakkai Zasshi，1990，94（9）：875-881.

[2] HABOT-WILNER Z，TIOSANO L，SANCHEZ J M，et al. Demographic and clinical features of pediatric uveitis in Israel. Ocul Immunol Inflamm，2020，28（1）：43-53.

[3] FERRONE P J，CHAUDHARY K M. Macular epiretinal membrane peeling treatment outcomes in young children. Retina，2012，32（3）：530-536.

[4] KUNIKATA H，NISHIGUCHI K M，WATANABE M，et al. Surgical outcome and pathological findings in macular epiretinal membrane caused by neurofibromatosis type 2. Digit J Ophthalmol，2022，28（1）：12-16.

[5] AHN S J，RYOO N K，WOO S J. Ocular toxocariasis：clinical features，diagnosis，treatment，and prevention. Asia Pac Allergy，2014，4（3）：134-141.

[6] REN Q，HAN N，ZHANG R，et al. Combined hamartoma of the retina and retinal pigment epithelium：A case report. World J Clin Cases，2023，11（8）：1788-1793.

儿童
眼底病
图谱

Atlas of Pediatric
Retinal Disease

第十章

儿童视网膜脱离

视网膜脱离（retinal detachment，RD）主要分为孔源性视网膜脱离（rhegmatogenous retinal detachment，RRD）、牵拉性视网膜脱离（tractional retinal detachment，TRD）和渗出性视网膜脱离（exudative retinal detachment，ERD）。儿童视网膜脱离在临床上并不少见，占所有视网膜脱离患者3%～12.6%，三种不同类型RD均可出现于儿童中。在病因学、解剖学及治疗方面均与成人RD存在一定差异，解剖学复位率和功能恢复率均较低，术后并发症发生率相对较高。对于不同类型的儿童视网膜脱离，必须明确其是否存在原发因素，如全身系统疾病、其他眼部病史、外伤史等，全面仔细的检查、既往病史及家族史的追溯等有助于个体化治疗方案的制订。

第一节　孔源性视网膜脱离

【总论】

儿童孔源性视网膜脱离（rhegmatogenous retinal detachment，RRD）发病率较成年人低，但是在三种类型的视网膜脱离中，RRD最为常见。从病理解剖学来讲，儿童RRD的原因包括两方面：①异常的玻璃体对视网膜产生向心性牵拉力，导致裂孔产生，如继发于Ⅰ型Stickler综合征的视网膜巨大裂孔（giant retinal tear，GRT）和典型的马蹄形视网膜裂孔引起的RRD；②视网膜本身的萎缩导致视网膜萎缩性裂孔，液化的玻璃体经由裂孔进入视网膜下腔，如继发于FEVR的RRD。据本课题组最近的统计，除外外伤性因素，先天发育性异常与近视导致的RRD分别占50%与33.3%，眼部手术史占5.9%，而在先天性异常中，家族性渗出性玻璃体视网膜病变（familial exudative vitreoretinopathy，FEVR）与Stickler综合征占比最高，其他还有马方综合征、牵牛花综合征、XLRS、早产儿视网膜病变等。

儿童RRD诊治对临床医生来说，是巨大的挑战。原因有三：①患儿往往伴有眼部或全身其他先天性异常，病情复杂，诊治难度大，如白内障、青光眼或心脏疾病。②患儿对侧眼往往也并非健眼，存在引起视力损害的潜在危险。③儿童RRD病因、临床特征、手术方案和预后等与成人RRD有所不同。这使得儿童RRD的治疗更为棘手，往往预后较差，且严重影响儿童身心发育。

巩膜外硅胶垫压及巩膜外环扎术常被统称为外路手术，对于儿童孔源性视网膜脱离的治疗，可单独采用硅胶垫压，亦可视玻璃体及视网膜病变的程度，联合行巩膜外环扎术。外路手术在儿童视网膜脱离方面具有较大的优势，应作为首选。主要原因有：①创伤较小，手术时间较短。②对玻璃体及视网膜的扰动少，可最大程度避免内路手术所可能带来的一系列术中及术后并发症。③术后一般无须特殊头位。④最重要的是，儿童视网膜脱离中，患儿玻璃体液化不显著，大部分玻璃体尚成形，呈胶冻状，裂孔周围相对健康的玻璃体能阻止RPE细胞移行，且帮助视网膜裂孔的闭合。相对健康的玻璃体有助于维持正常的眼内压，维持晶状体的透明，对于部分合并严重增殖性玻璃体视网膜病变（proliferative vitreoretinopathy，PVR）的患儿，巩膜外硅胶垫压手术亦可与玻璃体切除术联合施行，以降低周边玻璃体的环形收缩对视网膜的潜在牵拉力。

对于儿童视网膜脱离的治疗，原则上应遵循"先轻后重，可外不内"的原则，因儿童患者的玻璃体通常未出现明显液化,术中行玻璃体后脱离的难度较大,易引起医源性视网膜裂孔及出血等较难处理的术中并发症,同时,由于玻璃体切除术而继发的术后并发症亦不可忽略。对于儿童 RRD,常须采用玻璃体切除术的情况主要包括伴有严重 PVR、原发裂孔较靠近后极部和玻璃体腔明显混浊等。

对于对侧眼的预防措施,常用视网膜激光光凝术和巩膜冷凝术。视网膜激光光凝主要利用激光的光热效应,目标组织吸收激光后,局部组织的温度急剧上升,引起蛋白质变性,从而引起瘢痕形成,而这种瘢痕使得视网膜神经上皮层与 RPE 层之间产生较强的黏附作用,最终防止视网膜的脱离或脱离范围的增大。视网膜激光光凝的另一作用是封闭视网膜的无灌注区,从而阻断疾病的进展与恶化。对于儿童患者,视网膜激光光凝可引起较强的炎症反应,行眼外激光光凝治疗时,若病变组织范围较大,须分步进行,间隔 1～2 周再补充激光治疗的数量与范围。巩膜外冷凝是通过急剧降低组织的温度引起蛋白质变性,从而产生瘢痕组织,起到封闭裂孔与破坏病变组织的作用。有研究发现,对于 I 型 Stickler 综合征引起的 RRD,使用巩膜外冷凝对其对侧眼有较为确切的预防性治疗作用,考虑巩膜外冷凝对组织较强的破坏作用,须密切注意冷凝的强度,以 RPE 层变为橙红色且神经上皮层稍微发白为宜。

一、家族性渗出性玻璃体视网膜病变相关孔源性视网膜脱离

精要

○ 家族性渗出性玻璃体视网膜病变(familial exudative vitreoretinopathy, FEVR)是东方人群儿童孔源性视网膜脱离(RRD)最常见原因。

○ FEVR 占儿童 RRD 的 15.6%～30.4%。

○ FEVR 相关 RRD 以视网膜浅脱离、颞侧萎缩小圆孔多见。

○ 巩膜外环扎联合硅胶垫压是目前治疗 FEVR 相关 RRD 的最常见方法。

○ RRD 的对侧眼检查可以帮助诊断以及后续预防。

【概述】

FEVR 是东亚人群中儿童孔源性视网膜脱离(RRD)的最常见原因,日本学者报道 FEVR 占儿童 RRD 的 15.6%;我国台湾研究表明,FEVR 约占儿童 RRD 的 20%;而西方国家报道中 FEVR 相关 RRD 所占的比例相对降低,仅占儿童 RRD 的 4.3%。我们的研究显示:FEVR 是引起儿童及青少年期非外伤性孔源性视网膜脱离的重要原因之一,约占儿童 RRD 的 30.4%,占儿童先天发育性眼病的 50%。

RRD 发病取决于三个因素:视网膜裂孔、玻璃体液化、有一足够的拉力使视网膜与色素上皮分开,其中视网膜裂孔是关键。

【临床特征】

FEVR 相关 RRD 具有其临床独特性,主要表现在如下几个方面。

1. FEVR 相关 RRD 发病年龄比牵拉性、渗出性视网膜脱离大。与 FEVR 相关 TRD 和 ERD 常发生在出生后第一年相比,FEVR 相关 RRD 的平均发病年龄较大。FEVR 相关 RRD 年龄跨度大(7～47 岁),平均发病年龄是 21.8 岁(21.8 岁 ±10.9 岁),男性比女性发病年龄早,约 20 岁(19.9 岁 ±9.6 岁),女性约 28 岁(28.1 岁 ±1.2 岁)。10～30 岁为高发年龄。

2. FEVR 相关 RRD 具有三个特点,萎缩性小圆孔多见。71.1% 出现颞侧小的视网膜圆形萎缩孔,偶见马蹄形和巨大视网膜裂孔(分别占 22.2% 和 6.7%)。对于不同裂孔类型,可能与 FEVR 的严重程度、视网膜血管发育及玻璃体液化程度有关。

　　3. 易合并视网膜下增殖，而 PVR 发生率低。约半数 FEVR 相关 RRD 患眼会合并视网膜下增殖，可能原因是视网膜裂孔多为格子样变性区内萎缩孔，液化的玻璃体通过裂孔进入视网膜下的速度较慢，RPE 游离，在视网膜下腔中位移，发生化生从而形成视网膜下增殖（图 10-1-1）。

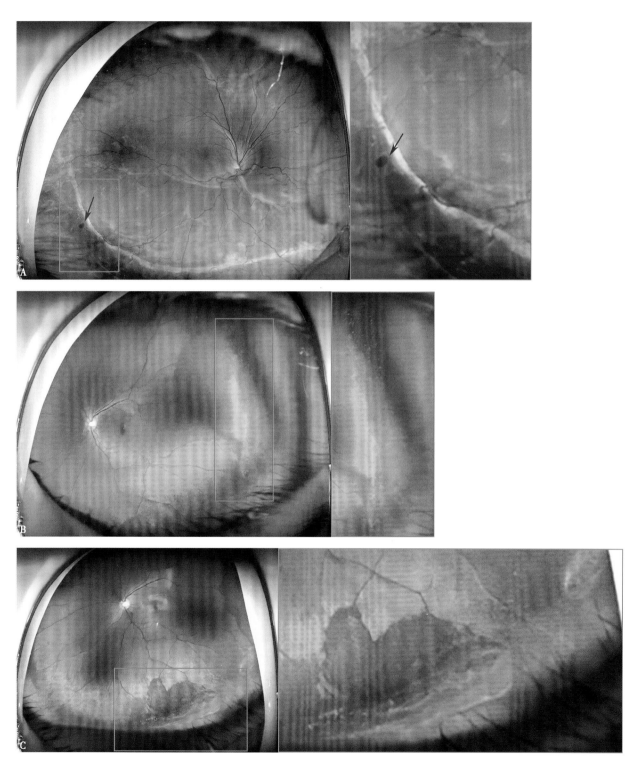

图 10-1-1　FEVR 相关孔源性视网膜脱离

男，14 岁。A. 右眼孔源性视网膜脱离，视网膜下弥漫的增殖膜，颞下方中周部可见圆形萎缩孔（红色箭头示）伴视网膜下粗大纤维增殖条索；B、C. 左眼视网膜颞侧及下方见格子样变性区。

4. 须重视 FEVR 相关 RRD 对侧眼的检查和评估,FEVR 多双眼发病,只是严重程度有差异,不对称。FEVR 相关 RRD 患者对侧眼几乎都能发现血管增多、变直,无血管区等典型改变。3/4 患者可见周边部血管渗漏,50% 患者典型格子样变性,局部视网膜变薄,甚至出现干孔(图 10-1-2);另有 50% 患者出现玻璃体增殖、牵引。因此,这部分患者对侧眼都是视网膜脱离高危眼,若能及早发现,准确治疗,就能够避免发展为视网膜脱离。

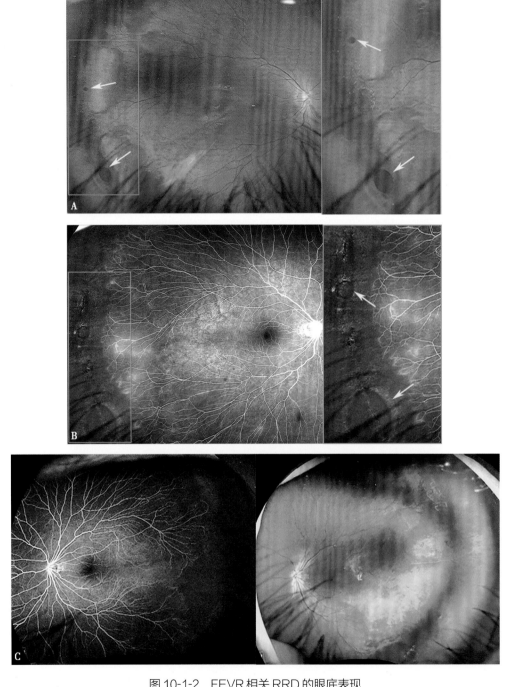

图 10-1-2　FEVR 相关 RRD 的眼底表现

男童,7 岁,BCVA,OD0.6,OS0.7。A、B. 右眼视网膜颞侧周边部无血管区内格子样变性及两个萎缩圆孔
(黄色箭头示),孔周伴视网膜浅脱离,FFA 示视网膜血管分支增多,周边部血管渗漏;C. 对侧眼(左眼)眼
底可见颞侧周边无血管区内视网膜格子样变性,FFA 示血管增多、变直。

　　部分 FEVR 患者或者先证者家属因其视网膜后极部或黄斑部正常，并无症状，但视网膜周边通常存在异常病变（图 10-1-3）。因此，对 FEVR 患者，详细的眼底检查必不可少。视网膜血管 - 无血管交界区可见致密透明组织，通常是早期 FEVR 患者特征性的眼底改变。检眼镜下我们还可以观察到视网膜血管陡直、分支增多，视网膜周边无血管区后方血管呈刷状、血管交错、动静脉短路。周边无血管区透明组织常合并视网膜格子样变性和 / 或视网膜裂孔。

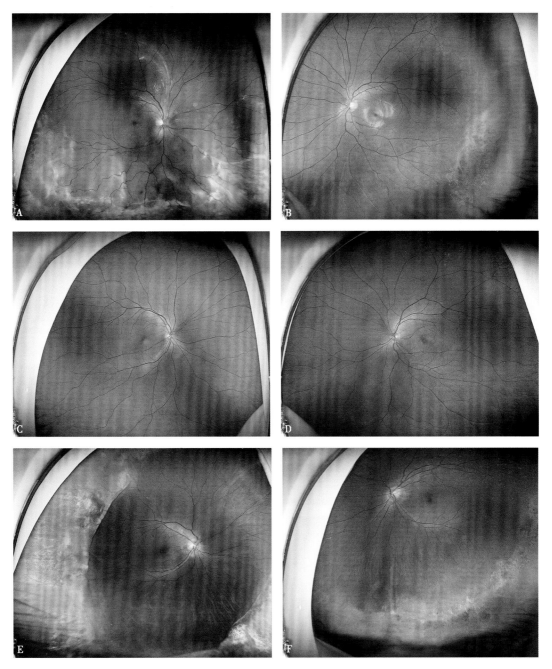

图 10-1-3　FEVR 患者及其家属眼底表现

男童，12 岁，右眼视物不见 4 个月，BCVA，OD0.1，OS1.0。A、B. 眼底示右眼以颞侧、下方为主的视网膜增殖、视网膜脱离，左眼颞侧周边可见无血管区伴视网膜变性；C、D. 患者父亲双眼眼底未见明显异常；E、F. 患者母亲有双眼高度近视病史，右眼因孔源性视网膜脱离既往行巩膜扣带术 + 病损冷凝术，可见手术嵴清，伴视网膜瘢痕，左眼下方及颞侧周边可见无血管区内视网膜变性伴色素增殖。

【影像学检查方法】

评估 FEVR 相关 RRD 患者的影像方法包括眼底照相、SLO、OCT 和 B 超。

【诊断标准】

眼底可见格子样视网膜变性、视网膜裂孔以及视网膜脱离，对侧眼表现为血管分支增多、无血管区、黄斑异位及患者家族成员眼底筛查阳性者可帮助诊断。

【治疗】

FEVR 相关 RRD 患者大部分为儿童和青少年，及时的手术治疗至关重要。对于该类 RRD 的治疗遵循从外不从内的原则。对于 4A 期以下的 FEVR 相关 RRD，合并或者不合并 C_3 级以下的 PVR，巩膜扣带术的复位率高（图 10-1-4）。4B 期以上的 FEVR 相关 RRD，合并 C_3 级以上的 PVR，PPV 手术的复位率高。视网膜下增殖不是外路手术的禁忌，主要取决于视网膜下增殖的位置和形态。

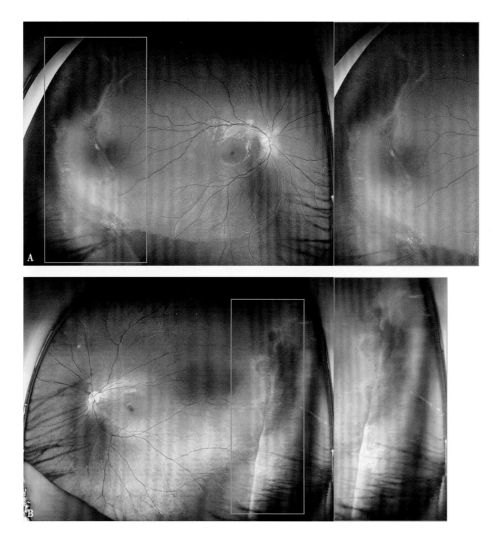

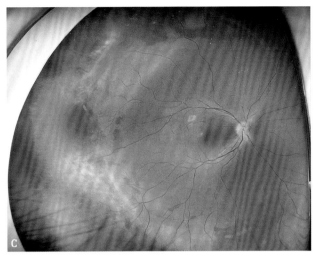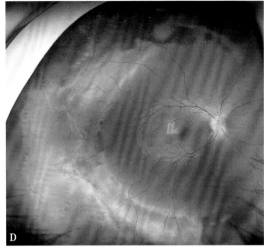

图 10-1-4　FEVR 相关 RRD 手术前后眼底表现

男童，12 岁，右眼视力下降 1 个月；BCVA，OD0.3，OS1.0。A、B. 初诊右眼眼底可见颞侧周边视网膜无血管区，视网膜变性伴小的萎缩孔，以颞侧为主的视网膜脱离，左眼颞侧周边视网膜可见大片变性区，右眼予以巩膜外环扎 + 硅胶垫压术；C、D. 分别示右眼术后 1 个月、3 个月眼底，手术嵴清，视网膜平伏，局部视网膜瘢痕形成。

参考文献

[1] 丁小燕. 家族性渗出性视网膜玻璃体病变丁小燕 2020 观点. 北京：科学技术文献出版社，2021.

[2] READ S P，AZIZ H A，KURIYAN A，et al. Retinal detachment surgery in a pediatric population：Visual and anatomic outcomes. Retina，2018，38（7）：1393-1402.

[3] NAOKO A，SHUICHI Y，ITSURO T，et al. Surgical outcomes in juvenile retinal detachment. Jpn J Ophthalmol，2001，45（4）：409-411.

[4] LAURENTINO B N，ARTHUR S，IURI D. Familial exudative vitreoretinopathy（FEVR）associated with infantile osteoporosis：Case report. Arq Bras Oftalmol，72（2）：257-260.

[5] CHEN C，WANG Z，SUN L，et al. Next-generation sequencing in the familial exudative vitreoretinopathy-associated rhegmatogenous retinal detachment. Invest Ophthalmol Vis Sci，60（7）：2659-2666.

[6] TIAN T，CHEN C，ZHANG X，et al. Clinical and genetic features of familial exudative vitreoretinopathy with only-unilateral abnormalities in a Chinese cohort. JAMA Ophthalmol，137（9）：1054-1058.

[7] AGARKAR S，GOKHALE V V，RAMAN R，et al. Incidence，risk factors，and outcomes of retinal detachment after pediatric cataract surgery. Ophthalmology，2018，125（1）：36-42.

[8] DONOSO L A，EDWARDS A O，FROST A T，et al. Identification of a stop codon mutation in exon 2 of the collagen 2A1 gene in a large stickler syndrome family. Am J Ophthalmol，2002，134（5）：720-727.

[9] ANG A，POULSON A V，GOODBURN S F，et al. Retinal detachment and prophylaxis in type 1 Stickler syndrome. Ophthalmology，2008，115（1）：164-168.

[10] DODEN W，SCHMITT H. Peripheral retinal giant tears with folded retina. Ber Zusammenkunft Dtsch Ophthalmol Ges，1977，74：369-370.

[11] SHARMA T，GOPAL L，SHANMUGAM M P，et al. Retinal detachment in Marfan syndrome：Clinical characteristics and surgical outcome. Retina，2002，22（4）：423-428.

[12] LI C, DING X, SI Y. Surgery treatment of retinal detachment with Marfan syndrome. Yan Ke Xue Bao，2001，17（2）：130-132.

[13] HUANG Y C，CHU Y C，WANG N K，et al. Impact of etiology on the outcome of pediatric rhegmatogenous retinal detachment. Retina，2019，39（1）：118-126.

[14] CHEN C，HUANG S，SUN L，et al. Analysis of etiologic factors in pediatric rhegmatogenous retinal detachment with genetic testing. Am J Ophthalmol，2020，218：330-336.

[15] CHEN C，LIU C，WANG Z，et al. Optical coherence tomography angiography in familial exudative vitreoretinopathy：Clinical features and phenotype-genotype correlation. Invest Ophthalmol Vis Sci，2018，59（15）：5726-5734.

二、Stickler 综合征相关孔源性视网膜脱离

精要

○ Stickler 综合征是儿童孔源性视网膜脱离最常见的原因。

○ 高达 40%～60% 的 Stickler 综合征患者会发生 RRD，多发于 10～30 岁，单眼或双眼累及。巨大裂孔多见。

○ 80%～90% 的 RRD 发生在 I 型 Stickler 综合征患者。

○ 目前国内外对预防性视网膜激光光凝、360° 巩膜外冷凝等方式的必要性尚无定论。

○ 应用 PPV、硅油填充联合或不联合巩膜扣带术是 Stickler 综合征合并巨大裂孔性 RD 的首选方式。

【概述】

　　Stickler 综合征是儿童 RRD 最常见的原因。单眼 RRD 的发生率约为 60%，而双眼 RRD 的发生率高达 40%。最高风险的年龄段在 10～30 岁。据文献报道，RRD 发生的风险，在 0～9 岁儿童为 8%，10～19 岁为 26%，20～30 岁为 26%～61%。需要注意的是，在平均 7.8 年的随访期内，多达 80% 的病例须接受至少 3 次手术以治疗复发的 RRD。

　　Stickler 综合征继发 RRD 的患儿必须行双眼详细检查，同时需要考虑对对侧眼的高危周边视网膜病变进行预防性治疗。对侧眼发生 RRD 的高危因素包括格子样变性、色素性视网膜病变、视网膜裂孔。

【临床特征】

　　Stickler 综合征相关 RRD 的临床特点包括发病年龄小、玻璃体视网膜界面异常、玻璃体液化和变性。视网膜裂孔通常多发，多为巨大裂孔（图 10-1-5，图 10-1-6），与进行性玻璃体牵拉有关。裂孔通常是多发的，可发生在锯齿缘后不同距离，易发生 PVR（图 10-1-6）。

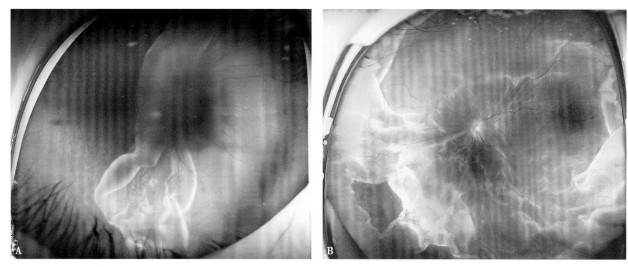

图 10-1-5　不同 Stickler 综合征相关 RRD 的眼底表现
A. 右眼颞侧锯齿缘截离，巨大裂孔视网膜翻转；B. 左眼鼻下方锯齿缘后多个视网膜撕裂孔伴全视网膜脱离。

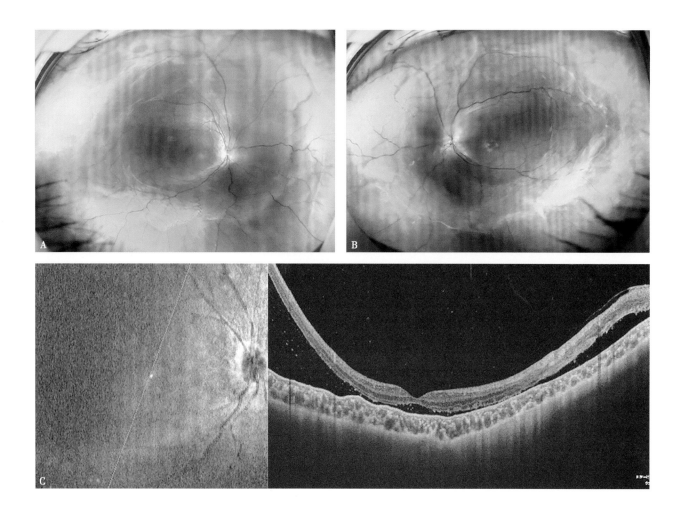

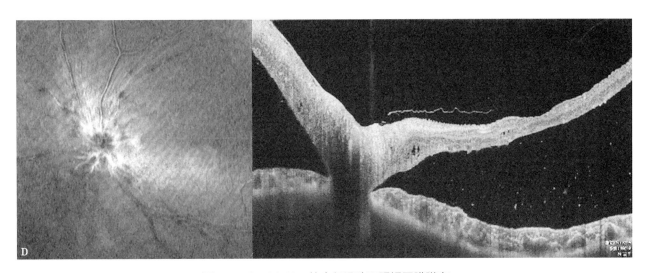

图 10-1-6　Stickler 综合征导致双眼视网膜脱离

女童,8 岁,左眼视力下降 2 周。A、B. 查眼底见双眼视网膜浅脱离;C、D. OCT 见右眼黄斑区视网膜浅脱离,左眼视网膜脱离。

【临床分型】

Stickler 综合征 I 型最常见,由 *COL2A1* 基因(Ⅱ型胶原蛋白的结构基因)突变引起,该型患者由于巨大视网膜裂孔(giant retinal tear,GRT)而发生视网膜脱离的风险特别高,由于玻璃体后界膜的分离,在平坦部导致环状撕裂的风险高(图 10-1-7A)。Ⅱ型由 *COL11A1* 基因(编码胶原蛋白 11 的结构基因)突变引起,表现为纤维状或串珠状玻璃体异常(图 10-1-7B),此型患者相对少见,仅占 Stickler 综合征的 20%,视网膜脱离的风险低于 I 型。

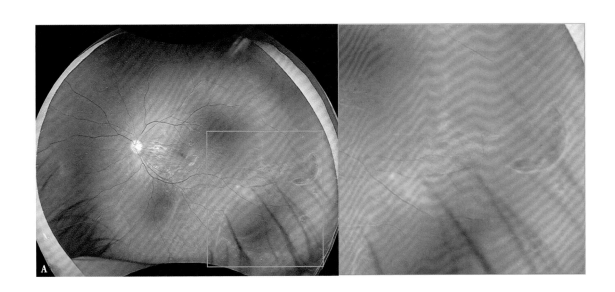

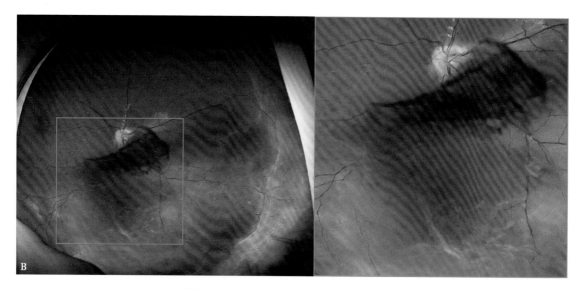

图 10-1-7　Stickler 综合征患者眼底表现

A. 女童，7 岁，右眼全视网膜脱离，左眼高度近视就诊；BCVA，OD 光感（light perception，LP），OS0.3；眼底示左眼豹纹状改变，颞侧周边可见多个视网膜环状撕裂病变，经基因检测确诊为 COL2A1 基因杂合突变的 Stickler 综合征；B. 男童，12 岁，因左眼视力下降就诊；广域眼底照示左眼玻璃体纤维条索样混浊，颞侧周边部视网膜脱离伴增殖，经基因检测确诊为 COL11A1 突变的 Stickler 综合征。

【影像学检查方法】

评估 Stickler 综合征相关 RRD 患者的影像方法包括眼底照相、OCT 和 B 超。

【诊断标准】

眼底可见血管周围血管径向格子样变性，视网膜脉络膜萎缩严重，周边可见大量色素异常，以及多发的巨大裂孔引起的视网膜脱离和膜样或者串珠样玻璃体改变。

【治疗】

目前，国内外研究提出对发生视网膜裂孔的 Stickler 综合征患者，使用预防性视网膜激光光凝或 360° 巩膜外冷凝封闭视网膜裂孔，以降低视网膜脱离的风险。研究提出，使用预防性巩膜扣带术来预防 Stickler 综合征导致的 RRD，可产生牢固的脉络膜视网膜粘连，可预防视网膜裂孔和 RRD 的发生。通常情况下，建议对于一只眼已发生 RRD 的 Stickler 综合征患者，即使另眼没有出现明显的并发症，也要对另眼进行预防性治疗。但迄今为止仍缺乏前瞻性研究来证明其有效性。

由于视网膜裂孔巨大，容易发生翻转，视网膜容易折叠，故联合应用 PPV、巩膜扣带术和硅油填充术是 Stickler 综合征合并 RRD 的首选手术方式。PPV 减轻了异常玻璃体对视网膜的牵拉作用。鉴于儿童玻璃体形状的特殊性以及儿童再生能力强，术后易形成 PVR，巩膜扣带及环扎术可以缓解异常玻璃体对视网膜的牵拉，以减少复发性视网膜脱离的发生（图 10-1-8，图 10-1-9）。

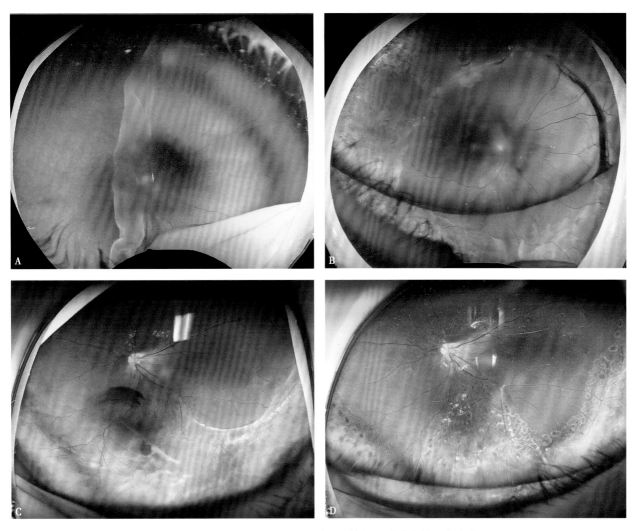

图 10-1-8　Stickler 综合征所致孔源性视网膜脱离的手术治疗

男童, 10 岁。A. 右眼锯齿缘截离巨大视网膜裂孔; B. 右眼后入路玻璃体切除术 + 硅油填充术 + 巩膜扣带术, 术后 1 个月复诊, 可见油液界面, 视网膜平伏, 手术嵴清, 颞侧可见视网膜激光斑; C、D. 男童, 12 岁, 因左眼玻璃体纤维条索样混浊, 颞侧周边部视网膜脱离伴增殖; D. 左眼后入路玻璃体切除术 + 硅油填充术 + 巩膜扣带术, 术后 2 个月复诊, 可见油液界面, 视网膜平伏, 手术嵴清, 可见陈旧视网膜激光斑。

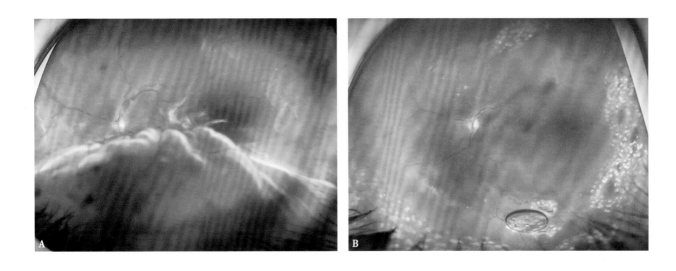

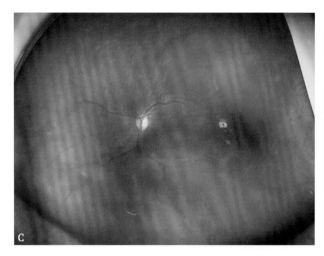
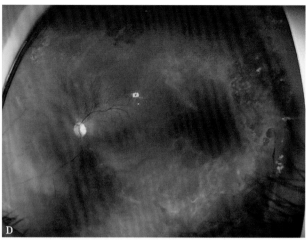

图 10-1-9　Stickler 综合征所致孔源性视网膜脱离的手术治疗

男童,8 岁,左眼视力下降 1 个月。A. 眼底检查见左眼下方视网膜高度隆起,累及黄斑;予左眼玻璃体切除术＋硅油填充术＋巩膜环扎术＋硅胶垫压术＋视网膜激光光凝术,术中见颞侧周边部数个裂孔;B～D. 术后 1 周、术后 3 个月及术后 1 年复查视网膜平伏。

参考文献

[1] COUSSA R G, SEARS J, TRABOULSI E I. Stickler syndrome: Exploring prophylaxis for retinal detachment. Curr Opin Ophthalmol, 2019, 30(5): 306-313.

[2] ANG A, POULSON A V, GOODBURN S F, et al. Retinal detachment and prophylaxis in type 1 Stickler syndrome. Ophthalmology, 2008, 115(1): 164-168.

[3] SOH Z, RICHARDS A J, MCNINCH A, et al. Dominant Stickler syndrome. Genes(Basel), 2022, 13(6): 1089.

[4] HUANG L, CHEN C, WANG Z, et al. Mutation spectrum and de novo mutation analysis in Stickler syndrome patients with high myopia or retinal detachment. Genes(Basel), 2020, 11(8): 882.

[5] SNEAD M P, MCNINCH A M, POULSON A V, et al. Stickler syndrome, ocular-only variants and a key diagnostic role for the ophthalmologist. Eye(Lond), 2011, 25(11): 1389-1400.

[6] TAUQEER Z, YONEKAWA Y. Familial exudative vitreoretinopathy: Pathophysiology, diagnosis, and management. Asia-Pacific Journal of Ophthalmology(Philadelphia, Pa), 2018, 7(3): 176-182.

[7] NUZZI R, LAVIA C, SPINETTA R. Paediatric retinal detachment: A review. International Journal of Ophthalmology, 2017, 10(10): 1592-1603.

[8] SOLIMAN M M, MACKY T A. Pediatric rhegmatogenous retinal detachment. International Ophthalmology Clinics, 2011, 51(1): 147-171.

[9] GAN N Y, LAM W C. Retinal detachments in the pediatric population. Taiwan Journal of Ophthalmology, 2018, 8(4): 222-236.

[10] COUSSA R G, SEARS J, TRABOULSI E I. Stickler syndrome: Exploring prophylaxis for retinal detachment. Current Opinion in Ophthalmology, 2019, 30(5): 306-313.

三、特应性皮炎相关孔源性视网膜脱离

精要

○ 特应性皮炎（atopic dermatitis，AD）相关视网膜脱离是特应性皮炎严重的眼部并发症之一。

○ 该病多发生于 10～30 岁无明显近视人群，是大龄儿童和青少年视网膜脱离的常见病因。

○ 皮肤病损表现多发反复的湿疹样皮疹，伴剧烈瘙痒。可合并睑缘炎、眶周皮疹、特应性角结膜炎、过敏性结膜炎等眼表过敏性炎症。

○ AD 相关视网膜脱离多表现为视网膜周边部小裂孔引起的周边视网膜浅脱离，常合并白内障及晶状体脱位等前段异常。部分患者无法查见视网膜裂孔，多为睫状上皮裂孔引发的视网膜脱离。

○ 巩膜外硅胶垫压术是 AD 相关视网膜脱离的首选治疗方式，可取得确切疗效。

【概述】

特应性皮炎（atopic dermatitis，AD）也称特应性湿疹、异位性皮炎，是一种常见的慢性炎症性皮肤病变，主要特征是反复发作的湿疹样皮疹伴剧烈瘙痒，慢性期表现为皮肤干燥增厚。AD 发病机制复杂，环境和遗传因素相互作用，与免疫过度活化、表皮屏障功能障碍和皮肤菌群失调等因素相关。AD 儿童高发，常见的眼部并发症包括角结膜炎、睑缘炎、葡萄膜炎、白内障、晶状体脱位和视网膜脱离，严重影响视功能。

AD 相关视网膜脱离由美国学者 Balyeat 在 1937 年首先提出，目前主要的研究和病例均来自日本、韩国等亚洲国家。我国台湾和香港学者也有相应病例报道。日本研究显示，AD 患者发生视网膜脱离的概率为 0.5%～11%。Fong 等人的研究发现，在我国香港儿童视网膜脱离患者中，AD 相关视网膜脱离比例高达18.4%，占第三位。然而我国内地目前鲜有病例报道。笔者团队的研究显示，在 18 岁以下儿童非外伤性孔源性视网膜脱离的连续病例中，AD 相关视网膜脱离约占 2%，低于我国香港地区和台湾省。推测可能与沿海地区 AD 相对高发有关，也可能由于对该病目前了解较少，关注不足。

目前 AD 相关视网膜脱离的确切机制仍不明确，学界的主要假说包括：①外胚叶共同起源学说，认为皮肤、晶状体、玻璃体等共同起源于外胚叶，因此针对皮肤的自身免疫反应也同时侵犯了同一起源的晶状体及玻璃体；②过敏性结膜炎和眶周皮炎发作时，患者剧烈揉眼甚至拍打面部，导致晶状体及视网膜损伤；③晶状体后囊混浊及炎症引起前段玻璃体收缩牵引，继而导致睫状上皮或周边视网膜裂孔。

【临床特征】

与其他视网膜脱离相比较,AD 相关视网膜脱离具有以下特点。

1. 多发生在 10～30 岁,无明显近视的人群。

2. 常合并白内障、晶状体脱位等疾病。部分患者被诊断为先天性白内障或激素相关性白内障,在白内障手术后发现或发生视网膜脱离。

3. 常累及双眼。

4. 均为孔源性视网膜脱离,裂孔以周边视网膜小孔为主,但有 10% 左右患者在术前无法查见视网膜裂孔。UBM 有助于发现睫状上皮脱离及睫状上皮裂孔。

5. 因患者年轻,玻璃体液化不明显,具有支撑作用,加上视网膜裂孔小,患者多表现为周边视网膜浅脱离。增殖性玻璃体视网膜病变轻,甚至不明显。

【影像学检查方法】

裂隙灯眼底检查、眼底照相、扫描激光眼底照相、OCT、B 超等检查可显示视网膜脱离。对于 AD 相关视网膜脱离患者,尤其是无法查见裂孔的患者,UBM 是重要的检查方式。UBM 可清晰显示睫状上皮脱离、睫状上皮裂孔、周边视网膜脱离、晶状体脱位等改变,协助诊断及手术方案的确定。对于不典型患者,FFA 可用于鉴别渗出性视网膜脱离和孔源性视网膜脱离(图 10-1-10)。

【诊断标准】

特应性皮炎的诊断主要有 1994 年英国特应性皮炎诊断标准工作小组提出的 Williams 标准和《中国特应性皮炎诊疗指南(2020 版)》提出的中国标准(表 10-1-1,表 10-1-2)。对于特应性皮炎的确诊患者,伴有典型的、无明显 PVR 的视网膜脱离时,须考虑该诊断。由于 AD 患者常有长期的激素用药史,须仔细询问全身病史,区分激素性白内障和 AD 本身伴有的并发性白内障(图 10-1-11)。

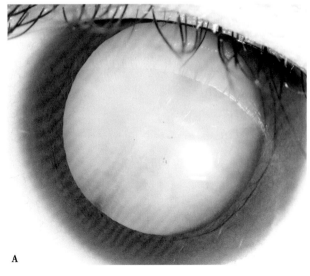

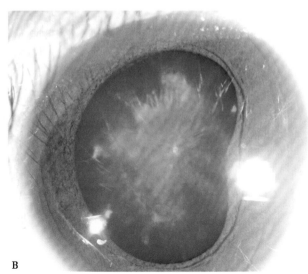

A   B

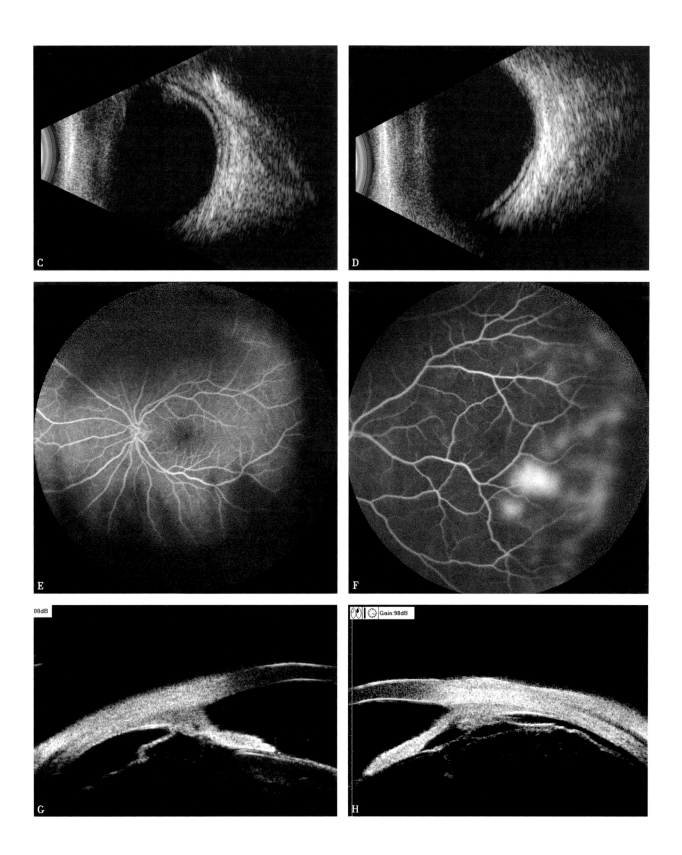

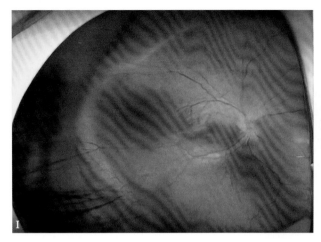
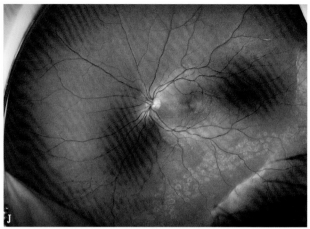

图 10-1-10 AD 相关视网膜脱离患者的眼部表现

女，19 岁，特应性皮炎病史约 3 年，过敏性鼻炎及过敏性结膜炎病史约 1 年，自行使用中成药膏及低剂量激素类药膏治疗；双眼视物模糊 3 个月余，考虑双眼慢性葡萄膜炎继发白内障，予局部激素治疗后视力继续下降；BCVA，OD HM/20cm，OS0.1。A、B. 右眼晶状体全白混浊，左眼虹膜部分后粘连，晶状体前囊色素沉着，皮质及后囊混浊；C、D. B 超显示双眼颞侧视网膜浅脱离，眼底窥视欠清；E、F. FFA 显示左眼视网膜血管走行大致正常，视盘无明显强荧光，颞侧视网膜脱离区域点状微荧光渗漏，符合孔源性视网膜脱离改变，右眼屈光间质混浊，无法显影；G、H. 双眼 UBM 提示双眼颞侧睫状上皮脱离伴睫状体水肿，渗出物附着；I、J. 双眼行白内障摘除 + 人工晶状体植入术 + 巩膜硅胶垫压术后视网膜复位好；双眼术中及术后均未查见视网膜裂孔，考虑视网膜脱离由睫状上皮裂孔导致。

表 10-1-1　特应性皮炎 Williams 诊断标准

主要标准	皮肤瘙痒
次要标准	1. 屈侧受累史
	2. 哮喘或过敏性鼻炎史
	3. 近年来全身皮肤干燥史
	4. 有屈侧湿疹（4 岁以下儿童面颊部 / 前额和四肢湿疹）
	5. 2 岁前发病（适用于 4 岁以上患者）

确诊：满足主要标准 + 3 条或以上次要标准。

表 10-1-2　中国特应性皮炎诊断标准

序号	标准
1	病程超过 6 个月的对称性湿疹
2	特应性皮炎个人史和 / 或家族史
3	血清总 IgE 升高和 / 或外周血嗜酸性粒细胞升高和 / 或过敏原特异性 IgE 阳性

确诊：满足第 1 条 + 第 2 条或第 3 条。

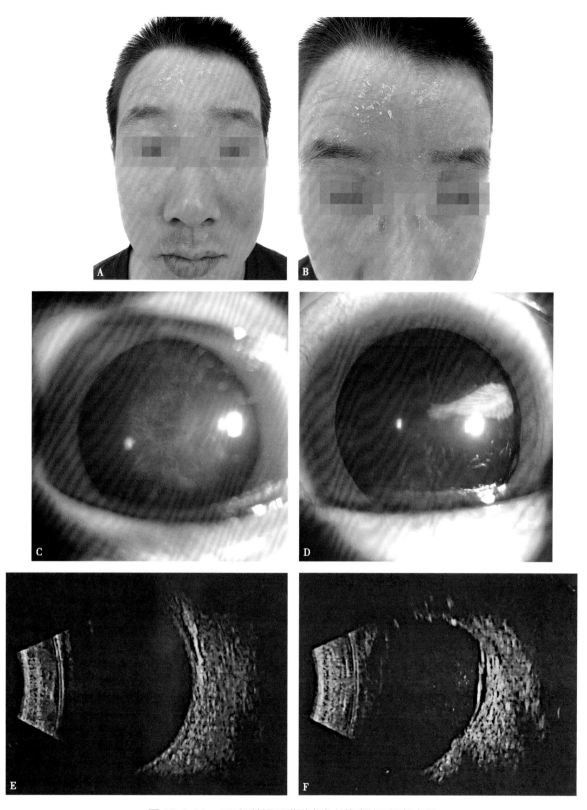

图 10-1-11　AD 相关视网膜脱离患者的皮肤及眼部表现

男童，12 岁，左眼视力显著下降 3 个月，矫正视力，右眼 0.4，左眼 0.1；眼压，右眼 15.3mmHg，左眼 16.0mmHg。A、B. 患儿长期间断面部皮肤瘙痒，其颜面部（额部、眼周、面中及唇周）可见双侧对称的大片红斑及丘疹，伴有皮屑，未接受治疗；C、D. 眼前段照相可见双眼晶状体皮质及后囊混浊，右眼眼底玻璃体混浊，细节窥视不清；左眼玻璃体混浊，视网膜前可见条索状增殖膜；E、F. B 超示双眼玻璃体点状回声，双眼颞侧视网膜浅脱离，考虑双眼特应性皮炎相关视网膜脱离。

【治疗】

根据特征性的临床表现，外路手术是 AD 相关视网膜脱离的首选治疗方式。既往文献显示，AD 相关视网膜脱离术后首次复位率为 70%～75%。Fong 等人的研究显示，在儿童中，AD 相关视网膜脱离的首次复位率约为 55.6%，低于近视及外伤相关的视网膜脱离。推测既往报道首次复位率欠佳的原因可能为 AD 相关视网膜脱离常由小孔或者睫状上皮裂孔引起，因此外路手术设计困难。此外，AD 患者可能存在晶状体 - 悬韧带 - 睫状体的全周异常，有多发裂孔可能。

参考文献

[1] FONG A H, YIP P P, KWOK T Y, et al. A 12-year review on the aetiology and surgical outcomes of paediatric rhegmatogenous retinal detachments in Hong Kong. Eye（Lond），2016，30（3）：355-361.

[2] SASOH M, MIZUTANI H, MATSUBARA H, et al. Incidence of retinal detachment associated with atopic dermatitis in Japan: review of cases from 1992 to 2011. Clin Ophthalmol, 2015, 9: 1129-1134.

[3] CHOI M, BYUN S J, LEE D H, et al. The association with rhegmatogenous retinal detachment and paediatric atopic dermatitis: A 12-year nationwide cohort study. Eye, 2020, 34（10）: 1909-1915.

[4] HIDA T, TANO Y, OKINAMI S, et al. Multicenter retrospective study of retinal detachment associated with atopic dermatitis. Japanese Journal of Ophthalmology, 2000, 44（4）: 407-418.

[5] YAMAMOTO K, WAKABAYASHI Y, KAWAKAMI S, et al. Recent trends of ocular complications in patients with atopic dermatitis. Jpn J Ophthalmol, 2019, 63（5）: 410-416.

第二节　渗出性视网膜脱离

精要

○ 儿童渗出性视网膜脱离指视网膜神经上皮层和视网膜色素上皮层之间存在液体
的积聚。
○ 常见疾病包括 Coats 病、Coats plus、Vogt- 小柳原田综合征、FEVR、视盘小凹相
关性黄斑病变等。
○ 儿童渗出性视网膜脱离要根据病因治疗。

【概述】

　　渗出性视网膜脱离指视网膜神经上皮层和视网膜色素上皮（RPE）层之间存在液体的积聚，原因包括
脉络膜或视网膜炎症、感染和肿瘤性疾病。儿童渗出性视网膜脱离的原发因素与成人之间在构成比方面
存在不同，比较常见的包括 Coats 病（图 10-2-1，图 10-2-2）、Coats plus、Vogt- 小柳原田综合征、FEVR、视
盘小凹等。

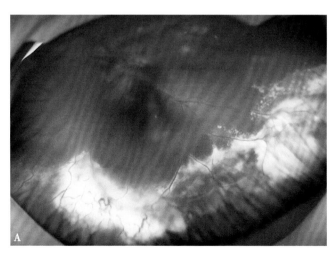
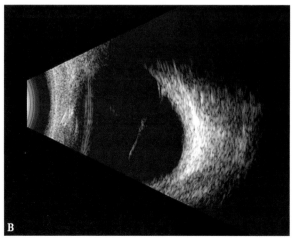

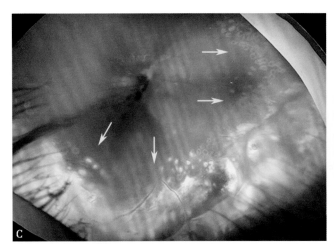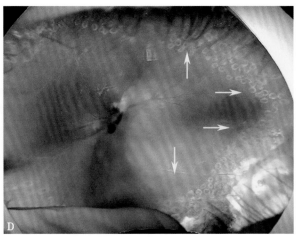

图 10-2-1　Coats 病导致渗出性视网膜脱离

男童，9 岁，左眼视力下降 1 个月；左眼 BCVA FC，矫正无提高。A. 眼底见大量黄白色渗出伴血管扩张，渗出性视网膜脱离，B. B 超见条带状回声，诊断为 Coats 病，予多次视网膜激光光凝治疗；C、D. 治疗后 1 周、1 年渗出性视网膜脱离逐渐好转，视网膜趋于平伏。

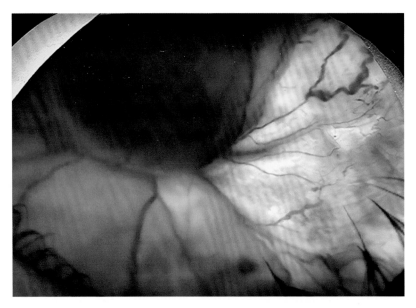

图 10-2-2　Coats 病导致渗出性全视网膜脱离

【治疗】

对于儿童渗出性视网膜脱离的诊断与治疗，应结合多种检查手段，如 OCT、FFA、ERG 等，必要时行基因检测以明确是否有先天性疾病，应深刻理解其发病机制，针对病因进行个体化治疗，必要时可手术干预，如对于伴有明显渗出性视网膜脱离的 Coats 病患儿，可考虑行前房灌注下的巩膜外放液，在维持适当眼压的前提下，通过巩膜穿刺，释放视网膜下积液，以降低视网膜隆起的幅度，有助于提高视网膜激光光凝的功效，有利于视网膜复位及视力恢复。

参考文献

[1]　SEN M，SHIELDS C L，HONAVAR S G，et al. Coats disease：An overview of classification，management and outcomes. Indian Journal of Ophthalmology，2019，67（6）：763-771.

[2]　TAUQEER Z，YONEKAWA Y. Familial exudative vitreoretinopathy：Pathophysiology，diagnosis，and management. Asia-Pacific Journal of Ophthalmology（Philadelphia，Pa），2018，7（3）：176-182.

[3]　WAN R，CHANG A. Optic disc pit maculopathy：A review of diagnosis and treatment. Clinical & Experimental Optometry，2020，103（4）：425-429.

[4]　RATHINAM S R，VIJAYALAKSHMI P，NAMPERUMALSAMY P，et al. Vogt-Koyanagi-Harada syndrome in children. Ocular Immunology and Inflammation，1998，6（3）：155-161.

第三节　牵拉性视网膜脱离

精要

○ 儿童牵拉性视网膜脱离（TRD）是由于玻璃体或视网膜表面的增殖膜产生牵拉力，导致神经上皮层与RPE层之间的分离。

○ 常见的儿童TRD疾病包括FEVR、PFV、弓蛔虫感染所致TRD等。

○ 儿童牵拉性视网膜脱离的治疗较复杂，具有挑战性，须根据患儿情况精心设计治疗方案。

【概述】

牵拉性视网膜脱离（TRD）是由于玻璃体或视网膜表面的增殖膜所产生牵拉力导致神经上皮层与RPE层之间的分离。成人中最常见的病因是增殖性糖尿病视网膜病变（PDR）。但儿童中引起TRD的病因主要包括：家族性渗出性玻璃体视网膜病变（FEVR）、PFV（图10-3-1）、葡萄膜炎、弓蛔虫感染所致TRD（图10-3-2）等。

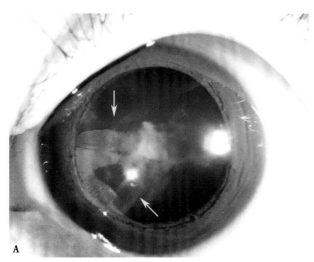

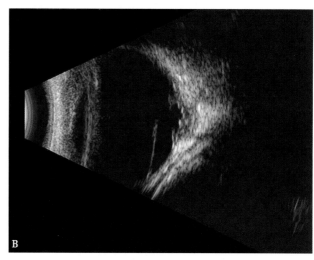

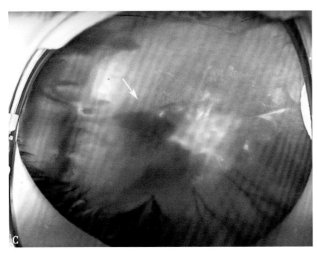 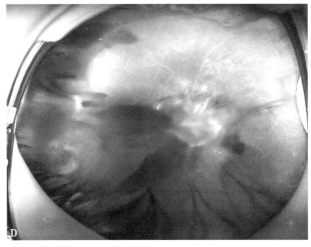

图 10-3-1　左眼 PFV 睫状体牵拉致牵拉性视网膜脱离

男童，4 岁，体检发现左眼视力差 1 个月，双眼水平震颤，左眼外斜 25°，A 超眼轴，OD21.20mm，OS19.88mm。A. 左眼晶状体中央混浊，伴鼻侧睫状体牵拉（黄色箭头示）；B～D. 眼底检查见牵拉性视网膜脱离（图 C 黄色箭头示）。

【治疗】

相较于成人，儿童 TRD 的治疗较复杂，具有挑战性，如对于 FEVR 引起的 TRD，若未发生明显的 PVR，可考虑先行巩膜外环扎 + 巩膜外垫压术，缓解玻璃体对视网膜的牵拉，但对于较为严重的 TRD，如由弓蛔虫感染引起的 TRD（图 10-3-2），因病灶与视网膜粘连紧密，通过巩膜外硅胶垫压手术难以缓解牵引时，则须行玻璃体手术，术中应使用多种手段和方式，尽量减少病灶与其周围玻璃体所产生的粘连，最大限度地恢复视网膜的活动度，同时应避免医源性视网膜裂孔的产生。

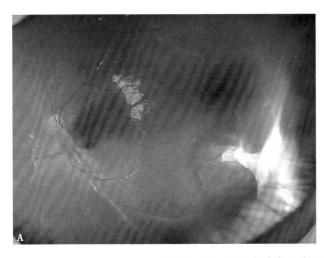 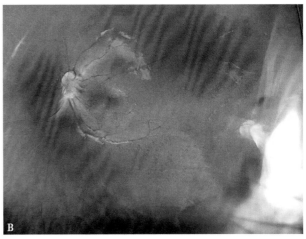

图 10-3-2　弓蛔虫感染所致 TRD 行玻璃体切除术的眼底表现

男童，7 岁，发现左眼外斜半年，有幼狗接触史；左眼矫正视力为 0.25。A. 眼底见下方视网膜与视盘相连的增殖病灶，颞侧周边视网膜皱襞，左眼行玻璃体切除术；B. 术后 3 周视网膜平伏，视盘表面少量高反射物质，左眼矫正视力 + 2.50DS/
−4.00DC × 120 = 0.6。

参考文献

[1] AHN S J，RYOO N K，WOO S J. Ocular toxocariasis：Clinical features，diagnosis，treatment，and prevention. Asia Pacific Allergy，2014，4（3）：134-141.

[2] TAUQEER Z，YONEKAWA Y. Familial exudative vitreoretinopathy：Pathophysiology，diagnosis，and management. Asia-Pacific Journal of Ophthalmology（Philadelphia，Pa），2018，7（3）：176-182.

[3] MALEKI A，ANESI S D，LOOK-WHY S，et al. Pediatric uveitis：A comprehensive review. Survey of Ophthalmology，2022，67（2）：510-529.

[4] CHEN C，XIAO H，DING X. Persistent fetal vasculature. Asia-Pacific Journal of Ophthalmology（Philadelphia，Pa），2019，8（1）：86-95.

第十一章

肿　瘤

第一节　视网膜母细胞瘤

精要

○ 视网膜母细胞瘤（retinoblastoma，RB）是 3 岁以下婴幼儿最严重的眼病，最常见的临床表现是白瞳症和斜视。

○ RB 主要由位于染色体 13q14 的 *RB1* 抑癌基因发生双等位基因突变所致。

○ RB 的临床分期主要包括眼内期 RB 国际分类和 TNMH 分期。

○ RB 的治疗包括化学治疗、局部治疗和手术治疗。临床上要根据 RB 的两种分期综合评估，制订个性化治疗方案。

【概述】

视网膜母细胞瘤（retinoblastoma，RB）是 3 岁以下婴幼儿最严重的眼病，占儿童恶性肿瘤的 2%～4%，其发病率在全球范围内为 1/20 000～1/15 000，我国每年新增患者约 1 100 例。单眼 RB 约占 75%，发病年龄在 2～3 岁；双眼 RB 多在 2 岁前发病。RB 无种族和性别倾向。现认为，RB 起源于视锥前体细胞，Knudson 的二次打击学说认为，RB 由位于染色体 13q14 的 *RB1* 抑癌基因发生双等位基因突变所致。RB 最常见的临床表现是白瞳症和斜视，常伴黄斑受累和视力丧失。目前 RB 的临床分期主要包括眼内期 RB 国际分类（international intraocular retinoblastoma classification，IIRC）和 TNMH（tumor，node，metastasis，hereditary）分期。影像学检查包括 B 超、多普勒超声、CT/MRI、眼底照相（眼科广域成像系统及扫描激光检眼镜）。全身 CT/MRI 检查可排查肿瘤是否存在转移。RB 的治疗包括化学治疗、局部治疗和手术治疗。临床上要根据 RB 的两种分期综合评估，制订个性化治疗方案，最大限度保留患儿眼球和生命。

【RB 与遗传学】

RB 在遗传学上可分为遗传型（占 35%～45%）和非遗传型（占 55%～65%）。遗传型多表现为双眼或单眼多发 RB，发病年龄较早，平均就诊年龄 15 月龄，发生第二肿瘤和传递给后代的风险较高。遗传型 RB 患者中约 5% 可伴发颅内肿瘤，即在双眼发病的基础上，松果体或蝶鞍出现原发肿瘤，称为三侧性 RB（trilateral retinoblastoma，TRB）。非遗传型多表现为单眼 RB，平均就诊年龄较晚，约 27 月龄，无家族史且几乎没有传递给后代的风险。

现认为 RB 起源于视锥前体细胞,Knudson 的二次打击学说认为,RB 由位于染色体 13q14 的 *RB1* 抑癌基因发生双等位基因突变所致。约 93% 遗传型和 87% 非遗传型 RB 患者存在 *RB1* 双等位基因突变。随着全基因组测序的普及,现发现 1q、2p、6p 的染色体倍数增加和 16q 染色体缺失在 RB 中较常见。其中 2p 染色体倍数增加导致 *MYCN* 基因表达增高是 RB 发生的主要染色体畸变。现可根据 RB 的遗传表现分为四类(表 11-1-1)。

表 11-1-1　RB 根据遗传表现的分类

类型	表现
家族遗传型	第一个 *RB1* 突变来自受影响的父母
孤立遗传型	无家族史的双侧型 RB,*RB1* 突变来自受精卵形成前的生殖系突变
嵌合型	单侧型 RB,*RB1* 突变在受精卵形成后
非遗传型	单侧散发病灶,*RB1* 突变发生于体细胞

【临床表现】

RB 最常见的临床表现是白瞳症(图 11-1-1A、B,图 11-1-2A、B)和斜视(图 11-1-1B、C),常伴黄斑受累和视力丧失。进展期 RB 患儿会出现牛眼,少数患者可见假性前房积脓(图 11-1-2C、D)。当肿瘤体积较大并出现坏死时会引发无菌性眶蜂窝织炎。RB 扩散到眼外时会出现明显凸眼(图 11-1-1D)。

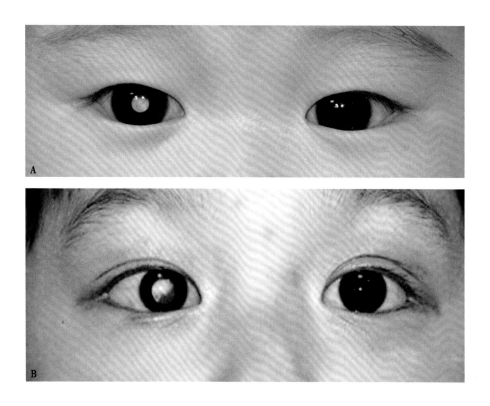

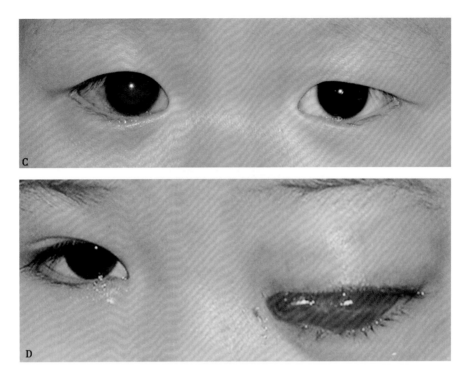

图 11-1-1　视网膜母细胞瘤患儿外观
A～C. 白瞳症和 / 或斜视；D. 凸眼。

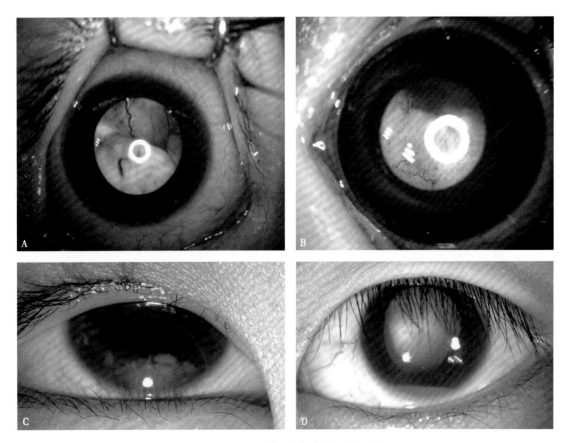

图 11-1-2　视网膜母细胞瘤的眼前段照相
A、B. 视网膜母细胞瘤患眼白瞳样改变，眼内为灰白色隆起病灶，病灶表面可见粗大血管；C、D. 视网膜母细
胞瘤患眼前房下方可见灰白色积脓。（病例图片由中山大学中山眼科中心卢蓉教授团队提供）

【临床分期】

目前 RB 的临床分期主要包括 IIRC（图 11-1-3）和 TNMH 分期。前者用于指导眼内期 RB 的治疗，后者指导所有发展阶段 RB 的治疗和预后评估。现临床上应用较多的是"洛杉矶儿童医院版"IIRC 和第 8 版 TNMH 分期（表 11-1-2）。

表 11-1-2　TNMH 临床分期与 RB 眼内期 IIRC 的比较

AJCC 第 8 版 TNMH 分期		IIRC
cT_X	不知是否有眼内肿瘤	
cT_0	无眼内肿瘤证据	
cT_1	视网膜内肿瘤，视网膜下积液＜5mm，无玻璃体或视网膜下播散	
cT_{1a}	肿瘤≤3mm 且距视盘和中心凹都＞1.5mm	A
cT_{1b}	肿瘤＞3mm 且距视盘和中心凹都＜1.5mm	B
cT_2	肿瘤造成视网膜脱离或发生视网膜下或玻璃体播散	
cT_{2a}	视网膜下积液＞5mm	C/D
cT_{2b}	肿瘤发生视网膜下或玻璃体播散	C/D/E
cT_3	进展性眼内肿瘤	E
cT_{3a}	眼球痨/早期眼球痨	
cT_{3b}	肿瘤侵袭脉络膜、睫状体、晶状体、睫状小带、虹膜或前房	
cT_{3c}	出现新生血管/牛眼伴高眼压	
cT_{3d}	前房积血和/或大量玻璃体积血	
cT_{3e}	无菌性眶蜂窝织炎	
cT_4	肿瘤侵袭眶内，包括视神经	
cN_0	无淋巴结转移	
cN_1	有淋巴结转移	
cM_0	无远处转移	
cM_1	发生远处转移	
H_X	*RB1* 基因突变证据不足	
H_0	血液中存在正常的 *RB1* 等位基因	
H_1	双侧性 RB 或三侧性 RB 或 RB 家族史阳性或存在 *RB1* 基因突变的证据	
pT_X	不知是否有眼内肿瘤	
pT_0	无眼内肿瘤证据	
pT_1	眼内肿瘤无局部侵袭	
pT_2	眼内肿瘤发生小范围局部侵袭	
pT_{2a}	伴局部脉络膜和视盘筛板侵袭灶	
pT_{2b}	侵袭虹膜基质/小梁网/Schlemm 管	
pT_3	眼内肿瘤发生大范围局部侵袭	
pT_{3a}	大范围脉络膜侵袭，指侵袭灶最大直径＞3mm 或多个病灶整体侵袭范围＞3mm 或全层脉络膜侵袭	
pT_{3b}	侵袭视神经筛板后，但尚未侵及视神经的横截面末端	

续表

AJCC 第 8 版 TNMH 分期	IIRC
pT$_{3c}$ 侵袭巩膜内 2/3 层	
pT$_{3d}$ 侵袭巩膜外 1/3 层或其他眼内与眼外沟通的通道	
pT$_4$ 肿瘤侵袭眼外的证据：侵袭视神经的横截面末端 / 视神经周蛛网膜下 / 表层巩膜 / 球周脂肪组织 / 眼外肌 / 骨骼 / 结膜 / 眼睑	

注：T. tumor；H. hereditary；c. clinical；p. pathological；AJCC. The American Joint Committee on Cancer。

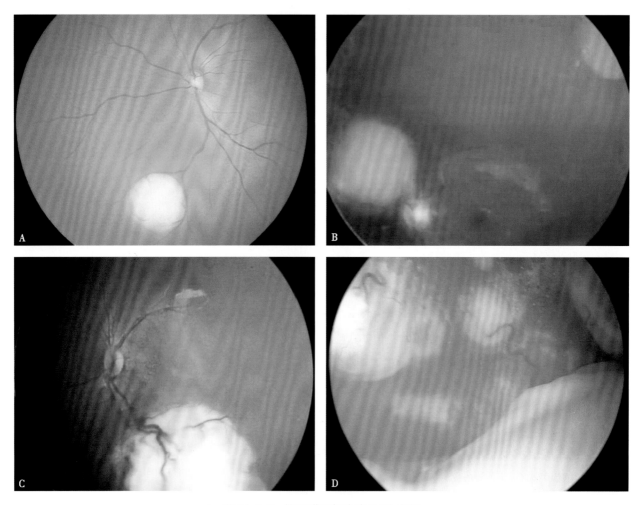

图 11-1-3　视网膜母细胞瘤 IIRC 分期

A. IIRC 分期 A 期；B. IIRC 分期 B 期；C. IIRC 分期 C/D 期；D. IIRC 分期 E 期。

（病例图片由中山大学中山眼科中心卢蓉教授团队提供）

【影像学检查方法】

1．B 超　B 超常表现为玻璃体腔内实性占位性病变声像，与眼球壁相连，在肿瘤内可见强光斑（钙化），后方出现声影（图 11-1-4A、B）。

2．眼底照相（眼科广域成像系统及扫描激光检眼镜）　见图 11-1-3。

3. CT/MRI　CT可见玻璃体腔内占位性病变，内见密度增高的钙化影（图11-1-4C、D）。MRI主要用来评估是否有视神经和眼外受累（图11-1-4E）。

4. PET-CT　全身PET-CT检查可排查肿瘤是否存在转移。

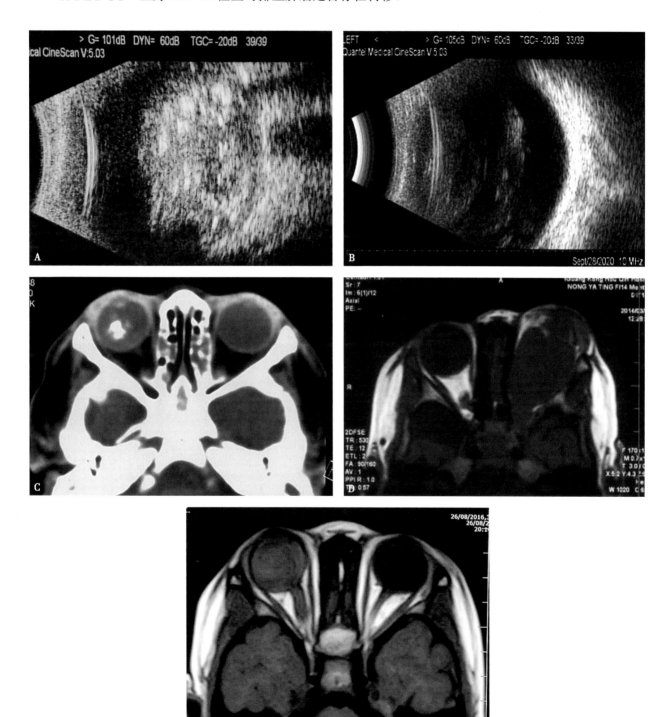

图11-1-4　视网膜母细胞瘤的影像学检查

A. 典型RB的B超；B. 不典型RB，未见明显占位；C. 典型RB的CT影像，显示右眼球内钙化；D. 左眼RB侵犯眼眶；
E. MRI示右眼RB导致视神经增粗。（病例图片由中山大学中山眼科中心卢蓉教授团队提供）

【诊断标准】

RB 诊断主要依靠 B 超、CT 以及眼底检查。

【治疗】

RB 的治疗包括化学治疗(动脉化学治疗、静脉化学治疗、玻璃体腔注射化学治疗、球周注射化学治疗等),局部治疗(激光治疗、冷冻治疗、经瞳孔温热疗法等)和手术治疗(眼球摘除术、眶内容摘除术、玻璃体切除术、颅内三侧肿瘤摘除术等)。临床上要根据 RB 的两种分期综合评估,制订个性化的治疗方案。对于眼内 RB 来说,动脉化学治疗、静脉化学治疗(图 11-1-5A~D)、激光治疗、冷冻治疗(图 11-1-5E、F)是一线治疗方法。眼内 RB 的治疗原则是:A 期和非黄斑、视盘附近的 B 期,行局部治疗;C 期、D 期行化学治疗联合局部治疗;E 期若无临床高危因素,在密切观察的前提下,可先采用化学治疗联合局部治疗保眼,一旦治疗效果不佳,尽快摘除眼球;E 期伴临床高危因素,行眼球摘除术。眼球摘除后是否一期植入义眼台存在争议,义眼台能刺激眼眶和眼睑发育,但是 RB 患儿义眼台植入相关并发症发生率高,且会影响眶内复发肿瘤的检出率。现研究发现,单纯配戴义眼片也能促进眼眶和眼睑发育。眼外 RB 进展快,死亡率高,要根据患儿的情况,开展多学科联合诊治,尽力挽救患儿生命。

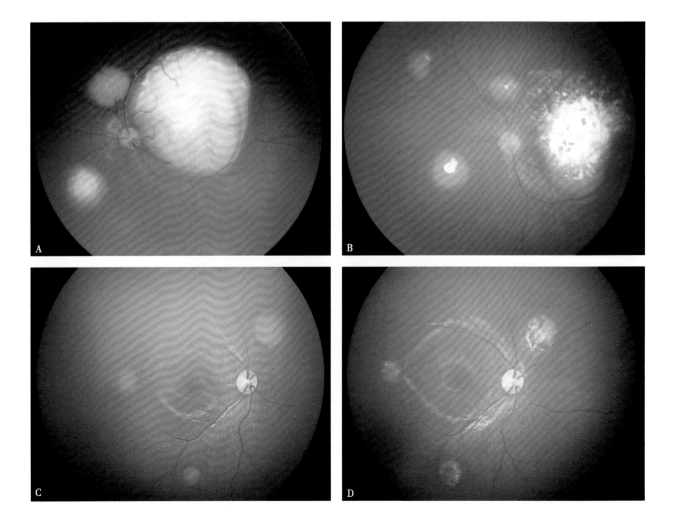

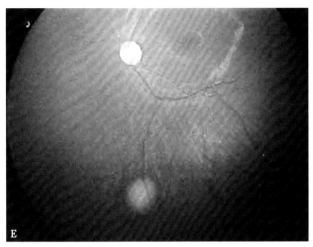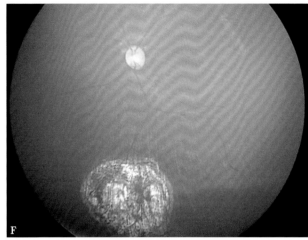

图 11-1-5　视网膜母细胞瘤的治疗

A、B 和 C、D 分别为两位 RB 患者化学治疗前和化学治疗后 3 周的眼底照片；E、F. 一位 RB 患者冷凝前和冷凝后 8 周的眼底照片，瘤体均可见明显的钙化萎缩。（病例图片由中山大学中山眼科中心卢蓉教授团队提供）

参考文献

[1] 范先群. 重视视网膜母细胞瘤的国际分期应用和综合序列治疗. 中华眼科杂志, 2017, 53（8）: 561-565.

[2] 范先群. 重视视网膜母细胞瘤发生机制和诊疗方法研究. 中华眼底病杂志, 2022, 38（3）: 173-177.

[3] MANRIQUE M, AKINBOLUE D, MADIGAN W P, et al. Update on the treatment of retinoblastoma. NeoReviews, 2021, 22（7）: e423-e437.

[4] ALALI A, KLETKE S, GALLIE B, et al. Retinoblastoma for pediatric ophthalmologists. Asia-Pacific Journal of Ophthalmology, 2018, 7（3）: 160-168.

[5] KAEWKHAW R, ROJANAPORN D. Retinoblastoma: Etiology, modeling, and treatment. Cancers, 2020, 12（8）: 2304.

第二节　其他视网膜肿瘤

一、视网膜星形细胞错构瘤

精要

○ 视网膜星形细胞错构瘤（retinal astrocyte hamartoma，RAH）是一种良性的神经胶质细胞肿瘤，生长缓慢，并发症少见。

○ 双侧或单侧发病，双侧发病占43%，40%存在多发性病灶，结节性硬化症患者更有可能伴有脑室管膜下巨细胞星形细胞瘤、认知障碍、癫痫和肾脏改变。

○ 临床上分为三型：Ⅰ型，小的半透明平滑病灶，无钙化，最常见；Ⅱ型，大的钙化结节病灶，凸起，多结节，呈"桑葚状"，不透明；Ⅲ型，Ⅰ型和Ⅱ型的过渡性病变。Ⅰ型多见于青少年，Ⅲ型多见于成人。

○ RAH通常终生保持稳定，进行性生长和局部并发症并不常见。

【概述】

　　RAH是一种良性的神经胶质细胞肿瘤。在结节性硬化症患者筛查中，它们通常作为无症状病变出现，但也可能是散发的。诊断主要依靠临床表现和辅助检查的支持。在结节性硬化症中，视网膜表现与神经系统和肾脏疾病显著相关。RAH生长缓慢，并发症少见，一般不需治疗。

　　结节性硬化症的患者中，约36%患有RAH，表现为双侧发病（43%）和多发性病灶（40%），平均基底直径为1.5mm。有RAH的结节性硬化症患者更有可能伴有脑室管膜下巨细胞星形细胞瘤、认知障碍、癫痫和肾脏改变。

【临床表现】

　　RAH患者可无自觉症状，继发视网膜下液或视网膜内液时出现视力下降、视物变形等症状。病灶多位于视盘附近，表现为视网膜神经纤维层增厚，呈半透明黄白色团块状病灶，无钙化的小肿瘤瘤体扁平，而大的钙化的肿瘤呈桑葚样隆起。瘤体内可伴钙化灶，继发硬性渗出及视网膜水肿时常累及黄斑区。

【临床分型】

　　病灶根据形态学可分为三型：Ⅰ型，小的半透明平滑病灶，无钙化，最常见的一种类型；Ⅱ型，大的钙化结节病灶，凸起，多结节，呈"桑葚状"，不透明；Ⅲ型，具有Ⅰ型和Ⅱ型特征的过渡性病变。Ⅰ型多见于青少年，Ⅲ型多见于成人，相较于Ⅲ型病灶，Ⅰ型极少发生视网膜水肿等并发症（图11-2-1）。

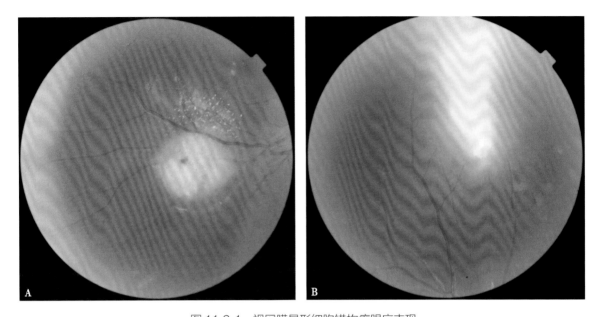

图11-2-1　视网膜星形细胞错构瘤眼底表现

男童，13岁，右眼视力下降1个月。A.Ⅰ型；B.Ⅱ型。（病例资料由浙江大学医学院附属第二医院眼科陈芝清教授提供）

【影像学检查方法】

RAH的诊断主要依据典型的临床特征以及辅助检查，如B超、眼底彩照、眼底自发荧光、荧光素眼底血管造影（fluorescein fundus angiography，FFA）、光学相干断层扫描（optical coherence tomography，OCT）、OCTA等多种影像学检查（图11-2-2）。

1.B超　实体肿瘤可伴钙化表现为强回声伴声影。

2.自发荧光　非钙化RAH表现为低于生理背景的自发荧光，钙化的RAH表现为高自发荧光。

3.FFA　早期可见瘤体对下方组织遮蔽荧光及瘤体内血管成分强荧光，晚期瘤体荧光渗漏强荧光，视网膜积液区域可见荧光积存。

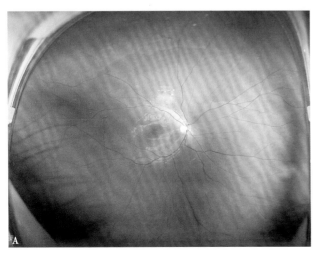
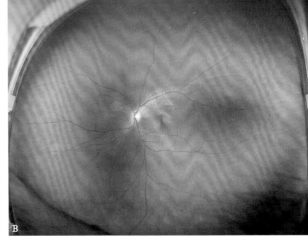

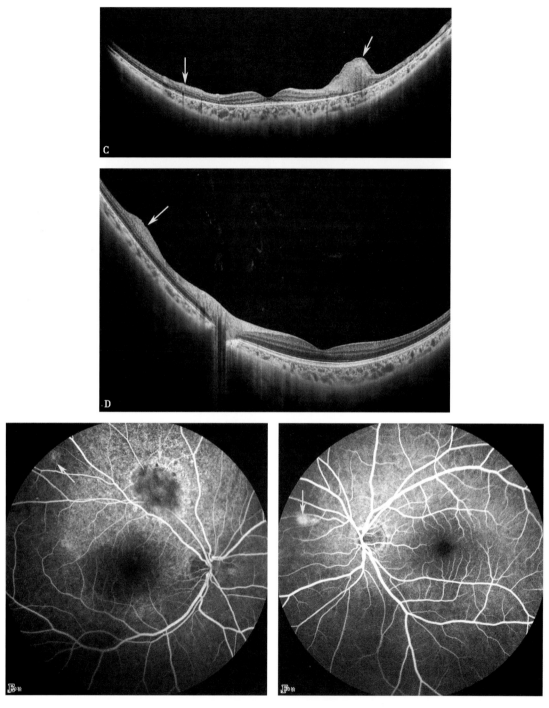

图 11-2-2 视网膜星形细胞错构瘤多模式影像

男,14 岁,右眼视力下降半个月。A、B. 眼底示双眼后极部多个呈黄白、无钙化的扁平小肿瘤瘤体;C、D. OCT 示双眼神经纤维层增厚隆起,边界清晰,反射信号与正常神经纤维层信号相当;E、F. 荧光素眼底血管造影示右眼早期颞上方血管弓处瘤体对下方组织遮蔽荧光呈弱荧光,双眼散在小瘤体呈强荧光。(病例资料由浙江大学医学院附属第二医院眼科陈芝清教授提供)

4. OCT　视网膜星形细胞错构瘤小的半透明病灶在 OCT 上显示为神经纤维层增厚隆起,边界清晰,反射信号与正常神经纤维层信号相当或稍低。大的钙化结节病灶在 OCT 表现为视网膜光带呈圆顶状隆起,光带增宽且反射增强,视网膜各层结构消失,内含虫蚀状空腔。OCTA 上显示肿瘤内浅层和深部视网膜丛中存在致密的血管网络,血流空隙对应空化区域。

【诊断标准】

该病诊断主要依赖临床表现和上述辅助检查的特征，可通过检查来辅助诊断。

【治疗】

大多数 RAH 小且非渐进性，通常只需要定期监测。长期规律的随访十分必要，因为有些肿瘤呈侵袭性生长，有威胁视力的可能性。对于结节性硬化症的患者，尤其是年幼或认知障碍而无法报告临床症状的患者，需要更加密切的随访。

药物治疗：结节性硬化症患者可能需要 mTOR 抑制剂治疗室管膜下巨细胞型星形细胞瘤。mTOR 抑制剂已被证明可使 RAH 消退，并已用于儿童 RAH 侵袭相关的并发症。玻璃体内注射抗 VEGF 药物对 RAH 病灶内的新生血管有效，可促进视网膜下液体的吸收和新生血管的消退。视网膜激光光凝可改善 RAH 继发的渗出性视网膜脱离。

RAH 通常终生保持稳定，进行性生长和局部并发症并不常见。

参考文献

[1] ARONOW M E, NAKAGAWA J A, GUPTA A, et al. Tuberous sclerosis complex: Genotype/phenotype correlation of retinal findings. Ophthalmology, 2012, 119(9): 1917-1923.

[2] GUNDUZ A K, MIRZAYEV I, KASIMOGLU R, et al. Swept-source optical coherence tomography angiography findings in choroidal and retinal tumors. Eye(Lond), 2021, 35(1): 4-16.

[3] GUNDUZ K, EAGLE R C JR, SHIELDS C L, et al. Invasive giant cell astrocytoma of the retina in a patient with tuberous sclerosis. Ophthalmology, 1999, 106(3): 639-642.

[4] KATO A, OBANA A, GOHTO Y, et al. Optic coherence tomography appearances of retinal astrocytic hamartoma and systemic features in tuberous sclerosis of Japanese patients. Eur J Ophthalmol, 2019, 29(3): 330-337.

[5] MENNEL S, MEYER C H, EGGARTER F, et al. Autofluorescence and angiographic findings of retinal astrocytic hamartomas in tuberous sclerosis. Ophthalmologica, 2005, 219(6): 350-356.

[6] QUERQUES G, KERRATE H, LEVEZIEL N, et al. Intravitreal ranibizumab for choroidal neovascularization associated with retinal astrocytic hamartoma. Eur J Ophthalmol, 2010, 20(4): 789-791.

[7] ROWLEY S A, O'CALLAGHAN F J, OSBORNE J P. Ophthalmic manifestations of tuberous sclerosis: A population based study. Br J Ophthalmol, 2001, 85(4): 420-423.

[8] SHIELDS C L, SAY E A T, FULLER T, et al. Retinal astrocytic hamartoma arises in nerve fiber layer and shows "moth-eaten" optically empty spaces on optical coherence tomography. Ophthalmology, 2016, 123(8): 1809-1816.

[9] SHIELDS J A, EAGLE R C JR, SHIELDS C L, et al. Aggressive retinal astrocytomas in four patients with tuberous sclerosis complex. Trans Am Ophthalmol Soc, 2004, 102: 139-147.

[10] ZHANG C, XU K, LONG Q, et al. Clinical features and optical coherence tomography findings of retinal astrocytic hamartomas in Chinese patients with tuberous sclerosis complex. Graefes Arch Clin Exp Ophthalmol, 2020, 258(4): 887-892.

二、视网膜及视网膜色素上皮联合错构瘤

精要

○ 视网膜和视网膜色素上皮联合错构瘤（combined hamartoma of the retina and retinal pigment epithelium，CHRRPE）是一种先天性良性视网膜肿瘤。

○ 该肿瘤由视网膜色素上皮、胶质细胞及血管3种成分构成。

○ CHRRPE 多为单眼发病。

○ 临床表现包括无痛性视力受损、斜视、屈光不正，部分患者终身无症状。

○ 大部分病例因病变稳定，只需定期观察，笔者认为儿童早期手术，进行积极的术后弱视遮盖治疗，可能提高视力。

【概述】

CHRRPE 是一种先天性良性视网膜肿瘤，于1973年由 Gass 首先报道。本病较少见，多发于儿童，单眼发病，常是较稳定的独立病灶。通常不伴全身系统其他异常，但少数病例可伴有Ⅱ型或Ⅰ型神经纤维瘤病，因此若出现双眼患者，应重点完善神经系统检查以排除神经纤维瘤病。

【组织病理学改变】

病变处视网膜或视盘增厚，可见发育不良的胶质及血管。原单层的视网膜色素上皮细胞增生成多层，并呈柱状、条状或片状侵入其上的肿瘤，形成斑驳状色素斑点。视网膜表面纤维胶质增生，收缩后将肿瘤血管及视网膜血管拉向肿瘤中心并形成视网膜皱褶或条纹状改变。

【临床表现】

根据病变部位不同可表现为低视力、斜视或无症状。CHRRPE 好发于后极部视网膜。肿瘤位于视盘附近最多（占76%），黄斑其次（占17%），中周部视网膜最少（占7%）。病变位于黄斑、视盘黄斑束或视盘时，早期即有视力下降，因黄斑部病变导致的视力损害，严重时可致盲，周边病灶则可能无症状，或仅有局限性视野缺损。

CHRRPE 主要累及视网膜色素上皮、视网膜及瘤体表面的玻璃体，形成灰黑或黑色轻度隆起的病变。

平均直径为 7.6mm,厚度为 1.9mm。瘤体表面常有视网膜前膜,前膜的收缩将视网膜大血管拉直,并拉向肿瘤的中心。牵拉也常伴随着视网膜条纹或皱褶。大血管间的分支小血管或肿瘤血管也因受前膜牵拉导致扩张、行程扭曲,黄斑可能受牵拉而移位或出现黄斑孔。同样,由于前膜的牵拉使血管渗漏也可导致黄斑囊样水肿、视网膜浅脱离、出血或硬性渗出。玻璃体积血、继发性视网膜劈裂等也有发生,但极少见。周边部肿瘤纤维膜的牵引可致视盘移位。肿瘤外围视网膜的缺血改变可能产生视网膜新生血管或脉络膜新生血管,不过少见。玻璃体除与肿瘤表面可能有膜样联系外,本身清晰,无炎症现象。脉络膜通常不受累。

【影像学检查方法】

　　CHRRPE 的诊断主要依靠眼底彩照、扫描激光检眼镜、光学相干断层扫描(optical coherence tomography,OCT)、光学相干断层扫描血管成像(optical coherence tomography angiography,OCTA)、荧光素眼底血管造影(fluorescein fundus angiography,FFA)等多种影像学检查(图 11-2-3～图 11-2-5),其中以 OCT 最为重要。

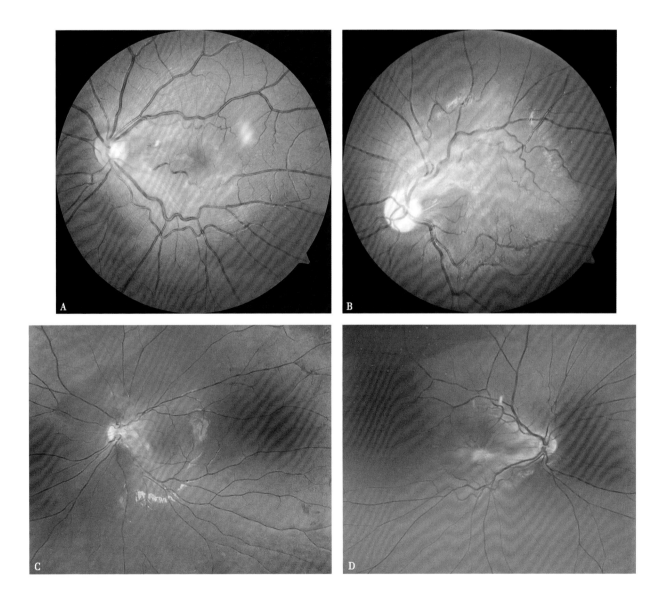

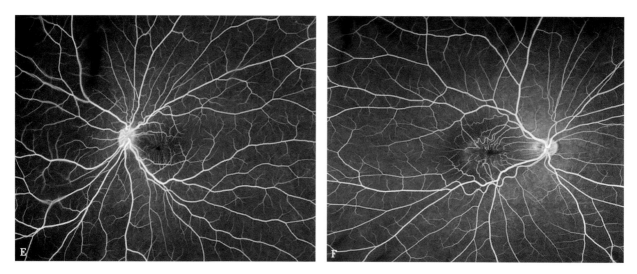

图 11-2-3　CHRRPE 的眼底表现

A. 视网膜黄斑区前见膜样增殖物，其中包含灰白色部分（胶原组织）、红色部分（血管组织）、棕色部分（色素上皮组织），上方血管弓大血管被牵引向黄斑区稍移位；B. 后极部视网膜前见膜样增殖物牵引，位于视盘颞上方血管弓前，累及黄斑区，以灰白色组织（胶原组织）为主，上下血管弓均被牵拉至走行异常；C. 眼底示视网膜前视盘颞侧增殖病灶，遮盖牵拉黄斑、视盘区；D. 眼底见黄斑区前增殖病灶，牵引致周边血管向黄斑区移位；E. 为图 C 病灶的 FFA 表现，因该病灶对原视网膜牵引较小，故 FFA 改变较小；F. 为图 D 病灶的 FFA 表现，黄斑区血管被病灶牵引移位。

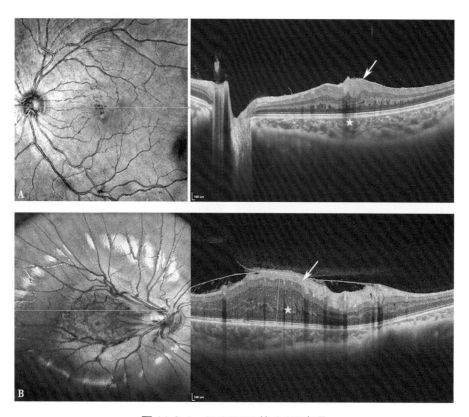

图 11-2-4　CHRRPE 的 OCT 表现

A. OCT 可见左眼黄斑区视网膜前稍高反射信号（病灶本身）（白色箭头示），其下方因信号遮蔽产生低反射信号区域（黄色星号及其上方），未见黄斑中心凹正常结构，视网膜被牵拉增厚，层次结构混乱，外丛状层及外核层交界处因牵拉形成锯齿样改变；B. OCT 可见右眼黄斑区视网膜前高反射信号（病灶）（白色箭头示），其下方视网膜显著增厚，被牵引致层次结构混乱（黄色星号示），未见黄斑中心凹正常结构，左侧无赤光图见血管、视盘牵引移位。

　　如果其中的某种成分占据了主导地位，可使肿瘤的颜色与结构发生改变，变得难以与其他疾病相鉴别。如色素上皮占主导时，黑色隆起的病变可形似色素痣或脉络膜黑色素瘤；白色病变占主导时，产生的白瞳症会被疑诊为视网膜母细胞瘤、弓蛔虫病及胚胎期血管残留（persistent fetal vasculature，PFV）；而血管丰富时易被误判为视网膜血管瘤。

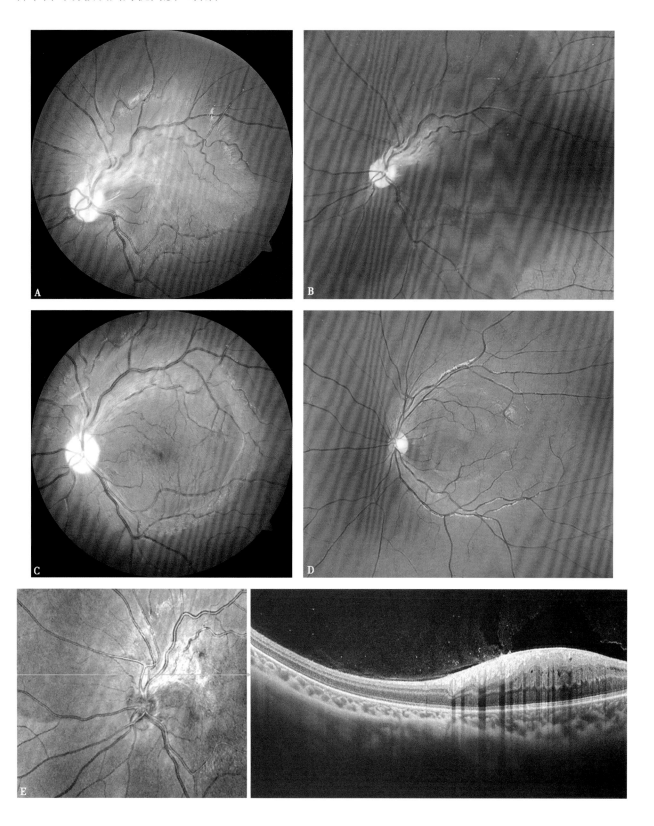

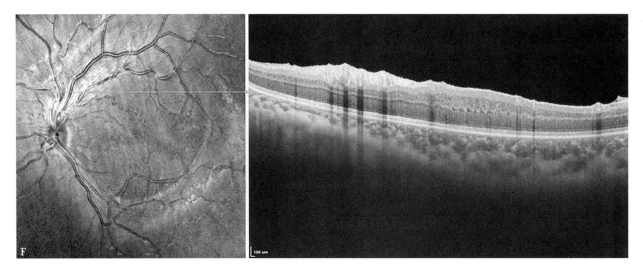

图 11-2-5　CHRRPE 患者手术治疗前后眼底对比

A、B、E. 女童,8 岁,初诊时眼底可见左眼后极部视网膜前膜样增殖物牵引,位于视盘颞上方血管弓前,累及黄斑区,以灰白色组织为主,上下血管弓均被牵拉至走行异常,OCT 见病灶区域视网膜前高反射信号带,牵拉致视网膜增厚、层次结构紊乱;C、D、F. 同一患者行左眼局部玻璃体切除术、前膜剥除术后 1 个月复诊,眼底照相及激光扫描检眼镜可见左眼视网膜前增殖物消失,OCT 提示视网膜前增殖物已解除,牵引较前减轻,视网膜层次结构较前稍正常。

【诊断标准】

该病诊断主要通过前置镜下观察病灶特点,辅以眼底彩照、OCT 等以明确诊断。肿瘤由视网膜色素上皮细胞、胶质细胞及血管 3 种成分构成。3 种不同成分使瘤体具有 3 种颜色:黑色为增生的色素上皮,白色代表神经胶质细胞或视网膜表面膜,红色为增生的血管。同时具备 3 种色彩是区分本病与其他视网膜病变的要点。

OCT 最具诊断价值,表现为病变处视网膜增厚,视网膜内结构紊乱呈高反射,其后则为低反射暗区。视网膜前膜常见,几乎每例都有显著的视网膜前膜及由膜收缩导致的视网膜皱襞或条纹。微小的视网膜皱襞在视网膜内表面呈锯齿状突起,病灶范围外视网膜正常。

【治疗】

尚处于视觉发育阶段的年幼儿童患者,若能及早进行弱视治疗,可能提高视力。大部分患儿因病变稳定,只需定期观察。对近期出现视力进行性下降,可能是由于前膜的进一步收缩导致视网膜血管扭曲加重,渗漏增加。OCT 提示前膜与视网膜间存有间隙的患者,或者肿瘤延伸的前膜累及黄斑区且黄斑本身并无肿瘤的患者,进行剥膜手术后视力可能提高。笔者认为儿童早期手术,进行积极的术后弱视遮盖治疗可能提高视力。伴有不吸收的玻璃体积血时亦可行玻璃体手术。

参考文献

[1] LAQUA H, WESSING A. Congenital retino-pigment epithelial malformation, previously described as hamartoma. American Journal of Ophthalmology, 1979, 87（1）: 34-42.

[2] DE JESUS ROJAS W, YOUNG L R. Hermansky - Pudlak syndrome. Semin Respir Crit Care Med, 2020, 41（2）: 238-246.

[3] SHIELDS C L, THANGAPPAN A, HARTZELL K, et al. Combined hamartoma of the retina and retinal pigment epithelium in 77 consecutive patients visual outcome based on macular versus extramacular tumor location. Ophthalmology, 2008, 115（12）: 2246-2252.

[4] VERMA L, VENKATESH P, LAKSHMAIAH C N, et al. Combined hamartoma of the retina and retinal pigment epithelium with full thickness retinal hole and without retinoschisis. Ophthalmic Surgery and Lasers, 2000, 31（5）: 423-426.

[5] SRIDHAR J, SHAHLAEE A, RAHIMY E, et al. Optical coherence tomography angiography of combined hamartoma of the retina and retinal pigment epithelium. Retina（Philadelphia, Pa）, 2016, 36（7）: e60-62.

[6] AREPALLI S, PELLEGRINI M, FERENCZY S R, et al. Combined hamartoma of the retina and retinal pigment epithelium: findings on enhanced depth imaging optical coherence tomography in eight eyes. Retina（Philadelphia, Pa.）, 2014, 34（11）: 2202-2207.

[7] HUOT C S, DESAI K B, SHAH V A. Spectral domain optical coherence tomography of combined hamartoma of the retina and retinal pigment epithelium. Ophthalmic Surgery, Lasers & Imaging: the Official Journal of the International Society for Imaging in the Eye, 2009, 40（3）: 322-324.

[8] DEDANIA V S, OZGONUL C, ZACKS D N, et al. Novel classification system for combined hamartoma of the retina and retinal pigment epithelium. Retina（Philadelphia, Pa.）, 2018, 38（1）: 12-19.

三、先天性视网膜色素上皮肥大

○ 先天性视网膜色素上皮肥大是一种良性病变,但有恶变风险。

○ 总体患病率为 0.4%～30.0%,无年龄、性别倾向。

○ 患者一般无症状,大多在检查眼底时才被发现。

精要

○ 可分为 3 型,即孤立型视网膜色素上皮肥大、群集型视网膜色素上皮肥大和不规则分布的色素斑块。

○ 本身无特殊治疗,但建议每年进行一到两次定期检查。

【概述】

先天性视网膜色素上皮肥大(congenital hypertrophy of the retinal pigment epithelium,CHRPE)是一种临床上较为少见的眼底病变。Reese 等在 1956 年首先对这一病变进行了报道,并命名为"视网膜色素上皮良性黑瘤",1975 年,Buettner 等根据其病理学特征更名为"先天性视网膜色素上皮肥大"。CHRPE 多单眼发病,偶见于双眼。CHPRE 患病率约 0.4%～30%。大量研究发现,CHRPE 病变没有年龄、性别的倾向。患者通常没有任何症状,视力和视野正常,多由于其他眼病或体检时被发现。

【临床表现及分型】

患者一般无症状,大多在检查眼底时才被发现。病变若不发生在黄斑,通常不影响患者视力及视野。

目前国内外分型方法有所差异。国外根据形态特点,CHRPE 可分为孤立性、群集性和多发性三类。其中,孤立型、群集型 CHRPE 多单眼发病,一般和全身疾病无关,而多发型 CHRPE 常双眼发病,与家族性腺瘤性息肉病密切相关。国内主要分为三型,分别为孤立型视网膜色素上皮肥大、群集型视网膜色素上皮肥大、不规则分布的色素斑块。

孤立型视网膜色素上皮肥大即国外研究认为的典型的孤立的 CHRPE,眼底通常表现为孤立、平坦、境界清楚的黑色或青灰色斑块,斑块内色素可不均匀,表面的视网膜和血管正常,部分 CHRPE 病灶可出现结节,结节周围的视网膜内可出现黄色硬性渗出,甚至引起周围视网膜渗出性脱离,表现出相应部位的视野缺损。罕见伴发眼部恶性腺瘤,无遗传性。组织学上表现为孤立的 CHRPE 的 RPE 细胞大小正常或增大 1.5～2 倍，黑素颗粒呈球状，约为正常大小的 2 倍，Bruch 膜正常。

群集型视网膜色素上皮肥大即先天性群集性视网膜色素上皮色素沉着（congenital grouped pigmentation of the RPE，CGP-RPE），通常不伴随眼部及全身症状，偶见显性遗传。组织学上 CGR-RPE 的 RPE 细胞大小正常，黑素颗粒呈椭圆形，约为正常大小的 1.6 倍，Bruch 膜正常。

不规则分布的色素斑块被认为与家族性腺瘤性息肉病（familial adenomatous polyposis，FAP）有关，也被称为与家族性腺瘤性息肉病相关的色素性眼底病变（pigmented ocular fundus lesions of familial adenomatous polyposis，POFLs），多双眼发病，具有多样性及显性遗传性。组织学上 POFLs 的 RPE 细胞畸形生长，黑素颗粒呈球状、增大，Bruch 膜增厚。

【影像学检查方法】

评估先天性视网膜色素上皮肥大的影像方法包括眼底照相、荧光素眼底血管造影、B 超、FAF、OCT 和 OCTA、视野检查（图 11-2-6～图 11-2-8）。

1. 眼底照相　孤立型 CHRPE 病灶呈圆形、椭圆形或扇形，边界光滑或呈圆齿状，呈浅棕色、灰色或黑色，常位于颞侧中周部，多聚集在单个象限，单侧发病。CGP-RPE 常呈扇形，病灶大小呈离心性增大，簇状密集，外观类似动物足迹，常被描述为"熊迹样"外观。POFLs 常为豌豆状，表现为多个色素性斑块，大小、形态不一，不规则分布，位于赤道部的病灶较小，后极部较大，双眼发病。

2. SLO　可通过红光通道和绿光通道确认病灶位于视网膜还是脉络膜。

3. FAF　表现为小的、形态多样的褐黑色区域，边界清晰。

4. OCT　病灶表面视网膜变薄、光感受器丢失，神经上皮层厚度下降，视网膜层次紊乱。病灶的有色素区域，RPE 增厚或呈不规则状，遮蔽其下脉络膜影像。而病灶内的无色素区域（即 CHRPE 中的腔隙），RPE 层缺失，其下脉络膜成像具有明显的透射效应。

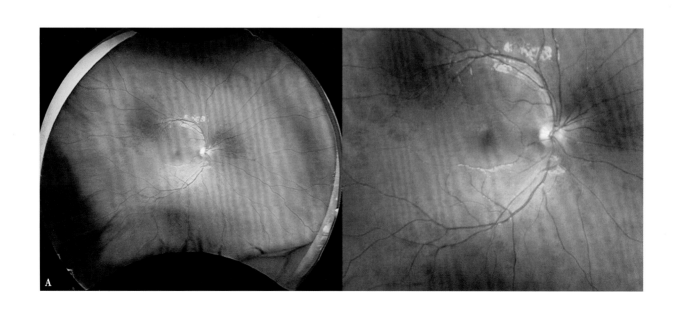

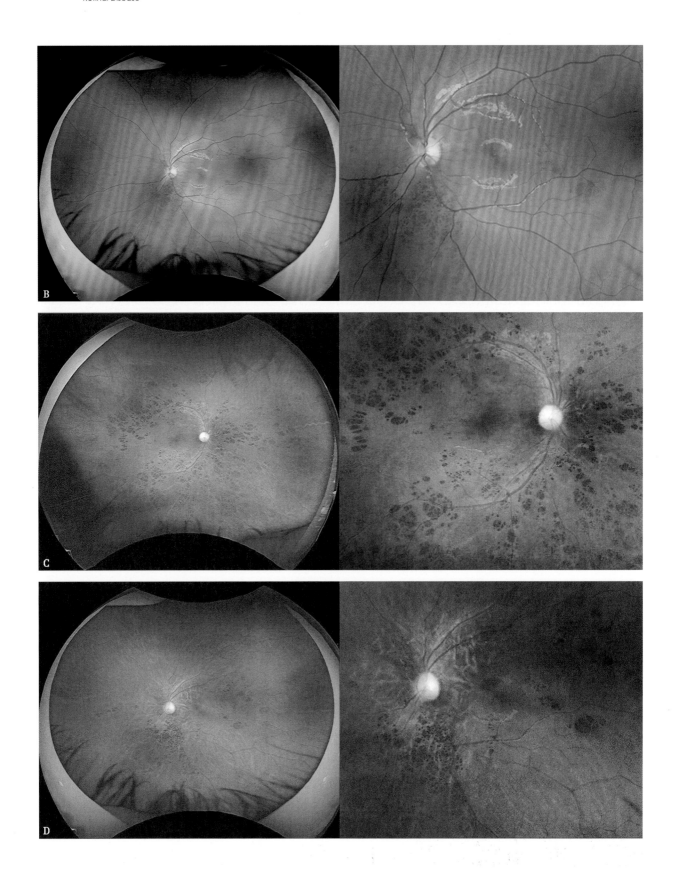

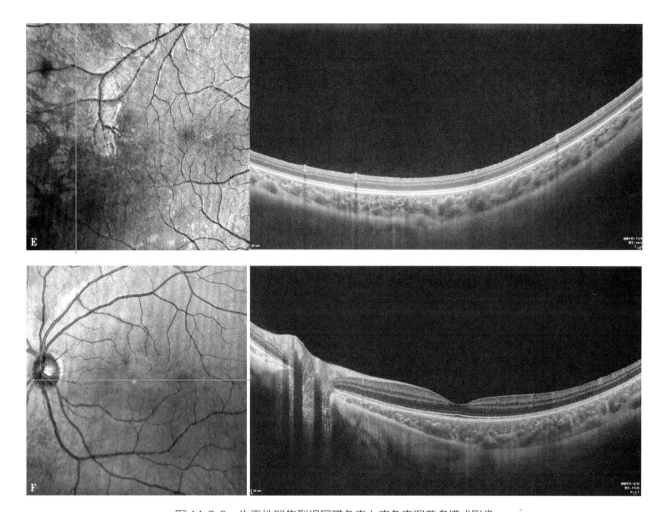

图 11-2-6　先天性群集型视网膜色素上皮色素沉着多模式影像

男童，5岁，体检筛查时发现双眼眼底异常。A、B. 眼底示散在的熊迹样色素改变；C、D. FAF 示病灶表现为低自发荧光；
E、F. OCT 示双眼病灶处 RPE 未见明显异常。

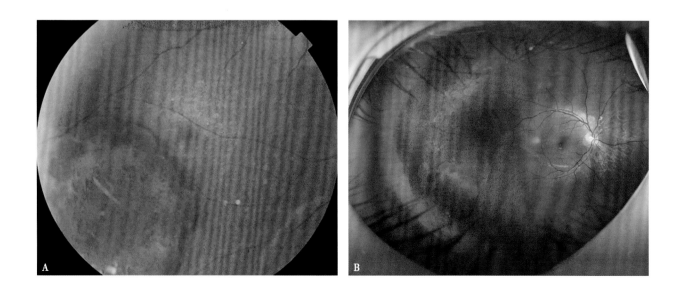

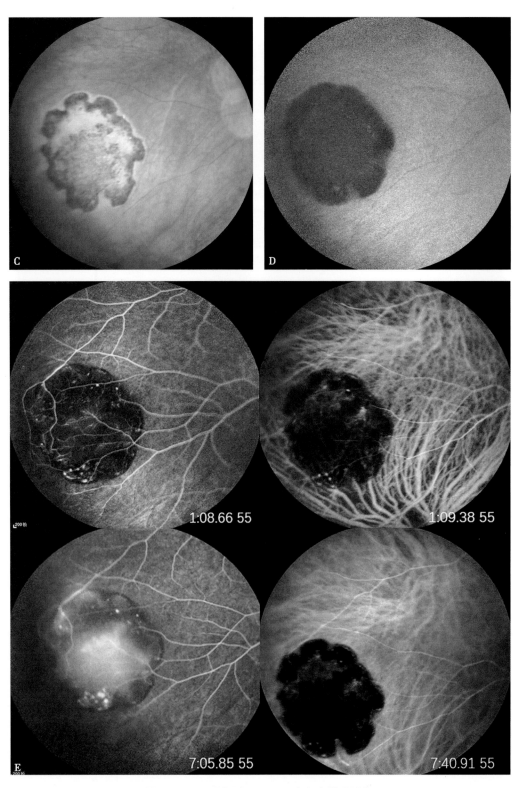

图 11-2-7　孤立型 CHRPE 患者多模式影像

女性，26 岁，高度近视眼底筛查时发现右眼眼底异常。A、B. 眼底示右眼颞下方一孤立、境界清楚的黑色斑块，斑块内色素不均匀，大小约 4PD；C. IR 示边界为高反射，病灶内色素遮挡反射信号；D. FAF 示病灶表现为低自发荧光；E. FFA、ICGA 示早期色素斑块区为遮蔽性弱荧光，表面有小点状色素缺失呈强荧光，表面视网膜血管走行正常，视网膜小血管轻微渗漏，随时间延长可见病灶区荧光素渗漏、积存及高透见荧光，脉络膜血管未见明显异常。（病例资料由中山大学中山眼科中心赵秀娟医生提供）

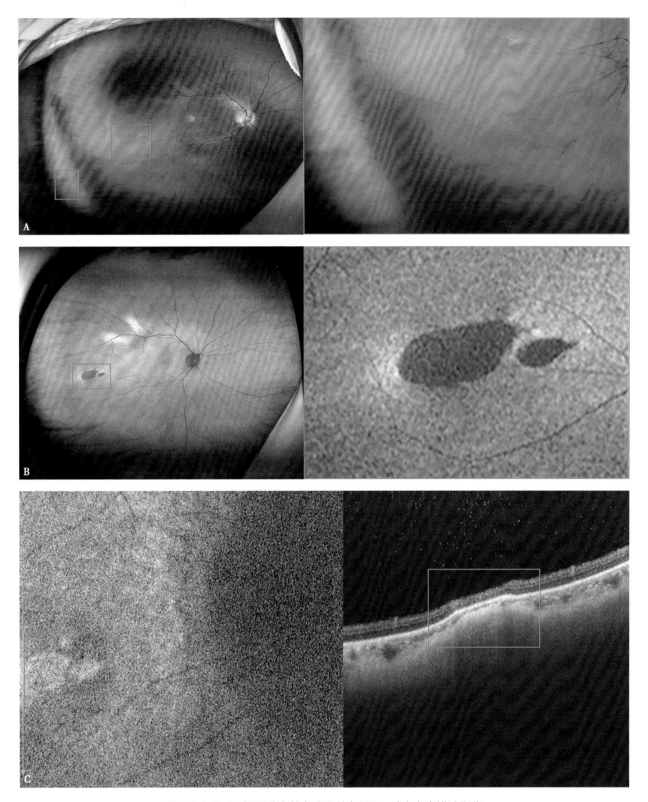

图 11-2-8　不规则分布的色素斑块（POFLs）患者多模式影像

女性，50岁，因左眼视力下降就诊，双眼高度近视病史，左眼既往因高度近视脉络膜新生血管行多次玻璃体注抗 VEGF 药物史。A. 眼底示右眼病灶位于颞侧中周部及周边部，多个，呈棕黑色、欠规则，边界清楚；B. FAF 示病灶呈褐黑色，边界清晰，稍高自发荧光；C. OCT 示右眼病灶处 RPE-Bruch 膜层增厚，视网膜变薄，光感受器缺失，遮蔽下方脉络膜反射；全身无特殊。

5. FFA　全程为遮蔽荧光,其中腔隙处为透见荧光,若腔隙较大,可透见其下脉络膜血管;若病灶外围为一脱色素环,可见环形透见荧光晕。孤立型 CHRPE 在 FFA 上病灶覆盖的视网膜血管可有荧光异常;CGP-RPE 无相关血管异常改变;而 POFLs 病灶上覆盖的视网膜血管荧光异常,可有脂褐质荧光,病灶呈现明显的低自发荧光,腔隙出现轻微的高自发荧光。B 超并不能诊断 CHRPE,但可测量其病灶厚度,多为 0.5～1.0mm。视野损害通常与病灶所在的眼底位置有关,表现为周边视野的局部暗点、缺损。

【诊断】

该病诊断及鉴别诊断主要依靠眼底照相、OCT、FAF、FFA 等多模式影像学检查。

【治疗】

一般认为 CHRPE 是一种良性病变,不进展或进展极为缓慢,无须特殊治疗。但因多数眼科医生对它的认识很少,可能容易导致错误的诊断和治疗。绝大多数 CHRPE 病灶平坦、无结节,但亦有部分 CHRPE 可出现结节并逐渐变大。有文献报道,曾有 1 例被证实逐渐增大的结节是一种 RPE 的低分化腺瘤。因此,对平坦、无结节的病灶,应定期随访,重点观察有无新结节出现。对于已经有结节出现的患者,则应更密切随访,一旦结节肿物周围出现明显的硬性渗出或视网膜脱离,应给予相应的治疗,甚至病变严重时须行眼球摘除术,明确肿物性质。

参考文献

[1]　尹小芳,叶祖科,罗书科,等. 先天性视网膜色素上皮肥大的研究现状. 国际眼科杂志,2020,20(02):267-270.

[2]　IRELAND A C,RODMAN J. Congenital hypertrophy of retinal pigment epithelium. StatPearls: Treasure Island(FL),2023.

四、单侧视网膜色素上皮发育不全

精要

○ 单侧视网膜色素上皮发育不全（unilateral retinal pigment epithelium dysgenesis，URPED）是一种单眼发病、渐进性缓慢发展的 RPE 发育不全性疾病，首次报道于 2002 年，临床罕见。

○ URPED 的多模式影像具有特殊性，主要表现在：①单眼发病，与视神经毗邻。②病灶边缘呈现扇贝状，有豹斑样色素沉着。③FFA 和 FAF 呈现"反转现象"。FFA 上可见病灶扇形边缘呈现荧光遮蔽，中央为窗样缺损强荧光，反之，FAF 中边缘为 RPE 高荧光，中央为 RPE 萎缩导致的低荧光。这 3 个特征具有极高的诊断价值。

○ URPED 病灶在儿童期即已存在，进展缓慢，视力下降通常发生在青少年期或成年期，主要与病灶进展累及黄斑中心凹或继发黄斑部脉络膜新生血管有关。

【概述】

　　单侧视网膜色素上皮发育不全（unilateral retinal pigment epithelium dysgenesis，URPED）是一种罕见的 RPE 发育不良或异常，眼底呈现特征性 RPE 豹斑样色素改变（leopard-spot lesion）。2002 年 Cohen 等首次报告了 4 例，当时称之为"单侧特发性 RPE 豹斑样病灶"，2009 年又报道了另外 5 例，这 9 例患者年龄 14～42 岁，男女比例 2∶1，均呈单眼发病，主要表现为进展性 RPE 增生和萎缩病灶及继发性视网膜皱襞，结构紊乱，视网膜血管迂曲等，并首次提出"单侧视网膜色素上皮发育不全"这一名称。目前该疾病多为单病例报道。

【临床表现】

　　该病最初发生于视盘周围，临床通常无症状。患者多为青少年或成年人，常因单眼视力下降前来就诊，眼底检查可见与视神经相邻的眼底圆形病变区，边缘有明显的扇形网状色素沉着，中周部见 RPE 增生病灶，呈现豹斑样，病灶中心区则有 RPE 萎缩（图 11-2-9）。病变区可随时间而缓慢增大，若病灶发展至中心凹下，则严重影响中心视力，易继发 CNV，引起患者视物变形和视力下降（图 11-2-10）。

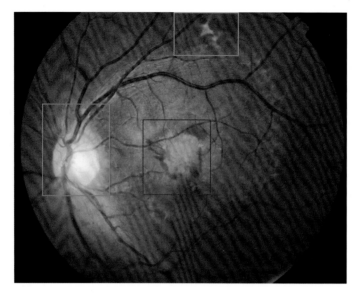

图 11-2-9　URPED 的眼底照相

眼底示病灶位于黄斑区与上方血管弓之间，与视盘相连（绿框示），黄斑中心活动性出血（红框示），
病灶周边"豹斑样"改变（蓝框示）。（病例资料由四川大学华西医院张美霞教授提供）

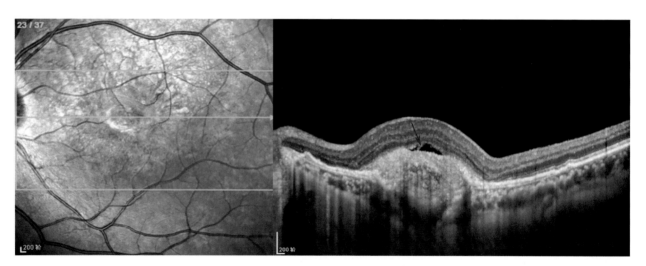

图 11-2-10　URPED 患者 OCT 改变

OCT 见黄斑中心凹下 CNV 突破 RPE 层，视网膜下积液，RPE 层增生呈波浪状，局部 RPE 与 Bruch 膜分离（红箭头示）。（病
例资料由四川大学华西医院张美霞教授提供）

【影像学表现】（图 11-2-11～图 11-2-13）

　　该病最具特征性的影像学表现有三点：①病灶与视盘相连；②病灶边缘呈现特征性扇贝状；③ FFA 和
FAF 呈现"倒置现象"，FFA 上表现为"中强外弱"，病灶中央为 RPE 萎缩性病变，透见荧光，早晚期无改变，
边缘围以弱荧光，围绕少数增生性 RPE 陷窝以及局限性视网膜血管异常（见图 11-2-11，图 11-2-13）。
与 FFA 相比，FAF 图像表现为"中低外高"，中心 RPE 萎缩，呈现低自发荧光，病灶边缘和豹斑样改变处
RPE 增生明显，呈现高自发荧光（见图 11-2-12）。

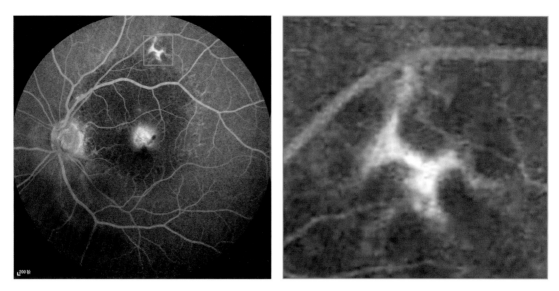

图 11-2-11 URPED 患者 FFA

晚期 FFA 示病灶中央 CNV 渗漏呈强荧光,病灶周边可见网状强荧光(蓝框示),RPE 萎缩致透见强荧光,
周边围以斑块状弱荧光。

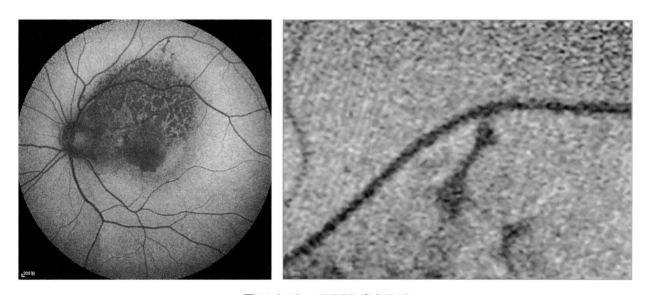

图 11-2-12 URPED 患者 FAF

该患者 FAF 中央为 RPE 萎缩导致的低荧光,周边病灶呈"豹斑样"改变;蓝框见图 11-2-11 对应位置,FAF 呈低荧光,与
FFA 相比表现出"倒置现象"。

ICGA 可以很好地显示 URPED 发展过程(图 11-2-14)。图 11-2-14A 和图 11-2-14B 为同一患者
ICGA 检查结果,两次检查相隔一年,可见病灶中央"豹斑样"改变增大且互相融合,在 OCT 上表现为 RPE
层的增生(图 11-2-15)。

URPED 的 OCT 和 OCTA 改变多样,OCT 上可见视网膜神经上皮层增厚、结构紊乱,分层结构消失,
继发视网膜前膜,视网膜可呈囊样变性。病灶中央可见局限性视网膜脱离,可见视网膜下积液。病灶中央
RPE 层变薄或缺失,边缘处 RPE 增生(图 11-2-16)。若合并 CNV 的患者可见突破 RPE 的视网膜内中反
射信号,合并视网膜出血和水肿。OCTA 上可见视网膜表面血管牵引变形,视网膜深层血管密度下降。

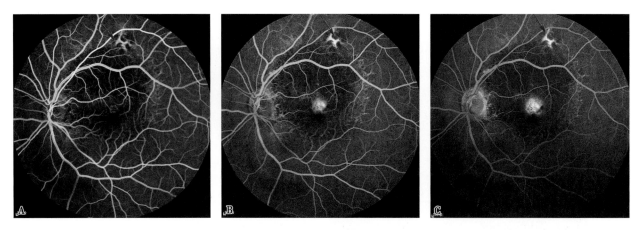

图 11-2-13　URPED 患者 FFA

A. 早期 FFA 见黄斑区 CNV 渗漏，上方血管弓见局部强荧光（红色箭头示）；B. 中期 FFA 见 CNV 渗漏增多，上方血管弓强荧光（红色箭头示）较早期无改变，病灶周边呈网状强荧光；C. 晚期 FFA 可见视盘边缘着染，黄斑区 CNV 持续性渗漏，上方血管弓强荧光（红色箭头示）较前无变化。

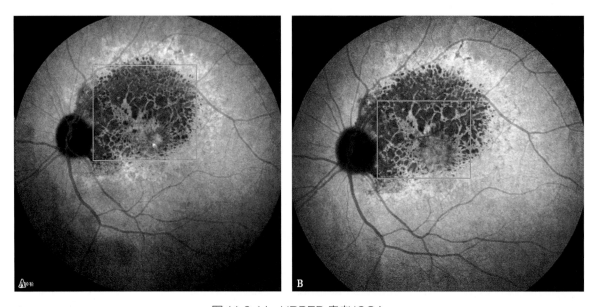

图 11-2-14　URPED 患者 ICGA

A 和 B 蓝色方框中病灶对比可见"豹斑样"融合增大。

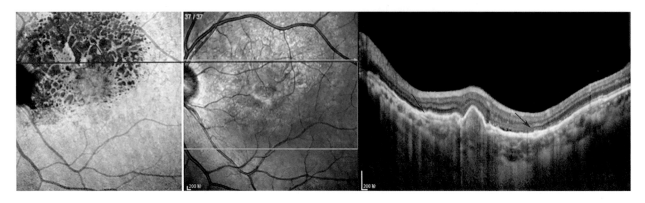

图 11-2-15　URPED 患者 FFA 和 OCT

同一患者晚期 ICGA 与 OCT 对照，ICGA 上"豹斑"对应处在 OCT 上表现为 RPE 增生，呈波浪状，RPE 与 Bruch 膜分离（红色箭头示）。

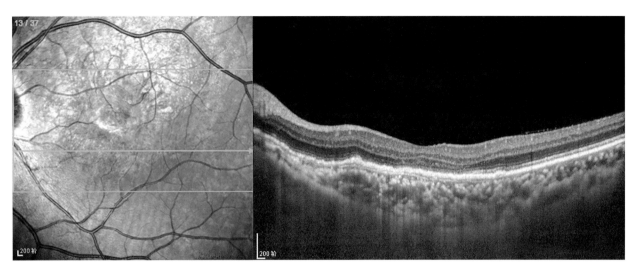

图 11-2-16　URPED 患者的 OCT

OCT 病灶边缘处 RPE 层增生，呈波浪状，局部 RPE 与 Bruch 膜分离。

【鉴别诊断】

　　该病主要与 CHRRPE 鉴别。CHRRPE 是一种少见的良性肿瘤，多为单眼发病。病灶位于视盘或者后极部视网膜，轻度隆起于视网膜表面，有不同程度的色素沉着、血管迂曲及视网膜前膜形成。CHRRPE 和 URPED 在病灶部位，眼底彩照和 FFA 上有相似之处，但在 OCT 上 CHRRPE 表现为视网膜隆起，而 URPED 则为视网膜萎缩。CHRRPE 的 FFA 和 FAF 也不呈现"倒置现象"。

【治疗】

　　URPED 本身不需要治疗。当合并 CNV、视网膜前膜和视网膜脱离时，给予相应对症治疗。因病例较少，目前自然病程、预后等尚不明确，仍须更长期随访和观察。

参考文献

[1] DIAFAS A，DASTIRIDOU A，MATAFTSI A，et al. Surgical approach in a case of unilateral retinal pigment epithelium dysgenesis and literature review. Am J Ophthalmol Case Rep，2021，23：101116.

[2] RIGA P，DASTIRIDOU A，TZETZI D，et al. Unilateral retinal pigment epithelium dysgenesis：Long-term natural evolution and multimodal imaging. Ocul Oncol Pathol，2020，6（1）：74-78.

[3] ZHU Z，XIAO J，LUO L，et al. Common clinical features of unilateral retinal pigment epithelium dysgenesis and combined hamartoma of the retina and retinal pigment epithelium. BMC Ophthalmol，2022，22（1）：24.

第三节　葡萄膜肿瘤

一、脉络膜色素痣

精要

○ 脉络膜色素痣是指发生于脉络膜黑素细胞的良性肿瘤,但有恶变风险。

○ 总体患病率为 0.15%~10%,男性患病率略高于女性。

○ 患者一般无症状,大多在检查眼底时才被发现。

○ 可合并视网膜下液、脉络膜新生血管等并发症。

○ 本身无特殊治疗,但建议每年进行一到两次定期检查。

【概述】

　　脉络膜色素痣(choroidal nevus)是指发生于脉络膜黑素细胞的良性肿瘤。好发于后极部至赤道部,一般最大基底径小于 5mm、高度小于 2mm。脉络膜色素痣为先天性,在胚胎出生时,色素母细胞逐渐发育成长,在细胞内产生色素,演变成黑素细胞。由来源于神经嵴细胞的不典型黑素细胞(痣细胞)组成脉络膜色素痣。患眼一般无明显症状,大多是在检查眼底时才被发现。色素痣本身对脉络膜毛细血管及视网膜无破坏作用,一般不影响视力,故多建议保守观察,不进行特殊治疗。但其继发的视网膜下积液或脉络膜新生血管等视网膜病变可能损害视力,并且脉络膜色素痣存在恶变为黑色素瘤的风险。故临床上早期发现可能损害视力的体征具有重要意义,应特别重视早期监测,严密观察其恶变可能及相应改变。

　　关于脉络膜色素痣的患病率,由于检查手段、受检人群不同,结果差异大,总体患病率 0.15%~10%。采用传统的后极部眼底彩照进行判断,患病率为 0.15%~4.70%,而采用 SLO 观察,患病率竟高达 10%。东西方研究均显示,男性患病率略高于女性,不同种族人群患病率也存在不同,其中白人最高。须注意,大多数研究将目标人群定位在 40 岁以上人群,儿童的脉络膜色素痣患病率仍未知。

【临床表现及分型】

　　患者一般无症状,大多在检查眼底时才被发现。通常不影响视力,但靠近黄斑区的色素痣有时可出现渗出性神经上皮脱离,患者可出现视力下降。

　　目前,脉络膜色素痣暂无权威分型。有文献根据病灶内含色素量多少,将其分为色素型和非色素型两类。大多数患者为色素型，少数患者为非色素型，病灶内无色素或部分无色素。亦有文献将其分为色素型、非色素型及混合色素型。

【影像学检查方法】

　　评估脉络膜色素痣的影像方法包括眼底照相（图 11-3-1A）、FFA、超声、眼底自发荧光（fundus autofluorescence，FAF）（图 11-3-1B）、OCT（图 11-3-1C）和 OCTA。

　　脉络膜色素痣多呈圆形或椭圆形，1～3DD 不等，根据痣的色素多少，可呈青灰色或棕黑色，病灶扁平或轻微隆起，厚度一般不超过 2mm，大多数边界清晰，表面光滑，周围可伴有 RPE 萎缩或脂褐质沉着，直径多在 1.5～5mm，病灶多为静止性。部分患者合并渗出性视网膜脱离，若有脉络膜新生血管形成，则可见出血或渗出等病变。

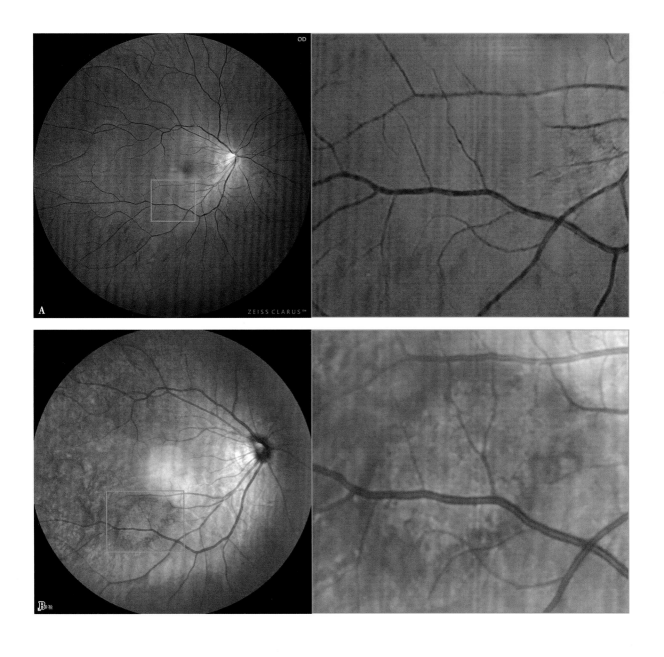

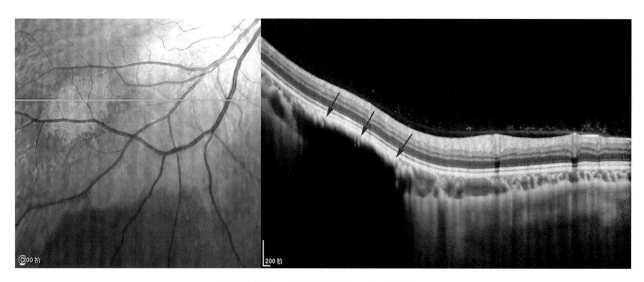

图 11-3-1 脉络膜色素痣患者眼底影像

女性，31岁，要求眼底筛查来诊。A. 眼底示后极部扁平的、边界清晰的青灰色斑块状色素沉着，形态欠规则；B. 自发荧光显示病灶边界为低自发荧光，病灶稍高自发荧光；C. OCT 显示痣部位脉络膜毛细血管层变薄，呈强反射，并遮挡深部组织反射（红色箭头示）。（病例资料由中山大学中山眼科中心赵秀娟医生提供）

【诊断标准】

1. 眼底照相　可见扁平的、略微隆起的病灶，可有或无色素沉着，呈青灰色或棕黑色。形态多呈圆形或椭圆形，大小 1～3DD 不等。大多边界清晰，厚度一般不超过 2mm。多位于颞上及颞下象限、中周部及后极部。

2. OCT　病变部位脉络膜呈强反射，并遮挡深部组织反射。痣部位的脉络膜毛细血管层变薄，RPE 层萎缩，光感受器细胞丢失。嵌合体带不规则。如伴有视网膜下液（subretinal retinal fluid，SRF）、CNV 等并发症，OCT 上可轻易发现。若位于黄斑部，OCT 可见中央黄斑厚度变薄，OCTA 上显示黄斑中心凹无血管区（FAZ）面积变小，脉络膜毛细血管层血流密度降低。

3. 自发荧光　RPE 萎缩区为低荧光，痣本身可表现为稍高荧光，若伴有玻璃疣（drusen）病变为高荧光。

4. 超声　因病灶较平，一般不容易评估病灶厚度是否超过 2mm。

5. FFA　各期均为边界清晰的遮蔽荧光。

对于脉络膜色素痣，我们主要为了评估其是否有转化为脉络膜黑色素瘤的倾向。脉络膜色素痣恶变危险因素如下：①脉络膜色素痣厚度＞2mm；②SRF（视网膜下液）；③视觉症状（闪光感、视力下降）；④橘红脂样色素改变；⑤瘤体边缘接近视盘＜3mm；⑥超声检查显示瘤体内呈挖空表现；⑦周边晕消失。

若存在上述三种或以上危险因素，提示 5 年内可能有 50% 可能性会恶变。

【治疗】

脉络膜色素痣本身无特殊治疗，但建议脉络膜色素痣患者每年进行一到两次眼底定期检查，包括眼底照相、FFA 和 ICGA。对于伴有视网膜下液体的患者，可采用视网膜激光光凝或光动力疗法。若发生继发性脉络膜新生血管，可行抗 VEGF 药物治疗。

参考文献

[1] 袁景，马菲妍. 脉络膜色素痣的多光谱影像学特点分析、多模式影像学对比及文献回顾. 医学理论与实践，2021，34（14）：2547-2549.

[2] ECHEGARAY J，CHEN R，BELLERIVE C，et al. Linear nevus sebaceous syndrome presenting as circumscribed choroidal hemangioma. Ophthalmic Genet，2018，39（2）：278-281.

二、脉络膜血管瘤

精要

○ 脉络膜血管瘤是一种在先天血管发育不良的基础上发展的良性肿瘤，是血管性错构瘤性病变，多单眼发病。

○ 临床上分为孤立性和弥漫性脉络膜血管瘤两种类型，后者较少见。

○ 孤立性脉络膜血管瘤常位于眼底后极部，为局限性、无色素性脉络膜肿物。弥漫性脉络膜血管瘤为弥漫性脉络膜增厚，边界不清，从锯齿缘延伸到后极部，多伴发脑及颜面部血管瘤（Sturge-Weber综合征）。

○ 自然病程中肿瘤生长缓慢，若瘤体波及黄斑区可影响视力，视网膜病变逐步加重，最终可导致患者视力完全丧失。

○ 脉络膜血管瘤若无症状，以观察为主。治疗主要针对促进视网膜下积液和黄斑积液的吸收，包括冷凝治疗、放射治疗、激光治疗、经瞳孔温热疗法、光动力疗法等。

【概述】

脉络膜血管瘤（choroidal hemangioma，CH）是一种脉络膜良性肿瘤，由先天性血管发育不良发展而成，属于先天性血管畸形所形成的错构瘤。临床上较为少见，常单眼发病。瘤体由大小不同的血管组成，血管壁管腔大小不一，之间有纤维组织形成的间隙，根据血管形态可分为三型：毛细血管型、海绵状血管型和混合型。

【临床分型】

脉络膜血管瘤分为孤立性脉络膜血管瘤（circumscribed choroidal hemangioma，CCH）和弥漫性脉络膜血管瘤（diffused choroidal hemangioma，DCH）。CCH常为眼底后极部局限性病灶，主要累及脉络膜大血管层，多单眼发病，视力下降或视物变形为常见就诊原因，病程长者可有中心暗点、扇形缺损，甚至半侧视野缺损，不伴有面部、眼部或全身其他病变，多发生于青壮年。DCH较少见，眼底表现为弥漫性脉络膜增厚，边界不清的橘红色或番茄色病灶从锯齿缘延伸到后极部，因多合并脑及颜面部血管瘤（Sturge-Weber综合征），多较早进行眼科检查，发现眼底改变多在10岁以前。颜面部及皮肤血管瘤多沿一侧三叉神经分布，少数患者双侧分布，部分患者同时有软脑膜多发血管瘤，当伴有Sturge-Weber综合征时可发生青光眼。

【影像学检查方法】

脉络膜血管瘤的筛查和诊断可依靠眼底彩照、SLO、OCT、FFA、ICGA、超声检查、CT 检查等（图 11-3-2～图 11-3-5）。

CCH 病变多在眼底后极部，表现为邻近视盘或黄斑的杏黄色或橘红色的扁平状或圆盘状脉络膜肿物，若瘤体波及黄斑区可直接影响视力。自然病程中肿瘤增大缓慢，但视网膜病变逐步加重。瘤体可导致长期视网膜下积液、视网膜囊样变性，大多伴有不同程度渗出性视网膜脱离。早期的视网膜脱离多局限于肿瘤附近，后期视网膜广泛脱离，最终视力完全丧失。邻近视盘的肿瘤能引起视神经缺血性改变，进而出现相应视野缺损，如半侧视野缺失。ICGA 可直接看到肿瘤的供应血管，早期整个瘤体表现为强荧光，体内血管清晰可见，后期染料快速清除呈斑驳状荧光表现。早期 FFA 可见瘤体内血管荧光充盈形态，后期呈强荧光表现。

DCH 眼底后极部表现为边界不清的橘红色或番茄色扁平病灶，弥漫性脉络膜增厚，其上视网膜发生变性，巨噬细胞或色素上皮细胞（含脂褐质）侵入视网膜，而使视网膜呈污秽状，类似于视网膜色素变性。广泛低平的渗出性视网膜脱离，视网膜血管多扩张扭曲。若伴发青光眼者视杯扩大。病变后期可引起并发性白内障、虹膜红变、青光眼等。

【诊断标准】

脉络膜血管瘤可根据临床症状、眼底表现及上述辅助检查作出初步临床诊断，其中，ICGA 检查具有重要意义。临床上 CCH 应与脉络膜黑色素瘤、脉络膜转移癌、脉络膜骨瘤、中心性浆液性脉络膜视网膜病变、年龄相关性黄斑变性、后巩膜炎等病变加以鉴别。DCH 因常伴发于颜面部血管瘤或中枢神经系统血管瘤，临床鉴别较容易。

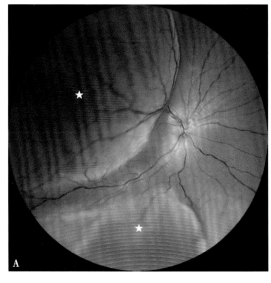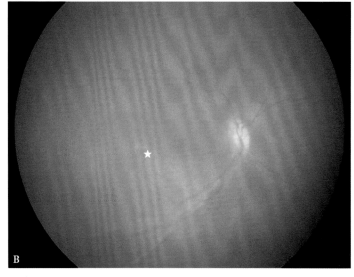

图 11-3-2 脉络膜血管瘤的眼底表现

A. 男童，5 岁，右眼发现斜视 1 个月余；颞上方视网膜下巨大肿物累及黄斑，呈橘红色，上方可见色素沉着及血管扩张，颞上方及下方可见视网膜隆起（白色星号示）；B. 男童，6 岁，右眼视力下降数月；颞侧见橘红色病灶（白色星号示），下方血管扩张。

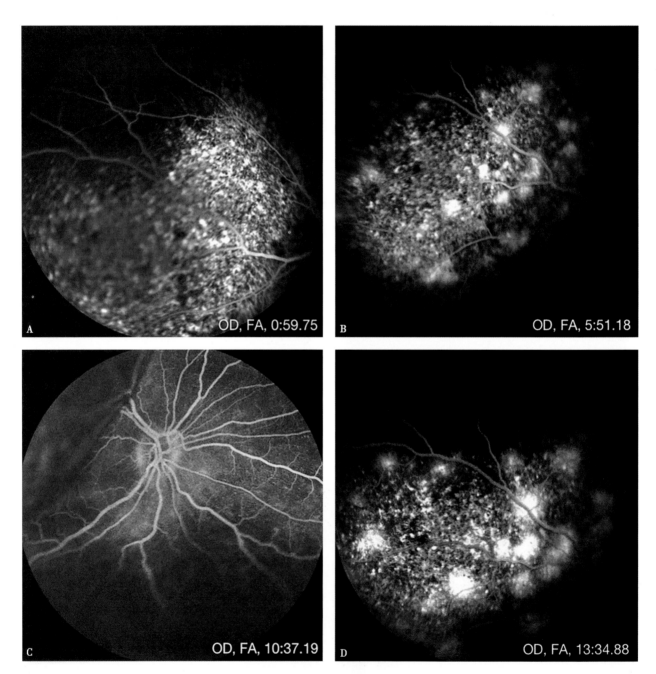

图 11-3-3 脉络膜血管瘤的 FFA

男童，5 岁，右眼发现斜视 1 个月余。A~D. 下方视网膜隆起弱背景荧光（视网膜脱离），颞上方区域视网膜下占位隆起，早期强荧光夹杂弱荧光（RPE 损害），随造影时间延长，病灶内多簇状荧光渗漏增强。

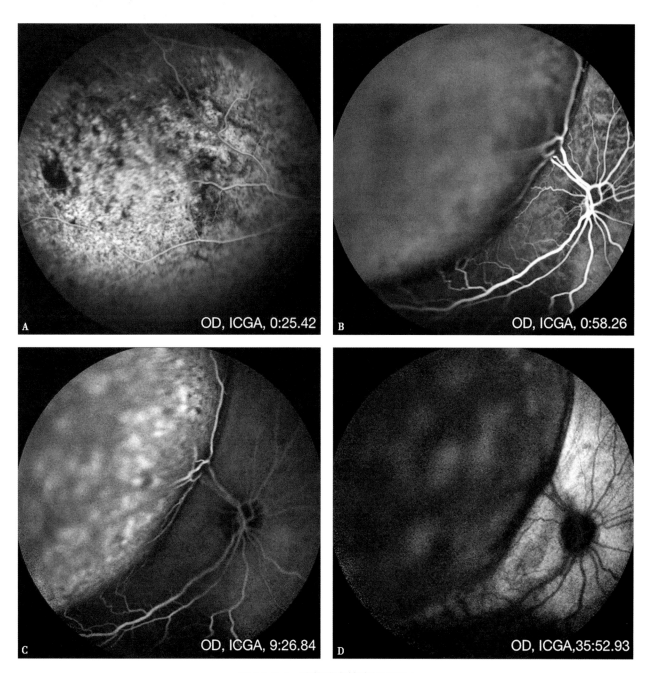

图 11-3-4　脉络膜血管瘤的 ICGA

男童，5 岁，右眼发现斜视 1 个月余。A～D. 颞上方脉络膜占位病灶，病灶内毛细血管丰富早期强荧光，表面有色素遮蔽荧光，造影中期荧光增强，晚期消退。

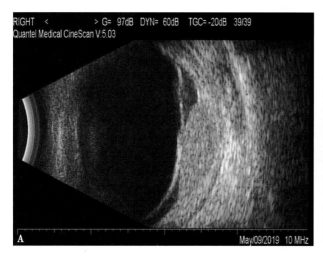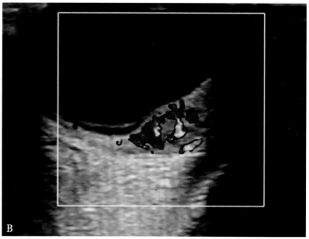

图 11-3-5　脉络膜血管瘤的超声表现

男童，6 岁，右眼视力下降数月。A、B. 右眼内实性占位性病变声像，继发性视网膜脱离声像，彩超见肿物内血流信号。

【治疗】

脉络膜血管瘤的治疗，视具体情况而定，较小和无自觉症状者，可不做任何处理，定期严密观察。目前尚无有效方法能完全消灭肿瘤。对于脉络膜血管瘤的治疗主要是促进视网膜下液和黄斑积液吸收，防止并发症对视力造成损害。目前国内外对脉络膜血管瘤的治疗包括冷凝、放射治疗（敷贴、光热辐射、质子束放射、低剂量体外放射）、激光治疗、经瞳孔温热疗法、光动力疗法等。其中使用较多的为放射治疗和激光治疗。

参考文献

[1] 蒋巍，陈娜，田孝停，等. 脉络膜血管瘤的荧光素及吲哚菁绿血管造影分析. 哈尔滨医科大学学报，2021，55（01）：87-89.

[2] 张书林，黎铧，李娟娟. 脉络膜血管瘤、视盘毛细血管瘤的影像特征分析. 中华眼底病杂志，2014，30（06）：614-616.

[3] 牛伟，袁进萍，孟彤云. 孤立性脉络膜血管瘤的眼底荧光造影表现. 宁夏医学杂志，2013，35（05）：451-452.

[4] 苗理，胡竹林. 脉络膜血管瘤治疗的新进展. 国际眼科杂志，2013，13（04）：696-699.

[5] SEN M, HONAVAR S G. Circumscribed choroidal hemangioma: An overview of clinical manifestation, diagnosis and management. Indian J Ophthalmol, 2019, 67（12）：1965-1973.

[6] GARCÍA CARIDE S, FERNÁNDEZ-VIGO J I, VALVERDE-MEGÍAS A. Update on the diagnosis and treatment of choroidal hemangioma. Arch Soc Esp Oftalmol（Engl Ed），2023，98（5）：281-291.

三、脉络膜骨瘤

精要

○ 脉络膜骨瘤是一种少见的由成熟骨组织构成的眼内良性肿瘤，多发生于健康年轻女性。

○ 脉络膜骨瘤多位于视盘附近，也可累及黄斑，为橘红色或黄白色扁平隆起，瘤体表面可有色素沉着。

○ 瘤体生长缓慢，早期通常可保持较好视力；但若肿瘤侵犯黄斑中心凹，并发浆液性神经上皮脱离或 CNV 形成，则视力严重受损。

○ 无症状的脉络膜骨瘤以临床观察为主。治疗主要针对影响视力的并发症如 CNV、视网膜下液等，主要有抗 VEGF 治疗、光动力疗法和视网膜光凝等。

【概述】

　　脉络膜骨瘤是一种少见的眼内良性肿瘤，由成熟骨组织构成，最早由 Gass 于 1978 年正式报告。现认为脉络膜骨瘤是一种迷离瘤（又称迷芽瘤），瘤体主要由致密的骨小梁及含内皮细胞的大血窦和毛细血管组成，并可见骨细胞、成骨细胞和破骨细胞。由于缺乏系统性大样本病例研究，发病原因仍不明确，可能由残留在脉络膜内的中胚叶组织发展而成。脉络膜骨瘤多单眼散发，双眼发病者具有遗传倾向，任何年龄段人群都可发病，但多发生于健康青年女性。

【临床表现】

　　脉络膜骨瘤患者多因视力下降、视物模糊、视物变形、视野缺损等相关症状来诊，部分患者伴有偏头痛或恶心呕吐。在自然病程中，脉络膜骨瘤生长缓慢，早期通常可保持较好视力，但若肿瘤侵犯黄斑中心凹，并发浆液性神经上皮脱离或 CNV 形成，则视力严重受损。

【影像学检查方法】

　　脉络膜骨瘤的筛查和诊断可依靠眼底彩照、SLO、OCT、OCTA、FFA、ICGA、眼底自发荧光、B 超、CT 及 MRI 检查等，眼眶 CT 对于诊断脉络膜骨瘤有重要作用，更适于明确脉络膜骨瘤的鉴别诊断。研究发现，脉络膜骨瘤与以下血液生化指标异常无关联，如血钙、血磷、碱性磷酸酶、全血细胞计数、尿液分析等。

脉络膜骨瘤以视盘周围脉络膜出现网状骨质为特点,病灶多位于眼底后极部,环绕并接近视盘,呈地图状,颞侧可累及黄斑部,也可单独存在于黄斑区。瘤体通常呈扁平状生长,边界清晰、略为高起,呈黄白色或橙红色病灶(图 13-3-6A),瘤体颜色受其表面 RPE 厚薄及脱色素程度、瘤体骨质钙化程度不同而呈现不同颜色。肿瘤生长缓慢,可见边缘不齐,如伪足样,其上可有色素上皮萎缩或增生,常合并渗出性视网膜浅脱离。

自发荧光因脉络膜骨瘤脱钙化程度、脂褐素沉积量、外层视网膜及视网膜色素上皮层萎缩程度不同而不同。代谢能力增强的外层视网膜及视网膜色素上皮层自发荧光增高,而在萎缩的或者功能失调的色素上皮层则表现为自发荧光缺失,可呈现为斑驳状低荧光及斑驳状高荧光,骨瘤旁可有视网膜神经上皮下积液所致周界清楚的低荧光区域(图 13-3-6B)。

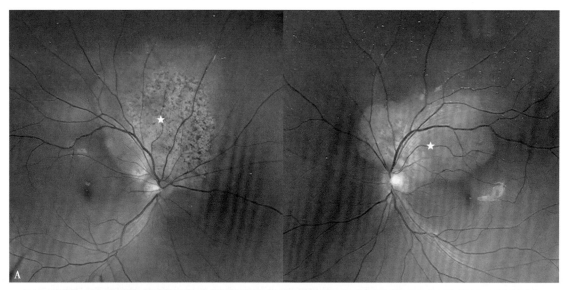

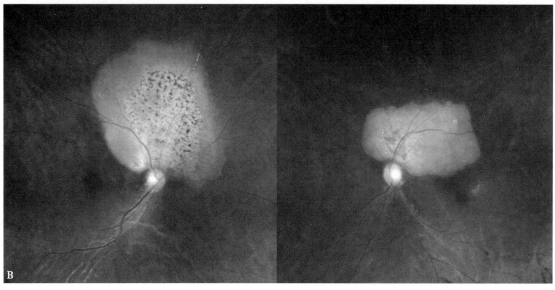

图 11-3-6 脉络膜骨瘤的 SLO 和自发荧光

A. 男性,17 岁,双眼眼前发丝样黑影飘动感 2 周;眼底见双眼视盘上方边界清晰的网状骨质结构,病灶呈黄白色(白色星号示);B. 同一患者的自发荧光,见病变区域为边界清晰的高荧光内有密集的点状低荧光,下方弧形区域荧光亮度降低为视网膜神经上皮下积液所致。

　　OCT 可见脉络膜骨瘤呈扁平状隆起,呈现特征性"海绵"状、"丝瓜络"样、"板层"样、混合型以及不规则样五种外观,瘤体内可见强反射板层线、水平线和弱反射管腔(图 13-3-7)。视网膜神经上皮下积液,可能与脉络膜骨瘤对应部位 RPE 泵功能障碍有关。

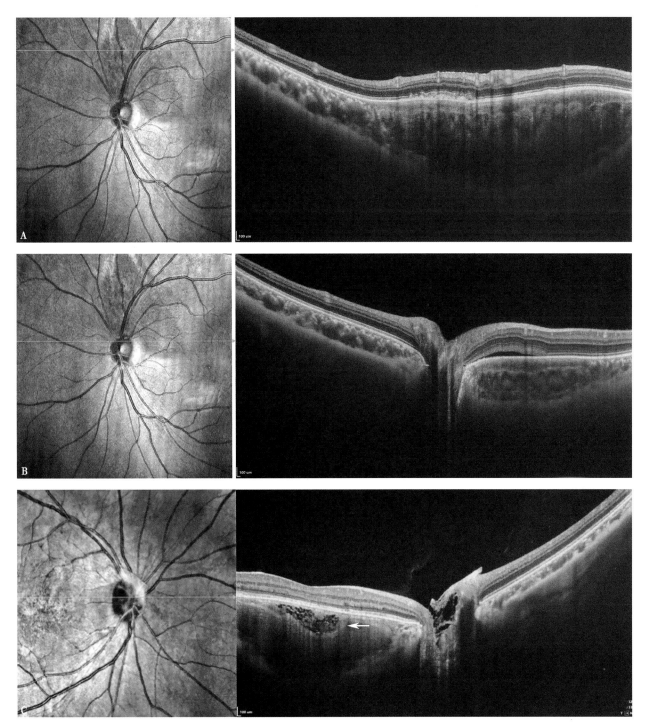

图 11-3-7　脉络膜骨瘤的 OCT 表现

A、B. 男性,17 岁,双眼眼前黑影飘动感 2 周;左眼视盘上方见骨瘤,脉络膜呈扁平样隆起,瘤体内呈现均匀中、强反射的水平样板层结构,瘤体起源于脉络膜内 1/3,未向外侵袭,中血管和大血管层结构清晰,未见脉络膜毛细血管;脉络膜巩膜交界面可见;左眼视盘颞侧视网膜神经上皮下积液,视网膜外节延长,呈均匀高反射;C. 男性,30 岁,右眼视力下降 1 年,脉络膜骨瘤光动力治疗后;黄斑区脉络膜内瘤体呈海绵样结构(白色箭头示),可能对应瘤体中的钙化。

　　FFA 早期,脉络膜骨瘤对应区域为低荧光;部分肿瘤内部可见血管丛荧光,随造影时间延长,逐渐呈强荧光。若有视网膜下出血或色素增殖斑块形成,则呈遮蔽荧光。在 ICGA 中早期瘤体呈弥散性弱荧光,正常脉络膜组织缺失。晚期可呈现边界欠清、强弱荧光交杂的形态(图 13-3-8)。若有 CNV 形成,ICGA 可确定其大小及范围。

　　CT 上脉络膜骨瘤呈现与后部球壁相连的高密度影,其 CT 值与眶骨类似(图 13-3-9)。与眼环相连的骨化像是脉络膜骨瘤最具有诊断学特征的影像学表现之一。

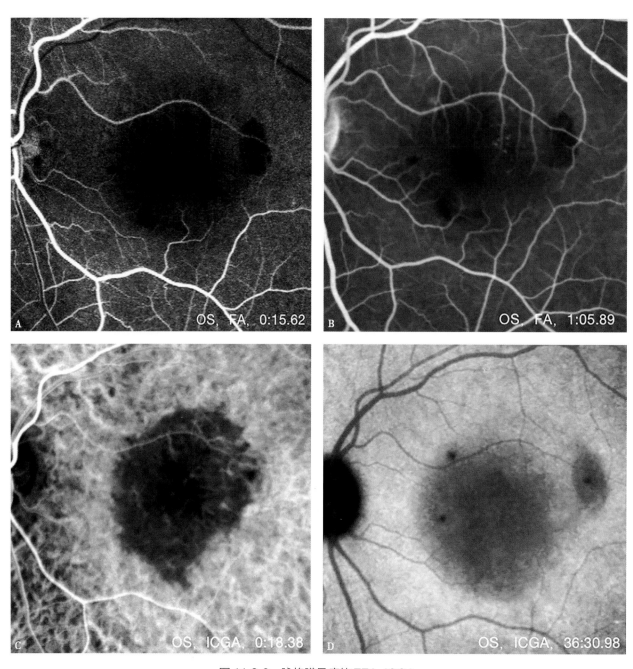

图 11-3-8　脉络膜骨瘤的 FFA、ICGA

A、B. 男童,9 岁,发现左眼斜视 2 年;FFA 示黄斑区视网膜下 3PD 大小弱荧光灶,边界清晰;C、D. 同一患者的 ICGA,示黄斑区约 3PD 大小弱荧光灶,瘤体内蜘蛛样小血管清晰可见。

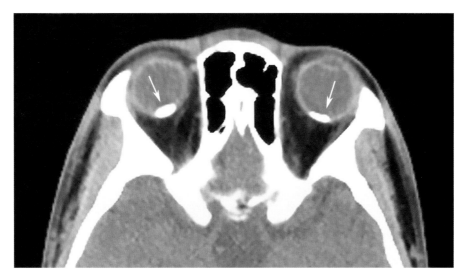

图 11-3-9　脉络膜骨瘤患者双侧眶部 CT 轴位扫描图像

男童，9 岁，发现左眼斜视 2 年；双眼后部球壁光滑锐利高密度影（白色箭头示），其 CT 值与眶骨类似。

【诊断标准】

通常根据患者的临床表现和影像学（如 B 超和眼眶 CT）辅助检查诊断。因国内外缺乏大样本临床对照研究，对该病的诊断没有金标准。临床上可与脉络膜血管瘤、脉络膜黑色素瘤、脉络膜转移癌、脉络膜炎症、脉络膜巩膜钙化、眼内骨化等鉴别。

【治疗】

脉络膜骨瘤为良性肿瘤，发展慢，无症状患者以观察为主。目前尚无有效方法限制肿瘤生长，主要针对其产生的相应并发症，如脉络膜新生血管、视网膜水肿及视网膜下液进行治疗。若视网膜下新生血管膜位于中心凹附近，可考虑眼内注射抗血管内皮生长因子（VEGF）药物治疗。

参考文献

[1]　姜钊，陈莲，张鹏，等. 脉络膜骨瘤的多模式影像分析. 国际眼科杂志，2020，20（07）：1269-1274.

[2]　宣懿，王敏，常青，等. 脉络膜骨瘤扫频源光相干断层扫描影像特征. 中华眼底病杂志，2020，36（06）：435-441.

[3]　汤远琳，邵东平. 脉络膜骨瘤的诊疗新进展. 国际眼科杂志，2017，17（01）：80-82.

[4]　TABCHI M，HMEIMETT Z. Choroidal osteoma：A rare clinical image. Pan Afr Med J，2023，44：48.

[5]　ZHANG L，RAN Q B，LEI C Y，et al. Clinical features and therapeutic management of choroidal osteoma：A systematic review. Surv Ophthalmol，2023，68（6）：1084-1092.

第四节　视神经肿瘤

一、视盘黑色素细胞瘤

精要

○ 视盘黑色素细胞瘤是一种原发于视盘并可累及葡萄膜的良性肿瘤,有增大及恶变风险。

○ 多于 50 岁左右确诊,女性相对多发。

○ 患者一般无症状,大多在检查眼底时才被发现。

○ 视盘黑色素细胞瘤分为两类,典型性(突起的、富含色素的病变)和非典型性(色素较浅的病变)。

○ 本身无特殊治疗,但建议每年进行一到两次定期检查。

【概述】

　　视盘黑色素细胞瘤(optic disk melanocytoma,ODM)是一种原发于视盘并可累及葡萄膜的良性肿瘤。最早认为其是视盘旁恶性黑色素瘤侵犯视盘。1962 年,Zimmer 和 Garron 证实了视盘黑色素细胞瘤的良性性质。肿瘤细胞呈圆形或椭圆形,色素分布密集,含有丰富细胞质,细胞核形态均一。患眼一般无明显症状,大多是在检查眼底时才被发现。视盘黑色素细胞瘤一般不需治疗,但有报道显示,瘤体有增大或恶变的可能,因此长期随访是必要的。

　　关于视盘黑色素细胞瘤的确诊年龄,大多文献报道在 50 岁左右,该病在儿童身上极为罕见,既往仅有 6 篇文献报道。但因疾病有明显特征性,故在此做一简介。该病的发生在种族之间无差异,女性相对多发。

【临床表现】

　　患者一般无症状,大多在检查眼底时才被发现。通常不影响视力,若病灶出现自发坏死或视神经受压、视网膜下积液、视网膜囊样水肿、视网膜牵拉、视网膜前膜等,可发生视野受损,生理盲点扩大。

【临床分型】

　　视盘黑色素细胞瘤分为两类。

1. 典型性　肿物突起，富含色素病变，与视网膜交界相对明显，表面视网膜结构高反射性信号，其后为低反射阴影，视网膜内高反射点密集，分布于视网膜及肿瘤交界面。

2. 非典型性　肿物色较浅，与视网膜界限不清，延伸至外层视网膜，表面视网膜结构相对完好，其后缺乏低反射阴影，视网膜内也无高反射点。

【影像学检查方法】

评估视盘黑色素细胞瘤的影像方法包括眼底照相（图 11-4-1）、OCT 和 OCTA、FFA、B 超、FAF 和视野检查。

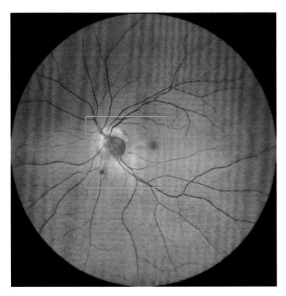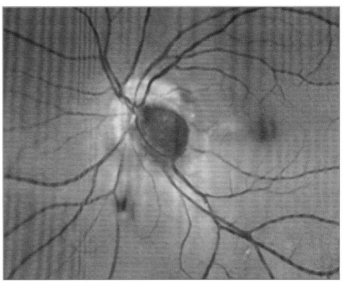

图 11-4-1　视盘黑色素细胞瘤的眼底照相

女性，52 岁，左眼眼前黑影飘动就诊，BCVA，OD0.8，OS0.8；左眼眼底示视盘颞下方黑褐色边界清楚的轻度隆起肿物，边缘圆滑规则，视盘周围可有轻度色素增殖，视盘下方可见局灶性玻璃体混浊。（病例资料由中山大学中山眼科中心卢蓉教授团队提供）

视盘上可见黑褐色扁平或隆起的肿物，边缘规则，也可因累及视网膜神经纤维层呈现羽毛样。可位于视盘边缘，也可占据整个视盘，以视盘下方、颞下为主，高度通常不超过 2mm。OCT 可见视盘上神经纤维层呈帽状隆起，其下见高反射灶，瘤体与神经纤维层间见许多大小不一的高反射点，瘤体深部的大部分区域被色素遮蔽无法显影。视盘 en face 血流图可见病灶出现浅层毛细血管网，血管形态细小密集而曲折，深层亦可见稀疏血流信号。FFA 早期视盘病灶所在位置即出现血管网，晚期病灶可出现荧光增强。FAF 全程呈现低自发荧光，边缘呈明显羽毛状。B 超显示视盘上均质的、高回声的团灶。可出现视野缺损，多为生理盲点扩大（图 11-4-2）。

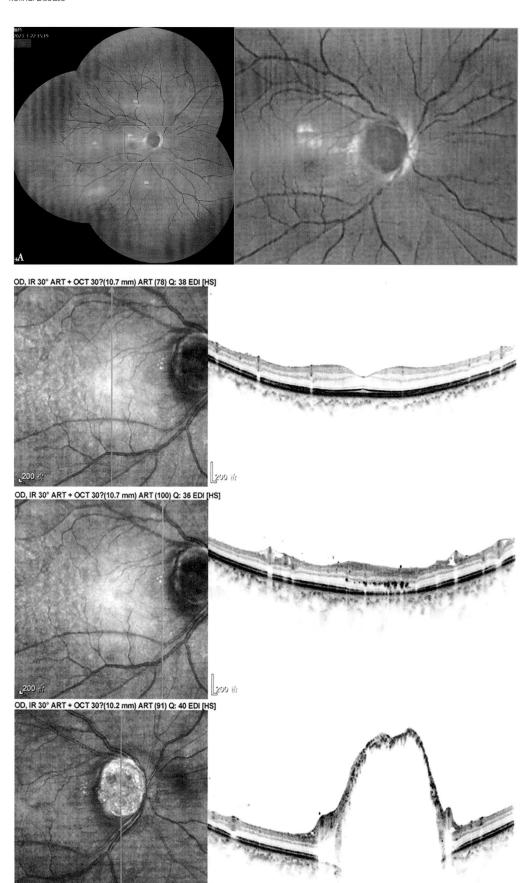

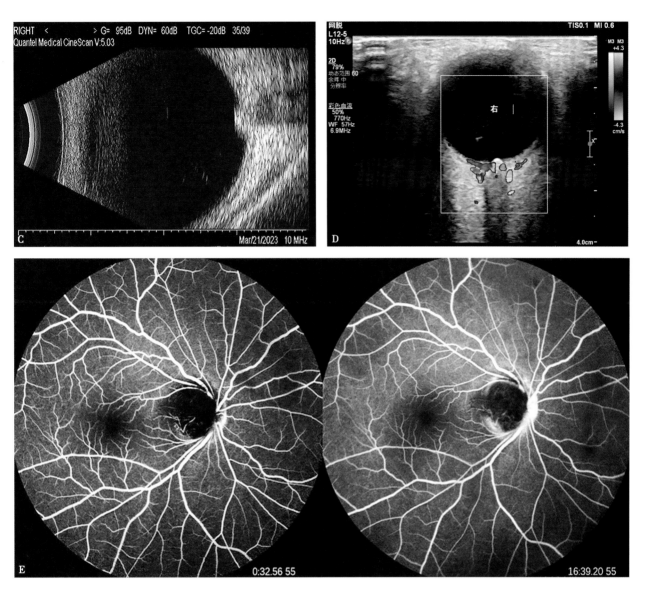

图 11-4-2　视盘黑色素细胞瘤的多模式影像

女性,42 岁,自觉右眼视力下降 1 周余就诊,BCVA,OD0.16,OS0.8。A. 眼底示右眼视盘表面颞侧黑色隆起肿物,边界清楚,形态规则;B. OCT 示右眼视盘颞侧边缘色素增殖,视网膜表面可见纤维增殖膜,视盘上神经纤维层呈帽状隆起,其下见高反射灶,瘤体与神经纤维层间见许多大小不一的高反射点,瘤体深部的大部分区域被色素遮蔽无法显影,黄斑区未见明显异常;C、D. 超声及彩色多普勒超声示右眼视盘表面实性均质高回声灶,无血流回声;E. FFA 示早期右眼视盘及病灶呈现弱荧光,晚期病灶出现斑驳状强荧光,视盘边缘呈强荧光。(病例资料由中山大学中山眼科中心卢蓉教授团队提供)

【治疗】

视盘黑色素细胞瘤本身无需治疗。虽然传统上认为这是一个相对稳定的病变，但仍存在瘤体增大风险，并可能造成部分视力丧失。因此，长期的随访是极有必要的。如果出现瘤体进展性的生长和视力丧失提示应考虑恶变。

参考文献

[1] LEE E, SANJAY S. Optic disc melanocytoma report of 5 patients from Singapore with a review of the literature. Asia Pac J Ophthalmol（Phila），2015，4（5）：273-278.

[2] SHIELDS J A，DEMIRCI H，MASHAYEKHI A，et al. Melanocytoma of the optic disk：A review. Indian J Ophthalmol，2019，67（12）：1949-1958.

二、视神经胶质瘤

<table>
<tr>
<td rowspan="4">精要</td>
<td>○ 视神经胶质瘤是一种相对罕见的中枢神经系统肿瘤，分为散发型和与神经纤维瘤病 1 型相关型。</td>
</tr>
<tr>
<td>○ 好发于儿童和青少年，占儿童中枢神经系统肿瘤的 0.5%～1.25%，无性别差异。</td>
</tr>
<tr>
<td>○ 主要病理特征为低级别的毛细胞型星形细胞瘤，临床表现多样，常表现为视力下降、视野缺损、眼痛、眼球突出、眼球运动障碍、斜视、复视等。</td>
</tr>
<tr>
<td>○ 无视力异常时可暂行随诊观察；病情进展影响视力时首选化学治疗。</td>
</tr>
</table>

【概述】

　　视神经胶质瘤（optic nerve glioma，ONG）是一种相对罕见、好发于儿童与青少年的中枢神经系统肿瘤，约占原发性视神经肿瘤的 65%。1833 年爱丁堡一名外科医生首次报道了一例 13 岁 ONG 患者，随后该病逐渐被人认识。该病男女发病率相似，分为散发和与神经纤维瘤病 1 型（NF1）相关的 ONG。其中，伴发 NF1 的 ONG 在女性中发病率较高，散发 ONG 多见于男性。散发 ONG 常仅累及单侧视神经，而 NF1 相关的 ONG 可单侧或双侧发病。ONG 多起源于视神经相关的支持细胞，85% 以上的 ONG 属低级别即高分化胶质瘤，为毛细胞型星形细胞瘤；而病理级别高的恶性 ONG 多见于成人，含多形性胶质母细胞瘤和间变性星形细胞瘤等。ONG 常表现为视力下降、视野缺损、眼痛、突眼、眼球运动障碍、斜视、复视等。该病病程多变且难以预测，预后存在较大差异。

【临床表现】

　　ONG 临床表现多样，与病变累及部位、病程进展等有关。常表现为视力下降、视野缺损、眼痛、眼球突出、眼球运动障碍、斜视、复视等。眼底表现为视盘边界不清、水肿、出血、萎缩等；晚期患者可出现头痛、恶心、呕吐、脑积水等颅内压升高症状；病变侵犯垂体时可出现内分泌异常，如性早熟等。散发 ONG 好发于学龄儿童，男性多见，累及单侧或双侧视神经，视力受损较多，且疾病进展较迅速，疗效较差；而合并 NF1 的 ONG 好发于婴幼儿，女性多见，多累及单侧视神经，视力受损较少，病情相对稳定且部分可自然消退，疗效较好。

【影像学检查方法】

眼底检查可见患眼视盘水肿、出血、萎缩等；MRI 或 CT 可见 ONG 累及单侧或双侧视神经，肿瘤生长外观呈管状或梭状，视神经呈不同程度扭曲或弯曲（图 11-4-3）。

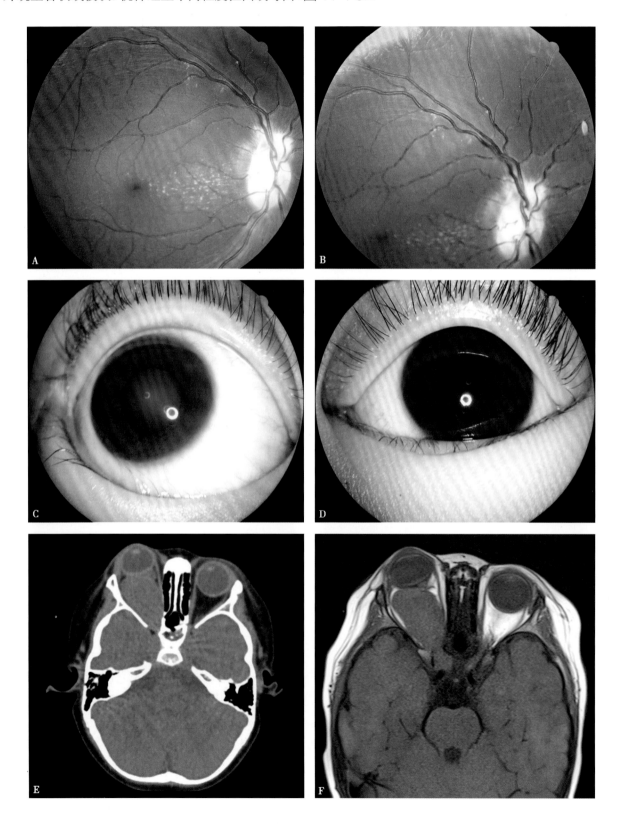

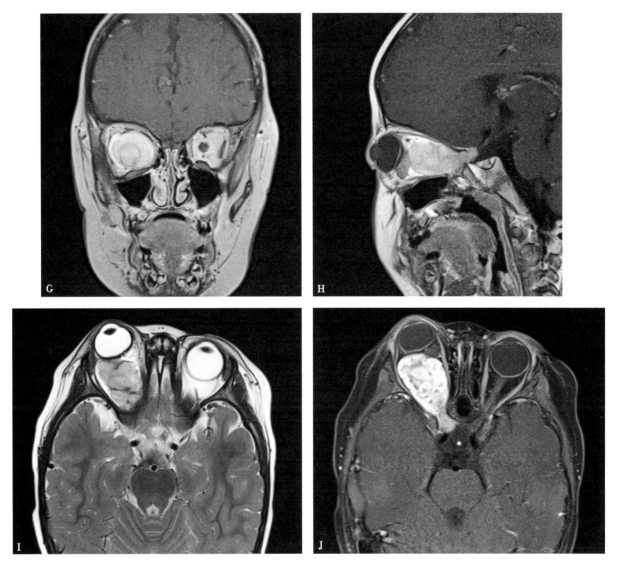

图 11-4-3　视神经胶质瘤患者多模式影像

男童，10 岁，右眼无痛性突出伴视力下降 1 年就诊，VOD NLP；右眼直接对光反射消失，间接对光反射灵敏，左眼直接对光反射灵敏，间接对光反射消失，无听力异常。A、B. 右眼眼底可见乳斑束黄色星芒状渗出，视盘色淡且边界欠清；C、D. 眼前节照相分别示右眼、左眼眼前段无明显异常；E. 颅脑 CT 示右侧视神经管增粗，右侧视神经眶内段、管内段、颅内段增粗；F～J. 颅脑 MRI T_1 横断位、冠状位及矢状位、T_2 横断位及增强横断位示右侧视神经眶内段、管内段及颅内段不均匀增粗，患者接受颅眶沟通肿瘤摘除术，病理结果确诊为视神经胶质瘤。（病例资料由首都医科大学附属北京同仁医院姜利斌教授提供）

【诊断标准】

ONG 诊断主要依靠临床特征：儿童或青少年；单眼或双眼发病；视力视野异常，眼外观、眼位、眼外肌功能异常及眼底特征性改变等；MRI 或 CT 可见视神经肿瘤；合并 NF1 的 ONG 可有 NF1 的特征性表现（详见第十二章），病理活检有创且确诊率有限，不推荐使用。

【治疗】

疾病早期无须干预，须密切关注患者视力、视野改变；对于疾病进展影响视力和预后不良的患者，如出现视力进行性下降、视野缺损或 MRI 示肿物增长等，应首选化学药物治疗。化疗主要针对低龄儿童新近发现的进行性、低级别胶质瘤，主要方案为卡铂联合长春新碱治疗。对于化疗疗效不佳的低龄患者，不能进一步行放疗，只有当二线或三线化疗方案失败且患者年龄大于 7 岁时，方可考虑行放疗。手术治疗主要针对大脑其他部位的低级别星形胶质细胞瘤，由于 ONG 与视神经关系紧密，故只有当患眼视力严重受损，且瘤体巨大导致眼痛或突眼造成暴露性角膜炎时，方考虑行手术切除。近来，出现了靶向治疗和抗血管内皮生长因子药物贝伐单抗治疗等新治疗手段，后者可帮助改善难治性 ONG 患者视力。

参考文献

[1] 王嵩泽. 视神经胶质瘤的诊治研究现状及进展. 中华眼底病杂志，2021，37（3）：248-251.

[2] 王冠一. 儿童视神经胶质瘤的诊疗进展. 中华神经医学杂志，2021，20（7）：751-755.

[3] REN T T，MA J M. Clinical diagnosis and treatment of optic nerve glioma: A review. Zhong Hua Yan Ke Za Zhi，2023，59（5）：415-419.

[4] CAMPEN C J，GUTMANN D H. Optic pathway gliomas in neurofibromatosis type 1. J Child Neurol，2018，33（1）：73-81.

[5] NAIR A G，PATHAK R S，IYER V R，et al. Optic nerve glioma: An update. Int Ophthalmol，2014，34（4）：999-1005.

[6] SHAPEY J，DANESH-MEYER H V，KAYE A H. Diagnosis and management of optic nerve glioma. J Clin Neurosci，2011，18（12）：1585-1591.

第十二章

母斑病

第一节　视网膜海绵状血管瘤

精要

○ 视网膜海绵状血管瘤（retinal cavernous hemangioma of the retina，RCH）是一种少见的视网膜血管错构瘤，是视网膜的良性肿瘤，属于先天性血管畸形。

○ RCH 90% 单眼发病，90% 为单个病灶，主要位于颞侧周边部视网膜。双眼发病者仅占 10%，其中 70% 以上有阳性家族史。

○ RCH 多数散发。少数为常染色体显性遗传，与 *KRIT1*、*MGC4607*、*PDCD10* 基因突变有关。

○ RCH 的典型表现为簇状、囊泡状或紫葡萄串样的薄壁血管瘤，表面可见灰白色胶质纤维组织膜。FFA 具有特征性"帽状荧光"表现。

○ 多数病例无进展或进展缓慢，无须干预。

【概述】

　　视网膜海绵状血管瘤（retinal cavernous hemangioma of the retina，RCH）最早于 1934 年被描述并报道，这是一种罕见的视网膜血管错构瘤，属于先天性的血管畸形，也是视网膜的一种良性肿瘤。如果患者同时出现皮肤和 / 或颅脑相关的病变，该症状组合被称为眼 - 神经 - 皮肤综合征（oculo-neuro-cutaneous syndrome），大约占所有 RCH 病例的 6%。RCH 具体病理机制尚不明确，多数病例散发，少数为常染色体显性遗传。有研究报告显示，在家族性脑海绵状血管瘤患者中，因 *KRIT1*、*MGC4607*、*PDCD10* 基因突变导致的病例里，大约 5% 的患者会同时出现视网膜海绵状血管瘤。90% RCH 患者单眼发病，70% 发病年龄小于 40 岁，平均年龄为 21 岁；在双眼都有病变的患者中，超过 70% 有明确的家族病史。该病无明显性别差异。

【临床表现】

　　大多数患者无症状，少数患者因中枢神经系统受累会出现头疼、癫痫发作、一过性视觉障碍等。90% 为单个病灶，主要位于周边部视网膜，以颞侧象限为主，较少累及黄斑或视盘。通常视力不受影响，多在眼部体检时发现。少数患者视力受损主要与黄斑前膜、黄斑水肿、视网膜下出血或玻璃体积血有关，极少数患者伴有斜视、复视等。

【影像学检查方法】

　　该病主要的影像学检查包括眼底彩照和 FFA、OCT 等（图 12-1-1）。RCH 病变源于视网膜内层，可累及视网膜全层，不累及脉络膜。典型眼底表现为簇状、囊泡状或紫葡萄串样的薄壁血管瘤，轻微隆起，有时可突出于视网膜表面，表面可见灰白色胶质状纤维组织膜，无脂质渗出，少见出血（图 12-1-1A）。病理学检查显示其主要组织成分是多个相互连接的薄壁血管腔，管腔之间为薄的纤维状间隔，其内有神经纤维和神经胶质细胞，管腔内壁有连续排列的扁平的内皮细胞，细胞之间有一层基底膜，其外有基底膜包绕的周细胞，管腔内可见坏死的红细胞和/或部分血管内血栓形成。

　　眼底血管造影表现为早期瘤体充盈缓慢，呈现弱荧光或遮蔽荧光，中晚期由于囊腔血浆/血细胞分离，形成上方血浆着染荧光素呈强荧光、下方沉淀的血细胞遮挡荧光素的特征性"帽状荧光"表现。因血管内皮发育成熟，造影过程中不会出现荧光渗漏（图 12-1-1B～D）。

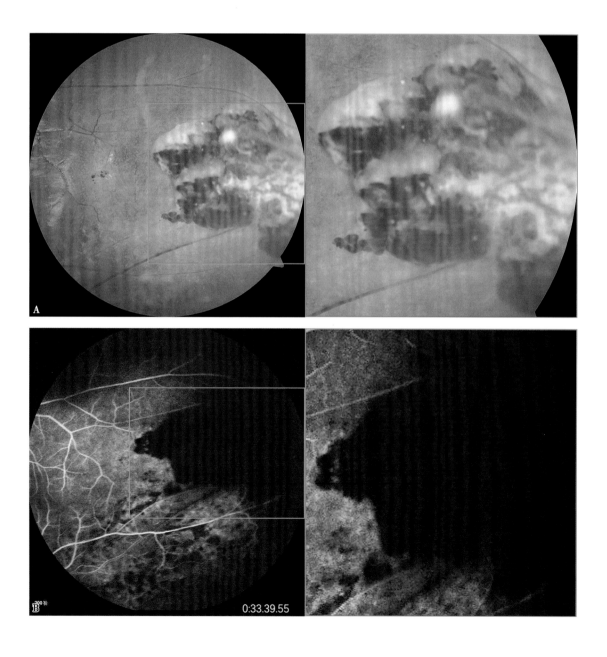

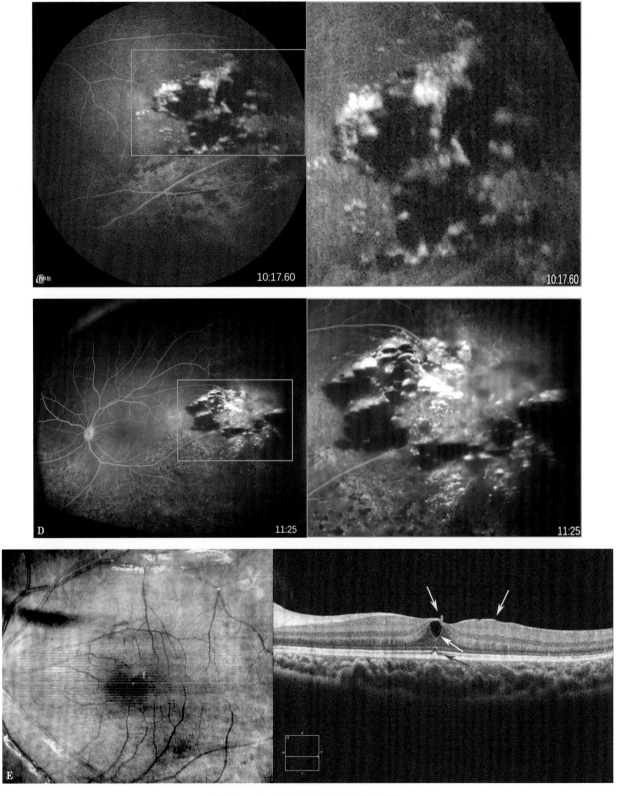

图 12-1-1 海绵状血管瘤多模式影像

女童，5 岁，学校体检发现左眼视力差就诊。A. 眼底示左眼颞侧周边部紫葡萄样血管瘤，表面可见灰白色纤维增殖膜；
B～D. 荧光造影示病灶早期呈现遮蔽荧光，晚期可见"帽状荧光"，血管瘤上方强荧光，下方弱荧光改变；左眼颞侧周边视网
膜海绵状血管瘤病灶，可见特征性"帽状荧光"；E. OCT 示左眼黄斑中心凹囊腔样改变（白箭头示），视网膜色素上皮增殖，
外层结构中断（红箭头示），视网膜前可见增殖膜（黄箭头示）。

【诊断标准】

主要依据上述典型的眼底视网膜病变表现和荧光素眼底血管造影即可确诊。

【治疗】

多数视网膜海绵状血管瘤病变稳定,少数病例呈缓慢进展,均无须干预;如果存在持续性玻璃体积血,严重影响视力时,则须行玻璃体切除术;因该疾病会累及颅脑,中枢神经系统检查十分必要,患者直系亲属也应接受检查。

参考文献

[1] 傅征,杨晖,龚颂建. 误诊为 Coats 病的视网膜海绵状血管瘤一例. 中华实验眼科杂志,2018,36(11):869-870.

[2] LABAUGE P,KRIVOSIC V,DENIER C,et al. Frequency of retinal cavernomas in 60 patients with familial cerebral cavernomas:A clinical and genetic study. Arch Ophthalmol,2006,124(6):885-886.

[3] HEIMANN H,DAMATO B. Congenital vascular malformations of the retina and choroid. Eye(Lond),2010,24(3):459-467.

[4] WANG W,CHEN L. Cavernous hemangioma of the retina:A comprehensive review of the literature(1934—2015). Retina,2017,37(4):611-621.

[5] YANNUZZI N A,FALLAS B,BERROCAL A M. Diffuse retinal cavernous hemangioma in a 2-year-old girl. JAMA Ophthalmology,2020,138(5):e191696.

第二节　视网膜蔓状血管瘤

精要

○ 视网膜蔓状血管瘤是一种视网膜动脉与静脉之间直接吻合的先天性血管发育畸形。单眼患病为主。

○ 视网膜蔓状血管瘤合并中脑或眼眶血管畸形（伴或不伴颜面部斑痣），称为 Wyburn-Mason 综合征。

○ 诊断主要依据典型眼底表现和荧光素眼底血管造影。

○ 根据血管结构和视网膜血流动力学分为 3 型：1 型为视网膜动静脉之间存在异常毛细血管丛沟通，罕见；2 型为视网膜动静脉之间直接沟通，此型最多见；3 型为明显迂曲扩张的动脉与静脉广泛缠绕。

○ 多数病变保持长期稳定，无视功能影响，一般无须干预。

【概述】

　　视网膜蔓状血管瘤（retinal racemose hemangioma，RRH）是一种先天性血管畸形，是发生在视网膜动静脉之间直接吻合的血管发育畸形。1874 年由德国眼科医生 Magus 首次报道。RRH 通常单眼发病，累及各个年龄人群，多见于中青年，平均诊断年龄 20 岁，无性别差异。

　　RRH 并非真正意义上的视网膜肿瘤，国内外学界都主张将该病称为"先天性视网膜动静脉畸形"或"视网膜动静脉沟通"。因此，有学者回顾皮肤科、口腔科、整形科以及神经外科等对血管异常疾病的分类及命名演变史，根据国际血管异常性疾病研究与分类学会的标准，提出血管瘤与血管畸形的区别主要在于是否存在内皮细胞的持续有丝分裂，建议将"视网膜蔓状血管瘤"改名为"先天性视网膜动静脉畸形"，以避免误导患者和影响该类疾病的国际学术交流。但出于对读者阅读习惯的考虑，本文暂延用"视网膜蔓状血管瘤"这一名词进行描述。

【临床表现】

　　视网膜蔓状血管瘤可分布于整个眼底或局限于某一象限或区域。主要表现为视网膜血管扩张迂曲，呈蔓状，不易分辨动静脉。

　　根据血管结构和视网膜血流动力学将视网膜蔓状血管瘤分为 3 种类型：1 型为视网膜动静脉之间存在异常毛细血管丛沟通，血管畸形通常局限于一个象限，一般无视觉或血流动力学改变，与脑部血管畸形无关，该型罕见；2 型，视网膜动静脉之间无毛细血管直接沟通，无渗出或视网膜脱离，此型最为常见，占 70%；

3 型，明显迂曲扩张的动脉与静脉广泛扭曲缠绕，无法分辨，此种类型多有严重视力损害，约占 30%。如患者同时合并中脑或眼眶血管畸形时则称为 Wyburn-Mason 综合征，可伴或不伴颜面部斑痣（图 12-2-1）。

RRH 患者的视网膜动脉压直接传输到静脉，静脉承受的血流动力学压力过大，从而导致静脉管壁不规则增厚、血管内皮损伤、静脉血栓形成和血 - 视网膜屏障破坏，导致各种并发症如玻璃体积血、视网膜内 / 下出血、视网膜半侧 / 中央 / 分支静脉阻塞、黄斑水肿及新生血管性青光眼等。另外，由于视网膜动脉压降低，视网膜静脉压相对升高，血流回流增加，出现盗血现象，导致相邻视网膜组织的灌注减少，引发各种相关并发症。

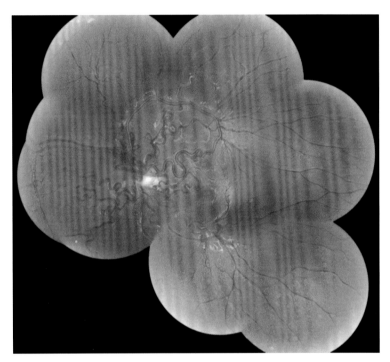

图 12-2-1　视网膜蔓状血管瘤的眼底表现
女性，18 岁，因左眼视力逐渐下降 6 年就诊，6 年前曾因发现颅内血管畸形而行 γ 刀治疗。
（病例资料由首都医科大学附属北京同仁医院彭晓燕教授提供）

【诊断标准】

依据典型眼底表现，即不易区分的扩张迂曲、蔓状视网膜动静脉改变即可获得诊断。FFA 可辅助确诊，表现为荧光素在迂曲扩张的视网膜动静脉间快速充盈，动静脉不易分辨且无造影剂渗漏。须行 CT 或 MRI 检查筛查可能合并的脑或眼眶的血管畸形（Wyburn-Mason 综合征）。

【治疗】

大多数视网膜蔓状血管瘤可以保持多年稳定，病变几乎不进展，也很少引起渗出或出血，对视力无明显影响，少部分患者 RRH 甚至出现自行退化。若出现影响视功能的并发症时，则针对并发症予以积极对症治疗。主要是视网膜激光光凝术、玻璃体腔抗 VEGF 注射术或玻璃体切除术等。

参考文献

[1] 张轶，张美霞，陈大年，等. 建议将"视网膜蔓状血管瘤"更名为"先天性视网膜动静脉畸形". 中华眼底病杂志，2014，30（5）：516-517.

[2] 陈家彝. 视网膜蔓状血管瘤并发视网膜分支静脉阻塞一例. 中华眼底病，2002，18（4）：313-314.

[3] 王娟，周善璧. 视网膜蔓状血管瘤的诊断及治疗. 中国实用眼科杂志，2017，3（35）：227-229.

[4] MIGUEL A，MATERIN C L S，BRIAN P，et al. Retinal racemose hemangioma. Retina，2005，25（7）：936-937.

[5] HEIMANN H，DAMATO B. Congenital vascular malformations of the retina and choroid. Eye（Lond），2010，24（3）：459-467.

[6] PANGTEY B P S，KOHLI P，RAMASAMY K. Wyburn-Mason syndrome presenting with bilateral retinal racemose hemangioma with unilateral serous retinal detachment. Indian J Ophthalmol，2018，66（12）：1869-1871.

[7] REED D S，MEHTA A，DRAYNA P. Isolated racemose angioma-a rare retinal condition. JAMA Ophthalmology，2019，137（8）：e185512.

[8] QIN X，HUANG C，LAI K. Retinal vein occlusion in retinal racemose hemangioma：A case report and literature review of ocular complications in this rare retinal vascular disorder. BMC Ophthalmology，2014，14：101.

第三节　von Hippel Lindau 综合征

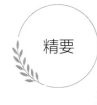

精要

○ von Hippel Lindau（VHL）综合征因 *VHL* 基因突变所致，表现为家族性多发性良恶性肿瘤和囊肿，涉及多个器官。

○ 视网膜毛细血管瘤是 VHL 综合征最常见的眼部表现。

○ 眼科主要针对视网膜毛细血管瘤进行治疗，可根据具体情况采取视网膜激光光凝术、冷冻疗法、抗 VEGF 治疗、光动力疗法和玻璃体切除术等方法。

○ VHL 综合征患者需要终身随访，中枢神经系统血管母细胞瘤和肾细胞癌是 VHL 综合征的两大主要致死原因。

【概述】

　　von Hippel Lindau（VHL）综合征是常染色体显性遗传病，表现为家族性多发性良恶性肿瘤和囊肿，涉及眼、脑、脊髓、视网膜、胰腺、肾脏、肾上腺和附睾等器官，发病率约为 1/36 000。RCH 是 VHL 综合征最常见的眼部表现，常因视网膜毛细血管瘤及其继发的渗出、视网膜增殖牵拉、玻璃体积血等导致患者视力下降而首诊于眼科。在多器官病变中，中枢神经系统血管母细胞瘤和肾细胞癌是 VHL 综合征的两大主要致死原因。

　　现已证明，*VHL* 基因突变是导致 VHL 综合征的唯一基因。*VHL* 基因是一种肿瘤抑制基因，定位于染色体 3p25-26，表达 VHL 蛋白，参与缺氧诱导因子（hypoxia inducible factor，HIF）的降解过程。*VHL* 基因广泛表达于全身各种组织中。若发生突变会使 HIF 表达上调，激活 VEGF、血小板衍生生长因子 β 和表皮生长因子受体的表达，促进内皮细胞和周细胞的有丝分裂而使病变部位高度血管化。

【临床表现】

　　RCH 是 VHL 综合征最常见的眼底改变，可单眼或双眼发病。早期 RCH 可无任何症状，若侵犯黄斑区，患者则表现为无痛性视力下降。眼底检查可见位于视网膜周边部或视盘的 1 个或多个 RCH（平均 1.85 个）。根据 RCH 的生长特点，可分为外生型和内生型。外生型 RCH 表现为血管瘤向玻璃体腔生长，瘤体阻挡视网膜血管（图 12-3-1）。内生型 RCH 则表现为血管瘤在视网膜内或视盘内生长，视网膜血管位于瘤体表面。两种 RCH 均可引起视网膜硬性渗出、视网膜水肿，侵及黄斑时引起视力骤降。随着病情发展可出现视网膜裂孔、视网膜脱离和玻璃体积血（图 12-3-2）。

RCH 组织病理性特点是由大量有空泡的基质细胞分隔、包绕大量渗漏的毛细血管样组织。在基质细胞中能检测到 *VHL* 基因突变和 VEGF 高表达。

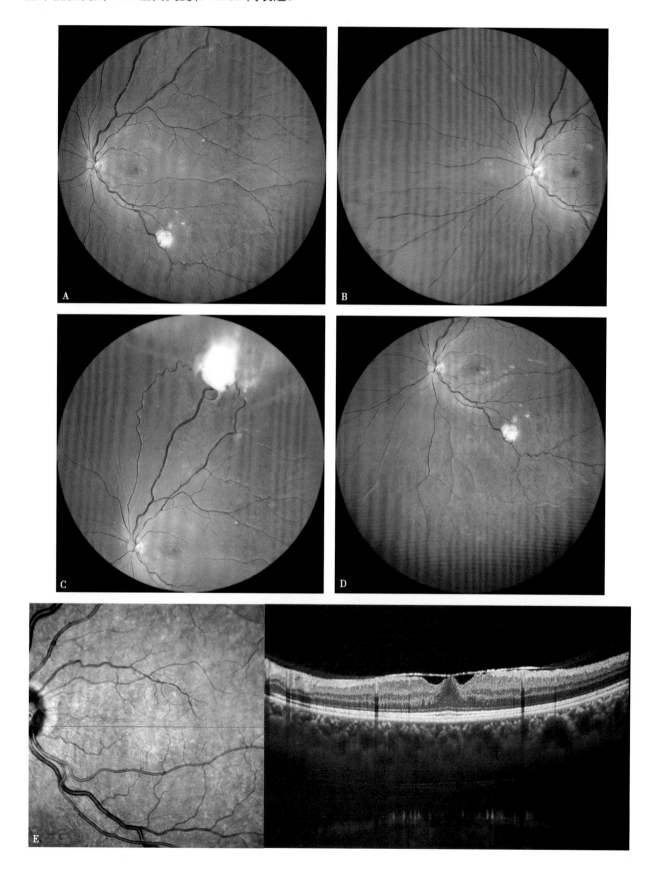

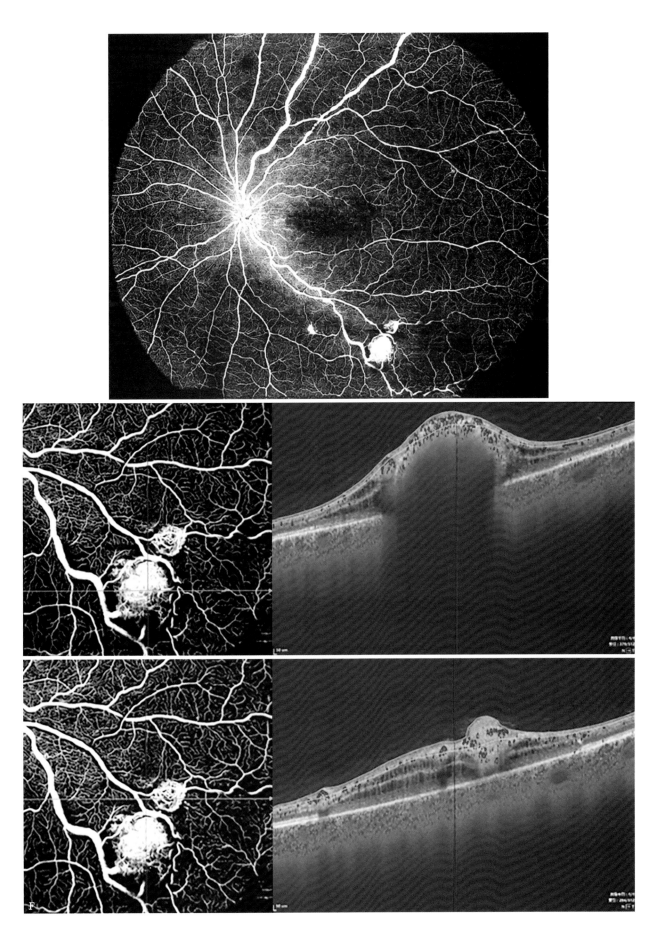

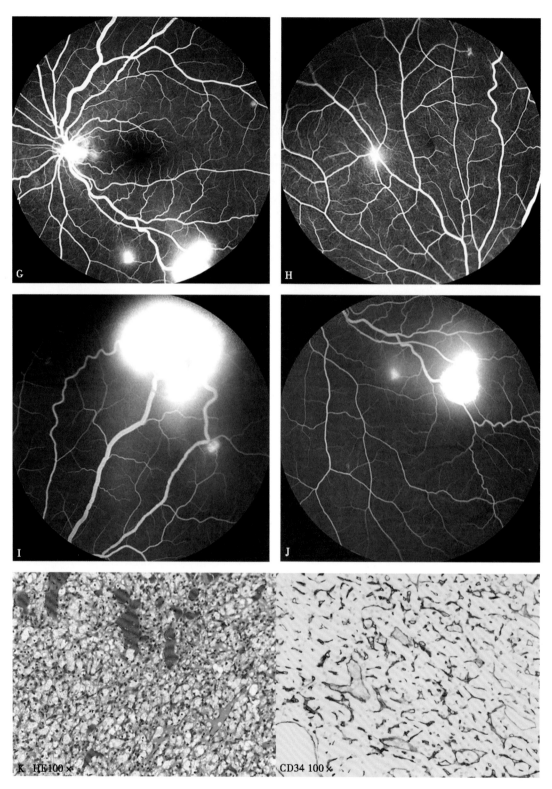

图 12-3-1　VHL 综合征的眼底多模式影像表现

女性，20 岁，独眼，右眼因视网膜脱离、眼球萎缩行眼球摘除术后半年；左眼前段无异常。A～D. 眼底示患者
左眼玻璃体轻度混浊，黄斑前增殖膜，视网膜血管扭曲，可见视网膜多处大小不等的毛细血管瘤；E. OCT 示
黄斑区增殖膜，牵拉中心凹扁平；F. 广域 OCTA 示左眼视网膜血管迂曲、粗细不均，视网膜毛细血管瘤呈"毛
线团"状强反射，血管瘤旁视网膜层间水肿；G～J. FFA 可见视盘强荧光，视网膜血管扩张迂曲，毛细血管瘤
处荧光素渗漏明显；K. 右眼眼球切片病理结果证实为视网膜毛细血管瘤。

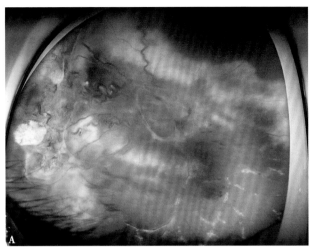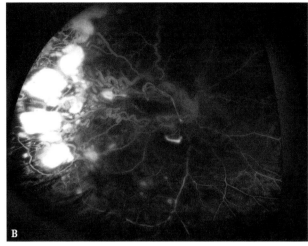

图 12-3-2　VHL 综合征的 SLO 及 FFA 表现

男童,14 岁,双眼自幼视力差 14 年;VOD0.04,VOS NLP,眼压,OD14mmHg,OS14mmHg;左眼幼时诊断为"Coats 病、视网膜脱离",未经治疗;家族史中母亲因患"脑血管瘤"去世;左眼角膜带状变性,前房存,虹膜后粘连,晶状体混浊,余窥不入。A. 右眼眼底见玻璃体轻度混浊,视网膜大量黄白色渗出,颞侧周边部见多个视网膜毛细血管瘤,血管扩张迂曲,视网膜前见大量增殖膜;B. FFA 见视网膜毛细血管瘤强荧光。

【影像学检查】

VHL 综合征的影像学检查主要包括扫描激光检眼镜、B 超、彩超、OCT、FFA、ICGA,CT 和 MRI 用于筛查全身器官是否伴发肿瘤或者囊肿。

【诊断标准】

Shuin 等学者提出了临床上诊断 VHL 综合征的标准。家族史阳性者,只须存在视网膜或中枢神经系统血管瘤或内脏器官病变;家族史阴性者,须满足存在视网膜或中枢神经系统血管瘤及内脏器官病变才可诊断 VHL 综合征(表 12-3-1)。

表 12-3-1　VHL 的临床分型

分型	临床特点	
VHL1 型	无嗜铬细胞瘤	
VHL2A 型	有嗜铬细胞瘤	无肾细胞癌
VHL2B 型		有肾细胞癌
VHL2C 型		仅为嗜铬细胞瘤

【治疗】

　　眼科主要针对 RCH 进行治疗,目前的治疗方法主要有视网膜激光光凝术、冷冻疗法、抗 VEGF 治疗、光动力疗法和玻璃体切除术。激光光凝、冷冻疗法和光动力疗法对早期 RCH 有效,伴有黄斑水肿可行抗 VEGF 治疗,在出现玻璃体积血、玻璃体视网膜增殖牵拉和视网膜脱离时,可采取玻璃体切除术进行治疗。值得注意的是,RCH 往往是 VHL 综合征的最早表现,眼科医生一定要注意与神经内科、内分泌科、肾内科等会诊,排查是否存在伴发肿瘤。VHL 综合征需终身随访,早诊早治。

参考文献

[1] 杨艳,孙心铨. von Hippel-Lindau 综合征眼部病变的研究进展. 国际眼科纵览,2009,33(2):130-134.

[2] BEN-SKOWRONEK I,KOZACZUK S. von Hippel-Lindau syndrome. Hormone Research in Paediatrics,2015,84(3): 145-152.

[3] KARIMI S,ARABI A,SHAHRAKI T,et al. von Hippel-Lindau disease and the eye. Journal of Ophthalmic & Vision Research,2020,15(1):78-94.

第四节　Sturge-Weber 综合征

精要

○ Sturge-Weber 综合征是一种罕见、散发，且不具遗传倾向的神经皮肤异常，属斑痣性错构瘤病。
○ 发病率为 1/50 000～1/20 000，无性别、种族及地域差异。
○ 典型病理特征为毛细血管畸形，可累及眼、皮肤和脑。临床表现有：颜面部血管畸形、软脑膜血管畸形引发对侧肢体局灶性癫痫发作、结膜和浅层巩膜血管迂曲扩张、房角结构异常、眼压升高、脉络膜血管畸形或增厚等。
○ 目前无有效根治方法，以对症治疗面部血管畸形、神经系统症状及眼部症状为主。

【概述】

Sturge-Weber 综合征（Sturge-Weber syndrome，SWS）是一种累及眼、脑、皮肤的神经皮肤异常。该病患病率 1/50 000～1/20 000，典型病理特征为毛细血管畸形，是一种斑痣性错构瘤病。最早由 William Sturge 在 1879 年报道一例患者面部、头部及躯干多部位同侧出现广泛毛细血管畸形，同侧眼发生青光眼，且对侧肢体局灶性癫痫发作；1922 年 Weber 报道了一例面部及躯干双侧及双上肢广泛分布葡萄酒色斑（port-wine stain，PWS）的患者，且患者皮肤血管畸形同侧脑组织发生萎缩及钙化。由此可见，皮肤血管畸形与同侧脑组织可同时存在异常。

SWS 起病多为散发且不具遗传倾向，无性别、种族及地域差异。故学者认为，SWS 可能是由于体细胞在胚胎发育早期发生突变，患者为嵌合体，突变仅发生于病变组织。亦有学者发现，88% SWS 患者病变皮肤和软脑膜组织中存在 *GNAQ* 基因突变，但该突变与 SWS 的关系尚不明确。

【临床表现】

根据病变累及部位，SWS 的临床表现可包括：结膜和浅层巩膜血管迂曲扩张、房角结构异常、眼压升高、脉络膜血管畸形或增厚；单侧 / 双侧颜面部血管畸形，多累及三叉神经眼支和 / 或上颌支分布区域；软脑膜血管畸形引起对侧肢体局灶性癫痫发作等。

1. 眼部表现　36%～70% SWS 患者有眼部症状，一般只累及同侧眼血管畸形，包括：①结膜血管弥漫性或局限性扩张。②浅层巩膜血管扩张，可能与巩膜静脉压升高有关。③脉络膜血管瘤。如局限或弥漫性的血管异常区域,在 FFA 中呈现特定的充盈和渗漏模式。④继发性青光眼,与房角结构异常(婴幼儿起病,约 60%)或巩膜静脉压增高(儿童期和成年后发病,约 40%)有关。早发型继发性青光眼多被认为与中胚叶发育异常导致房角结构异常有关,多伴有角膜直径增大、角膜水肿等症状。

2. 眼外表现

(1)颜面部血管畸形:绝大多数 SWS 患者颜面部皮肤可见 PWS,是 SWS 标志性体征。PWS 同时累及三叉神经眼支、上颌支和下颌支分布区域,PWS 累及整个三叉神经眼支分布区域,均为 SWS 发生的危险因素。表现为面部三叉神经分布区域微血管畸形,以单侧多见,两侧发病概率相近。其中,分布于三叉神经眼支最常见,下颌支少见,典型者累及三叉神经眼支和 / 或上颌支。面部血管畸形呈鲜红斑痣或海绵状血管瘤样改变,平于或微隆起于皮面、颜色鲜红、边界清楚的斑片,压之不褪色或稍褪色且无压痛,随着病程延长,斑片颜色加深呈暗红色,可增大、增生隆起于皮面(图 12-4-1)。除此以外,少数患者可延伸至耳郭、口唇、牙龈、软腭等其他面部区域,或颅部、颈部、躯干、四肢等部位的皮肤。

(2)神经系统症状:软脑膜血管畸形导致患者出现神经系统症状,包括对侧肢体局灶性癫痫发作(75%～90%)、对侧偏瘫(30%)、智力低下(50%)、偏头痛(60%)、卒中样发作(33%)等。大部分患者 1 岁内出现血管畸形对侧肢体局灶性癫痫发作,严重可发展为癫痫持续状态而危及生命。

(3)其他症状:少数 SWS 患者可合并隐睾、脊柱裂、卵圆孔未闭、口腔症状等。

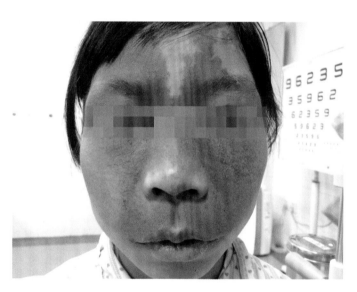

图 12-4-1 SWS 颜面外观照

女童,12 岁,自幼颜面部红斑,继发性青光眼于儿童期发病,VOD0.15,VOS0.2,双眼矫正
无提高,眼压,OD51.6mmHg;OS36.1mmHg;双侧颜面部大范围 PWS,同时累及三叉神经
眼支、上颌支和下颌支分布区域。(病例资料由中山大学中山眼科中心黄晶晶教授提供)

【影像学检查方法】

1. 眼部 UBM、OCT、FFA、ICGA、B 超及视野检查等(图 12-4-2～图 12-4-8),可发现眼部各组织血管畸形及造成的异常改变。

2. 面部血管畸形 采用多普勒超声检查可清楚显示血管畸形的大小、范围、累及皮下的厚度及血供情况；CT 或 MRI 检查可进一步明确面部畸形血管是否与颅内血管沟通。

3．颅脑　可使用简易智能量表、Gesell 智力测验或韦氏智力测定对智力障碍患者进行智能检测。脑电图可检测癫痫发作时的异常放电。CT、MRI、数字减影血管造影（DSA）等充分检查患者颅内多种病变，如脑皮质钙化、脑回样脑膜强化、局限性脑萎缩、脑静脉畸形等。

【诊断标准】

满足以下至少一项：①软脑膜血管瘤和 PWS，伴青光眼可能；② PWS 伴随青光眼但无脑部受损证据；③仅软脑膜血管瘤。

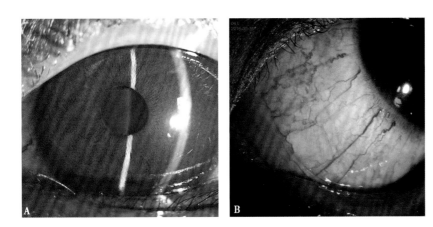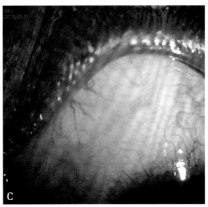

图 12-4-2　SWS 的眼前段表现

同一患者。A．可见前房深度可，未见明显异常；B．可见鼻侧球结膜血管迂曲扩张；C．可见上方暗红色粗大巩膜血管。
（病例资料由中山大学中山眼科中心黄晶晶教授提供）

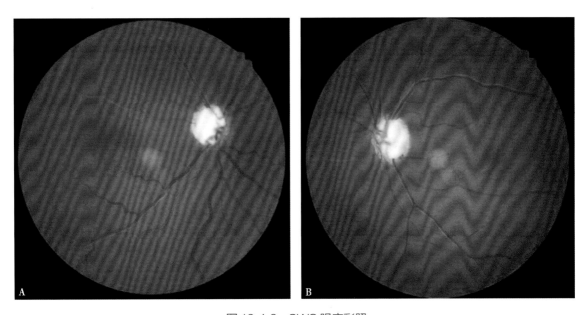

图 12-4-3　SWS 眼底彩照

同一患者。A、B．可见右眼 C/D＝0.8，左眼 C/D＝0.9，视网膜血管迂曲扩张，右眼明显于左眼。
（病例资料由中山大学中山眼科中心黄晶晶教授提供）

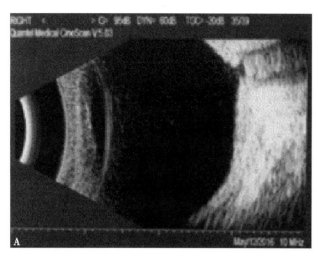
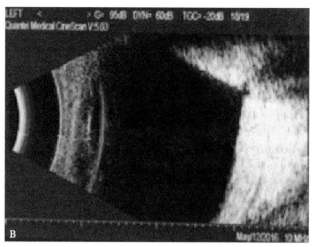

图12-4-4　SWS的B超图像

同一患者。A、B. 双眼B超示玻璃体散在回声点,球壁弥漫性增厚约3.3mm(右眼)和3.4mm(左眼)。(病例资料由中山大
　　　　学中山眼科中心黄晶晶教授提供)

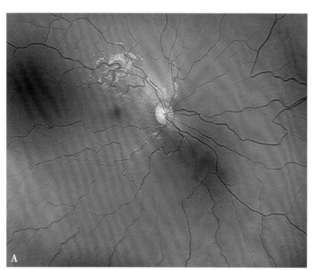
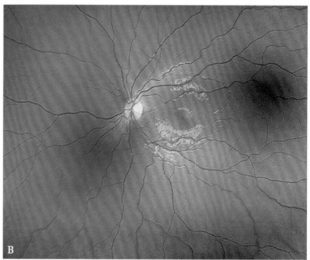

图12-4-5　SWS眼底表现

女童,4岁,家长发现双眼视力不佳1年,VOD0.5,VOS0.63,眼轴,OD20.05mm,OS21.09mm。A、B. 双眼视网膜血管迂曲、
　　　　扩张,余无明显异常。

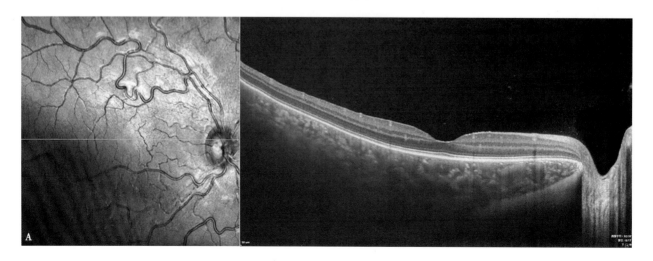

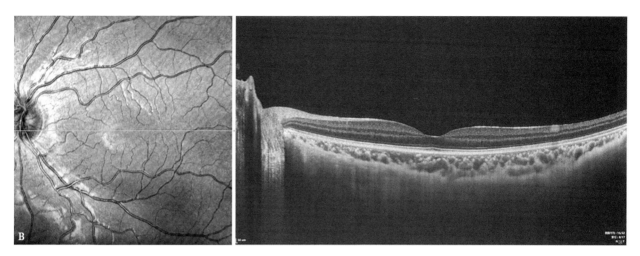

图 12-4-6　SWS 的 OCT 表现

同一患者。A、B. 双眼视网膜血管迂曲、扩张,双眼视网膜结构完整无异常。

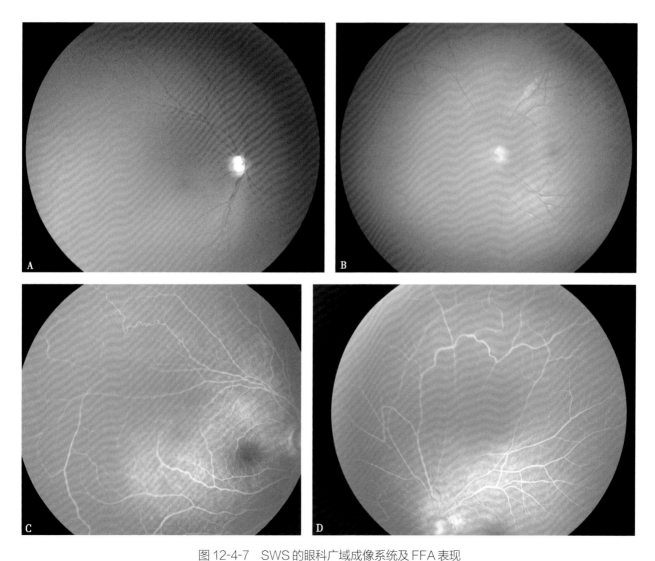

图 12-4-7　SWS 的眼科广域成像系统及 FFA 表现

女童,1 岁,双眼眼底筛查异常 1 个月。A、B. 眼科广域成像系统可见双眼视网膜血管迂曲、扩张;C、D. FFA 可见双眼视网膜血管迂曲、扩张,周边视网膜血管异常吻合,未见荧光素渗漏。

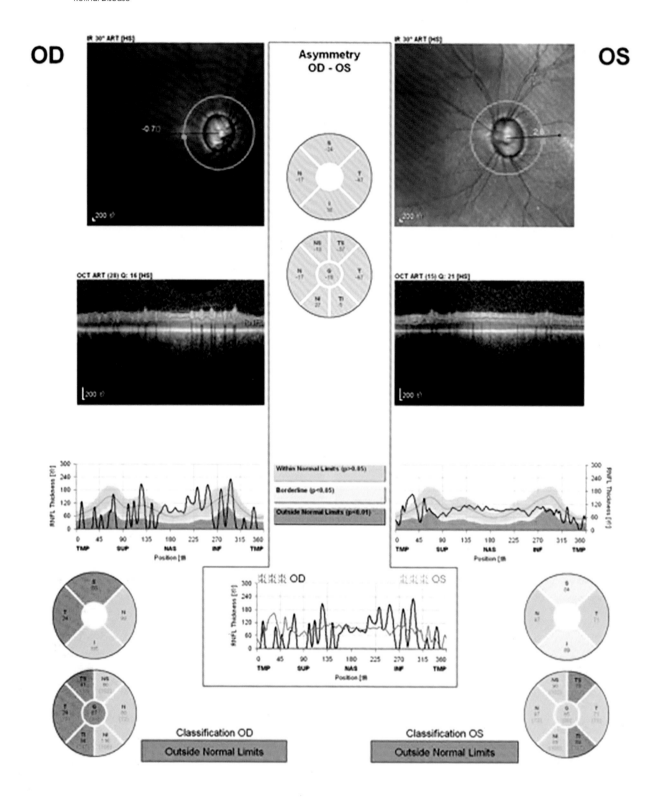

图 12-4-8　SWS 的 OCT 青光眼分析

女童，12 岁，自幼颜面部红斑，继发性青光眼于儿童期发病，VOD0.15，VOS0.2，双眼矫正无提高，眼压，OD51.6mmHg，OS36.1mmHg（与图 12-4-1 为同一患者）。OCT 可见右眼视盘颞侧神经纤维层萎缩明显，左眼颞上、颞下神经纤维层萎缩。

（病例资料由中山大学中山眼科中心黄晶晶教授提供）

【治疗】

目前该病尚无有效根治方法。主要以对症治疗为主：针对眼部症状即青光眼主要为降眼压治疗。SWS 早发型继发性青光眼早期行手术治疗，效果较好；SWS 迟发型继发性青光眼一般优先行药物保守治疗，必要时行手术治疗，如滤过性手术、引流阀植入术、睫状体光凝术等，但术后易出现前房出血、爆发性或迟发性脉络膜上腔出血、术后浅前房、脉络膜脱离、渗出性视网膜脱离等并发症。针对面部血管畸形行激光治疗，对于位置较深、血流信号较丰富的血管畸形采用封闭治疗；针对神经系统症状如癫痫性药物治疗，必要时可考虑行脑叶切除手术治疗。

参考文献

[1] 王璐颖. Sturge-Weber 综合征特点及诊断治疗研究进展. 中国美容整形外科杂志，2016，27（6）：329-333.

[2] SABETI S，BALL K L，BHATTACHARYA S K，et al. Consensus statement for the management and treatment of Sturge-Weber syndrome：Neurology，neuroimaging，and ophthalmology recommendations. Pediatr Neurol，2021，121：59-66.

[3] WU Y，GUO W Y. Research progress of Sturge-Weber syndrome induced glaucoma. Zhong Hua Yan Ke Za Zhi，2018，54（3）：229-233.

[4] WU Y，YU R J，LIN X X，et al. Sturge-Weber syndrome in port-wine stain patients：A retrospective study on the clinical features and screening strategy. Zhong Hua Yan Ke Za Zhi，2017，53（10）：753-757.

[5] SABETI S，BALL K L，BURKHART C，et al. Consensus statement for the management and treatment of port-wine birthmarks in Sturge-Weber syndrome. Jama Dermatol，2021，157（1）：98-104.

[6] WEBER F P. Right-sided hemi-hypotrophy resulting from right-sided congenital spastic hemiplegia，with a morbid condition of the left side of the brain，revealed by radiograms. J Neurol Psychopathol，1922，3（10）：134-139.

[7] STURGE W A. A case of partial epilepsy，apparently due to a lesion of one of the Vaso-Motor centres of the Brain. Trans Clin Soc Lond，1879，12：555-556.

第五节 Wyburn-Mason 综合征

精要

○ Wyburn-Mason 综合征是一种眼部视网膜、眼眶、面部以及大脑内的动静脉血管发育畸形的病变。

○ 非遗传性、散发,病理机制为原始中胚层发育来的胚胎前部网状脉管系统发育不全。

○ 眼部表现多发生于青年,常单眼发病。

○ 典型表现为视网膜蔓状血管瘤,中脑、丘脑动静脉瘤和皮肤血管瘤。

○ 诊断主要依靠眼底检查、颅脑血管造影或 MRI。

○ 视功能影响大,无有效疗法,以对症治疗为主。

【概述】

Wyburn-Mason 综合征是一种非遗传性、散发的病变,包括眼部视网膜血管异常,眼眶、面部以及大脑内动静脉血管的病变,于 1943 年被首次报道。病理机制为原始中胚层发育来的胚胎前部网状脉管系统发育不全。Wyburn-Mason 综合征典型的眼部表现多发生于青年,常单眼发病,主要为视网膜蔓状血管瘤,中脑、丘脑动静脉瘤和皮肤血管瘤,继发面部神经系统、智力改变,惊厥或抽搐。发生率为 0.04%～0.52%,同时发生颅内和视网膜动静脉畸形患者占 30%。除外视网膜和颅内病变,其他组织如面部、肾脏、肌肉以及胃肠道等也可被累及。

【临床表现】

Wyburn-Mason 综合征患者主要是视网膜、视盘受累,视网膜血管数目较正常人多,在动静脉之间缺乏毛细血管床致动静脉直接交通或结合,动静脉均极度扩张、迂曲、畸形,颜色相近,不易区分,缺乏正常毛细血管。病变范围和病情严重程度不一,可局限于 1 个象限或累及整个眼底。视网膜静脉承受较大的动脉压力,导致静脉管壁不规则增厚、血管内皮损伤、静脉血栓形成和血 - 视网膜屏障破坏,进而继发各种并发症如玻璃体积血、视网膜中央 / 半侧 / 分支静脉阻塞、黄斑水肿及新生血管性青光眼等。视神经及视交叉均可受累,可完全被扩张的血管系统所替代,一般无症状,但是有发生蛛网膜下及颅内出血的风险。

累及中枢神经系统者另一常见的并发症是癫痫,发生率约 40%,发病年龄多为 20～30 岁,也可发生于儿童期。

【诊断】

Wyburn-Mason 综合征的诊断主要依靠临床表现。眼底可见最具有特征性的视网膜动静脉吻合,表现为从视盘到视网膜周边的扩张和扭曲的呈蔓状视网膜血管。荧光素眼底血管造影(FFA)检查对于该病诊断有很大帮助,FFA 表现为荧光素在迂曲扩张的视网膜动静脉间快速充盈,动静脉不易分辨,毛细血管丛消失,且晚期无视网膜血管渗漏。眼眶、颅内的动静脉畸形可以通过计算机体层成像(CT)、计算机体层血管成像(CT angiography,CTA)、MRI 以及数字减影血管造影(digital subtraction angiography,DSA)来诊断(图 12-5-1)。

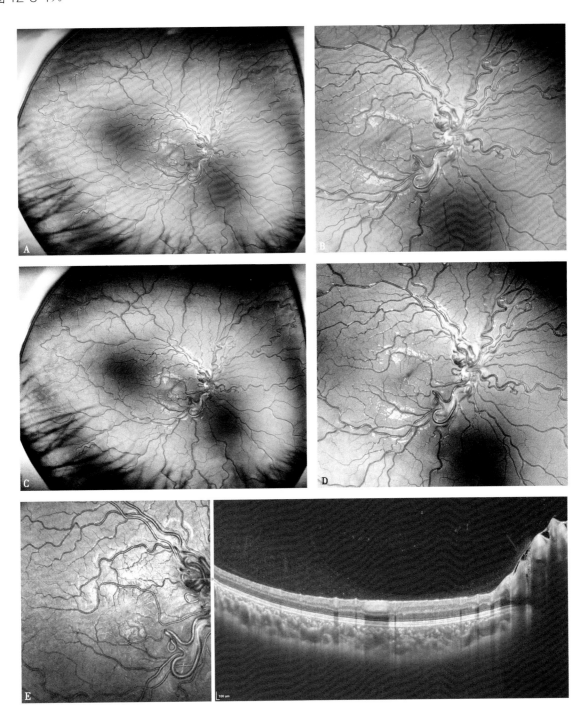

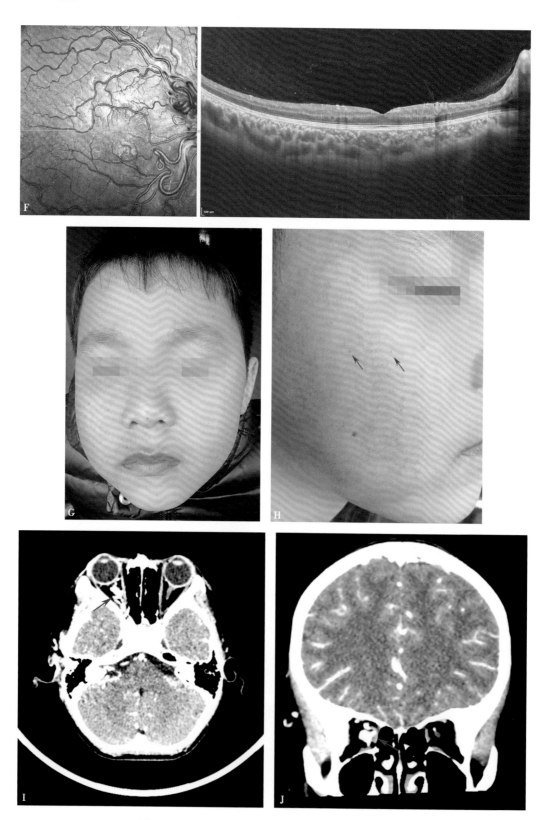

图 12-5-1　Wyburn-Mason 综合征多模式影像表现

男童,8岁,学校体检发现右眼视力差就诊。A~D.眼底示右眼全视网膜血管扩张迂曲,以视盘区域为主的视网膜动静脉沟通,扭曲呈蔓状;E.OCT 示右眼视盘区凹凸不平的多个囊腔结构(箭头示),呈高反射,遮蔽后方信号,其表面可见薄的纤维增殖膜;F.OCT 示右眼黄斑区未见明显异常,血管处神经纤维层小囊腔形成(箭头示);G、H.颜面部外观照可见右侧颜面部较左侧肥大,皮肤可见弥漫的斑痣(箭头示);I、J.眼眶及颅脑横断面和冠状面示右侧眼眶血管畸形,血管增粗迂曲(箭头示)。

【治疗】

Wyburn-Mason 综合征患者视功能受损风险较高，且缺乏有效的治疗方法，主要是针对并发症的治疗。随着病情的发展，发生玻璃体积血、视网膜血管闭塞、视网膜缺血、新生血管性青光眼时主要是予以视网膜激光光凝术、玻璃体腔抗 VEGF 注射术或玻璃体切除术等。颅脑动静脉畸形的患者病灶多位于中脑，无法手术，若发生颅内出血或癫痫时可对症治疗。目前，有研究表明，栓塞治疗、立体定向放射外科治疗等可能对颅脑动静脉畸形有效。

Wyburn-Mason 综合征患者及早正确诊断，尽快筛查颅内病变，对指导患者及时治疗、预防并发症、防治颅内出血和癫痫危及生命至关重要。

参考文献

[1] 覃冬，杨俊峰，廖志强，等. 儿童 Wyburn-Mason 1 例. 中华实验眼科杂志，2016，34（7）：606-607.

[2] LEITAO G R L，LEITAO G C L，GUERRA M，et al. Retinal racemose hemangioma（Wyburn-Mason syndrome）-a patient ten years follow-up: Case report. Arq Bras Oflalmol，2009，72（4）：545 -548.

[3] CONGER A，KULWIN C，LAWTON M T，et al. Diagnosis and evaluation of intracranial arteriovenous malformations. Surg Neurol Int，2015，6（1）：76.

[4] NIAZI T N，KLIMO P，ANDERSON R C，et al. Diagnosis and management of arteriovenous malformations in children. Neurosurg Clin N Am，2010，21（3）：443-456.

[5] IWATA A，MITANIURA Y，NIKI M，et al. Binarization of enhanced depth imaging optical coherence tomographic images of an eye with Wyburn-Mason syndrome: A case report. Bmc Ophthalmology，2015，15（1）：1-5.

[6] STOFFELNS BM. Unusual presentation of a racemose haemangioma of the retina with involution after central retinal vein occlusion. Klin Monbl Augenheilkd，2014，231（4）：436-438.

第六节　神经纤维瘤病

○ 神经纤维瘤病是一种由于基因突变导致多系统损害的常染色体显性遗传病。

精要

○ 根据基因突变类型及临床表现，主要分为神经纤维瘤病 1 型（*NF1* 基因突变）和 2 型（*NF2* 基因突变）。1 型发病率高，约 1/3 000，表现为多发皮下软组织肿块，大小不等，伴皮肤牛奶咖啡斑及小雀斑广泛分布，可有神经系统损害，眼部主要表现为虹膜 Lisch 结节，大部分伴发视神经胶质瘤。神经纤维瘤病 2 型发病率 1/60 000，特征表现为双侧耳鸣或听力损失（听神经瘤）。

○ 有家族遗传史的人群发病风险高，多在儿时出现临床表现，青春期或妊娠期瘤体发展可加速。

○ 目前无有效根治方法，以对症治疗、手术切除肿瘤为主。

【概述】

神经纤维瘤病（neurofibromatosis，NF）是一种常染色体显性遗传病，可累及神经、肌肉、骨骼、内脏及皮肤等全身各系统，又称多发性神经纤维瘤。该病根据基因突变类型和临床特点分为神经纤维瘤病 1 型（NF1）和 2 型（NF2）。

NF1 患病率约 1/3 000，种族间无差异，由位于染色体 17q11.2 上的肿瘤抑制基因 *NF1* 基因突变引起。*NF1* 基因长 350kb，包含 60 个外显子，其基因产物为神经纤维素蛋白（NF 蛋白），80% 致病基因突变是由于该基因无义突变导致。NF1 患者常出现多发皮下软组织肿块，即多发性神经纤维瘤体，伴有皮肤牛奶咖啡斑及小雀斑广泛分布，可有神经系统损害。NF2 患病率约 1/60 000，是由位于 22 号染色体上的（*NF2*）基因突变引起，典型特征为双侧前庭神经鞘瘤。*NF2* 基因突变类型与疾病严重程度相关，错义突变表型相对较轻。NF2 患者多表现为双侧进行性听力下降，伴耳鸣、头晕、眩晕等，少数人可有单侧手颤、走路不稳等共济失调的表现。部分患者眼部表现为并发性白内障，表现为青少年时期即已出现的晶状体后囊混浊，一般不伴有眼底改变，在此不展开讨论。

NF 按照疾病累及范围，可分为节段型神经纤维瘤病和全身型神经纤维瘤病。前者仅身体一部分组织发生 *NF1* 或 *NF2* 基因突变，临床表现常不对称分布；后者全身所有细胞发生 *NF1* 或 *NF2* 基因突变，临床特点对称或呈全身分布。

【主要临床表现】

1. 眼部表现　主要表现为眼球突出伴视力下降,眼眶眶周皮肤肿块,为皮肤纤维软瘤或丛状神经纤维瘤(图 12-6-1)。触诊可扪及肿块及突眼搏动。虹膜可见粟粒样浅棕色半圆形或圆形小结节,称 Lisch 结节(虹膜错构瘤),是 NF1 的特异性改变,与年龄有关,与病情严重程度无关。眼底可见灰白色肿瘤或视网膜 Coats 样改变。40%～70% 患者发生视神经胶质瘤,可分布在眼部、视交叉和视交叉后段。瘤体在眼眶内生长,导致眼球突出、视力丧失、视野缺损、相对传入性瞳孔功能障碍、视盘水肿或萎缩、斜视。该肿瘤可累及下丘脑和邻近脑组织,未累及视交叉和视交叉后段的肿瘤进展缓慢。部分 NF2 患者眼部表现为并发性白内障,表现为青少年时期即已出现的晶状体后囊混浊,一般不伴有眼底改变。

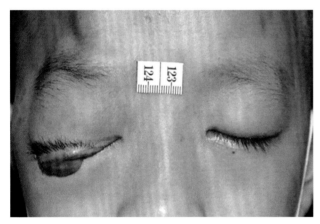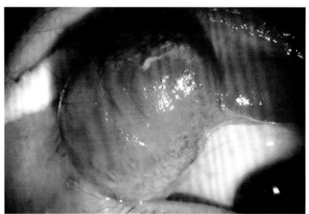

图 12-6-1　1 型神经纤维瘤患者颜面部外观照

患者右侧额头皮下纤维软瘤,眶周可见纤维软瘤压迫眼球。

(病例资料由中山大学中山眼科中心卢蓉教授团队提供)

2. 眼外表现　NF1 主要有皮肤症状、神经症状和眼部症状。患者出生时即可见皮肤牛奶咖啡斑,形状大小不一,不凸出皮面,其随着年龄增长变大、颜色变深、数量增多,多位于躯干非暴露部位(图 12-6-2)。青春期前 6 个以上 >5mm 的皮肤牛奶咖啡斑(青春期后 >15mm)具有高度诊断价值,全身和腋窝雀斑也是特征之一。除此以外,簇状神经纤维瘤、皮肤纤维瘤和纤维软瘤、浅表神经纤维瘤、丛状神经纤维瘤均为特征性皮肤表现。大而黑的色素沉着则提示簇状神经纤维瘤,位于中线则提示脊髓肿瘤;皮肤纤维瘤儿童期可见,主要分布于躯干和面部皮肤,四肢亦可见,多呈粉红色,数目不定,大小不等,质软;皮肤软瘤儿童期可见,其固定或有蒂,质软且有弹性;浅表皮神经的神经纤维瘤为珠样结节,活动度可,可引起疼痛、压痛、放射痛或感觉异常;而神经干及其分支的弥漫性神经纤维瘤(丛状神经纤维瘤)可表现为皮肤及皮下组织增生,皮肤表面增厚伴色素加深,并引起相应区域或肢体弥漫性肥大,此称神经纤维瘤性象皮病。若脑部伴有神经瘤改变,由于瘤体缓慢增大,产生占位压迫,可表现为智力减退、记忆障碍、癫痫发作、脊髓疼痛等。

NF2 基因突变类型与疾病严重程度相关,错义突变表型相对较轻。NF2 患者多表现为双侧进行性听力下降,伴耳鸣、头晕、眩晕等,少数人可有单侧手颤、走路不稳等共济失调的表现(图 12-6-3)。

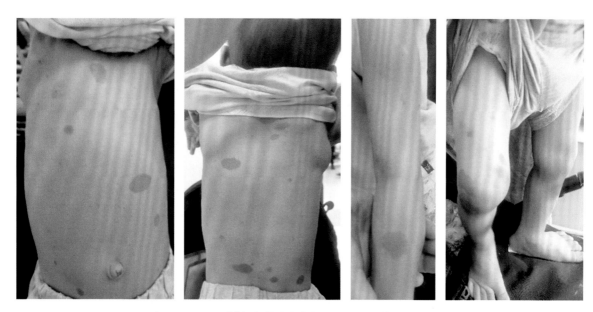

图 12-6-2　1 型神经纤维瘤患者躯干及四肢的"牛奶咖啡斑"
（病例图片由中山大学中山眼科中心卢蓉教授团队提供）

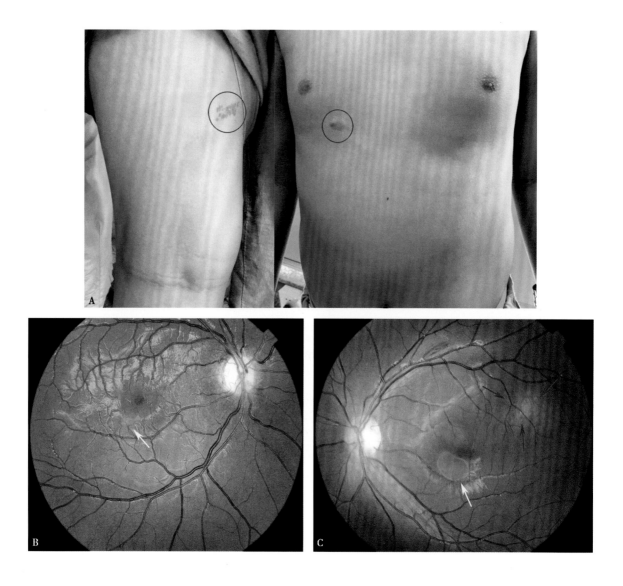

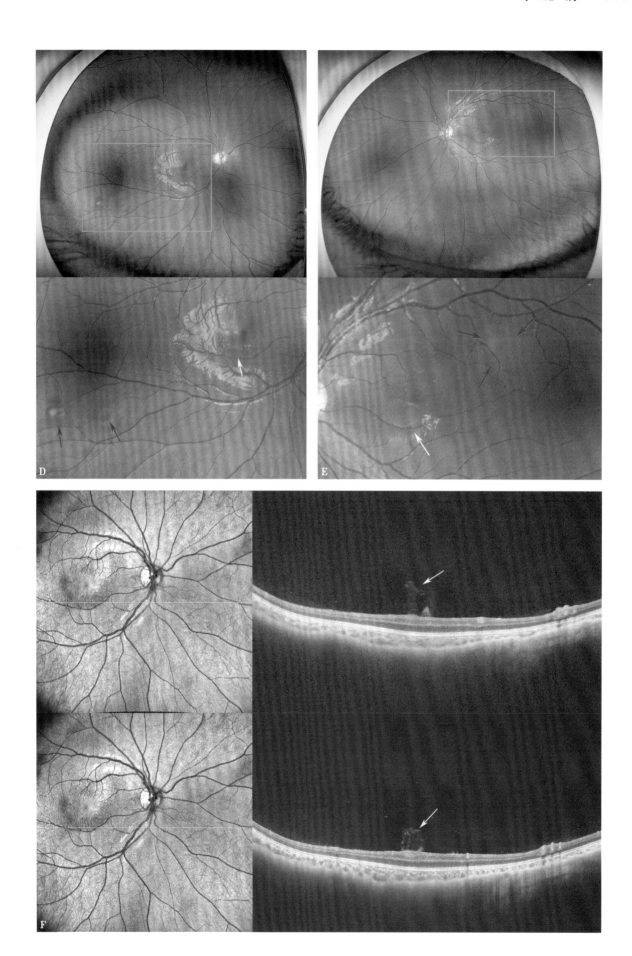

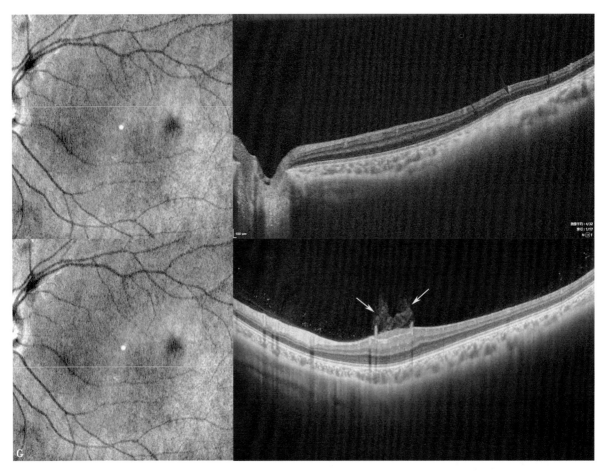

图 12-6-3　2 型神经纤维瘤患者临床表现

男童,8 岁,右眼自幼视力差就诊;BCVA,OD HM/ 眼前,OS0.7,双眼晶状体后囊下轻度混浊,无听力异常,无运动异常,眼眶及颅脑 MRI 未见异常。A. 四肢及躯干外观照可见皮肤牛奶咖啡斑,形状不规则;B～E. 眼底彩照示右眼视盘苍白(萎缩),黄斑区可见增殖膜(黄色箭头示),颞侧中周部可见视网膜增殖性病变(红色箭头示);左眼视盘淡红,边界欠清,黄斑区可见灰白色半透明增殖膜漂浮(黄色箭头示),颞上血管弓处可见视网膜下淡红色增殖,边界欠清(红色箭头示);F、G. 双眼 OCT 示黄斑区增殖膜漂向玻璃体腔呈"火焰状"(黄色箭头示);左眼颞上方可见脉络膜层弥漫实性增生(弥漫性神经纤维瘤),管腔结构消失(红色箭头示);基因检测结果示 *NF2* 基因杂合突变(c.1379delA)。

【影像学检查方法】

　　眼科检查主要为裂隙灯及眼底检查,可见虹膜 Lisch 结节、视盘水肿或视神经萎缩、视网膜 Coats 样改变等,CT 及 MRI 可见肿瘤及其对周边组织器官的压迫损害情况(图 12-6-4)。神经电生理检查可见电信号传导减慢等神经源性损害表现。注意全身检查,如超声检查探查皮下、腹腔、盆腔等多发性实性肿块。X 线观察骨骼畸形等情况。

【诊断标准】

　　该病诊断主要依靠临床特征,结合基因检测或组织病理学检查有助于明确诊断。其中眼部症状如Lisch 结节、视神经胶质瘤对诊断具有重要作用。并发性白内障作为 NF2 的表现之一,可以协助诊断。

具备以下标准中 2 项或 2 项以上即可诊断 NF1 型。

1. 6 个或以上的牛奶咖啡斑，青春期前最大直径 5mm 以上，青春期后 15mm 以上。

2. 2 个或以上任意类型神经纤维瘤或 1 个丛状神经纤维瘤。

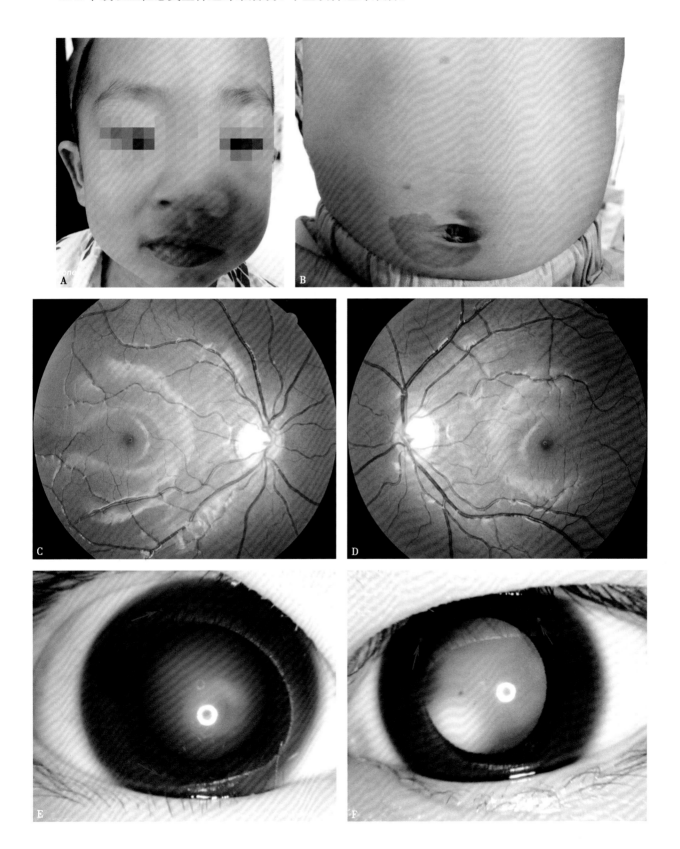

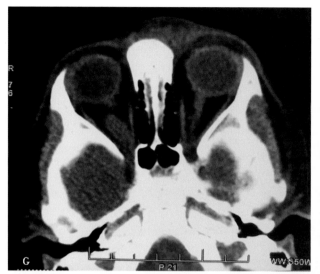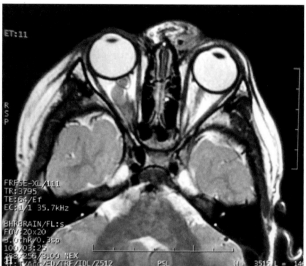

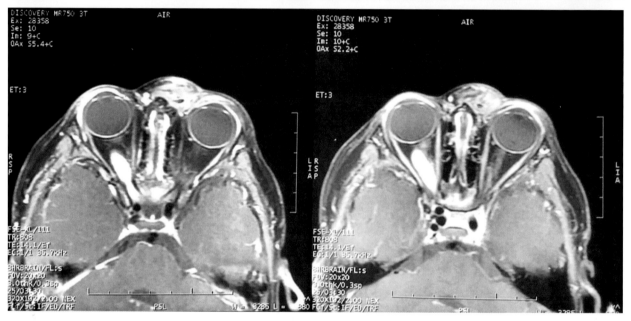

图 12-6-4　1 型神经纤维瘤眼部及眼外表现

男童，3 岁 10 个月，因左眼内眦部、鼻根部包块逐渐增大就诊，视力检查欠合作。A. 可见鼻根部、眶周及颜面部皮下肿物推挤致左侧颜面部异常；B. 腹部及脐旁可见大小不一的不规则牛奶咖啡斑；C、D. 双眼眼底未见明显异常；E、F. 眼前段照相示右眼颞侧虹膜可见大片黑褐色色素沉着，双眼虹膜可见多个粟粒样浅棕色圆形小结节（Lisch 结节）；G. 眼眶及颅脑 CT 可见右侧视神经异常增粗，左侧鼻部皮下软组织异常增厚；H. MRI 示右眼视神经明显较左侧迂曲增粗；I. 磁共振血管成像示眶周、鼻部软组织内异常血流信号，右眼视神经明显增粗伴异常血流信号，颅内多发异常血流信号（颅内多发错构瘤）；基因检测结果显示 NF1 基因移码突变（c.6358_6359insCTTC）；患儿母亲和外婆有类似临床症状。（病例资料由首都医科大学附属北京同仁医院姜利斌教授提供）

3. 腋窝或腹股沟褐色雀斑。

4. 视神经胶质瘤。

5. 2 个或以上 Lisch 结节（虹膜错构瘤）。

6. 明显的骨骼病变，如蝶骨发育不良，长管状骨皮质菲薄，伴有假关节形成。

7. 一级亲属中有确诊 NF1 的患者。

具备以下 1 项即可诊断 NF2。

1. 双侧听神经瘤。

2. 有 NF2 家族史（一级亲属中有 NF2 患者），患单侧听神经瘤。

3. 有 NF2 家族史（一级亲属中有 NF2 患者），患者有以下病变中的 2 种：神经纤维瘤、脑膜瘤、胶质瘤、施万细胞瘤、青少年晶状体后囊混浊斑。

【治疗】

目前该病尚无有效根治方法。主要以对症治疗和手术治疗为主：当出现难以忍受的放射性或烧灼样疼痛时，可使用镇痛药物；当发生癫痫时可选用抗癫痫药物；当发生颅内压迫、眼睑或眶内神经纤维瘤影响视力或外观时，可考虑行手术切除肿瘤或眼睑成形术；当发生搏动性眼球突出、眼眶壁缺损时，可考虑行眶壁修补术。

参考文献

[1] FARSCHTSCHI S，MAUTNER V F，MCLEAN A C L，et al. The neurofibromatoses. Dtsch Arztebl Int，2020，117（20）：354-360.

[2] LY K I，BLAKELEY J O. The diagnosis and management of neurofibromatosis type 1. Med Clin North Am，2019，103（6）：1035-1054.

[3] HIRBE A C，GUTMANN D H. Neurofibromatosis type 1：A multidisciplinary approach to care. Lancet Neurol，2014，13（8）：834-843.

第七节　结节性硬化症

精要

○ 结节性硬化症是一种常染色体显性遗传疾病,皮肤表现多见,常累及眼、脑、心、肾、肺、肝等重要器官,致病基因为 *TSC1* 和 *TSC2* 基因。

○ 多见于儿童,发病率约为 1/10 000~1/6 000。

○ 50% 的结节性硬化症患者会发生视网膜星形细胞错构瘤,其中近 50% 双侧受累。

○ 多数结节性硬化症患者伴发的视网膜星形细胞错构瘤较稳定,瘤体较小,生长缓慢或不增长,无视力损害。极少数情况下瘤体可以呈现进行性生长态势,引起继发性视网膜脱离、新生血管性青光眼等并发症。

【概述】

结节性硬化症(tuberous sclerosis complex,TSC)是一种遗传性神经皮肤综合征,其病理基础为错构瘤,几乎任何器官或组织均可受累,其临床表型因病变部位不同而复杂多样,症状严重程度不一。

1880 年 Bourneville 首先报告该病并加以命名,故又名 Bourneville 病。多见于儿童,发病率为 1/10 000~1/6 000。目前已经发现的 TSC 致病基因主要有肿瘤抑制基因 *TSC1* 和 *TSC2*。*TSC1* 位于染色体 9q34,编码 hamatin 蛋白;*TSC2* 位于染色体 16p13,编码 tuberin 蛋白。正常情况下两种蛋白结合形成肿瘤抑制基因复合物,通过脑组织中丰富表达的 Ras 同系物,抑制哺乳动物雷帕霉素靶蛋白结合物 1(mechanistic target of rapamycin complex 1,mTORC1)活化,对细胞生长和分化具有重要调节作用。当 *TSC1* 和 *TSC2* 基因突变后,便失去了两种蛋白结合的 mTORC1 抑制物,使 mTORC1 表达升高,从而导致身体各部位的错构瘤形成。*TSC2* 基因突变是最常见的突变类型,进行基因检测对于遗传咨询及优生优育具有重要意义。

【临床表现】

1. 眼部表现　50% 的结节性硬化症患者会发生视网膜星形细胞错构瘤,其中近 50% 双侧受累。视网膜星形细胞错构瘤分三型:Ⅰ型呈扁平羽毛状,Ⅱ型呈桑葚样伴有隆起钙化,Ⅲ型介于Ⅰ型和Ⅱ型之间。Ⅰ型错构瘤在 TSC 中的发生率高达 60%,儿童期以Ⅰ型为主,这个时期表现为薄纱样视网膜神经纤维层异常增厚,到了成人期,随着病情缓慢进展,可以表现为层次性钙化,变成以Ⅲ型为主。

大多数瘤体较小,直径 0.5～5.0mm。多数结节性硬化症患者伴发的视网膜星形细胞错构瘤非常稳定,生长缓慢或不增长,无视力损害。但在极少数情况下,视网膜星形细胞错构瘤可以呈现进行性生长的态势,引起严重的眼部并发症,如继发性视网膜脱离、新生血管性青光眼等。除视网膜星形细胞错构瘤,还可以出现眼部纤维瘤、虹膜异常、晶状体和脉络膜缺损、斜视、睫毛白化征、视盘水肿和节段性虹膜脱色等,其中虹膜异常包括虹膜基质脱色素和不典型的虹膜缺损。

2. 眼外表现　患者可见四肢及躯干特征性色素脱失斑,呈叶形、卵圆形或不规则形(图 12-7-1A);随年龄增长,于口鼻三角区出现血管纤维瘤,呈淡红色或红褐色,或坚硬蜡状皮疹,大小不等(图 12-7-1B),发育期增多;其他如牛奶咖啡斑、皮肤纤维瘤、鲨鱼皮斑等均可见。除皮肤病变外,高达 90% 患者会发生癫痫,存在大脑皮质发育不良;5%～20% 患者发生室管膜下巨细胞星形细胞瘤,以及认知损害、孤独症、行为异常等;80% 患者有肾病变[肾血管平滑肌脂肪瘤(angiomyolipoma,AML)、多囊肾];近 40% 患者有肺淋巴管肌瘤病。

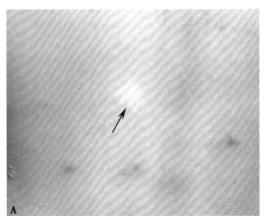
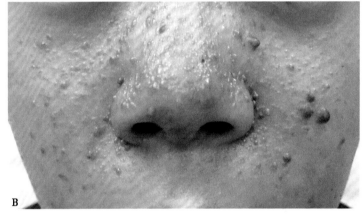

图 12-7-1　结节性硬化症患者皮肤改变

男童,11 岁,左眼视物不见来诊。A. 皮肤见散在脱色素斑;B. 面部皮肤可见皮质腺瘤。(病例资料由首都医科大学附属北京同仁医院彭晓燕教授提供)

【影像学检查方法】

可用多种影像学检测方法筛查视网膜星形细胞错构瘤。OCT 和眼底照相可见到早期错构瘤主要表现为高反射区的异常视网膜神经纤维层增厚,挤压或者侵犯其他各层视网膜,病变可达 RPE 层,瘤体内部可见囊腔(图 12-7-2)。眼底彩照对早期病变易产生漏诊。OCT 相对于红外眼底照相发现早期视网膜错构瘤检出率更高。CT 及 MRI 可见肿瘤早期瘤体透明无钙化,呈扁平状,以后逐层次钙化,到晚期完全钙化形成钙化结节性团块,状如桑葚,突入玻璃体,瘤体由透明玻璃质和钙化纤维胶质组成。

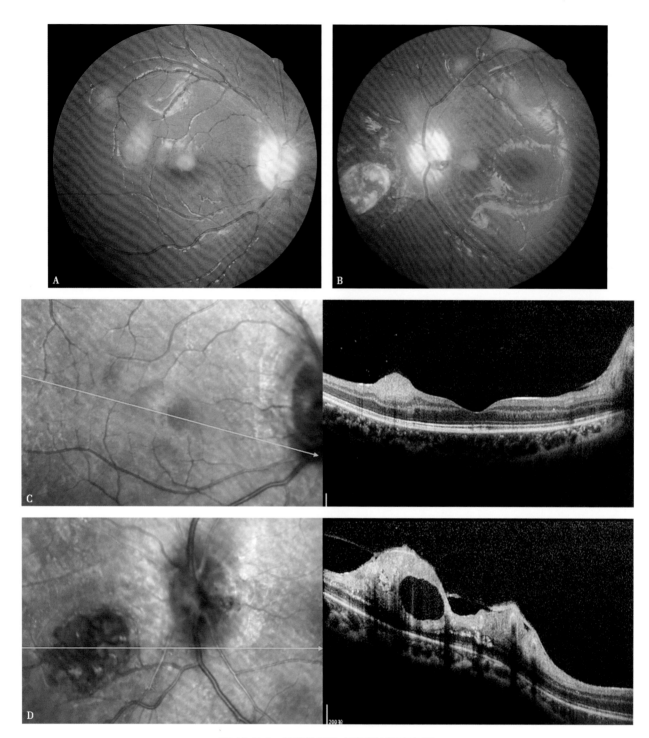

图 12-7-2 结节性硬化症患者的眼底表现

同一患者。A、B. 眼底示双眼视神经萎缩、苍白，视网膜表面可见多个透明瘤体，左眼视盘鼻侧瘤体萎缩，局部钙化；C、D. OCT
示右眼瘤体侵犯内层视网膜；左眼视盘鼻侧瘤体局部萎缩，其内部见囊腔，钙化灶呈高反射遮蔽下方组织显像。（病例资料
由首都医科大学附属北京同仁医院彭晓燕教授提供）

【诊断标准】

2012 年国际 TSC 共识大会制定了新版的 TSC 诊疗指南,包括主要临床特征 11 项和次要特征 9 项,诊断标准的级别只保留"确诊"和"可能"。主要特征如下:①皮质结节;②室管膜下结节;③室管膜下巨细胞星形细胞瘤;④肾 AML;⑤肺淋巴管平滑肌瘤病(pulmonary lymphangio-leiomyomatosis, PLAM);⑥心脏横纹肌瘤;⑦面部血管纤维瘤或前额斑块;⑧非外伤性甲下或甲周纤维瘤;⑨色素脱失斑(3 个以上);⑩鲨鱼皮斑(结缔组织痣);⑪ 多发性视网膜错构瘤。如果 LAM 和 AML 同时出现,必须还有 TSC 的其他特点才能确诊。次要特征如下:①骨囊肿(影像学确认即可);②"斑斓(confetti)"皮损;③口内纤维瘤;④牙釉质多发性散发点状凹陷;⑤错构瘤性直肠息肉;⑥脑白质放射状移行线(影像学确认即可,当大脑皮质发育不良和脑白质放射状移行线同时出现时,只能算作 1 个 TSC 特点);⑦非肾脏错构瘤(建议组织学确认);⑧视网膜脱色斑;⑨多发性肾囊肿(建议组织学确认)。其中具有 2 个主要特征或 1 个主要特征加 2 个次要特征者即可确诊 TSC;具有 1 个主要特征或 2 个及以上次要特征者为 TSC。另外,TSC 目前还可以通过基因检测确诊。

【治疗】

详见"视网膜星形细胞错构瘤"章节。

参考文献

[1] 苏学刚,王旭,冷非,等. 18 例儿童结节性硬化症的眼部表现及特点分析. 眼科,2019,28(01):56-60.

[2] 梁晨阳,王振常,鲜军舫,等. 结节性硬化症眼部病变 CT 及 MRI 表现. 眼科,2009,18(04):257-260.

[3] 许德清. 结节性硬化病的诊治新进展. 皮肤性病诊疗学杂志,2014,21(06):435-436.

[4] HODGSON N, KINORI M, GOLDBAUM M H, et al. Ophthalmic manifestations of tuberous sclerosis: A review. Clin Exp Ophthalmol, 2017, 45(1): 81-86.

[5] CARDIS M A, DEKLOTZ C M C. Cutaneous manifestations of tuberous sclerosis complex and the paediatrician's role. Arch Dis Child, 2017, 102(9): 858-863.

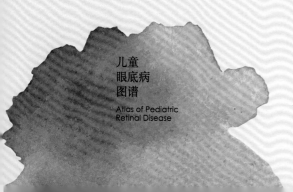

儿童
眼底病
图谱

Atlas of Pediatric
Retinal Disease

第十三章

眼 缺 损

第一节　脉络膜缺损

精要

○ 眼缺损是由胚胎发育过程中胚裂闭合缺陷引起的。

○ 眼缺损的病因可以是遗传性或散发的。

○ 眼缺损的临床表现异质性大，可发生在眼球任意组织；对视力影响取决于缺损范围，严重者可导致无光感，轻者则对视力无影响。

○ 脉络膜缺损根据缺损的位置与视盘的关系，可分为6型。

○ 缺损区与正常视网膜之间移行带的形态是影响视网膜脱离的关键因素。

○ 目前眼缺损本身无有效治疗方法。随访目的在于对并发症进行防治，包括视网膜脱离、脉络膜新生血管、白内障、弱视，以最大限度保留视功能。

【概述】

　　眼缺损（coloboma）是由胚胎发育过程中胚裂闭合缺陷引起的。眼缺损可以发生在眼球任意组织中，包括视盘、脉络膜、视网膜和虹膜。眼缺损的临床表现异质性大，大范围的脉络膜视网膜缺损可以使视力丧失，眼球失去正常外形；而轻微的虹膜缺损对视功能没有影响。视盘、黄斑、脉络膜、视网膜缺损会对视力造成不同程度的威胁，且增加了视网膜脱离的风险。眼缺损本身没有治疗手段，主要是针对眼缺损导致的各类并发症的防治，如视网膜脱离、脉络膜新生血管、白内障、弱视等。眼缺损病因很复杂，现已确定一部分是与眼缺损相关的遗传基因有关，但散发性病例依然常见。

　　发生眼缺损的遗传学基础很复杂。眼缺损可以孤立发生，也可以与全身性异常同时发生，与染色体畸变相关的眼缺损更可能出现系统性异常。孤立的眼缺损（无全身异常）可以是散发性的，也可以是家族性的（常染色体显性、常染色体隐性或X连锁）。眼缺损的表型差异大，目前暂未发现基因型与表型相关性。现已发现 *PAX2*、*PAX6*、*VAX*、*VSX*、*SHH*、*RBP4* 等基因参与胚裂的形成和闭合，但基因突变的患者不一定会出现眼缺损。其中，主要由 *CHD7* 基因异常导致的 CHARGE 综合征（眼缺损 coloboma、心脏损害 heart disease、后鼻道闭锁 atresia of choanae、生长发育迟缓 retarded growth and development、泌尿生殖系统异常 genital hypoplasia、耳部畸形 ear anomalies）是最常见的与视盘缺损相关的全身性综合征（图 13-1-1）。

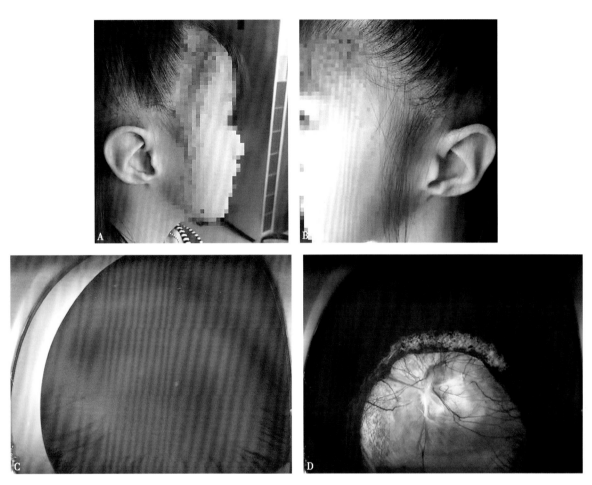

图 13-1-1　CHARGE 综合征患者

女童，4 岁，双眼自幼视力差，右眼牵拉性视网膜脱离 PPV 术后复诊；足月产，否认外伤、遗传及家族史；既往因先天性心脏病行手术治疗，双耳急性化脓性中耳炎，基因检测显示 *CHD7* 基因杂合突变（c.7652dupC）；眼科检查：双眼眼球震颤，角膜透明，晶状体透明。A、B. 面容照显示双耳轻度畸形；C. 右眼眼底窥不入；D. 左眼扫描激光检眼镜示下方大片脉络膜缺损灶，侵及视盘，难以辨认视盘结构，缺损灶边缘密集色素沉着。

【临床表现】

　　眼缺损可以是单眼发病，占 33%～47.5%。双眼发病时可伴有全身系统性疾病。患儿可因为斜视、眼球震颤、小眼球、小角膜、睑裂小、白瞳症、视力下降等就诊。眼缺损的体征多变，可出现虹膜缺损、白内障、视盘缺损、脉络膜视网膜缺损或眼眶囊肿（图 13-1-2）。

【脉络膜缺损临床分型】

　　Gopal 等根据缺损位置、范围、与视盘的毗邻关系，将脉络膜缺损分为 6 型。1 型，单独脉络膜缺损，不累及视盘；2 型，视盘发育不良；3 型，脉络膜缺损与视盘缺损分离；4 型，脉络膜缺损包绕视盘；5 型，脉络膜缺损累及视盘，可辨别视盘结构；6 型，脉络膜缺损累及视盘，难以辨别视盘结构。视力随着分级增加而变差，出现并发症的概率增加（图 13-1-3）。

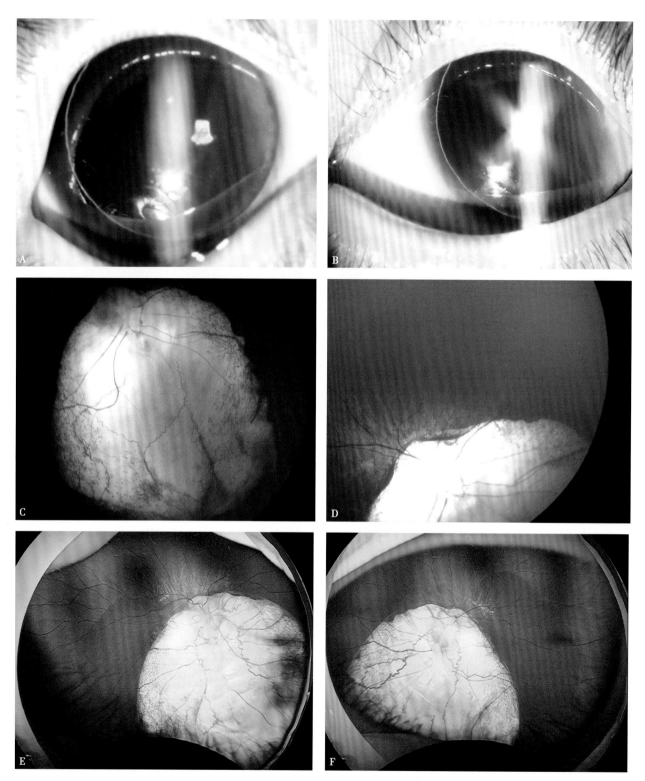

图 13-1-2　眼缺损的临床表现

A、B. 女童，5 岁，双眼严重畏光 4 年；双眼虹膜缺损，晶状体赤道部和悬韧带清晰可见；C、D. 男童，3 月龄，体检发现右眼眼底异常；右眼鼻下方大片边界清晰的椭圆形脉络膜缺损灶，裸露巩膜，缺损灶处可见视网膜血管，边界清晰，边缘可见色素沉着，缺损病灶包绕视盘，余视网膜平伏；E、F. 女童，2 月龄，体检发现双眼眼底异常；双眼鼻下方大范围脉络膜缺损，裸露巩膜，边界清，缺损病灶包绕视盘，视网膜血管迂曲，余视网膜平伏。

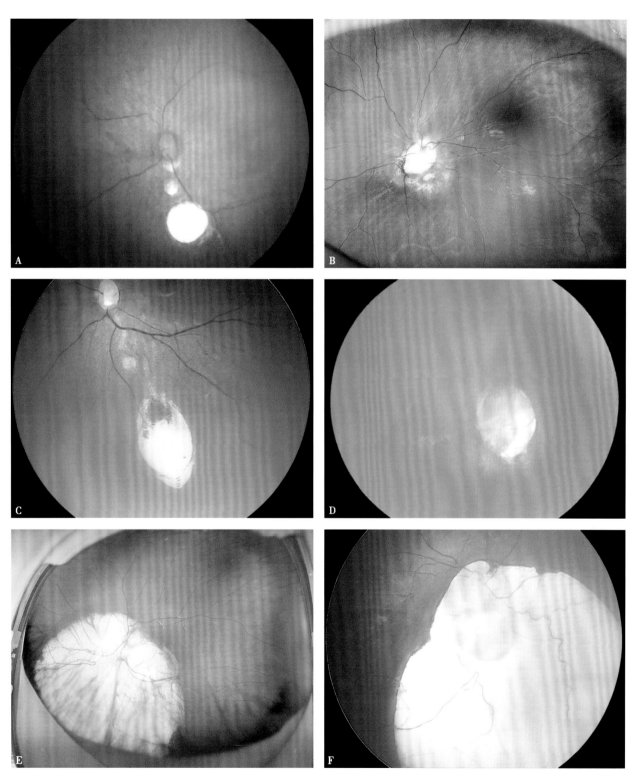

图 13-1-3　脉络膜缺损的临床分型

Gopal 分型。A. 1 型，左眼视盘下方 2 处脉络膜缺损灶，不累及视盘；B. 2 型，左眼视盘下方缺损，上方视盘结构正常；C. 3 型，左眼视盘缺损伴血管弓下方 2 处大小不一的脉络膜缺损灶，其中较大病灶的上半侧可见色素沉着；D. 4 型，脉络膜缺损包绕视盘；E. 5 型，左眼鼻下方大范围脉络膜视网膜缺损，边界清，缺损侵及视盘，可辨认视盘结构，缺损灶边界存在少量色素沉着；F. 6 型，右眼鼻下方大片脉络膜缺损灶累及视盘，难以辨认视盘结构。

【脉络膜缺损与正常视网膜之间的移行带】

移行带的特征会影响眼缺损患者发生视网膜脱离的概率。组织学上,在缺损区边缘终止的 RPE 附着在视网膜外层。向缺损区靠近时,视网膜组织会被一种非特征性纤维化组织所替代,称为移行膜(intercalary membrane,ICM)。这种移行变化可以是渐进的,也可以是突然转变的(图 13-1-4)。ICM 可以在移行带对视网膜施加牵引力,导致缺损区视网膜浅脱离。

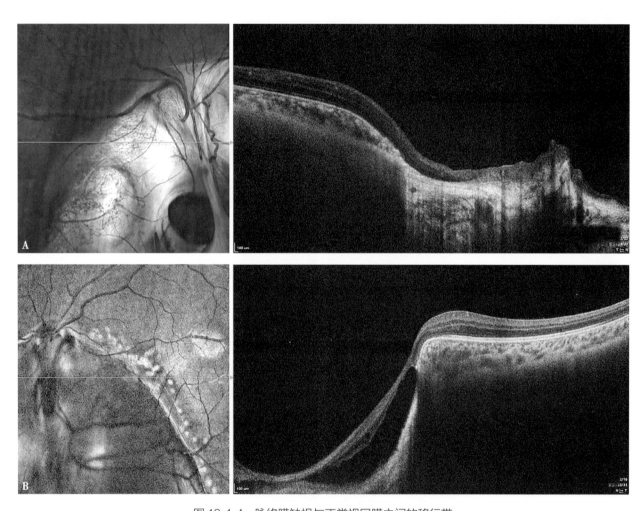

图 13-1-4　脉络膜缺损与正常视网膜之间的移行带
A. 右眼的正常视网膜结构在脉络膜缺损区逐渐被纤维组织替代;B. 左眼正常视网膜组织和缺损区组织的突然转变,可见缺损区出现视网膜神经上皮层脱离。

【影像学检查方法】

眼缺损的影像学检查包括眼前段照相、眼科广域成像系统、A/B 超、眼底彩照、扫描激光检眼镜、OCT、CT/MRI 等。

【诊断标准】

　　该病诊断主要依赖临床表现和影像学检查，可通过遗传学检测来辅助诊断。

【治疗】

　　眼缺损没有特异性的治疗方法。患者需每年随访，及时处理可能发生的并发症。通过视网膜激光光凝术可减少视网膜脱离的风险；出现活动性脉络膜新生血管，且位于中心凹附近时可进行抗 VEGF 治疗；白内障严重者可进行手术治疗。若没有严重的黄斑缺损，患者应积极治疗弱视。出现视网膜脱离时，须仔细分析视网膜脱离的原因，如能明确视网膜裂孔，则可行手术治疗，但大多数患者最终视力预后差，可能出现硅油依赖（图 13-1-5）。

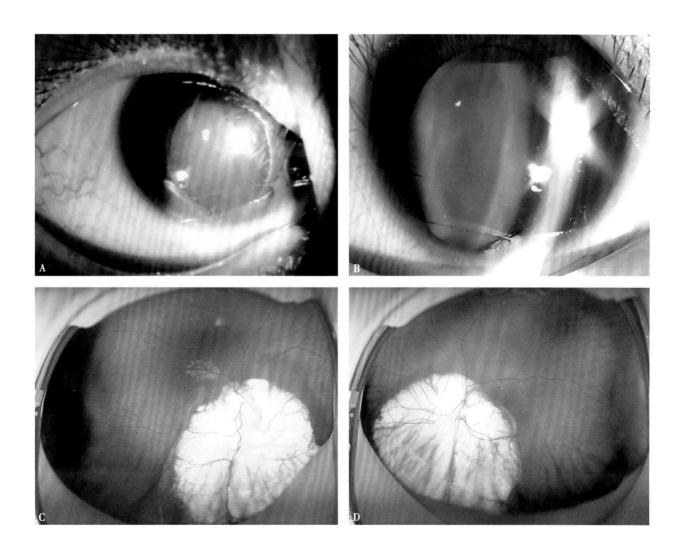

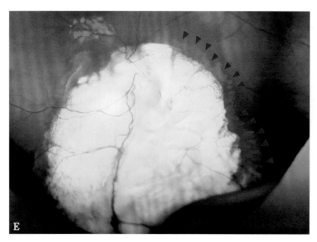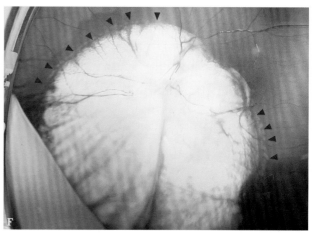

图 13-1-5　眼缺损的眼底改变

女童,3 岁,家长发现双眼视力差 2 年;VOD0.1,VOS0.05,矫正不提高;查体无眼球震颤。A、B. 右眼角膜透明,前房清,瞳孔不规则,鼻下方虹膜缺损,见散在瞳孔残膜,晶状体透明;C、D. 扫描激光检眼镜示双眼鼻下方大片脉络膜缺损,边界清,缺损累及视盘,视盘结构可辨认,缺损处视网膜血管迂曲,移行带有少量色素沉着;E、F. 后予双眼移行带视网膜激光光凝术,病情稳定。

参考文献

[1] BOON C J, KLEVERING B J, CREMERS F P, et al. Central areolar choroidal dystrophy. Ophthalmology, 2009, 116(4): 771-782.

[2] HSU P, MA A, WILSON M, et al. CHARGE syndrome: A review. Journal of Paediatrics and Child Health, 2014, 50(7): 504-511.

[3] SUN W, ZHANG Q. A novel variant in IDH3A identified in a case with Leber congenital amaurosis accompanied by macular pseudocoloboma. Ophthalmic Genetics, 2018, 39(5): 662-663.

[4] YOON K H, FOX S C, DICIPULO R, et al. Ocular coloboma: Genetic variants reveal a dynamic model of eye development. Am J Med Genet C Semin Med Genet, 2020, 184(3): 590-610.

[5] LINGAM G, SEN A C, LINGAM V, et al. Ocular coloboma-a comprehensive review for the clinician. Eye(Lond), 2021, 35(8): 2086-2109.

第二节　黄 斑 缺 损

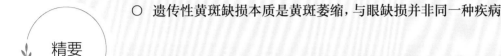

精要　　○ 遗传性黄斑缺损本质是黄斑萎缩，与眼缺损并非同一种疾病。

【概述】

在临床工作中，除了遇到虹膜缺损、视盘缺损和脉络膜视网膜缺损以外，黄斑缺损是小儿眼底病医生会遇到的一个体征。那么，黄斑缺损（macular coloboma）和眼缺损是同一种疾病吗？目前大部分学者认为，非感染性黄斑缺损与胚裂的闭合异常无关。鉴于 coloboma 一词本义指由胚裂闭合不全导致的，故笔者认为"黄斑缺损"提法欠妥，本节中暂称之以"黄斑缺损样改变"。

黄斑缺损样改变按病因分为感染性黄斑缺损（详见第五章感染性疾病，最常见于先天性弓形虫感染）和非感染性黄斑缺损。现可明确 *RDH12*、*NMNAT1*、*IDH3A*、*DHX38*、*MCDR1*、*KIF11* 等基因突变可导致黄斑缺损样改变。临床中根据形态将黄斑缺损分为三型：Ⅰ型黄斑缺损，黄斑区圆形缺损病灶伴大量色素沉积（图 13-2-1A）；Ⅱ型黄斑缺损，黄斑区椭圆形潜掘状缺损病灶，基底部瓷白色，无血管组织（图 13-2-1B）；Ⅲ型黄斑缺损，黄斑区缺损病灶伴异常吻合血管（图 13-2-1C）。

【临床表现】

能导致黄斑缺损样改变的遗传性疾病包括 Leber 先天性黑矇（LCA）（图 13-2-2，图 13-2-3）、Best 病、北拉罗莱纳黄斑营养不良（north Carolina macular dystrophy）和中央晕轮状脉络膜萎缩等。

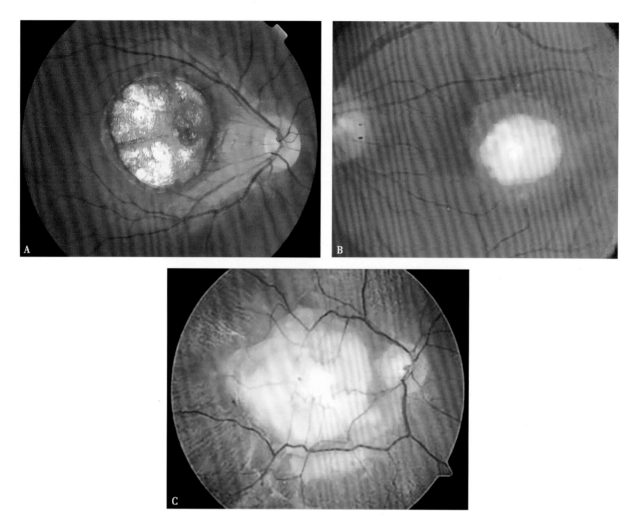

图 13-2-1 黄斑缺损不同分型眼底表现
A. Ⅰ型；B. Ⅱ型；C. Ⅲ型。

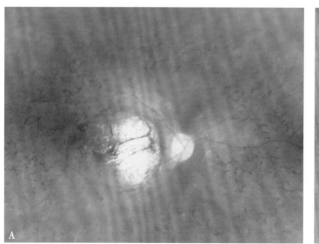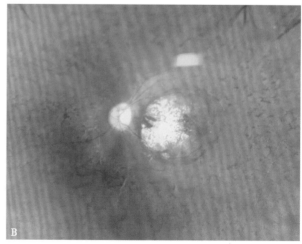

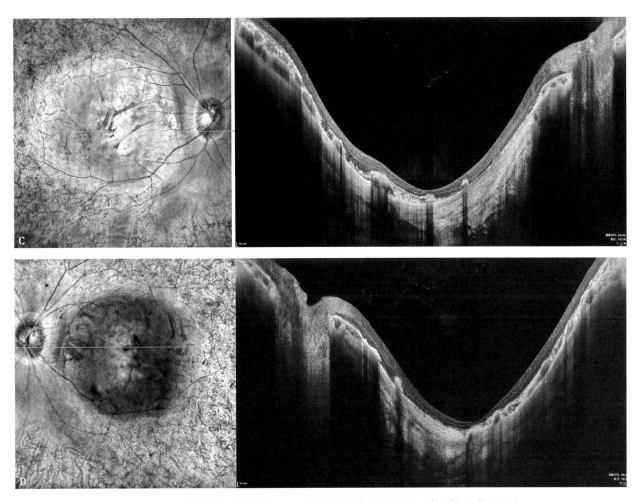

图 13-2-2　黄斑缺损样改变 -*RDH12* 基因突变相关 Leber 先天性黑矇 -13 型

男童，9 岁，发现双眼视力差 3 年来诊；父母近亲婚育史。A、B. 扫描激光检眼镜见双眼视盘边界清，后极部黄斑区缺损病灶伴边缘色素沉着，周边视网膜散在骨细胞样色素沉着；C、D. OCT 显示未见正常黄斑结构，RPE 增殖与萎缩夹杂，虽黄斑缺损区脉络膜几近消失，缺损区周边可见脉络膜大血管；视网膜外层结构，包括外核层、椭圆体带、嵌合体带等缺失；基因检测 *RDH12* 纯合突变（c.184 C＞T）导致的 Leber 先天性黑矇 13 型；*RDH12* 是编码视锥细胞 / 视杆细胞特异性醛脱氢酶（retinol dehydrogenase 12）的基因；这种酶在视觉信号传导的视觉循环中扮演重要角色。

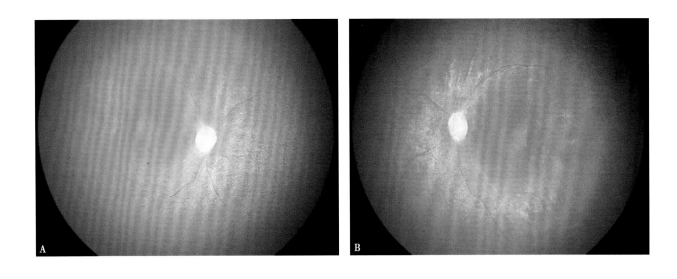

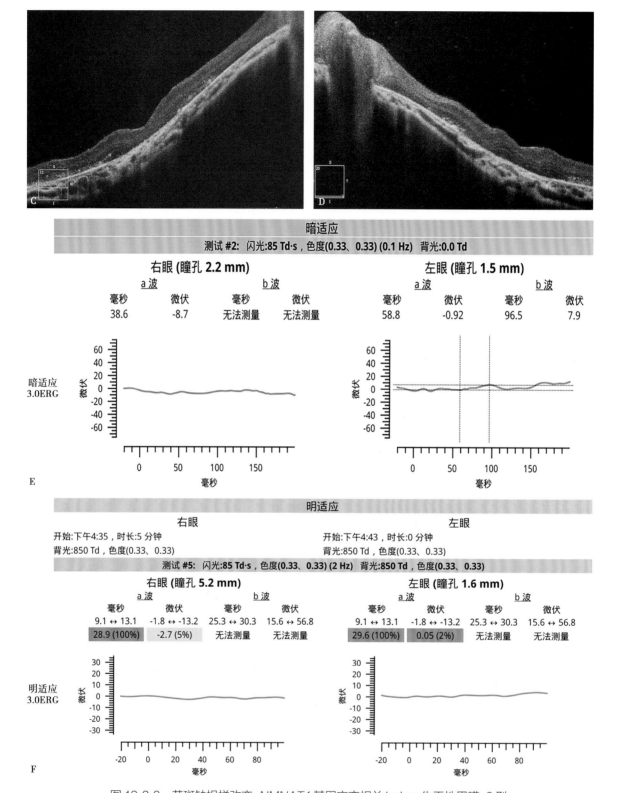

图 13-2-3　黄斑缺损样改变 -*NMNAT1* 基因突变相关 Leber 先天性黑矇 -9 型

女童，1 岁，双眼球震颤 6 个月。A、B. 双眼视盘苍白，血管纤细，后极部黄斑区椭圆形病灶，视网膜散在色素沉着；
C、D. 双眼 OCT 显示未见正常黄斑结构，RPE 萎缩和增殖夹杂；E. 双眼暗适应 3.0ERG，提示视杆细胞功能异常；
F. 双眼明适应 3.0ERG 熄灭型，提示视锥细胞功能异常；基因检测提示 *NMNAT1* 杂合突变（c.397C＞T，c.721C＞T）
导致的 LCA9；*NMNAT1* 是编码烟酰胺核苷二磷酸腺苷转移酶 1（nicotinamide nucleotide adenylyl transferase 1）的
基因，该酶在细胞代谢和生存中扮演重要角色；*NMNAT1* 基因突变会影响视觉信号传导，导致视力严重受损。

从上述两例的 OCT 可以发现,黄斑缺损的 OCT 改变存在正常视网膜组织,但是缺失光感受器细胞正常的空间分布;而眼缺损是缺损区无任何视网膜组织,被纤维组织所替代,两者的发病原因、临床表现和影像学检查都有所不同。因此,笔者团队认为遗传性黄斑缺损其实并不是眼缺损(coloboma),而是黄斑营养不良后导致的黄斑萎缩(macular atrophy),这点需要小儿眼底病医师引起关注,并通过更多病例获得求证。

参考文献

[1] TSANG S H, SHARMA T. North Carolina macular dystrophy. Advances in Experimental Medicine and Biology, 2018, 1085: 109-110.

[2] SUN W, ZHANG Q. A novel variant in IDH3A identified in a case with Leber congenital amaurosis accompanied by macular pseudocoloboma. Ophthalmic Genetics, 2018, 39(5): 662-663.

[3] YOON K H, FOX S C, DICIPULO R, et al. Ocular coloboma: Genetic variants reveal a dynamic model of eye development. American Journal of Medical Genetics Part C, Seminars in Medical Genetics, 2020, 184(3): 590-610.

[4] LINGAM G, SEN A C, LINGAM V, et al. Ocular coloboma-a comprehensive review for the clinician. Eye(Lond), 2021, 35(8): 2086-2109.

[5] HOU X, GUO Y, LIU J, et al. A systematic review of the clinical manifestations and diagnostic methods for macular coloboma. Current Eye Research, 2021, 46(7): 913-918.

第三节　CHARGE 综合征

精要

○ *CHD7* 基因异常导致的 CHARGE 综合征是最常见的与视盘缺损相关的全身性综合征。
○ "CHARGE"综合征主要包括眼缺损（coloboma）、心脏损害（heart disease）、后鼻道闭锁（atresia of choanae）、生长发育迟缓（retarded growth and development）、泌尿生殖系统异常（genital hypoplasia）、耳部畸形（ear anomalies）。

【概述】

CHARGE 综合征是一种罕见的常染色体显性遗传病。"CHARGE"一词来源于该综合征各种临床体征英文首字母的组合，即眼缺损（coloboma）、心脏损害（heart disease）、后鼻道闭锁（atresia of choanae）、生长发育迟缓（retarded growth and development）、泌尿生殖系统异常（genital hypoplasia）、耳部畸形（ear anomalies）。CHARGE 综合征的视力可以从完全正常到无光感。

现已知 70%～90% 的病例是由 *CHD7* 基因突变所致。国外报道该综合征发病率为 1/10 000～2/10 000，国内暂无流行病学报道。CHARGE 综合征需要多学科联合治疗。

【眼部临床表现】

患儿可出现视力下降、畏光、眼球震颤、斜视。超过 80% 的患儿存在眼缺损，大多数缺损是双眼发病的。缺损可累及虹膜、视盘、脉络膜和视网膜。患儿可表现为小眼球、小角膜、白内障和视网膜脱离（图 13-3-1）。

【影像学检查方法】

CHARGE 综合征的眼科检查包括眼前段照相、广域眼底成像、A/B 超、眼底彩照、扫描激光检眼镜、OCT、CT/MRI 等。

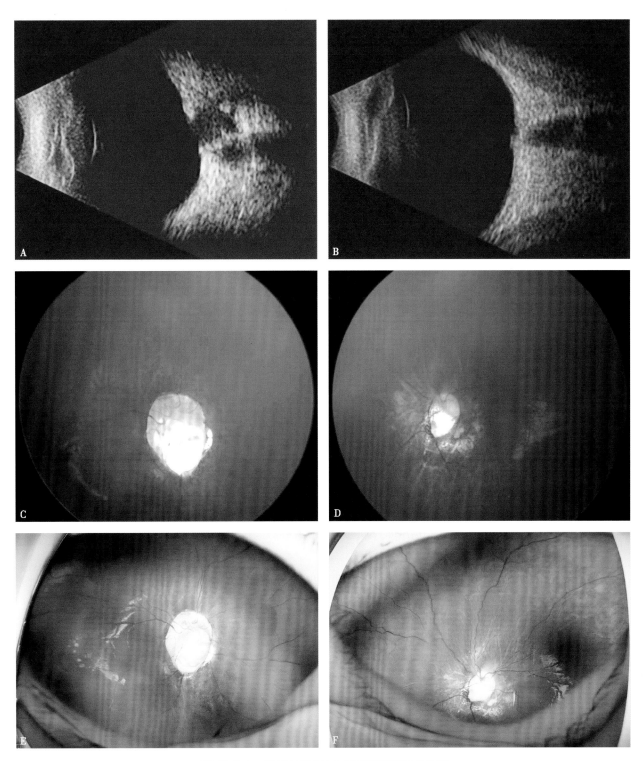

图 13-3-1　CHARGE 综合征所致双眼视盘缺损

男童，1 岁 10 月龄，出生后发现左眼外斜；MRI 提示双侧耳蜗、半规管发育不良，面、听神经纤细，动脉导管未闭，部分脑室脑池增宽，脑桥、延髓、垂体体积偏小，后鼻道狭窄；A 超测眼轴为右眼 17.72mm，左眼 18.16mm；经基因检测提示 *CHD7* 杂合突变（c.3634_3637del）。A. 右眼 B 超提示视盘旁巩膜凹陷；B. 左眼 B 超提示视盘欠光滑；C. 右眼视盘鼻下方凹陷性缺损，边界清晰，缺损区为淡青色，凹陷深；D. 左眼视盘下方缺损，缺损区边缘色素沉着，上方视盘结构正常；E、F. 双眼血管走行轻度迂曲，视网膜平伏。

【诊断标准】

该病诊断要满足 2 个主要标准 + 任意 1 个次要标准（表 13-3-1）。

表 13-3-1　CHARGE 综合征的诊断标准

主要标准	次要标准
眼缺损	脑神经功能异常
后鼻道闭锁或唇 / 腭裂	吞咽 / 喂养困难
耳部缺陷	大脑结构异常
CHD7 突变	身体 / 智力发育迟缓
	性激素 / 生长激素缺乏、性腺异常
	心脏 / 食管畸形
	肾脏发育异常
	骨骼发育异常

【治疗】

CHARGE 综合征需要眼科、耳鼻咽喉科、心脏科、内分泌科、肾内科、骨科、康复科等科室共同治疗。眼科的治疗见眼缺损治疗部分。

参考文献

[1] HSU P, MA A, WILSON M, et al. CHARGE syndrome: A review. Journal of Paediatrics and Child Health, 2014, 50 (7): 504-511.

[2] KRUEGER L A, MORRIS A C. Eyes on CHARGE syndrome: Roles of CHD7 in ocular development. Frontiers in Cell and Developmental Biology, 2022, 10: 994412.

[3] LINGAM G, SEN A C, LINGAM V, et al. Ocular coloboma-a comprehensive review for the clinician. Eye (Lond), 2021, 35 (8): 2086-2109.

第十四章

儿童眼外伤

第一节　摇晃婴儿综合征

精要

○ 摇晃婴儿综合征（shaken baby syndrome，SBS）泛指成人通过剧烈摇晃的方式造成 5 岁以下儿童（尤其是婴幼儿）颈部过伸和过屈，进而引起脑水肿、硬脑膜下出血、视网膜出血等改变。

○ SBS 是世界范围内引起儿童死亡的主要原因。现认为，摇晃产生的剪切力和旋转力导致了婴幼儿颅内和眼内的病理变化。

○ 婴幼儿哭泣是 SBS 发生的主要诱因，国外资料显示，父亲、母亲的男朋友或保姆是主要的加害人。

○ 大面积的视网膜出血、黄斑出血性劈裂和外伤性环黄斑皱褶是 SBS 的特异性表现。

○ 在初诊怀疑 SBS 时应同时行 CT 和 MRI 检查，须行全面详细的眼科检查，留下详细全面的病历记录和影像学证据。

○ 单纯视网膜出血吸收后不会影响视力，若病变波及黄斑和脑部会影响视力预后。

○ 全社会应极力避免 SBS 的发生。

【概述】

　　摇晃婴儿综合征（shaken baby syndrome，SBS）泛指成人通过剧烈摇晃的方式造成 5 岁以下儿童（尤其是婴幼儿）颈部过伸和过屈，进而引起脑水肿、硬脑膜下出血、视网膜出血等。1971 年，Guthkeleh 首次描述了虐待性摇晃下的硬脑膜下出血和视网膜出血；1974 年，John Caffey 将其更特异地描述为"甩鞭摇晃婴儿综合征"（throw whip shaken baby syndrome）。目前，SBS 又被称为加害性创伤性脑损伤、非意外头部损伤或虐待性头部创伤。婴幼儿颈部肌肉尚未发育完全，头部相对较重，加上颅骨和大脑均未发育成熟，在剧烈摇晃过程中更容易遭受惯性作用而导致颅内小血管破裂，以及脑组织和颅骨之间的碰撞形成脑损伤。

　　SBS 是世界范围内引起儿童死亡的主要原因。国际上报道的 SBS 的发病率为 14.7/100 000～38.5/100 000，我国尚未有 SBS 的流行病学报道。受害儿童中，1/3 的患儿在第一次受创时死亡；1/3 幸存，但遗留明显残疾，包括失明、癫痫、智力低下和瘫痪；另 1/3 无明显后遗症。SBS 表现多样，不仅威胁患儿视力，更会危及患儿生命，但是国内报道甚少，眼科医生不仅是光明的守护人，更是生命的守护人，应关注此疾病。

　　现认为，摇晃产生的剪切力和旋转力导致了婴幼儿颅内和眼内的病理变化。摇晃时，婴幼儿头部遭受反复剧烈的加速 - 减速运动，未发育好的颈部肌肉不能为这种力量提供足够的抵抗，导致头部遭受甩鞭伤。在剧烈的加速、减速过程中，玻璃体快速形变和复原产生的对视网膜的牵拉力可对血管造成损伤，造成视网膜出血。一些加害者描述其在摇晃婴幼儿时未对婴幼儿头部施以任何直接伤害，佐证了单纯摇晃就可导致 SBS。

　　婴幼儿哭泣是 SBS 发生的主要诱因，婴儿在正常发育过程中会出现高频无法安慰的哭闹（尤其患有肠绞痛的婴儿），其主要表现为婴儿于1～4月龄出现长期哭闹且难以安抚、4～6周龄达高峰、12周龄逐渐缓解的行为综合征。这种难以安抚的哭闹增加了照顾者的抑郁风险，是SBS最直接的危险因素。国外资料显示SBS中90%的加害者是男性，父亲是最常见的加害者，其次是母亲的男朋友或保姆。

【临床表现】

1. 眼部表现　典型的患儿通常小于6个月。高达95%的SBS患儿有眼部损伤，可单眼或双眼发生。眼前段检查正常且通常无眼挫伤迹象。视神经或脑干损伤可使瞳孔反应迟钝或无反应。眼底检查可见视网膜出血、浓厚的玻璃体积血、环绕黄斑的视网膜皱褶（retinal fold）和视网膜劈裂（retinoschisis）等，还可能有继发于颅内高压或间接视神经管损伤和视神经鞘出血的视盘水肿。

大面积视网膜出血是最常见的眼部表现（图14-1-1），发生率为30%～100%，平均为85%，出血可累及视网膜各层，范围可达锯齿缘，是SBS高度特异的体征。创伤性视网膜劈裂最常见于黄斑区，最常见血

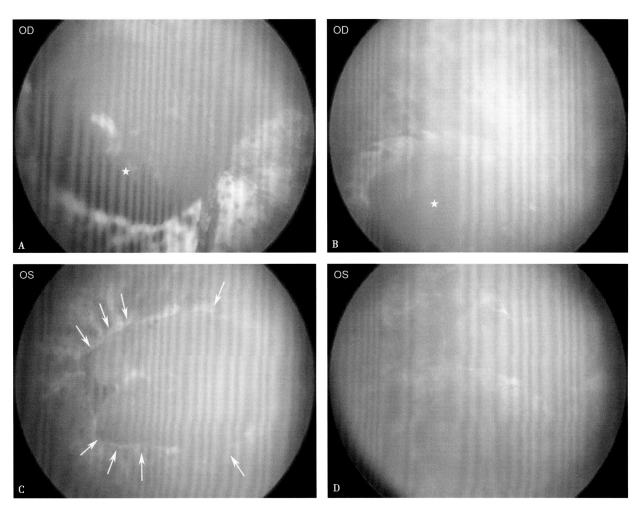

图14-1-1　SBS的眼底表现

5月龄，儿童，由社区人员带至急诊；父母吸毒史。A、B. 眼底见右眼大范围多层次的视网膜出血，遮挡视盘，出血累及玻璃体、玻璃体后皮质、视网膜浅层及深层，可见穹顶样出血及船样出血灶（黄色星形示），视网膜高度隆起，累及黄斑；C、D. 左眼视盘水肿，颞上方可见血管白鞘，视网膜后极部环形视网膜皱褶（黄色箭头示），点片状出血灶累及视网膜浅层、深层，视网膜平伏。（病例资料由无锡市儿童医院虞瑛青医生提供）

液可聚集于内界膜和神经纤维层之间，表现为穹顶状（dome-like）出血。此外，还可见围绕黄斑的环状视网膜皱褶。黄斑出血性劈裂和环黄斑视网膜皱褶是 SBS 高度特异的体征，极少见于挤压和其他严重的创伤。严重的病例可出现视网膜脱离。单纯 SBS 通常不会导致 RPE 和脉络膜损伤，如果出现脉络膜破裂或眼前段损伤，通常提示合并其他外伤，并非单纯摇晃。

2．眼外表现　主要的眼外表现是颅内损伤和骨骼损伤。颅内损伤通常是弥漫的，最常见的是硬脑膜下出血（90%）、脑水肿（44%）和蛛网膜下出血（16%）。最常见的骨骼损伤是长骨骨干和干骺端及肋骨的骨折，见于 10%～30% 的患儿。

几乎所有躯体部位均可能发生伤害，但个体之间临床表现差异很大。事件发生后，婴儿会立即出现明显不适，最常见的症状包括反应低下、低热、嗜睡、易激惹、不进食、呕吐、癫痫、呼吸暂停、昏迷等。轻度的非特征性表现有吃奶不好、呕吐、嗜睡和易激惹，会持续数天或数周。上述迹象易被医生忽视，或者归咎于病毒性疾病、喂养问题或急腹症。严重病例常表现为苍白、低体温和晕厥，患儿可能出现角弓反张伴囟门饱满。

【影像学检查】

眼底照相可客观记录视网膜出血和视网膜皱褶的情况，出血高度不高时，在 OCT 上可观察到视网膜内界膜劈裂。眼前段照相是证明眼前段无损伤的重要手段。

CT 和 MRI 是检查摇晃损伤的常用手段，需要注意的是，CT 可能无法检测到超急性损伤或微小的颅内损伤。MRI 是确定摇晃造成损伤的最快、最敏感和特异的方法。因此，在初诊怀疑 SBS 时应同时行 CT 和 MRI 检查。

【诊断】

眼科医生的工作重点是发现眼部损伤，判断损伤可能的原因，确定"加害性"行为。眼科检查在诊断 SBS 中起到关键的作用。调查显示，如果没有眼科医师参与检查，有 25%～29% 的 SBS 会被漏诊。当一名婴幼儿同时出现视网膜出血和硬脑膜下出血，而外伤表现轻微，应高度怀疑 SBS。广泛、多层、蔓延至锯齿缘的视网膜出血是其主要特征，可伴随玻璃体积血、视网膜劈裂和环黄斑视网膜皱褶，这些对 SBS 的诊断有高度敏感性。

SBS 的迟发性表现使诊断更为困难。玻璃体积血可吸收或凝固和机化；视网膜皱褶和视网膜出血的区域可因视网膜色素上皮肥大或萎缩而出现色素紊乱；慢性视网膜脱离或可自行复位，残留分界线；视网膜劈裂可稳定、自行扩大或进展为视网膜脱离；可出现视盘苍白。眼部损伤能反映眼外损伤的严重程度，并判断预后。视网膜出血的发生增加死亡风险：无视网膜出血者死亡率 10%，单侧视网膜出血者为 23%，双侧视网膜出血者为 38%。视网膜损伤与颅内损伤的严重程度相关，广泛的视网膜损伤（尤其是视网膜皱褶和视网膜劈裂）、脉络膜破裂和瞳孔反应消失与死亡高度相关。此外，当出现视盘水肿时，提示预后差。陈旧的脉络膜破裂可表现为脉络膜新生血管。

【接诊和治疗】

1. 接诊　当接诊意识丧失、原因不明的婴幼儿时，首要的原则是：紧急生命支持，出现窒息、不规则呼吸和发绀时，必须进行插管辅助呼吸；怀疑摇晃损伤；检查是否有眼部损伤，寻找其他原因；原因仍未明或可见视网膜出血时，行神经系统影像学检查；如确认硬脑膜下出血，通知社区工作人员或警察。在患儿生命体征稳定后，尽快（24小时内）进行全面的眼科检查，在有条件的情况下留下影像学证据。病历应包括：详细的病史；确切的检查时间；如果婴儿是清醒的，记录视功能表现，有无固视和追视能力、是否抗拒遮挡眼球、眼球运动情况；面部有无外伤迹象，是否累及眼睑，有无结膜下出血；有无明确的角膜反射；眼底情况，视网膜是否出血，出血程度、范围等。

2. 治疗　SBS的视力预后差异大，单纯的视网膜出血不影响视力预后，一般会在4周内吸收。若黄斑或脑部遭受损伤，则会不同程度影响视力。若积血不能吸收，可行玻璃体切除术去除积血。视网膜劈裂、视网膜皱褶、视网膜脱离、脉络膜破裂和视神经损伤可以保守治疗。如果劈裂或伴发的裂孔导致的视网膜脱离向黄斑区发展，可行激光或冷冻治疗。需要注意的是，对婴幼儿的内眼手术需要做好充分的术前评估，在风险和收益间寻找到平衡点。

【预防】

SBS对婴儿的打击是巨大的，应开展多项举措减少SBS的发生。眼科医生应面向待生育家庭开展SBS的科普，一方面使家长认识到与婴儿玩耍时的边界，避免剧烈摇晃婴儿；另一方面要让家长认识到婴儿无理由的啼哭是不可避免的，增加对婴儿的耐心。社会要加强对新生儿家庭的心理支持，要认识到养育婴儿是一项艰苦的工作。另外，在有条件的地区可以建立家访制度，识别可导致SBS的高危家庭，在SBS发生前保护婴儿。

参考文献

[1] 侯慧媛，王雨生. 摇晃婴儿综合征. 国际眼科纵览，2013，37（4）：223-229.

[2] 丁杨，鲁琴. 摇晃婴儿综合征争议及研究进展. 中国法医学杂志，2020，35（1）：69-72.

[3] LAURENT-VANNIER A. Shaken baby syndrome（SBS）or pediatric abusive head trauma from shaking：Guidelines for interventions during the perinatal period from the French national college of midwives. Journal of Midwifery & Women's Health，2022，67（Suppl 1）：S93-S98.

[4] MIAN M，SHAH J，DALPIAZ A，et al. Shaken baby syndrome：A review. Fetal and Pediatric Pathology，2015，34（3）：169-175.

[5] KSIAA I，GHACHEM M，BESBES H，et al. Swept-source OCT findings in shaken baby syndrome：Case report. BMC Ophthalmology，2020，20（1）：396.

第二节　光损伤相关视网膜病变

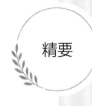

精要

○ 光损伤相关视网膜病变包括日光性视网膜病变和激光相关视网膜病变。
○ 光通过光化学效应、光机械效应和光热效应三种机制对视网膜造成损伤。
○ OCT 是诊断光损伤相关视网膜病变的重要手段。
○ 光损伤相关视网膜病变重在预防。

【概述】

　　光损伤相关视网膜病变是指光线进入眼内后造成视网膜不同层次的病变,主要包括日光性视网膜病变和激光相关视网膜病变。该疾病的表现差异大,严重程度与光线暴露量、所在纬度、瞳孔大小、屈光介质和屈光状态均有关。

　　国内尚未有光损伤相关视网膜病变的流行病学报道。国外社区眼保健筛查报道,日光性视网膜病变的发病率为 0.14%,其中 80% 的患者承认接触过紫外线,60% 曾凝视太阳,75% 为男性。年轻和男性是这一疾病的危险因素。年轻时光学介质透明,晶状体对紫外线的吸收少,紫外线能容易到达视网膜;男性更喜爱户外活动,暴露于紫外线的风险更大。强光环境下酗酒、精神疾病发作、使用致幻剂和多动症治疗药物、艰苦的军旅生活和宗教习俗会导致患者有意或无意凝视太阳,导致日光性视网膜病变。在伊拉克和阿富汗的陆军士兵中紫外线视网膜病变的发病率可达 3%。激光相关视网膜病变尚未见流行病学报道。

　　光通过三种机制对视网膜造成损伤:光化学效应、光机械效应和光热效应。

　　1. 光化学效应是紫外线导致视网膜病变的主要机制。紫外线可通过产生自由基和诱导氧毒性等机制对视网膜造成损伤。视网膜的外层对光化学损伤最敏感,常见的眼底病变包括 RPE 破坏和光感受器外节损伤。光化学效应导致的视网膜病变在整个病变区域都是均等程度的。

　　2. 以往学者认为光热效应是光损伤的主要机制,但是组织学上,光热效应和光化学效应导致的视网膜病变截然不同。光热效应导致的视网膜病变在病变中心损伤大而病变周边损伤小;眼科常用的 Nd∶YAG 激光主要由光热效应造成 RPE 和 Bruch 膜的损害,并导致脉络膜毛细血管内皮的损害和出血。

　　3. 光机械效应主要是 RPE 中色素吸收了能量产生的震荡波导致视网膜损伤,损伤的程度取决于能量的传输速度和量级。光机械损伤的发生需要辐射强度很高的激光设备,日光难以导致该损伤。因此,常见的日光性视网膜病变和激光相关视网膜病变主要以光化学损伤和光热损伤为主。

引起儿童光损伤相关视网膜病变的原因主要包括观看日食、电弧闪光、凝视太阳和激光。市场上可轻易获得足以造成视网膜病变功率(>5mW)的激光笔,因激光笔、激光玩具使用不当造成视力损害而就诊的儿童日益增多。此外,带有激光的设备在日常生活、实验室、医疗和军事中日益普及,使用设备时导致的激光相关视网膜病变,如 Nd:YAG 导致的黄斑损伤在眼科并不少见。光线在到达视网膜之前,角膜、晶状体和玻璃体会吸收部分光线,最终到达视网膜的光线波长400~1 400nm,是视网膜光损伤的危险区间。本节将介绍光损伤相关视网膜病变的相关特点。

【临床表现】

可单眼或双眼发生,患者有光线暴露史(日光或激光),通常会出现急性中央视力下降,伴视物变形,可出现中心暗点。视力下降的程度不一,可严重下降至指数,也可仅轻度下降至0.6。眼前段检查正常。激光笔伤后早期,轻度黄斑损伤患者的病灶局限于视网膜外层(图14-2-1,图14-2-2A),而重度黄斑损伤患者的病变累及视网膜全层(图14-2-2B)。随访期间,轻度黄斑损伤病灶仅表现为视网膜色素上皮细胞和感光细胞外节连续性中断,重度黄斑损伤病灶则可表现为黄斑外层结构紊乱,甚至黄斑全层裂孔,晚期可出现黄斑萎缩。

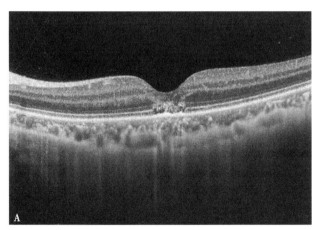
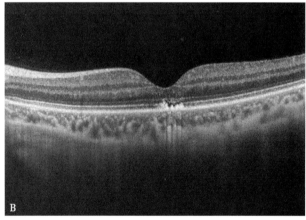

图14-2-1　近距离注视手机闪光灯后出现光损伤黄斑变性
男童,14岁,发现左眼视力下降5天,1个月前曾数次近距离注视手机闪光灯;左眼视力0.3。A. OCT 见中心凹外层结构紊乱,予泼尼松 40mg 口服;3天后复诊左眼视力0.4;B. OCT 中心凹水肿较前明显好转。

【影像学检查方法】

主要的影像学检查包括OCT、眼底照相、微视野、mf ERG、电生理检查。

OCT 是观察黄斑区病变以及随访的重要手段,可以表现为 RPE 层毛糙不光滑,椭圆体带、嵌合体带出现粗糙、不连续或者中断,严重者可表现为黄斑裂孔(图14-2-3)。

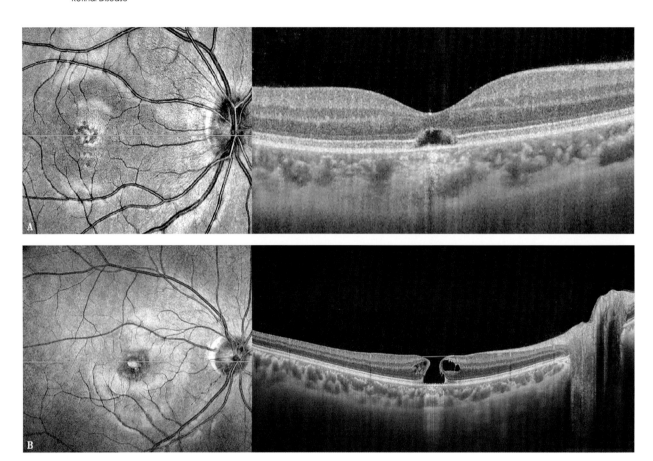

图 14-2-2　激光笔意外照射引起不同程度的黄斑损伤

A. 男童，7 岁，与同学玩耍时右眼被"激光笔"照射后视力下降 20 天；OCT 示黄斑区 RPE 层毛糙不光滑，椭圆体带、嵌合体带中断；B. 男童，10 岁，右眼被"激光笔"照射后视力下降 1 个月；OCT 示黄斑区全层裂孔产生，裂孔周围视网膜水肿，RPE 层毛糙不光滑。

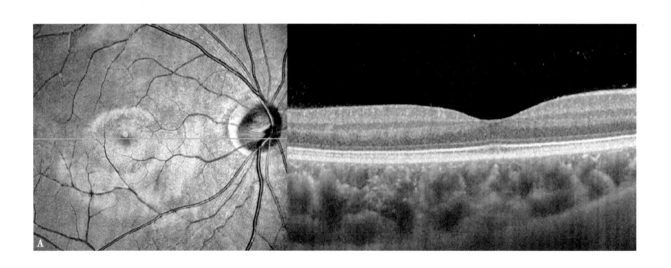

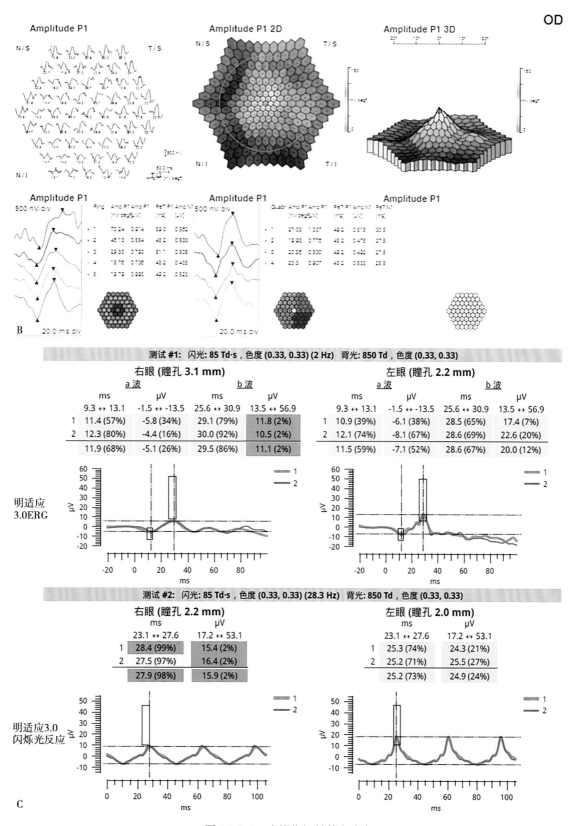

图 14-2-3　光损伤相关黄斑病变

男童，10 岁，多次注视姐姐使用激光脱毛机后出现右眼视力下降（VOD0.2），眼底检查未见明显异常。A. OCT 示右眼黄斑区椭圆体带、嵌合体带毛糙；B. mf ERG 示黄斑中心凹处振幅下降，视锥细胞反应异常；C. ERG 示右眼明适应 3.0ERG、明适应 3.0 闪烁光反应较左眼降低。

【诊断标准】

明确的光线暴露史、典型的临床表现和 OCT 改变可明确诊断。对于儿童来说，激光笔和凝视太阳是比较常见的致病原因。询问病史时需要提高警惕，如激光笔、脱毛机、手机摄像闪光灯等许多灯光设备以及灯光秀等情况都可能导致光损伤，但是儿童和家长对这类并没有防护意识。

【预防和治疗】

1. 预防　避免凝视太阳。观看日食时配戴银色黑白滤光片是预防日光性视网膜病变的有效方法。在强光环境中工作的职业如电焊工、激光工程师、滑雪教练需要做好职业防护，包括配戴防护眼镜以及侧面护罩全方位减少光线进入眼内。使用激光笔、含激光设备时避免直视或照射眼睛。

2. 治疗　日光性视网膜病变视力预后良好。其引发的急性黄斑水肿可自行消退。在急性期使用口服糖皮质激素可以加速黄斑水肿的消退，维生素 C 等抗氧化剂可起到辅助治疗的作用。尼泊尔一项大型研究报道，80% 的患者最终视力可达到 0.5 以上。但若形成黄斑裂孔，虽然玻璃体切除 + 内界膜剥离术可使裂孔闭合，但由于光感受器已损伤殆尽，视力多不会恢复。对于激光相关视网膜病变来说，首诊时眼底病变严重程度可以判断视力预后。初诊时若黄斑部视网膜仅出现淡黄色或黄白色病灶，则患者视力多在伤后数天内明显好转，视力预后佳，多数患者最终视力在 0.5 以上。但如果患者初诊时黄斑部视网膜出现致密黄白色或浓白色病灶，则患者视力预后差，随诊期间视力改善不明显，最终视力多在 0.1。上述发现解释了为何部分患者虽然视力可以恢复至 1.0，但仍诉眼前有小的暗点或暗影，其原因在于这部分患者黄斑存在感光细胞外节丢失，故出现了视野检查难以发现的微小暗点（图 14-2-4～图 14-2-6）。

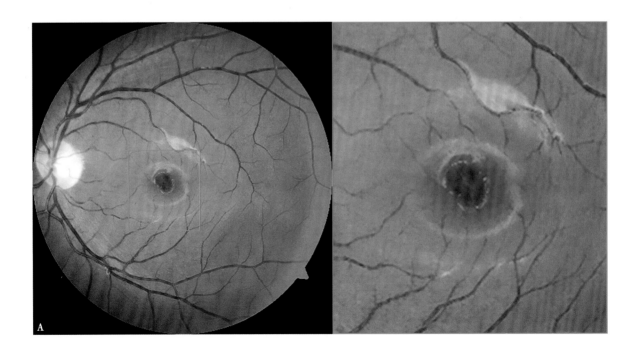

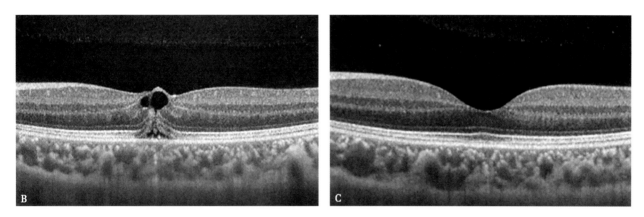

图 14-2-4　激光损伤所致黄斑病变及其自然病程

男童，9 岁，左眼被"激光笔"照射后视力下降 10 天，VOD0.8，VOS0.4。A. 眼底彩照可见左眼黄斑类椭圆形暗红色凹陷，伴淡黄色病变；B. 左眼 OCT 可见黄斑中心凹全层裂孔，裂孔孔瓣存留；C. 3 个月后 OCT 示黄斑中心凹结构完整连续、层次清晰。

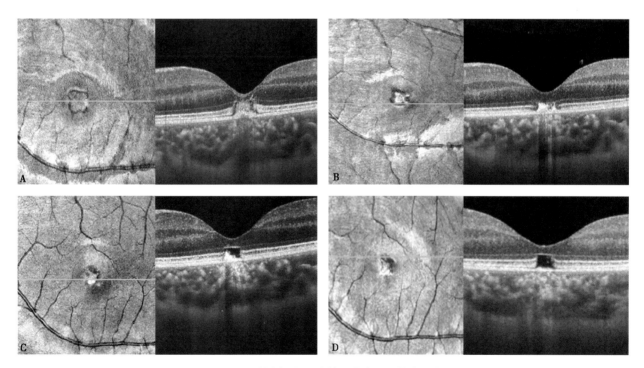

图 14-2-5　激光损伤所致黄斑病变的自然病程变化

男童，9 岁，左眼被"激光笔"照射后视力下降 4 天，左眼视力 0.7。A. OCT 见左眼中心凹椭圆体带断裂，外层视网膜结构紊乱，予保守治疗，后持续随访；B～D. 中心凹外层结构逐渐恢复，椭圆体带、嵌合体带断裂未恢复；伤后 1 个月、4 个月、1 年随访视力为 0.12、0.1 和 0.1。

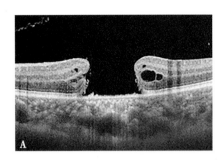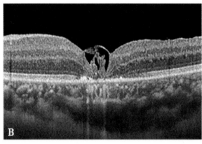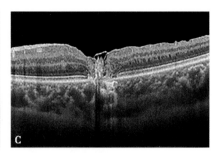

图 14-2-6　激光损伤所致黄斑裂孔术前、术后 OCT 改变

男童，11 岁，左眼"激光笔"照射后视力下降 1 个月余，否认外伤史和家族史；VOD1.0，VOS0.1；诊断为"左眼黄斑裂孔"，在全麻下行"左眼玻璃体切除术＋内界膜剥离术＋玻璃体腔注气术"。A. 术前黄斑区视网膜全层裂孔，RPE 层粗糙不光滑，裂孔周围水肿；B. 术后 1 个月 OCT 示黄斑裂孔封闭；C. 术后 9 个月 OCT 示黄斑处视网膜瘢痕修复。

参考文献

[1] 许泽华，金子兵. 光损伤视网膜细胞的机制研究. 国际眼科纵览，2021，45（1）：57-60.

[2] 刘哲，王丽娟，冯秀梅，等. 激光笔致黄斑损伤的病变分级和临床观察. 中华急诊医学杂志，2018，27（7）：808-810.

[3] 平俐，张承芬，赖宗白，等. 激光意外损伤导致的黄斑病变三例. 中华眼底病杂志，2010，26（6）：584-585.

[4] BEGAJ T，SCHAAL S. Sunlight and ultraviolet radiation-pertinent retinal implications and current management. Survey of Ophthalmology，2018，63（2）：174-192.

[5] NEFFENDORF J E，HILDEBRAND G D，DOWNES S M. Handheld laser devices and laser-induced retinopathy（lir）in children：An overview of the literature. Eye（Lond），2019，33（8）：1203-1214.

第三节　外伤性黄斑裂孔

精要

○ 外伤性黄斑裂孔是指眼球在受到直接或间接、闭合或开放的外力创伤下立即或延迟发生的黄斑中心凹区的视网膜裂孔。可发生于受伤当时,也可发生于伤后数月或数年。

○ 常见于眼球钝挫伤,发病率占闭合性眼外伤的 1.4%、开放性眼外伤的 0.15%。以中青年男性多见。

○ 临床表现为中心视力下降,可伴由眼外伤所致的眼红、眼痛、流泪等不适,与受伤性质及程度有关。

○ 外伤性黄斑裂孔存在自发闭合可能。年龄≤24 岁、黄斑裂孔大小≤0.2PD、不伴玻璃体后脱离是自发性闭合的有利因素。

【概述】

　　外伤性黄斑裂孔(traumatic macular hole,TMH)是指眼球在受到直接或间接、闭合或开放的外力创伤下立即或延迟发生的黄斑中心凹区的视网膜裂孔。发病率占闭合性眼外伤的 1.4%、开放性眼外伤的 0.15%。中青年男性多见,与体育、打架、工作、运输等有关。常合并眼部其他损伤,如视网膜震荡、弥漫性水肿、脉络膜破裂、视网膜脱离、玻璃体积血、视网膜破裂出血等,严重影响视力。该病有较大的个体差异,伤后有不同的转归机制。部分患者能自行闭合,与患者年龄、黄斑裂孔大小、是否伴玻璃体后脱离等有关。

　　TMH 的发病机制尚不明确,在外伤形式上以眼球钝挫伤最常见,如拳击伤、球类外伤等,眼球穿通伤、眼眶骨折或骨挫伤等亦可引起 TMH。关于该病机制,主要有如下观点:①直接作用传递至眼球后极部,眼球受压后形态改变,后极部不同组织伸缩变形能力不同,黄斑部组织因外力因素引起切线方向离心力而直接撕裂,亦可能因玻璃体后极部与视网膜前后相对运动形成的垂直方向牵拉力而撕裂;②暴力作用眼球黄斑部未立即发生裂孔,而是形成黄斑囊样变性或黄斑局部视网膜浅脱离,当囊腔劈裂后则形成迟发性裂孔,多于伤后 6 周左右出现;③作用于头部而非眼部的暴力引起的振动波传至眼球后玻璃体、视网膜、脉络膜等,导致黄斑裂孔形成;④外力引起突发的玻璃体后脱离所致;⑤暴力引起视网膜发生挫伤性坏死,坏死物质剥脱或自体消化吸收,组织受损从而形成裂孔。

【临床特征】

　　临床表现为视物变形、视力下降,可伴由眼外伤所致的眼红、眼痛、流泪等不适,与受伤性质及程度有关。合并眼部其他损伤时，如视网膜震荡、弥漫性水肿、脉络膜破裂、视网膜脱离、玻璃体积血、视网膜破裂出血等，则伴有相应眼部体征（图 14-3-1）。

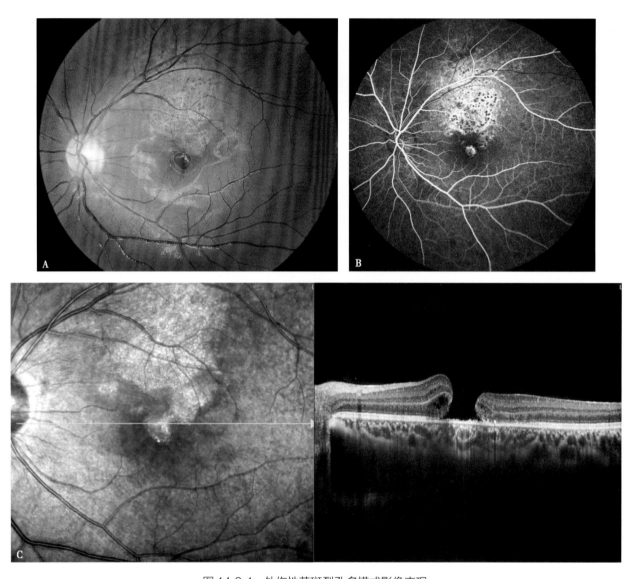

图 14-3-1　外伤性黄斑裂孔多模式影像表现

男童，12 岁，左眼被足球击伤后视力下降 1 个月，VOD1.0，VOS0.1。A. 眼底照相可见左眼黄斑区暗红色椭圆形缺损，1/3PD大小，黄斑上方大片视网膜萎缩灶伴色素增殖；B. FFA 早期示左眼术前黄斑中心凹窗样缺损，黄斑上方视网膜斑驳状强荧光；C. 左眼 OCT 近红外成像显示黄斑上方大片色素上皮萎缩灶，断层扫描示黄斑中心凹全层缺失，孔周视网膜水肿，颞侧视网膜外层缺失。

【影像学检查方法】

　　常用检查手段为 OCT，可见黄斑中心凹处视网膜神经上皮层（即内界膜至光感受器细胞层）部分或全部缺失，并可量化裂孔大小，用于随访观察（图 14-3-2）。mf ERG 可用于判断视功能受损程度及随访观察视功能恢复情况，研究称裂孔自行闭合或术后闭合后的视功能仍无法恢复。

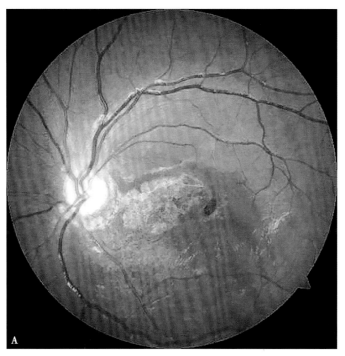

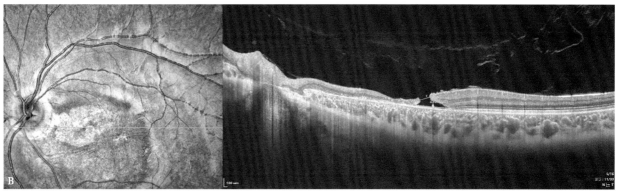

图 14-3-2　外伤性黄斑裂孔多模式影像学表现

男童，5 岁，左眼被弹起物体击伤 3 个月，VOD1.0，VOS0.12。A. 眼底照相可见左眼黄斑区暗红色椭圆形凹陷，1/4PD 大小，凹陷病灶周围金箔样反光；B. OCT 示左眼视盘与黄斑之间视网膜外层萎缩变薄，黄斑中心凹全层缺失（裂孔），黄斑前高反射膜样物质，玻璃体后脱离。

【诊断标准】

该病诊断依赖于病史与临床表现，有明确的外伤史，受伤后出现视力下降或视物变形等眼部不适，彩照和 OCT 可作为主要诊断手段（图 14-3-3，图 14-3-4）。

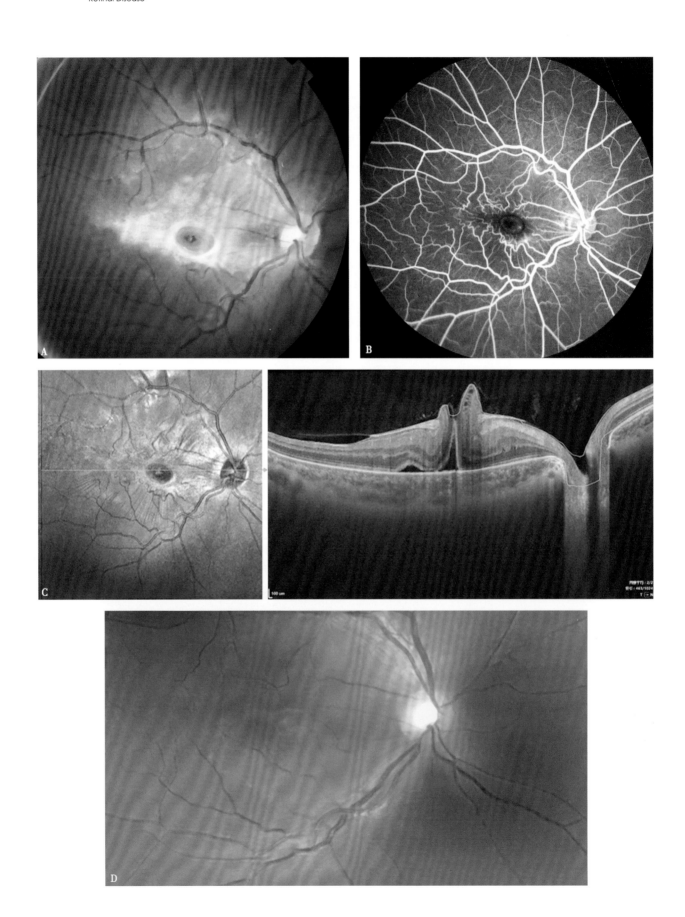

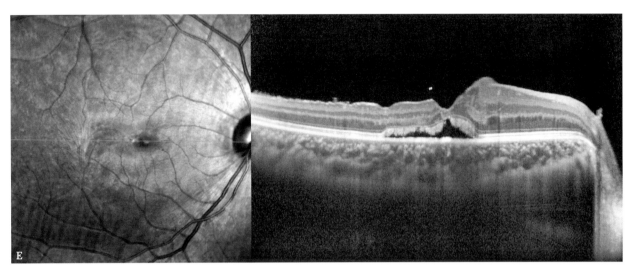

图 14-3-3　外伤性黄斑裂孔的多模式影像

男童，9 岁，右眼被铝合金管击伤后视力下降 2 个月，VOD0.16，VOS1.0。A. 眼底示右眼术前黄斑区暗红色椭圆形凹陷，1/6PD 大小，凹陷病灶周围可见黄白色纤维增殖膜；B. FFA 示右眼术前黄斑区视网膜小血管牵拉迂曲，中心凹无血管区（FAZ）形态不规则；C. OCT 示黄斑前高反射增殖膜样物，黄斑中心凹全层裂孔，裂孔周围视网膜结构紊乱；左眼行"后入路玻璃体切除术 + 内界膜剥离术 + 视网膜前膜剥离术 + 玻璃体气液交换术 + 玻璃体腔注气术（C_3F_8）"；D. SLO 示右眼术后 1 个月黄斑区结构恢复，前膜不可见；E. OCT 示右眼术后 1 个月，黄斑裂孔内层闭合，外界膜连续完整，仅残留部分外层结构尚未恢复，中心凹形态清晰可见。

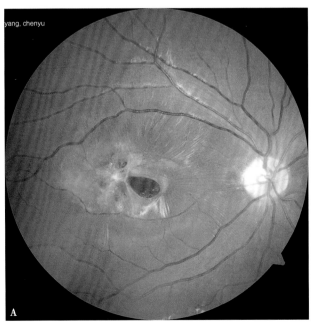

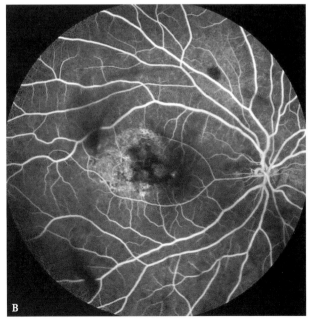

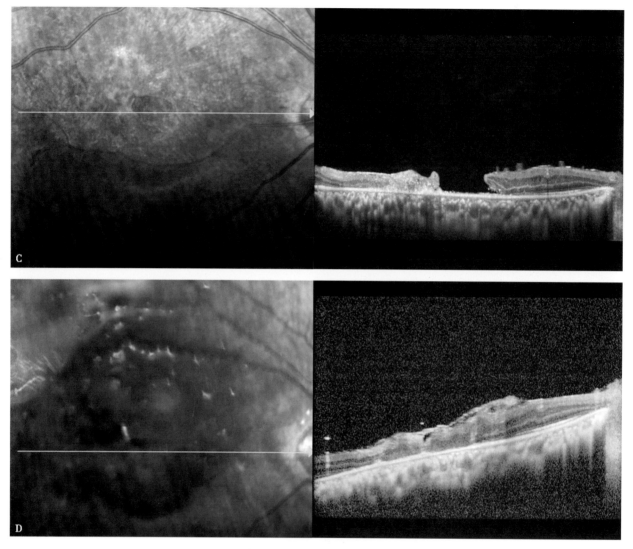

图 14-3-4　外伤性黄斑裂孔的多模式影像学表现

男童,10 岁,右眼被石头砸伤后视力下降 10 天,VOD FC/20cm,VOS0.8,伤后 2 个月行右眼"后入路玻璃体切除术 + 内界膜剥离术 + 重水置换术 + 玻璃体腔气液交换术 + 视网膜裂孔激光凝固术 + 玻璃体腔硅油填充术"。A. 眼底照相可见右眼术前黄斑区暗红色椭圆形凹陷,2/3PD 大小,凹陷病灶周围视网膜前可见灰白色纤维增殖膜;B. FFA 示右眼术前黄斑颞侧组织染色,局部屈光介质混浊遮蔽视网膜血管;C. OCT 示右眼术前黄斑全层裂孔伴颞侧视网膜外层萎缩变薄;D. OCT 示右眼术后 2 个月裂孔闭合,但视网膜结构紊乱。

【治疗】

目前分非手术治疗及手术治疗两种。由于部分患者能自行闭合,与患者年龄、黄斑裂孔大小、伴玻璃体后脱离与否等有关。年龄≤24 岁、黄斑裂孔大小≤0.2PD、不伴玻璃体后脱离均有利于自发性闭合,此类患者可先行观察 1～6 个月,行非手术治疗。非手术治疗包括定期随访观察,口服血栓通、地塞米松等药物,亦有研究称局部非甾体抗炎药有助于促进裂孔自愈。而部分患者则需要接受手术治疗,以提高视力。手术治疗以松解黄斑裂孔周围牵拉、提供 Müller 细胞增生支架和促进光感受器功能恢复为目标,主要为玻璃体切除术＋内界膜剥离，辅以内界膜（inner limiting membrane，ILM）移植术、ILM 翻瓣术、自体晶状体囊膜移植术、气体／硅油填充，术中辅助使用转化生长因子 -β2、自体浓缩血小板、血清填充裂孔等。

参考文献

[1] 王星，彭惠. 外伤性黄斑裂孔的治疗及研究进展. 眼科新进展，2019，39（06）：583-588.

[2] 原莉莉，韩金栋，李筱荣. 手术与非手术治疗对外伤性黄斑裂孔愈合及视功能的影响. 中华眼底病杂志，2015. 31（1）：45-48.

[3] 高敏，林秋蓉，刘海芸. 自然愈合与玻璃体切割手术治疗的外伤性黄斑裂孔患者临床特征及治疗方式选择研究现状. 中华眼底病杂志，2015. 31（5）：515-518.

[4] CHEN H，JIN Y，SHEN L，et al. Traumatic macular hole study：A multicenter comparative study between immediate vitrectomy and six-month observation for spontaneous closure. Annals of Translational Medicine，2019，7（23）：726.

[5] LEI C，CHEN L. Traumatic macular hole：Clinical management and optical coherence tomography features. Journal of Ophthalmology，2020，2020：4819468.

第四节　Valsalva 视网膜病变

精要

○ Valsalva 视网膜病变是一种由于胸腔或腹腔内压力突然增加而引起的视网膜前出血性病变。OCT 有助于准确定位出血层次。

○ Valsalva 视网膜病变可能由多种动作引发,包括咳嗽、呕吐等日常动作。

○ 病变出现在黄斑时,患者可注意到受影响眼睛视力下降;出血未累及黄斑时,患者可无症状。

○ 可自行吸收消失。YAG 激光切开玻璃体后皮质与内界膜有助于较早恢复部分视力;积血难以吸收者,可通过玻璃体切除术清除血液。

【概述】

　　Valsalva 视网膜病变是一种由于胸腔或腹腔内压力突然增加而引起的视网膜前出血性病变,最早在 1972 年由 Duane 描述。当胸腔或腹腔内压力突然升高时,如果声门关闭,Valsalva 动作会减少静脉回流到心脏的次数和每搏量,从而增加静脉系统的压力,眼内静脉压升高,继而导致眼底静脉或毛细血管破裂,产生单侧或双侧视网膜出血。

　　Valsalva 视网膜病变可能由多种动作引发,包括咳嗽、呕吐、用力排便、大喊大叫、吹气垫、举重、移动家具等日常活动。当出血累及黄斑时,患者可有自觉症状。

【临床特征】

　　Valsalva 视网膜病变主要表现为眼底出血性改变,病变多为单侧。血液来自压力升高的视网膜静脉或毛细血管。出血可以发生在任何一层:视网膜下、视网膜内或视网膜前。出血的大小不一,位于内界膜下的血液通常表现为边界清楚的圆形或哑铃形红色隆起,导致内界膜出血性脱离。最初血液呈现鲜红色,数日或数周后逐渐变为黄色或白色。当黄斑出血时,患眼出现视力下降,出血未累及黄斑时,患者可无症状。出血常可自行吸收,预后良好。

【影像学检查方法】

　　眼底照相有助于直观地观察到病灶形态和出血大小,内界膜下的血液边界清楚,可表现为有清晰平面的红色圆形或哑铃形隆起。若血液泄露至玻璃体则引起玻璃体血性混浊。

OCT 有助于准确定位出血层次,即玻璃体下、内界膜下等。FFA 检查有助于进一步明确是否存在新生血管或小血管的渗漏。

【诊断标准】

本病的诊断根据详细病史以及辅助检查结果即可明确诊断。

【治疗】

病变常自行吸收消退,嘱患者在数周内避免剧烈运动及服用抗凝药物。对于较大或影响患者唯一视力正常眼的出血,使用激光切开内界膜使积血进入玻璃体腔可较早恢复部分视力。在极少数视网膜前出血的病例当中,积血难以吸收,可采取玻璃体切除术清除眼内积血以及内界膜下残留血液。治疗常常能达到令人满意的效果(图 14-4-1)。

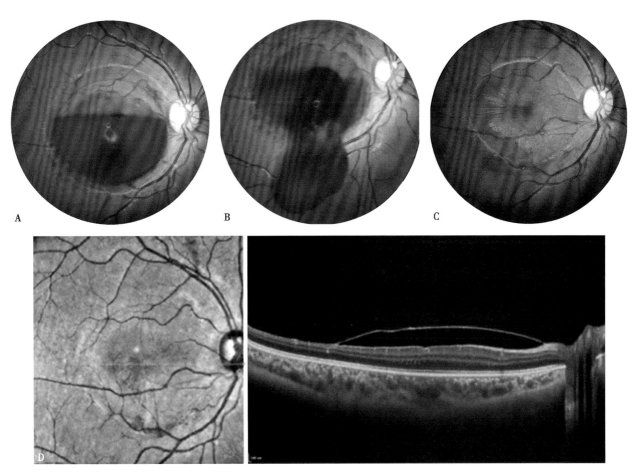

图 14-4-1　一例 Valsalva 视网膜病变

女童,10 岁,卡拉 OK 唱歌后突发无痛性右眼视力下降 2 天;BCVA,OD HM/ 眼前,OS1.0。A. 眼底彩照见右眼黄斑区内界膜下红色半圆形出血病灶,可见液平面;B. 采用 YAG 激光切开玻璃体后皮质与内界膜,出血进入玻璃体腔内;C. 7 周后出血完全吸收,黄斑显露,右眼最佳矫正视力恢复至 1.0;D. OCT 示内界膜下空腔形成,考虑出血位于内界膜下。

参考文献

[1] DUANE T D. Valsalva hemorrhagic retinopathy. Trans Am Ophthalmol Soc，1972，70：298-313.

[2] SIMAKURTHY S，TRIPATHY K. Valsalva retinopathy. StatPearls：Treasure Island（FL），2022.

[3] DURUKAN A H，KERIMOGLU H，ERDURMAN C，et al. Long-term results of Nd：YAG laser treatment for premacular subhyaloid haemorrhage owing to Valsalva retinopathy. Eye（Lond），2008，22（2）：214-218.

[4] TRIPATHY K，CHAWLA R. Valsalva retinopathy. Natl Med J India，2015，28（6）：310.

[5] SHUKLA D，NARESH KB，KIM R. Optical coherence tomography findings in Valsalva retinopathy. American Journal of Ophthalmology，2005，140（1）：134-136.

[6] CHEUNG N，MITCHELL P，WONG T Y. Diabetic retinopathy. Lancet，2010，376（9735）：124-136.

[7] WONG T Y，MITCHELL P. Hypertensive retinopathy. N Engl J Med，2004，351（22）：2310-2317.

第五节　Purtscher 视网膜病变

精要

○ Purtscher 视网膜病变是外伤或非外伤因素导致的视网膜散在白色斑点和出血灶的病变。

○ 目前，视网膜前小动脉栓塞学说是学界较为认可的 Purtscher 视网膜病变的发病机制。

○ 局限在后极部的散在 Purtscher 斑是该病的特征性改变。

○ Purtscher 视网膜病变无需治疗也可自愈。

【概述】

1910 年奥地利医生 Otmar Purtscher 首次报道了 1 例头部外伤后双眼视力下降的患者，眼底检查见双眼视网膜散在白色斑点和出血灶，该患者在随访期间视力逐渐恢复。因此称之为 Purtscher 视网膜病变（Purtscher retinopathy，PR）。此后，PR 也可见于身体其他部位受外伤后导致的单眼或双眼视网膜病变。1975 年，Inkeles 报道了急性胰腺炎患者的眼底具有 PR 的表现，于是非外伤因素引起的类似 PR 视网膜病变被称为 Purtscher 样视网膜病变（Purtscher-like retinopathy）。由于 PR 和 Purtscher 样视网膜病变在发病机制、诊断和治疗上并无区别，现倾向将两种疾病合称为 Purtscher 视网膜病变，不区分是否由外伤导致。国内对 Purtscher 视网膜病变多以"远达性视网膜病变"来称呼。

国内尚无关于 PR 的流行病学报道，国外报道的 PR 发病率为 0.24/1 000 000，是一种罕见疾病。PR 的诱因包括外伤和非外伤因素，外伤包括颅脑外伤、挤压伤、骨折、受虐儿童综合征（batter child syndrome）、Valsalva 动作等；非外伤因素包括感染性疾病如急性胰腺炎、医源性操作如球后或球周注射、结缔组织病如系统性红斑狼疮、血液病如多发性骨髓瘤以及分娩等。

现未有能解释所有 PR 的发病机制，栓塞学说和静脉反流学说是学界认可度较高的两种学说。在遭受外伤等诱因后，一方面激活脂肪酶、游离脂肪酸或补体 C5，诱发视网膜小动脉的血管内皮损伤使血管内血栓形成、血管闭塞；另一方面脂肪、羊水、白细胞凝块、血小板聚集等机械栓塞本身会堵塞视网膜前小动脉。血管栓塞导致了 Purtscher 斑的产生。此外，也有学者认为，颅脑外伤、Valsalva 动作等可使静脉反流和视网膜血管扩张，从而使血液成分外溢，导致 Purtscher 斑的出现。

【临床特征】

PR 可单眼或双眼发生,患者表现为视力下降,程度由轻度视力受损到手动,可出现眼睑肿胀、结膜下出血、相对瞳孔传入阻滞和玻璃体积血。眼底检查可见局限在后极部的散在分布或融合成片的白色斑点(棉绒斑和 Purtscher 斑)和少量出血灶,视网膜出血通常为火焰状出血。严重的患者可出现动脉变细、静脉迂曲扩张、视盘水肿、视网膜水肿(图 14-5-1,图 14-5-2)。PR 的眼底改变可在 1~3 个月后完全消失,仅残留视网膜色素上皮斑点状紊乱,少数患者会出现视神经萎缩。

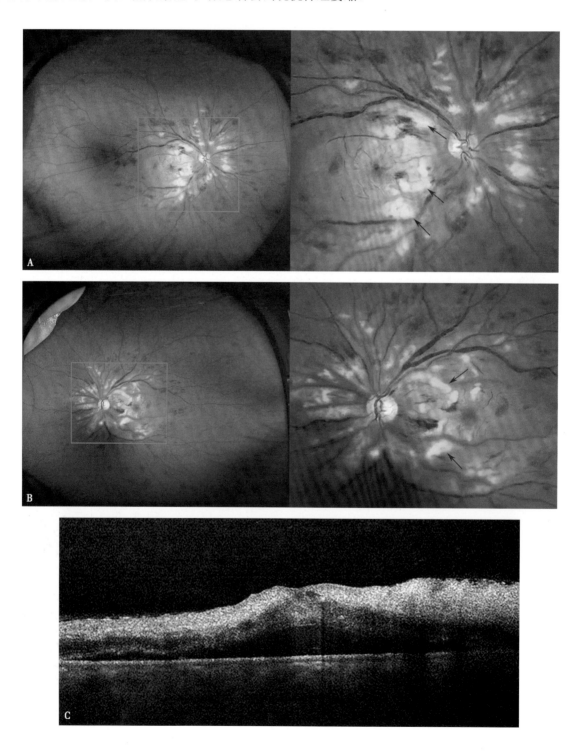

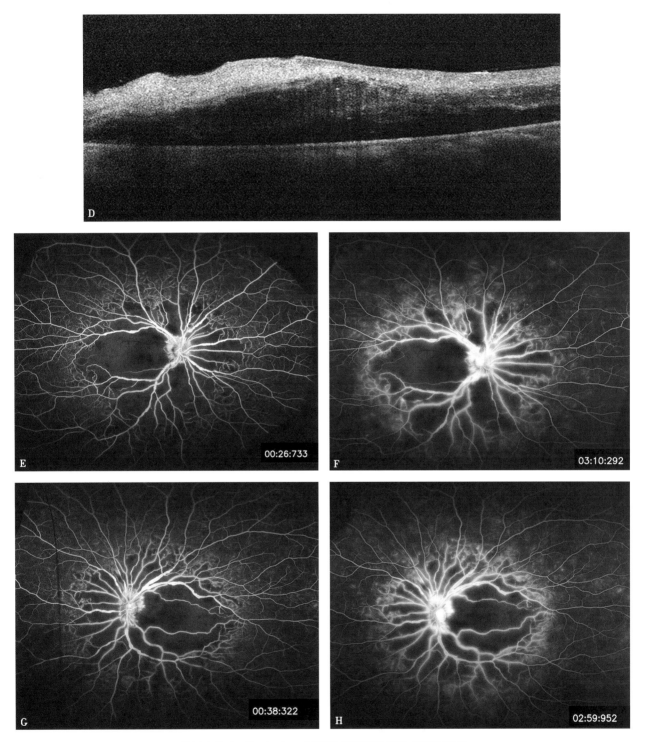

图 14-5-1　Purtscher 视网膜病变患者多模式影像检查

女性，25 岁，淋巴结肿大 4 个月，发热 2 个月，视力下降 1 个月就诊；BCVA，OD0.01，OS0.02，风湿免疫内科诊断为成人 Still 病。A、B. 眼底示双眼后极部视网膜大量 Purtscher 斑（红色箭头示）和视网膜出血灶；C、D. OCT 示双眼视网膜全层水肿，层次欠清，神经上皮下积液；E～H. 分别示双眼 FFA 后极部视网膜小动脉闭塞，可见大片无灌注区，静脉迂曲扩张呈腊肠样改变，随时间延长可见视盘强荧光，无灌注区病灶周围视网膜毛细血管扩张渗漏。（病例资料由北京大学人民医院曲进锋教授提供）

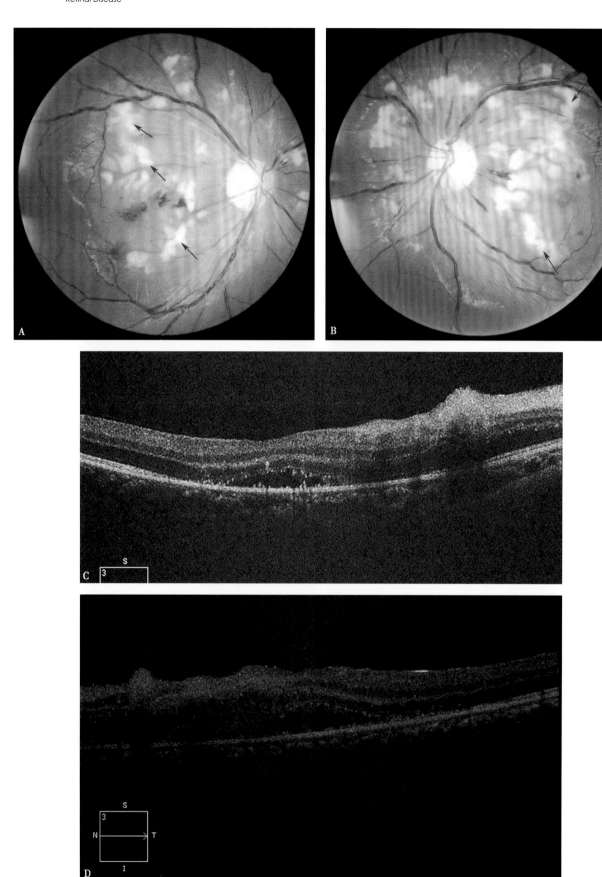

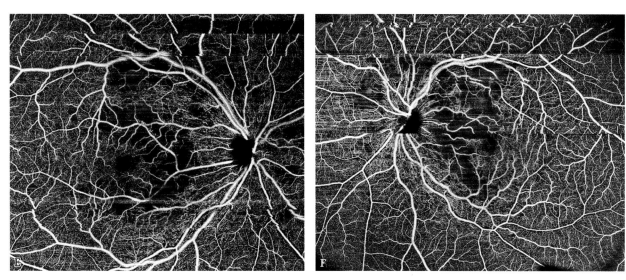

图 14-5-2　类 Purtscher 视网膜病变患者多模式影像检查

男性，15 岁，视物模糊 7 天就诊；BCVA，OD0.12，OS FC/30cm，既往因髓母细胞瘤行放疗、化疗。A、B. 眼底示双眼后极部视网膜可见大量 Purtscher 斑（红色箭头示）和视网膜出血灶；C、D. OCT 示右眼视网膜神经纤维层、左眼视网膜全层水肿，左眼视网膜层次欠清，双眼神经上皮下积液；E、F. 广域 OCTA 分别示双眼后极部视网膜小动脉闭塞，可见大片无灌注区，静脉迂曲扩张呈腊肠样改变。（病例由中山大学孙逸仙纪念医院肖剑晖教授提供）

【影像学检查】

眼底照相、OCT、FFA 和 ERG 可综合评估眼底的形态和功能。

【诊断标准】

典型的眼底表现以及相关的外伤史或全身病史可诊断。有文献拟定了 PR 的诊断标准（表 14-5-1）。

表 14-5-1　PR 的诊断表现

1. 存在 PR 的诱因　胸部挤压伤、挤压综合征、长骨骨折、骨科手术和急性胰腺炎等
2. 单眼或双眼视网膜见大片的 PR 斑或棉绒斑 　视网膜病理性改变多局限于后极部 　伴有少量视网膜出血灶 　没有明显的视网膜大血管栓塞 　没有眼部直接外伤

【治疗】

PR 的本质病变为视网膜小动脉栓塞，目前无有效治疗，晚期小血管栓塞处出现视网膜内层萎缩，造成相应的视野缺损。急性期治疗可给予糖皮质激素、非甾体抗炎药物和扩张血管药物。

参考文献

[1] 夏多胜，张文芳，顾倬，等. Purtscher 视网膜病变的研究现状. 国际眼科纵览，2014，38（2）：134-137.

[2] MIGUEL A I, HENRIQUES F, AZEVEDO L F, et al. Systematic review of Purtscher's and Purtscher-like retinopathies. Eye（Lond），2013，27（1）：1-13.

[3] TRIPATHY K, PATEL B C. Purtscher retinopathy. StatPearls：Treasure Island（FL），2022.

第六节　Terson 综合征

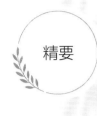

精要

○ Terson 综合征（Terson's syndrome，TS）是任何原因引起的颅内出血相关的脑 - 眼出血综合征。
○ TS 的临床表现为意识障碍和视力下降。
○ 根据颅脑损伤、昏迷病史及相关眼内出血可确立诊断。
○ 如出血量多无法吸收，玻璃体切除手术治疗可有效改善视功能。
○ 婴幼儿 TS 患者应注意视觉发育情况，必要时进行视觉康复。

【概述】

　　Terson 综合征（Terson's syndrome，TS）又称脑 - 眼出血综合征，最初被认为是蛛网膜下腔出血合并玻璃体积血综合征。目前其定义已扩展为任何原因引起的急性颅内出血致颅内高压相关的眼内出血，包括视网膜前出血、视网膜下出血或玻璃体积血。蛛网膜下腔出血的患者中，TS 的患病率为 10.5%～46%。

　　一般认为，Terson 综合征与各种原因引起的颅内压升高有关。颅内动脉瘤破裂、脑外伤或特发性蛛网膜下腔出血是其主要原因。该病发病机制尚未明了，目前有两种观点：①蛛网膜下腔出血后颅内压升高，高颅压使血液沿着视神经的蛛网膜下腔扩展至眼球后部，突破巩膜筛板进入玻璃体；②颅内压突然升高经视神经鞘传导至巩膜筛板附近、压迫途经蛛网膜下腔隙的视网膜中央静脉，导致静脉回流受阻，引起静脉压升高，导致毛细血管、小静脉及静脉破裂，进而引起眼内出血。多数学者认为，TS 的发生可能与这两种病理机制的共同作用有关。

【临床特征】

　　Terson 综合征的主要临床表现是意识障碍和视力下降。患者因颅内出血、颅内压增高出现头痛、意识障碍、肢体活动障碍、语言障碍等神经系统症状。

　　眼部主要表现为单侧或双侧不同程度的眼内出血，根据出血量的多少，可有不同程度的视力障碍。如仅有少量视网膜层间出血，则视力下降不明显。如出血位于黄斑区或大量进入玻璃体腔，则视力下降急剧。随病程进展，可继发视网膜前膜、牵拉性视网膜脱离、黄斑裂孔、视神经萎缩、继发性白内障、青光眼等。婴幼儿因缺乏主诉，多数情况下因不追物、揉眼等行为就诊。部分患者因出血浓厚，长期遮挡黄斑或继发白内障导致形觉剥夺性弱视或轴性近视等视觉异常。

【影像学检查方法】

Terson 综合征的辅助检查主要包括 B 超、CT、MRI、眼底彩色照相、OCT、VEP 及 ERG 等多种影像学和功能学检查。

TS 相关的眼内出血多集中于后极部，有时可看到视盘周围视网膜下出血或黄斑下出血，出血多时视网膜下腔压力增大，血液进入玻璃体腔，可见玻璃体混浊、积血。有时可看到以视盘为起始、以 Cloquet 管为中心的条状出血及混浊，表面覆盖一层薄纱膜样组织，下方为浓厚的黄白色物质。病灶早期呈黄白色圆丘形，晚期一般呈近圆形，边缘可见脊样改变，牵引局部视网膜，血管迂曲，前膜覆盖其表面。B 超可表现玻璃体混浊，膜样增生，可提示是否发生视网膜脱离。OCT 可见玻璃体后脱离、内界膜破裂、视网膜前增殖膜、黄斑裂孔、外层视网膜萎缩、椭圆体带及嵌合体带变薄等（图 14-6-1，图 14-6-2）。

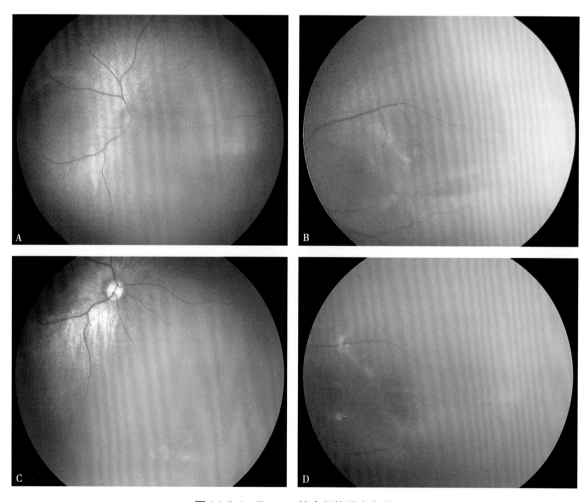

图 14-6-1　Terson 综合征的眼底表现

男童，25 日龄，36 周 +2 出生，出生体重 2 700g，有颅内出血、吸氧史，稳定生命体征后行眼底筛查，发现双眼眼底出血。
A. 右眼鼻下方局灶性絮状鲜红色玻璃体积血；B. 左眼颞侧可见玻璃体腔少量积血；C、D. 2 个月后患儿复诊，眼底检查可见双眼原玻璃体积血已基本吸收，可见灰白絮状物漂浮于玻璃体腔。

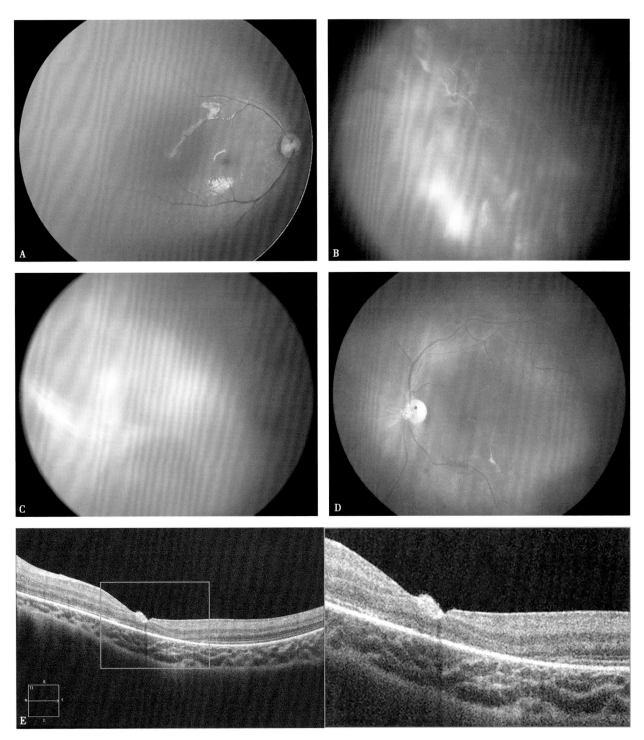

图 14-6-2　Terson 综合征的眼底表现

男童，3 月龄，因"眼部检查发现左眼异常，为求进一步诊治"来诊；患儿 1 月龄时，因"维生素 K₁ 缺乏"致脑出血；处理原发病、稳定生命体征后，进行眼部检查。A. 右眼眼底未见明显异常；B. 左眼玻璃体呈泥沙样混浊，后极部可见以血性物质为中心的黄白色病灶，表面覆盖一层"纱样膜"性组织，视盘及视网膜细节窥不清；C. 1 个月后复查眼底，发现左眼后极部病灶机化呈黄白色，可见以视盘为起始、以 Cloquet 管为中心的条索状增殖膜，并以其为中轴向晶状体后方延伸；隐约可见周边视网膜呈崤样改变，牵拉局部视网膜导致视网膜皱褶，血管迂曲、走行异常；D. 因玻璃体积血未见明显吸收且出现视网膜并发症，对患儿左眼行玻璃体切除术，术后 1 年眼底视网膜平伏；E. 患儿左眼行玻璃体切除术联合视网膜前膜剥除术后查 OCT，可见黄斑区内界膜表面有孤立的高反射病灶为界膜增殖，外层视网膜结构轻度紊乱，椭圆体带、嵌合体带模糊不完整。

【诊断标准】

TS 患者通常有明确的颅脑外伤和／或短暂的昏迷病史。根据患者病史，排除来自眼本身的出血性疾病后，如患者突然视力下降，检查时有玻璃体积血或视网膜出血，可确定 TS 诊断。

【治疗和预防】

TS 的治疗包括保守治疗和手术治疗。一般情况下，玻璃体积血可自行吸收，但对于保守治疗无效，出血遮挡黄斑、引起结构和功能的严重损伤者，可适时进行玻璃体视网膜手术，快速清除积血，预防视网膜前膜、牵拉性视网膜脱离、黄斑裂孔、继发性白内障等并发症，为婴幼儿视觉发育提供良好条件。

婴幼儿 TS 患者因年龄小无法表达，眼部检查又非常规项目，极易漏诊，常因不追物、揉眼等行为被家长发现而就诊。眼内出血及其并发症导致形觉剥夺性弱视及轴性近视，严重影响患儿生活质量。因此，早期筛查和诊断至关重要，婴幼儿颅内出血、颅脑创伤、脑缺氧等患儿在生命体征平稳后应尽早行眼科检查。

参考文献

[1] 夏承志，黄振平，陈穗桦. Terson 综合征临床研究进展. 医学研究生学报，2009，22（7）：781-784.

[2] KO F, KNOX D L. The ocular pathology of Terson's syndrome. Ophthalmology, 2010, 117（7）: 1423-1429.

[3] SCHLOFF S, MULLANEY P B, ARMSTRONG D C, er al. Retinal findings in children with intracranial hemorrhage. Ophthalmology, 2002, 109（8）: 1472-1476.

[4] UNG C, YONEKAWA Y, CHUNG M M, et al. 27-gauge pars plana/plicata vitrectomy for pediatric vitreoretinal surgery. Retina, 2023, 43（2）: 238-242.

[5] SKEVAS C, CZORLICH P, KNOSPE V, et al. Terson's syndrome-rate and surgical approach in patients with subarachnoid hemorrhage: A prospective interdisciplinary study. Ophthalmology, 2014, 121（8）: 1628-1633.

第七节 儿童锯齿缘截离视网膜脱离

精要

○ 锯齿缘截离（retinal dialysis）视网膜脱离是指视网膜沿锯齿缘周边发生的弧形断裂。其中以外伤性锯齿缘脱离常见，是一种特殊类型的孔源性视网膜脱离。

○ 眼外伤时眼压瞬间急剧增高引起玻璃体基底部撕脱，锯齿缘离断，致视网膜脱离。

○ 由于健康的玻璃体有支撑作用，外伤性锯齿缘离断早期临床表现隐匿，很多患者在病变波及黄斑时才发现。

○ 锯齿缘截离视网膜脱离的 B 超呈现视网膜脱离典型的回声影像，同时也具有自己的独特特点：脱离的光带远端距离视神经较远，一般＞12mm，常呈弧形及漏斗状。

○ 巩膜外硅胶垫压术是治疗儿童外伤性锯齿缘截离视网膜脱离的首选。

【概述】

　　锯齿缘截离视网膜脱离是指视网膜自锯齿缘附着部撕脱，从而导致视网膜脱离，此种类型视网膜脱离占视网膜脱离的 3.3%～28.9%。锯齿缘截离视网膜脱离分为外伤性和非外伤性两种，其中外伤性锯齿缘截离更为常见。眼球闭合伤，眼压瞬间急剧增高引起的玻璃体基底部撕脱，进而出现锯齿缘离断，致视网膜脱离。儿童因其年龄及行为特点，发病率相对较高。本章节着重介绍外伤性锯齿缘截离视网膜脱离。

【临床特征】

　　儿童锯齿缘截离视网膜脱离常见于眼部钝挫伤后，但是由于健康的玻璃体有支撑作用，早期临床表现隐匿，很多患者在病变累及黄斑时才被发现。少部分患者会出现视力下降、"闪光感"、眼前黑影、飞蚊症、视野缺损等视网膜脱离常见症状，当病变累及黄斑时则会出现视物变形。因发病隐匿，大部分儿童并无主诉，易误诊为近视、弱视，视力不能矫正时行眼底检查时方可发现。

【诊断标准】

　　明确眼球外伤史，常为眼球闭合伤；眼底检查发现：瞳孔足够散大，手柄足够倾斜至眼底照相检查视野范围内出现虹膜反光时通常可以看到锯齿缘结构。锯齿缘截离视网膜脱离时可见视网膜自锯齿缘附着部撕脱。B 超检查发现典型视网膜锯齿缘离断表现。

【治疗】

不同于普通的孔源性视网膜脱离，锯齿缘截离视网膜脱离的视网膜游离缘常常粘有成形的玻璃体，早期由于有健康玻璃体的支撑作用，视网膜脱离发展速度慢，随时间延长，后缘视网膜常与玻璃体基底部有牵引或增厚、收缩卷曲。正确地选择手术方式是锯齿缘截离视网膜脱离复位的首要因素。

对于前部增生性玻璃体视网膜病变较轻、离断范围较小、玻璃体视网膜增殖性病变（PVR）在 C_2 级以下的锯齿缘截离视网膜脱离，采用单纯外路手术即可取得良好的治疗效果。如果合并广泛的玻璃体离断，常常需要巩膜环扎术，同时于裂孔部位行巩膜扣带术。巩膜环扎手术，较单纯局部巩膜扣带术，对于较严重的锯齿缘截离视网膜脱离有更高的手术成功率，因为前者是贴附在离断锯齿缘后唇的玻璃体基底部，限制了视网膜色素上皮细胞的迁移，减少了 PVR 的形成（图 14-7-1，图 14-7-2）。

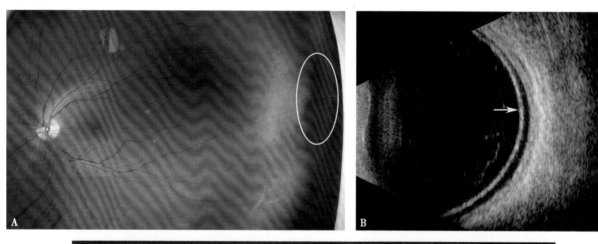

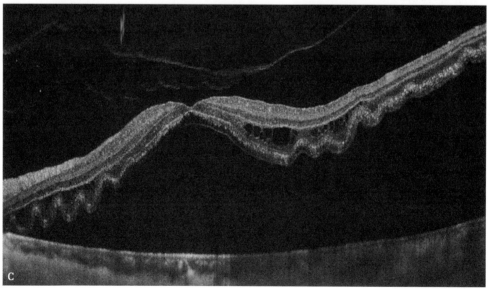

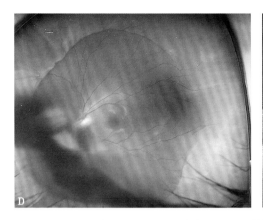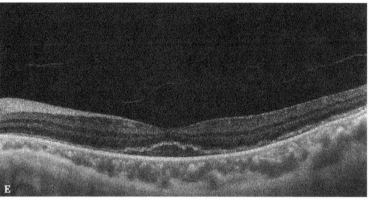

图 14-7-1 外伤性锯齿缘截离视网膜脱离治疗及随访

男童，10 岁，左眼外伤后视力下降伴"闪光感"就诊，BCVA 0.12。A. 左眼颞侧视网膜锯齿缘离断（白色圆圈示）；B. B 超见视网膜脱离光带（黄色箭头示）；C. OCT 检查见大面积视网膜脱离；D. 巩膜环扎术 + 硅胶垫压术后 1 周，手术嵴清，视网膜基本平伏；E. 术后 1 周 OCT，可见视网膜下仅残留少量液体未吸收。

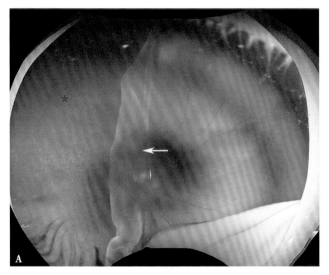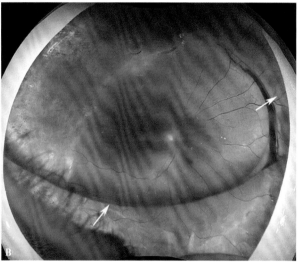

图 14-7-2 外伤性锯齿缘截离视网膜脱离患者治疗及随访

男童，9 岁，右眼外伤后视物模糊就诊，BCVA 0.08。A. 右眼颞侧视网膜自锯齿缘大面积脱离，暴露色素上皮及脉络膜（红色星号示），脱离视网膜反折（黄色箭头示）；B. 右眼玻璃体切除术 + 巩膜环扎术 + 硅胶垫压术 + 玻璃体腔硅油填充术后 1 个月复诊，BCVA 0.2，右眼颞侧视网膜色素增殖，视网膜平伏，手术嵴清（白色箭头示），可见油液交界面（黄色箭头示）。

参考文献

[1] 李庆华，田岩，杨序抚，等. 锯齿缘截离视网膜脱离眼 B 超图像特征探讨. 黑龙江医药，2016，29（01）：128-130.

[2] SMITH J M，WARD L T，TOWNSEND J H，et al. Rhegmatogenous retinal detachment in children：Clinical factors predictive of successful surgical repair. Ophthalmology，2019，126（9）：1263-1270.

[3] ZNAOR L，MEDIC A，BINDER S，et al. Pars plana vitrectomy versus scleral buckling for repairing simple rhegmatogenous retinal detachments. Cochrane Database Syst Rev，2019，3（3）：CD009562.

第八节　脉络膜破裂

精要

○ 5%～10% 的眼外伤可导致脉络膜破裂，多见于青年男性。眼底可见黄斑或视盘周围的黄白色弧形或新月形损害，常见并发症包括脉络膜出血、CNV 及黄斑前膜。

○ 诊断主要依据外伤史、典型眼底表现及 FFA、ICGA 等影像学检查。

○ 尚无明确有效的治疗方案。促使出血吸收及破裂口愈合、减少 CNV 形成及其他并发症的出现是保住视力的重要手段。对症治疗方式包括药物治疗、抗 VEGF 治疗、激光治疗和手术治疗等。

【概述】

脉络膜破裂在眼外伤患者中发生率高达 5%～10%，多见于青年男性。根据外力作用性质可分为直接性和间接性。

直接性脉络膜破裂临床较少见，是由于外力直接作用于眼球某部使该处眼球壁内陷，因脉络膜弹性小，不能耐受瞬间强大的压力所致的脉络膜极度扩张而产生破裂。多发生在前部或周边部与锯齿缘平行位置。

间接性脉络膜破裂在 1854 年首次被 Graefe 报道，临床较为常见，占眼挫伤 17.7%。Belloes 通过 300 例眼外伤患者的调查发现，间接性脉络膜破裂在眼外伤患者的发病率为 5%，是由于前方的冲击力使眼球变形，并通过眼球壁或经过玻璃体将冲力传递至对侧眼球壁，该处脉络膜既要承受急剧的冲击力，又要经受坚硬巩膜受到冲击力后的反弹力，较易发生破裂。

根据外力球壁传递假说，当外力致眼球发生急剧变形时，最大的张力效应将集中在视盘周围及玻璃体基底部，引起破裂和撕裂。Wood 认为因眼球受冲击波而弥漫着力，破裂多位于视盘周围，若因投掷物引起眼球局限性的冲击伤，则破裂多发生在其他位置，以颞侧为多。有学者认为，由于脉络膜在巩膜内面可以滑动，后极部脉络膜与巩膜联系比较固定，赤道部稍后处因有涡静脉而很少有收缩或滑动的余地，所以裂伤大多发生在能滑动和不能滑动交界处。裂伤常发生于距视盘边缘 1～2PD 范围内，裂口一般呈新月形。

【临床特征】

根据损伤的层次不同，以往将脉络膜破裂分为视网膜色素上皮（retinal pigment epithelium，RPE）破裂、脉络膜内层破裂及全层破裂。理论上可以出现单纯 RPE 破裂（眼底可表现为弥散点状或者片状，目前多认为属于视网膜挫伤范畴，而非脉络膜破裂范畴），而实际上脉络膜毛细血管 -Bruch 膜 - 视网膜色素上皮复合体（choriocapillary-Bruch's membrane-retinal pigment epithelium complex，CBRC）紧密结合，眼钝挫伤眼底出现弧形或半月形损害时是由于 CBRC 损害所致。全层破裂时可见脉络膜大血管断裂，内层破裂则为 CBRC 断裂，造影早期脉络膜大血管连续性良好，仅见毛细血管断裂。因此，临床上将脉络膜破裂分为CBRC 破裂（脉络膜毛细血管断裂）及全层破裂（脉络膜大血管断裂），更符合生理病理。

脉络膜破裂可以是一处或多处，多位于视盘周围，以颞侧为多；位于黄斑部者，多单发，常呈弧形或新月形，与视盘呈同心圆，凹面向视盘。若位于视盘鼻侧，常为多发，呈放射状。外伤性脉络膜破裂最长可达 8PD，最短约 3～5PD，可围绕视盘一周；弧宽最宽可达 1PD，最窄呈线状或裂隙状。弧形损伤可能系钝力到达后极部后，以视盘为圆心或支点，呈弧形破裂所致，亦有少数破裂末端分叉，或呈 V 形、Y 形、点状、斜形、菱形及不规则形。破裂发生早期，眼底可呈棕黄色条纹，有时破裂处被出血水肿的视网膜覆盖而边界不清，故不易发现。待出血吸收后眼底可见黑白相间的条纹。晚期可见色素沉着或新生血管。

外伤性脉络膜破裂可出现多种并发症，早期可并发脉络膜出血。外伤性脉络膜出血系由脉络膜血管破裂所致，由于出血层次不同临床上表现也有所差异。若因 CBRC 破裂出血，出血灶为圆形或类圆形，呈棕灰色、暗红色或黄白色，可轻度隆起；若为脉络膜大血管破裂出血，可产生出血性脉络膜脱离，呈棕黑色扁平隆起。此外，14%～20% 的后极部脉络膜裂伤可继发 CNV，进而引起严重的视网膜下出血或玻璃体积血。外伤性脉络膜破裂还可并发黄斑前膜的形成，眼底损伤及玻璃体积血吸收缓慢可导致炎症反应持续存在，若脉络膜破裂较大或距离黄斑区较近，机体在修复过程中可使视网膜色素上皮细胞、巨噬细胞、神经胶质细胞等大量附着于损伤处，形成增生膜，覆盖黄斑部。

【影像学检查方法】

多种影像学检查可用于外伤性脉络膜破裂的筛查和诊断，包括眼底彩照、SLO、自发荧光、FFA、ICGA、OCT 和眼部彩超等。

眼底彩照、SLO 多见视盘或黄斑周围的黄白色弧形或半月形裂伤。自发荧光示出血灶及脉络膜破裂处呈现边界清晰的低荧光。OCT 可有 RPE 反射带中断、椭圆体带反光带消失或减弱、脉络膜变薄、CBRC 隆起或凹陷等表现。在 FFA 中，若破裂仅限于色素上皮，显示为透见荧光；若破裂的深度已累及玻璃膜及脉络膜毛细血管层（板层裂伤），则 FFA 早期出现弱荧光区，病灶区呈不规则脉络膜荧光，是由于损伤处缺乏毛细血管的背景荧光所致，但在弱荧光中可以见到残余的脉络膜粗大血管，后期染料渗漏和巩膜着色而转为强荧光，可出现脉络膜视网膜充盈倒置；至于全层脉络膜破裂，则破裂自始至终都表现为暗区，见不到任何脉络膜血管形态，在很晚期才有荧光素从损伤的边缘漏入，而使巩膜逐渐着色（图 14-8-1～图 14-8-3）。

脉络膜破裂时不但引起脉络膜毛细血管的撕裂，还可合并视网膜色素上皮的破裂，严重者可引起视网膜血管的损伤。ICGA 检查早期表现为破裂灶周围脉络膜充盈缺损，破裂处可见脉络膜毛细血管断裂，大血管连续性良好，或者大血管亦断裂，晚期可清晰显示脉络膜破裂的部位、大小、形态及多少。

彩色多普勒血流显像检测发现，脉络膜挫伤可使眼视网膜中央动脉及睫状后动脉血流速度低于健眼，阻力指数增加。

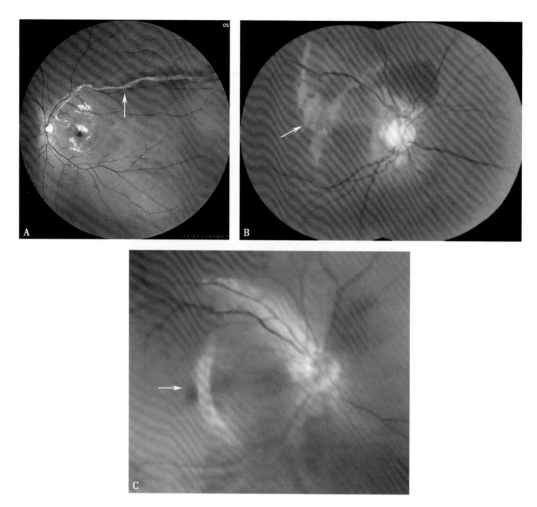

图 14-8-1　脉络膜破裂的眼底表现

A. 男童，10 岁，左眼视力下降 10 个月余，左眼眼底示视盘颞上方黄白色弧形裂伤迹（白色箭头示）至颞侧周边部，累及黄斑；B. 男性，32 岁，右眼鞭炮冲击伤后 1 个月，右眼眼底示黄斑片状不规则黄白色裂伤迹（白色箭头示），视盘上方视网膜下 1.5PD 大小出血灶；C. 男性，17 岁，右眼拳击伤后视力下降 1 周，眼底示黄斑部弧形裂伤迹（白色箭头示），凹面向视盘，病灶下方可见视网膜下出血。

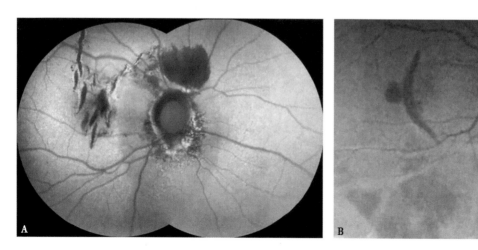

图 14-8-2　脉络膜破裂的自发荧光

A. 男性，32 岁，右眼鞭炮冲击伤后 1 个月，右眼视盘上方及视盘周围出血灶及黄斑周围脉络膜破裂处均呈现边界清晰的低荧光；B. 男性，17 岁，右眼拳击伤后视力下降 1 周，黄斑部裂伤迹见边界清晰的弧形低荧光，下方视网膜出血灶为低荧光。

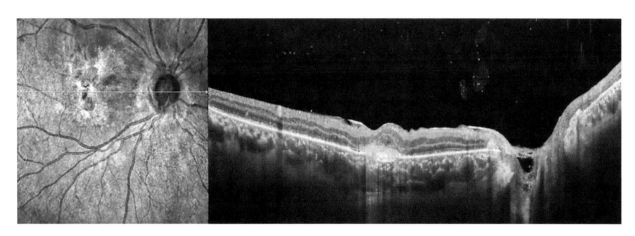

图 14-8-3　脉络膜破裂的 OCT 表现

男性，32 岁，右眼鞭炮冲击伤后 1 个月，右眼黄斑中心凹消失，其下团块状高反射信号，周围表面见纤维膜状组织覆盖，脉络膜毛细血管 -Bruch 膜 - 视网膜色素上皮复合体中断缺失；玻璃体腔散在点状高反射。

【诊断标准】

通过外伤史、不同程度视力下降、典型眼底表现及 FFA 可诊断外伤性脉络膜破裂。须注意脉络膜破裂伴有出血时，可掩盖破裂区，如不仔细检查有些很小的破裂口难以被发现。故临床上脉络膜破裂的诊断小于实际发生率，联合影像学检查有助于提高阳性诊断率，并有助于了解病变形态与功能的联系。

【治疗】

对于外伤性脉络膜破裂，目前尚无明确有效的治疗方案。但促使出血吸收及破裂口愈合、减少脉络膜新生血管膜的形成及其他并发症的出现是增进视力的重要手段。主要对症治疗方式包括苦碟子、山莨菪碱等药物治疗，以及抗 VEGF 治疗、中医疗法、激光治疗、高压氧疗法和手术治疗。

参考文献

[1]　任建涛，黄旭东. 外伤性脉络膜破裂的研究现状. 临床眼科杂志，2012，20（04）：379-383.

[2]　顾莉莉，王琦，吴栋，等. 外伤性脉络膜破裂临床观察. 临床眼科杂志，2010，18（02）：153-155.

[3]　鲍宁，蒋正轩，陶黎明. 光学相干断层扫描血管成像术（OCTA）及共聚焦激光检眼镜（cSLO）眼底成像对脉络膜破裂伤患者检查的临床价值. 眼科新进展，2019，39（10）：941-944.

第九节　外伤性视神经病变

精要

○ 外伤性视神经病变是由于直接或间接的外力作用导致的视神经功能受损，常见原因主要为跌落伤、交通事故及暴力事件。

○ 年轻人居多，男性占79%～85%。

○ 临床表现主要有视力下降、视野缺损、色觉异常、相对性瞳孔传入障碍。

○ 根据创伤机制不同，可分为直接损伤和间接损伤。

【概述】

外伤性视神经病变（traumatic optic neuropathy，TON）又称为视神经损伤，是由于直接或间接的外力作用如压迫、挤压或牵拉导致的视神经功能受损。

TON发生于0.5%～5.0%的闭合性颅脑损伤和2.5%的颅面骨折患者中，是颅脑损伤中罕见但严重的并发症之一。英国一项全国流行病学调查发现，TON的发病人群中年轻人居多（30岁左右，男性占79%～85%），常见致伤原因有跌落伤（50%）、交通事故（37.5%）及暴力事件（11.5%）。

TON根据创伤机制不同，分为视神经穿通伤（直接损伤）及非穿通性损伤（间接损伤，外力对头部或眼眶的冲击力造成，是TON的主要类型）。直接损伤多见于开放性颅颌面部外伤直接致视神经解剖断裂、撕脱等，可导致严重的不可逆性视力减退，甚至丧失，其治疗反应和预后十分不佳；间接损伤则是因开放性或闭合性颅颌面部外伤产生的能量传达至视神经，引起骨性视神经管骨折，由于视神经管的解剖特点，视神经出血及水肿减少了视神经管内的血液供应，加剧组织缺血，尤其是损害视网膜神经节细胞（retinal ganglion cells，RGCs）的血管神经营养供应等，引发其凋亡程序，而RGCs凋亡进一步引起轴突运输障碍、炎症反应和电化学障碍等，最终导致视神经损伤。

【临床表现】

TON多为脑外伤患者并发疾病，其临床表现有视盘肿胀、视盘邻近视网膜出血、视力下降、视野缺损、色觉异常，甚至失明等，其中RAPD是TON最重要的客观临床体征，即一眼瞳孔传入障碍而另一眼正常或两眼瞳孔传入障碍程度不对称。

【影像学检查方法】

　　首先通过视力检查快捷评估患者视力残存情况，初步检眼镜检查或眼底照相也有助于排除先前存在的视神经病变和视网膜病变，并可发现伴有视盘肿胀和邻近视网膜出血患者。闪光视觉诱发电位（flash visual evoked potential，FVEP）（图 14-9-1）是从视网膜到视觉皮质，即整个视觉通路功能的完整性检测，是判断视神经功能的客观指标。FVEP 并非 TON 患者的必查项目，但不确定时可协助诊断，并可作为长期预后的预测指标。视神经管薄层 CT 扫描（1mm 层厚，前床突与眶下缘连线为基线）是显示视神经管是否骨折和确定治疗方案的必要方法。MRI 中弥散张量磁共振成像（diffusion tensor MRI，DTI）除了可评估视神经白质束损伤的微结构变化，还可评估视神经（鞘）出血、颅内软组织病变等，因此可用于 TON 的鉴别诊断和评估损伤程度。

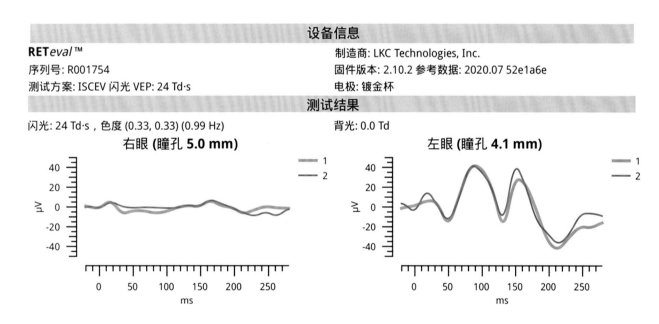

图 14-9-1　儿童外伤性视神经病变 FVEP 改变

男童，7 岁，右侧眼眶撞至地面后右眼视力下降 3 天；BCVA，OD LP，OS1.0，FVEP 显示 P2 波振幅右眼显著降低，左眼正常。

【诊断标准】

　　TON 的诊断主要基于临床症状及相关辅助检查，以及明确的颅脑外伤史（图 14-9-2～图 14-9-4）。

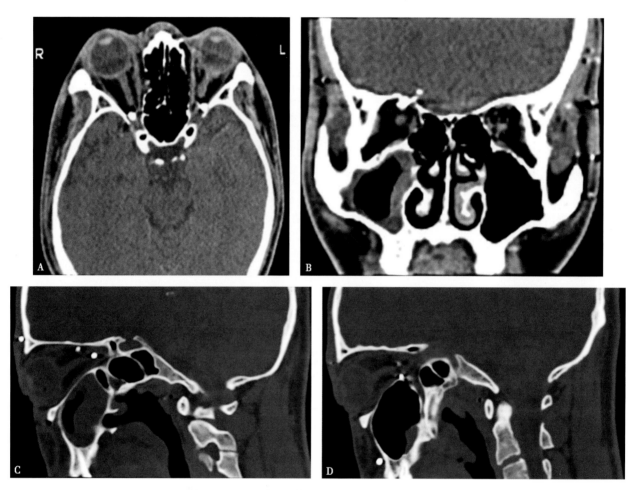

图 14-9-2　儿童双侧外伤性视神经病变的眼眶 CT

男性，17 岁，头面部车祸伤后 1 天，BCVA，OD0.08，OS0.05。A. 眼眶横断位 CT 显示双侧眼球壁不甚规整，其内不均匀略增高密度影，双侧视神经增粗；B. 眼眶冠状位 CT 显示右眶内侧壁、上壁、下壁及左眶外壁骨质不甚连续，双眼视神经眶尖部脂肪密度略增高，相邻视神经稍增粗；C、D. 双眼眼眶矢状位显示双侧视神经稍增粗，双侧视神经走行、大小及密度未见异常。

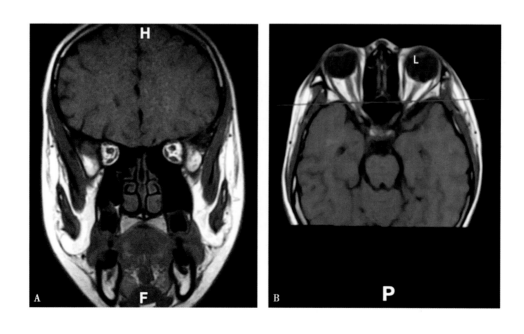

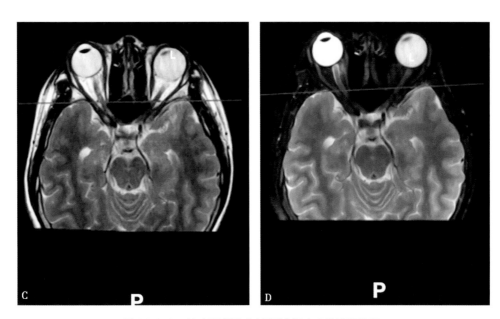

图 14-9-3　儿童双侧外伤性视神经病变的眼眶 MRI

男童，11 岁，右眼被篮球撞伤后 6 小时，BCVA 右眼 0.1。眼眶 MRI：A. 冠状位 T_1WI；B. 眼眶横断位 T_1WI；C、D. 眼眶横断位 T_2WI 及 T_2 压脂均显示右侧视神经较对侧略增粗；D. 眼眶横断位 T_2 压脂显示右侧视神经车轨征，提示视神经鞘膜水肿。

【治疗】

治疗原则在于保护未受损的视神经，防止神经元及轴突进一步损伤，减少视神经本身及其周围血管因水肿而遭受压迫。直接视神经损伤的患者预后通常较差，而间接损伤，如水肿、中度骨性压迫，经积极治疗后效果较好。常用的治疗方案有保守治疗、内科治疗、外科治疗和综合治疗，但尚无充分循证医学证据表明任何治疗方案确切有效，但越来越多的专家认为，确诊 TON 后尽早积极干预治疗，对患者视力的改善具有极大的帮助。

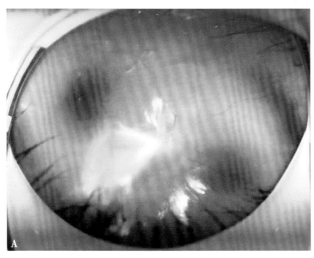

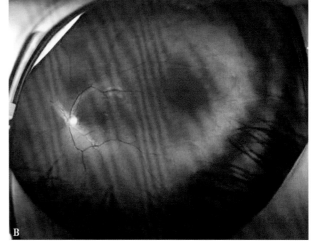

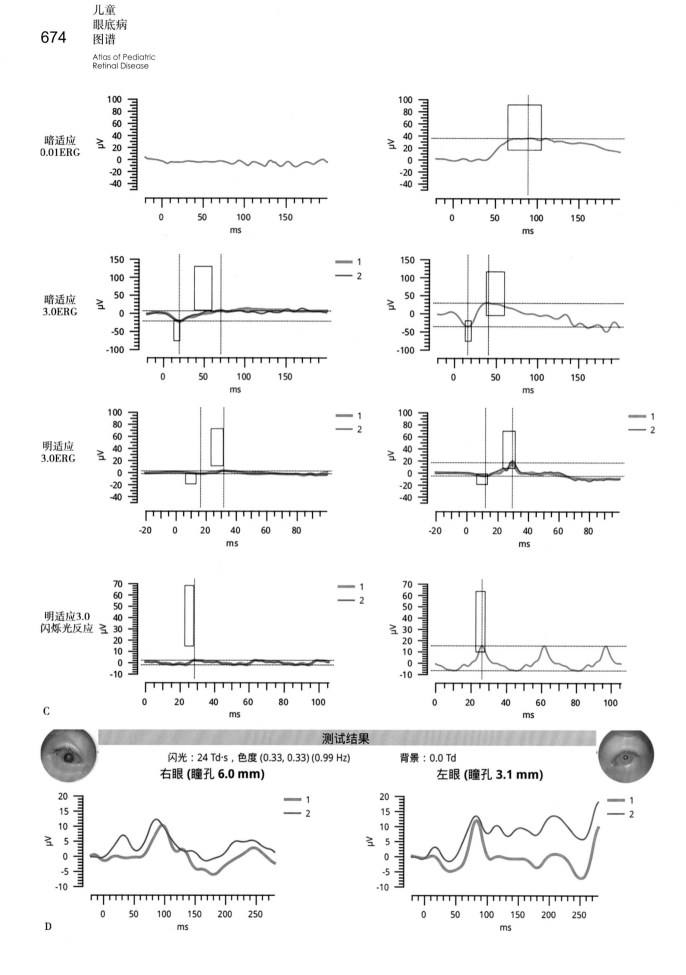

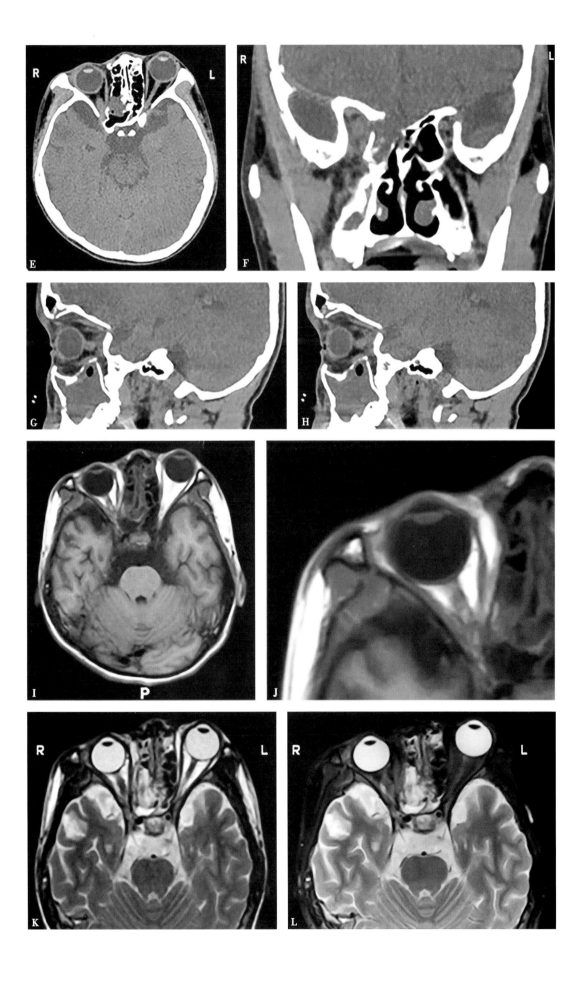

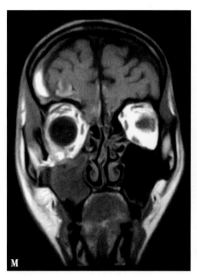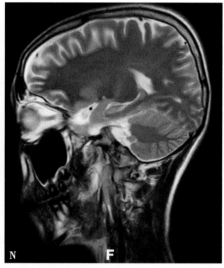

图 14-9-4　儿童右眼外伤性视神经病变

男性，17 岁，右眼因车祸后视力下降 1 个月余，BCVA，OD LP，OS1.0。A. 右眼眼底示后极部玻璃体积血，遮盖视盘及黄斑，余周边视网膜平伏；B. 左眼眼底正常；C. 右眼暗适应 0.01ERG、暗适应 3.0ERG b 波波幅下降，明适应 3.0ERG、明适应 3.0 闪烁光反应无波形；D. FVEP 显示右眼 P2 波峰潜时延迟、振幅降低；E～H. 眼眶 CT 横断位（E）、冠状位（F）、矢状位（G、H）示右侧视神经管上壁及内下壁骨折，右眼视神经增粗，考虑挫伤、水肿，右眼球凹陷、下移，右眼诸眼外肌稍增粗，考虑挫伤、水肿，右眼眶内脂肪水肿；I～N. 眼眶 MRI 横断位 T_1WI（I、J）、横断位 T_2WI 及压脂（K、L）、冠状位 T_1WI（M）、斜矢状位 T_2 压脂（N）显示右侧眼球向后凹陷，右眶内侧壁及下壁骨折，右侧上直肌、下直肌增粗，右眶尖部脂肪水肿，右侧视神经略增粗，考虑右侧视神经损伤。

参考文献

[1] 郭海星，李海春，李艳新，等. 外伤性视神经病变的治疗进展. 中国实用神经疾病杂志，2021，24（04）：357-362.

[2] NAGUIB S，BERNARDO-COLON A，CENCER C，et al. Galantamine protects against synaptic, axonal, and vision deficits in experimental neurotrauma. Neurobiol Dis，2020，134：104695.

[3] DO J L，ALLAHWERDY S，DAVID R C C，et al. Optic nerve engraftment of neural stem cells. Invest Ophthalmol Vis Sci，2021，62（9）：30.

[4] HUANG J，CHEN X，WANG Z，et al. Selection and prognosis of optic canal decompression for traumatic optic neuropathy. World Neurosurg，2020，138：e564-e578.

[5] SEYEDRAZIZADEH S Z，POOSTI S，NAZARI A，et al. Extracellular vesicles derived from human ES-MSCs protect retinal ganglion cells and preserve retinal function in a rodent model of optic nerve injury. Stem Cell Res Ther，2020，11（1）：203.

[6] KWON H，PARK M，NEPALI S，et al. Hypoxia-preconditioned placenta-derived mesenchymal stem cells rescue optic nerve axons via differential roles of vascular endothelial growth factor in an optic nerve compression animal model. Mol Neurobiol，2020，57（8）：3362-3375.

[7] LIU F Y，LI G W，SUN C H，et al. Effects of bone marrow mesenchymal stem cells transfected with Ang-1 gene on hyperoxia-induced optic nerve injury in neonatal mice. J Cell Physiol，2018，233（11）：8567-8577.

[8] LI J，BAI X，GUAN X，et al. Treatment of optic canal decompression combined with umbilical cord mesenchymal stem（Stromal）cells for indirect traumatic optic neuropathy：A phase 1 clinical trial. Ophthalmic Res，2021，64（3）：398-404.

[9] CEN L P，NG T K，LIANG J J，et al. Human periodontal ligament-derived stem cells promote retinal ganglion cell survival and axon regeneration after optic nerve injury. Stem Cells，2018，36（6）：844-855.

第十五章

系统性疾病

第一节 白 血 病

精要

○ 白血病是一类造血干细胞的恶性克隆性疾病。眼部侵犯方式可分为肿瘤细胞的原发性浸润和继发性浸润（血液系统异常、化学治疗、机会性感染及药物的毒副作用）。

○ 白血病细胞浸润眼部时，视网膜、视神经、脉络膜、虹膜、睫状体、巩膜、眼睑、眼眶均可受累，但以视网膜病变多见。

○ 根据白血病病史、临床表现、影像学及实验室检查可诊断，建议白血病患者定期行眼部检查。

○ 治疗须针对原发肿瘤进行，如全身化疗、鞘内化疗和局部放射治疗等。

【概述】

白血病是一类造血干细胞的恶性克隆性疾病。当白血病细胞浸润眼部时，视网膜、视神经、脉络膜、虹膜、睫状体、巩膜、眼睑、眼眶均可受累，以视网膜病变多见，主要有视盘水肿、视网膜水肿、视网膜出血、棉绒斑等。白血病所致眼底改变由 Liebreich 于 1863 年首次报告，称为白血病视网膜病变，在急性和慢性白血病患者中均可发生，尤以急性白血病者更常见。

白血病的眼部侵犯方式可分为：肿瘤细胞的原发性（直接）浸润、继发性（间接）浸润。原发性浸润可表现为眼前段葡萄膜的直接浸润、眼眶浸润、中枢神经系统受累时出现的神经眼科体征。继发性浸润可由血液系统异常（贫血、血小板减少、血液高黏度）、化学治疗、机会性感染及药物的毒副作用等引起。

【临床表现】

在白血病发生过程中，所有眼部组织都可以受到影响，临床表现各异，以下将按照视神经、视网膜、脉络膜、玻璃体、葡萄膜和眼眶的顺序分别进行描述。

急性白血病（acute leukemia, AL）可分为急性淋巴细胞白血病（acute lymphocytic leukemia, ALL）和急性非淋巴细胞白血病（acute non-lymphocytic leukemia, ANLL）。研究显示，49% 的 ALL 患者在白血病初诊断时即出现眼部受累，有的患者会伴有严重的眼部表现或眼部无症状但有浸润表现。ALL 患者出现眼部浸润症状，多与白血病复发和中枢神经系统受累有关，且此类患者预后较差、生存率低。当 ALL 累及中枢神经系统，可出现视神经受累症状，如眼痛、视力不同程度下降、视盘水肿和出血；累及脑神经时，可引起眼外肌麻痹等。视神经受累可能是由于白血病细胞直接浸润视神经或视网膜血管周围组织压迫视神经，也可通过浸润中枢神经系统，使颅内压升高导致视神经水肿。白血病视神经浸润，被认为是眼科急症，一旦视神经受累，会迅速出现不可逆视力丧失。

视网膜不仅可能受到白血病细胞的直接浸润，还可受到血液系统中贫血、血小板减少、血液高黏度的继发影响。视网膜病变包括视网膜出血、视网膜血管迂曲扩张、棉绒斑、视网膜中央动静脉阻塞、纤维血管膜形成及视网膜脱离等。其中，视网膜出血是白血病眼底改变中非常显著的特征。眼底彩照、SLO 可见视网膜深层点状出血或浅层火焰状出血，也可见视网膜前出血，通常位于后极部，多伴有中心白斑（Roth斑），还可见视网膜血管迂曲扩张及周围伴有血管鞘，部分患者眼底可见棉绒斑。

白血病细胞可通过浸润脉络膜血管的内外组织进入眼内，尤其是后极部脉络膜。ALL 患者中脉络膜组织的浸润发生率相对较高，且病理改变最为显著。由于血流阻塞和白血病细胞对脉络膜的浸润，脉络膜间质组织液体增加，导致脉络膜厚度增加。OCT 可见脉络膜斑片状或弥漫性增厚。白血病浸润脉络膜的经典表现是渗出性视网膜脱离。若患者合并渗出性视网膜脱离，FFA 可见多灶性强荧光或呈"星空"样，晚期荧光素弥漫性渗漏至视网膜下。

白血病浸润玻璃体并不常见，因为视网膜内界膜可作为白血病细胞浸润玻璃体的屏障，但肿瘤细胞仍可通过视盘新生血管进入玻璃体内，表现为玻璃体浸润或出血，严重影响视力。

白血病累及前段较为罕见，文献报道 ALL 患者居多，多伴有中枢神经系统浸润或白血病复发。虹膜病变可呈弥漫性或结节性，虹膜弥漫性受累，会出现异色，呈灰白色。结节性病变可延伸至瞳孔边缘。临床主要表现为结膜充血、急性虹膜睫状体炎，也可表现为眼压升高，可能是由于白血病细胞浸润小梁网，或虹膜出现新生血管，堵塞房角。白血病病程中结膜受累罕见，多见于淋巴细胞性白血病患者，组织病理学显示，结膜固有层受累，可呈弥漫状或斑片状，也可表现为结膜肿瘤。

几乎所有白血病都可累及眼眶，常见于淋巴细胞白血病。眼眶浸润多表现为眼球突出、眼睑水肿、疼痛，也可表现为眶周脓肿。MRI 可见眼眶实性肿块影，CT 可见眶骨下均匀高密度边缘完整的肿物及周围片状浸润和眶壁骨质破坏。在髓性白血病中，眼眶可出现"绿色瘤"或粒细胞性肉瘤，组织病理学上是典型的白血病细胞浸润。有病例报道，ALL 累及眼眶时可出现眶后肿物，也可累及泪腺等其他组织（图 15-1-1）。

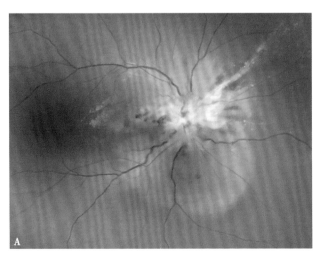
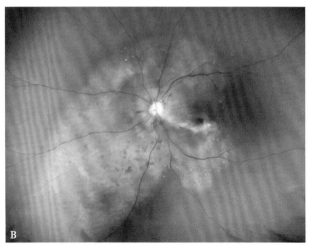

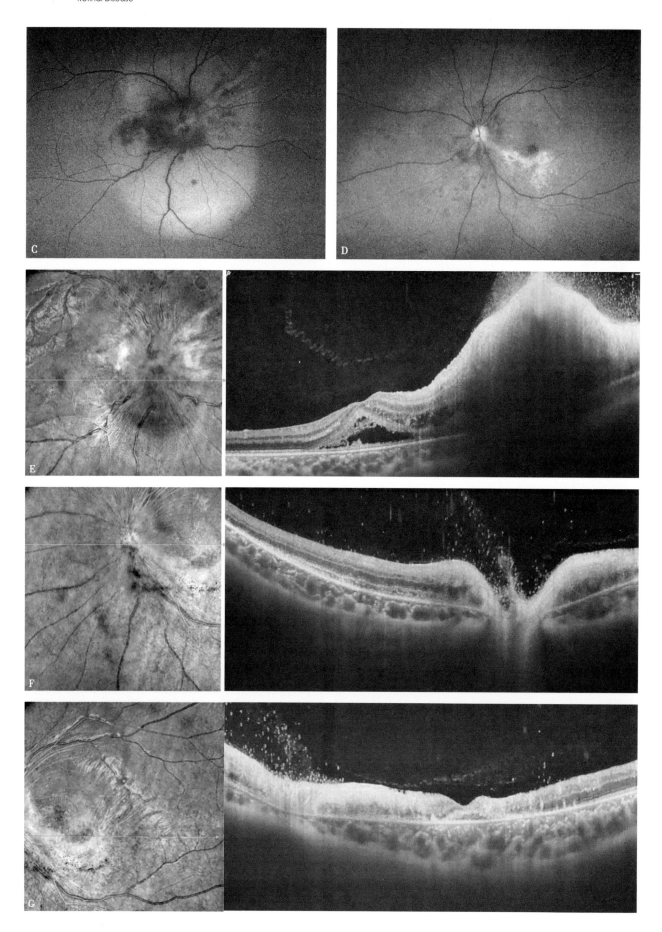

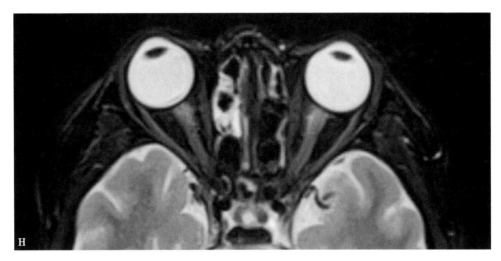

图 15-1-1　眼白血病患者的眼底表现

男童，10 岁，双眼视力下降半个月，发现 ALL1 年余。A、B. 眼底示双眼视盘水肿、边界模糊，表面有黄白色渗
出和出血；C、D. 自发荧光检查示右眼视盘呈低荧光，视盘周边散在点状低荧光灶，左眼可见视网膜散在不规
则低荧光灶，及视盘延续到黄斑周边的中高荧光灶；E. 右眼 OCT 可见视盘水肿，表面可见大量渗出呈密集高
反射点；F、G. 左眼 OCT 可见视盘水肿，表面可见大量渗出，盘周视网膜外层结构紊乱；黄斑区视网膜全层水
肿，层次模糊，中心凹下局限性神经上皮脱离，视网膜层间可见大量渗出呈高反射，玻璃体大量散在高反射点；
H. MRI 示双侧视神经球后段 T$_2$WI 信号略增高，增强扫描轻度强化、边缘稍模糊。

　　除上述眼部改变，白血病血液系统继发性改变（如贫血、血小板减少、白细胞改变）、化学治疗药物及
机体免疫抑制，增加了眼部机会性感染，其中临床症状缓解的患者更容易感染。白血病药物的毒副作用也
会引起不同程度的眼部改变，如长春新碱对中枢神经系统有毒性，会影响动眼神经，造成动眼神经麻痹，
还会引起角膜感觉减退、视神经萎缩、短暂性皮质盲。全身皮质类固醇激素可引起眼压升高、晶状体后囊
下混浊。靶向药物如伊马替尼可导致眶周水肿、结膜充血、视力模糊等。

【诊断标准】

　　可根据白血病病史、临床表现及影像学检查诊断。血常规及骨髓穿刺检查可明确白血病的类型及病
变状况。对白血病患者眼部病变做出早期诊断、及时干预，可为患者争取更好的视力预后。

【治疗】

　　白血病累及眼部的治疗关键是控制原发恶性肿瘤，可通过诱导缓解治疗、缓解后强化巩固和维持治疗
三个阶段，最大程度地扼杀肿瘤细胞。经过全身化学治疗后，渗出性视网膜脱离可迅速缓解，并回归正常
解剖位置。若治疗后的视功能未改善，应考虑由血液系统异常、机会性感染、药物毒副作用等继发原因，
可通过细针穿刺或视网膜切开进行脉络膜组织活检确诊。当眼组织受到白血病细胞浸润，对全身化学治
疗无反应时，建议增加局部放射治疗。视神经受累时，应及时给予其鞘内化学治疗和局部放射治疗。眼眶
放射治疗是国际公认的治疗白血病视神经浸润方法。建议白血病患者定期进行眼科检查。

参考文献

[1] 胡文强, 纪晓萍, 王彩霞, 等. 急性淋巴细胞性白血病的眼部表现研究进展. 新医学, 2020, 51 (06): 418-421.

[2] 李新慧, 张安仓, 张有亭, 等. 儿童急性白血病眼部表现. 实用儿科临床杂志, 2001 (02): 122.

[3] 孔令训. 白血病的眼部表现. 国外医学 (眼科学分册), 1981 (06): 364-367.

[4] TALCOTT K E, GARG R J, GARG S J. Ophthalmic manifestations of leukemia. Curr Opin Ophthalmol, 2016, 27 (6): 545-551.

[5] FERENCHAK K, DAO L N, DALVIN L A. Ocular relapse of B-cell acute lymphoblastic leukemia. JAMA Ophthalmol, 2021, 139 (4): e210514.

第二节　Adams-Oliver 综合征

精要

○ Adams-Oliver 综合征是一种以先天性皮肤发育不全和肢端末端横向缺损为主要特征的遗传性多发畸形综合征。

○ Adams-Oliver 综合征致病基因 *ARHGAP31*、*DLL4*、*NOTCH1* 和 *RBPJ* 以常染色体显性方式遗传，致病基因 *DOCK6* 和 *EOGT* 以常染色体隐性方式遗传。

○ 约 10% 的患者可引起眼部异常，包括小眼球、Peters 异常、白内障、视网膜皱襞、视网膜血管发育不全、斜视、视神经营养不良 / 视神经萎缩和视锥细胞营养不良等。

○ *DOCK6* 突变所致 Adams-Oliver 综合征更易出现视网膜及其他眼部异常。

○ 除眼部异常以外，Adams-Oliver 综合征可引起心血管系统、神经系统及肾脏等疾病。

【概述】

Adams-Oliver 综合征是一种以先天性皮肤发育不全和肢端末端横向缺损为主要特征的遗传性多发畸形综合征。其临床表型具有明显的异质性。先天性皮肤发育不全，通常发生在顶骨或枕部的中线，有可能累及颅骨、硬脑膜、腹部或四肢。肢端末端横向缺损可累及单侧或双侧；轻者只累及趾骨远端，严重者可完全没有相应肢端。下肢比上肢更易受影响。其他主要特征通常包括眼部异常、心血管畸形、大脑异常，较少累及肾脏和肝脏。

目前报道了六种基因的突变可以引起 Adams-Oliver 综合征，其中四种基因 *ARHGAP31*、*DLL4*、*NOTCH1* 和 *RBPJ* 以常染色体显性方式遗传，两种致病基因 *DOCK6* 和 *EOGT* 以常染色体隐性方式遗传。

根据既往文献报道，*DOCK6* 突变引起的 Adams-Oliver 综合征，其眼部异常率在 65% 左右，明显高于其他基因。*DOCK6* 基因位于染色体 19p13.2，主要编码蛋白 DOCK6。*DOCK6* 基因若发生突变将会影响下游 *CDC42/RAC1* 与 GTP 的结合及激活，从而影响有丝分裂、细胞增殖及细胞骨架的形成，可能是各种临床表型的原因。

【临床表现】

8%～10% 的患者可引起眼部异常，其临床异质性较大。轻者表现为视力差，多因眼科体检发现异常或其他部位病变就诊时会诊发现，重者可表现为不追物、不追光、眼球震颤、白瞳症、斜视等。详细眼部检查后可发现眼前节与眼底多种改变，包括小眼球、Peters 异常、白内障、视网膜皱襞、视网膜血管发育不全、斜视、视神经营养不良 / 视神经萎缩和视锥细胞营养不良等。弥漫性的血管异常可能是其发病的原因,视网膜血管发育不全所致缺血及视网膜新生血管膜所致出血,最终导致视网膜皱襞、牵拉性视网膜脱离、并发性白内障、视力丧失和斜视等。

【影像学检查方法】

1. 眼底照相　在疾病尚未引起屈光介质混浊时,眼底照相尤其是广角眼底照相可有效观察到视网膜异常,包括视网膜萎缩、视网膜出血、渗出、视网膜皱襞。

2. FFA　周边视网膜无血管区呈弱荧光,部分患者伴有周边血管渗漏;新生血管早期强荧光,晚期荧光渗漏明显;部分患者视网膜萎缩区呈斑片状强荧光。

3. B超　对于屈光介质不清的患儿,B超能有效观察到玻璃体及视网膜情况。玻璃体混浊或出血表现为玻璃体腔中高回声;视网膜若发生脱离可见与球壁脱离的光带,对于牵拉性视网膜脱离还可见玻璃体腔与光带相连的牵拉条索;晚期患者可见玻璃体腔结构不清(图 15-2-1~图 15-2-3)。

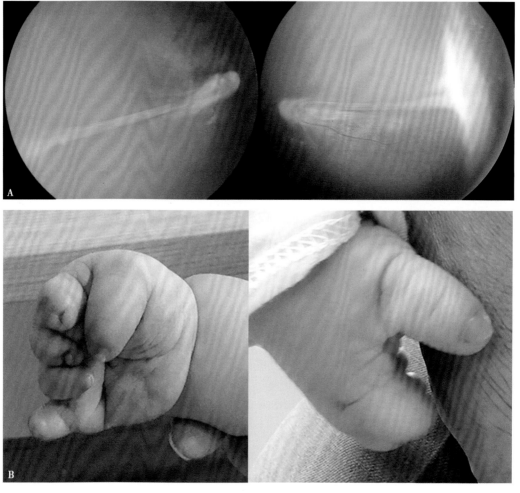

图 15-2-1　Adams-Oliver 综合征临床表现

女童,2 岁,因父母发现患儿行走发育慢就诊;眼前段检查正常。A. 眼底表现为双眼对称性视网膜皱襞,父母眼部检查正常;基因检测发现患儿存在 *DOCK6* 复合杂合突变[c.5211_5215del(I1737fs)和 exon2-7 拷贝数变异];B. 手部外观照可见患儿手指末端指节缺失。

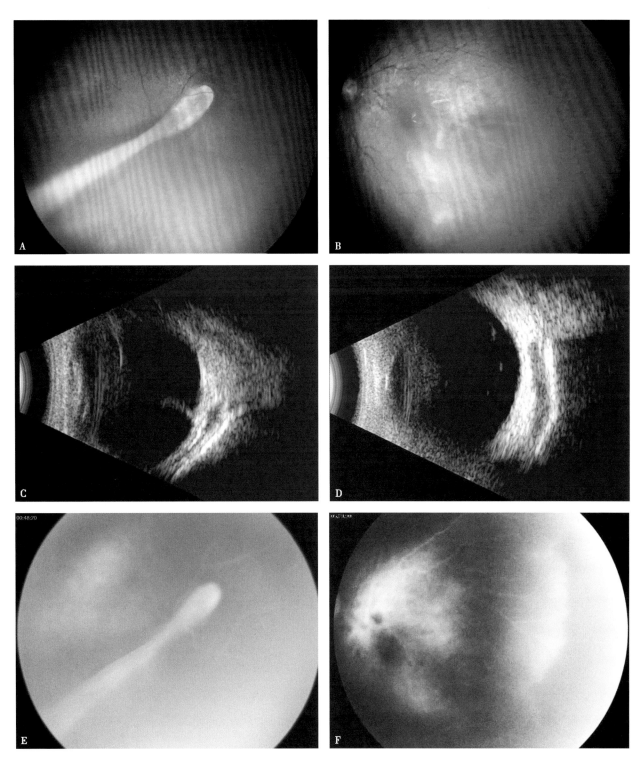

图 15-2-2　Adams-Oliver 综合征眼底表现

男童，6 个月，因父母发现患儿眼球震颤就诊；检查见双眼眼前段检查正常。A、B. 眼底示右眼视网膜皱襞，左眼后极部未见明显异常；C、D. B 超见右眼玻璃体腔条索样高回声；E、F. FFA 见右眼视网膜皱襞呈强荧光，左眼颞侧周边视网膜无血管区；父母眼部检查正常；基因检测发现患儿存在 *DOCK6* 复合杂合突变（c.4491＋1G＞C 和 c.4189G＞T）；全身检查未见肢端发育缺陷及头皮异常，结合临床表征及基因检测，诊断为 Adams-Oliver 综合征。

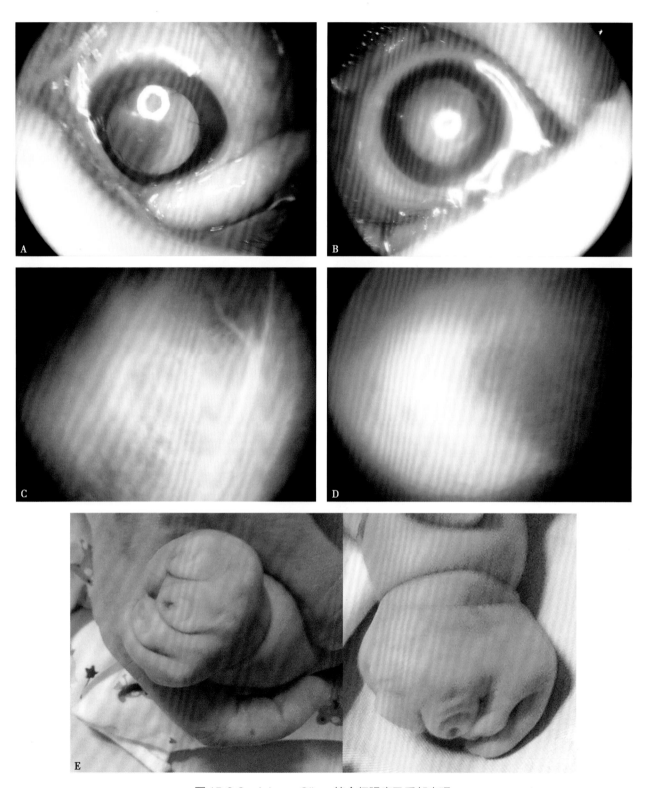

图 15-2-3 Adams-Oliver 综合征眼底及手部表现

男童，1岁，因父母发现双眼球发白就诊。A、B. 查见双眼晶状体后方黄白色增殖；C、D. 双眼视网膜全脱离；E. 手部外观照可见患儿双手手指指节缺失；除上述表现外，患儿还出现癫痫与语言及运动发育迟缓；父母眼部检查正常；基因检测发现患儿存在 *DOCK6* 复合杂合突变（c.3190_3191del，c.377＋5G＞A）。

【诊断标准】

该病诊断主要依赖眼部及全身系统性临床表现,同时结合基因检测。随着基因测序技术的发展,尤其是全外显子测序的普及,越来越多的*DOCK6*新突变被发现并确认致病。

【治疗】

本病尚缺乏有效治疗,早期诊断、孕前遗传咨询、产前分子检测等手段可避免家族成员再次患该病。因该病一旦有眼部受累,极易加重及产生并发症,应由眼科医生每年随诊,评估病情,予以对症治疗,包括激光光凝、抗 VEGF 治疗等,早期的激光治疗可以防止视网膜从缺血走向新生血管、视网膜出血及视网膜脱离,尽可能维持患者视力,提高患者生存质量。

参考文献

[1] LEHMAN A,WUYTS W,PATEL M S. Adams-Oliver syndrome//ADAM M P,EVERMAN D B,MIRZAA G M,et al. GeneReviews. Seattle(WA): Seattle Copyright,1993.

[2] SUKALO M,TILSEN F,KAYSERILI H,et al. DOCK6 mutations are responsible for a distinct autosomal-recessive variant of Adams-Oliver syndrome associated with brain and eye anomalies. Human mutation,2015,36(6): 593-598.

第三节　线状皮脂腺痣综合征

精要

○ 线状皮脂腺痣综合征（linear nevus sebaceous syndrome，LNSS）是以皮脂腺痣为特征性改变，同时合并眼部异常、智力迟钝、神经缺陷或骨骼畸形等病变的一种多系统缺陷的综合征。

○ LNSS 的发病率占新生儿的 0.1%～0.3%，其中，眼部病变发生率占 LNSS 患者的 50%～59%。

○ LNSS 的眼部表现主要可以分为两大类，即肿瘤 / 迷离瘤和眼缺损及由此引发的一系列继发性眼部症状。

○ 应掌握 LNSS 眼部畸形整复手术重要原则，以保护患儿视力，修复外观。

【概述】

　　线状皮脂腺痣综合征（linear nevus sebaceous syndrome，LNSS）也被称为 Schimmelpenning 综合征，1987 年由 Lambert 等定义。该病以皮脂腺痣（nevus sebaceous，NS）为主要特征性改变，同时合并眼部异常、癫痫、智力迟钝、神经缺陷或骨骼畸形等多系统缺陷。NS 是一种表皮、真皮及皮肤附属器所构成的错构瘤，好发于头面部。

　　LNSS 的发病率在新生儿中占 0.1%～0.3%，多为病例个案报道。LNSS 患者中存在眼部病变者占50%～59%，多数患者因眼部首发症状就诊于眼科，因此眼科医生须对该病有一定了解，会作出正确诊断并给予正确的眼部整形修复治疗，同时指导患者及时前往神经科、皮肤科等相关科室就诊。

【临床表现】

　　1. 眼外表现　LNSS 的特征表现是头面部中线部位 NS，表现为无毛、黄色或橙色的斑块，大小和形状各不相同（图 15-3-1）。超半数的 LNSS 患者会出现神经系统异常，如脑发育不全、皮质发育不良、胶质错构瘤和低级别胶质瘤，表现为癫痫、智力低下。据报道，LNSS 患者还会出现骨骼异常，包括颅骨的局部改变，以及原发性或继发性骨缺损，通常可出现脊柱后侧凸，单侧发育不全可累及任何骨骼结构，如颅骨、下颌骨、肩胛骨、肋骨、椎骨或四肢长骨。

　　2. 眼部表现　眼部病变的发生率仅次于神经系统，主要分为两大类，肿瘤 / 迷离瘤（可累及眼睑、结膜、角膜和巩膜）和缺损（如眼睑、视网膜或葡萄膜组织）（图 15-3-2），并且可引发视力下降、斜视、弱视、上睑下垂、白内障、小睑裂、巨眼、眼球震颤、青光眼等一系列继发性改变。LNSS 位于角膜、结膜上的肿物多见于颞上，但也可出现在下方或鼻侧。角膜、结膜肿瘤的几种组织病理学类型包括类表皮、皮脂腺、单一组织和复杂脉络膜骨性迷离瘤，成分以泪腺、肌肉、神经纤维为主。眼底可见后极部边界不清的黄色或橘红色扁平隆起的病灶，周围可有视网膜色素沉着，会伴发渗出性视网膜脱离。组织病理学检查证实该病灶为脉络膜的骨性迷离瘤，是巩膜软骨成分。

眼部缺损主要可表现为眼睑缺损、虹膜缺损、脉络膜及视网膜缺损、视盘缺损。高眼压、角膜虹膜血管化、白内障等继发性眼部改变也有报道。同时还可出现非麻痹性斜视、部分性动眼神经麻痹伴上睑下垂、单侧动眼神经麻痹等（图 15-3-3）。

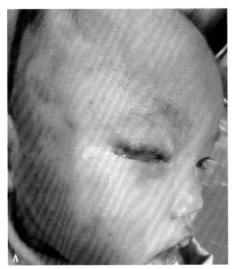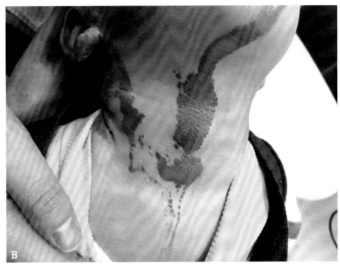

图 15-3-1　线状皮脂腺痣综合征头面部表现
A、B. 睑裂狭小，头面及颈部可见大片无毛、黄色或褐色扁平、轻微隆起、未过中线的皮脂腺痣。

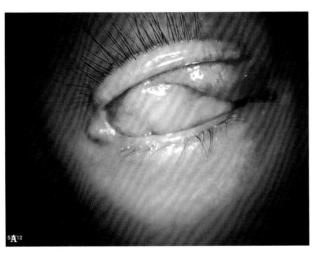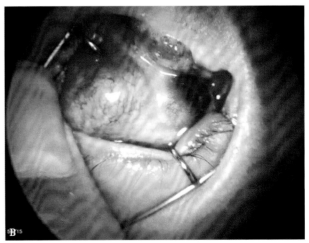

图 15-3-2　线状皮脂腺痣综合征的结膜迷离瘤、眼睑缺损
A. 球结膜处呈橙红色肿物；B. 右眼眼睑外翻，鼻侧睑板缺损，睑缘缺如，角膜缘可见血管翳长入。

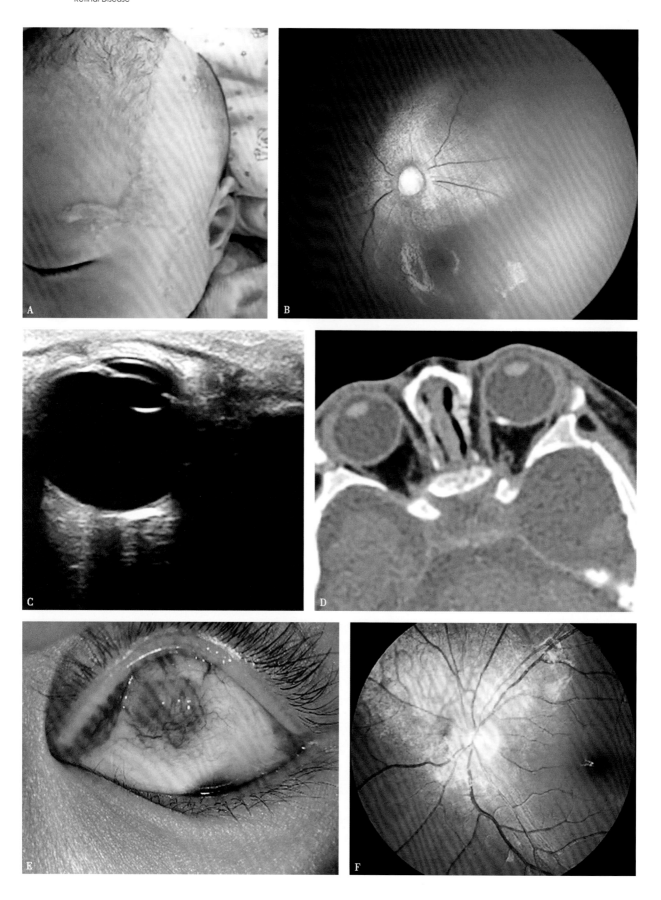

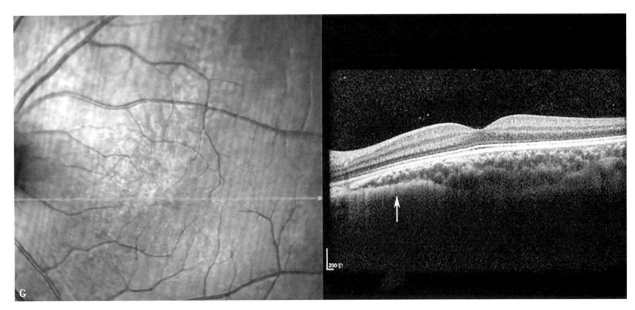

图 15-3-3　线状皮脂腺痣综合征患者

男童，2 月龄初诊。A. 新生儿常规筛查发现左侧面部、颞部、耳前、眉部可见大片淡黄白色病变，眉部及颞部皮损呈疣状隆起，病变部位无毛发生长；B. 眼底示左眼视盘周围约 6PD 橘红色病灶；C. B 超示左眼视神经周围强回声光带（钙化灶），其后可见声影；D. 头颅 CT 检查，左侧眼环后部可见条形高密度影（钙化灶）；E～G. 患儿 5 岁时复查；E. 眼前节照相示左眼上方球结膜粉红色鱼肉样迷离瘤，表面血管扩张，移动度欠佳，大小约 0.4cm×0.5cm；F. 眼底照相可见左眼视盘及上方橘红色病变，其上可见脉络膜血管；G. OCT 示病变部位视网膜层次清晰，脉络膜变薄，其后可见巩膜高反射（箭头示）。（病例资料由吉林大学第二医院肖骏教授提供）

【影像学检查方法】

　　LNSS 的眼科学检查主要包括角膜地形图、眼前段照相、眼底照相、超声检查以及眼眶 CT 或 MRI 等。眼前段照相记录病变，角膜地形图可评估其角膜曲率、屈光度及泪膜稳定性。

　　眼底照相可见后极部边界不清的黄色或橘红色扁平隆起的病灶，周围可有视网膜色素沉着，部分病例会伴发渗出性视网膜脱离。超声可见球壁现圆顶状或不规则占位性改变，呈强回声，类似脉络膜骨瘤（图 15-3-4）。

　　FFA 示脉络膜肿物处早期可出现强荧光，晚期出现渗漏。CT 检查可出现眼环后缘条形高密度影，与骨密度相似，类似脉络膜骨瘤。

【诊断标准】

　　LNSS 的诊断主要依靠典型的临床表现及其伴随症状，辅以眼科学检查如角膜地形图、眼前段照相、眼底检查、彩色多普勒检查、CT 或 MRI 等，以及组织病理学检查进行诊断和鉴别。

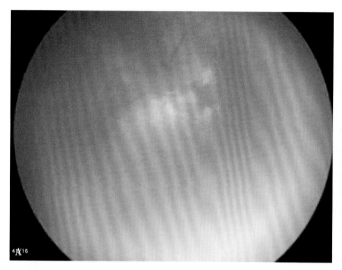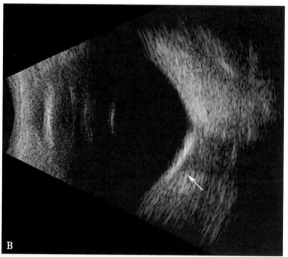

图 15-3-4　线状皮脂腺痣综合征患者脉络膜骨性迷离瘤

A. 视盘周围可见大片不规则、边界不清的黄色扁平隆起的病灶；B. 右眼 B 超示视盘周围球壁呈现强回声光带（脉络膜钙化灶）。

【治疗】

10%～20% LNSS 患者有继发肿瘤可能，多发生于 40 岁以上患者。大多数继发肿瘤为良性，但有 3% 为恶性肿瘤，包括基底细胞癌和鳞状细胞癌。本病尚无统一治疗方案，考虑患者美容需求和疾病恶变风险，早期行眼表肿物切除术及眼睑缺损修复为目前首选治疗方案。LNSS 眼部畸形整复原则如下。

角结膜肿物若对患儿视力、外观无影响，建议 2 岁以后再行手术切除。术中一定不可过于牵拉，也无须勉强完全切除肿物，将可视范围内的前部肿物切除即可，以免损伤眼肌。术中尽可能保留健康结膜组织，以免结膜缺损造成睑球粘连。

眼睑缺损不仅严重影响患儿的外观，而且其最大的潜在危害是患儿的角膜损伤。因此，建议在患儿 6 个月～2 岁之间完成眼睑修复手术。术前应指导家长注意保护患儿角膜，定期随诊观察。若眼睑缺损较大，术毕应行缺损部位上下睑缘永久性粘连术，以利于皮瓣及异体巩膜的平复和眼睑弧度的良好形成。

参考文献

[1] 佟柏楠，肖骏. 皮脂腺痣综合征合并脉络膜骨瘤一例. 中华眼底病杂志，2017，33（3）：306.

[2] 曹媛，丁侠，李瑾. 线状皮脂腺痣综合征及其眼部表现. 临床眼科杂志，2019，27（2）：142.

[3] PAULINE L, KANNAN B, SARAVANNAN V, et al. Linear nevus sebaceous syndrome. Ann Indian Acad Neurol, 2014, 17（4）：468-469.

[4] MENASCU S, DONNER E J. Linear nevus sebaceous syndrome: Case reports and review of the literature. Pediatr Neurol, 2008, 38（3）：207-210.

第四节　白　化　病

精要

○ 白化病是一类基因突变导致黑素细胞中黑色素生物合成减少、转运受阻或完全缺失的遗传性疾病。

○ 表现为皮肤、毛发、眼部的色素减少或缺失，少数综合征型患者除全身色素减退外还伴有其他系统异常表现。

○ 白化病具有高度的遗传异质性，目前已发现20个基因与白化病有关。

○ 目前尚无根治方法。定期预防性检查或对症治疗可以控制病情进一步发展。

【概述】

　　白化病是一类基因突变导致黑素细胞中黑色素生物合成减少或完全缺失，或转运受阻的遗传性疾病，会导致一系列眼部及颅内视觉通路的发育异常，常被分为眼皮肤白化病（oculocutaneous albinism，OCA）和眼白化病（ocular albinism，OA）两类。主要表现为皮肤、毛发、眼部的色素减少或缺失，少数综合征型患者除全身色素减退外还伴有其他系统的表现，如 Chediak-Higashi 综合征和 Hermansky-Pudlak 综合征。白化病具有高度的遗传异质性，目前已发现20个基因与此病有关。

【临床表现】

　　OCA 在全身主要临床表现包括皮肤及毛发脱色素样改变，其在眼部表现与 OA 相近，但表型更重，常表现为视力下降、色觉异常、屈光不正（高度远视和散光），表现的严重性常与黄斑区的色素缺失程度成正比。常见的临床体征为：黄斑中心凹发育不良和不同程度的先天性眼球震颤、虹膜色素减退、视网膜色素上皮色素减退。

　　其中 OA 的 X 染色体异常基因携带者（通常为先证者母亲）部分会因 X 染色体的失活出现眼底异常，有特征性的"泥溅样"色素沉着，但其黄斑中心凹结构无异常，故常无症状。

【临床分型】

根据有无除眼和/或皮肤外其他系统病变，白化病可分为白化病相关综合征和非综合征白化病。值得注意的是，所有白化病患者均有眼部异常。

非综合征白化病包括 OA 和 OCA。根据其遗传途径，OA 又可分为 X 隐性连锁遗传的眼白化病 I型（ocular albinism type 1，OA1）和常染色体隐性遗传的眼白化病（autosomal recessive ocular albinism，AROA）。OA1 是一种非典型的 G 蛋白偶联受体（G protein-coupled receptors，GPCR）基因突变引起的非综合征白化病，由在黑素细胞中表达的 GPR143（OA1）基因突变引起，GPR143 的突变导致黑色素小体增大，但运动能力降低，黑素细胞和 RPE 的数量同时减少，其发病率约为 1/60 000（男性），OA1 患者常出现早发性眼球震颤、虹膜透光、黄斑中心凹发育不全、眼底色素减退、脉络膜血管明显并伴随视觉障碍等症状，与OCA 相比，其表型较轻，头发及皮肤颜色往往接近正常，因此遗传学诊断极具价值。AROA 型眼白化病极为罕见。

OCA 共分为 8 型，为常染色体隐性遗传疾病，其中以 1～4 型较为常见，发病率约为 1/17 000，所有的相关致病基因均与黑色素及酪氨酸酶的合成破坏有关，其常见相关基因包括 TYR、OCA、TYRP1、SLC45A2、SLC24A5、LRMDA、DCT。OCA 患者皮肤、毛发及眼色素均有明显色素缺乏，伴有畏光、眼球震颤、视力低下或丧失等症状（图 15-4-1）。

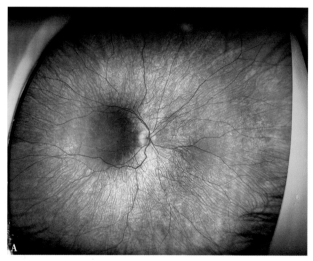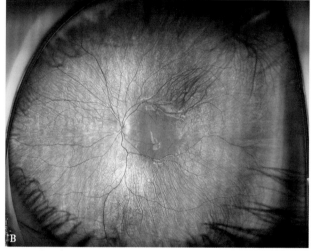

图 15-4-1 OCA 的眼底表现

女童，5 岁，因自幼双眼视力差、眼球震颤前来我院就诊，诊断为 OCA；该患儿全外显子基因检测结果显示 OCA2 基因两个复合杂合变异（c.1832T＞C，c.632C＞T），且该突变位点被预测具有致病性。A、B. 眼底示全视网膜透见大片脉络膜血管结构，未见黄斑中心凹结构。

白化病相关综合征患者除具有一定程度的眼皮肤白化病表现外，还有其他系统异常，常见的综合征为Chediak-Higashi 综合征（Chediak-Higashi syndrome，CHS）和 Hermansky-Pudlak 综合征（Hermansky-Pudlak syndrome，HPS）。CHS 患者除眼皮肤白化外，还伴有免疫和凝血功能缺陷、外周神经病变、帕金森病、小脑共济失调、脑神经麻痹或癫痫发作等异常。HPS 是一种少见的常染色体隐性遗传病，具有典型的遗传异质性。HPS 有 10 种亚型，色素减退程度在不同亚型患者中表现不同。HPS1、HPS2、HPS4 患者皮肤和头发色素减退程度较高，眼部表现比其他亚型更严重；HPS1 和 HPS2 患者伴有严重的其他系统病变；HPS4 患者肺纤维化较其他亚型严重；HPS3 和 HPS5 患者头发、皮肤和视网膜色素减退较轻；HPS5、HPS6 和 HPS7 患者有肉芽肿性结肠炎；HPS8 患者很少报道有色素减退、出血临床表现；HPS9 患者主要表现为色素减退、视力障碍和出血现象；HPS10 除 HPS 常见的全身异常外还表现出其他亚型中未报道过的神经系统表现，包括小头畸形、严重的神经发育迟缓、全身性癫痫发作。HPS 最显著的特点是患者具有 OCA 型白化病表型特征且伴有免疫缺陷导致的中性粒细胞减少、自然杀伤细胞功能障碍和频繁的细菌感染（图 15-4-2）。

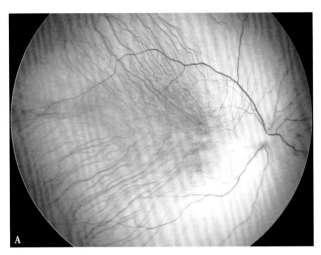
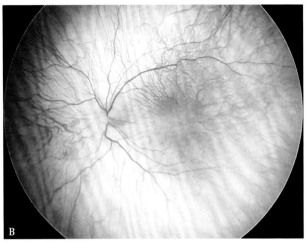

图 15-4-2　HPS 综合征一例

女童，8 月龄，因自幼双眼眼球震颤为主诉前来我院就诊，诊断为 HPS5；该患儿全外显子基因检测结果显示 *HPS5* 基因两个复合杂合变异（c.737G＞A，c.1900G＞T），且该突变位点被预测具有致病性。A、B. 双眼眼底示全视网膜透见大片脉络膜血管结构，未见黄斑中心凹结构。

【影像学检查方法】

　　白化病的眼科学检查主要依赖裂隙灯检查、眼底彩照、SLO、OCT 和视觉电生理检查。裂隙灯下可见患者虹膜颜色异常（图 15-4-3A、B）。眼底彩照和 SLO 可见视网膜全色素缺乏或呈灰白色斑点状或条纹状的色素缺失，透见脉络膜血管（图 15-4-3C、D）；黄斑中心凹反光点消失，界限不清；部分患者中心凹处甚至可见视网膜血管。OCT 可清楚显示中心凹处视网膜较正常增厚，无中心凹结构（图 15-4-3E、F）。视锥视杆细胞异常可通过 ERG 进行检测；视神经通路的异常交叉可用 VEP 检出，对于部分诊断存疑的患者 VEP 具有相当的重要性。

【诊断标准】

　　该病诊断主要首先须观察全身皮肤、毛发脱色素特征，并询问家族遗传史，同时完善眼底彩照、OCT、VEP 等辅助检查以明确诊断。分子遗传学的致病基因确证结合符合的临床表征可作为诊断的金标准。对于部分脱色素表征不明确的患者，VEP 检查提示视觉通路的发育异常对鉴别诊断具有重要意义。正常患者多通道 VEP 通常在枕部内呈对称分布，但 OCA 及 OA 患者因视路发育异常，大部分视神经纤维向对侧半球交叉，表现为单眼 VEP 的对侧优势。

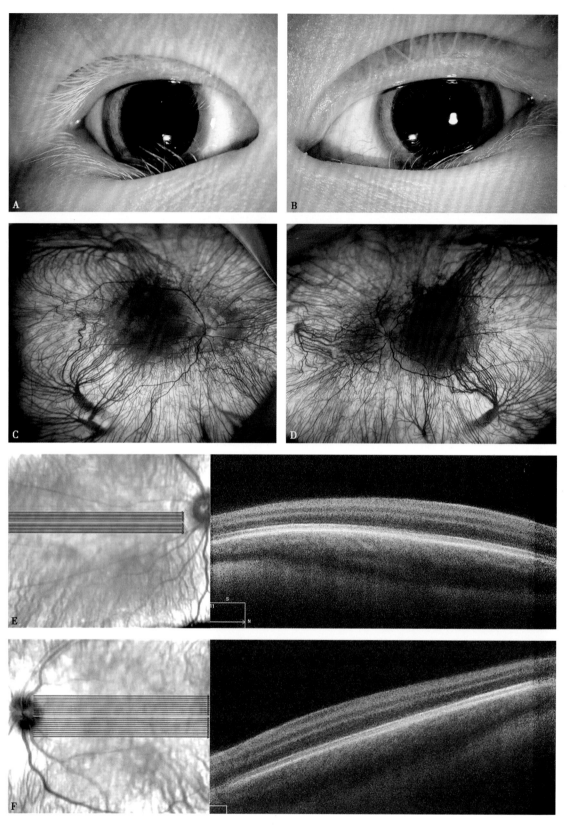

图 15-4-3　白化病患者眼部表现

男童，5 岁，双眼眼球震颤伴畏光就诊，BCVA，OU0.1。A、B. 眼外观照相示患儿双眼皮肤、睫毛及虹膜均有明显
的色素缺失；C、D. 患儿双眼眼底示全视网膜透见大片脉络膜血管、涡静脉结构，未见黄斑中心凹结构；E、F. 患
儿双眼 OCT 检查结果，OCT 未见黄斑结构，双眼黄斑发育不良（4 级）。

【治疗】

OCA 及 OA 暂无特效治疗方式，往往采取相应的光辐射保护措施为主，包括配戴墨镜、皮肤涂抹防晒霜等，减少光照对眼部的进一步损伤及降低皮肤癌的发病率，建议定期进行预防性检查或对症治疗。针对出现斜视、眼球震颤等体征的患者，可进行斜视矫正手术及注视功能训练等治疗措施。

参考文献

[1] 魏爱华, 张樱子, 白大勇, 等. 中国汉族眼白化病患者 *GPR143* 基因突变分析. 眼科, 2017, 26（4）: 6.

[2] DE JESUS ROJAS W, YOUNG L R. Hermansky-Pudlak syndrome. Semin Respir Crit Care Med, 2020, 41（2）: 238-246.

[3] ATHER S, PROUDLOCK F A, WELTON T, et al. Aberrant visual pathway development in albinism: From retina to cortex. Hum Brain Mapp, 2019, 40（3）: 777-788.

[4] DELL' ACQUA F, SAETTINI F, CASTELLI I, et al. Hermansky-Pudlak syndrome type Ⅱ and lethal hemophagocytic lymphohistiocytosis: Case description and review of the literature. J Allergy Clin Immunol Pract, 2019, 7（7）: 2476-2478.

[5] KRUIJT B, FRANSSEN L, PRICK L J, et al. Ocular straylight in albinism. Optom Vis Sci, 2011, 88（5）: E585-592.

[6] MCALLISTER J T, DUBIS A M, TAIT D M, et al. Arrested development: High-resolution imaging of foveal morphology in albinism. Vision Res, 2010, 50（8）: 810-817.

[7] SINGH A, JINDAL A K, INDLA R, et al. Importance of morphology in the era of molecular biology: Lesson learnt from a case of Chediak-Higashi syndrome. Indian J Hematol Blood Transfus, 2021, 37（3）: 517-519.

[8] SONE M, ORLOW S J. The ocular albinism type 1 gene product, OA1, spans intracellular membranes 7 times. Exp Eye Res, 2007, 85（6）: 806-816.

[9] YLIRANTA A, MAKINEN J. Chediak-Higashi syndrome: Neurocognitive and behavioral data from infancy to adulthood after bone marrow transplantation. Neurocase, 2021, 27（1）: 1-7.

[10] NEVEU M M, PADHY S K, RAMAMURTHY S, et al. Ophthalmological manifestations of oculocutaneous and ocular albinism: Current perspectives. Clin Ophthalmol, 2022, 16: 1569-1587.

第五节　黏多糖贮积症

精要

○ 黏多糖贮积症是一组遗传性溶酶体贮积病。
○ 按缺陷的酶和临床表现可分7型。
○ 眼部异常表现主要有角膜混浊、视网膜变性和视神经病变等。
○ 病理改变为黏多糖物质在细胞内、外异常贮积。

【概述】

黏多糖贮积症（mucopolysaccharidosis，MPS）是由于溶酶体水解酶缺陷，造成糖胺聚糖（glycosamino-glycan，GAG，又称黏多糖）降解受阻，导致糖胺聚糖在体内积聚而引起一系列临床症状的罕见病。全身各组织中均可因GAG异常沉积而引起相应的病变，眼部受累的部位主要包括角膜、视网膜和视神经等。

芬兰的黏多糖贮积症患病率最高，为4.5/100 000。日本与瑞士的患病率为1.53/100 000，我国黏多糖贮积症患病率约为1/100 000。

黏多糖又名糖胺多糖，是一类含氮的多糖，是构成骨基质和结缔组织的主要成分之一。多糖的降解必须在溶酶体中进行，目前已知糖苷酶、硫酸酯酶和乙酰转移酶等10余种溶酶体酶参与其降解，任何一种酶的缺陷都会造成GAG分解障碍而积聚。GAG主要在纤维细胞内沉积，染色呈气球样外观。此外，在软骨细胞和成骨细胞、神经系统、心脏瓣膜、角膜与视网膜细胞中也有堆积。

【临床表现】

1. 眼部表现　黏多糖贮积症在眼部最明显的特征是角膜混浊。GAG在正常角膜的含量为4%～4.5%，它的过量沉积导致进行性的角膜混浊。早期混浊出现在浅基质层，表现为灰白色、点状混浊。随着病变进展逐渐累及深基质层、内皮层，患者视力也明显下降。裂隙灯表现为全角膜的毛玻璃样混浊，散在致密白色的混浊颗粒。巩膜增厚也是MPS的重要特点。视网膜色素变性起病很隐匿，常呈中重度表现，视网膜电图具有重要作用。视神经病变包括视盘水肿和视神经萎缩。发病原因可能是巩膜与硬脑膜的增厚导致视神经在筛板水平的轴突受压，以及神经节细胞内 GAG 沉积。

2. 眼外表现　各亚型由于缺乏的酶不同，所涉及组织的范围及其程度也不同。多数患儿出生时外观正常，随着时间的推移，糖胺聚糖在器官和组织中积累导致永久性、进行性的细胞损伤，进而产生多种多样的临床表现。2 岁后出现发育迟缓和异常体征，全身表现主要是多发的、不同程度的骨骼异常，包括头围大、前额前突、颅骨呈舟状畸形；胸廓畸形，胸部或腰部脊柱后突，长骨生长障碍，肝脾大等。

黏多糖贮积症按缺陷酶和临床表现不同可分 7 型。因其临床表现与分型主要不同在于神经系统发育迟缓、骨骼关节异常、肝脾增大等全身异常的程度，本章节不赘述其详细分型。

【影像学检查方法】

黏多糖贮积症的眼部检查主要有眼前段照相、眼底照相、OCT、ERG、VEP 等；异常的 ERG 特点包括 b 波振幅降低，但 a 波很少累及，提示病变发生在光感受器之后水平。X 线可见骨骼变形和骨质疏松；胸腹部 CT 可以发现胸廓、脊柱畸形及肝脾大（图 15-5-1）。

【诊断标准】

在 MPS 诊断方面，外周血白细胞的酶分析是 MPS 诊断和分型的金标准。尿液甲苯胺蓝斑点试验可用于 GAG 筛查。

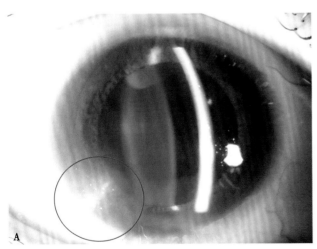
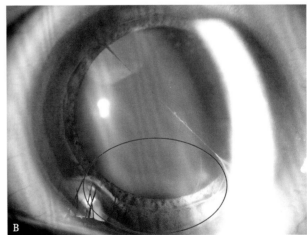

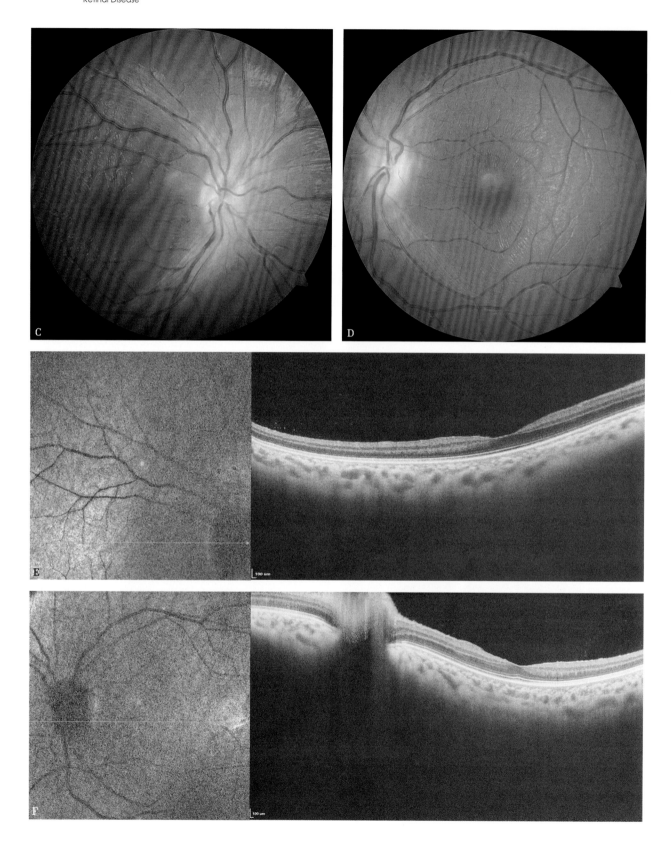

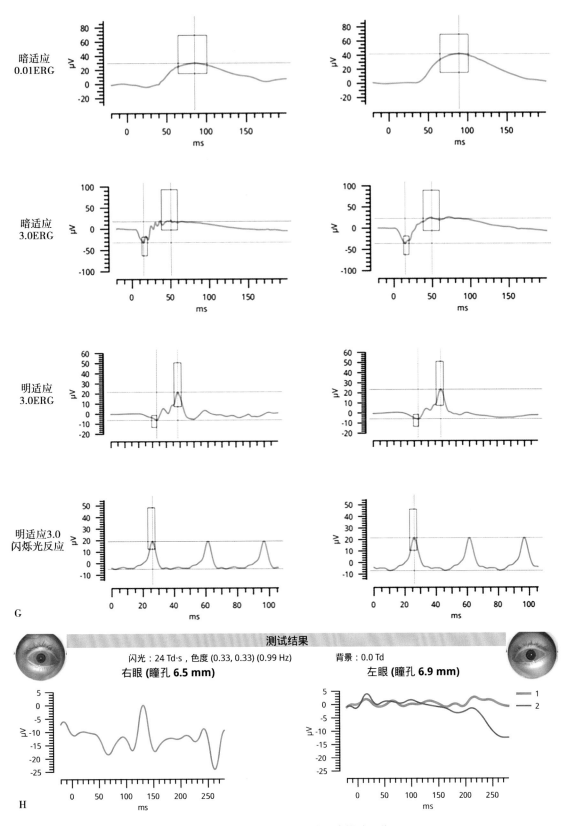

图 15-5-1　黏多糖贮积症的多模式影像

女童, 8 岁, 双眼视力下降半年, 视物不见 1 周, 双眼无光感; 全身关节发育异常, 无法伸直, 鼻梁低平; 确诊为黏多糖贮积症。A、B. 双眼眼前段示角膜片状灰白色混浊(红圈示); C、D. 眼底示双眼视盘边界欠清; E、F. 双眼 OCT 显示神经纤维层明显变薄; G. 双眼 ERG 未见明显异常; H. VEP 示右眼潜伏期正常, 振幅轻度降低; 左眼重度降低。

【治疗】

黏多糖贮积症目前尚无有效治愈的方法，但临床上存在治疗全身状况和改善患者生活质量的手段，包括物理治疗、日常锻炼、手术干预、酶替代疗法和骨髓移植等。其中，酶替代疗法被认为是黏多糖贮积症Ⅰ、Ⅱ、Ⅳ、Ⅵ及Ⅶ亚型的标准治疗方法，可以改善症状，包括关节活动度与肝脾大等。有研究认为，在2岁前进行造血干细胞移植，可以长期纠正 GAG 的代谢异常。骨髓移植术对眼部病变的疗效目前尚存争议，Summers 等对 11 例接受骨髓移植的 MPS 患者术后随访 0.6～2.8 年，证明角膜混浊和视盘水肿减轻，视网膜功能稳定或部分改善。角膜移植术能改善部分患者视功能，但存在植片较早再次混浊的风险，并认为与 GAG 再次沉积有关。

参考文献

[1] MUENZER J, WRAITH J E, CLARKE L A. International consensus panel on M, treatment of mucopolysaccharidosis Ⅰ. Mucopolysaccharidosis Ⅰ: Management and treatment guidelines. Pediatrics, 2009, 123 (1): 19-29.

[2] RUMMELT V, MEYER H J, NAUMANN G O. Light and electron microscopy of the cornea in systemic mucopolysaccharidosis type Ⅰ-S (Scheie's syndrome). Cornea, 1992, 11 (1): 86-92.

[3] TZETZI D, HAMILTON R, ROBINSON P H, et al. Negative ERGs in mucopolysaccharidoses (MPS) Hurler-Scheie (I-H/S) and Hurler (I-H) -syndromes. Doc Ophthalmol, 2007, 114 (3): 153-158.

[4] COLLINS M L, TRABOULSI E I, MAUMENEE I H. Optic nerve head swelling and optic atrophy in the systemic mucopolysaccharidoses. Ophthalmology, 1990, 97 (11): 1445-1449.

[5] SMITH D W. Recognizable patterns of human malformation. Genetic, embryologic and clinical aspects. Third edition. Major Probl Clin Pediatr, 1982, 7: 1-653.

[6] AL KAISSI A, KLAUSHOFER K, GRILL F. Progressive acetabular dysplasia in a boy with mucopolysaccharoidosis type Ⅳ A (Morquio syndrome): A case report. Cases J, 2008, 1 (1): 410.

[7] WRAITH J E. The mucopolysaccharidoses: A clinical review and guide to management. Arch Dis Child, 1995, 72 (3): 263-267.

[8] SUMMERS C G, PURPLE R L, KRIVIT W, et al. Ocular changes in the mucopolysaccharidoses after bone marrow transplantation. A preliminary report. Ophthalmology, 1989, 96 (7): 977-984.

第六节　神经节苷脂沉积症

精要

○ 神经节苷脂沉积症是一种常染色体隐性遗传的进行性神经退行性病变,是典型的神经病变性溶酶体贮积病。

○ 发病率低,好发于婴幼儿。

○ 基因突变导致神经节苷脂水解代谢中不同酶的缺乏引起神经节苷脂沉积于中枢神经系统和其他器官组织,根据不同基因突变类型分为 GM1 神经节苷脂沉积症和 GM2 神经节苷脂沉积症。

○ 该病临床症状多样,常表现为智力发育迟缓、失明、癫痫、肺部感染、共济失调等。

○ 目前尚无根治方法。多为对症处理以延长患者寿命,酶替代疗法、干细胞移植、酶增强和 / 或底物减少治疗、骨髓移植以及基因治疗尚处于探索阶段。

【概述】

神经节苷脂沉积症(gangliosidosis)是一种常染色体隐性遗传的进行性神经退行性病变,好发于婴幼儿,为典型的溶酶体贮积病。该病是基因突变导致代谢神经节苷脂的酶类活性异常,引发神经节苷脂沉积于溶酶体,累及全身各组织器官。疾病严重程度与残留酶活性的高低有关。此病分为 GM1 神经节苷脂沉积症和 GM2 神经节苷脂沉积症。

GM1 神经节苷脂沉积症是由于位于染色体 3p21.33 的半乳糖苷酶 beta-1(galactosidase beta 1, *GLB1*)基因突变导致 β- 半乳糖苷酶(beta-galactosidase, GLB)同工酶 A、B 和 C 在各组织中缺乏引起。其发病率为 1/200 000～1/100 000,多为欧洲白人及少数日本人,常表现为前额突出、鼻梁扁平、眼间距增宽、牙龈肥厚、伸舌、短颈、多毛症、肝脾大及眼底黄斑部樱桃红点等。

GM2 神经节苷脂沉积症是由于溶酶体 β- 氨基己糖苷酶(Hex)缺乏引起过量 GM2 神经节苷脂沉积于脑及其他组织器官。Hex 有两种同工酶,即 HexA 和 HexB。HexA 由 α、β 两种亚基组成,HexB 由 ββ 同二聚体组成,α、β 亚基分别是基因 *HEXA*、*HEXB* 的表达产物。但只有 HexA 能水解 GM2 神经节苷脂,且必须依赖 GM2 激活蛋白(*GM2A* 基因的表达产物),因此,*HEXA*(15q23-q24)、*HEXB*(5q13)、*GM2A*(5q31.3-q33.1)任一基因突变均可能引起 HexA、HexB 或 GM2 激活蛋白的缺陷,从而使 GM2 神经节苷脂降解障碍而在细胞内堆积。患者出生时表现多无明显异常,随着沉积物增多而发病。临床表现可有精神运动衰退、肌张力减退、发育迟缓、言语障碍、癫痫、视力障碍、共济失调、锥体束征、声音过敏、视神经萎缩及眼底黄斑部樱桃红点。

【临床表现】

GM1 神经节苷脂沉积症可分为三种临床类型：Ⅰ型（婴儿型），出生后 6 个月内发病，表现为精神运动发育迟缓，伴倒退、肌张力低下、喂养困难、肝脾大，以及面部畸形如前额突出、鼻根宽、巨颅等，可见眼底樱桃红斑、视神经萎缩、骨骼发育不良（如脊柱弯曲度异常、骨质密度改变），常早期死亡；Ⅱ型（幼年型 / 青少年型），出生后 7 个月～3 岁发病，进展缓慢，症状包括运动和认知发育倒退、癫痫发作、斜视或骨骼变化如成骨发育不良，通常无肝脾大和眼底樱桃红斑，预期寿命可达 10 年；Ⅲ型（成人型），3～30 岁均可发病，表现为锥体外系症状如肌张力障碍、步态异常或言语障碍，以上各型表现可部分重叠，但以Ⅰ型症状最重。该病常见的致死原因是吸入性肺炎和心肌病。

GM2 神经节苷脂沉积症根据发病年龄不同分为婴儿型、晚期婴儿型、少年型和成人型四型，也有学者将后三者统称为晚发型。亦有根据 Hex 缺乏形式不同将此病分为四型：①婴儿型（Tay-Sachs 病），HexA 缺乏所致；②急性早期婴儿型（Sandhoff 病），HexB 缺乏所致；③ AB 变异型，GM2 激活蛋白缺乏所致；④晚发型，部分 HexA 缺乏所致。临床上最常见为婴儿型，近亲结婚是婴儿型发病的主要因素。婴儿型多在出生后 6 个月左右发病，典型临床表现包括精神运动发育倒退、听觉过敏、肌张力异常、反复惊厥发作，眼底可见黄斑部樱桃红斑（图 15-6-1）。而晚发型临床表现不如婴儿型有规律，但一般以智力障碍为首发症状，常合并精神异常、锥体束征和锥体外系受损的表现，眼底樱桃红点很少见。

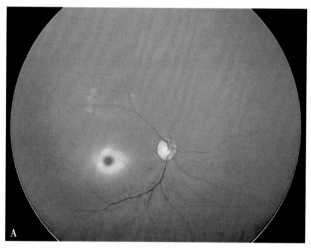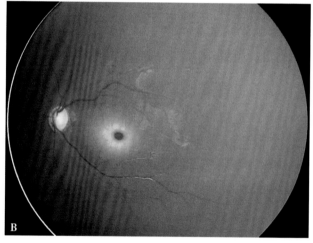

图 15-6-1　GM2 神经节苷脂沉积症患者眼底"樱桃红斑"

男童，父母否认近亲结婚，第一胎第一产，孕 39 周，出生体重 3 450g，剖宫产，出生时无缺血缺氧性脑病；1 岁时因发现运动能力较同龄儿落后就医；患儿半岁前体格发育正常，半岁后发育减缓，运动障碍逐渐加重，至 1 岁半时仍独坐不稳，不能主动抓物，扶站双脚尖着地，触碰双下肢呈强直细紧，头颅 MRI 正常；眼科检查：双眼目光呆滞，屈光间质透明。A、B. 眼底示双眼黄斑部樱桃红斑，余视网膜未见异常；基因检测显示患儿存在 *HEXA* 基因上两个突变位点的突变：c.1389T＞G，为无义突变；c.546dup，为移码突变。（病例资料由华中科技大学同济医学院附属同济医院杨红教授提供）

【影像学检查方法】

眼部检查可发现患眼视力低下，可有视神经萎缩和 / 或眼底黄斑部樱桃红斑改变。X 线检查可见椎骨发育不良。头颅 MRI 或 CT 可见特征性头部异常，如弥漫性脑萎缩和脑白质异常、对称性丘脑异常信号等。测定血清和皮肤成纤维细胞中相关的 β- 半乳糖苷酶及氨基己糖酶的酶活力可帮助诊断。周围血淋巴细胞及骨髓组织细胞中有空泡形成。

【诊断标准】

神经节苷脂沉积症诊断主要依靠临床特征：多为婴幼儿，全身性进行性神经退行性症状和眼底表现。头颅检查直观显示中枢神经系统异常，血清及皮肤成纤维细胞中酶活性检测可辅助诊断，基因检测有助于确诊该病及类型。

【治疗】

该病尚无有效根治方法。多为对症治疗，以改善患者生活质量、延长寿命。目前学者们正在探索的治疗方法有：酶替代疗法、干细胞移植、酶增强和 / 或底物减少治疗、骨髓移植及基因治疗等。其中，口服活性部位特异性伴侣和底物减少疗法（substrate reduction therapy，SRT）近来被证明有助于延缓并逆转 GM1 神经节苷脂沉积症的病程，而基因治疗 GM2 神经节苷脂沉积症的研究进展也备受瞩目。

参考文献

[1] 侯琳. GM2 神经节苷脂沉积症发病的分子机理研究. 中华医学遗传学杂志，2003，20（2）：103-106.

[2] 胡柏成. 诊断新生儿 GM1 神经节苷脂沉积症的回顾. 国外医学临床生物化学与检验学分册，2002，23（6）：373-374.

[3] 秦梅，胡天圣，费佩芬，等. 神经节苷脂贮积症的眼部表现. 中国医学科学院学报，1994（04）：285-289.

[4] FLOTTE T R, CATALTEPE O, PURI A, et al. AAV gene therapy for Tay-Sachs disease. Nat Med, 2022, 28（2）: 251-259.

[5] LEAL A F, BENINCORE-FLÓREZ E, SOLANO-GALARZA D, et al. GM2 gangliosidoses: Clinical features, pathophysiological aspects, and current therapies. Int J Mol Sci, 2020, 21（17）: 6213.

[6] LAN X R, QIU J W, LI H, et al. Identification and pathogenicity prediction of a novel GLB1 variant c.101T＞C（p.Ile34Thr）in an infant with GM1 gangliosidosis. Zhong Guo Dang Dai Er Ke Za Zhi, 2019, 21（1）: 71-76.

[7] DEODATO F, PROCOPIO E, RAMPAZZO A, et al. The treatment of juvenile/adult GM1-gangliosidosis with Miglustat may reverse disease progression. Metab Brain Dis, 2017, 32（5）: 1529-1536.

第七节 神经元蜡样脂褐质沉积症

精要

○ 神经元蜡样脂褐质沉积症（neuronal ceroid lipofuscinosis，NCL）是一组进行性加重的神经系统变性病，为常染色体隐性遗传病。

○ NCL 的主要临床表现为视力丧失、进行性痴呆、难治性癫痫和运动发育倒退。临床上分为婴儿型、晚期婴儿型、青少年型和成年型，不同亚型也存在临床变异。

○ 患者眼部可见视神经萎缩、视网膜色素沉着、进行性视力减退或失明，患者 ERG 出现波形异常甚至消失。

○ NCL 临床表现复杂多样，诊断需要结合临床表现、头颅 MRI、脑电图（electroencephalogram，EEG）、眼底、ERG、VEP 检查等，其他检查如酶学及基因检测、皮肤肌肉活检病理检查有助于确诊。

○ NCL 属于神经遗传病，目前尚无特效治疗方法，主要是针对神经系统表现进行对症治疗。

【概述】

神经元蜡样脂褐质沉积病（neuronal ceroid lipofuscinosis，NCL）是一组进行性加重的神经系统变性病，为常染色体隐性遗传。发病率 0.5/100 000～8/100 000。儿童期发病多见，少数成年人发病。典型临床症状为进行性加重的智力、运动功能障碍，肌阵挛癫痫和视力减退。NCL 临床分型依据起病年龄和临床表现可分为先天型、婴儿型、晚期婴儿型、青少年型、成人型。

本病的主要病因为溶酶体蛋白酶的基因缺陷及结构蛋白的功能失调，导致神经细胞、皮肤上皮细胞、肌细胞和淋巴细胞内脂褐素沉积，靶器官大脑皮层、视网膜神经细胞变性。NCL 基因型和表型并非完全对应，一种基因突变可导致不同的临床分型。NCL 新的分类系统同时考虑基因型和起病年龄，共分 14 型，包括 CLN1～CLN14。

【临床表现及分型】

NCL 常见首发症状：癫痫、痴呆、视力减退、运动障碍（80%）。其他首发症状：精神行为异常、周围神经病、不随意运动和共济失调（20%）。可伴有或合并非典型的多发性周围神经病、关节病、骨硬化病。根据起病年龄和临床表现，NCL 分为先天型、婴儿型、晚期婴儿型、青少年型、成人型。各类型患者临床表现如下。

1. 先天型 临床表现包括新生儿癫痫、小头畸形、呼吸功能不全和四肢僵硬，常在生后数小时内死亡。

2. 婴儿型 常在 1 岁以内起病，首发症状为精神运动发育落后，随后出现肌阵挛发作和其他形式癫痫发作,多数患儿有睡眠障碍和易激惹现象,因视网膜萎缩而失明,病情持续恶化,多数10岁前死亡。

3.晚期婴儿型　在2～4岁起病,常以癫痫发作起病,表现为多种形式的癫痫发作、肌阵挛、共济失调、肌张力低下、视力损害和进行性智力运动倒退,多在青春期死亡,少数患者可存活至40岁。

4.青少年型　通常在4～10岁发病,常以视力丧失为首发临床表现,通常在起病2～4年完全失明,5～18岁出现各种形式的癫痫发作及语言和认知功能倒退,精神行为异常、锥体外系症状和睡眠障碍常在10岁后出现,少数可存活到30岁。

5.成人型　症状最早可在11岁出现,常表现为进行性肌阵挛癫痫、行为异常、痴呆、共济失调、锥体系和锥体外系症状,该型通常无视力异常。

【影像学检查方法】

眼底照相、ERG、OCT、VEP、CT、MRI、脑电图等有助于NCL的筛查和诊断。患者眼底可见视神经萎缩、视网膜色素沉着(图15-7-1)。进行性视力减退或失明患者ERG出现波形异常、波形消失。CT可见弥漫性全脑萎缩,皮层变薄,MRI T$_2$相大脑白质信号轻度增高,丘脑低信号,影像改变随病程进展加重,病程晚期呈重度脑萎缩。神经影像学虽无特异性改变,但有助于NCL与其他脑部疾病的鉴别诊断。脑电图波形杂乱多样呈局灶或广泛性异常,包括背景节律减慢棘慢波和多棘慢波发放。

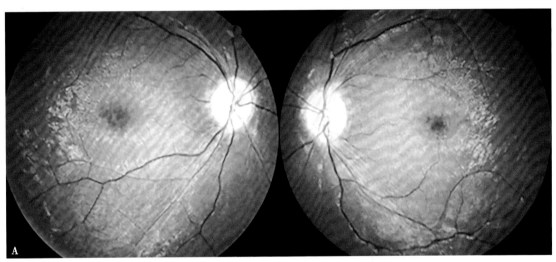

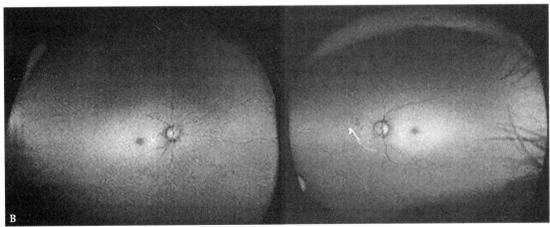

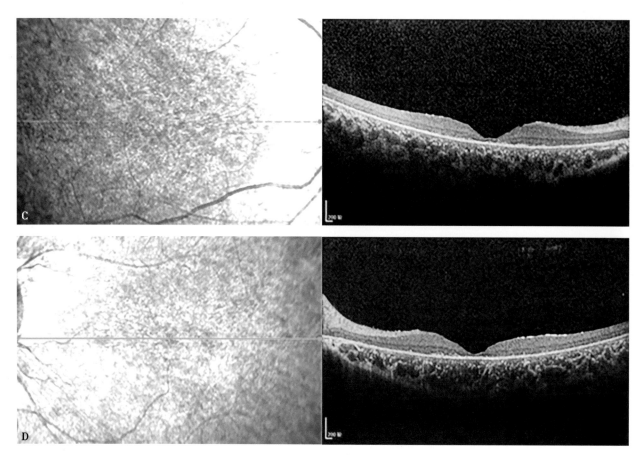

图 15-7-1　神经元蜡样脂褐质沉积症的眼底表现

男童,4 岁,体检时家长发现患儿双眼视力下降,BCVA,OD0.1,OS0.1,双眼球震颤,余前节无特殊。A. 双眼眼底见视盘蜡黄,视网膜血管细窄,弥漫性视网膜色素沉着;B. 双眼自发荧光见后极部黄斑区高自发荧光,中心凹低自发荧光;C、D. 双眼 OCT 见黄斑区视网膜外层萎缩伴色素增殖,视网膜内层散在高反射点;基因检测显示患者存在 *CLN3* 基因的纯合突变。

(病例资料由首都医科大学附属北京同仁医院彭晓燕教授提供)

【诊断标准】

　　NCL 临床表现复杂多样,诊断需要结合临床表现、头颅 MRI、脑电图(EEG)、眼底、ERG、VEP 检查,其他检查如酶学及基因检测、皮肤肌肉活检病理检查有助于确诊。

　　首先应考虑起病年龄和临床表现,对于疑诊病例进行酶活性检测,既往由于基因检测花费昂贵、方法烦琐,通常在基因检测之前,先做皮肤或淋巴细胞超微结构检查以帮助临床诊断。近年来,随着二代测序技术的发展及检测成本的下降,可同时检测多种 NCL 致病基因,对于 NCL 诊断策略已有调整,可优先选择无创的基因检测方法,对于基因检测未明确而临床高度怀疑本病的患者,可再进行皮肤肌肉病理检查以协助诊断。NCL 应与肌阵挛癫痫伴破碎红纤维(myoclonus epilepsy associated with ragged red fiber, MERRF)、Lafora 病鉴别,仅凭临床症状、脑电图、头颅 MRI 难以鉴别,骨骼肌活检组织化学染色是鉴别三者的重要手段。

【治疗】

　　NCL 属于神经遗传病，目前尚无特效治疗方法，主要是针对神经系统表现进行对症治疗，包括癫痫发作、睡眠问题、锥体外系症状、行为问题、焦虑和精神问题等。酶替代疗法和抗氧化剂、维生素 E、硒等药物治疗效果不明显。

参考文献

[1]　任晓暾,封志纯. 神经元蜡样质脂褐质沉积症诊断策略和治疗进展. 中国实用儿科杂志,2012,27(02):153-156.

[2]　李娜,朱玲,胡静. 神经元蜡样质脂褐质沉积病研究进展. 临床荟萃,2008(21):1593-1595.

[3]　肖卫纯,何淑雅,NANBERT Z. 神经元蜡样质脂褐质沉积病. 实用神经疾病杂志,2005(02):91-92.

[4]　张静,张月华. 神经元蜡样质脂褐质沉积症分型和诊断. 中国实用儿科杂志,2018,33(04):257-261.

[5]　刘智妹,高夫宁,蔡可书,等. 儿童期神经元蜡样质脂褐质沉积症 7 型的临床特点及康复训练成效分析:1 例报告. 中国康复医学杂志,2020,35(12):1495-1498.

[6]　NASERI N,SHARMA M,VELINOV M. Autosomal dominant neuronal ceroid lipofuscinosis:Clinical features and molecular basis. Clin Genet,2021,99(1):111-118.

图书在版编目（CIP）数据

儿童眼底病图谱 / 丁小燕主编. —北京：人民卫生出版社，2024.5

ISBN 978-7-117-36272-6

Ⅰ.①儿…　Ⅱ.①丁…　Ⅲ.①小儿疾病－眼底疾病－图谱　Ⅳ.①R779.7-64

中国国家版本馆 CIP 数据核字（2024）第 087769 号

| 人卫智网 | www.ipmph.com | 医学教育、学术、考试、健康，购书智慧智能综合服务平台 |
| 人卫官网 | www.pmph.com | 人卫官方资讯发布平台 |

儿童眼底病图谱

Ertong Yandibing Tupu

主　　编：丁小燕
出版发行：人民卫生出版社（中继线 010-59780011）
地　　址：北京市朝阳区潘家园南里 19 号
邮　　编：100021
E - mail：pmph @ pmph.com
购书热线：010-59787592　010-59787584　010-65264830
印　　刷：北京华联印刷有限公司
经　　销：新华书店
开　　本：889×1194　1/16　印张：45.5
字　　数：1212 千字
版　　次：2024 年 5 月第 1 版
印　　次：2024 年 6 月第 1 次印刷
标准书号：ISBN 978-7-117-36272-6
定　　价：369.00 元

打击盗版举报电话：010-59787491　E-mail：WQ @ pmph.com
质量问题联系电话：010-59787234　E-mail：zhiliang @ pmph.com
数字融合服务电话：4001118166　E-mail：zengzhi @ pmph.com